U0308160

十大楚药

梅之南　宗庆波　主编

全国百佳图书出版单位
中国中医药出版社
·北京·

图书在版编目（CIP）数据

十大楚药 / 梅之南，宗庆波主编 .—北京：中国
中医药出版社，2023.7
ISBN 978 – 7 – 5132 – 8193 – 5

Ⅰ . ①十… Ⅱ . ①梅… ②宗… Ⅲ . ①中草药—研究—湖北
Ⅳ . ① R282

中国国家版本馆 CIP 数据核字（2023）第 098482 号

中国中医药出版社出版

北京经济技术开发区科创十三街 31 号院二区 8 号楼
邮政编码 100176
传真 010-64405721
鑫艺佳利（天津）印刷有限公司印刷
各地新华书店经销

开本 787×1092 1/16 印张 37 字数 814 千字
2023 年 7 月第 1 版 2023 年 7 月第 1 次印刷
书号 ISBN 978 – 7 – 5132 – 8193 – 5

定价 398.00 元
网址 www.cptcm.com

服 务 热 线 010-64405510
购 书 热 线 010-89535836
维 权 打 假 010-64405753

微信服务号 **zgzyycbs**
微商城网址 **https://kdt.im/LIdUGr**
官 方 微 博 **http://e.weibo.com/cptcm**
天猫旗舰店网址 **https://zgzyycbs.tmall.com**

如有印装质量问题请与本社出版部联系（010-64405510）

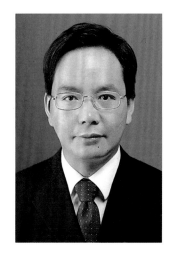

梅之南，男，湖北麻城人，1970年10月出生。博士，博士研究生导师，华中农业大学植物科学技术学院二级教授，美国 Washington University in St. Louis 访问学者。享受国务院政府特殊津贴，为全国高校黄大年式教师团队负责人、国家"万人计划"科技创新领军人才、科技部中青年科技创新领军人才、国家民委领军人才、国家药典委员会中药材与饮片专业委员会委员、湖北省自然科学基金创新群体负责人、湖北省双创战略团队负责人、湖北省科技经济融合学会秘书长等。主要从事中药资源与新产品开发研究。近年来承担了包括国家科技重大专项、国家重点研发计划及国家自然科学基金在内的省部级项目30余项。在 *Hepatology*、*Nature Communications* 等期刊上发表论文300余篇，获得新药证书和生产批文30余项，以第一完成人获得教育部科学技术进步奖一等奖、湖北省科学技术进步一等奖等省部级奖项近10项。

宗庆波，男，1964年10月出生于湖北大悟县，硕士学位，中共党员。现任湖北省农业农村厅果茶办公室正处级调研员、二级推广研究员，湖北省中药材产业链工作专班成员和专家团队成员，湖北省科技服务中药材产业链"515"协同推广牵头人，湖北省农业科技创新行动茶产业与道地药材提档升级关键技术创新团队推广首席，湖北省道地药材标准化工作组委员。

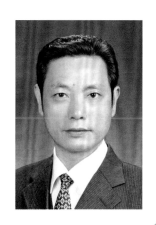

《十大楚药》

编 委 会

主 编	梅之南　宗庆波
副主编	刘新桥　胡志刚　舒少华
编 委	（按姓氏笔画排序）

马兆成　马毅平　王学奎　叶晓川

冯汉鸽　朱 娟　刘大会　刘义飞

李 娟　吴卫刚　吴和珍　余 坤

张泽志　张景景　陈科力　陈盛虎

苗玉焕　林先明　罗光军　封海东

聂 晶　翁端阳　郭 杰　郭芷均

康四和　葛月宾　游景茂　熊 慧

张序

道地药材，是指栽种历史悠久、产地环境适宜、品质工艺优良、炮制方法考究、疗效确切突出的优质纯正的药材。道地药材是经过长期临床应用而被业内公认，在实践中优选出来的。道地中药材与其他地区所产同种中药材相比，具有品质和疗效更好，且质量稳定，产量较高，知名度较高的特点。道地药材秉天时地利之气，承实践人文之力而成，可遇不可求，其蕴含着深厚的临床价值、品牌价值和产业价值，当然也具有文化传承意义。

湖北地理和气候条件复杂多样，三面环山，南面低平；冬冷夏热，春秋多变；既有北方的四季分明，又有南方的充沛雨水。湖北中药资源种类繁多，达到四千余种，有道地优质特色药材数十种，更有大别山、武陵山、江汉平原等五大药材产区。湖北古为楚国地域，人杰地灵，英才辈出，是炎帝神农和"药圣"李时珍的故乡，中医药文化底蕴十分深厚。历代医家的科学智慧、临床实践加之独特的地域环境，形成了众多闻名全国的湖北道地药材，在国内外中药材市场占据重要地位。

2022年湖北省政府相关部门按照严格的遴选标准和程序发布了"十大楚药"道地药材，分别为蕲艾、半夏、天麻、黄连、茯苓、福白菊、苍术、龟鳖甲（包括龟甲和鳖甲）、银杏、紫油厚朴和黄精（并列第十位）。十大楚药是公认为历史悠久、品质优良、疗效确切、种植规模大和产业效益好的湖北道地药材大品种。围绕"十大楚药"，湖北省深度挖掘道地药材优势，形成了大别山、武陵山、秦巴山、幕阜山、江汉平原五大中药材优势产区。湖北省委、省政府高度重视中医药工作，印发了《湖北省关于促进中医药传承创新发展的实施意见》《湖北省"十四五"中医药发展规划》等文件。当前，湖北省正在按照品牌化、规模化、科技化、标准化、集群化、多元化和走向国际的思路，扎实推进一、二、三产业深度融合，加快推进道地药材全产业链建设。

《十大楚药》一书系统整理了各药材的基原品种、产地分布、种植（养殖）技术、产地加工炮制、品质评价、成分药理、临床应用等方面的科学信息，开展了严谨的道地性考证，收录了种质评价、新品种创制、道地性特征等方面的研究成果，并梳理了产业发展情况，对于推进"十大楚药"的道地性科学内涵研究，建立道地药材标准及品牌建设，促进中药资源保护开发利用及健康产业可持续发展都具有重要意义。该书的出版必将为打造完善的湖北道地药材产业链，推动湖北省中医药事业和产业高质量发展作出重大贡献，同时也可为全国中药资源的调查、研究和利用提供借鉴和示范。

书将付梓，谨呈感言为序。

张伯礼

中国工程院院士

国医大师

中国中医科学院名誉院长

天津中医药大学名誉校长

2023 年 5 月于天津静海团泊湖畔

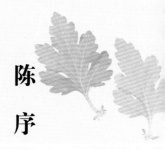

陈 序

　　湖北是"药祖"炎帝神农和"药圣"李时珍的故乡，中医药文化底蕴深厚，留下了如《神农本草经》《本草纲目》等内容记载翔实的多种医药典籍，为湖北省中药产业的发展奠定了坚实的基础。湖北省中药材资源禀赋得天独厚，素有"华中药库"之称，中药植物资源达 4457 种，全国知名道地药材 16 种，优势特色药材 30 种，国家地理标志产品 43 个，形成了大别山、武陵山、秦巴山、幕阜山、江汉平原五大中药材优势产区，这将助推湖北省中药材产业提档升级。

　　被评出的"十大楚药"为湖北道地药材大品种，其中多个品种为药食同源品种，在预防保健和康复养生中均有重要作用。该评选工作是湖北推动农业产业化成势见效、建设农业产业强省的又一标志性成果，将极大推进道地药材的种植、生产、加工及其产业化发展。

　　《十大楚药》一书收录上述"十大楚药"品种，主要包括基原和品种、本草考证、产地分布与产业现状、种质评价与新品种创制、种植（养殖）技术、产地加工与炮制、标准、品质研究与评价、化学成分与药理作用、临床应用与产品开发、展望等部分。该书内容着重突出"历史久、品质优、规模大、创新强、疗效好"的十大楚药特质，同时注重学术性和实用性，对加快湖北省道地药材地方标准、行业标准和团体标准增修订工作，开展重要中药材品种质量评价，建立质量控制体系，提升中药材生产标准化水平具有较高的学术应用价值。

　　吾有幸先阅该书，全书图文并茂，陈述简明。书稿即将付梓，邀我作序，感谢主编与众位编者的信任，恭贺之余，谨致数语，乐观厥成。

中国中医科学院首席研究员
国际欧亚科学院院士
2023 年 4 月

习近平总书记指出："中医药学包含着中华民族几千年的健康养生理念及其实践经验，是中华文明的一个瑰宝，凝聚着中国人民和中华民族的博大智慧。"中药资源是国家战略资源，是中医药事业和中药产业发展的物质基础。

荆楚大地，物华天宝，人杰地灵，是"药圣"李时珍的故乡。湖北省中药材资源禀赋得天独厚，素有"华中药库"之称，中药植物资源达4457种，全国知名道地药材16种，优势特色药材30种，国家地理标志产品43个，形成了大别山、武陵山、秦巴山、幕阜山及江汉平原五大中药材优势产区。自2021年以来，湖北省委、省政府以强烈的政治担当，作出了推进重点农业产业链高质量发展，加快由农业产量大省向农业产业强省转变的决策部署，将道地药材纳入十大重点农业产业链，进行重点打造。

为贯彻落实省委、省政府工作部署，打造湖北道地药材知名品牌，推进中药材全产业链高质量发展，湖北省农业农村厅与湖北省卫生健康委员会联合印发了《关于开展湖北省"十大楚药"道地药材遴选工作的通知》，开展"十大楚药"道地药材遴选工作。其要求一是遵循"三个原则"，即"道地与传承""绿色与发展""药用与食用"。二是坚持"三个结合"：道地性与临床应用相结合，助推全民健康；独特性与先进性相结合，助力中药材可持续发展；绿色发展和乡村振兴相结合，助跑中医药强省建设。三是遴选过程遵循公开、公正和公平的原则。该通知下发后，各中药材产区所在的县市区积极行动，踊跃申报。经科研单位、行业协会及药物检验、中医临床等专家论证评审，正式评选出"十大楚药"，分别为蕲艾、半夏、天麻、黄连、茯苓、福白菊、苍术、龟鳖甲（包括龟甲和鳖甲）、银杏、紫油厚朴和黄精（并列第十位）。考虑到部分药材产业基础好，在乡村振兴中能够发挥重要作用，还评选出"五大特色药材"，分别为资丘木瓜、野菊花、虎杖、金刚藤（菝葜）、马蹄大黄。因此，"十大楚药"和"五大特色药材"也被称为"鄂优十六味"。2022年7月15日，湖北省政府举办了"十大楚药"道地药材新闻发布会。

为了以品牌力量推进道地药材的种植、生产、加工及其产业化发展，满足民众日益增长的中医药健康服务需求，充分激活湖北省中药材研发、生产、加工、销售、投融资等各方主体，实现产业兴旺、企业强大和造福人民群众身心健康，取得更加显著的生态、经济和社会效益，特组织湖北省内中医药教育、科研、生产、医疗及管理等单位专家撰写《十大楚药》一书。

《十大楚药》一书系统整理了各药材的基原品种、产地分布、种植（养殖）技术、产地加工炮制、品质评价、成分药理、临床应用等方面的科学信息，开展了严谨的道地性考证，收录了种质评价、新品种创制、道地性特征等方面的原创性成果，并梳理了产业发展情况，对于推进"十大楚药"的道地性科学内涵研究，建立道地药材标准以及品牌建设方面具有重要意义。本书编撰历经三次编委讨论会、两次统稿会、一次定稿会，历时一年完成，倾注了全体编委及指导委员会成员的汗水和心血。最后，在此书出版之际，衷心希望"十大楚药"继续传承与创新，形成湖北省道地药材的品牌力量，促进一产种植、二产加工、三产应用相融合的高质量发展。

本书在编写过程中可能存在不足及疏漏之处，恳请读者朋友不吝指正，我们将不断予以完善提高。

《十大楚药》编委会

2023 年 3 月

目 录

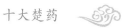

第一章 总 论

一、湖北自然资源优势

湖北地处我国中部，位居华中腹地，是中华文明的重要发祥地之一。早在一百万年前，我们的祖先就在这块土地上辛勤劳作，繁衍生息。湖北省位于长江中游、洞庭湖之北，故名湖北。周朝春秋时期，汉水中游流域的丹水一带为荆楚方国领地，故湖北又称荆楚；战国后期，楚伯后人和芈姓鄂（楚）人以及当地土著等扩展至整个长江中部流域，共同组建了一个江上方国"鄂"，故湖北又简称鄂，荆楚文化由此地为核心而构成了古代的南方主体文化。宋设荆湖北路，元属湖南江北行省，自清置湖北省直至现代。湖北省现有 12 个省辖市、1 个自治州、39 个市辖区、26 个县级市（含 3 个直管市）、35 个县、2 个自治县、1 个林区，全省总面积 18.59 万平方公里。

湖北省地处长江中游，位于我国的中部东经 $108°21' \sim 116°07'$，北纬 $29°01' \sim 33°06'$。全省地势大致为东、西、北三面环山，中间低平，略呈向南敞开的不完整盆地。在全省总面积中，山地面积占 56%，丘陵面积占 24%，平原湖区面积占 20%。湖北省属亚热带季风气候，四季分明，春天天气复杂多变，夏季高温湿热，秋季温和气爽，冬季干燥寒冷。其气候的主要特点：日照充足，全省平均日照时数为 $1150 \sim 2245h$；热量丰富，年平均气温为 $15 \sim 17℃$，1 月平均气温为 $1 \sim 5℃$，7 月平均气温为 $27 \sim 30℃$，无霜期为 $230 \sim 290d$；雨量充沛，年均降雨量 $800 \sim 2000mm$。湖北省土壤可分为红黄壤地带和黄棕壤地带。红壤是鄂东南地区的地带性土壤，其他的还有山地黄棕壤、山地草地沿江滨湖潮土等。黄棕壤是鄂西山区的地带性土壤，另还有黄色石灰土、高山棕色石灰土、紫色土等。黄棕壤分布范围广泛，包括鄂东北、鄂西北、鄂北岗地及鄂东丘陵地区。此外，在辽阔的江汉平原分布有潮土，其亚类可分为灰湖潮土和灰河土。优越的自然地理条件造就了湖北省丰富的动植物资源。

（一）植物资源

湖北海拔差异大，植物垂直分布层次分明，显示东西南北区系交叉过渡特点，植物种类多样性丰富，既有中生代孑遗植物水杉、银杏、芒萁、里白等古老品种，也有中国独有的杜仲、金钱松、水青树、血水草、山麻黄等单种属品种。据相关资料记载，湖北省有维管植物6292种，占全国种类总数的18%，其中苔藓植物216种，蕨类植物426种，裸子植物100种，被子植物5550种；现有国家重点保护野生植物162种（含原变种、变种），隶属50科，占全国国家重点保护野生植物总种数的14.5%，其中国家一级保护植物有银杏、水杉、红豆杉等11种，二级保护植物有金毛狗、竹节参、金钱松、七子花、连香树等151种。

（二）动物资源

在动物地理区划系统中，湖北省属东洋界、华中区，动物资源种类丰富，共有陆地脊椎动物875种，其中兽类128种，鸟类577种，爬行类83种，两栖类88种。无脊椎动物分布广泛，种类多样，包括原生动物、多孔动物、腔肠动物、环节动物、软体动物、节肢动物等各类型动物。据不完全统计，仅神农架林区就有昆虫4143种。湖北省现有国家级重点保护野生动物199种，其中属于一级保护物种的有穿山甲、金丝猴、白鱀、林麝、白鹤等50种，属于二级保护物种的有黑熊、水獭、猕猴、小灵猫、灰鹤等149种。湖北省丰富的动物资源和分布特征，构成了鄂西北的大巴山系、鄂西南的武陵山系、鄂东的大别山系、鄂东南的幕阜山系和长江中游的湿地系等动物资源分布区亚系。

二、湖北中医药文化优势

湖北是炎帝神农和"药圣"李时珍的故乡，随着经济文化的发展，医药文化和医疗技术不断进步。早在几千年前，相传炎帝神农氏为了解植物的药性，尝遍百草，如在《淮南子·修务训》中就有记载"神农……尝百草之滋味，水泉之甘苦，令民知所避就。当此之时，一日而遇七十毒"。"神农尝百草"的故事为世人所熟知，其发生地为湖北随州和神农架。明代蕲州（今蕲春县）的李时珍更是众人皆晓，他从35岁开始便走访各地名医，寻访各地民间药方，在全面研究800余种中医药文献的基础上，历时近三十载，完成了集我国16世纪以前药学成就之大成的本草学巨著《本草纲目》，该书被达尔文称为"中国古代的百科全书"。湖北省罗田人万密斋，在儿、妇、麻、痘诸科享有盛名，被国家中医药管理局列为我国明清两代30位著名的医学家之一。李时珍、万密斋以及与同时并称为"鄂东四大名医"的杨际泰、庞安时等，共同铸就了湖北省深厚的中医药文化底蕴，为湖北省中医药文化的发展提供了良好支撑。

武汉九省通衢的发达水陆交通，以及便利的商业条件吸引了全国各地中药商贾。明末崇祯年间，河南怀庆府的一些药农带着药材来武汉保寿桥一带销售，开始出现了最早的汉口中药材交易市场，逐渐形成了"怀帮""汉帮""浙帮"等不同"帮口"，药材销售的"道地"文化在此逐步形成。至清代末期，汉口销售全国不同产地药材的药材行已达 28 家，年贸易额达白银三百余万两，生意繁荣的景象可见一斑，也成就了"汉口药帮巷"的辉煌历史。深厚的中药文化和商业基础催生了湖北省早期中药工业的萌芽，建立了最早工商合一的中医药工业企业——叶开泰药店，创立了一批中华老字号工业品牌，如马应龙（1582）、刘天保（1861）、金同仁（1889）、陈太乙（1922）、初开堂（1939）等，在中国中医药产业发展的历史上留下了光辉的一页。

三、湖北中药材产业现状

近年来，湖北省中药材产业发展势头稳步向好，成为湖北省决战脱贫攻坚、促进农民增收的亮点产业，助推乡村振兴、促进长江生态保护协同发展的多赢产业。2021 年中药产业新增市场主体 480 家，新增省级农业化重点龙头企业 6 家，省级农业产业化重点龙头企业总量达到 42 家；全国中成药百强企业 4 家，年营收均在 30 亿元以上，中部排名第一；新增社会投资 100 亿元，新增就业 3.1 万人，带动农民增收 10 亿元以上。其中，中药销售额过亿元的产品 37 个。2021 年，湖北省首个中药一类新药——健民药业集团"七蕊胃舒胶囊"获批上市。2022 年劲牌持正堂药业的清肺达原颗粒（原名湖北省"肺炎 1 号"）获批临床批件。2021 年健民药业集团被认定为国家技术创新示范企业；湖北午时药业被评为第五批省级支柱产业细分领域隐形冠军示范企业，湖北梦阳药业被评为科技小巨人企业；湖北福人金身药业、湖北一正药业、武汉健民大鹏药业、湖北康源药业、真奥金银花药业、湖北诺得胜制药、湖北梦阳药业等被评为省级"专精特新"小巨人企业。2022 年，武汉同济中维医药、武汉九珑人福药业、华中药业、健民集团叶开泰国药（随州）、湖北美林药业、湖北诺克特药业、湖北辰美中药、湖北李时珍现代生物医药、湖北凤凰白云山药业、湖北大别山药业、英山县吉利中药材、湖北万松堂大健康医药、恩施九信中药等 29 家企业被评为省级第四批"专精特新"小巨人企业。

（一）第一产业情况

1. 总体概况

湖北是全国中药材资源大省，素有"华中药库"之称。根据全国第四次中药材资源普查结果显示，湖北全省有中药材植物资源达 4457 种，形成了大别山、武陵山、秦巴山、幕阜山、江汉平原五大中药材优势产区。2020 年，全省中药材总面积达 495 万亩（本书中涉及的亩、公顷保留原单位。换算关系为：1 亩 ≈667 平方米，1 公顷 =10000 平方米。下同），其中人工种植面积 380 万亩，产量 70 万吨，农业产值 125 亿元，位居全国前列。2021 年全省中药材总面积 505 万亩，产量 71.7 万吨，农业产值 135 亿元，同比分别增长 2.02%、2.33%、8.02%；新增省级中药材农业产业化联合体 11 个；推动五大产区推广生态种植面积 160 万亩，创建道地药园 10 万亩。

2. 优势区域布局形成

目前，湖北省已形成大别山、武陵山、秦巴山、幕阜山、江汉平原五大优势产区，区域特色鲜明。一是大别山区，重点发展蕲艾、茯苓、苍术、菊花、野菊花、射干、天麻等传统道地药材。二是武陵山区，重点发展黄连、大黄、玄参、独活、木瓜、天麻、厚朴等药材。三是秦巴山区，重点发展虎杖、苍术、山茱萸、娑罗子、独活、葛根等药材。四是幕阜山区，重点发展金刚藤、钩藤、黄精、野菊花等药材。五是江汉平原，重点发展半夏、龟鳖甲、莲子等药材。

3. 道地与特色药材

湖北省道地药材资源丰富、品种多，已有全国知名道地药材 16 种，优势特色药材 30 种，发展栽培品种达 80 余种，获批国家地理标志产品 43 个，在全国具有重要影响力。湖北省道地药材有蕲艾、半夏、苍术（茅苍术）、党参（板桥党参）、茯苓、龟甲、紫油厚朴、黄连、菊花（福白菊）、木瓜、水蛭、巴东玄参、五鹤续断、资丘独活、山麦冬（湖北麦冬）、蜈蚣等。湖北省特色药材有菝葜、白及、白术、百部、百合、鳖甲、柴胡、大黄、冬虫夏草（繁育品）、杜仲、骨碎补、湖北贝母、黄柏、黄精、桔梗、莲子、蕲蛇、山茱萸、射干、石菖蒲、石膏、娑罗子、体外培育牛黄、天麻、野菊花、银杏叶、栀子、珠子参、竹节参、紫苏叶等。

4. 良繁情况

湖北省现有年销售收入在 500 万元以上的中药材种子种苗繁育基地 23 家。植物类中药材种子种苗基地总面积 3.8 万亩，年生产种苗 15 亿株以上，种子种茎约 1.4 万吨；年销售种苗 9 亿多株，种子种茎 1.3 万吨；种子种苗种茎年销售额达 3 亿多元。

（二）第二产业情况

1. 总体概况

湖北省中医药历史源远流长，拥有一批中华老字号工业企业，如马应龙、叶开泰、陈太乙、初开堂、刘天保等，为湖北省中医药产业的发展奠定了坚实的基础。经过长期的发展，全省涌现出了一批优势骨干中药生产企业。2022 年，全省规模以上中药企业 162 家，营业收入 375.2 亿元。其中，中药饮片加工企业 72 家，营业收入 102.9 亿元，占中药营业收入的 27.4%；中成药生产企业 90 家，营业收入 272.3 亿元，占中药营业收入的 72.6%。2022 年全省中药材出口 5.1 亿元，同比增长 8.4%。

2. 加工龙头

全省中药加工产业前 25 位龙头企业实现工业总产值 120 亿元，前 10 位龙头企业实现工业总产值 100 亿元，全省 8000 万元以上龙头企业 40 家。全省中药材经营主体超过 5000 家，中药材专业合作社和产地协会达 600 多家。其中，过 5 亿元的 14 家，过 10 亿元的 6 家，过 20 亿元的 3 家。全省单产品年销售额过亿元的大品种有 9 个，最大的单产品马应龙麝香痔疮膏（栓）达 10 亿元。

3. 企业品牌

湖北省拥有一批知名中药产品和品牌，主要有"健民""龙牡""马应龙""本草纲目"等 5 个中国驰名商标，"叶开泰"和"李时珍"2 个"湖北省著名商标"；拥有马应龙麝香痔疮膏、龙牡壮骨颗粒等一批深受消费者喜爱、市场畅销的中成药产品；拥有李时珍医药集团、国药中联、武汉健民、持正堂、九信中药、马应龙等著名中药企业。其中马应龙以413.52亿元的品牌价值连续17年入选中国最具价值品牌500强，位列171位。健民集团在"第33届全国医药经济信息发布会"上荣获"中国医药高质量发展成果企业"称号，龙牡壮骨颗粒被评选为"中国医药高质量发展成果品牌"。医药流通巨头九州通医药集团入选"2022中国品牌500强"榜单，位列152位；九州通名列"2022中国企业500强"榜单第207位，荣登"2022中国服务业企业500强"榜单第76位；九州通以2021年营收1224.07亿元排名"2022中国民营企业500强"中第68位，"2022中国服务业民营企业100强"中第22位。

（三）一、二、三产业融合情况

1. 三产融合

湖北省拥有丰富的中药产业文化与旅游资源，形成了神农架、华中药库、李时珍故里、万密斋、九州通、叶开泰等自然、人文与博物馆类的中医药主题旅游资源；涵盖中医药医疗康复、养生保健、种植养殖旅游区、中药制药企业等大健康药企或景区；可提供各具特色的中医药健康项目，如中医药传统文化与爱国主义教育，中医药膳食，中医药康体，中药饮片体验，中药汤剂、中成药、中药膏方的制作等项目。

2. 中医药健康服务

由于区域优势、历史积淀和政府引导，湖北省中医药商业相对发达，拥有全国排名前三的九州通医药集团等一批大中型企业，药品零售企业达到7387家，仅武汉市就有零售药店4311家，构建了以零售药店、医药物流性企业、中药保健品营销公司等为主要组成的营销网络。全省共建立县级以上中医院93家，建立社区卫生服务中心和乡镇卫生院国医堂1512个，72%的社区卫生服务站、65%的村卫生室能够提供中医药服务。

3. 脱贫攻坚，振兴乡村

中药材产业是山区药农增收致富和扶贫攻坚的重点产业，湖北省大力建设中药材基地乡镇，形成了中药材专业村和特色乡镇。其以"企业 + 合作社 + 基地"或"合作社 + 药农"等生产模式发展中药材专业合作社，培育家庭农场，带动农户增收。通过农业产业化龙头企业带动，将中药材种植、加工、销售、旅游观光、休闲养生等产业有机结合，不断延伸中药材产业链，带动了农民致富，拉动了道地药材产业发展。

4. 打造区域公用品牌

近年来，蕲春蕲艾、麻城福白菊被列入中国特色农产品优势区，蕲艾获批全省唯一的"2020年国家级现代农业产业园创建项目"。2021年，蕲春蕲艾品牌价值达到98.69亿元，位居中国品牌价值地理标志产品百强榜的第37位，同时跻身全省农产品区域公用品牌20强。2022年，蕲艾品牌位居中国品牌价值地理标志产品百强榜的第30位，品牌价值达到105.08亿元。"麻城福白菊"通过欧盟地标互认。

四、"十大楚药"的优势与特色

2021年，湖北省委、省政府将道地药材列入农业10个主导产业链之一大力发展，湖北省道地药材产业迎来新的发展机遇。为了贯彻落实省委、省政府的决策部署和省中药材产业链实施方案等文件精神，2022年年初，省农业农村厅、省卫生健康委员会组织评选了湖北省"十大楚药"。该评选在遵循"三个原则"（道地与传承、绿色与发展、药用与食用），坚持"三个结合"（道地性与临床应用相结合，助推全民健康；独特性与先进性相结合，助力中药材可持续发展；绿色发展和乡村振兴相结合，助跑中医药强省建设）的基础上，以《湖北道地及特色药材志》和《中国药典（2020年版）》为基准，在历史悠久、规模大、品质优良、知名度高、疗效确切、产业效益好的湖北省道地药材品种中，遴选出"六性"（道地性、重要性、广泛性、成长性、有效性、支撑性）突出的"十大楚药"，分别是蕲艾、半夏、天麻、黄连、茯苓、福白菊、苍术、龟鳖甲（包括龟甲和鳖甲）、银杏、紫油厚朴和黄精（并列）。2022年7月15日，省政府举办了"十大楚药"道地药材新闻发布会。

（一）历史久

湖北中医药历史悠久，是神农故里，还是李时珍的家乡。早在几千年前就有"神农尝百草"的故事，为世人所熟知。蕲艾为李时珍推崇的"四大蕲药"之一，《本草纲目》记载，"自成化以来，则以蕲州者为胜"。湖北省茯苓栽培已有500多年的历史，"九资河茯苓"品质优良，品牌享誉国内外，1915年还获得了在美国旧金山举办的巴拿马万国博览会金奖。

（二）质量优

中药有效成分是临床疗效的基础。研究表明，蕲艾中挥发油含量高；麻城福白菊中的有效成分绿原酸、木犀草苷及3,5-O-二咖啡酰基奎宁酸的含量均高于《中国药典》标准；竹溪黄连、利川黄连的有效成分小檗碱、巴马汀、表小檗碱、黄连碱均超过《中国药典》标准；湖北英山所产的苍术，其总挥发油的含量为国外标准的5倍；恩施紫油厚朴中的厚朴酚与和厚朴酚含量也均超过《中国药典》标准；京山乌龟因其龟甲质地充实，饱满，浸出物含量高，被原农业部授予全国唯一的"国家级乌龟原种场"。

（三）规模大

蕲艾现种植规模约23万亩，年产艾叶万余吨，预计到2025年，蕲艾产业综合产值有望超过200亿元。"九资河茯苓"以罗田九资河镇为中心，辐盖英山、麻城等大别山区，种植面积达到6.3万亩，约占全国年供应量1/3以上。湖北为银杏道地产区之一，全省现银杏种植面积25万亩，规模居全国前三。资丘木瓜种植面积达10万亩，产量占全国的 70%。湖北是天麻道地产地，全省天麻种苗面积 1 万余亩，商品麻近 10 万亩，产量 2.3 万吨，占全国产量的 1/2 以上。半夏及其各炮制品临床用途广，湖北省已成为全国半夏良种供应基地和主要商品生产基地。

（四）疗效好

入选"十大楚药"的多个品种为药食同源品种，在预防保健和康复养生中均具有不可替代的作用和地位。如福白菊具有散风清热、平肝明目、清热解毒之功效，可入食、入茶、入酒、入目、入药。黄精、龟甲、鳖甲是滋阴要药，天麻是治疗头风良药，这些都是老百姓熟知的药食两用佳品。蕲艾具有温经止血、散寒止痛的作用，支撑着庞大的艾灸及熏蒸消毒产业。半夏、黄连等药材则是经过中医临床长期应用而优选出来的大宗药材品种，临床疗效确切。半夏具有化痰止咳的功效，黄连具有抗菌、抗炎及降糖等作用。

（五）创新强

近年来，湖北省有关专家在国家重点研发计划、国家自然科学基金以及国家药典委员会标准提升等项目的资助下，系统开展了黄连、蕲艾、菊花、茯苓等药材的标准化种植，以及核心功效评价、多组学分析、质量标准提升等研究工作，取得了茯苓、天麻代料栽培，以及黄连、蕲艾的全基因组解析等系列标志性成果，在 *Nature Communications*（自然 – 通讯）等国内外权威期刊上发表了大量高质量论文。

另外，在入选了"十大楚药"及"五大特色药材"的品种中，蕲艾、利川黄连、竹溪黄连、九资河茯苓、麻城福白菊、安陆银杏、随州银杏、恩施紫油厚朴等获国家市场监督管理总局地理标志产品保护品种。潜半夏、天门半夏、罗田天麻、英山天麻、神农架天麻、郧阳天麻、英山苍术、京山乌龟、建始厚朴、利川大黄、房县虎杖等均入选农业农村部农产品地理标志产品。宜昌天麻和资丘木瓜均获得国家知识产权局的地理标志注册商标。

下一步，湖北将坚持全产业链合力发展、融合发展和协同发展，抢抓"十大楚药"创建机遇，乘势而上，加强社会各方资源力量的统筹协调，打响"十大楚药"道地药材区域公用品牌，以品牌的力量推进湖北道地药材的种植、生产、加工及其产业化发展，满足民众日益增长的中医药健康服务需求，激活全省中药材研发、生产、加工、销售和投融资等各方主体，实现产业兴旺、企业强大和造福人民群众身心健康的目标，提升湖北中药材在全国的知名度和影响力，取得更加显著的生态、经济和社会效益。

第二章 蕲 艾

艾为菊科蒿属多年生植物，其干燥叶片为艾叶，性味辛、苦、温，归肝、脾、肾经，具有温经止血、散寒止痛、外用祛湿止痒的功效。艾叶作为药物最早收载于《名医别录》，被列为中品，后历代医书和名医均有记载和应用艾叶治病的名方。艾叶也是重要的灸材，且艾灸疗法在秦汉时期就已非常盛行。唐代孟诜《食疗本草》最早介绍了艾叶的食疗方法及作用："春初采，为干饼子，入生姜煎服，止泻痢……"这是我国民间食用艾青团、艾糕和饮艾酒等的由来。我国端午节还有门前悬挂艾叶避邪的民俗，另外，民间还有熏艾烟、洗艾澡、悬艾人、戴艾虎、睡艾枕等民俗。现今，艾叶在保健品、动物饲料、日化用品等多个方面均有广泛应用。

对于蕲艾，明代《本草蒙筌》中绘制了蕲州艾叶图；李言闻曾著有《蕲艾传》专门论述蕲艾，其子李时珍所著的《本草纲目》载："自成化以来，则以蕲州者为胜，用充方物，天下重之，谓之蕲艾。"至此，蕲艾便成为极负盛名的道地药材。蕲艾被称为四大艾之一，明代卢之颐在其著作《本草乘雅半偈》中描述蕲艾为"美艾"。随着大健康产业的迅速发展，野生艾的产量不足以满足市场需求，蕲艾的栽培面积逐渐扩大，湖北省蕲春县自 2015 年开始大力发展蕲艾产业，蕲春蕲艾也成为湖北省面积、产值和品牌最大的单品种药材。2016 年，蕲春县被中国中药协会授予"中国艾都"的称号；2021 年，蕲艾入选国家地理标志产品保护示范区创建名单；2022 年，蕲艾被湖北省政府遴选为"十大楚药"之首。截止到 2021 年，蕲艾已形成"千亿产业、百亿园区"的规模，在全省的种植面积已逾 21 万亩，年产量达 5.8 万吨（干艾叶），相关加工企业 2700 余家，蕲艾全产业链产值达到 138 亿元，蕲艾区域品牌（地理标志产品）价值达 98.69 亿元，在全国排行榜上列第 37 位，成为黄冈大别山区重要地方特色经济和乡村振兴产业。

第一节 基原和品种

一、别名

家艾、冰台、艾蒿、医草、灸草。

二、基原

（一）来源

本品为菊科植物艾 *Artemisia argyi* Levl. et Vant. 的干燥叶。

（二）原植物形态特征

《中国植物志》记载，艾为多年生草本或略成半灌木状，植株香气浓烈，其中蕲艾为艾的栽培品种 cv. Qiai。主根明显，略粗长，直径达 1.5cm，侧根多；常有横卧地下根状茎及营养枝。茎单生或少数，高 150～250cm，有明显纵棱，褐色或灰黄褐色，基部稍木质化，上部草质，并有少数短的分枝，枝长 3～5cm，茎、枝均被灰色蛛丝状柔毛。叶厚纸质，被毛密而厚，中部叶羽状浅裂，上部叶通常不分裂，椭圆形或长椭圆形，最长可达 7～8cm，宽 1.5cm，叶揉之常成棉絮状。叶基部宽楔形渐狭成短柄，叶脉明显，在背面凸起，叶柄长 0.2～0.5cm，基部通常无假托叶或有极小的假托叶；头状花序椭圆形，直径 2.5～3mm，无梗或近无梗，每数枚至 10 余枚在分枝上排成小型的穗状花序或复穗状花序，并在茎上通常再组成狭窄、尖塔形的圆锥花序，花后头状花序下倾；雌花 6～10 朵，花冠狭管状，檐部具 2 裂齿，紫色，花柱细长，伸出花冠外甚长，先端 2 叉；两性花 8～12 朵，花冠管状或高脚杯状，外面有腺点，檐部紫色，花药狭线形，先端附属物尖，长三角形，基部有不明显的小尖头，花柱与花冠近等长或略长于花冠，先端 2 叉，花后向外弯曲，叉端截形，并有睫毛。瘦果长卵形或长圆形。花果期7～10 月。

三、生物学特性

艾生于低海拔至中海拔地区的荒地、路旁河边及山坡等地，也见于森林草原及草原地区，在海拔 0～1200m 的区域长势较好。艾对气候和土壤的适应性较强，耐寒耐旱，喜温暖气候，耐荫，以阳光充足、土层深厚、疏松肥沃、中性或微碱性的砂质壤土栽培为宜，怕积水。艾的最适生长温度为 24～30℃，高于 30℃茎秆易抽枝老化，病虫害严重，冬季温度低于 –3℃ 易导致当年生宿根生长不良。人工栽培在丘陵、低中山地区，地势以向阳和排灌良好的平地或缓坡为宜。

蕲艾主要以地下根状茎进行繁殖，1 ～ 2 月为根状茎发芽出土成莲座苗期；3 ～ 6 月为长茎拔节生长期；5 月中下旬至 6 月中旬为割茎收叶期；7 ～ 10 月为开花结实期；11 ～ 12 月茎秆倒伏期（图 2-1）。

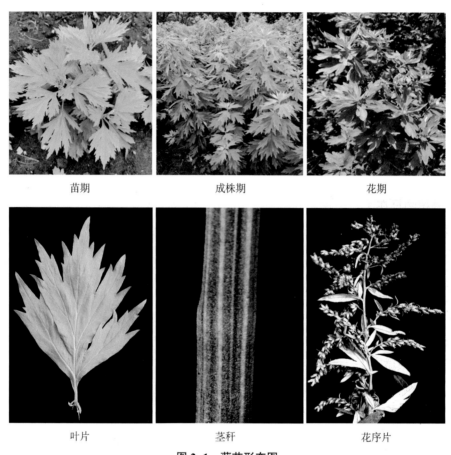

苗期　　　　　　　　　　成株期　　　　　　　　　　花期

叶片　　　　　　　　　　茎秆　　　　　　　　　　花序片

图 2-1　蕲艾形态图

第二节　本草考证

艾作为一种常见的大宗药材，有着悠久的历史和丰厚的文化背景。本节从名称、基原、道地性、加工与炮制、功效与应用、文化这六大方面对艾进行了考证，以达到正本清源，澄清混乱，保证用药安全有效的目的。

一、名称考证

艾，又名冰台、艾蒿、医草、灸草、黄草、家艾、甜艾、艾蓬、香艾、阿及艾等，作为一种传统的中药材，在我国有着悠久的应用历史。《本草纲目》中对于艾的名称也有所解释，即"此草可乂疾，久而弥善，故字从乂，而名艾"。明代陈嘉谟在《本草蒙筌》中绘制了一幅"蕲州艾叶图"，这也是蕲艾第一次被正式记载。李言闻曾著有《蕲艾传》一卷，将古蕲州所产艾叶命名为"蕲艾"，称蕲艾"产于山阳，采以端午，治病灸疾，功非小补"。其子李时珍在其著作《本草纲目》中记载："宋时以汤阴复道者为佳，四明者图形……自成化以来，则以蕲州者为胜，用充方物，天下重之，谓之蕲艾。相传他处艾灸酒坛不能透，蕲艾一灸则直透彻，为异也。"至此，蕲州艾以蕲艾之名广为流传，并沿用至今。

二、基原考证

本种植物早在《神农本草经》中已有记述，称"白蒿"（一部分），历代古本草书中记述的"白蒿"或"白艾"均为该种。艾作为药物正式记载始见于梁代陶弘景的《名医别录》，本书对于艾的功效、别名、采收加工等内容进行了描述。唐代《新修本草》将艾与其他蒿属植物进行了区分："艾草，此蒿叶粗于青蒿，从初生至枯，白于众蒿，欲似细艾者。"苏颂的《图经本草》是最早描述并绘制艾植物形态，以及最早提出艾叶药材道地之说的本草书籍，书中记载："艾叶，旧不着所出州土，但云生田野，今处处有之，以复道者为佳。云此种灸百病尤胜。初春布地生苗，茎类蒿，而叶背白，以苗短者为佳"。唐慎微在《证类本草》中也绘制了一幅明州艾叶图，描述内容与《图经本草》类似。陈嘉谟的《本草蒙筌》中记载蕲艾"初春布地生，与草蒿状颇类。但叶背白，风动微香"，并绘有蕲州艾叶图。李言闻曾著有《蕲艾传》一卷，称艾叶"产于山阳，采以端午，治病灸疾，功非小补"。此书是第一本专门论述蕲艾的专著，惜已失传。其子李时珍在《本草纲目》中对蕲艾的植物形态有详细的描述。《补遗雷公炮制便览》为存世孤本，现存于中国中医科学院图书馆，原有十四卷，总目一卷，其绘成年代比《本草纲目》金陵初刊本（1593）还要早2年。全书分作金石、草、木、人、兽、禽、虫鱼、果、米谷、菜十部，共载药957种，是我国国内现存古代彩绘本草中最为完整的一部传世典籍，书中即绘制了艾的彩图。清代的《植物名实图考》对艾的基原和植物形态进行了介绍，并绘制了艾苗叶期、花实期图。这些本草著作为后世正确鉴别和确认艾品种提供了重要的依据。历代本草书籍中记载的艾叶形态见图2-2。

《中国药典（2020年版）》中艾叶 *Artemisia argyi* Levl. et Vant 为正品，《中药大辞典》《中华本草》等其他当代本草将上述艾叶和蕲艾 *A. argyi* Vant. cv. Qiai 均列为正品。

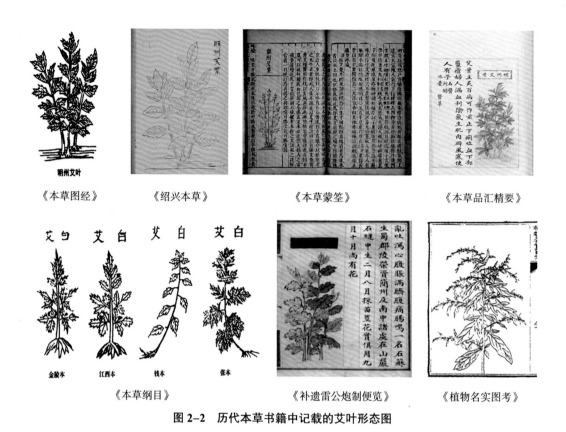

图2-2 历代本草书籍中记载的艾叶形态图

三、道地性考证

　　艾的产地记载最早见于《名医别录》，但只载"生田野"，未有明确的道地记载。到了明代，陈嘉谟的《本草蒙筌》绘制了蕲州艾叶图，李时珍对艾叶的道地产地变迁作了详细描述："宋时以汤阴复道者为佳，四明者图形。近代惟汤阴者谓之北艾，四明者谓之海艾。自成化以来，则以蕲州者为胜，用充方物，天下重之，谓之蕲艾。相传他处艾灸酒坛不能透，蕲艾一灸则直透彻，为异也。"这表明宋代以复道和四明的艾叶为佳。随着时代的发展，明代后，艾叶的道地产地变迁为"蕲州"，即今湖北蕲春、蕲水、浠水、黄梅、罗田一带。卢之颐在《本草乘雅半偈》中云"蕲州贡艾叶，叶九尖，长盈五七寸，厚约一分许，岂唯力胜，堪称美艾"，对蕲艾的质量作了高度评价，将其称之为"美艾"。刘文泰在《本草品汇精要》中记载艾的道地产区时提到"蕲州、明州"。自明代以后，本草古籍中所记艾的道地产区多为蕲州，如凌奂在《本草害利》中载"蕲州艾为上"，严西亭在《得配本草》中载"产蕲州者为胜"，《本草从新》《本经逢原》《本草求真》等著作中也有所记载。蕲艾自问世以来，受到各大医家的推崇，后世不少医家在用艾方中强调要用蕲艾，蕲州作为艾叶的道地产地一直延续至今。

四、加工与炮制考证

对艾叶采收及干燥方式最早记载的是《名医别录》："三月三日采，暴干。作煎，勿令见风。"唐《新修本草》《食疗本草》中亦有相同的记载。由此可见，在唐代及唐之前艾叶的采收季节多在三月三日或之前，干燥方式为暴干。宋《图经本草》载："初春布地生苗……三月三日、五月五日采叶暴干，经陈久方可用。"其最早记载了艾叶的生长，并将艾叶的采收期推至五月五日，艾叶的加工方式为"暴干""陈久"。后世也多沿用这种说法，如《本草纲目》中记载蕲艾"皆以五月五日连茎刈取，曝干收叶"，明代之后已基本变成五月五日采艾叶的习惯，至今蕲艾采收大多仍是在端午节连茎割取，晒干后摘下叶片供药用。

艾叶的炮制始见于《华氏中藏经》，此后历代医家进行了多方面的探索研究，文献收录的方法多达几十种，包括炒法、炙法、煮法、焙法、煅法，辅料涉及醋、酒、盐、米泔水等。《新修本草》记载"捣叶以灸百病，亦止伤血。汁，又杀蛔虫。苦酒煎叶，疗癣甚良"，描述了艾叶捣叶可用于艾灸和止血，艾叶汁水可用于驱虫，而酒煎可以用于治疗皮癣。寇宗奭在《本草衍义》中载"艾叶干捣，筛去青滓，取白。入石硫黄，为硫黄艾，灸家用。得米粉少许，可捣为末，入服食药。入硫黄别有法"，记述了捣碎艾叶取艾绒并与硫黄共同炮制的方法。《太平惠民和剂局方·卷八》中详细记载了制作艾绒的方法："陈久黄艾，不以多少，择取叶入臼内，用木杵轻捣令熟，以细筛隔去青滓，再捣再筛。如此三次，别以马尾罗子隔之，更再捣、罗，候柔细黄熟为度。"《本草纲目》中记载"凡用艾叶，须用陈久者，治令细软，谓之熟艾。若生艾灸火，则伤人肌脉……拣取净叶，扬去尘屑，入石臼内木杵捣熟，罗去渣滓，取白者再捣，至柔烂如绵为度。用时焙燥，则灸火得力。治妇人丸散，须以熟艾，用醋煮干，捣成饼子，烘干再捣为末用。或以糯糊和作饼，及酒炒者，皆不佳"，记载了艾灸用艾叶应"陈久"，并记载了艾叶制绒、醋制的方法。明末的《本草通玄》中沿用了艾叶药性会随陈放时间变化的说法，即"生用则凉，熟用则热"。《嵩崖尊生全书》中载"醋炒治其燥偏，酒制益其焰性"，说明了艾醋制和酒制后性能的改变。

现如今，艾叶的炮制方法主要包括醋制、炒炭、炒艾叶、四制艾叶等。其中《中国药典》记录艾叶饮片的炮制方法为"除去杂质及梗，筛去灰屑"，醋艾炭为"取净艾叶，照炒炭法炒至表面焦黑色，喷醋，炒干"；在地方炮制规范中还有炒艾叶、醋艾叶、艾叶炭、酒艾叶等。

五、功效与应用考证

在我国现存第一部中医理论著作《黄帝内经》中，有79处内容与艾灸有关。艾真正用于治病的记载首见于成书于西汉时期的《五十二病方》，该书记载了艾的两种药用方法，分别为艾熏和艾灸，利用艾灸治疗妇科及皮肤瘙痒的病症，这也是最早关于灸法的记载。东汉末年神医华佗在其著作《华氏中藏经》中载有 1 首含艾处方，《华佗神方》中载有含艾叶方 23 首。纵览两书中所载诸方，华佗将艾叶广泛用于内、外、妇科疾病等。东汉著名医家张仲景所撰的《伤寒论》《金匮要略》中有 2 则用艾的处方，即胶艾汤和柏叶汤。胶艾汤用艾叶治经寒不调或胞阻胞漏、宫冷不孕等症，取艾叶之暖宫止血作用；柏叶汤用艾叶治吐血不止的病症，取艾叶之"主下血、衄血"之功。东晋葛洪的《肘后备急方》多收载民间常用的简验便廉之治病处方，该书中收载有艾叶的处方 6 个，分别治疗胸胁腹痛或吐衄下血，卒心痛，伤寒时气、温病，下部生虫烂肛，掣痛不仁，白癞等。其用法有水煎服（煎剂）、烟熏（烟熏剂）和制酒服（酒剂）。

艾叶作为药物正式记载始见于梁代陶弘景的《名医别录》，该书对于艾的功效、别名、采收加工等内容进行了描述："味苦，微温，无毒。主灸百病，可作煎，止下痢，吐血，下部䘌疮，妇人漏血，利阴气，生肌肉，辟风寒，使人有子……作煎，勿令见风。又，艾，生寒熟热。主下血，衄血、脓血痢，水煮及丸散任用。"其表明艾灸具有"灸治百病"之效，服用可止血止痢、祛湿、安胎等。唐代的《新修本草》记载了艾叶驱虫与治疗皮癣的作用。孟诜的《食疗本草》中记载："干者并煎者，（主）金疮，崩中，霍乱。止胎漏。春初采，为干饼子，入生姜煎服，止泻痢。三月三日，可采作煎，甚治冷。若患冷气，取熟艾面裹作馄饨，可大如弹子许。"其最早介绍了艾叶的食疗方法及作用，记述了艾叶对于霍乱、胎漏、泻痢、泻血等疾病的治疗方法。药王孙思邈晚年从事医学著述，著有《备急千金要方》《千金翼方》两部巨著，他在运用艾叶上不仅继承了前人的临床经验，而且有所发展创新，指明艾叶可用于妇产科、小儿科，可治疗耳喉病、伤寒发黄、消食、吐血、痢疾、噎塞、咳嗽、寄生虫、泄泻、痔疮痈肿等多种疾病。宋代的《证类本草》《太平圣惠方》《太平惠民和剂局方》《圣济总录》《女科百问》《妇科良方》等著作中也广泛提及了艾叶的应用。

元代王好古在《汤液本草》中载艾叶："气温，味苦，阴中之阳。无毒。本草云：止下痢吐血，下部䘌疮，辟风寒，令人有子。灸百病。重午日，日未出时，不语采。《心》云：温胃。"其用于止下痢吐血，治疮，安胎，辟寒，用艾灸治病、温胃。明代李时珍的《本草纲目》对前人论述艾叶性寒和艾叶有毒的观点进行了讨论和指正，并附用艾叶治病的单验方 52 个，是收载艾叶附方最多的本草专著之一，为推动和指导艾叶的应用作出了积极贡献。清代医书著作多是承袭前人的研究内容，对于艾叶的描述也没有太多创新，《本草汇言》《本草备要》《本草从新》《本草求真》《本草易读》《本草分经》《本草撮要》《本草害利》等著作中均有提及艾的功效和应用。艾叶在清代宫廷中的应用也十分广泛，是清宫医案处方中出现频率较高的药物，主要用于妇科疾病，也用灸法治疗腰痛、风湿痹痛等多种疾病。

六、文化考证

艾是一种应用广泛的民俗植物，以"艾"的名字最早记录于我国第一部诗歌总集

《诗经》中，如《诗经·王风·采葛》载："彼采艾兮，一日不见，如三岁兮。"战国时期的著名诗人屈原在其诗歌《离骚》中也提到艾，"户服艾以盈要兮，谓幽兰其不可佩"，在《楚辞》中载"萧艾于篋笥谓蕙芷而不香"。孔璠之在《艾赋》中载"奇艾急病，靡身挺烟"。《春秋外传》中载"国君好艾，大夫知艾"。《庄子》中载"越人熏之以艾"。《孟子》中载"犹七年之病，求三年之艾也"。这说明很久以前，艾就已在宫廷和民间普遍应用，不仅可以作为香熏用料，也可以作药用和灸用。受古代巫术的影响，古代民间习惯在端午节采艾扎成人形悬门窗上以祛邪驱鬼。正如《荆楚岁时记》所载："五月五日，采艾以为人，悬门户上，以禳毒气。"这种习俗流传至今，现在民间仍有在端午节悬艾的习俗，而且十分普及。艾在古代常被用于祭祀和"代蓍策"。蓍策，是指古代用蓍草占卜。据文献介绍，中华人民共和国成立前羌族、纳西族和彝族等少数民族使用羊骨进行占卜、祷告，祭祀完毕后，要将艾叶或火草搓成颗粒，放于骨上并点燃，直至将骨烧裂，这与古代将艾叶用于占卜祭祀的情况是相似的。这种医巫混杂的情况是早期原始医疗活动的特点，也就是在早期的医巫混杂的医疗过程中，人们认识到了艾叶的真正医疗价值，因而推动了艾叶较早应用于治疗疾病。不仅如此。自唐代开始，《食疗本草》便有食用艾草的记载："若患冷气，取熟艾面裹作馄饨，可大如丸子许，金疮，崩中，霍乱，止胎漏"，这是我国民间食用艾青团、艾糕和饮艾酒的由来。清明节前后，人们会采摘新鲜的艾叶做成食物，在安徽的部分地区，产妇有食用艾叶煮鸡蛋的习俗。另外，民间还有熏艾烟、洗艾澡、戴艾虎、睡艾枕等民俗。

艾叶作为一种常见的大宗药材，有着悠久的历史和丰厚的文化背景。从《神农本草经》到《图经本草》再到《本草纲目》，艾出现在众多本草著作和医书中，凭借其广泛的药理作用和极高的药用价值被沿用千年，被誉为"草中钻石"。不仅如此，艾叶在传统文化中意义重大，深受文人墨客的喜爱，并以其独特的香味成为上至王公贵族，下至平民百姓都可用的香料、食材。蕲艾作为艾最著名的道地药材，入选了中国国家地理标志产品，有着广阔的发展前景和应用价值。

第三节 产地分布与产业现状

艾产地分布较广，对生态环境的适应性较强。艾在湖北大别山各县市均有分布，以蕲春县为主产区。目前艾叶产业发展迅猛，成为国家和世界健康产业的重要环节和重点发展方向。

一、生态环境

艾极易繁衍生长，对气候和土壤的适应性较强，但在潮湿肥沃的土壤会生长得更好。野生蕲艾产地主要集中在长江边的田间地头和荒地，其地处大别山南麓，属于亚热带季风气候、江淮小气候区，主产区海拔在 50～300m，四季分明，雨量充沛，气候温和，年平均气温 18.6℃，无霜期 306d，年均降水量 1146.3mm，日照时数 1700.7h，其气候条件非常适合蕲艾的生长和繁殖。

二、分布与主产区

蕲艾种植区域主要分布于黄冈市的蕲春县、武穴市、浠水县、红安县和团风县，随州市随县和广水市，襄阳市的宜城市，十堰市的郧阳区等地。蕲春县是蕲艾种植面积最大的地区，截至 2020 年，蕲春县蕲艾总种植面积已超 20 万亩，重点种植于漕河镇、青石镇、横车镇、蕲州镇和赤东镇，总产量已逾 5 万吨。

三、产业现状

截至 2020 年，国内艾草产能增长到 8.54 万吨，年均增长率高达 16.87%，艾产业总产值高达 395.13 亿元，成为中药材产能第一股！其中河南是全国艾草生产第一大省，占比高达 48.80%，湖北、安徽、江西位居前列。河南省产能面积占据绝对优势，2020 年达 5.08 万吨，遥遥领先于湖北、安徽、河北和湖南等产区，新产区特别是扶贫产区，近 5 年艾草种植发展迅速，从广西到新疆都有成规模种植。从各省艾草产业实体数量分析来看，河南省产业链最完整，位居第一；广东省在消费终端和推广机构上占优，位居第二；湖南、山东和湖北紧随其后；西部省份相对薄弱。

第四节　种质评价与新品种创制

中药种质资源是国家战略资源，是中药材的源头，是中医药事业传承和发展的基石。充足的药用植物种质资源是提高中药材质量的核心之一，也是优良药用植物品种的获得以及资源有效利用的基础。保存和研究中药种质资源，不仅可以为良种选育提供物质基础，而且还是提高中药材质量、保证中药资源可持续利用的关键，有利于生物多样性、生态环境和自然资源的保护，从源头上整体提高我国中药产品质量和中药材生产技术水平，提高中药产业的国际地位，进而增进我国的国际竞争力。

一、基因组学研究

2022 年，国际著名植物学期刊 *Plant Biotechnology Journal* 上发表了蕲艾高质量染色体级别基因组，解码了这个有着 3000 年应用历史的医草。该研究利用 PacBio-HiFi 测序和 Hi-C 测序技术，对蕲艾品系"香艾"基因组完成了染色体水平高质量组装（contig N50: 6.25 Mb），并发现蕲艾为异源四倍体，具有 34 条染色体。组装结果显示，蕲艾基因组非常大，大小为 8.03Gb，具有高杂合度（2.53%）、高重复序列（73.59%）的特征，特别是蕲艾基因组含有 279294 个蛋白编码基因，该数量远远超过了植物基因组报告的 36795 个平均基因的数量。基因组进化分析发现，艾经历了 3 轮全基因组复制（whole-genome duplication，WGD）事件，包括一次近期发生的（约 2.2Ma）的物种特有的 WGD 事件。研究推测艾的 3 次全基因组复制事件以及近期发生的重复序列的急剧扩张是导致其超大基因组和多倍化形成的主要原因。艾基因组是目前菊科植物中第 5 个染色体水平的基因组并且是蒿属植物中已知的第 1 个染色体水平的基因组，这对于研究菊科植物基因组扩张和物种进化具有重要意义。

艾染色体水平基因组为蒿属植物存在 3 种不同染色体基数提供了有力证据。*A. argyi* 染色体基数一直存在争议，普遍认为其染色体基数为 9 条。本研究基因组数据和核型分析发现 *A. argyi* 为含有 34 条染色体的异源四倍体，并且含有两条超长的 10 号染色体。基因共线性分析发现 10 号染色体上的基因可以和 8、9 号染色体上的基因一一对应，我们推测这个超长的 10 号染色体就是蒿属祖先的 8、9 号两条染色体首尾相连融合后的产物，这一染色体融合事件导致了四倍体的艾叶染色体基数为 17 条，染色体总数为 34 条而非普遍认为的 36 条。此外，蒿属中 X=8 染色体基数的存在提示融合可能发生在异源杂交之前。以上结果表明，染色体融合是蒿属植物染色体进化过程中的关键机制。这一理论为寻找艾的"祖先种"、绘制蒿属植物亲缘关系的"家谱"奠定了基础，也为艾的种质资源乃至其他生物学研究提供了新的研究思路。

同时，艾基因组分析发现光系统 II 中的 PsbA 基因，DNA 复制中的复制因子 A1（RPA1）基因、热激蛋白（HSPs）基因和萜类合成酶（TPS）基因极大扩张，这些基因家族的显著扩展可能是艾具有较强的生态位竞争能力和环境适应性的重要基因组基础。此外，研究还提出了艾黄酮类化合物和萜类化合物的生物合成主干途径，并揭示了广泛的基因扩增和串联重复是艾黄酮类化合物和挥发油含量高的原因。因此，高质量的艾基因组将为基因组水平上的代谢性状（叶片黄酮和挥发油成分）的多样性和进化机制的比较基因组学研究提供基础资源，这对于将来艾分子育种遗传改良具有重要意义。

二、种质资源收集与保存

近年来，湖北省相关高校收集了来源于湖北省、湖南省、河北省、河南省、江苏省、浙江省、四川省、安徽省等地的 120 余份资源。其中湖北艾资源主要来源于黄冈、随州、襄阳、宜昌、团风、孝感、恩施等地。目前已在湖北中医药大学药用植物园建立了活体种质资源保存圃，并围绕艾种质资源评价开展了一系列工作。

三、基于农艺性状和叶片表型性状的艾种质资源多样性分析

通过对艾种质资源株高、枯叶高、分枝夹角、五叶间距、茎径、叶片数、分枝数、叶片宽、叶片长、叶面积、叶绿素含量、叶基形状、叶基对称度、托叶、叶柄侧生小

叶、叶尖形状、叶裂数、基部叶裂深度、第二对裂片深度、叶片产量20个表型性状进行多年多点的数据统计分析，发现株高、枯叶高、茎径、叶基对称度、托叶、叶尖形状、基部叶裂深度、第二对裂片深度、叶片产量9个性状具有丰富的遗传变异，可作为艾种质资源农艺性状和叶片表型性状评价的关键指标。同时根据20个表型性状的相关性分析和主成分分析，进一步筛选出株高、枯叶高、茎径、叶基对称度、托叶、叶尖形状、基部叶裂深度、第二对裂片深度、叶片产量这9个性状信息能代表F值总变异的96.5%，可以作为评价艾种质资源的农艺性状及叶片表型性状的关键指标。进一步利用20个表型性状对全国艾种质资源进行聚类分析，可将艾种质资源分为3个类群，各群类特征分别为矮株粗茎大叶型、高株宽幅高产型、矮株细茎阔叶形。其中高株宽幅高产型的艾种质占了总样本量的88.00%，表型性状综合得分值最高，叶片产量较高，是综合农艺性状好的材料；矮株粗茎大叶型与矮株细茎阔叶形的种质数量较少，分布于江西、河南、河北、湖北、安徽等地。以上分类可以为艾种质资源的栽培鉴定和品种选育提供基础。

四、基于药材质量性状的艾种质资源多样性分析

挥发油是艾叶中主要的药效成分，也是评价艾叶品质的重要指标。运用水蒸气蒸馏法提取艾叶中的总挥发油，并采用气相色谱 – 质谱（GC–MS）对艾叶挥发油中的挥发性成分含量进行测定，结果表明：不同艾种质叶片中总挥发油含量介于0.53%～2.55%，平均含量为1.45%；来源于湖北省黄冈市蕲春县的26份样品中，有16份样品的总挥发油含量高于平均水平，总体来说表现较佳。利用GC–MS对艾叶挥发性成分进行分析，共鉴定出了39种化合物，利用这39种化合物的成分含量将100份艾种质聚为4个类群，每个类群的挥发油组分具有明显的特征，主要成分的差异也造成了挥发油药效的不同。第Ⅰ类群的主要成分为蒿酮和桉油精，第Ⅱ类群的主要成分为蒿酮、β– 石竹烯、大牛儿烯D，第Ⅲ类群的主要成分为桉油精和β– 石竹烯，第Ⅳ类群的主要成分为桉油精和β– 石竹烯。一般认为桉油精是艾叶油中主要的药效成分，在艾叶挥发油中占的比例较高，生产上仍主要以桉油精的含量高低作为评价艾叶质量的唯一标准。但除桉油精以外，蒿酮、β– 石竹烯、4– 萜烯醇等众多成分也具有较好的抗菌、抗病毒的能力，这些化合物对于不同类型的病菌具有特殊的抗性；（＋）– 柠檬烯、蘑菇醇、紫苏醇和左旋香芹酮等成分具有特殊香味，是艾叶香气构成的关键因子，不仅具有一定的药理活性，还可以应用于食用香精、香料、香水中，因此生产上应根据艾叶挥发油的用途选择相应的艾种质，并对发挥相应药效的特定成分含量进行测定，不能仅仅根据桉油精含量的高低评价艾叶挥发油的质量；对于艾叶中侧柏酮、樟脑等毒性成分含量较高的种质，应避免作食用或药用；除此之外，第Ⅱ类群中含量较高的顺 –β– 金合欢烯、γ– 葎草烯和大牛儿烯D的研究较少，药效和香味等信息尚不明确，可以为艾叶挥发油新功能的开发提供基础。本研究鉴定出了艾叶挥发油中的12种挥发性共有成分，基于这12种共有成分的含

量进行了相关性分析和主成分分析，将共有成分的含量转化为 5 个相对独立的指标，每个指标可以用于反映挥发油的特定疗效或香味的信息，对于简化数据指标，降低品种选育的难度具有重要作用。该研究对艾种质资源叶片挥发油的差异进行了系统分析，可为艾的品种选育提供参考，为艾叶挥发油合理利用提供依据。

黄酮类物质和出绒率也是艾叶药材质量的重要指标。通过测定各种质的艾叶出绒率和总挥发油含量，运用超高效液相色谱法（UPLC）测定艾叶中 12 种黄酮和酚酸类成分的含量，并利用相关性分析、主成分分析和聚类分析对艾叶品质进行综合评价，结果显示：艾种质资源具有丰富的遗传多样性，14 个品质性状的变异系数范围为 8.23% ～ 45.33%，其中绿原酸、隐绿原酸、异夏佛塔苷、异绿原酸 B、异绿原酸 A 的变异系数超过 70%，变异较大；艾叶出绒率与 9 个品质性状呈负相关，艾叶总挥发油与 10 个品质性状呈正相关，而各黄酮和酚酸类成分多呈相互协同的作用；对 12 个黄酮和酚酸类成分进行主成分分析，提取出 4 个主成分，以 S98（浙江省杭州市）、S84（湖南省邵阳市隆回县）、S66（湖北省麻城市福田河镇）、S35（湖北省黄冈市蕲春县八里湖乡）、S15（河南省安阳市汤阴县伏道乡）所对应的种质艾叶中黄酮和酚酸类成分综合得分最高；系统聚类分析表明，在欧式距离为 8.0 处可以将 100 份种质分为 4 个类群（第 I 类群包含 90 份资源，第 II 类群包含 3 份资源，第 III 类群包含 3 份资源，第 IV 类群包含 4 份资源），其中第 II 类群黄酮和酚酸类成分含量较高，第 III 类群总挥发油含量较高，第 IV 类群艾叶出绒率较高，可为艾种质资源的品质评价和品种选育提供依据。

五、基于叶绿体基因组的艾种质资源系统分析

叶绿体基因组由于结构简单、长度较小和母系遗传等优点，在进化研究中发挥了重要作用。因此，明确艾的叶绿体基因组特征和不同艾种质叶绿体基因组差异对于了解其进化过程以及种质鉴别具有重要作用。通过对 72 份艾种质资源进行叶绿体基因组测序，发现艾的叶绿体基因组由大单拷贝区（large single-copy region，LSC）、小单拷贝区（small single-copy region，SSC）、反向重复序列 A（inverted repeat region A，IRA）和反向重复序列 B（inverted repeat region B，IRB）这 4 个部分组成，大小约为 151Kb，含有 114 个基因，包含 82 个蛋白质编码基因、28 个 tRNA 基因和 4 个 rRNA 基因。艾叶绿体基因组中共有 13 个含有内含子的基因，并且全部位于 LSC 区域。不同种质艾叶绿体基因组中 SSR 位点的数目为 35 ～ 42 个，且大部分为单核苷酸 A 和 T 重复序列。72 个艾叶绿体基因组中共检测到 196 个 SNP 位点，可用作种内鉴定的高分辨率 DNA 条形码。基于此，研究者利用叶绿体基因组重复序列和 SNP 位点开发了鉴定四大名艾的分子标记。进一步通过对 4 个区域的边界比较分析发现，11 种蒿属植物的叶绿体基因组在 IR 边界显示明显差异，其中艾叶绿体基因组中有 8 个基因分布在边界区域。另外，菊科植物叶绿体基因组的可变位点多位于 SC 区，且非编码区的变异大于编码区。利用 67 个菊科物种叶绿体基因组中共有的 43 个蛋白编码基因构建系统发育树，结果显示：该进化

树与传统分类系统一致且蒿属物种被聚为一组，艾与白苞蒿和山地蒿的亲缘关系较近。该研究为艾的种质鉴定及解析其在菊科中的进化位置提供了有益参考。

六、新品种 DUS 测试指南性状筛选

植物新品种特异性、一致性、稳定性测试（DUS 测试）是植物新品种保护的基础，研制 DUS 测试指南是开展 DUS 测试的技术依据。通过从筛选适宜的艾 DUS 性状出发，以 100 个艾种质为研究对象，对 37 个性状进行研究，包括 9 个植株性状、22 个植物器官性状和 6 个艾叶品质性状，其中有 20 个数量性状、10 个质量性状和 6 个假质量性状，并对各个性状进行了分级，筛选出了枯叶比、叶茎比、叶片长、叶片宽、株高、茎粗和叶片产量作为重点测量的数量性状。艾 DUS 指南的研制为艾新品种的审查和保护，保障育种者权利，促进艾产业的发展具有重要意义。

七、新品种创制

针对蕲春蕲艾无品种这一产业"卡脖子"问题，刘大会教授团队开展了蕲艾种质资源收集、评价和品种选育工作，确定了蕲艾"优质适产"品种选育目标。其中"优质"为艾叶出绒率高（适宜做艾灸），挥发油含量高（适宜开展挥发油的提取），黄酮含量高（适宜开展异泽兰黄素的提取）；"适产"为艾叶株型紧凑，茎秆粗壮且侧枝少，主茎叶间距短，叶片大且肥厚，现蕾开花晚。通过重点攻关，现已选育一批蕲艾优质育种材料，其中 2 个材料经过 3～4 年不断提纯复壮和扩繁，田间表现达到了经济作物品种认定的标准。

（一）蕲黄 1 号

"蕲黄 1 号"来源于蕲春县八里湖农场的野生资源类型。该品种为从 2018 年开始，通过单株选育，连续 3 年以其地下根茎无性繁殖扩繁选育而来。其特征特性明确，农艺性状稳定，田间千株以上群体整齐一致。该品种茎秆直立，中下部无侧枝；株高171～194cm，茎秆白色，具 8 条纵楞纹，茎秆横切面髓部较小，茎秆直径（8.7±0.3）mm；叶片肥大平展，基部楔形，叶长（18.4±0.8）cm，叶宽（16.9±1.4）cm，叶上表面黄绿色，叶下表面灰绿色，顶部心叶白绿色，叶柄无花青素显色，叶裂深裂，裂数 5 裂，叶间距（2.9±0.3）cm，单叶鲜重（2.6±0.3）g，单株鲜叶重（79.6±6.2）g，5 月初采摘期主茎有效叶片数（33±5）片；初花期 7 月中下旬，花序小；平均亩产（270～350）千克干叶／亩；叶片出绒率高达 26.0%，干叶挥发油含量高达 1.3%，桉油精含量高达0.6mg/g；田间连续 3 年种植无退化现象。"蕲黄 1 号"特征照片如图 2-3 所示。

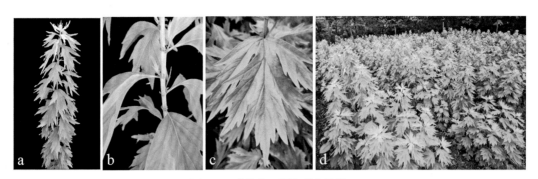

图2-3 "蕲黄1号"特征照片

a.单株照片，株型紧凑直立无侧枝；b.茎秆白色；c.叶片肥大平展，深裂5尖；d.群体整齐一致

（二）蕲青1号

"蕲青1号"来源于蕲春县赤东镇蕲艾种植基地的栽培资源类型。该品种为湖北中医药大学和湖北惠春蕲艾健康产业发展有限公司联合，从2017年开始，通过单株选育，连续4年以其地下根茎无性繁殖扩繁选育而来。其特征特性明确，农艺性状稳定，田间千株以上群体整齐一致，植株生长健壮。

该品种茎秆直立，分枝较短；株高168～179cm，茎秆青紫色具8条纵楞纹，茎秆横切面髓部较大，茎秆直径（7.8±0.1）mm；叶片肥大平展，基部阔楔形且多不对称，叶长（13.7±0.6）cm，叶宽（12.5±1.5）cm，叶上、下表面青绿色，顶部新叶黄白色，叶柄青紫色，叶片深裂，裂数7裂，叶间距（3.3±0.2）cm，单叶鲜重（2.0±0.2）g，单株鲜叶重（82.6±7.2）g，5月初采摘期主茎有效叶片数（44±4）片；初花期7月中下旬；平均亩产（220～270）千克干叶/亩；干叶出绒率高，可达23.2%；干叶挥发油含量高达1.1%，桉油精含量可达0.8mg/g；田间连续4年种植无退化现象。"蕲青1号"特征照片如图2-4所示。

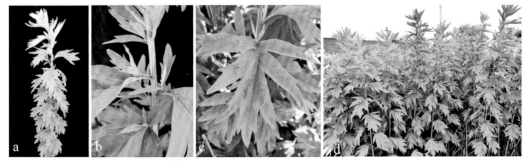

图2-4 "蕲青1号"特征照片

a.单株照片，株型紧凑直立无侧枝；b.茎秆白色；c.叶片肥大平展，深裂7尖；d.群体整齐一致

第五节　种植技术

中药材的种植很大程度上促进了我国中医药产业的发展，但是通过对我国中药材目前的实际发展现状来看，中药材种植存在盲目引种驯化、种植操作不科学、药材收集不规范等问题。因此中药材的科学生态种植，对于提高中药材的品质，以及促进我国中医药事业长远发展具有重要意义。

一、繁殖技术

（一）繁殖方法

1. 种子繁殖

艾叶种子形态一般为瘦果长圆形，无毛，种子长四棱形。一般以2～3年生、健康、无病虫害的艾叶植株，待10～11月果实成熟，瘦果呈浅黄绿色时，剪下果枝，用筛子筛除秕、破壳的种子。晒种1～2天，使种子打破休眠期，更好地发芽。用于繁殖的种子净度应在95%以上，发芽率98%以上。一般于早春播种，南方2～3月，北方3～4月，可直播或育苗移栽，直播行距40～50cm，播种后覆土不宜太厚，以0.5cm为宜或以盖着种子为度，覆土太厚种子出苗困难；出苗后注意松土除草和间苗；苗高10～15cm时，按株距20～30cm定苗。该法种子繁殖出芽率仅为5%，且苗期周期长，需2年，一般在农业生产中不常使用。

2. 分株繁殖

于每年的2～3月，苗高5～10cm，选地面潮湿（最好是雨后或阴天）时，从母株茎基分离的幼苗，按株行距30cm×40cm栽苗，每穴2～3株，覆土压实。栽后2～3d如果没有下雨，要滴水保墒。该法由于分株繁殖繁殖系数低，栽种会耗费大量的人力物力，同时，由于种植时间晚，定植当年的艾苗长势不佳而产量较低。

3. 根茎繁殖

生产上以根状茎繁殖为主。栽种期通常在早春，最好在芽苞萌动前，挖取多年生地下根茎，将全根挖出，选取直径大于2.5mm的根状茎，剪成10～12cm长的茎段，晾半天，栽时按行距40～50cm开沟，把根状茎按株距20cm平放于沟内，再覆土盖压。土壤较干的栽后应及时浇水，出苗后要及时松土、除草和追肥。该方法具有种植简单方便、出苗率高等优点，为目前常用的繁殖方法。

4. 组培繁殖

选取带腋芽茎段或根茎顶部为外植体，采用芽诱导培养基培养嫩芽，将出芽外植体接种于增殖扩繁培养基上培养丛生芽，将丛生芽苗接种于生根培养基培养生根，生根后脱毒幼苗采用漂浮盘炼苗。该方法具有培养脱毒种苗和快速繁殖的优点。

（二）田间管理

1. 土壤耕整

3月中上旬可进行一次中耕除草；5月上旬艾叶收割后对艾田进行中耕除草，采用小型中耕除草机进行除草清沟培土；6月对母种田进行管护，注意除草；7月上旬进行二茬艾叶收割后对艾田进行中耕除草；8～9月艾田和母种田进行中耕除草，促进艾叶生长。采收后翻晒园地，清除残枝败叶，疏除过密的茎基和宿根，深度15cm。

2. 肥料施用

栽植成活后，苗高30cm时施用尿素90kg/hm²作提苗肥，阴雨天撒施，晴天叶面喷施。11月上旬，施入农家肥、厩肥、饼肥等作为基肥。

3. 水分管理

（1）灌溉：厢面整成龟背形，使排水沟通畅。干旱季节，苗高80cm以下叶面喷灌，苗高80cm以上时全园漫灌，6月母种田注意干旱时及时浇水。8～9月艾田和母种田注意灌溉，促进艾叶生长。

（2）排水：3～4月蕲春多阴雨，要及时清理田间四沟，做好排水；5月上旬头茬艾叶收割后对艾田及时清沟；梅雨季节大量降雨后应及时清沟排水。

二、"五改两促"种植模式

蕲艾"五改两促"轻简生态种植技术主要通过"改春种为冬种＋改栽苗为植根（茎）＋改宽畦为窄垄＋改化肥为配施＋改单茬为多茬"等核心技术来促进艾叶适产优质增效。2022年3月28日，全国农业技术推广服务中心印发《艾叶生态栽培技术集成与示范推广方案》，计划从2022年开始在南方艾叶主栽区组织实施艾叶生态栽培技术集成与示范推广，促进艾叶适产优质增效。

（一）技术要点

1. 改春种为冬种

将蕲春传统春季2～4月种植蕲艾，改为头年秋冬季11～12月种植蕲艾。

2. 改栽苗为植根（茎）

将蕲春传统采用蕲艾春季发苗后拔苗移栽，改为秋季挖取优良母株地下根茎做种苗，用刀将根茎切成15cm左右的根茎段，然后在种植垄上开8～10cm深种植沟进行条播并用沟土压实；条播保证亩根茎段在1.5万株左右。

3. 改宽畦为窄垄（图2-5）

将蕲春传统采用160～200cm宽平畦种植蕲艾，改成用80cm高窄垄种植蕲艾，这样利于春、夏季田间排水和早春蕲艾发根出苗，调节田间蕲艾植株密度，改善田间通风透光条件，促进蕲艾茎秆粗壮和叶片肥厚，大幅降低采收期蕲艾植株中下部叶片枯叶脱落，并显著提高叶片的品质。

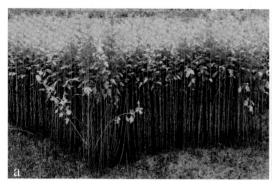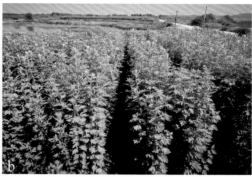

图 2-5　蕲艾种植模式

a.传统宽畦种植；b.现代窄垄种植

4. 改化肥为配施

将蕲春传统采用以化肥为主和施肥时期过晚的施肥习惯，改为有机肥与化肥配合施用和早施、重施有机肥与钙镁磷肥及巧施氮肥的平衡施肥方法。蕲艾定植时亩基施有机肥 500 ～ 1000kg、钙镁磷肥 100kg、氯化钾 10kg 作为底肥；2 月中下旬和 3 月中下旬分别追施尿素（8 ～ 10）千克 / 亩促蕲艾出苗和提苗。每茬艾叶收割后，趁下雨追施尿素 10 千克 / 亩促发新苗。

5. 改单茬为多茬

将蕲春传统以采收端午节艾叶为主的单茬采收模式，改为 5 月 1 日左右采收第一茬艾叶，田间中耕除草施肥后在 7 月上旬采收第二茬艾叶，在 10 月上旬采收第三茬艾叶，这样可以提高蕲艾产量，并可有效规避 5 月蕲艾蚜虫爆发的危害和 5 月雨水过多造成的蕲艾中下部叶枯死脱落减产和雨季采收困难。

6. 促进农机农艺融合

选配、开发蕲艾种植生产各环节适用的根茎采收机、配套施肥起垄机、小型中耕除草机、喷施无人机、收割打捆机、艾叶脱叶机等全过程配套机械，优化种植模式和技术措施，促进农机农艺融合，节约劳动力成本。

7. 促进综合开发利用

促进蕲艾在民俗文化、食品制作、医疗保健、防病治病、日化产品等领域的综合开发利用，实现全链条设计、全标准提升和全产业增值。

（二）具体种植方法

1. 选地

（1）产地环境：通常应选择不受污染源影响或污染物含量限制在影响范围之内，生态环境良好的农业生产区域，以荒地为佳。

（2）土壤质量：应符合土壤质量 GB15618 二级及以上标准。

（3）灌溉水质量：应符合农田灌溉水质量 GB5084 标准。

（4）空气质量：应符合空气质量 GB3095 二级及以上标准。

2. 整地

11 ～ 12 月，新艾田种植前应进行整地，需深翻土地，每亩施钙镁磷肥 100kg、氯化钾 15kg、有机肥 1000kg 作为底肥，均匀混合翻入土壤内，耙细整平。顺坡向开沟做高垄窄垄，替代宽畦，垄宽 80cm，垄沟宽 40cm，垄沟深 25cm。老艾田于 12 月中下旬至 1 月上旬进行老艾田施肥，每亩施有机肥 1000kg（或优质商品有机肥 500kg）、氯化钾 10kg、尿素 10kg 于垄上，以促进蕲艾老根出苗。

3. 移栽定植

整地之后，在 80cm 的垄面上开 3 条种植沟，沟深 8 ～ 10cm，沟宽 10 ～ 15cm；将截好的根状茎种苗，按照 5 ～ 10cm 株距横放在种植沟内，保证亩根茎段在 1.5 万株左右；播种后用垄沟土将条播艾苗压实，使垄面平整。定植后如遇干旱天气，应浇水保湿。定植完成后 3 ～ 5d，可全田喷施一遍金都尔（精 – 异丙甲草胺）做封闭防草。

4. 施肥

栽植成活后，当苗高达到 30cm 时施用尿素 90kg/hm^2 作为提苗肥。最好在阴雨天撒肥料，晴天进行叶面喷施。等到了 11 月上旬，施入农家肥、厩肥、饼肥等作为基肥。新艾田 2 月中下旬和 3 月中下旬分别追施尿素 8 ～ 10 千克 / 亩，促进蕲艾出苗和生长；老艾田在 3 月中下旬追施尿素 8 ～ 10 千克 / 亩，促进蕲艾生长。5 月上旬，头茬艾叶收割后趁下雨追施尿素 10 千克 / 亩，促进二茬艾生长。5 月中下旬母种施足有机肥和磷肥，七月上旬趁下雨追施优质复合肥（15–15–15 含量）15 千克 / 亩，促进母种生长。

5. 病虫害防治

艾生产上病虫害种类繁多，病害主要有叶斑病、白粉病、煤污病等，虫害主要有蚜虫、菊方翅网蝽等。

（1）叶斑病：艾叶斑病为艾叶部常见的真菌性病害，在艾叶各产区均有发生，多从植株下部靠近地面的部分开始发病，叶片出现黄色至褐色斑点，严重时病斑连接叶片枯死，枯株高可达 1/2，种植密度过大、通风不良、潮湿的区域发病严重，发病率可达 30% 以上。

防治措施：控制种植密度，保持田间通风，雨季注意及时排水，降低田间湿度。该病由链格孢属真菌引起，在实验室药剂筛选实验中 33.5% 喹啉铜、丙环唑、多福、甲基硫菌灵、苯醚甲环唑能够有效抑制菌丝生长，推荐使用。

（2）白粉病：湖北地区艾白粉病多发于冬季，11 月中旬开始发病，12 月至 2 月为高发期。温度是白粉病发生的主要影响因素，冬季低温条件有利于该病害的分生，温度高时发病较轻。病菌孢子可随风雨传播，迅速扩散至周围植株，发病率可达 10% ～ 30%。

防治措施：加强栽培管理，栽培时注意植株的间距，合理密植，及时去除发病植株。白粉病菌传播快，发病迅速，初期防治能够有效减少病菌传播，防止病害大面积爆发。加强水肥管理，减氮增磷肥，提高植株的抗病能力。土壤定期消毒，中耕松土，减少土壤中病株残留。白粉病发病初期使用药剂防治效果较好，此时应加强病情调查，确定喷药时间，发病初期可使用 0.5% 大黄素甲醚 416 倍液，严重时 20% 戊菌唑或 42% 苯菌酮效果较好，15% 三唑酮 1000～1500 倍液、70% 甲基硫菌灵、50% 苯菌灵 500～800 倍液都有较好的防治效果。

（3）煤污病：煤污病对艾的危害极大，在艾叶各产区均有发生，常成片发病，感染煤污病后其叶片的表面会产生大量灰色至黑色霉点甚至霉层，使得叶片正常的光合作用受到阻碍，进而影响艾绒产量及品质。煤污病是由子囊菌门小煤炱属真菌侵染引起，该真菌以蚜虫、介壳虫等昆虫的分泌物及自身分泌物为营养来源，使叶片表面形成一片灰褐色、墨褐色的菌苔，严重时整个叶片的小枝被菌苔覆盖，严重影响叶片的光合作用。

防治措施：艾种植不要过密，要通风透光良好，以降低湿度，切忌环境湿闷。该病的发生与分泌蜜露的昆虫关系密切，喷药防治蚜虫、介壳虫等是减少发病的主要措施。适期喷用 25g/L 溴氰菊酯乳油 300m/hm^2 或 10% 吡虫啉可湿性粉剂 450g/hm^2。

（4）蚜虫：主要以棉蚜和菊小长管蚜为主要害虫，多为 4 月中旬迁飞至蕲艾嫩梢上发生危害；5～6 月受害严重；6 月以后气温升高，降雨多，蚜量下降；8 月后虫量略有回升。蚜虫危害已经成为蕲艾产业面临的一个巨大威胁。

防治措施：每次收获之后，及时清理干净残枝，去除有病有虫的茎枝，防止感染其他的植株。每年冬季结合中耕除草的方法，深翻土壤，杀灭虫卵，使虫卵在地底没有充足的氧气而死亡，这样可以阻止虫卵在土中越冬，大幅减少虫害。田间蚜虫爆发时，可采用天敌防治、防虫板、防虫灯来防治蚜虫；若蚜虫危害过重，可喷施吡虫啉、抗蚜威等低度农药进行防治。

（5）菊方翅网蝽：菊方翅网蝽为入侵害虫，主要危害菊科植物，2019 年 10 月在蕲艾上发现，为害严重地块越冬百株虫量达万头。该虫在蕲艾全生育期危害，越冬成虫 3 月上旬出蛰，点爆发危害。每年 6 月以后以成虫和若虫群集在蕲艾叶片背面，沿着叶脉刺吸汁液，造成黄白色褪色斑点。同时排泄物在叶片正面形成黑色斑点，并形成煤污病。危害后期，叶片变黄、枯萎，植株的高度变矮，明显影响植株的营养生长和生殖生长，属于今后将要重点防治的害虫。

防治措施：可参考蚜虫的防治措施。

6. 采收

（1）采收时间：蕲春县的艾叶可分三茬采收，其中 5 月 1 日左右采收第一茬艾叶，田间中耕除草施肥后在 7 月上旬采收第二茬艾叶，在 10 月上旬农历重阳节采收第三茬艾叶。但重阳节时的叶片含油较少，品质稍差。各地气候条件不同，其最佳采集期可能有所不同，蕲艾传统上均在农历端午节采集。在这一时期，艾叶生长最旺盛，茎秆直立且未萌发侧枝，未开花，挥发油含量最高，药用价值最佳。

采集的具体时间以正午为佳，此时挥发油含量较高。研究表明，在一天的时间内，正午时采集的蕲艾出油率高于早、晚采集的蕲艾。因此，在晴天的中午 12 时至下午 2

时进行收割，此时叶中含油量最高，质量最好。

（2）采收方式：传统艾叶采收方法为人工摘叶，割取全株，取下叶片，也可直接采下叶片，阴干。现在多为机械采收，如收割机以及多功能脱叶机。

第六节　产地加工与炮制

药用植物经过加工炮制，制备成中药饮片以供中医临床调配处方使用。在这个过程中，其经过了 2 个环节：一是产地加工，二是中药炮制。前者的目标产物是中药材，后者的目标产物是中药饮片。因此对中药材产地加工与炮制环节的控制，对于提高药材和饮片质量、规范饮片管理具有重要意义。

一、产地加工

（一）饮片

《中国药典（2020 年版）·一部》中规定艾叶的产地初加工方式为夏季花未开时采摘，除去杂质，晒干。其中，不同的干燥方式对艾叶品质有着重要影响。目前生产上常用的艾叶干燥方式为自然阴干（将艾收割后悬挂于室内阴干）、晒干（采收后于室外晒干）和热风干燥（设置干燥温度和风速）等。

在生产上，可根据对艾叶的需求不同，在保证艾叶最大利用率的前提下采用最适宜的方式对其进行干燥。如在大量需要挥发油成分或酚酸类成分时，干燥方式应尽量采用自然阴干，建议在艾叶收获后采取搭棚或室内缓慢晾干的方式进行干燥；在获取黄酮类等化学成分时或利用其抗氧化活性时，可采用热风干燥或者晒干等技术保证艾叶有效成分的高效利用，为临床提供高品质的艾叶。

（二）艾绒的制备

艾绒为艾的干燥叶经粉碎过筛后所得的细软绒状物，常被加工制成艾条等灸用制品用于艾灸治疗与养生，具有温通经脉、调和气血、协调阴阳、扶正祛邪的功效。蕲艾绒是以湖北蕲春一带所产艾叶道地药材（蕲艾叶）为原材料加工制成的艾绒，为艾灸疗法的优质原材料。

古代制作艾绒的步骤和工艺可以概括为：选取干燥洁净的艾叶，除去枝梗，放入石臼中，用木杵捣碎，用细筛罗去尘屑、渣滓，如此反复捣、筛，达到艾绒细软、柔烂如绵的程度，加工才算完成，然后将所得的艾绒贮藏在干燥的环境中。现代艾绒的加工方法在继承古法的基础上而又有所发展。关于现代艾绒的炮制，《全国中药炮制规范》中记述："取净艾叶捣成绒，拣去叶脉粗梗，筛去细末。"目前国内的艾绒厂家主要是使用大型粉碎机或自行设计的粉碎机来大批量生产艾绒。在当今的医疗实践中，人工捣筛制绒方法耗时费力，工效较低，仅被少数民间中医采用，捣筛出来的艾绒仅用于个人临床。市售艾绒主要由艾叶机械粉碎去渣，大批量加工而成。生产商根据艾绒的精细程度及艾叶制绒产率的不同，生产出不同规格的艾绒制品。市面售有 3∶1，5∶1，30∶1 等不同加工比例艾绒的说法，每种比例代表一种规格，其中 30∶1 的艾绒又称为黄金艾绒，即 30kg 艾叶经深加工"提炼"出 1kg 艾绒。普遍认为，在一定范围内，艾绒的纯度越高，其质量越好。

艾绒常被加工成艾条、艾炷等灸疗制品。其中艾条有清艾条和药艾条之分，清艾条是以纯艾绒制得的艾条；药艾条则在艾绒中加入一定的中药原料混合制得。临床上清艾条既用于治疗又用于保健养身与疾病预防，药艾条则常用于治疗疾病。药艾条中由于加入不同的药物而具有了药物的偏性，灸疗时既有艾灸的作用又有药物的作用，故其治疗效果略有不同。

（三）挥发油的提取

艾叶挥发油的有效提取方法和制备工艺可为艾叶的充分利用提供保障。艾叶挥发油的提取工艺不一，《中国药典（2020 年版）·一部》"2204 挥发油测定法"规定使用水蒸气蒸馏法提取艾叶挥发油。除此之外，还有有机溶剂萃取法、超临界 CO_2 萃取法、酶提取法、活性离子水提取法、超声波萃取工艺和半仿生提取技术等。

二、炮制

艾叶生品性燥，有小毒，适用于湿寒之证；炮制后可缓和胃刺激性，增强温经止血的作用。《本草纲目》中记载："若生艾灸火，则伤人肌脉。"通过炮制可改变艾叶的性能，如《本草通玄》载"生用则凉，熟用则热"；《嵩崖尊生全书》载"醋炒治其燥偏，酒制益其焰性"。

艾叶的炮制始见于《华氏中藏经》，此后历代医家进行了多方面的探索研究，文献收录的方法多达几十种，包括炒法、炙法、煮法、焙法、煅法，辅料涉及醋、酒、盐、米泔水等。发展至今，现代艾叶炮制方法主要包括醋制、炒炭、炒艾叶、四制艾叶等。其中《中国药典（2020 年版）》仅收录醋艾炭这一炮制规格，在地方炮制规范中还有炒艾叶、醋艾叶、艾叶炭、酒艾叶等。

（1）艾叶炭：取净艾叶，置锅内，用中火炒至外表焦黑色，喷淋清水少许，灭尽火星，炒干，取出凉透。艾叶炒炭后辛散之性大减，止血功效增强。

（2）醋艾叶：取净艾叶，加米醋拌匀，闷润至透，吸尽后以文火炒干，取出放凉。每 100kg 艾叶用米醋 15kg。本品形同艾叶，表面微焦褐色。醋艾叶温而不燥，能增强逐寒止痛的作用，适用于虚寒之证。

（3）醋艾炭：取净艾叶，加米醋拌匀，闷润至透，吸尽后以武火炒至黑褐色（中途若遇火星，喷洒少量清水），炒干，取出凉透。本品呈不规则的碎片，表面黑褐色，有细条状叶柄。醋艾叶炭温经止血，适用于虚寒性出血的病证。

（4）四制艾叶：取净艾叶，加入盐、醋、姜、酒混合液拌匀，吸尽后，蒸2h，取出，晒干。每100kg艾叶用盐2kg，醋、酒各10kg，生姜10kg（榨汁）。四制艾叶多卷曲皱缩，微黑色，具微芳香气。艾叶四制后温而不燥，能增强逐寒、止痛、安胎的作用。

（5）酒艾叶：取艾叶置锅内，用文火炒至焦黄色，用黄酒喷匀，取出，放凉。每100kg艾叶用黄酒18kg。本品形同艾叶，表面焦黄色，略有酒气。酒艾叶的功效为祛风止痛。

三、包装与贮藏

艾叶采收完需要充分干燥以后密封储存，艾叶在保存中要防潮、防虫蛀，避免接触油烟。艾叶的储存方式大致有两种，一种是以麻袋或打捆或散堆的方式贮藏，另一种是用塑料薄膜密封或纸箱封藏。其中第一种方式占用的场地小，但贮藏时间过长易发生虫蛀或受潮，尤其在夏季，内部热量不易散发，内外温差不一样时内部的艾叶容易腐烂，故要避免放在阴冷潮湿的地方，应选择朝阳温暖的地方进行贮藏，保证充足的光照，且经常翻看，防止虫蛀。另外一种方式未将艾叶进行打捆，主要是利用场地优势进行大面积贮藏。存放了3年之后的艾叶，挥发油大多挥发，这时候的艾叶药性非常温和，用来泡脚或者制作艾绒、艾条都是非常好的材料。

第七节　标　准

中药材质量标准和商品规格等级的形成历经了漫长的历史发展过程，对药材品质的评价自古就有，并随时代的发展而逐步得到深化与完善。药材质量标准和商品规格等级的制定对提高药材质量，引导优质优价，形成良性循环，共同促进中医药事业的发展具有重要意义。

一、《中国药典》标准

《中国药典（2020年版）·一部》对艾叶质量要求如下：

本品为菊科植物艾 *Artemisia argyi* Levl. et Vant. 的干燥叶。夏季花未开时采摘，除去杂质，晒干。

（一）性状

本品多皱缩、破碎，有短柄。完整叶片展平后呈卵状椭圆形，羽状深裂，裂片椭圆状披针形，边缘有不规则的粗锯齿；上表面灰绿色或深黄绿色，有稀疏的柔毛和腺点；下表面密生灰白色绒毛。质柔软。气清香，味苦（图2-6）。

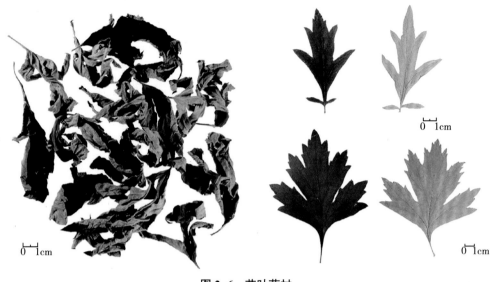

图2-6 艾叶药材

（二）鉴别

1. 显微鉴别

本品粉末绿褐色；非腺毛有两种：一种为T形毛，顶端细胞长而弯曲，两臂不等长，柄2～4细胞；另一种为单列性非腺毛，3～5细胞，顶端细胞特长而扭曲，常断落。腺毛表面观鞋底形，由4、6细胞相对叠合而成，无柄。草酸钙簇晶，直径3～7μm，存在于叶肉细胞中。

2. 薄层鉴别

取本品粉末2g，加石油醚（60～90℃）25mL，置水浴上加热回流30min，滤过，滤液挥干，残渣加正己烷1mL使溶解，作为供试品溶液。另取艾叶对照药材1g，同法制成对照药材溶液。照薄层色谱法（通则0502）试验，吸取上述两种溶液各2～5μL，分别点于同一硅胶G薄层板上，以石油醚（60～90℃）-甲苯-丙酮（10:8:0.5）为展开剂，展开，取出，晾干，喷以1%香草醛硫酸溶液，在105℃加热至斑点显色清晰。供试品色谱中，在与对照药材色谱相应的位置上，显相同颜色的主斑点。

（三）检查

水分不得过15.0%；总灰分不得过12.0%；酸不溶性灰分不得过3.0%。本品按干燥品计算，含桉油精（$C_{10}H_{18}O$）不得少于0.050%，含龙脑（$C_{10}H_{18}O$）不得少于0.020%。

（四）含量测定

照气相色谱法（通则 0521）测定。本品按干燥品计算，含桉油精（$C_{10}H_8O$）不得少于 0.050%，含龙脑（$C_{10}H_{18}O$）不得少于 0.020%。

二、商品规格等级标准

评价艾叶药材质量主要根据茎梗及其他杂质含量多少、叶片颜色、厚度、绒毛多少、香气等指标，无色变、无虫蛀、无霉变，杂质不得超过 3%。但市场上艾叶药材的杂质含量普遍不符合《中国药典》规定的 3% 以下的衡量标准。部分市场有艾叶"选货"，但杂质含量也达不到《中国药典》规定的 3% 以下的衡量标准。故目前艾叶主要做统货。

当前部分药材市场艾叶的规格有"大叶"和"小叶"之分，其中小叶来源可能为野艾 *A. lavendulaefolia*、魁蒿 *A. princeps* 或同属其他物种，特征为羽状深裂至全裂，裂片条形或条状披针形，全缘，不符合《中国药典》规定的基原，属于地方习用品或伪品。

另外，市场上另有部分陈艾，即储藏时间超过 1 年的商品，叶片颜色呈淡黄色或棕黄色，气较淡，其他性状与艾叶类似。一般影响陈艾价格的主要因素为储藏年限，如三年陈艾、五年陈艾，但储藏年限无法准确认定，且存在"做旧"现象，即以当年产含水量稍大的"新艾"通过堆捂使其发酵，以产生类似陈艾的性状，有些陈艾还存在储藏不当发霉、变质的现象，因此目前也无陈艾的商品规格等级。

三、其他标准

艾叶在医疗上主要有药用和灸用两方面。《中国药典》已经规定了药用艾叶的质量标准，灸用艾叶的质量与其制成的艾绒燃烧产生的放热量、光辐射及燃烧产物等有关，故其他标准均是围绕艾绒质量制定，主要如下（表 2-1）：

表 2-1　艾叶相关标准

标准名称	标准等级	标准编号
Traditional Chinese medicine–*Artemisia argyi* leaf	国际标准	ISO 20759
《灸用艾绒》	国家标准	GB/T 40976–2021
《蕲艾绒分级质量标准》	湖北省地方标准	DB42/T 1524–2019
蕲艾	国家地理标志产品	2021

第八节 品质研究与评价

中药材的品质包括内在质量和外观性状两部分。内在质量主要指中药材药效成分的多少等。外观性状是指中药材的色泽（整体外观和断面）、质地、大小和形态等。其中内在质量处于主导地位，起决定性作用，而外观性状是内在质量的反映。深入分析中药材品质的内涵，对中药材生产和开展药用植物品质育种及相关的引种驯化工作具有十分重要的意义。

一、性状特征研究

（一）外观形态

蕲艾植株高大，平均高度达 2.3 ~ 2.5m；香气浓烈；叶厚纸质，被毛密而厚，中部叶羽状浅裂，上部叶通常不分裂，椭圆形或长椭圆形，最长可达 7 ~ 8cm，宽 1.5cm，叶揉之常成棉絮状。而其他地区的艾，植株较为矮小，多为 1.3 ~ 1.5m；叶厚纸质，上面被灰白色短柔毛，并有白色腺点与小凹点；头状花序椭圆形，直径 2.5 ~ 3mm，无梗或近无梗；瘦果长卵形或长圆形，叶小，干叶手搓后易碎成渣，成绒率低。

蕲艾与其他品种的艾在形态特征上存在明显区别：蕲艾的叶基为楔形，叶片宽长相近；相比于其他品种，蕲艾植株更为高大粗壮；蕲艾的单株叶片数和分枝数较多，叶片数能达到 30 片，分枝数可超过 30 个。蕲艾与其他艾叶的鉴别要点见表 2-2。

（二）香味

蕲艾新叶气味浓郁，陈叶悠长飘香。其他艾略具香味，放置一段时间无味。

表 2-2 蕲艾与其他 4 种艾的形态特征鉴别要点

类别	蕲青 1 号	蕲黄 1 号	海艾	北艾	祁艾	南阳艾
基部形状	楔形	楔形	阔楔形	宽矩形	宽矩形	宽矩形
基部是否对称	是	否	否	是	是	是
基部有无托叶	是	是	是	是	否	否
基部有无小叶	否	否	是	否	否	否
顶部形状	锐尖	锐尖	锐尖	锐尖	锐尖	锐尖
裂片数	七尖	七尖	五尖	五尖	五尖	五尖
株高（cm）	194.8	181.4	144.4	142.4	167	150
分枝夹角（°）	39.6	31.4	41	27.4	33.2	21.2

类别	蕲青1号	蕲黄1号	海艾	北艾	祁艾	南阳艾
5叶间距（cm）	17	14.2	13.7	17.8	16.7	14.4
茎粗（mm）	10.08	8.78	7.74	8.26	9.86	8.58
叶绿素SPAD值	46.54	35.12	52.74	50.84	53.02	45.3
分枝数	30.8	39.6	29.6	27.4	28.2	21.8
叶片数	32	39.6	29.6	28.6	27.4	29.6
叶面积（mm^2）	86.98	81.87	61.47	79.23	85.5	86.48
叶片宽（cm）	14.68	13.55	10.66	12.7	11.7	13.27
叶片长（cm）	14.98	14.43	13.82	10.45	10.78	11.94
单株产量（克/株）	0.15	0.15	0.15	0.13	0.15	0.11

二、显微特征研究

艾叶粉末绿褐色。T形毛众多，柄由 2～6 个单列的小细胞构成，顶细胞细长，常较直或起伏弯曲，较粗，直径 7～18μm，长可达 980μm，两端细尖，垂直位于顶端。柔毛单列性，3～5 细胞，顶端细胞特长而扭曲，常断落。腺毛少见，侧面观由 4、6 细胞相对叠合而成，无柄；顶面观细胞成对，呈鞋底形。草酸钙簇晶细小，直径通常 3～12μm，多存在于叶肉细胞中。表皮细胞表面观可见无规则形即不定式气孔。螺纹导管较多；具缘纹孔导管和网纹导管可见。

艾、魁蒿和山地蒿亲缘关系较近，粉末显微特征较相似，均具有 T形毛、单列性非腺毛、腺毛等结构或组织。不同之处主要在于 T形毛的多少和 T形毛顶细胞的形态、长短、粗细以及簇晶的大小。从 T形毛数目多少比较：艾叶＞魁蒿＞山地蒿。从 T形毛顶细胞形态比较：艾叶多较粗较平直；魁蒿多较细长、弯曲或扭曲，平直的较少；山地蒿粗细居中，平直者最少，多起伏弯曲，甚至缠绕。这可能与艾叶的背面被毛较密，且上表面也有短柔毛，而魁蒿和山地蒿叶上面几乎无毛有一定的关系。其草酸钙簇晶直径大小比较：艾叶＞山地蒿＞魁蒿。

三、含量测定研究

（一）总挥发油含量测定

1. 种类

随着提取分离技术和鉴定技术的快速发展，关于艾叶挥发油成分的相关研究报道越来越多。到目前为止，艾叶中共检测出 200 余种挥发油类成分，主要为单萜类、倍半萜类、醇类、醛类、酮类、酚类、烷类化合物，主要成分有桉油精、侧柏酮、樟脑、龙脑、石竹烯、石竹素、丁香烯氧化物、莰烯等。

2. 提取方法

称取艾叶干品 40g，剪碎后置于 2000mL 圆底烧瓶瓶中，加入蒸馏水 1000mL，浸泡过夜，参照《中国药典（2020 年版）·四部》通则 2204 "挥发油测定法"提取 7h，收集艾叶挥发油并测定艾叶干品中总挥发油含量。总挥发油含量计算方法：总挥发油挥发油体积（mL）/ 艾叶质量（g）×100%。

3. 测定方法

挥发油的测定方法主要采用 GC-MS 分析方法。试验仪器为 Thermo Fisher Trace 1310 型气相质谱联用仪（美国 Thermo Fisher 公司），色谱柱为 TG-1701MS 毛细管柱。色谱条件：程序升温，初始温度 40℃，保持 2.5min；以 5℃ /min 的速率升至 200℃，保持 1min；再以 10℃ /min 升至 240℃，保持 5min。载气为氦气，进样口温度 250℃，进样量 1μL，不分流。质谱条件：EI 电离源，电子能量 70eV，温度 250℃，采用全扫描模式采集数据，扫描范围 40 ～ 600AMU。如图 2-7，为艾叶各挥发油成分的指纹图谱。

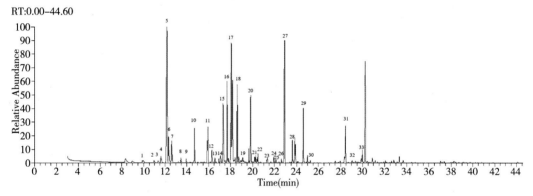

图 2-7　艾叶挥发油样品的 GC-MS 总离子流图

（二）黄酮和酚酸类成分含量测定

1. 种类

目前研究发现艾叶中黄酮类化合物约有 50 多种，主要为黄酮类、黄酮醇类、二氢黄酮醇类和查耳酮类等，绝大多数以苷元的形式存在，主要成分有异泽兰黄素、棕矢车菊素、芹菜素、山奈酚、木犀草素、柚皮素和槲皮素等。酚酸类成分主要有新绿原酸、绿原酸、隐绿原酸、异绿原酸 A、异绿原酸 B、异绿原酸 C 等。

2. 提取方法

精密称取艾叶粉末（过 1 号筛）0.1g 于 20mL 量瓶中，加入分析纯甲醇定容至刻度线，称定质量，放置过夜，超声处理 30min，冷却至室温后用甲醇补足减失质量，摇匀，滤过，取续滤液过 0.22μm 微孔滤膜，即得。

3. 测定方法

黄酮和酚酸类成分的测定目前主要采用 UPLC 分析方法。采用 ZORBAX RRHD

Eclipse Plus 95A C18 色谱柱（2.1mm×100mm，1.8μm），利用 UPLC 测定新绿原酸、绿原酸、隐绿原酸、夏佛塔苷、异夏佛塔苷、异绿原酸 B、异绿原酸 A、异绿原酸 C、高车前素、棕矢车菊素、异泽兰黄素、蔓荆子黄素的含量。色谱条件：流动相为 0.1% 甲酸水溶液（A）- 乙腈（B），梯度洗脱（0 ~ 0.5min，98% ~ 95%A；0.5 ~ 7min，95% ~ 75%A；7 ~ 11min，75% ~ 70%A；11 ~ 14min，70% ~ 67%A；14 ~ 19.5min，67% ~ 55%A；19.5 ~ 20.5min，55% ~ 15%A；20.5 ~ 27min，15% ~ 2%A；27 ~ 28min，2% ~ 98%A），流速 0.4mL/min；柱温 35℃，检测波长 330nm；进样量 1μL。艾叶混合对照品溶液和供试品溶液的比较图谱见图 2-8。

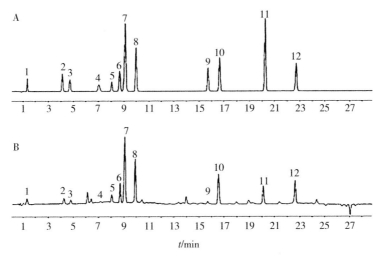

图 2-8　艾叶混合对照品溶液（A）和供试品溶液（B）的比较图谱

4. 出绒率测定

出绒率为评价艾叶品质的重要指标，其测定方法为从每份艾叶样品中抽取艾叶干品 10g，置于转速为 28000r/min 的高速万能粉碎机中粉碎 30s，将粉碎后的混合物置于 1 号筛中，反复筛净粉末，取艾绒称重，计算艾绒所占的百分比，即为出绒率。对湖北蕲春、湖北孝感、湖北随州、湖北襄阳、河南南阳 5 个地区的 10 批艾叶资源进行出绒率测定，将蕲春艾叶出绒率的平均值与其他 4 个产地的艾叶相比较可知，南阳艾叶的出绒率最高，襄阳艾叶与蕲春艾叶次之，孝感艾叶和随州艾叶最低。

5. 矿物元素的含量测定

N 含量用凯氏定氮法测定，P 含量用钼锑抗比色法测定，K、Mg、Ca、Zn 等元素含量采用火焰原子吸收分光光度法测定，Cu 含量利用石墨炉原子吸收分光光度法测定。对不同产地的艾叶矿物元素进行测定，结果表明：Ca 含量最高的是蕲艾，平均含量为 12.261g/kg，显著高于海艾；P 和 Mn 含量最高的是蕲艾，平均含量分别为 3.682g/kg、0.253g/kg。广州中医药大学梅全喜教授等研究人员对不同产地艾叶微量元素含量进行了比较，发现蕲艾中的 Ca、Mg、Mn、Al、Ni 这 5 种元素含量较高。

6. 燃烧值的测定

根据艾绒生物质的物理特性和常规临床使用特点，选择空气为载气，程序升温扫描，设定实验的温度范围为 28 ～ 900℃，升温速率 10℃ /min，空气流速为 100mL/min，Al_2O_3 空坩埚为对照，样品用量 7.5mg 左右。样本测定 $n \geq 2$。

燃烧热解质量参数：包括平均燃烧速率、最大燃烧速率、着火温度、燃尽温度、半衰期、综合燃烧指数、着火指数、燃尽指数和可燃性指数等。

蕲春艾的综合燃烧指数为 27.9574，大于南阳艾（14.8881）、汤阴艾（11.0873）、安国艾（11.6427）、南宁艾（9.2989）、饶河艾（16.2605），其值越大表明燃烧特性越佳。梅全喜对不同产地艾叶的燃烧放热量进行比较，结果表明：蕲艾的燃烧热值最高，四川资阳艾最低，为蕲艾的 88.96%，河南汤阴艾和河北安国艾的燃烧热值分别为蕲艾的 96.28% 和 96.03%。

第九节　化学成分与药理作用

艾叶是我国常用的传统中药，其主要含有挥发油类、黄酮类、苯丙素类、萜类等成分，具有抗菌、抗病毒、止血、抗肿瘤、保肝、镇痛、抗炎、抗氧化、止咳平喘等多种药理作用。

一、化学成分

研究表明，艾叶中主要化学成分有挥发油类、黄酮类、萜类、苯丙素类、有机酸类、甾体类、多糖类及微量元素等。其中在非挥发性成分中，黄酮类和苯丙素类化合物的含量较高且易于检测，常作为指标性成分用于含量测定和指纹图谱的研究。

（一）挥发油类成分

挥发油是艾叶发挥药理作用的重要活性成分，也是艾叶中一类主要的化学成分。现已从艾叶挥发油中鉴定了 100 多种化学成分，包括单萜及其衍生物、倍半萜及其衍生物，以及少量的醛、酮、酚类化合物。其主要有桉叶素、樟脑、龙脑、松油醇、石竹烯、α- 侧柏酮、α- 水芹烯、β- 蒎烯、2- 己烯醛、2- 甲基丁醇、β- 谷甾醇、水合樟烯、柠檬烯、香茅醇、α- 松油醇、豆甾醇、油酸乙酯、棕榈酸乙酯、亚油酸乙酯、菖烯、异蒿属酮、长叶烯、胡椒烯、3,3,6- 三甲基 –1,5- 庚二烯 –4- 醇、4- 甲基 –1-（1- 甲乙基）–3- 环己烯 –1- 醇、丁香酚、香苇醇、蓝桉醇、薄荷醇、马鞭草烯等。有研究利用顶空固相微萃取 – 气相色谱质谱联用法（HS-SPME/GC-MS）从湖北蕲春、山西、湖南艾叶样品中鉴定了 180 个挥发性成分（湖北蕲春 93 个，山西交城 122 个，湖南 117 个），结果显示：共有成分为 30 种，其中主要成分桉油精、樟脑、冰片、石竹烯均占总峰面积的 29% 以上，为主要指标成分（图 2-9）。

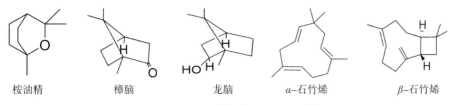

| 桉油精 | 樟脑 | 龙脑 | α-石竹烯 | β-石竹烯 |

图 2-9 艾叶中主要挥发性成分化学结构

（二）黄酮类成分

目前从艾叶中共分离得到 55 个黄酮类化合物，主要为黄酮、黄酮醇及其苷、二氢黄酮、黄烷酮、查耳酮等，其中异泽兰黄素、棕矢车菊素、高车前素等黄酮类物质含量较高，为主要指标成分（图 2-10）。

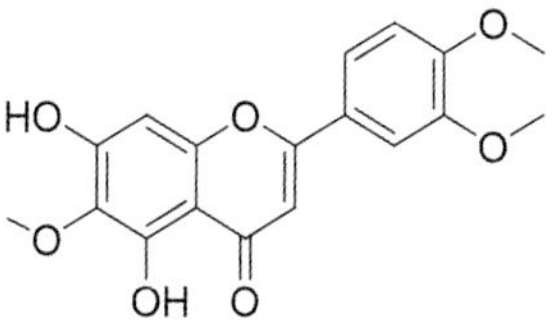

| 异泽兰黄素 | 棕矢车菊素 | 高车前素 |

| 夏佛塔苷 | 异夏佛塔苷 |

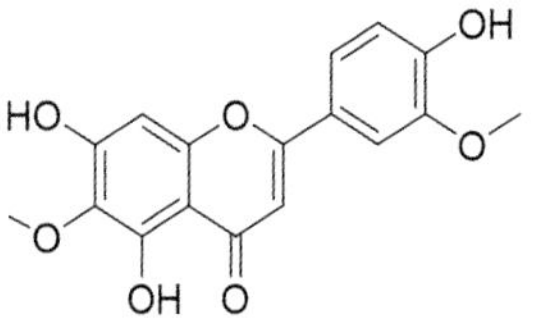

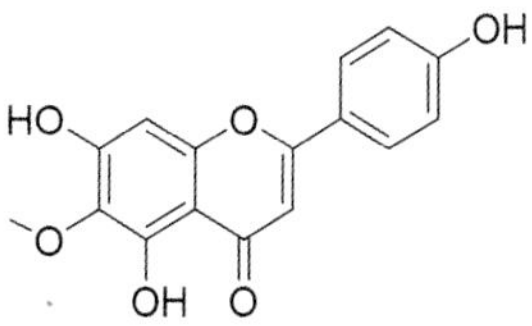

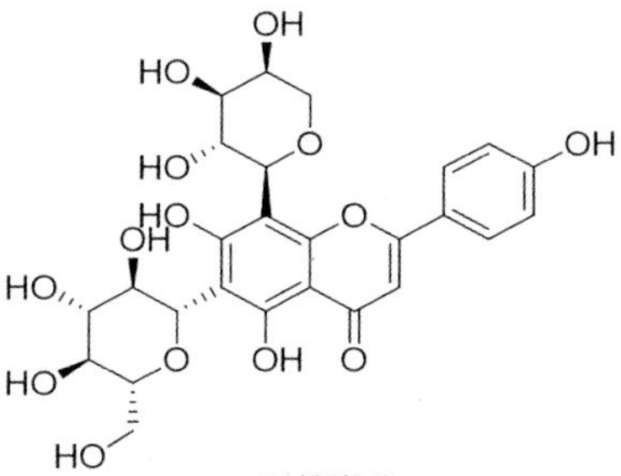

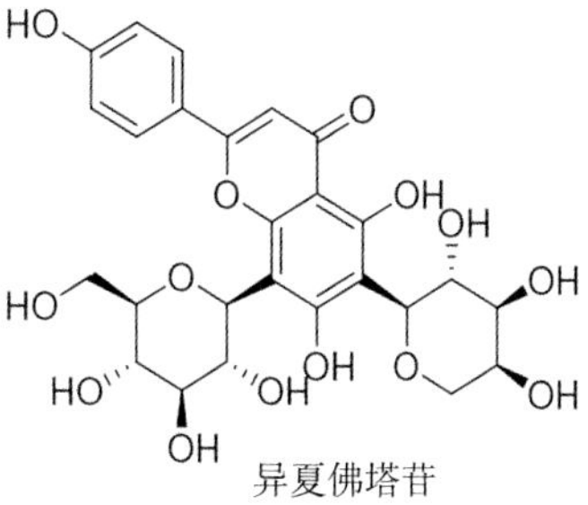

图 2-10 艾叶中主要黄酮类成分化学结构

（三）苯丙素类成分

艾叶中确认结构的苯丙素类化合物有 28 个，其中分离鉴定的苯丙酸类 2 个，苯丙酸酯类 5 个，香豆素类 5 个，木脂素类 2 个。利用 LC-MS 和对照品比对鉴定了 11 个苯丙酸类化合物，3 个香豆素类化合物。其中咖啡酸、绿原酸、新绿原酸、隐绿原酸、异绿原酸 A、异绿原酸 B、异绿原酸 C 含量较高，为主要指标成分（图 2-11）。

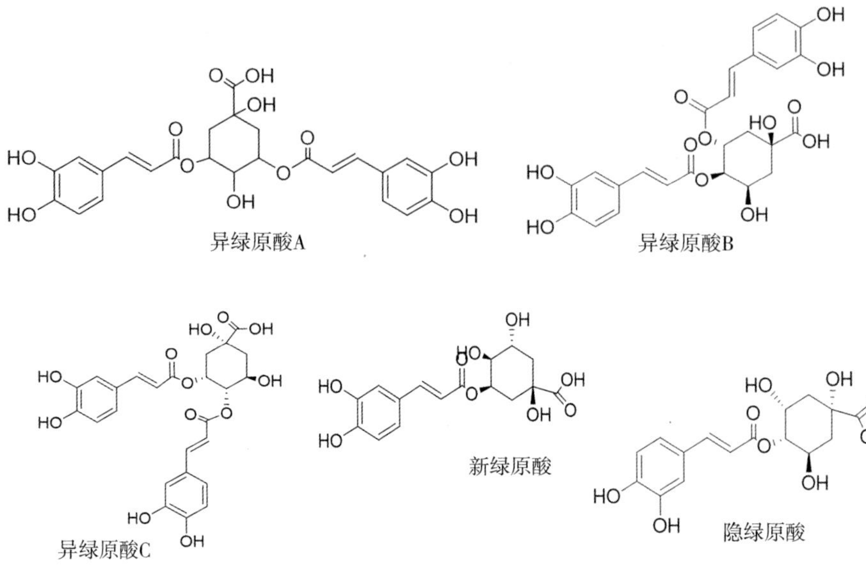

图 2-11　艾叶中主要苯丙素类成分化学结构

（四）其他

艾叶中还发现了有机酸类、甾体类、多糖类等化学成分及多种微量元素。有机酸类包括芳香酸类化合物 7 个和脂肪酸类化合物 5 个；甾体类化合物有 3 个。有关艾叶多糖的研究主要在粗提物以及其药理活性方面，少见多糖精细分离纯化的研究，虽有报道得到了 WAYSP00 和 WAYSP02 两种均一多糖且均为 β 糖苷键连接的吡喃糖，但糖的种类和连接位置等信息未见报道。艾叶含有多种微量元素，其中含量较高的有钾（K）、钙（Ca）、镁（Mg）、铁（Fe），其次还有锌（Zn）、铝（Al）、镍（Ni）、钴（Co）、铬（Cr）、锶（Sr）、铜（Cu）、锰（Mn）、钠（Na）等微量元素。

二、药理作用

（一）药效学研究

现代药理研究表明，艾叶具有抗菌、抗病毒、止血、抗肿瘤、保肝利胆、抗氧化、止咳平喘、镇痛抗炎、降血糖、免疫调节等多种药理作用。艾灸具有温经散寒，治疗百病的效果。

1. 抗菌、抗病毒作用

艾叶挥发油、艾叶提取物、艾烟对多种细菌、真菌有杀灭或抑制作用。艾叶挥发油对金黄色葡萄球菌、枯草芽孢杆菌、大肠杆菌、沙门菌、肺炎双球菌、白喉杆菌、炭疽杆菌、绿脓杆菌、结核杆菌、白色念珠菌等均有很好的抑制作用。此外，艾烟对常见的化脓性细菌也具有明显的杀菌作用，艾叶乙酸乙酯提取物对常见病原真菌也具有较强的抑制作用。

2. 抗炎作用

大量研究表明，艾叶不同部位的提取物均具有抗炎作用。艾叶倍半萜聚合物 artemisiane B 可通过抑制诱导型一氧化氮合酶的表达，抑制炎症反应。蕲艾不同提取部位（水部位、正丁醇部位、醋酸乙酯部位、石油醚部位）对溃疡性结肠炎均具有不同程度的治疗效用。艾叶挥发油在体外能明显抑制 HepG2.2.15 细胞乙肝表面抗原（HBsAg）和 e 抗原（HBeAg）的分泌，同时通过对抑制一氧化氮（NO）、前列腺素 E_2（PGE_2）、肿瘤坏死因子（TNF）、白细胞介素 6（IL-6）等炎症介质的产生而发挥抗炎作用。艾叶醇提物中含有 TRPV1 激动剂，可以激活热敏通道 TRPV1 并产生较为明显的跨膜电流，艾叶温经散寒、止痛功效的分子机制可能与其活化热敏通道 TRPV1 有关。艾叶中的黄酮类化合物可下调脂多糖（LPS）诱导的原代 264.7 巨噬细胞的促炎性细胞因子水平，从而抑制炎症反应。

3. 抗肿瘤作用

艾叶异泽兰黄素可抑制神经胶质瘤细胞的活力和增殖，减弱其迁移和侵袭，并抑制体内肿瘤的生长；异泽兰黄素还可诱导肝癌细胞凋亡，其机制与上调 p53 和 caspase-3 表达，抑制 Bcl-2 和拓扑异构酶 II α（Topo II α）表达，激活 IREI/JNK/MCP-1 信号通路有关。艾叶总黄酮可抑制肝癌 SMMC-7721 细胞增殖和诱导其凋亡，且细胞抑制率、凋亡率都呈一定的浓度依赖性。艾叶挥发油可明显抑制 A549 细胞增殖，并呈浓度依赖性。艾叶挥发油可阻滞 A549 细胞于 S 期，从而抑制细胞增殖，诱导细胞凋亡。艾叶多糖能明显抑制肝癌细胞的增殖，提高 TNF 对靶细胞的活性，增强自然杀伤细胞（NK 细胞）对靶细胞的杀伤力，既具有直接的抗肿瘤细胞作用，又可增强免疫系统的协同抗癌作用。

4. 止血凝血作用

艾叶中的鞣质类化合物具有较强的凝血作用，为艾叶中最有效的凝血物质，鞣质能凝固蛋白质，有止血的功能。艾叶水提物有显著的抑制抗凝血酶 III（AT-III）活性，可影响抗凝血酶对凝血酶的抑制作用，其纯化部位（总绿原酸和总黄酮）含量的提高能进一步缩短凝血酶时间与血浆复钙时间。艾叶提取物可有效激活凝血因子 XII（F XII）参与到内源性凝血反应，促进血液凝固，同时可能通过调控纤溶酶原并抑制内源性凝血的下游底物参与活血过程。艾叶不同炮制品中砂烫艾叶炭的止血作用最强，其次为生艾叶、烘艾叶、炒艾叶炭、醋艾叶炭，艾叶不同样品的凝血作用强弱顺序为艾叶鞣质＞艾焦油＞醋艾炭＞艾灰＞艾叶挥发油。艾叶制炭后主要止血作用部位为二氯甲烷和鞣质部位，其止血机制为降低人主动脉内皮细胞组织因子途径抑制物、内皮细胞血管性假血友病因子、NO 含量以及明显提高大鼠血小板氨基末端激酶的磷酸化水平。

5. 抗氧化作用

艾叶各提取物均具有较好的抑制黄嘌呤氧化酶（XOD）和抗氧化作用，其清除自由基的能力和抑制 XOD 作用的大小为：醇提物＞传统煎煮法提取物＞蒸馏水超声波辅助提取物。这 3 种提取物对 XOD 的抑制作用均表现为不可逆抑制。艾叶醇提物对高尿酸血症小鼠的血清尿酸、肌酐、尿素氮水平具有降低效果。艾叶多糖对羟自由基、超氧阴离子自由基及 DPPH 自由基均有明显的清除作用，其清除率与其质量浓度存在着一定的量效关系。蕲艾总鞣质对羟自由基和超氧阴离子自由基均具有清除作用，两者均呈现明显的量效关系。艾叶中的绿原酸类化合物可以抑制黄嘌呤氧化酶的活性，减少体内氧自由基的产生。如异绿原酸 A 对 DPPH 自由基和羟自由基均有良好的清除作用，具有强还原能力，还原力测定值高于维生素 C，同时异绿原酸 A 能够恢复甲硝唑所致的皮肤损伤，具有体内抗氧化活性。

6. 止咳平喘作用

艾叶中的 α- 萜品烯醇对组胺引起的豚鼠哮喘具有保护作用，能明显延长豚鼠哮喘的潜伏期，抑制枸橼酸引起的豚鼠咳嗽反应。艾叶挥发油能明显缓解氯化钡引起的离体豚鼠气管平滑肌的痉挛，具有舒张支气管平滑肌的作用；艾叶挥发油气雾吸入给药能明显延长豚鼠的引喘潜伏期，对组胺和乙酰胆碱诱发的豚鼠哮喘具有抑制作用，对支气管哮喘具有整体治疗作用。艾叶挥发油能明显减少支气管肺泡灌洗液中的白细胞计数和嗜酸性粒细胞数量，有良好的平喘作用。

（二）安全性研究

艾叶有小毒，其主要毒性成分为侧柏酮、樟脑、芳樟酮等挥发性成分。如侧柏酮对神经系统有副作用，大量服用会引起癫痫样惊厥。另外，艾叶中所含的挥发油对皮肤有轻度的刺激作用，可引起发热潮红。艾燃烧过程中产生的焦油、苯酚、2,4- 二甲基苯酚、苯甲醛等芳香烃类物质具有一定的毒性。口服干艾叶 3 ～ 5g 可增进食欲，但大剂量可引起胃肠道急性炎症，产生恶心、呕吐；若大量吸收后可引起中枢神经系统过度兴奋，出现谵妄、惊厥及肝损害等。

第十节　临床应用与产品开发

通过分析总结古代医籍经典名方中艾叶的用量及其配伍，以及现代医家运用艾叶的临床经验，可以为临床及科研人员提供参考。随着艾叶生物活性的作用机制不断被揭示，艾叶的应用也越来越广泛，从食用、药用逐步扩展到保健食品、日用品、化妆品、畜禽饲喂、纺织等多个领域。本节对艾叶的应用进行全面综述，为合理开发利用艾叶提供参考。

一、临床应用

（一）临床常用

1. 治疗虚寒性出血

本品能暖气血而温经脉，为温经止血之要药，适用于虚寒性出血，对于下元虚冷，冲任不固所致的崩漏下血、月经过多尤为适宜，为妇科止血要药。本品可与阿胶、当归、干地黄等同用，如胶艾汤（《金匮要略》）。

2. 治疗月经不调、痛经、胎动不安

本品能散寒止痛，暖宫助孕，为治下焦虚寒或寒客胞宫之要药，适用于下焦虚寒之月经不调、经行腹痛、宫寒不孕等，每与香附、肉桂、当归等同用，如艾附暖宫丸（《仁斋直指方论》）。

3. 治疗皮肤瘙痒，外用可祛湿杀虫止痒

本品可用于治疗湿疹、阴疮、疥癣等瘙痒性皮肤病。可与雄黄、防风、花椒煎水熏洗。此外，将本品捣碎，制成艾条、艾炷等，用以熏灸体表穴位，可使热气内注，能温煦气血，透达经络。

（二）临床进展

1. 治疗肠炎、急性尿道感染、膀胱炎等

取干艾叶50g，研为粉末状，装入双层或多层纱布袋中，袋口缝合后，隔水蒸约15min，热敷腹部可用于治疗泌尿系统感染、血尿、乳糜尿、遗尿症、阳痿、膀胱炎、产后排尿异常等。艾叶干姜脐部热敷可治疗顽固性腹泻。艾叶在治疗男性前列腺复方中可清热解毒。

2. 止咳平喘

据记载，艾叶烟熏可有效治疗肺部炎症，如哮喘滴丸预防小儿支气管哮喘。艾叶挥发油雾化吸入可有效治疗哮喘。目前，艾条熏蒸可预防流感等。

3. 治疗妇科疾病

艾叶已广泛应用于妇科疾病，如崩漏、痛经、宫外孕、胎动不安等。产妇可产后于下腹热敷艾草促进子宫收缩，减少恶露量。艾叶内服可治疗妇科疾病，如二仙汤治疗不孕症、参芪胶艾汤治疗血崩。

4. 治疗脾胃冷痛

《卫生易简方》中记载，"白艾末煎汤服二钱"可以治疗脾胃冷痛。此外，现代药理学研究显示艾叶提取物可有效治疗溃疡性结肠炎。

5. 治疗皮肤疾病

艾叶煎水可治疗毛囊炎、疖肿和糜烂型手足癣等多种化脓性皮肤病，与千里光、防

风、荆芥等同用可治疗皮肤瘙痒、湿疹，民间也一直习用艾叶煎水洗澡，可见艾叶对于治疗皮肤癣疾具有极大的潜力。此外，湿疹患者可用艾叶大枣汤加醋擦洗治疗湿疹。

6. 止血凝血

经典名方记载，艾叶可治疗鼻血不止、忽吐血等。艾叶中的鞣质类化合物具有较强的凝血作用，能凝固蛋白质，为艾叶中最有效的凝血物质。此外，在艾叶的不同炮制品中，砂烫艾叶炭的止血作用最强，其次为生艾叶、烘艾叶、炒艾叶炭、醋艾叶炭；艾叶不同样品的凝血作用强弱顺序为艾叶鞣质 > 艾焦油 > 醋艾炭 > 艾灰 > 艾叶挥发油。

7. 消毒

自古艾叶就常应用于空气消毒，如苍术艾叶熏蒸空气法。研究发现，艾叶含 0.4% ～ 1.0% 挥发油，其中的成分对金黄色葡萄球菌、大肠杆菌、枯草杆菌、溶血性链球菌均有抑制作用。目前，中国人民解放军第 163 医院研发的复方香艾液是使用艾叶等中药材，采用现代制剂工艺提取药物有效成分而开发的一种空气消毒剂。

二、产品开发

（一）药品

1. 艾灸制品

艾灸疗法是我国著名的传统医疗方式之一，除广泛用于百余种疾病预防和治疗之外，还用于养生保健。艾绒是艾灸的主要材料，由药材艾叶经过干燥、粉碎、过筛、精制而得。灸疗具有温经散寒、调和气血等功效，适用于内科、外科、儿科及妇科急、慢性疾病，对改善胃肠道、缓解关节炎疼痛、治疗呼吸系统疾病等有显著效果。

2. 传统方剂与中成药

《中国药典（2020 年版）·一部》收载了艾附暖宫丸、药艾条等含艾中药制剂；国家药品标准《新药转正标准》收载了艾叶油软胶囊、百艾洗液；《国家中成药标准汇编》收载了艾叶油胶囊；《中药成方制剂》收载了清艾条、清艾绒；某些省标准和企业标准收载了艾叶配方颗粒和艾草膝盖贴等含艾中药。艾叶相关产品仍在不断被研发，如能有效促进冻伤疮面愈合的生姜艾叶洗剂，适用于散寒止痛、温经止血的艾炭，以及艾附暖宫颗粒、艾叶热灸贴膏、艾叶软浸膏、艾叶复方止痛微乳凝胶、艾叶洗手液、艾叶散等。

3. 兽药及饲料添加剂

从艾叶的营养及饲用价值来看，艾叶含有丰富的氨基酸、蛋白质等禽畜生长必需的营养物质，可以增强禽畜的免疫力，促进禽畜的生长发育。将艾叶磨成粉添加到猪饲料中，不仅可改善猪舍环境，还可以提高猪的抗病力，降低发病率和死亡率，促进猪的新陈代谢，同时起到抑菌、消炎、增免疫力的作用。在饲粮中添加艾叶粉，可以促进生长肉兔对饲粮中营养物质的消化，提高动物机体免疫力，加快畜禽的生长发育。在鸡饲粮中添加艾叶粉还能够提高蛋鸡生产性能，改善蛋品质，增强蛋鸡的抗氧化能力。

（二）普通食品

唐代孟诜《食疗本草》"春初采，为干饼子，入生姜煎服，止泻痢。三月三日，可采作煎，甚治冷。若患冷气，取熟艾面裹作馄饨，可大如弹子许"，记载了艾叶可作为食品。艾作为一种可食用的药材，其幼嫩茎叶在民间已有悠久的食用历史。如艾叶青团是一种用艾叶汁做成的绿色糕团，又称艾糍粑、清明粿、绿艾团子等，打青团目前也成为清明最有特色的节令食品制作活动之一。在现代糕点制作工艺中，在面包原料中添加艾叶粉制成艾叶蜂蜜软面包，各方面营养指标均优于对比组并能延长保质期。艾叶饼干不仅可以保留饼干的理化性质，还可极大保留艾叶的保健功效及抑菌作用，使饼干更加营养丰富。

（三）保健食品

1. 艾叶茶
近年来，以艾叶为主要原料的艾叶茶制作越来越趋向工艺化制作，其种类也变得丰富多彩。艾既可用其新叶制成艾叶茶，也可用其老叶经阴干快炒制成艾叶茶。以艾叶为主原料，加以其他材料可制成艾叶豆汁茶、红花艾叶茶、当归艾叶茶。

2. 艾叶汁与艾叶酒
艾叶汁是通过一定方法从新鲜艾叶中提取的汁液，为治疗中暑的佳品。此外，艾叶汁还具有治疗脑出血、止痒止血、美容美体等功效。酒既是饮料也是保健食品，艾叶不仅可以作为酒曲应用于制酒，还可以作为材料用来制酒。艾叶应用于酒类在我国古今皆有，《岁时广记》就记载"洛阳人家端午造术羹艾酒"；现代酒类制品常用艾草、苦艾和苦艾油以增添产品的特色。如用浓香型白酒原酒浸渍新鲜艾茎叶生产的低度艾叶酒，色泽鲜绿，醇香突出，且甲醇、乙醛及高级醇含量低，可长期室温储存。

（四）其他产品

1. 日化用品
目前，艾叶在日化领域的开发利用越来越广泛。如参考婴儿护肤霜制备的艾叶祛痘膏霜和经皮吸收贴，具有良好的冷、热稳定性和消炎、抑菌、祛痘效果；利用艾草纤维制成的水刺面膜基布，密度较大，厚度相对较小，力学性能优良，纵、横向断裂强力较高，透气性能较好，吸液性能良好，抑菌率较高。相关日化产品还包括艾制香囊、牙膏、印泥、熏香、足浴包、足贴、抑菌膏、驱蚊花露水，以及以艾草为药芯的鞋垫、靠枕等。

2. 除草剂
艾叶采收并经过贮藏后，大部分直接加工成清艾绒用作艾灸，由此产生大量艾粉这一副产物。如何综合开发利用艾粉、艾秆副产物，实现资源循环利用，是湖北乃至全国艾产业持续健康发展的瓶颈问题之一。研究表明，在土壤中添加艾粉对马齿苋、酢浆草、狗尾草等杂草的萌发和生长具有良好的抑制作用；艾粉还田后能够显著降低菊花地的杂草萌发和生长，且不对菊花产量产生影响，并有助于菊花有效成分的积累。艾粉水提物为抑制常见有害杂草的活性部位，具有开发为植物源绿色除草剂的潜力。相关研究对蕲艾水提物中的药效物质基础进行分析，明确了以酚酸类化合物为主的酚类成分为其主要抑草活性成分，确定了咖啡酸、隐绿原酸、新绿原酸和绿原酸依次为蕲艾水提物中含量丰富的酚酸类成分；进一步的生物活性导向分离法分离鉴定了异绿原酸 A 为蕲艾水提物中的另一关键抑草活性物质，并证明了其具有广谱抑草活性，可作为开发植物源除草剂的先导化合物。

3. 抑菌剂

艾粉具有丰富的化学成分，对多种植物病原真菌具有抑制效果，具有开发成植物源农药的潜力。研究发现，艾粉不同溶剂提取物的抑菌效应强弱为乙酸乙酯＞无水乙醇＞50% 乙醇＞石油醚＞水，表明艾粉抑制植物病原真菌的活性成分主要为酯溶性成分和醇溶性成分。目前艾叶挥发油被广泛报道具有良好的抑菌活性，但挥发油提取率通常较低，为 0.75 ～ 1.75%，艾粉乙酸乙酯提取物的提取率可达 7.49%，具备大量开发为植物源杀菌剂的潜能。研究显示，艾粉乙酸乙酯提取物对齐整小核菌、稻瘟病菌、山茶炭疽病菌、链格孢、烟草蛙眼病菌、丝核菌、层出镰刀菌、茄病镰刀菌、禾谷镰刀菌这 9 种植物病原菌的生长均具有显著抑制作用。此外，艾粉乙酸乙酯提取物还能明显抑制棉花"癌症"黄萎病菌对棉花的侵染，将棉花伤根处理后种植，在土壤中拌入艾粉乙酸乙酯提取物可有效降低棉花黄萎病的发病指数，甚至完全阻断黄萎病菌对棉花的侵染。另一方面，艾粉乙酸乙酯提取物中的黄酮类单体还可以激活棉花免疫通路，具有开发为植物免疫诱抗剂的可行性。

4. 保鲜剂

艾粉作为一种天然抗氧化剂和防腐剂可用于水果和菌类食物的保鲜。如艾粉乙醇提取物同葛根、白及复配后能够有效较低圣女果和葡萄的腐烂率，并能提升果实的硬度；艾叶精油微乳能够降低樱桃的腐烂率，有效维持樱桃果实的色泽、可溶性固形物的含量及含水量；艾叶涂膜处理海鲜菇可提高海鲜菇的综合贮藏品质，降低营养损失，延长贮藏保鲜期。艾叶还可用于肉制品保鲜，如在猪肉丸中添加适量的艾草能够改善肉丸的质构、气味和色泽，抑制肉丸中细菌的繁殖，减缓脂肪氧化与蛋白质分解；艾草的黄酮纯化物可有效抑制鸡胸肉中微生物的生长繁殖，有效延缓鸡胸肉的腐败。

第十一节　展　望

经过持续聚力打造，蕲春县斩获了一批国际国内知名品牌，2020 年，蕲春蕲艾品牌价值达 90.33 亿元，位居中国品牌价值地理标志产品百强榜第 39 位。2016 年，蕲春被中国中药协会授予"中国艾都"称号；2017年，蕲春成为全国首批、湖北省唯一入选国家中医药健康旅游示范区的15家创建单位之一；2018年，借助纪念李时珍诞辰500周年活动，蕲艾被列入《中医药"一带一路"发展规划》；2019年，蕲艾被省委省政府列为全省重点培育的省级农产品核心品牌；2020年，蕲春国家现代农业（蕲艾）产业园入选农业农村部《2020年国家现代农业产业园创建名单》（全国31家，湖北仅此一家）；2021年，蕲艾艾灸疗法成功入选国家级非物质文化遗产目录。在今后蕲艾产业的发展中，仍需要聚焦以下几个方面，把蕲艾产业持续做大做强。

（一）选育优良品种

开展蕲艾资源普查，建立蕲艾种质资源库，组织科研攻关进行提纯复壮，建设蕲艾良种母本园和良种繁育基地，选育出一批有效成分含量高、出绒率高、株高适宜的蕲艾品种，大力推广种植优质蕲艾品种。扩大繁育和展示示范，提升优良种子（苗）供应能力，提高中药材生产良种覆盖率。

（二）规范推广生态种植技术

加大《蕲艾栽培技术规程》和"蕲艾五改两促生态种植技术"等标准化种植技术的培训推广力度，组建艾生产种植专业团队，进行专业技术服务，提升蕲艾种植加工全过程机械化水平，着力提高蕲艾种植的质量和产量，保证蕲艾种植低成本、高效益。促进农机农艺融合，集成组装适宜蕲艾的绿色生态技术模式：开展有机肥替代化肥行动，减少化肥用量；开展物理防治、生物防治等绿色防控技术，减少农药用量，提升药材品质；研发推广适宜蕲艾生产、采收、加工、病虫害防控的高效实用机具，降低蕲艾生产人工成本，提升道地药材生产效率。同时，加强蕲艾生态种植技术培训，加快推进蕲艾质量溯源体系建设，搭建质量追溯平台，执行蕲艾种植应用制度，建立从种植、收购、加工、销售、流通等全产业链质量追溯体系，确保蕲艾质量合格。

（三）提升蕲艾品牌价值

健全标准体系，强化按标生产：强化质量优先意识，完善蕲艾标准体系，加快规范化种植（养殖）基地建设，完善质量标准，确保产品安全有效；建成一批有影响力的蕲艾规范化、规模化、生态化种植（养殖）基地，大力推进蕲艾基地"三品一标"建设，培育一批道地药材品牌。

（四）加强科技支撑和平台建设

突出应用技术研究，推动政产学研用深度融合，提高协同创新能力，加快科技创新成果转化，构建蕲艾生产服务网络，加强蕲艾生产标准化集成技术的推广应用，促进基地建设健康发展。

目前，蕲艾作为"十大楚药之首"，还需要继续加强其品牌建设，尤其是在蕲艾产品的品牌营销策略、蕲艾龙头企业的创新能力和自有品牌建设等方面还要继续努力。在今后的发展过程中，必须在保障蕲艾产品质量的基础上，增加相关的科研投入，吸引人才，同时还要深度挖掘蕲艾产品的品牌文化，大力开展蕲艾产品的营销活动，提高其地理标志品牌知名度，加深其传播度，从而进一步提升影响力，以此来增强蕲艾产品的品牌竞争力。蕲艾产品的各建设主体还要着力推进"地理标志品牌＋企业自有品牌"共进策略，在地理标志品牌得到更好的发展的基础上，使蕲艾企业也能获取更多的经济利益，从而带动蕲春县当地经济发展、农民增收。

参考文献

［1］国家药典委员会.中华人民共和国药典（2020年版）·一部［M］.北京：中国医药科技出版社，2020.

［2］陶弘景.名医别录（辑校本）［M］.尚志钧辑校.北京：人民卫生出版社，1986.

［3］陈嘉谟.本草蒙筌［M］.北京：人民卫生出版社，1988.

［4］梅全喜.艾叶的药用古今概况［J］.中医文献杂志，2000，7（1）：40-42.

［5］李时珍.本草纲目［M］.北京：人民卫生出版社，1989.

［6］卢之颐.本草乘雅半偈［M］.北京：中国中医药出版社，2016.

［7］中国科学院中国植物志编委会.中国植物志［M］.北京：科学出版社，2006.

［8］梅全喜.蕲艾的历史地位与现代研究［J］.中药材，1995（8）：426-429.

［9］顾观光.神农本草经［M］.北京：人民卫生出版社，1956.

［10］苏颂.图经本草（辑复本）［M］.福州：福建科学技术出版社，1988.

［11］唐慎微.重修政和经史证类备用本草［M］.北京：人民卫生出版社，1957.

［12］刘文泰.本草品汇精要［M］.北京：人民卫生出版社，1982.

［13］钱俊华.本草害利评按［M］.北京：中国中医药出版社，2013.

［14］严洁，施雯，洪炜.得配本草［M］.北京：人民卫生出版社，2007.

［15］黄宫绣.本草求真［M］.北京：中国中医药出版社，2011.

［16］孟诜.食疗本草［M］.北京：人民卫生出版社，1984.

［17］华佗.华氏中藏经［M］.北京：中国医药科技出版社，2011.

［18］寇宗奭.本草衍义［M］.北京：中国医药科技出版社，2012.

［19］李中梓.本草通玄［M］.北京：中国医药科技出版社，2020.

［20］景东旸.嵩崖尊生全书［M］.山西：山西科学技术出版社，2011.

［21］尚志钧.《五十二病方》药物考辨［M］.北京：学苑出版社，2021.

［22］华佗.华佗神方［M］.北京：中医古籍出版社，1992.

［23］张仲景.伤寒论［M］.北京：人民卫生出版社，2005.

［24］张仲景.金匮要略［M］.北京：人民卫生出版社，2005.

［25］葛洪.葛洪肘后备急方［M］.北京：人民卫生出版社，1983.

［26］王好古.汤液本草［M］.北京：中国中医药出版社，2008.

［27］宗懔.荆楚岁时记［M］.北京：中华书局，2018.

［28］MiaoY，Luo D，ZhaoT，et al. Genome sequencing reveals chromosome fusion and extensive expansion of genes related to secondary metabolism in *Artemisia argyi*［J］.Plant Biotechnol J，2022，20（10）：1902-1915.

［29］陈昌婕，罗丹丹，苗玉焕，等.基于农艺性状和叶片表型性状的艾种质资源多样性分析［J］.中国中药杂志，2021，46（11）：2773-2782.

［30］陈昌婕，罗丹丹，苗玉焕，等.艾种质资源挥发性成分分析与评价［J］.中国中药杂志，2021，46（15）：3814-3823.

［31］陈昌婕，罗丹丹，苗玉焕，等.不同艾种质资源叶片品质的分析与评价［J］.中国实验方剂学杂志，2021，27（9）：129-136.

［32］陈昌婕，苗玉焕，方艳，等.不同艾种质资源矿质元素含量及其与品质的关系［J］.中国中药杂志，2022，47（4）：880-888.

［33］陈昌婕，张智慧，苗玉焕，等.不同艾叶资源的出绒率及其有效成分比较研究［J］.西南农业学报，2020，33（8）：1785-1791.

［34］刘大会，陈昌婕，蒋静怡，等.蕲艾"五改两促"新型种植模式研究［J］.中国现代中药，2022，24（10）：1926-1931.

［35］陈昌婕，马琳，康利平，等.不同种植时期和垄作模式对蕲艾生长和品质的影响［J］.中国中药杂志，2020，45（17）：4041-4050.

［36］马琳，陈昌婕，苗玉焕，等.基于蕲艾产量和品质的氮肥适宜施用量研究［J..植物营养与肥料学报，2021，27（9）：1665-1674.

［37］陈昌婕，马琳，苗玉焕，等.磷肥施用量对蕲艾生长和品质的影响［J］.植物营养与肥料学报，2021，27（8）：1420-1431.

［38］陈昌婕，马琳，苗玉焕，等.施用钾肥对蕲春蕲艾产量、出绒率及品质的影响［J］.中国农业科技导报，2022，24（2）：201-209.

［39］马琳，陈昌婕，郭兰萍，等.有机肥和化肥配施对蕲艾生长、产量及品质的影响［J］.中国实验方剂学杂志，2021，27（18）：128-135.

［40］袁卫东，颜鸿远，陈盛秋，等.蕲春蕲艾头茬艾和二茬艾的产量及质量比较研究［J］.中国现代中药，2021，23（10）：1781-1787.

［41］李敏.艾叶干燥、陈化、打绒过程中化学成分变化规律研究及清艾条质控体系的构建［D］.天津：天津中医药大学，2020.

［42］于士军，程铭，周怡倩，等.不同干燥方式对艾草品质的影响［J］.宿州学院学报，2021，36（12）：35-41.

［43］张潇予，薛澄，李瑞，等.艾叶干燥、存储、加工过程中挥发性成分的变化规律研究［J］.

中药材，2020，43（6）：1347–1350.

［44］中华人民共和国卫生部药政管理局.全国中药炮制规范［M］.北京：人民出版社，1998.

［45］靳然，孟笑男，赵百孝.灸用艾叶的道地药材及加工标准的探讨［J］.中国针灸，2010，30（1）：40–42.

［46］武娟.艾绒的鉴定、质量分析及蕲艾绒分级标准研究［D］.武汉：中南民族大学，2020.

［47］孙玉亮，池建淮，万毅，等.艾叶挥发油提取工艺的研究进展［J］.淮海医药，2012，30（4）：374–375.

［48］李妮，化晓凯，鹿岩，等.中药艾叶炮制的研究进展［J］.药学研究，2021，40（11）：739–743.

［49］王丽霞，刘聪，杨晓芸，等.四制艾叶炮制前后的UPLC指纹图谱及主要成分含量比较［J］.中国实验方剂学杂志，2021，27（22）：147–154.

［50］洪宗国.艾与蕲艾的生药学研究与开发［J］.中医药学刊，2003（8）：1356–1357，1366.

［51］胡吉清.中、韩等不同产地艾叶及类似品的比较鉴定与质量分析［D］.武汉：中南民族大学，2016.

［52］宋叶，张鹏云，戴卫波，等.不同产地艾叶挥发油成分的比较研究［J］.时珍国医国药，2019，30（4）：845–851.

［53］江丹，易筠，杨梅，等.不同产地艾叶总黄酮含量比较［J］.中南民族大学学报（自然科学版），2009，28（1）：55–56.

［54］李超，高丽，康利平，等.不同产地艾叶及土壤中矿物元素的测定与分析［J］.江苏农业科学，2021，49（22）：186–192.

［55］梅全喜，董普仁，王剑，等.不同产地艾叶中挥发油和微量元素含量的比较［J］.中国中药杂志，1991（12）：718.

［56］张元，张弛，刘晓宇，等.艾绒的燃烧特征及其对骨关节炎大鼠的生物学效应和作用机制研究［J］.中国中药杂志，2020，45（17）：4071–4080.

［57］梅全喜，王剑.不同产地艾叶燃烧放热量的比较［J］.中药材，1994（9）：46–47.

［58］常雅晴，薛紫鲸，杨贵雅，等.基于GC-MS和化学计量学的不同采收期祁艾挥发油成分动态变化研究［J］.中国中药杂志，2020，45（10）：2417–2424.

［59］宋叶，张鹏云，戴卫波，等.不同产地艾叶挥发油成分的比较研究［J］.时珍国医国药，2019，30（4）：845–851.

［60］戴卫波，李拥军，梅全喜，等.12个不同产地艾叶挥发油的GC-MS分析［J］.中药材，2015，38（12）：2502–2506.

［61］兰晓燕，张元，朱龙波，等.艾叶化学成分、药理作用及质量研究进展［J］.中国中药杂志，2020，45（17）：4017–4030.

［62］Tan RX. Eudesmanolides and other constituents from *Artemisia argyi*［J］.Planta Med，1992，58（4）：370.

［63］Lv J, Duan J, Shen B, et al. Caffeic acid esters from *Artemisia argyi* and their antioxidant activities [J]. Chemistry of Natural Compounds, 2013, 49 (1): 8-11.

[64] 吴桂花. 艾叶挥发油和多糖提取工艺及生物活性研究 [D]. 上海: 华东理工大学, 2011.

[65] 杨宇. 艾蒿抑菌成分的分离提取及其功效研究 [D]. 长春: 吉林农业大学, 2013.

[66] 甘昌胜, 尹彬彬, 张靖华, 等. 艾叶精油蒸馏制取对相应水提液活性成分的影响及其抑菌性能比较 [J]. 食品与生物技术学报, 2015, 34 (12): 1327-1331.

[67] 赵志鸿, 吴芳, 郑立运, 等. 艾叶提取物的化学成分及抗 HBV 活性分析 [J]. 中国实验方剂学杂志, 2016, 22 (9): 30-34.

[68] 郭蓉, 刘珍洪, 汪文来, 等. 艾叶醇提物对热敏通道 TRPV1 的影响 [J]. 中国中医基础医学杂志, 2019, 25 (3): 314-316, 398.

[69] 刘瑞. 艾叶提取物异泽兰黄素诱导肝癌细胞凋亡机制的研究 [D]. 广州: 南方医科大学, 2019.

[70] 李钦. 艾蒿总黄酮诱导人肝癌细胞株 SMMC7721 凋亡及相关调控基因的研究 [D]. 南昌: 南昌大学, 2016.

[71] 丁圆平, 刘靖怡, 田洋, 等. 艾叶挥发油对 A549 细胞的抑制作用 [J]. 中成药, 2019, 41 (9): 2063-2068.

[72] 易筠. 蕲艾鞣酸的提取分离、药理研究和结构鉴定 [D]. 武汉: 中南民族大学, 2011.

[73] 宋瑾. 中草药体外止血及抗菌活性的评价研究 [D]. 南宁: 广西大学, 2016.

[74] 王珊珊, 成绍武, 宋祯彦, 等. 艾叶提取物激活凝血因子Ⅻ发挥止血活血功能 [J]. 中华中医药学刊, 2017, 35 (10): 2488-2492.

[75] 曾婷, 贺卫和, 蒋孟良, 等. 不同炮制方法对艾叶止血作用的影响 [J]. 湖南中医药大学学报, 2011, 31 (5): 41-43.

[76] 葛秀允, 戴衍朋, 孙立立. 艾叶制炭对人主动脉内皮细胞 TFPI、vWF、NO 和活化血小板 JNK1 表达的影响 [J]. 药物评价研究, 2018, 41 (4): 572-576.

[77] 李美萍, 王微, 张婕, 等. 艾叶提取物对黄嘌呤氧化酶的抑制作用及对高尿酸血症小鼠的降尿酸作用 [J]. 现代食品科技, 2019, 35 (1): 22-30.

[78] 胡岗, 尹美珍, 喻昕, 等. 艾叶多糖体外抗氧化作用研究 [J]. 时珍国医国药, 2015, 26 (11): 2650-2652.

[79] Ji L, Jiang P, Lu B, et al. Chlorogenic acid, a dietary polyphenol, protects acetaminophen-induced liver injury and its mechanism [J]. The Journal of Nutritional Biochemistry, 2013, 24 (11): 1911-1919.

[80] 邵宏伟, 朱婉萍. α- 萜品烯醇止咳平喘作用的实验研究 [J]. 中国药业, 2006 (9): 32.

[81] 朱芸芸, 陈乐, 魏晓晴, 等. 蕲艾治疗溃疡性结肠炎的活性筛选与作用评价 [J]. 中草药, 2021, 52 (16): 4882-4891.

[82] 解殿伟. 艾草蜂蜜软面包研制 [J]. 农产品加工, 2021 (12): 16-20.

[83] 孙建, 李群. 艾草茶发展与保护研究 [J]. 农业考古, 2014 (5): 278-283.

[84] 侯茂, 杨浩, 郑茜, 等. 低度艾草酒研制 [J]. 中国酿造, 2020, 39 (11): 199-202.

［85］Li JX，Chen L，Chen QH，et al. Allelopathic effect of *Artemisia argyi* on the germination and growth of various weeds［J］.Scientific Reports，2021，11（1）：4303.

［86］李金鑫，陈盛秋，黄必胜，等 . 艾粉在菊花生态种植中的应用［J］. 中国现代中药，2020，22（7）：1095-1099.

［87］Chen L，Li JX，Zhu YY，et al. Weed suppression and molecular mechanisms of isochlorogenic acid A isolated from *Artemisia argyi* extract via an activity-guided Method［J］.Journal of Agricultural and Food Chemistry，2022，70（5），1494-1506.

［88］李金鑫，陈巧环，王蕴涵，等 . 蕲艾艾粉提取物对多种植物病原真菌的抑制作用［J］. 华中农业大学学报，2021，40（6）：7.

［89］Wang Y，Li J，Chen Q，et al. The role of antifungal activity of ethyl acetate extract from *Artemisia argyi* on Verticillium dahliae［J］.Journal of Applied Microbiology，2021，132（2）：1343-1356.

［90］王欣格，赵璐，叶俊伟，等 . 艾粉提取物及其复合保鲜剂对圣女果番茄和葡萄的保鲜效果研究［J］. 食品安全质量检测学报，2020，11（7）：2084-2089.

［91］墙梦捷，崔钰涵，鲁晓翔 . 不同浓度艾叶精油微乳对樱桃保鲜效果的研究［J］. 食品与发酵工业，2020，46（24）：132-137.

［92］李文德，王治江，张文斌，等 . 中草药对海鲜菇贮藏保鲜品质的研究［J］. 食用菌，2020，42（1）：63-66，76.

［93］李树长，黄诗洋，方泽豪，等 . 艾草对猪肉丸品质和抗氧化特性的影响［J］. 食品工业科技，2022，43（3）：48-55.

［94］杨宇华，黄艳，郑伟鹏 . 艾草黄酮抗氧化及对鸡胸肉保鲜效果的研究［J］. 食品与机械，2020，36（11）：122-127，142.

第三章　半　夏

　　半夏为天南星科植物半夏 *Pinellia ternata*（Thunb.）Breit 的干燥块茎，具有燥湿化痰、降逆止呕、消痞散结的功效，始载于《神农本草经》。半夏之名始见于《礼记·月令》："五月半夏生，盖当夏之半也，故名。"半夏拥有 2100 多年的入药历史，是中医临床常用的中药材，也是具有重要经济价值的中药材大宗贸易品种。

　　半夏在海拔 2500m 以下，气候温和，雨水充沛，土壤呈中性的地方均可种植。我国半夏种质资源分布十分广泛，除内蒙古、新疆和西藏等少数地区外，在其余地区均有分布，主产于湖北、河南和山东等地。《药物出产辨》记载"产湖北荆州为最"，首次明确半夏道地产区在湖北，荆半夏以个大、色白、药效成分高等特点而闻名。《全国道地药材生产基地建设规划（2018—2025 年）》中更是将"荆半夏"种植确定为华中道地药材产区的主攻方向，目前已经在天门、沙洋、潜江、钟祥等核心产区形成了较大规模的种植基地，人工种植基地面积已近 2 万亩，且还有增加的趋势。天门半夏、潜半夏是荆半夏的典型代表，均获得国家地理标志产品保护。2014 年出版的《全国中草药汇编（第3 版）》记载："东北、华北及长江流域诸地均有分布，以湖北、河南、山东所产品质较佳。"2018 年，农业农村部、国家药品监督管理局、国家中医药管理局共同发布了《全国道地药材生产基地建设规划（2018—2025 年）》，明确湖北省是全国半夏唯一道地产区。《湖北特色农产品优势区建设规划（2018—2022 年）》将潜江市作为半夏的首要优势区域。

　　2019 年湖北省政府将潜半夏列为十个"一县一品"道地药材优势品种之一。2019年潜江市政府出台潜半夏产业发展实施方案，对潜半夏的生产、加工予以大力扶持。2021 年湖北南章莆中药科技公司生产的半夏"荆特 1 号"，入选国家中药材标准化与质量评估创新联盟颁发的"三无一全"（无硫加工、无黄曲霉素污染、无公害及全程可追溯）品牌品种。

　　随着半夏种植面积的增加，市场上流通的半夏商品也越来越多，如何为荆半夏打造核心竞争力？湖北半夏产业如何从种苗繁育基地转型为全产业链发展，以更好地带动产业发展和乡村振兴？这是一个亟须解决的问题，是半夏产业的巨大突破和挑战，也是机遇。

第一节　基原和品种

一、别名

半夏别名三叶半夏、三步跳、田里心。

二、基原

（一）来源

本品为天南星科植物半夏 *Pinellia ternata*（Thunb.）Breit. 的干燥块茎。湖北目前的主栽品种有荆半夏、天门半夏、潜半夏、襄半夏。《中国药典（2020年版）》中收载的半夏品种有半夏、法半夏、姜半夏、清半夏。

（二）原植物形态特征

半夏为多年生草本植物，株高 15～30cm。块茎近球形，直径 0.5～4.0cm，黄白色，茎上着生多数须根，茎顶端基生叶片 1～4 枚，叶柄长 6～23cm，基部具鞘，鞘内、鞘部以上或叶片基部（叶柄顶头）有直径 3～5mm 的珠芽，珠芽在母株上萌发或落地后萌发，白色或紫色或棕色；幼苗的叶片常为全缘单叶，卵状心形至戟形，长 2～4cm，宽 1.5～3cm，2～3 年后为 3 裂叶，裂片卵状椭圆形、披针形至条形，小叶柄不明显，中裂叶长 5～8cm，宽 3～4cm，叶基部楔形，先端渐尖，全缘或稍具浅波状，两面光滑无毛。佛焰苞基生于茎顶端，花轴长于叶柄，绿色，内侧绿色至紫色，肉穗花序；单性花，花序轴下着生雌花，有雌蕊 20～70 个，雄花位于花序轴上部，白色至淡黄色，密集成圆筒形，花序中轴先端鼠尾状，成"S"形向上生长，长 7～10cm。浆果，卵圆形，白绿色或绿色，内生种子 1 枚。花期 5～7 月，果期 8～9 月。

三、生物学特性

半夏的繁殖方式主要有 3 种：种子繁殖、块茎繁殖、珠芽繁殖。种子繁殖是待半夏种子成熟后，将其收集、晾干用于繁殖，但是半夏种子发芽率低，发芽率不足 30%，且半夏种子收集困难，故生产上不适宜用作繁殖材料。块茎或珠芽繁殖是以田间采挖的块茎或珠芽作为繁殖材料，生产上将其统称为种茎。通常小种茎作为繁殖材料会优于大种茎，单粒直径以 0.8～1.0cm 为佳，净增重最高，产量净增率随着种茎的增大而急剧下降。半夏栽培主要采用种茎繁殖。

　　半夏最佳的出苗温度是 10℃，随着温度的升高，出苗也会加快；25℃左右，半夏生长最茂盛。半夏为浅根系植物，喜肥喜湿，怕旱怕涝，要求土壤比较湿润，但当土壤湿度超过一定范围时，它又会生长不良，导致烂根、块茎腐烂，甚至整个植株倒苗死亡，严重影响产量。同时半夏也忌高温，当温度超过 35℃，太阳直射，半夏地上部分会相继枯萎死亡，形成夏季倒苗。浆果卵圆形，黄绿色，先端渐狭为明显的花柱。花期 5～7 月，果 8 月成熟。半夏的净光合速率的日变化呈三峰曲线，存在明显的"光午休"现象。

第二节　本草考证

一、名称考证

　　半夏之名始见于《礼记·月令》："仲夏之月，鹿角解，蝉始鸣，半夏生，木堇荣。"李时珍在《本草纲目》中亦引用《礼记》曰："五月半夏生，盖当夏之半也，故名。"陈嘉谟《本草蒙筌》从半夏的功效角度出发释名为："半助柴胡以主恶寒，半助黄芩而能去热，及往来寒热皆用之，有各半之意，故因而名曰半夏云。"《本草求原》则认为五月时半夏根已成，因"形圆而白，正当夏半，故名半夏"。历代本草均以"半夏"作为其正名记载，尚有其他异名如地文、水玉（《神农本草经》），和姑（《吴普本草》），守田、示姑（《名医别录》），蝎子草（《植物名实图考》）等。其中，陈嘉谟对"守田"的理解为："《本经》别以守田目之者，盖缘夏半前后，人多耘莳在田，斯又指名而生意也。"李时珍亦认为是"守田会意"，同时其认为"水玉"则是从象形而名，即"水玉因形"。

二、基原考证

　　半夏始载于东汉的《神农本草经》，被列为下品："主伤寒寒热，心下坚，下气，喉咽肿痛，头眩，胸胀咳逆，肠鸣，止汗。一名地文，一名水玉。生川谷。"其功效与当今半夏基本一致，但未对其原植物形态作出描述，无法推测其基原。

　　魏《吴普本草》最早对半夏作出形态记载："一名和姑，生微丘，或山野中。叶三三相偶，二月始生，白华员上"。其生长时期为农历二月，叶"三三相偶"及其块茎"白华员上"等特征均与当今半夏特征相符。

　　《名医别录》则最早提及其产地与采收："生槐里，五月、八月采根，暴干。"槐里为今陕西兴平一带，其采收时间与当今半夏相近，半夏受气温影响而呈现多次倒苗现象，如常见 5 月、7 月、11 月等，因此农历五月、八月恰为倒苗之后。

　　唐代的《新修本草》中记载半夏："所在皆有。生泽中者，名羊眼半夏，圆白为胜。"

《新修本草》进一步形象地将半夏的药材性状特征加以概括，即似羊眼而外形圆白者品质较好，该特点与当今所用半夏特征相符。

宋代的《本草图经》中对半夏的原植物形态、道地性品质等作出了较为详细的记载："半夏，生槐里川谷，今在处有之，以齐州者为佳。二月生苗，一茎，茎端出三叶，浅绿色，颇似竹叶而光，江南者似芍药叶。根下相重生，上大下小，皮黄肉白。五月、八月内采根，以灰裹二日，汤洗暴干。一云五月采者虚小，八月采者实大。然以圆白、陈久者为佳。其平泽生者甚小，名羊眼半夏。"其采用"灰裹"的目的应为吸收表面黏液。结合其所附齐州半夏图，可知半夏二月生苗，茎独立不分叉，茎端生三片叶，浅绿色，根茎上大下小，皮黄肉白，与当今之天南星科半夏 *P. ternata* 特征完全相符。同时，当时已经观察到半夏叶形变异的情况，如"竹叶""芍药叶"等类型，现从各产区可见到多种叶形。

明清以来的本草著作关于半夏的形态描述，多引自《本草图经》而较少有增补。此外，不少本草著作附有半夏植物图。明代《本草品汇精要》所附药图可见半夏生一茎，顶端叶三出，长圆状椭圆形或披针形，两头锐尖，其块茎圆球形，白色，具须根，与今之半夏 *P. ternata* 一致。该图半夏叶形明显较《本草图经》宽，当为实物写生图。明代《本草原始》附图可见半夏块茎圆球形，白色，正面光滑，背面有脐点、须根痕，注有药材性状鉴别要点："正面光，色白；背有脐带并鬃眼圆白，陈旧者良。"

清代的《植物名实图考》同样提到半夏的不同叶形变异情况："半夏，所在皆有，有长叶、圆叶二种，同生一处，夏亦开花，如南星而小，其梢上翘似蝎尾，固始呼为蝎子草……《本草会编》谓俗以半夏性燥，多以贝母代之，不知痰火上攻，昏溃口噤，自非半夏、南星，曷可治乎？半夏一茎三叶，诸书无异词，而原图一茎一叶，前尖后歧，乃似茨菇叶。余曾遣人绘川贝母图，正与此合，岂互相舛误耶？"文字描述与今之半夏特征一致。民国时期的《中国药物标本图影》所附的半夏图中，可见茎端叶三全裂，叶片长圆状椭圆形，浅绿色，有 S 形附属器，球形块茎，须根痕等特征与今之半夏一致。

由上可知，历代半夏入药的主流基原为天南星科植物半夏 *P. ternata* 的块茎无疑（图3-1）。

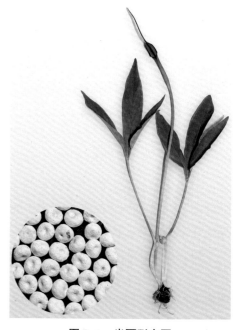

图 3-1　半夏形态图

三、道地性考证

唐代以前，半夏以陕西一带所产为佳，后逐渐迁往山东、苏南等地，宋、明则以山东的"齐州"为地道，明代后则以湖北、河南、山东所产为佳。荆州、潜江一带为湖北省半夏的主流产区。

民国时期陈仁山的《药物出产辨》记载："产湖北荆州为最。"首次明确半夏道地产区在湖北。

1959年的《中药志》记载："江陵（荆州）潜江、钟祥等地所产集散于荆州称为荆州子。"1959年的《中药材手册》记载："全国大部地区均有生产。习惯认为湖北、河南、安徽、山东所产的品质较佳。"

1989年的《中国道地药材》记载："现产于湖北、河南、山东等地。"

《辞海》在"潜江"这一词条中有盛产半夏药材的重点说明，1990年的《潜江县志》上始有"潜半夏"的记载。

2001年的《现代中药材商品通鉴》记载："主产于四川、湖北、河南、安徽、浙江、山东、贵州等地。以四川、湖北、河南、浙江、山东产者质量最佳。"

四、品质评价考证

（一）历代本草考证

魏晋时期的《名医别录》记载半夏"以肉白者为佳，不厌陈久"，表明半夏以肉白者为佳。唐代的《新修本草》云"圆白为胜"，可知唐朝以圆白评价半夏品质。宋代的《图经本草》曰："八月采者实大。然以圆白，陈久者为佳。"清代的《握灵本草》曰"大而白者佳"。《本草从新》云"圆白而大，陈久者良"。民国时期的《增订伪药条辨》记载"蒂平粒圆，色白质坚，为最佳"。

历代对半夏的品质评价主要集中在产地和药材形态，但半夏道地产区一直变迁，而历代本草以形态来判断其品质基本一致，以大而白者为佳。

（二）现代本草及历版《中国药典》中的评价

现代本草中对半夏进行质量评价时，一般以其直径表示外形大小。在现有记载中，半夏直径发生了细微的变化，1995年及以前的本草中，半夏直径大多在 0.5～1.5cm，而此后到2015年版《中国药典》将标准修改为 1～1.5cm，该时期部分地方志中半夏的直径范围仍有少数小于1cm，到2020年版《中国药典》再次修改直径范围为 0.7～1.6cm。除直径标准发生改变外，不同地区中药志及综合性本草中半夏的质量要求还涉及大小、颜色、质地、粉性、净度及均匀度。由此不难发现，现代传统的评价模式不仅延续了古代的形、色，还进一步对其外观形状进行了细化及完善。此外，内在成分限量控制也被加了进来。如1953年版《中国药典》规定其灰分不得超过3%，1977年版至2005年版《中国药典》无内在成分控制项，2010、2015年版《中国药典》以水分、总灰分、浸出物、总酸含量为其质量控制指标，2020年版《中国药典》在2015年版的基础上删去了总酸含量测定。但鉴于传统仅以外观为质量评价的指标，2015、2020年版《中国药典》在半夏质量控制方面的标准限定更加严格且直观。

五、加工与炮制考证

半夏早期主要采用热水的处理方法。汉代出土的《武威汉代医简》中记载半夏就以水煮的方法炮制："半夏毋㕮咀，洎水斗六升，炊令六沸。""毋㕮咀"即完整的药材不经过切制等处理，意在对半夏表面的黏液进行去除。秦汉时期《黄帝内经》中记载半夏秫米汤，"取其清五升，煮之，炊以苇薪，火沸，置秫米一升，治半夏五合，徐炊，令竭为一升半"，其中治半夏可能为最早的半夏炮制品，但其具体炮制方法未详细描述。汉代张仲景在《金匮玉函经》中提道："凡半夏不咀，以汤洗数十度，令水清滑尽，洗不熟有毒也。"该方法与《武威汉代医简》十分相似，也是用不经破碎的完整药材，将用水略煮改成热水即"汤"洗，要求"水清滑尽"，而且强调"洗不熟有毒"。张仲景使用半夏时多以"洗"注明其炮制要求。相近历史时期的《名医别录》中最早将"生令人吐，熟令人下。用之汤洗，令滑尽"的处理要求纳入本草。"熟令人下"则说明经过热处理使其熟后则可下咽，具体使其"熟"的操作便是"汤洗令滑尽"，与张仲景所述方法完全一致。可见早期用热水处理是半夏的主要处理方法。至于汤洗的次数，不同的本草或方书要求也不同，有5遍、7遍、10遍，或言净洗、汤泡、汤浸洗等，但目的则相同。

生姜能降低半夏的不良反应，由此逐步衍生出把姜直接作为辅料来对半夏进行炮制的方法。如晋代刘涓子所著的《刘涓子鬼遗方》中记载"半夏（三两，汤洗七遍，生姜浸一宿熬过）"，这或为最早关于姜制的记载。南北朝时期的《本草经集注》序录及正文中分别记载："半夏有毒，用之必须生姜，此是取其所畏，以相制耳。""方中有半夏，必须生姜者，亦以制其毒故也。"唐代的《药性论》记载："汤淋十遍去涎方尽，其毒以生姜等分制而用之。"此后生姜制半夏成为历代医家公认的炮制方法。如宋代陈衍《宝庆本草折衷》中言："半夏以生姜制其毒，乃法之常。"元代王好古《汤液本草》云"生，令人吐；熟，令人下。用之汤洗去滑令尽，用生姜等分制用，能消痰涎，开胃健脾"，可见半夏在热水处理的基础上进一步发展成为姜制，并成为历代医家所认可的最主流的炮制方法。姜制是可考最早的半夏加辅料炮制工艺。生姜能够增强半夏温化痰饮、降逆止呕的功效，明清时期医家对其协同功效多有探讨，如明代的《药性粗评》、清代的《得配本草》《本草求真》中均记载半夏加入生姜共制可治用于治疗寒痰。从历史演变脉络来看，半夏与生姜配伍以减毒增效早有基础。

自晋代、南北朝时期发展姜制半夏以来，半夏的炮制由早期单一的汤洗逐步扩展到运用多种辅料与半夏共制。如逐步将具有祛风、燥湿、清热等功效的白矾、皂荚、石灰、竹沥等辅料加入，发展出针对不同病证的半夏炮制品。

白矾是除生姜以外较早应用于半夏炮制的辅料，其最早可见于北宋时期，《太平惠民和剂局方》"新法半夏汤"中记载了姜矾同制半夏的炮制方法："大半夏（四两，汤浸洗七次，每个切作二片，用白矾末一两，沸汤浸一昼夜，漉出，别用汤洗去矾，俟干，一片切作两片，再用生姜自然汁于银盂中浸一昼夜，却于汤中炖，令姜汁干尽，以慢火焙燥，为细末，再用生姜自然汁搜成饼子，日干或焙干，炙黄勿令色焦）。"又"牛黄生犀丸"一方中记载"半夏（白矾制）"。北宋另一方书《圣济总录》中则提到 2 种加入白矾作为辅料炮制半夏的方法，分别为"白矾水浸七日，焙干"与"白矾水煮，焙"。南宋《宝庆本草折衷》中对白矾制半夏进行了详细的记载："又与白矾相宜。然又有净洗薄切，瓷器贮之。每壹两，以白矾末叁钱，重铺其上，沸汤淋注，与药平满，浸一昼夜，嚼之不戟喉舌，曝为元散。"此法与当代"清半夏"制法已十分接近。其后明清时期诸本草方书均有加入姜、白矾、甘草共制的记载，如《本草约言》云"常用亦以姜、矾、甘草煮之"，并已发现半夏与姜矾同制可用以治疗湿痰、清水痰。现代研究表明，白矾溶液中的铝离子络合毒针晶中的草酸钙，可使其分解破坏，且白矾溶液呈酸性，可以溶解或水解毒针晶中的蛋白，此双重作用使半夏的毒性显著降低。

此外，宋代方书中多处提及半夏曲，然无名明确的造曲工艺记录。造曲工艺最早见于明代韩懋的《韩氏医通》："痰分之病，半夏为主……然必造而为曲，以生姜自然汁、生白矾汤等分，共和造曲，楮叶包裹，风干，然后入药。"此法为后代医家所认可并延续，其后的诸多本草将半夏曲转引并沿用至今。

自明代起辅料范围进一步扩大。明代《药性粗评》记载："五月、八月采根，石灰水淹过二三日，洗净，又以矾汤浸过，涎尽为度，温汤洗净，漉出，暴干收贮，须陈久过性者方可用……以姜制之。"这或为石灰作为辅料炮制半夏的首次记载。然亦有学者认为《本草图经》中提到的"采根，以灰裹二日，汤洗暴干"中的灰便是石灰，如此则可早至宋代。此外尚有明代《药性会元》记载："又法：用滚水调石灰浸透，再用明矾、朴硝煎水，浸透，晒干，可以嚼食。"清代《本草纲目拾遗》记载了一种仙半夏的制法："用大半夏一斤，石灰一斤，滚水七八碗，入盆内搅凉，澄清去渣，将半夏入盆内手搅之，日晒夜露七日足，捞出控干。用井华水洗净三四次，泡三日，每日换水三次，捞起控干。用白矾八两，皮硝一斤，滚水七八碗，将矾硝共入盆内搅晾温，将半夏入内浸七日，日晒夜露足，取出，清水洗三四次，泡三日，每日换水三次，取出控干。入后药，甘草、南薄荷各四两……上共十四味，切片，滚水十五碗晾温，将半夏同药入盆内，泡二七日足，日晒夜露，搅之，将药取出，与半夏同白布包住，放在热炕，用器皿扣住，三炷香时，药与半夏分胎，半夏干收用。"现代药理研究表明，石灰水的强碱性可使半夏的碳酸钙针晶结合蛋白变性，并使部分针晶絮凝，使其混凝在大量淀粉粒或黏液细胞中难以释放，从而降低其刺激性。

除上 3 种辅料外，加皂荚制风痰、加甘草制寒痰、加竹沥制火痰等记载在明清时期的本草中均较常见，亦有较长的临床药用实践。

综上所述，半夏早期便以热水处理以减毒，同时以生姜配伍相畏使用；魏晋以来逐步发展成姜制；宋代以后逐步加入白矾、石灰等辅料，并采用发酵方法做成曲；明代进一步拓展到皂荚、竹沥等。加入姜、白矾和石灰3种辅料的炮制方法为历代主流，并延续至今，成为生半夏、清半夏、姜半夏、法半夏4种炮制规格。

六、功效与应用考证

唐代甄权所著的《药性论·药性趋向分类论》记载半夏"能消痰涎，开胃，健脾，止呕吐，去胸中痰满，下肺气，主咳结，新生者；摩涂痈肿不消，能除瘤瘿气"，将半夏的功效描述得较为详细。明代陈嘉谟的《本草蒙筌》记载半夏"总主诸痰，验证佐助。火痰黑，老痰胶，加芩、连、瓜蒌、海粉。寒痰清，湿痰白，入姜、附、苍术、陈皮。风痰卒中昏迷，皂角、天南星和。痰核延生肿突，竹沥、白芥子揉"，即说半夏可治各种痰证。《本草蒙筌》又记载："丹溪又云：有痰曰嗽，无痰曰咳，因嗽而动脾之湿也。半夏惟入脾以泻痰之标，不能入肾以泻痰之本。然咳无形，嗽有形。无形则润，有形则燥，所以为流湿润燥之剂也。"

《中国药典（2020年版）·一部》将半夏的功效总结为燥湿化痰、降逆止呕、消痞散结。

1. 半夏祛上焦痰湿

金代张元素在《洁古家珍》中记载："半夏治寒痰，及形寒饮冷伤肺而咳。"梁代陶弘景所著的《名医别录》曰："主消心腹胸中膈痰热满结，咳嗽上气，心下急痛坚痞，时气呕逆。"清代叶天士所著的《本草经解》亦曰："痰在肺则气不下降，气逆而头晕眩也。"其指出痰阻上焦导致咳逆头眩，心腹胸中痰热满结，则心下急痛坚痞，由此引出半夏治疗咳嗽、头痛、胸痹、结胸的功效，可引申为治疗抑郁症。

2. 半夏祛中焦痰湿

《灵枢·邪客》曰"阳气盛则阳跷满，不得入于阴，阴虚故目不瞑……饮以半夏汤一剂，阴阳已通，其卧立至"，指出半夏可和胃气以治郁烦失眠。清代黄宫绣所著的《本草求真》亦曰："胃为痰气壅塞，则胃不和之极。半夏既能温脾以除痰，又合生姜暖胃以除呕。若合柴、芩以治少阳寒热往来，则胃更见和谐，故云能以和胃也。"清代的《得配本草》记载半夏"为除湿化痰、开郁止呕之圣药"。可见，痰阻中焦导致脾胃不和，以致郁烦失眠、痰逆呕吐。半夏可通过祛中焦痰湿以开郁除烦、降逆止呕，可引申为治疗冠心病等心血管疾病。

3. 半夏祛下焦痰湿

明代的《景岳全书》记载半夏"治脾湿泄泻，遗精带浊"。《本草纲目》亦曰半夏"涎滑能润，辛温能散亦能润，故行湿而通大便，利窍而泄小便"。《神农本草经读》中亦曰："肠鸣者，大肠受湿，则肠中切痛而鸣濯濯也，其（半夏）主之者，以其辛平能燥湿也。"其指明痰阻下焦，湿热蕴结膀胱，气化失职，湿阻大肠，则小便不利，大便不通，遗精带浊。半夏可化下焦之痰，以利水通便、固精止带，可引申为治疗便秘。

第三节 产地分布

一、生态环境

半夏喜温暖湿润，喜水怕旱，但忌高温，忌强光直射。其在海拔 2500m 以下的地区均可正常生长，常见于山坡、荒地、田边、疏林下，土质以 pH 值 6 ~ 7 的砂质壤土为宜。土壤有机质含量大于 1.12%，全盐量 0.11%，pH 值 7.4 以下的环境有利于半夏的生长。在土壤养分氮、磷、钾 3 种元素中，半夏对钾元素的吸收量最多。半夏喜阴喜湿，土壤中含水量在 15% ~ 30%，过旱易倒苗枯死，过湿易烂根生病。地温达到 8.5℃以上时，半夏就可以萌发，达到 10℃生长良好，20℃左右为最佳条件，高于 32℃就不能正常生长了。半夏的生长要求空气含氧量高于 20%，低于 20% 茎叶呼吸率下降；根部含氧以 10% ~ 15% 为宜。日照时间没有明显的临界值，每天有 8 ~ 13h 的光照均可正常生长，但忌强光直射。虽然半夏受环境的影响较大，但适应性很强，在超过 30℃的高温下和低于 15% 的含水量条件下仍有相当一部分半夏可以存活。合宜的生态环境对于半夏产量的提高非常明显，高海拔区域 6 ~ 8 月温度相对较低，且离半夏临界高温时间晚，倒苗次数少，有利于半夏生长，因此延长了整个生长周期，有效成分积累及产量增幅较大。不同半夏种质材料，生长发育习性及性状存在着明显差异。

二、分布与主产区

我国半夏种质资源分布十分广泛，除内蒙古、新疆、青海和西藏等少数地区外，均有野生资源分布。全国半夏主产区分布在甘肃、湖北、山东、四川、贵州等地，其中以湖北、河南和山东所产的半夏品质较好，特别是湖北的荆半夏，其以个大、色白、药效成分高等特点而闻名。江汉平原为全国最大的种苗输出地。

野生半夏广泛分布于中国长江流域以及东北、华北等地区，在海拔 2500m 以下、气候温和、雨水充沛、土壤呈中性的地方均可种植。江汉平原汉水流域，半夏野生资源丰富，一直以采挖野生资源供应市场，近年来由于农田除草剂的广泛使用及过度采挖等原因，野生资源分布急剧减少，1985 年后开始有少量种植，2000 年以后种植规模逐年迅速扩大，目前已在天门、沙洋、潜江、钟祥等核心产区形成了较大规模的种植基地。

目前国内外市场半夏均以人工种植为主，野生半夏作为商品流通极少，只有湖北潜江、钟祥及四川万县、南充等地有野生半夏作为种苗使用。商品半夏主要来源于人工栽培，主产区包括甘肃陇南西和及天水、河北安国、湖北江汉平原、贵州毕节赫章、山西运城新绛、江西南昌进贤、山东菏泽郓城、河南信阳息县等地。湖北省内适宜种植区主要为江汉平原及周边的低海拔地区，荆州市、潜江市、天门市、京山市、荆门市和襄阳市尤其适宜。2013年荆门市沙洋县沙洋镇建立了半夏规范化种植试验基地2000亩，并配套建设了仓储、初加工、初检、办公等场所及相关配套设施。近年来，天门市政府通过提供技术培训、出台扶持政策等措施积极引导合作社、农民建立半夏规范化种植基地，发展半夏产业。依托华中农业大学、湖北省农业科学院中药材研究所等科研机构，汪场镇建立了半夏规范化种植试验示范基地2000亩，其中雷场村1200亩，汪场镇方桥村300亩，赖场村500亩，并辐射带动全镇种植面积逾万亩。目前，全镇从事半夏生产的农户有1000多户，年产优质半夏1300吨，产值3000多万元。天门半夏、潜半夏是荆半夏的典型代表，均获得了国家地理标志产品保护。

第四节　种植技术

半夏栽培中以种茎繁殖为主，适合在砂质的土壤上生长，田间管理包括中耕、培土、病虫害的控制。在种植过程中，可充分利用半夏与其他农作物生物学习性的差别，半夏在桑园、果园、高秆作物之间进行间作的种植模式，以及"一种多收"的生态种植技术。

一、繁殖技术

半夏的繁殖方式主要有3种：种子繁殖、块茎繁殖、珠芽繁殖。种子繁殖是待半夏种子成熟后，将其收集、晾干用于繁殖，但是半夏种子发芽率低，发芽率不足30%，且半夏种子收集困难，故生产上不适宜用作繁殖材料。块茎或珠芽繁殖是以田间采挖的块茎或珠芽作为繁殖材料，生产上将其统称为种茎。通常小种茎作为繁殖材料会优于大种茎，单粒直径以0.8～1.0cm为佳，净增重最高，产量净增率随着种茎的增大而急剧下降。半夏栽培主要采用种茎繁殖。

二、种植方法

半夏对土壤的要求不高，除了盐碱地以外，其他的土壤都可以，最好是在砂质的土壤上，在桑园、果园、高秆作物之间进行间作。半夏种茎萌发后，可将覆膜移除，对种子进行灌溉，再在根系附近施用氮肥，促进半夏的生长。半夏田间管理包括中耕、培土、病虫害的控制；根据不同的天气状况，要定期进行现场检查；如果有杂草，应立即除草，减少药剂的使用。

（一）半夏的"一种多收"生态种植技术

半夏一种多收是指利用半夏珠芽和种子繁殖的特性，采用合适的播种密度，一次播种块茎，多年连续采挖，收获半夏药材。在种植过程中，充分利用半夏与农作物生物学习性的差别，减轻半夏病虫草害的发生，增加农田生态多样性，改良土壤环境，减少土壤化学自毒物质的积累，减轻半夏连作障碍。

钟淑梅等开展了半夏的配方施肥、秸秆还田覆盖等技术研究，基本集成了半夏"一种多收"的种植模式。目前该模式已入选湖北省 2017 年农业主推技术，在天门市、沙洋县、潜江市等荆半夏道地产区示范、推广近 500hm²，经济效益显著，是当地调整农业产业结构，农民致富增收的主要途径。

1. 选地整地

宜选荫蔽，湿润，日照不强，水源条件好，排灌方便的平缓地种植。土壤翻耕、旋耕后，要按 1.2m 的畦宽开沟做畦，每畦厢沟宽 35cm，厢沟深 30cm 以上，田块围沟深 50cm 以上。如果田块较大，一般要每隔 8 ～ 10m 开横沟。

2. 适时播种

每年 11 月中下旬至第二年 3 月上旬播种。以（2250 ～ 3000）kg/hm² 的播种量均匀撒播，播种后及时盖土 2 ～ 3cm，盖土后再覆盖农作物秸秆 1 ～ 2cm 或覆盖落叶保墒。

3. 测土配方施肥

半夏种植过程中采用测土配方施肥可以达到高产优质的目的，同时减少化肥的使用。对于一般肥力土壤，每公顷施用 135kg 的 N、195kg 的 P_2O_5、195kg 的 K_2O，其中 70% 的氮肥和全部的磷钾肥作基肥结合整地时施入，30% 的氮肥分 2 次分别于齐苗期和佛焰苞期追施。如土壤缺磷或缺钾，则应相应地增施磷肥或钾肥。

4. 间作玉米、大豆等遮阴作物

半夏喜阴忌强光，因此在栽培过程中，采用间作的方式进行遮阴，可以为半夏的生长提供较好的环境条件，同时可以提高半夏根系土壤微生物的相对丰富度。

半夏玉米间作，于 4 月上旬，按株行距 1.4m×0.35m 在半夏畦边播种玉米，这样在 6 月高温期可减少半夏田间光照强度和温度，延缓半夏倒苗，延长半夏生育期。同时玉米可有效地控制田间杂草的生长，玉米于半夏倒苗后 8 月中旬收获。收获后的玉米秸秆应及时粉碎，就地还田覆盖厢面，有利于增加秋季半夏群体数量，从而增加半夏产量。

半夏大豆间作，于 4 月上旬，按株行距 0.5m×0.5m 在撒播半夏的厢上种植大豆，分别于 7 月上、下旬收获半夏和大豆。在半夏大豆间作系统下，半夏生长环境得到改善，具体为光照度降低、叶面温度降低及土壤温度降低，使得半夏能够避开夏季高温、高光强带来的不利因素，生长势较对照更好，从而增加半夏的干物质积累，最终增加半夏的产量。

5. 秸秆覆盖

半夏倒苗、采挖后，及时覆土，并将玉米、花生、水稻等农作物的秸秆粉碎后覆盖在半夏厢面，厚度以 2 ～ 3cm 为宜。秸秆覆盖可以保持厢面的湿度和温度，有利于保持田间半夏块茎、珠芽和种子的活力，使半夏珠芽、种子和块茎顺利越冬或越夏，增加下一季田间半夏群体数量。同时秸秆还田可以增加土壤的有机质，保持土壤的温度和湿度，为半夏一种多收提供良好的土壤基础。

6. 揭除覆盖物

当半夏幼苗长出地面时，应揭去薄膜或其他覆盖物。

7. 中耕除草

在幼苗出土后，封行前进行。中耕宜浅，一般不超过 5cm 深。苗长大后不宜中耕，应拔除杂草。

8. 灌溉排水

干旱时及时浇水，保持土壤湿润，但不能漫灌，以防积水烂根。雨后应及时清沟排水。

9. 培土

6 月以后，成熟的珠芽陆续落地，此时可从畦沟取土均匀撒于畦面上，厚约 1.5cm，把珠芽盖住，6～8 月需培土 3 次，这是提高半夏产量的一项重要措施。

10. 半夏草害科学防控

半夏出苗前 7～10d 每公顷喷施 900mL 96% 精 – 异丙甲草胺乳油和 2250mL 33% 二甲戊灵乳油，对杂草的防控可达 40～60d。半夏出苗后的田间杂草防治应采用化学防治和人工防治相结合的办法，其中化学防治在杂草 4 叶期前进行，且全生育期最多进行 2 次。化学防治时，每公顷施用 5% 精喹禾灵乳油 750mL 对半夏田间的单子叶杂草具有较好的防效，且对半夏及后茬作物安全性高。田间较大的双子叶杂草需人工及时拔除。

目前，一种多收模式的研究取得初步成效。半夏一次播种可持续收获 5 年，相当于每公顷每年需种苗费 3 万元，而常规种植每年播种一次，需种苗费近 12 万元，仅种苗费一项每公顷每年可减少 7.5 万元投入。在减少资金投入的同时，还可以减少人工投入，并使每公顷新鲜块茎年产量稳定在 4500kg 左右，按近 5 年市场评价价格每千克 30 元计算，年种植效益可达 15 万元。较高的种植收益极大地激发了种植户的种植积极性，已有大量合作社、公司和农户采用此模式种植半夏。该种植模式在节本增收的同时，还可减少 60% 以上的人工（不计算采挖）和 80% 以上的肥料、农药投入，保证了半夏优质高产稳产，减轻了对环境的压力，为半夏可持续发展提供了保证。同时半夏与玉米、大豆等高杆农作物的间作、套种充分利用了光能，提高了单位面积的土地产出。另外，套种、间作增加了农田生态系统的多样性，通过秸秆还田等措施促进了生态系统的碳、氮等物质的循环，增加了土壤的有机质，改良了土壤的理化性质，提高了生态系统的稳定性，减轻了病虫草害的发生，减少了农药、化肥等农业投入品的使用。

（二）半夏的间作模式

半夏属于喜温和、湿润气候，怕干旱，忌高温的作物，一般在夏季高温时要对其进行遮阴，避免阳光直晒，适度遮阴能给半夏的生长提供适宜的光照强度、温度和土壤含水量，使半夏能够更好地生长发育。一般在 65% 和 75% 的遮阴处理下最有利于药用成分的积累，遮荫度过高则药用成分会下降。曲运琴等通过研究半夏与小麦玉米间套作，发现以小麦宽窄行的方式套种半夏，半夏生长良好，以玉米宽窄行的方式间作半夏，玉米及半夏都具有较高的产量，半夏与小麦、玉米进行间套作增加了收益。杭烨等通过对半夏和魔芋、大豆及辣椒进行间作的研究，发现半夏大豆间作可获得最高的半夏产量，半夏辣椒间作次之，均显著高于半夏单作。韩金龙等通过研究半夏与玉米、谷子进行间作，发现在半夏与玉米 6∶2 间作以及半夏与谷子 3∶3 间作，半夏的产量和总体经济效益最高。

朱振兴等首次探究了半夏间作不同密度大豆、玉米下的半夏冠层光照强度、半夏叶面温度、土壤温湿度的变化，并结合间作系统下的土地当量比及种间竞争力，以及半夏玉米间作系统中的根际土壤微生物多样性分析，间作系统对半夏生长、产量和药材质量的影响，分析了半夏间作大豆、玉米增产的原因，得出了半夏间作大豆、玉米的最适密度，为半夏大豆间作和半夏玉米间作提供了科学依据。半夏间作大豆或半夏间作玉米栽培模式：

1. 间作大豆 / 玉米对半夏冠层光照、叶面温度的影响

间作大豆 / 玉米显著降低了半夏冠层光照强度和半夏叶面温度，随着大豆 / 玉米间作密度的增大，遮阴度增加，半夏生长环境的光照强度随之降低，由于光照辐射减少，半夏叶面温度降低，呈现出半夏叶面温度随玉米种植密度的增大而降低的规律。

2. 间作大豆 / 玉米对半夏生长的影响

间作大豆 / 玉米显著增加了半夏主叶叶面积、半夏叶柄长及半夏叶片 SPAD 值。在半夏出苗后 65d，大豆植株已可以为半夏提供遮阴环境，各处理半夏生长环境出现差异，半夏生长指标也随之出现差异，呈现出半夏主叶叶面积和半夏叶柄长随大豆种植密度增大而增大的规律，半夏生长势随着大豆 / 玉米种植密度的增大而变得更好。

3. 间作大豆 / 玉米对半夏生物量积累、产量及半夏块茎千粒重的影响

间作大豆 / 玉米显著增加了半夏生物量积累，提高了半夏单块茎重和半夏产量。在半夏大豆间作系统中，半夏出苗 2 个月左右，半夏生物量积累、产量和千粒重都呈现出随大豆 / 玉米密种植密度的增大而增大的规律。

4. 半夏大豆 / 玉米间作下土地当量比和种间竞争力

在半夏大豆间作系统中，土地当量比都有提高，表现出大豆竞争力强于半夏。半夏玉米间作系统的土地当量比及种间竞争力，各处理的土地当量比均大于1，表明玉米半夏间作较单作具有优势，表现出玉米竞争力强于半夏。半夏大豆 / 玉米间作系统提高了土地当量比，增加了土地利用率。

5. 半夏玉米间作对根际土壤微生物多样性的影响

间作提高了根际土壤微生物的丰富程度，但未改变根际土壤微生物的多样性。根际土壤微生物的物种组成在半夏单作和半夏间作之间基本一致，但物种的相对丰度有所差异，玉米与半夏之间的根际土壤微生物物种组成有所不同。

6. 半夏大豆 / 玉米间作系统下的半夏药材质量评价

半夏大豆间作系统下的半夏药材质量各处理间的半夏药用成分含量无显著差异，且均符合《中国药典》要求，即半夏大豆间作系统未改变半夏药材的质量，半夏药材可以入药。

综上，半夏在间作系统下，能够避开夏季高温、高光强给半夏生长带来的不利因素，生长势较对照更好，从而增加了半夏的干物质积累，最终增加了半夏的产量，半夏药材质量与半夏单作无显著差异，且均符合《中国药典》要求。最优的半夏大豆间作系统为大豆以50cm的种植株距与半夏进行间作，最优的半夏玉米间作系统为半夏与玉米35cm株距等行间作。

三、病虫害防治

（一）病害

1. 病毒病

病毒害多为夏季发生，感染株叶卷缩扭曲，花叶畸形，植株矮小，地下块茎畸形瘦小，严重时植株枯死。

防治方法：选用无病毒种茎；发现病株，立即将其拔除，集中焚烧处理，病穴在用5%石灰乳处理；及时消灭传毒昆虫。

2. 细菌性疫病

细菌性疫病是由细菌引起的叶片病害。初发病时，叶片上出现开水烫伤状病斑，此后地上部分迅速腐烂并发出恶臭。低温高湿有利于该病的发生，因此该病多发生于4月中旬至5月中旬、10月中旬至11月上旬。保持沟渠排水通畅，降低土壤含水量并结合合理密植可有效降低田间该病害的发生程度。

防治方法：在发病之前，喷施波尔多液可起到较好的防治效果；如田间发现病株，应及时拔除，集中烧毁并喷施波尔多液。

3. 根腐病

该病常发生于高温多雨季节，发病时地下部块茎腐烂，地上部倒苗枯死。

防治方法：做好田间疏沟排水工作；播种前用32%精甲霜灵·噁霉灵种子处理液剂（明沃）300倍液浸种30min；发病初期，及时拔除病株并用该药剂500倍液灌穴。

（二）虫害

半夏主要虫害有蚜虫、芋双线天蛾等，其中芋双线天蛾主要在5～10月发生，通常是幼虫咬食叶片，食量大，为害严重。

防治方法：用苏云金杆菌400～600倍液喷洒，每5～7d喷洒一次，连续喷洒2～3次。

四、采收

药材采收期，春播夏收，最佳采收期为5月下旬至6月上旬（芒种前后），此时药材品质最优；种茎采收期，秋播冬初采挖，10月下旬至11月初（立冬前后）采挖，采挖的种茎冬藏。在半夏的主产区中，湖北半夏一年可以采收两季，而其他产区采收期仅为立冬前后。

块茎和珠芽繁殖的半夏在当年或第二年采收；种子繁殖的在第3～4年采收。春、秋季均可采挖，选择晴天，浅翻细翻，将横径0.7cm以上的拾起，做药或留种，过小的留于土中，继续培植，次年再收。

第五节 产地加工与炮制

随着半夏需求量逐年上升，全国范围内种植面积不断扩大，目前湖北、甘肃、四川等地已出现规模化种植，其药材鲜产量大幅度提高，传统的半夏加工方法已经无法满足现代规模化生产的需求，现代产地加工主要利用机械自动化去皮、干燥等。

一、产地加工

《名医别录》记载半夏，"生令人吐，熟令人下。用之汤洗，令滑尽"。古代半夏产地加工常采用"汤洗"去皮，然后进行"暴干"，部分古籍中记载半夏净制前先采取一种特殊加工——"灰裹"。如宋代的《本草图经》云"以灰裹二日，汤洗暴干"，明代的《本草品汇精要》记载"初采得当以灰裹，二日却"。这里的"灰"指的是石灰，新鲜的半夏裹上石灰，处理几日后，有借助于石灰的吸水性，让药材更好地脱皮，也更利于后续干燥。而现代，半夏在产地采挖后大多为去皮后晒干或烘干，即洗净泥土，除去灰黄色的外皮及须根，晒干。有的会将半夏堆放一段时间再进行处理，如"刨挖后堆放屋内，使其水分稍干，表皮皱缩后，洗净泥土"，这一堆放过程为"发汗"，目的是待外皮稍腐容易剥落时再进行去皮处理。但堆放的带泥鲜半夏不及时加工会抽芽腐烂，可采取在室内摊晾并撒铺草木灰的措施加以预防。由此可见，若要对半夏采取"发汗"处理，其放置条件及环境等应多加考虑。

半夏采收后及时清洗去杂，人工或机械去皮。去皮干净的半夏洗净、沥水后，烘干或晾晒至含水量13%以下，干燥过程中应控制好温度，防止出现僵子、腐烂。新鲜半夏脱皮后表面洁白鲜亮，但干燥过程中会发生变色，干燥后表面颜色变为黄色甚至褐色，严重影响其外观及销售价格。加工后的块茎应符合《中国药典（2020年版）·一部》的要求。

湖北南章莆中药科技有限公司和湖北中医药大学共同制定了《荆半夏产地加工操作规程》，即荆半夏采收后除去残叶、石块、大土块等杂质，然后进行去皮、干燥等处理。其具体流程如下。

（一）去皮

1. 投料

选择晴天，将荆半夏放入专用去皮机中，装料至机器容量的 2/3。

2. 机器去皮

将刚采收的荆半夏放入专用去皮机，启动专用去皮机，转速（20～25）r/min，装入重量约为半夏的 1/15、直径 1mm 左右的细砂，启动机器转动，顺时针转动脱皮 3～5min，逆时针转动脱皮 8～10min。

3. 清洗

待荆半夏表面的粗皮去除后，向去皮机通入清水，边注入清水边启动机器转动，将荆半夏粗皮和表面附着的泥沙等杂质冲洗干净；继续加入细砂，待除去荆半夏粗皮里面的白色皮后，向去皮机通入清水，将荆半夏白色皮和表面附着的泥沙等杂质冲洗干净；待荆半夏表面的皮全部去除冲洗后，向去皮机再次通入清水，冲洗荆半夏至表面呈现白色，水清澈。清洗用水的水质应符合 GB 5749 的要求。

（二）干燥

1. 晾晒

将沥干净水后的荆半夏薄摊在洁净的晒席上，厚度 1～2cm，晒至荆半夏表面顶手时方可轻轻翻动，翻动时忌用铁器。上午 9 时摊晾，下午 5 时左右将其堆积，次日继续晾晒。如遇阴雨天气，应摊放在通风良好的场地。反复多次晾晒，至荆半夏干燥。

2. 烘干

（1）初烘：烘床预热至 45℃，将沥干净水后的荆半夏摊放在烘床上，厚度约 40cm，温度稳定在 45℃，烘烤约 8h，至六成干时，取出，烘烤期间每 0.5h 翻动一次。

（2）烘烤：烘箱预热至 70℃，将装有荆半夏的推车依次送入烘箱内，70℃烘烤约 2h，使块茎表面干燥，再置 45～50℃烘至六七成干。

（3）回性：将初烘后的荆半夏堆放在洁净的晒席上，用不透气的棚布盖严，放置 1d，使荆半夏内外水分含量一致。

（4）复烘：将回性后的荆半夏于 45℃下烘 4h 左右，至荆半夏干燥，含水量不超过 13%。

二、炮制

半夏具有一定的毒性，对咽喉、眼部、肠胃等均有刺激性，通过炮制可去除或降低生半夏毒性，但不同方法炮制的半夏临床疗效不同，常见的炮制品有生半夏、法半夏、姜半夏、清半夏这 4 种，炮制方法如下。

1. 生半夏

生半夏用时捣碎。

2. 法半夏

取净半夏，大小分开，用水浸泡至内无干心，取出；另取甘草适量，加水煎煮 2 次，合并煎液，倒入用适量水制成的石灰液中，搅匀，加入上述已浸透的半夏，浸泡，每日搅拌 1～2 次，并保持浸液 pH 值 12 以上，至剖面黄色均匀，口尝微有麻舌感时，取出，洗净，阴干或烘干，即得法半夏。

每 100kg 净半夏，用甘草 15kg，生石灰 10kg。

3. 姜半夏

取净半夏，大小分开，用水浸泡至内无干心时，取出；另取生姜切片煎汤，加白矾与半夏共煮透，取出，晾干；或晾至半干，干燥；或切薄片，干燥。

每 100kg 净半夏，用生姜 25kg，白矾 12.5kg。

4. 清半夏

取净半夏，大小分开，用 8% 白矾溶液浸泡或煮至内无干心，口尝微有麻舌感，取出，洗净，切厚片，干燥。

每 100kg 净半夏，煮法用白矾 12.5kg，浸泡法用白矾 20kg。

此外，半夏的炮制品还有京半夏、半夏曲等。京半夏在临床上应用较少，炮制方法也较为简单，是将半夏与栀子、生姜、甘草等混合后，再经煎煮、晾干、切片便可入药；半夏曲则将法半夏、苦杏仁等药材与面粉混合，经发酵制成干燥曲块（立方形小块或圆柱条形的段）。

三、包装与贮藏

置通风干燥处，防蛀。按《中药材生产质量管理规范》分级包装，如使用麻袋或尼龙编织袋包装，制作标签、标识，选择通风、干燥、清洁、阴凉、无异味、无污染的地方作为专用仓库，忌与乌头混放，同时专人保管，定期检查等。

第六节　标　准

一、《中国药典》标准

《中国药典（2020 年版）·一部》对半夏质量要求如下：

本品为天南星科植物半夏 *Pinellia ternata*（Thunb.）Breit. 的干燥块茎。夏、秋二季采挖，洗净，除去外皮和须根，晒干。

（一）性状

本品呈类球形，有的稍偏斜，直径 0.7～1.6cm。表面白色或浅黄色，顶端有凹陷的茎痕，周围密布麻点状根痕；下面钝圆，较光滑。质坚实，断面洁白，富粉性。气微，味辛辣，麻舌而刺喉。

（二）鉴别

1.本品粉末类白色。淀粉粒甚多，单粒类圆形、半圆形或圆多角形，直径 2～20μm，脐点裂缝状、人字状或星状；复粒由 2～6 分粒组成。草酸钙针晶束存在于椭圆形黏液细胞中，或随处散在分布，针晶长 20～144μm。螺纹导管直径 10～24μm。

2.取本品粉末 1g，加甲醇 10mL，加热回流 30min，滤过，滤液挥至 0.5mL，作为供试品溶液。另取精氨酸对照品、丙氨酸对照品、缬氨酸对照品、亮氨酸对照品，加70% 甲醇分别制成每 1mL 各含 1mg 的混合溶液，作为对照品溶液。照薄层色谱法（通则 0502）试验，吸取供试品溶液 5μL、对照品溶液 1μL，分别点于同一硅胶 G 薄层板上，以正丁醇 – 冰醋酸 – 水（8：3：1）为展开剂，展开，取出，晾干，喷以茚三酮试液，在 105℃加热至斑点显色清晰。供试品色谱中，在与对照品色谱相应的位置上，显现出相同颜色的斑点。

3.取本品粉末 1g，加乙醇 10mL，加热回流 1h，滤过，滤液浓缩至 0.5mL，作为供试品溶液。另取半夏对照药材 1g，同法制成对照药材溶液。照薄层色谱法（通则 0502）试验，吸取上述两种溶液各 5μL，分别点于同一硅胶 G 薄层板上，以石油醚（60～90℃）– 乙酸乙酯 – 丙酮 – 甲酸（30：6：4：0.5）为展开剂，展开，取出，晾干，喷以 10% 硫酸乙醇溶液，在 105℃加热至斑点显色清晰。供试品色谱中，在与对照药材色谱相应的位置上，显现出相同颜色的斑点。

（三）检查

水分不得过 13.0%（通则 0832 第二法）。
总灰分不得过 4.0%（通则 2302）。

（四）浸出物检测

照水溶性浸出物测定法（通则 2201）项下的冷浸法测定，不得少于 7.5%。

二、商品规格等级标准

《七十六种药材商品规格等级》中半夏的商品规格等级标准如下表（表 3–1）。

表 3–1　半夏商品规格等级划分

等级	性状描述	
	共同点	区别点
一等	干货。呈圆球形、半圆球形或偏斜不等，去净外皮。表面白色或浅黄白色，上端圆平，中心凹（茎痕），周围有棕色点状根痕，下面钝圆，较平滑。质坚实。断面洁白或白色。粉质细腻。气微、味辛，麻舌而刺喉。无包壳、杂质、虫蛀、霉变	每千克 800 粒以内
二等		每千克 1200 粒以内
三等		每千克 3000 粒以内

中华中医药学会制定了半夏的商品规格等级团体标准，如下表（表 3–2）。

表 3–2　半夏商品规格等级划分

规格	等级	性状描述	
		共同点	区别点
选货	一等	干货。呈类球形，有的稍扁斜，直径 1.2～1.5cm，大小均匀。表面白色或浅黄色，顶端有凹陷的茎痕，周围密布麻点状根痕；下面钝圆，较平滑。质坚实。断面洁白或白色，富粉性。气微，味辛辣，麻舌而刺喉	每 500g 块茎数＜500 粒
	二等		每 500g 块茎数 500～1000 粒
统货		干货。呈类球形，有的稍扁斜，直径 1～1.5cm。表面白色或浅黄色，顶端有凹陷的茎痕，周围密布麻点状根痕；下面钝圆，较平滑。质坚实。断面洁白或白色，富粉性。气微，味辛辣，麻舌而刺喉	

三、其他标准

（一）地方标准

1. 湖北省半夏饮片炮制规范（表 3–3）

表 3–3　湖北省半夏饮片炮制规范

序号	标准名称	收载条目
1	《湖北省中药饮片炮制规范》（2009 年版）	水半夏、半夏、半夏曲
2	《湖北省中药饮片炮制规范》（2018 年版）	半夏曲

2. 湖北省半夏种植和生产标准（表 3–4）

表 3–4　湖北省半夏种植和生产标准

序号	标准号	标准名称	状态	实施日期
1	DB42/T 1326—2018	《中药材 半夏生产技术规程》	现行	2018 年 3 月 15 日
2	DB42/T 759—2011	《半夏种苗》	现行	2012 年 2 月 8 日
3	DB42/T 495—2008	《来凤半夏种植技术规范》	现行	2008 年 10 月 1 日
4	DB42/T 494—2008	《来凤半夏》	现行	2008 年 10 月 1 日

（二）团体标准（表 3-5）

表 3-5　半夏的团体标准

序号	标准编号	标准名称	团体名称	公布日期	状态
1	T/XZYC 0010—2021	《油茶林下半夏种植技术规程》	湖南省中药材产业协会	2021 年 7 月 23 日	现行
2	T/SDCMIA DD10—2021	《山东道地药材半夏》	山东省中药材行业协会	2021 年 4 月 30 日	现行
3	T/QBX 0107.100—2021	《道地药材 潜半夏》	潜江市半夏协会	2021 年 3 月 12 日	现行
4	T/CACM 1021.100—2018	《中药材商品规格等级 半夏》	中华中医药学会	2020 年 4 月 17 日	现行
5	T/CACM 1020.134—2019	《道地药材 第 134 部分：半夏》	中华中医药学会	2020 年 4 月 16 日	现行

（三）全国农产品地理标志（表 3-6）

表 3-6　半夏的全国农产品地理标志汇总

产品名称	产地	产品编号	持有者	登记时间（年）
仪陇半夏	四川省南充市	AGI00965	仪陇县农业科学技术学会	2012
潜半夏	湖北省潜江市	AGI01838	潜江市半夏协会	2016
清水半夏	甘肃省天水市	AGI02444	清水县经济作物工作站	2018
禹州半夏	河南省许昌市	AGI02483	禹州市中药材生产办公室	2018
天门半夏	湖北省天门市	AGI02613	天门市汪场镇农业技术服务中心	2019
郓半夏	山东省菏泽市	AGI02697	郓城县农业技术推广站	2019
西和半夏	甘肃省陇南市	AGI03266	西和县经济作物技术推广站	2020

（四）部分标准原文

2021 年潜江市半夏协会颁布《道地药材 潜半夏》标准如下：

1. 生境特征

潜江市位于江汉平原腹地、湖北省中部，处于东经 112°29'～113°01'、北纬 30°04'～30°39'，海拔 24～38m；境内地势平坦，河渠纵横，水源充足，土壤肥沃，土壤有机质平均含量 21.5g/kg；属亚热带季风气候，四季分明，雨热同季，年日照时数 1949～1988h，年平均气温 16.1℃，有效积温 5212.3℃，≥10℃活动积温 4266.9℃，年平均降水量 1146.7mm，无霜期 261d；土壤为冲积土壤，旱地主要为潮土，北部旱田土壤以砂壤、轻壤及中壤为主，土壤酸碱度为弱酸至弱碱性。

潜江市的自然环境正适合潜半夏根浅，喜温和、湿润气候，怕干旱、渍涝，忌高温、畏强光，耐阴、耐寒的生物学特性，且满足半夏要求土壤湿润、肥沃、深厚，含水量在 20% ～ 30%，pH 值 7 左右呈中性砂壤土的土壤条件。

2. 性状特征

潜半夏呈球形，有的稍偏斜，直径 1 ～ 2cm。鲜品表皮呈白色、黄色、红色或紫色。加工后粒圆而大，色白粉性足；先端有凹陷的茎痕，周围密布麻点状根痕；下面钝圆，较光滑；质坚实，断面洁白，富粉性。无臭，味辛辣，麻舌而刺喉。

全国农产品地理标志——潜半夏（AGI01838）如下：

1. 产品介绍

潜江市是潜半夏道地产区，地处北纬 30° 附近，气候温润，汉水与长江冲积形成的泥沙土壤，土层深厚、土质疏松、湿润肥沃、透气性好，为潜半夏的生长提供了优越的自然条件。潜半夏属单子叶植物纲，天南星科，折睥生有毒草本，地下有小块茎。掌状复叶具三小叶，叶柄基部有上瘤状突起，即珠芽。初夏开花，肉穗序外有黄绿色佛焰苞。生于野外树下或旱地里，适应性强。

2. 产品品质特性特征

潜半夏种茎特征：种茎呈类圆球形，表面光滑，个大圆正，横径 1.0 ～ 1.2cm，直径 1.0 ～ 1.5cm，单粒重 1 ～ 2g，种皮黄褐色，肉质白色纯正，无异杂物，无畸形、破损、腐烂变性，无病菌、虫害、杂草种子，发芽率 80% 以上。

潜半夏商品块茎特征：

外观性状特征：干燥块茎呈类球形，有的稍偏斜，直径 1.0 ～ 1.5cm。表面白色，或浅黄色，未去净的外皮呈黄色斑点。上端多圆平，中心有凹陷的茎痕，周围密布棕色凹点状须根痕，下面钝圆而光滑。质坚实，致密。断面洁白，富粉性，质老或干燥过程不适宜者呈灰白色或显黄色纹。气微，味辛辣，嚼之发黏，麻舌而刺喉。

内在品质指标：本品按干燥品计算，含总酸以琥珀酸计不得少于 0.28%，水溶性浸出物不得少于 9.0%，总灰分不得过 4.0%，水分不得过 14%。

安全要求：执行《中国药典（2010 年版）·一部》标准。

第七节　品质研究与评价

一、性状特征研究

（一）原植物形态鉴别（图 3-2）

半夏叶呈卵圆形或披针形；水半夏叶片戟状长圆形；虎掌南星叶片呈掌状，且虎掌南星叶柄较半夏和水半夏长。三者的佛焰苞片也有区别，半夏先端细如鼠尾；水半夏檐部伸长卷曲为长鞭状；虎掌南星先端锐尖，具线状附属物。由此，从原植物形态上可直观地将三者区分开。

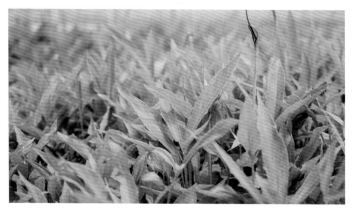

图 3-2　半夏植物性状图片

（二）性状鉴别（图 3-3）

半夏药材呈类球形，部分稍偏斜，顶端中央有凹陷茎痕；周围密布点状根痕；表面白色或浅黄色。水半夏长椭圆形、圆锥形或半圆形，似菊核；根痕不显著，芽痕凹陷。虎掌南星呈扁球形或不规则饼状，主块茎周围有小块茎，似虎类脚掌。犁头尖则个体较小，圆锥形、长椭圆形或卵圆形，下端稍尖；表面有稀疏的圆点状根痕；顶端有较大而凸起的褐色芽痕。山珠半夏小块茎呈扁椭圆形、半圆形；表面白色或淡黄色，有皱纹，顶端有较明显而大的凹陷茎痕，周围有麻点状根痕，侧面常有凸起的小侧芽。从外观性状上只能大致区分半夏及其伪品；加之，由于以上均为多年生植物，水半夏的个别块茎与半夏药材很相似，偶有半夏药材也会出现类似虎掌南星形状的块茎。因此，从性状鉴别只是依靠经验判定，只能作为初步的鉴定方法。原药材（个货）从外观性状上相对较

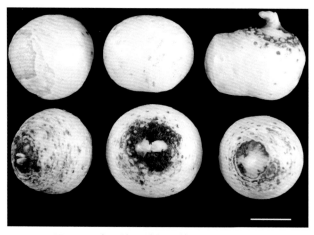

图 3-3　半夏块茎性状图片（标尺 =1cm）

易鉴别，而在饮片上则存在一定难度。半夏经炮制后外观较完整者仍可看到上述药材个货的主要特征，完整的饮片多为类圆形、椭圆形或不规则形。水半夏饮片完整者具有个货主要特征，切片中多见长椭圆形、类三角形或类锥形片。犁头尖切片多见圆锥形、长椭圆形或卵圆形片。因此，如果在半夏饮片中混入以上伪品的饮片，则区分难度会再次加大。

二、显微特征研究

半夏粉末为类白色，其在显微镜下可见淀粉粒甚多，单粒类圆形、半圆形或圆多角形，直径 2～20μm，脐点裂缝状、人字状或星状，而复粒由 2～6 分粒组成，草酸钙针晶束整齐较长，几乎无散乱情况（图 3-4）；虎掌南星的草酸钙针晶束较半夏短而粗，且整齐的针晶束与散乱的针晶束大约各占一半；水半夏的草酸钙针晶束几乎都散乱叠放。另外，水半夏外皮残存有木栓细胞，而木栓细胞在半夏和虎掌南星中未发现。

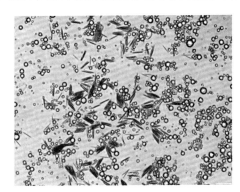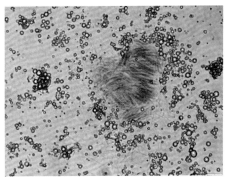

图 3-4　半夏粉末显微特征（针晶和淀粉粒可见）

三、含量测定研究

梁娴等对 7～11 月份采收期半夏中的鸟苷和总生物碱含量的变化规律进行研究，结果显示半夏药材中不同时期的鸟苷、总生物碱含量不同，鸟苷在 11 月中旬时含量达到峰值，总生物碱在 10 月中旬时含量达到峰值。杨玉霞等研究发现半夏的水溶性浸出物的平均含量在 9 月下旬至 10 月上旬均较高，与梁娴等的研究结果一致。中药材的产地是中药质量控制的重要组成部分，在不同的产地，同一中药的有效成分也会存在很大的差异。所以，选取适宜的产地对中药材有效成分的稳定性有重要的意义。郝鹏飞等对比了河南、甘肃、河北、重庆、贵州等 8 个不同产地半夏中的核苷类、有机酸类的含量，发现差异显著，其中腺嘌呤、尿苷、琥珀酸是不同产地半夏中含量差别最大的化合物。何丹等研究发现湖南、贵州、甘肃、重庆等 10 个不同产地半夏中的草酸钙含量存在差异，其中草酸钙含量最高的是重庆垫江产药材，含量最低的是甘肃清水产药材。王学军等通过对贵州、重庆、云南等 11 个产地半夏药材中腺苷的含量进行比较，发现贵州兴仁产药材腺苷平均含量最高，其含量为 0.140mg/g，云南市售药材腺苷平均含量最少，其含量为 0.0025mg/g。康连香采用薄层色谱法（TLC）测定了山西、河南、浙江、四川、贵州、江西等10个产区半夏中琥珀酸的含量，发现：陕西产药材琥珀酸含量最高，为0.0254%；琥珀酸含量最低的为湖北产药材，为0.0198%。杨冰月等用高压液相色谱法（HPLC）同时测定了四川、甘肃、山东、江西、贵州产地的10批半夏药材中肌苷、鸟苷、腺苷、琥珀酸及盐酸麻黄碱的含量，其中四川产野生半夏肌苷含量最高，江西栽培半夏其含量最低，四川产野生半夏盐酸麻黄碱含量最高，甘肃产栽培半夏其含量最低。因此，不同产地及采收期半夏中的核苷类、有机酸类、生物碱类成分的含量有明显差异。所以，为了更好地评价半夏药材的质量，可以将鸟苷、生物碱、草酸钙、腺嘌呤、尿苷、腺苷、肌苷、琥珀酸及盐酸麻黄碱等成分作为其质量标志物的重要来源。

中药炮制时，不同的炮制方法对不同的化学成分会产生不同的影响，从而直接影响中药材的理化性质和药效。戎立保等研究发现按照《中国药典》中的方法炮制半夏后其毒性成分的含量会发生变化，经炮制后半夏草酸钙的含量因草酸钙针晶被溶解而明显降低。徐丰清等对半夏及其炮制品的生物碱、鸟苷、蛋白质、还原糖、总糖含量进行了测定，结果发现经过炮制后半夏的蛋白质、总糖含量明显下降，其中生半夏的总糖含量最高，法半夏含量最低。郁红礼等采用电位反滴定法分别对3批生半夏及清半夏、姜半夏中的游离有机酸含量进行测定后发现，姜半夏、清半夏的游离有机酸含量较生半夏均有提高。何丹等采用UPLC测定半夏药材及其炮制品中草酸钙的含量，结果显示生半夏、法半夏中草酸钙含量最高，清半夏最低。杨冰月等研究发现半夏炮制品中肌苷、鸟苷、腺苷、琥珀酸、盐酸麻黄碱的含量与半夏相比均降低。半夏炮制品中清半夏所含的肌苷、鸟苷、腺苷、琥珀酸含量最高，姜半夏最低。庞雪等研究发现半夏生品中的鸟苷、腺苷含量均高于各炮制品，其中清半夏鸟苷含量最低，法半夏腺苷含量最低。李书晖等采用蛋白质印迹法（Western blot，WB）对半夏炮制前后凝集素蛋白的含量进行半定量分析，发现炮制后半夏的活性凝集素含量明显降低。许卫锋等对半夏及其炮制品中的 β- 谷甾醇和麻黄碱进行含量测定，结果显示生半夏中 β- 谷甾醇和麻黄碱的含量均大于其炮制品。因此可以将草酸钙、麻黄碱、蛋白质、总糖、有机酸、肌苷、鸟苷、腺苷、琥珀酸、盐酸麻黄碱、凝集素、β- 谷甾醇作为半夏质量标志物选择的重要来源。

四、指纹图谱研究

部分学者采用指纹图谱对半夏进行质量评价，其中以半夏水溶性成分的指纹图谱研究较多，且指认的色谱峰大多为核苷类成分。例如刘园等人建立了采用HPLC同时测定生半夏药材中尿苷、鸟苷、腺苷、腺嘌呤、草酸、柠檬酸和L- 苹果酸的指纹图谱方法，为生半夏药材的质量控制提供了可供借鉴的检测方法。陈卫等人通过主成分分析、二维聚类分析和自组织映射人工神经网络分析，推断胸苷、次黄嘌呤和尿嘧啶可能是半夏不同炮制品（法半夏、姜半夏、清半夏、生半夏）有效区分的特征成分。许宏亮等人采用HPLC建立了半夏皮与块茎的指纹图谱，发现半夏皮与块茎中有效成分的组成相似，而且前者含有量更高。李东影等人通过建立水洗半夏的 HPLC 指纹图谱考察了半夏水洗后各成分的变化情况，发现水洗液成分与半夏药材一致，半夏水洗后各个成分明显降低，水洗会降低各成分的含量。王珏等人建立了同时测定半夏及其伪品的 HPLC 指纹图谱方法，在生半夏中确定了 10 个共有峰，指认了生半夏中的 5 个共有成分，即琥珀酸、尿嘧啶、腺嘌呤、肌苷和腺苷；在伪品半夏中，指认了其中 8 个共有成分，即琥珀酸、尿嘧啶、尿苷、腺嘌呤、肌苷、鸟苷、腺苷和胸苷。

五、DNA 生物鉴定研究

卢道会认为 DNA 条形码 ITS、rps16 序列可用于半夏及其易混品的 DNA 条形码鉴别，matK、trnL-trnF 序列可作为天南星科不同属间 DNA 条形码组合候选序列鉴别半夏及其邻近属植物，rpl32-trnL 序列可作为鉴别半夏及其易混品的 DNA 条形码候选序列。张雅琴针对半夏与其伪品掌叶半夏进行随机扩增多态性 DNA（RAPD）鉴别，发现利用引物 S10 和 S17 进行 RAPD-PCR 能将二者有效鉴别；且进一步将 RAPD 分子标记片段 T350 转化为 SCAR 分子标记，亦可对二者进行快速有效的鉴定。陈永兰详细论述了其所设计的引物能够特异性地扩增出半夏的目的 DNA，且适用于全国 9 个主要不同产地的半夏药材的检测及真伪鉴别；构建了 5 种半夏的 DNA 指纹图谱，可分别将 5 种材料分开，从而实现对半夏种质资源分子水平的鉴定。

六、现代研究中的评价指标

2020 年版《中国药典》删除了对半夏有机酸含量检测的方法，除性状、显微和理化鉴别方法外，要求水分不得过 13.0%，总灰分不得过 4.0%，浸出物含量不得少于 7.5%。

现代研究中关于半夏的质量评价，主要涉及半夏外观性状、化学成分及药效学研究等方面。在外观性状的研究中，其大多以直径为评价指标。研究发现家种半夏直径发生了明显变化，家种半夏直径普遍大于野生品种，且部分产区直径超过 3cm。其他外观性状的研究指标还涉及半夏宽、厚、每粒重、表面颜色、500g 粒数及外形变异情况等。除了以传统的药材性状为指标，现代研究中半夏的化学成分变化也是研究热点，其通过对半夏化学成分，诸如水分、总灰分、酸不溶性灰分、浸出物、总酸、总生物碱、多糖、核苷类、针晶等进行含量测定和分析比较，研究不同产区半夏药材的质量差异。另一方面，部分学者以半夏指纹图谱作为手段进行质量评价，其中以半夏水溶性成分的指纹图谱研究较多，且指认的色谱峰大多为核苷类成分。此外，有学者将半夏的总有机酸含量分别与止咳作用、止咳效价进行相关性分析，研究发现半夏止咳效价和总有机酸含量呈显著的正相关，且随着总有机酸含量的增加，止咳效价也随之增大，构建了半夏物质基础 - 功效 - 生物活性多元化的半夏质量控制模式。也有学者运用网络药理学方法在指纹图谱、化学计量学的基础上，分析半夏药理作用的潜在靶点和通路，推测半夏差异性成分可通过作用于这些核心靶点从而发挥潜在的治疗机制，以综合评价半夏不同炮制方法后的质量。综上，半夏质量评价的研究逐渐从单一的传统外观指标到化学成分含量变化、综合性指纹图谱、药效学评价等的多指标模式转变。为了适应当前多指标、多成分的较复杂的评价分析体系，人们在相关研究中引入了不同的评价分析方法，如主成分分析、系统聚类法、k均值聚类算法、相关性分析、正交偏最小二乘法判别分析（OPLS-DA）及灰色关联度分析法等更好地评价半夏质量。在半夏研究与质量评价中，有一突出难点，即半夏伪品与近缘品种的鉴别。在市场上流通的半夏或半夏种子中，若掺杂水半夏、天南星、虎掌南星等往往难以辨认，为此中国食品药品检定研究院建立了以虎掌南星中水麦冬酸作为指标成分鉴别半夏与虎掌南星的专属性检测方法，能有效鉴别半夏与其伪品虎掌南星。

七、结论

综上，湖北产半夏在遗传基础、生理生化、化学成分等方面具有独特特征，这些特征可作为湖北产半夏道地性评价的潜在指标。半夏主产于湖北、河北、甘肃、四川、贵州等省，大部分为栽培品，其中湖北省产量最大，供应省内外市场并出口。湖北荆门、潜江等地被认为是半夏的传统道地产区。

第八节　化学成分与药理作用

一、化学成分

半夏的化学成分包括挥发油、烟碱、植物甾醇、生物碱、淀粉、油酸等，其中淀粉含量达50%以上（图3-5）。

（一）生物碱类

生物碱是次级代谢产物，其结构中含有氮环。生物碱通常被认为是半夏的主要生物活性成分，具有重要的药理作用。到目前为止，从半夏中共分离出20种生物碱，包括L-麻黄碱、胆碱、腺苷、鸟苷、肌苷、尿苷、胸苷、腺嘌呤等，其中核苷类成分最为重要。从半夏中共鉴定出9个核苷。水溶性鸟苷由日本学者Yoshihiro Kano于1987年首次分离出来；胸苷于1997年首次被日本学者Masao Maruno分离出来；胞苷、腺苷、色氨酸、尿苷和腺嘌呤于2006年首次在半夏的水提取物中鉴定出来。盐酸麻黄碱是第一个被分离得到的生物碱，并被鉴定为半夏的活性成分，提取率约为0.002%。

（二）有机酸类

有机酸已被鉴定为半夏的生物活性成分，其含量与止咳作用呈正相关。在2015年版《中国药典》中，半夏总有机酸含量被用作半夏质量控制的指标。到目前为止，从半夏中分离出 25 种有机酸，由芳香酸、饱和脂肪酸、不饱和脂肪酸、琥珀酸等组成。其中，8 种芳香酸，包括尿黑酸、原儿茶醛、香草酸、咖啡酸、阿魏酸、琥珀酸、草酸、富马酸是报道最多的。此外，半夏中含有大量的脂肪酸，包括棕榈酸、硬脂酸、花生四烯酸、亚油酸、油酸、松树酸等化合物，其中不饱和脂肪酸占总脂肪酸含量的 49%。脂肪酸的主要成分是亚油酸，占不饱和脂肪酸含量的 37%；棕榈酸占饱和脂肪酸含量的 15%。

（三）苯丙素类

苯丙素类是众所周知的植物次级代谢物。除生物碱和有机酸外，从半夏中还鉴定出 22 种苯丙素类化合物，其分为简单苯丙素类和木酚素。化合物松脂素、异落叶松脂素和皮树脂醇等属于具有不同骨架的木质素衍生物，并且尚未从其他半夏属中分离出来，这表明这些化合物可用于将半夏与半夏属其他种类区分开来。其他化合物包括对羟基肉桂醇、咖啡醇和松苷，属于以 C6-C3 作为母核的简单苯丙素类化合物。

（四）类黄酮类

类黄酮具有广泛的生物活性和药理作用，且由于它们具有多酚结构，因此它们是天然的抗氧化剂。目前有 12 种来自半夏的类黄酮，其中包括二氢黄酮、异黄酮和同型异黄酮类化合物。此外，从半夏中分离得到的两种新型类黄酮被鉴定为甲基麦冬黄烷酮 B、6- 醛基异麦冬黄酮 B。

（五）甾醇类

半夏中的甾醇具有不同的结构和许多衍生物。迄今为止，已从半夏中分离并鉴定出 9 种甾醇，包括 β- 谷甾醇、胡萝卜苷等。研究表明，半夏的不同炮制方法影响其 β- 谷甾醇的含量。张素清等利用紫外分光光度法建立 β- 谷甾醇的含量测定方法，测得半夏 3 种炮制品中清半夏中 β- 谷甾醇含量最高，法半夏次之，姜半夏最低。

（六）挥发油类

挥发油为半夏的主要成分，可用于治疗因化学药物治疗及放射治疗引起的白细胞减少。王锐等为避免半夏中低沸点组分的挥发及热不稳定物质分解等副反应，采用自制"同时蒸馏 - 萃取"装置提取中药半夏挥发油，运用毛细管气相色谱分离，质谱鉴定出 65 个化学成分。其中一些得率较高的物质具有生理活性，如 3- 乙酰氨基 -5- 甲基异恶唑、丁基乙烯基醚、3- 甲基 - 二十烷、十六碳烯二酸、茴香脑等。另有研究从半夏挥发油中分离出 114 个化合物，占总挥发油的 90.6%，其中主要有 β- 荜澄茄烯（8.8%）、苍术酮（7.8%）、甲基丁香酚（6.2%）、δ- 杜松萜烯（5.3%）。

（七）脑苷类

脑苷脂是一种由糖苷键结合酰基鞘上的己糖分子形成的神经鞘脂。从半夏中分离鉴定的脑苷脂相对较少，目前只分离出了7种葡萄糖衍生的脑苷脂。

（八）氨基酸类

除了上述核苷和有机酸外，氨基酸也是半夏的主要水溶性成分。目前，氨基酸一般用作 TLC 标准品来定性鉴定半夏。迄今为止，已从半夏中分离出 18 种氨基酸。Murakami 等人从半夏中分离并鉴定了 4 种氨基酸，包括天冬氨酸、谷氨酸、精氨酸和氨基丁酸；此外，李先端等人利用 835-50 型氨基酸分析仪进行测定，发现半夏含有 16 种氨基酸，包括苏氨酸、丝氨酸、天冬氨酸、谷氨酸、甘氨酸、丙氨酸、缬氨酸、蛋氨酸、异亮氨酸、亮氨酸、酪氨酸、苯丙氨酸、赖氨酸、组氨酸、精氨酸、脯氨酸，其中 7 种为人体必需氨基酸。

（九）刺激性成分

半夏为临床上最常用的有毒中药，其毒性主要表现为对皮肤、黏膜的刺激性。至今为止，其毒性成分一直存在很大的争议。20 世纪 50 年代末，一日本学者首次报道半夏中含有对黏膜有强刺激的尿黑酸及葡萄糖苷。60 年代末，又有学者从半夏中分离得到 3,4- 二羟基苯甲醛，并认为其葡萄糖苷是半夏辣味的本质。90 年代，吴皓等认为半夏的主要刺激性成分为草酸钙针晶。前两种观点没有相关的实验依据，而对于草酸钙针晶的刺激性作用，钟凌云等采用家兔眼刺激实验证明了生半夏中草酸钙针晶的刺激性。也有人质疑：其他中药中普遍存在的草酸钙针晶无刺激性，为何只有半夏存在？翟兴英等在半夏中检测到 12 个溶血磷脂酰胆碱类化合物，该类化合物不溶于丙酮、乙醚，具有强溶血作用，生物学效应广泛，生半夏中的毒性可能与这类化合物有关。与半夏刺激性相关的研究工作还有待进一步深化。

（十）无机元素

半夏中含有丰富的无机元素，可参与代谢，维持机体免疫力，主要包括 Al、Fe、Ca、Mg、K、Na、Ti、Mn、P、Ba、Co、Cr、Cu、Ni、Pb、Sr、V、Zn。

（十一）其他

除上述成分外，5- 羟甲基糠醛、D- 葡萄糖苷、赤藓糖醇也在半夏中检测到。此外，半夏中淀粉含量高达 70%。虽然淀粉通常被认为是非活性物质，但一些研究发现，半夏中的游离生物碱可以被淀粉整合，从而影响生物碱的含量。

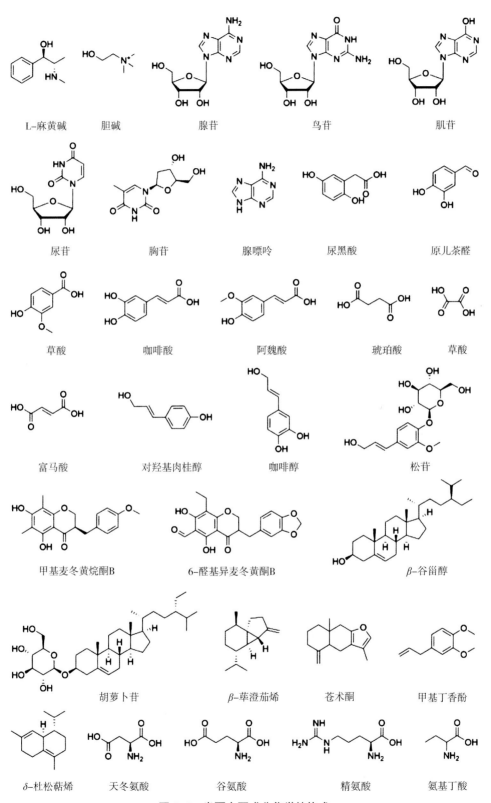

图 3-5　半夏主要成分化学结构式

二、药理作用

（一）药效学研究

1. 对呼吸系统的作用

（1）镇咳作用：半夏具有显著的镇咳作用，其镇咳部位在咳嗽中枢，镇咳成分为生物碱。半夏的镇咳作用与可待因相似但作用稍弱，半夏 0.6g 生药 /kg 与 1mg/kg 的可待因的作用接近。有研究表明，生半夏、姜半夏、清半夏对电刺激猫喉上神经所致的咳嗽有明显抑制作用。另有研究报道，用半夏生品或各种炮制品的粉末混悬液给氨水熏蒸咳嗽模型小鼠灌胃，均能减少咳嗽次数，且大剂量组（1g/kg）的镇咳作用优于小剂量组（0.6g/kg）。吴皓等研究报道，连续 3d 用生半夏、姜半夏粉混悬液（2.5g/kg）给小鼠灌胃，能明显延长引咳潜伏期并减少咳嗽次数。曾颂等研究比较生半夏及各种制半夏水煎剂的镇咳作用，发现姜半夏的镇咳作用最强，法半夏次之，清半夏镇咳作用弱于生半夏，该研究采用灰色关联度分析法发现半夏生物碱对镇咳作用贡献最大。

（2）祛痰作用：临床上半夏为常用的燥湿化痰要药，善治各种湿痰病证，但中医的"化痰"不能完全等同于西医的"祛痰"，有关半夏的祛痰作用研究还存在争议。实验研究证明，用半夏水煎剂对大鼠进行腹腔注射可明显抑制毛果芸香碱对唾液的分泌作用。谌立巍等研究报道，用不同产地（山东、四川、陕西、贵州、云南）的半夏水煎液 1.5g 生药 /kg、3g 生药 /kg 对小鼠连续 7d 灌胃，均能提高小鼠气管酚红排泌量，达到祛痰效果。但白权等研究显示，用不同产地（山东、四川、甘肃）半夏野生品和栽培品水煎剂、醇提物 3g 生药 /kg、6g 生药 /kg 对小鼠连续 5d 灌胃，均不能提高小鼠气管酚红排泌量。邓青男等研究报道，给大鼠气道内注射脂多糖前 1h 及之后的 2～4d 分别用半夏水煎醇沉提取物 10g 生药 /kg、30g 生药 /kg、60g 生药 /kg 灌胃，能起到明显祛痰作用。

2. 对消化系统的作用

（1）对胃肠道的影响：生半夏能明显促进胃肠运动，同时还能显著减少胃液中 PGE_2 的含量，这与生半夏对胃肠黏膜的刺激性有关。姜制后，可消除其对胃肠刺激性，保护胃黏膜的正常功能。有研究显示，半夏的水煎醇沉液具有抗大鼠应激性溃疡、幽门结扎性溃疡及消炎痛性溃疡的作用，其药理作用机制是抑制胃液分泌，抑制胃蛋白酶活性，降低胃液总酸度，保护胃黏膜，促进胃黏膜修复等。有研究表明，用半夏水提液给小鼠灌胃，能够抑制小鼠胃排空，这证明半夏对小鼠的胃排空具有调节作用。另有研究表明半夏甲醇和水提取物对离体鹌鹑直肠有松弛和抗组织胺样作用，从半夏中分离得到的 L- 麻黄碱是其松弛肠平滑肌的活性成分。还有研究报道，给小鼠用清半夏 75% 醇提物 5g 生药 /kg、15g 生药 /kg 灌胃，具有抗腹泻作用，对小鼠蓖麻油小肠性腹泻或番泻叶大肠性腹泻的抑制作用时间可持续 8h 以上。

（2）镇吐作用：半夏具有镇吐作用，为中枢性止呕中药，其镇吐有效成分为生物碱、水溶性的葡萄糖醛酸衍生物和水溶性苷，其机制在于对呕吐中枢的抑制作用及对迷走神经传出活动的激活作用。半夏加热炮制或加姜汁、明矾炮制的各种制剂对洋地黄、阿扑吗啡、硫酸铜等多种致呕剂引起的呕吐都具有一定的抑制作用。有研究报道，用野生或栽培半夏 70% 乙醇提取物（2g 生药 /kg）对犬灌胃，能延长硫酸铜致犬呕吐的潜伏期。张向农等、张恬等研究显示半夏水煎醇沉提取液对放疗、化疗所致的呕吐具有一定的防治作用。半夏的镇吐作用远比其镇咳作用弱，且作用持续时间短，正如《中国药典》中记载的，"半夏止呕作用较弱"。

（3）对肝胆的影响：研究表明，半夏能作用于小鼠肾上腺，使血中皮质酮上升并增强皮质酮对肝脏内酪氨酸转氨酶的诱导作用，进而升高肝脏内酪氨酸转氨酶的活性。此外，有实验研究显示半夏对家兔有促进胆汁分泌的作用。

3. 抗肿瘤作用

半夏可消肿散结，具有抗肿瘤作用，其活性成分主要有半夏蛋白、多糖、生物碱。近年来，国内外的现代药理研究已证实半夏的抗肿瘤作用，半夏提取物对实验性小鼠宫颈癌 -14、肉瘤 -180、肝癌实体型及 HeLa 细胞、水型肉瘤、JTC-26 体外实验均具有一定的抑制作用。半夏多糖具有较强的单核吞噬细胞系统激活作用，能通过诱导肿瘤细胞凋亡产生抗癌作用。赵永娟等研究显示，给荷瘤小鼠连续 10d 用姜半夏多糖（60mg/kg、300mg/kg、600mg/kg）灌胃，均能抑制皮下接种的小鼠肝癌 H22 细胞、S-180 细胞及艾氏腹水癌 EAC 细胞在小鼠体内的生长。另有研究证实了半夏多糖可抑制艾氏腹水癌细胞在小鼠体内生长，并认为半夏多糖的抗肿瘤作用可能与提高荷瘤小鼠的抗氧化酶水平，增强机体清除过多自由基的能力有关。生半夏水提物可抑制人胃癌 BGC823 细胞的增殖以及侵袭，其作用机制可能与抑制丝氨酸蛋白酶的活性、降低缺氧诱导因子 -1α（HIF-1α）蛋白表达有关。半夏各炮制品总生物碱对慢性髓系白血病细胞（K562）有抑制作用，能损伤悬浮生长的 K562 细胞形态，抑制其增殖。从鲜品半夏中分离得到一组活性蛋白，其 30% 硫酸铵沉淀部分有较强的促进肿瘤细胞凋亡的作用。制半夏水煎液可抑制基质金属蛋白酶 16（MMP-16）活性并发挥抑制肿瘤生长和转移的作用。另外，在临床研究方面也有报道表明半夏对胃癌、皮肤癌、恶性淋巴癌、食管癌及舌癌等具有一定的疗效。

4. 抗早孕作用

半夏具有一定的抗早孕作用，半夏蛋白被认为是其抗早孕的活性成分，其机制可能为半夏蛋白与母体或子体细胞膜上某些糖结构结合，从而改变了细胞膜的生物学行为。有研究用半夏蛋白（250pg）对 7d 怀孕小鼠进行皮下注射，半数小鼠流产，无小鼠死亡。半夏蛋白具有显著的抗兔胚泡着床作用，子宫内注射每次 500μg，抗着床率达 100%。经半夏蛋白作用后的子宫内膜能使被移植的正常胚泡不着床。有研究利用辣根过氧化物酶标记定位术显示：胚胎外胚盘锥体、子宫内膜以及腺管上皮细胞和半夏蛋白有专一性的结合，这些部位可能就是半夏蛋白的抗孕作用部位。

5. 对循环系统的影响

半夏具有显著的抗心律失常的作用，可使肾上腺素所致的室性心动过速迅速转为窦性节律，有效率达96%。半夏煎剂对氯化钡所致的犬室性心动过速及室性期前收缩具有拮抗作用。半夏还具有降血脂作用，有研究显示半夏对高脂血症具有一定的治疗作用，尤其对降低总胆固醇和低密度脂蛋白的作用较为明显。用清半夏的乙醇提取物（750g/L）灌服大鼠，可显著延长大鼠实验性体内血栓的形成时间。此外，半夏还可降血压，静脉注射对犬、兔有短暂降压作用，静脉注入大鼠时呈一过性降压作用，具有快速耐受性。半夏还具有一定的心脏抑制作用，对离体蛙心及兔心抑制，但对离体豚鼠心脏不发生作用。

6. 其他作用

半夏中存在具有动物种属专一性的半夏蛋白，具有凝集素作用，不仅可以凝集红细胞，还可凝集艾氏腹水癌细胞、小鼠脾细胞及人肝癌细胞等。半夏挥发油中的茴香脑成分具有促进骨髓中粒细胞成熟的作用，可用于治疗白细胞减少。半夏能抑制中枢神经系统，具有一定的镇痛、镇静催眠作用。此外，半夏还具有预防造影剂副反应、降低眼内压等作用。

（二）安全性研究

生半夏对口腔、喉咙和消化道黏膜有强烈的刺激性，误食可使口腔和舌咽部产生麻木、肿痛，张口困难，胃部不适，恶心及胸前压迫等，严重的可使呼吸迟缓而不整，最后麻痹而死亡。半夏的毒性物质可诱导中性粒细胞迁移，增加腹腔渗出液中 PGE_2 的含量，引起强烈的炎症刺激性。有研究显示生半夏较长时间给药会抑制小鼠体质量，使肾脏代谢增加，甚至引起小鼠死亡。各种半夏的水煎剂均有致畸作用，以生半夏最为明显，其诱发突变概率与致突变剂丝裂霉素 C 相近。微核分析发现姜半夏不仅能致母体细胞遗传物质改变，还可通过胎盘屏障对胎儿的细胞产生诱变作用。半夏还有生殖毒性，生半夏粉9g/kg灌胃，对妊娠大鼠和胚胎均有非常显著的毒性；制半夏汤剂30g/kg（相当于临床常用量的150倍）能引起孕鼠阴道出血，胚胎早期死亡数增加，胎鼠体质量显著降低；生半夏汤剂30g/kg对大鼠妊娠和胚胎毒性与制半夏无差异，说明半夏的生殖毒性不因炮制而改变。

第九节 临床应用与产品开发

半夏历年来都是前十大中药材出口之一，为燥湿化痰、温化寒痰要药，尤善治脏腑湿痰。半夏各炮制品在炮制方法、饮片性状、功效与临床应用等各有所偏重。

一、临床应用

（一）临床常用

1. 用于呕吐

半夏有良好的降逆止呕功效，可用于多种呕吐之症，临床应用时可根据不同症状而加以不同的配伍。如治疗胃寒呕吐，可配伍生姜、丁香、藿香等药；治疗妊娠呕吐，可与灶心土等同用。

2. 用于咳嗽气逆、痰涎壅滞

半夏既能温燥化湿，又能下气降逆，为除湿痰要药，适用于咳嗽气逆、痰湿壅滞等症。如湿痰者，可与陈皮、苍术、茯苓等配伍；如热者，可与瓜蒌、黄芩等同用；治寒痰，宜与白芥子、生姜等同用；治风痰，可与天南星等同用。

3. 用于胃气不和、胸脘痞闷、呕恶

半夏功能辛散、降逆、燥湿、化痰，适用于痰湿内阻、寒热互结所致的胸腹痞闷、呕恶，常与黄连、黄芩、干姜等同用，得到辛开苦降、散结除痞之功效。

4. 用于瘿瘤、瘰疬、疮疡、梅核气

半夏用治瘿瘤、瘰疬、痰核，常与贝母等配伍。对于痈疽未溃者，可用生半夏配生南星等同研，醋调外敷，有散结消肿的功效，如已溃者则不可用。半夏用治梅核气，可与厚朴、紫苏等同用。

（二）临床进展

现代研究表明，半夏具有止呕、镇咳平喘、抗动脉粥样硬化与降压、抗肿瘤、抗菌、抗炎、抗癫痫等药理活性。如小柴胡汤合半夏厚朴汤治疗顽固性咳嗽具有良好的临床效果，总有效率达95%，且不易复发；以半夏泻心汤治疗胃病，总有效率98.21%，安全有效，复发率低；用大半夏汤治疗化疗后呕吐患者，结果显示大半夏汤对于化疗恶心呕吐症状具有明显的缓解作用，在止呕的同时又补患者元气；泽泻汤联合半夏白术天麻汤治疗高血压，总有效率为97.5%，说明泽泻汤联合半夏白术天麻汤可有效降低高血压的血压水平；用半夏泻心汤治疗糖尿病，结果显示半夏泻心汤对于调节糖尿病患者的血糖水平具有很好的疗效；半夏泻心汤加减对功能性消化不良具有较好的疗效。这些临床试验研究为进一步开发新的产品，挖掘出半夏更多的价值奠定了基础。

二、产品开发

（一）药品

半夏在临床应用上比较广泛，可以治疗风痰、寒痰、湿痰等各种痰证，还可用于寒湿呕吐、胃虚呕吐、胃热呕吐、妊娠呕吐，并用于治疗梅核气、瘿瘤痰核、痈疽肿痛等症，根据临床主治的不同引选择不同的炮制品，临床以清半夏、姜半夏为常用。

临床上半夏常配伍使用，常用配伍方法如下：

半夏与生姜相须配伍，止呕之力更胜，如大柴胡汤、小柴胡汤、旋覆代赭汤。

半夏与厚朴配伍，重用厚朴，则药力趋下，缓解"腹胀满"，如厚朴七物汤；轻用厚朴，化痰散结，用以治疗梅核气，如半夏厚朴汤。

半夏与黄芩、黄连相配可调寒热而除痞满；与人参、甘草、大枣相配可保胃气，如半夏泻心汤。

半夏与瓜蒌、薤白相配，可散结宽胸，治疗胸痹，如瓜蒌薤白半夏汤。

二陈汤中半夏、陈皮的配伍也较为常见，有燥湿化痰的功效。

半夏白术天麻汤中半夏与天麻配伍，可化痰定风，治疗痰厥头痛。

温胆汤中半夏与竹茹配伍可治疗肝胃不和，痰热内扰引起的失眠、抑郁、焦虑症等精神类疾病。

（二）其他产品

出口方面，半夏历年来都是前十大中药材出口之一。出口前十的品种，除半夏外，其余均是药食同源品种。半夏出口日本量较大，日本不仅将其药用，还制成粥、饮料等保健品。

宋代保健食品的一个突出成就，是出现了一批法制药材疗效型休闲小吃，其中以"法半夏"最为著名，其经陈皮、降香、草豆蔻、生姜等复制后而供食用。细嚼法制半夏，口觉甘香，且能开胃健脾、燥湿化痰，食用半月后咽喉也觉甘香舒适。

《药性论》中有一款实用的健脾和胃、降逆止呕方——山药半夏粥。配方：山药30g，清半夏30g。制法：山药研末，先煮半夏取汁一大碗，去渣，调入山药末，再煮沸，酌加白糖和匀。用法：每日早晚空腹服食。中老年人喝半夏山药粥，可延缓衰老、滋补身体、预防动脉硬化等，具有较高的保健价值。

第十节 展 望

半夏作为一味大宗中药材，具有很高的药用价值，其应用前景非常广泛。现代药理研究表明，半夏具有止呕、镇咳平喘、抗菌、抗炎、镇静催眠、抗氧化、杀虫、抑制癌细胞增殖、抗癫痫、抗抑郁、促进伤口愈合及改善记忆和学习能力等多种药理作用。半夏植物资源丰富、分布广泛，对半夏的有效成分及其作用机制进行深入研究，可为进一步研究其药理作用和安全用药打下基础，为充分发挥其药用价值及合理开发利用提供理论依据。

荆半夏为湖北省知名的道地药材，其产区主要分布于江汉平原汉水流域。其野生资源丰富，一直以采挖野生资源供应市场。1985年后半夏开始有少量种植，2000年以后种植规模逐年迅速扩大，目前已经在天门、沙洋、潜江、钟祥等核心产区形成了较大规模的种植基地。目前半夏人工种植基地面积已近2万亩，且还有增加的趋势。随着半夏种植面积的增加，市场上流通的半夏商品也越来越多，如何为荆半夏打造核心竞争力？如何以中药材产业带领农民增收，农村发展，农业振兴？在流行性疾病在全球蔓延速度的加快和范围的扩大的全球化形势下，以及我国对中医药事业赋予国家战略性地位的背景下，这是一个值得被解决的问题，也是一种机遇。目前，湖北省在具有发展潜力的半夏道地产区，建设半夏规范化种植研究和示范基地，利用政策引导和市场拉动等方式鼓励农户集中化、现代化种植经营；注重发挥半夏产业协会和半夏种植经营合作社的节点性地位，向上承接来自企业、政府和科研机构的资源，向下传递市场信息，对药农进行规范化种植指导；企业要推进产学研合作，重视对半夏药材深加工的研究，推出高科技含量、高经济附加值的半夏提取物、含半夏成分的药品等，实现对传统中药材商品和中药制剂的现代化转型；将过去"企业－农户""企业－种植基地－农户"的经营模式拓展成"政府/科研机构/企业－协会－合作社－种植基地－农户－大数据"的立体化、复合型的产业链条，利用大数据和区块链可溯源技术，实现半夏药材的可溯源管理，强化半夏药材的质量控制和品牌保证。

半夏产地的加工历史沿革、各地区的产地加工方法及现代研究文献表明，半夏的采收在古代主要为农历五月、八月，如今演变为7～9月或9～11月，即夏、秋二季，存在单季采收和二季均采收。将半夏产地加工方法整理后，古代半夏产地加工涉及石灰裹、汤洗、去皮、暴干，现代产地加工中大多为去皮后烘干或晒干，其中去皮方式的改变较为明显，为了满足规模化生产的需求，传统的人工去皮正逐渐被机械去皮替代。而在干燥方式的选择中，现代研究及企业生产多采用大型烘干设备，具有温度可控、不受天气制约、单次生产量大等优点。此外现代产地加工中较为特殊的方法为发汗及硫熏，发汗为特定地区的加工方法，对条件控制有一定要求；而硫熏，因其对化学成分存在不良影响，正逐渐减少。在半夏质量评价的研究中，随着历史的演变，半夏质量的评价已从传统单一的以形状、颜色等外观性状为指标，发展到现代研究中以化学成分（浸出物、生物碱、有机酸、多糖、核苷等）的含量变化、指纹图谱及药效评价等的多维度、多指标评价的方式。

当前，半夏产地加工及质量评价仍尚存在以下问题：

（1）半夏采收期相关研究不够深入，其最适采收期为单一时节还是两季均可，家种与野生品种是否在采收期上存在差异，其内在成分与采收季节之间存在怎样的关系等，有待进一步更深入的研究。

（2）半夏质量评价中要求"皮净"，研究中发现不能适时采收的半夏去皮困难，不仅影响后续干燥过程且引入了杂质，影响药材外观色泽；此外在现代机械去皮中，部分设备控制不当，不仅去除了半夏外皮，还存在过度磨损的现象，致干燥后半夏鉴别特征中的根痕或茎痕不明显甚至消失。

（3）硫熏或其他硫酸盐类添加剂的使用。为了得到外观颜色更好的半夏药材，传统工艺中采用硫熏的加工方式，这样易引起药材中有害物质二氧化硫超标，且总生物碱或氨基酸类成分含量随之发生改变；近年来，焦亚硫酸钠等添加剂的使用正在逐渐替代硫熏，但其对半夏药材质量仍造成了一定影响。

（4）半夏质量评价的专属性指标不明确。2015年版《中国药典》采用电位滴定法测定其有机酸含量，但该法的专属性不强，滴定时误差较大，加上容易出现假阳性干扰，硫熏或焦亚硫酸钠等添加剂的处理，也会导致半夏中总酸含量降低，影响电位滴定的结果。2020年版《中国药典》取消了半夏项下有机酸含量的测定，目前尚没有专属性成分对其进行质量控制。

（5）尚未制定出规范、合理的半夏产地加工标准，无法规范产地加工生产过程。半夏传统加工中多采用晒干，干燥后成品外观颜色优于烘干，但受制于气候环境等的影响，无法满足现代大生产的需要；现代加工多采用烘房或大型烘干设备，加工后半夏颜色偏黄白色，故如何评价不同加工方式下的药材品质也值得关注。

半夏的产地加工从简单的净制到晒干，再到各种现代化设备的应用以及不断创新，相应的质量评价体系也从传统的外观性状到内在成分及多指标相结合的模式不断完善。现代和传统模式下对于半夏的种植、加工手段并不相同，现阶段半夏产地加工中的问题，看似只影响半夏加工生产中的一个小环节，实则影响着半夏药材的整体质量。我们应加大对半夏产地加工环节的监控，制定科学合理的产地加工指导标准；加强基础研究，重视品种选育，培育优势品种；重视种质资源收集，建立资源库；把控资源深加工，布局道地做品牌，促进中药材产地加工与饮片生产炮制一体化；进行质量标准的提升及提取新工艺的开发，并将其运用到配方颗粒和中成药的二次开发中；加强系列产品的开发，如经典名方产品的研发，以及安神、抗衰老相关制剂的研发；把控半夏药材质量，确保临床疗效具有显著意义。

参考文献

［1］国家药典委员会.中华人民共和国药典（2015年版）·一部［M］.北京：中国医药科技出版社，2015.

［2］国家药典委员会.中华人民共和国药典（2020年版）·一部［M］.北京：中国医药科技出版社，2020.

［3］敬勇.半夏三个标准及不同叶型遗传物质与品质的相关性研究［D］.成都：成都中医药大学，2019.

［4］吴普.吴普本草［M］.尚志钧，辑校.北京：人民卫生出版社，1987.

［5］陶弘景.名医别录［M］.尚志钧，辑校.北京：人民卫生出版社，1986.

［6］吴其濬.植物名实图考［M］.北京：中华书局，1963.

［7］陶弘景.本草经集注［M］.尚志钧，尚元胜，校辑.北京：人民卫生出版社，1994.

［8］唐慎微.重修政和经史证类备用本草［M］陆拯，郑苏，博睿，等，校注.北京：中国中医药出版社，2013.

［9］苏颂.本草图经［M］.尚志钧，校辑.合肥：安徽科学技术出版社，1994.

［10］吴仪洛.本草从新［M］.北京：中国中医药出版社，2013.

［11］刘文泰.本草品汇精要［M］.北京：中国中医药出版社，2013.

［12］郑金生.中华大典·医药卫生典·药学分典·药物图录总部［M］.成都：巴蜀书社，2007.

［13］李中立.本草原始［M］.张卫，张瑞贤，校注.北京：学苑出版社，2011.

［14］陈存仁.中国药物标本图影［M］.上海：世界书局，1935.

［15］杜娟.不同居群半夏综合性状的比较研究［D］.北京：首都师范大学，2006.

［16］陈黎明，何志贵，韩蕊莲.半夏种质资源研究进展［J］.黑龙江农业科学，2020（2）：131-135.

［17］蔡世珍，邹忠梅，徐丽珍，等.半夏属药用植物的研究进展［J］.国外医学（中医中药分册），2004（1）：17-24.

［18］齐莉娜.半夏脱毒组培苗繁育和规范化栽培技术研究［D］.咸阳：西北农林科技大学，2015.

［19］宋金斌，许春年，曹炜.半夏的本草考辨［J］.南京中医学院学报，1992（4）：254-255.

［20］郭巧生，贺善安，刘丽.半夏种内不同居群生长节律的研究［J］.中国中药杂志，2001（4）：17-21.

［21］马小军，李西文，杜鹃，等.加权打分法定量评价半夏种质资源的研究［J］.中国中药杂志，2006（12）：975-977.

［22］张君毅，郭巧生，卫新荣，等.半夏不同居群主要经济性状比较研究［J］.中国中药杂志，2007（12）：1145-1148.

［23］李婷，李敏，贾君君，等.全国半夏资源及生产现状调查［J］.现代中药研究与实践，2009，23（2）：11-13.

［24］刘海，王沁，杨倩，等.不同半夏种质农艺性状分析［J］.时珍国医国药，2013，24（10）：2517-2519.

［25］陈黎明，何志贵，韩蕊莲.半夏种质资源研究进展［J］.黑龙江农业科学，2020（2）：131-135.

［26］寸竹，董益，张广辉，等.云南省野生半夏资源调查及种质评价［J］.南方农业学报，2021，52（8）：2069-2077.

［27］王祖秀，彭正松，何奕昆.三叶半夏（*Pinellia ternata*）雄配子败育的遗传分析［J］.作物学报，2000（1）：83-86，130-131.

［28］Zhang G H，Jiang N H，Song W L，et al. De novo Sequencing and Transcriptome Analysis of *Pinellia ternata* Identify the Candidate Genes Involved in the Biosynthesis of Benzoic Acid and Ephedrine ［J］. Front Plant Sci，2016（7）：1209.

［29］尹文仲，张万福，陈科力，等.鄂半夏1号生态种植技术生产规程［J］.亚太传统医药，2006（11）：81-85.

［30］林先明，张军，谢玲玲，等.半夏新品种鄂半夏2号的选育［J］.湖北农业科学，2010，49（11）：2836-2838.

［31］林先明.半夏新品种"鄂半夏2号"［J］.农村百事通，2013（16）：39.

［32］魏莉霞，王国祥，彭云霞，等.半夏新品系BY-1的选育［J］.北方园艺，2014（5）：150-151.

［33］唐映军，王海玲，潘正康，等.半夏新品种赫麻芋1号［J］.中国种业，2021（10）：114-115.

［34］王家禄，李西文，冯雪，等."中钰半夏1号"新品种选育研究［J］.世界科学技术–中医药现代化，2022，24（4）：1452-1458.

［35］胡世林.中国道地药材［M］.哈尔滨：黑龙江科学技术出版社，1989.

［36］蔡世珍，邹忠梅，徐丽珍，等.半夏属药用植物的研究进展［J］.国外医学（中医中药分册），2004（1）：17-24.

［37］杜娟，马小军，李学东.半夏不同种质资源AFLP指纹系谱分析及其应用［J］.中国中药杂志，2006（1）：30-33.

［38］李莎，余驰，陈科力，等.近红外光谱法定量分析半夏鲜品中水分含量［J］.中国药师，2018，21（1）：159-161.

［39］李娟，陈科力，黄必胜，等.半夏类药材提取物抗HeLa细胞活性研究［J］.中国医院药学杂志，2010，30（2）：146-148.

［40］黄必胜，李娟，陈科力.半夏类药材不同提取物对人肝癌细胞Bel-7402的诱导凋亡作用［J］.中国医院药学杂志，2007（11）：1510-1512.

［41］付芸，黄必胜，李娟，等.半夏蛋白抗肿瘤活性组分的提取分离［J］.中国中医药信息杂志，2007（1）：45-47.

［42］黄必胜，曹艳，李娟，等.高效液相色谱法测定半夏中琥珀酸含量［J］.中国医院药学杂志，2005（11）：1037-1039.

［43］Tang D，Chen K，Huang L，et al. Pharmacokinetic properties and drug interactions of apigenin, a natural flavone［J］. Expert Opin Drug Metab Toxicol，2017，13（3）：323-330.

［44］石海霞，周涛，肖承鸿，等.半夏商品规格等级标准及质量评价研究［J］.中国中药杂志，2019，44（11）：2219-2225.

［45］李蒙恩，陈天朝，马彦江，等.半夏炮制品相对毒性标示模型的探究［J］.中草药，2022，53（6）：1751-1760.

［46］赵鑫，李君君，权文越，等.基于熵权 TOPSIS 评价半夏不同干燥方法对质量的影响［J/OL］.中药材，2022（2）：327-330.

［47］侯文川，杨林林，邢冰，等.基于 ISSR 的半夏离体培养材料遗传稳定性研究［J/OL］.中药材，2022（1）：7-12.

［48］钟淑梅，张景，马毅平，等.半夏“一种多收”生态种植技术［J］.农村新技术，2021（11）：8-9.

［49］朱振兴，包婉玉，江林波，等.间作大豆对半夏生长环境及产量与药材质量的影响［J］.湖北农业科学，2021，60（10）：85-90.

［50］朱振兴，包婉玉，江林波，等.半夏间作玉米对半夏生长及药材质量的影响［J］.华中农业大学学报，2020，39（5）：85-92.

［51］钟淑梅，张景，马毅平，等.半夏“一种多收”生态种植模式［J］.中国现代中药，2018，20（10）：1199-1201.

［52］张景，李晓东，宗庆波，等.半夏 SSR 分子标记开发与遗传多样性［J］.华中农业大学学报，2021，40（6）：19-26.

［53］孟衡玲，张薇，卢丙越，等.不同遮阴处理对半夏生长、产量和质量的影响［J］.云南农业大学学报（自然科学），2016，31（6）：1080-1084.

［54］曲运琴，姚勇，任东植，等.晋南半夏与小麦玉米间套作模式研究［J］.山西农业科学，2012，40（4）：357-360.

［55］韩金龙，姜立国，朱彦威，等.不同间作模式下半夏产量及经济效益分析［J］.现代中药研究与实践，2016，30（6）：12-13.

［56］陈韵.光照和土壤水分对半夏生长和品质的影响［D］.南京：南京农业大学，2013.

［57］申浩，吴卫，侯凯，等.不同施肥水平对川半夏产量和有效成分的影响研究［J］.中国中药杂志，2011，36（8）：963-967.

［58］魏波，张丹，张兴翠.氮磷钾对半夏块茎生物碱含量的影响研究［J］.中药材，2011，34：1824-1826.

［59］唐汉萌.微生物菌剂和生物炭对半夏产量、品质及土壤微生态的影响［D］.武汉：华中农业大学，2019.

［60］王兴祥，张桃林，戴传超.连作花生土壤障碍原因及消除技术研究进展［J］.土壤，2010，42（4）：505-512.

［61］Qiu M，Zhang R，Xue C，et al. Application of bio organic fertilizer can control Fusarium wilt of cucumber plants by regulating microbial community of rhizosphere soil［J］.Biology and Fertility of Soils，2012，48（7）：807-816.

［62］田稼.胶质芽孢杆菌（Bacillus mucilaginosus）的研究进展［J］.中国土壤与肥料，2017（6）：15-22.

［63］赵艳，张晓波，郭伟.不同土壤胶质芽孢杆菌生理生化特征及其解钾活性［J］.生态环境学

报，2009，18（6）：2283-2286.

　　［64］梅艳，赵明勇，阮培均，等.不同种茎种植对半夏产量及相关性状、品质的影响［J］.中国农学通报，2012，28（7）：276-280.

　　［65］安艳.半夏连作障碍影响因子研究［D］.兰州：甘肃农业大学，2018.

第四章 天 麻

天麻为兰科植物天麻 *Gastrodia elata* Bl. 的干燥块茎，具有息风止痉、平抑肝阳、祛风通络的功效，临床上常用于治疗小儿惊风、癫痫抽搐、破伤风、头痛眩晕、手足不遂、肢体麻木、风湿痹痛等疾病。现代医学研究表明，天麻主要药用成分为天麻素等苷类，同时富含有机酸、甾醇、多糖和氨基酸等多种化合物，在治疗头痛、改善记忆、抗焦虑抑郁等神经、精神类疾病中开发应用潜力巨大。

天麻始载于《神农本草经》，以赤箭之名，被列为上品。产地始载于《名医别录》："生陈仓、雍州及太山、少室。"后《本草图经》记载："今汴京东西、湖南、淮南州郡皆有之。"文中的"湖南"包括如今湖南全省，湖北省荆山、大洪山以南，鄂城、崇阳以西，五峰、巴东以东等地。基于湖北高品质野生天麻，徐锦堂等人于1959年率先在湖北利川开展人工栽培研究。

天麻在山区经济发展中具有重要意义。湖北省的武陵山区、秦巴山区、大别山区等都有大量天麻的生产种植，且以红天麻、乌天麻的杂交品种为主。湖北是我国天麻的道地产区之一，现有天麻栽培面积超过10万亩，种植规模和产量均居全国前三。随着新型人工菌材的研发和应用，天麻的生产种植不再过多消耗树木，走向绿色和生态发展之路。

湖北目前已经形成了"宜昌天麻""五峰天麻"等国家知识产权局地理标志和"神农架天麻""英山天麻""罗田天麻""郧阳天麻"等一批农业农村部农产品地理标志产品。随着天麻药食两用特性的进一步挖掘和放大，天麻产业的发展正与大健康产业和康养旅游业的发展深度融合，共同促进天麻的综合应用与价值体现。

第一节 基原和品种

天麻在湖北省多地具有野生资源和规模化种植，相关的栽培品种以红天麻和乌天麻为主，还包括极少量的绿天麻和黄天麻。天麻的品种生物学特性决定了其必须与蜜环菌共生共存，通过蜜环菌从木材中吸收营养完成整个生活史过程。

一、别名

历代本草志中称天麻为赤箭、神草、定风草等，湖北地方有牛庄乌天麻、神农架天麻、九资河天麻、下堡坪天麻等地方别名。

二、基原

（一）来源

天麻为兰科植物天麻 *Gastrodia elata* Bl. 的干燥块茎。湖北目前的天麻主栽品种为其下变型红天麻和乌天麻的杂交品种（图 4-1）。

根据《中国植物志》的描述，天麻植株高 30 ～ 100cm，肉质根状茎肥厚，块茎状，椭圆形至近哑铃形，长 8 ～ 12cm，直径 3 ～ 7cm，其上具有较密的节并被许多三角状宽卵形的鞘。茎直立，橙黄色、灰棕色或蓝绿色。总状花序长 5 ～ 30cm，通常具有 30 ～ 50 朵花，花苞片长圆状披针形，花梗和子房长 7 ～ 12mm，略短于苞片。花扭转，具有橙黄、蓝绿或黄白色。萼片和花瓣合生成花被筒，近斜卵状圆筒形，顶端具有 5 枚裂片。唇瓣长圆状卵圆形，3 裂，基部贴生于蕊柱足末端与花被筒内壁上并有一对肉质胼胝体。蕊柱有短的蕊柱足，蒴果倒卵状椭圆形，花果期 5 ～ 7 月。

（二）原植物形态特征

周铉等人在广泛野外调查的基础上，结合人工栽培经验，根据天麻块茎形状、块茎含水量、花茎及花的颜色特点，将我国天麻分为 5 个变型：红天麻（*Gastrodia elata* Bl. f. *elata*）、乌天麻（*Gastrodia elata* Bl. f. *glauca* S. Chow）、绿天麻（*Gastrodia elata* Bl. f. *viridis* Makino）、黄天麻（*Gastrodia elata* Bl. f. *flavida* S. Chow）和松天麻（*Gastrodia elata* Bl. f. *alba* S. Chow）。

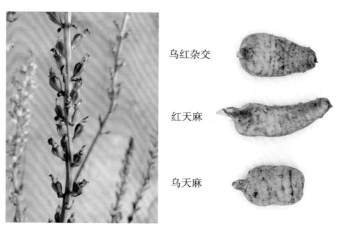

乌红杂交

红天麻

乌天麻

图 4-1　天麻花序（左）及乌天麻、红天麻和两者杂交天麻（右）

红天麻也称红杆天麻，分布在长江及黄河流域海拔 800～1500m 的山区，遍及西南至东北大部分地区，栽培面积最大，湖北的大别山、幕阜山、武陵山等较低海拔区域以种植红天麻为主。红天麻植株较高大，可达 1.5～2m；其花茎肉红色，花橙红色、微带淡红色。其成体球茎肥大粗壮，呈椭圆形、长哑铃形或长条形，淡黄色，大者长达 20cm，粗 5～6cm，最大单个重量达 1kg，含水量 78%～86%，是优良高产品种，一般 4.5～5.5kg 鲜品可加工 1kg 干商品。商品红天麻味较浓，节数多，纵皱纹多且明显，节间数为 17～19 节，少数球茎节间不明显，单产达 10kg/m²。其质地较硬，不易折断，断面较平坦，黄白色及淡棕色，角质样。红天麻生长快、适应广、分生力强、耐旱，但其形态及药用品质比乌天麻稍差，是驯化后的优良高产栽培品种。

乌天麻也称乌杆天麻、铁天麻，主要生长在海拔 1400～2800m 的高山区，产自贵州西部、云南东北部至西北部及我国东北长白山地区，南方主要分布在海拔 1500m 以上的高山区，如湖北省神农架林区、宜昌五峰县和长阳县、恩施利川市等都是优质乌天麻的分布区。乌天麻植株 1.5～2m 或更高，花茎灰棕色，带有明显的白色纵条斑，花蓝绿色。根状茎椭圆形至卵状椭圆形，节较密，最长可达 15cm 以上，前端有明显的肩，淡黄色，单个最大重量可达 800g 以上，含水量 60%～71%，因而乌天麻根茎折干率较高，一般 3.5～4.5kg 鲜品可加工干天麻商品 1kg，产量常在 4kg/m² 左右。乌天麻形态好，药用质量高，但其生长周期稍长，根茎分生力较红天麻差，种麻少且不耐旱。商品天麻质坚硬，折断困难，断面平坦，白色及黄白色，角质样，味较淡，外观品质佳，节数少，皱纹也少且不明显。

绿天麻也称绿杆天麻，产于东北至西南诸省，在红杆天麻与乌杆天麻分布地区常混生少数绿杆天麻，栽培面积小。绿天麻植株一般高 1～1.5m，其花茎黄绿至蓝绿色，花淡蓝绿色至白色，根状茎长椭圆形或倒圆锥形，节较密，一般为 13～15 节，少数球茎节间不明显，鳞片发达，节上鳞片状鞘多，单个最大重量达 700g，含水量在 70% 左右，介于红杆天麻和乌杆天麻之间，一般 4～5kg 可加工干天麻商品 1kg，单位产量较低。其质地偏向红天麻，味浓厚，有芳香性挥发油。其种子发芽率及繁殖率均高，野外并不多见，是驯化后中国西南及东北地区的一个珍稀栽培品种及育种材料。

黄天麻主产于云南东北部，在河南、湖北、贵州西部等地也有零星分布，栽培面积小，常生于疏林边缘。黄天麻植株高 1.2m 左右，茎淡黄色，幼时淡黄绿色，花淡黄色，其成体球茎卵状或长椭圆形，一般为 17～19 节，少数球茎节间不明显，单个最大重量达 500g，含水率在 80% 左右，单位产量低，是我国西南地区少量驯化栽培的一个品种及育种材料。松天麻产于云南西北部，常生于松树和栎树下，其植株高约 1m，花茎黄白色，花白色或淡黄色，根状茎常为梭形或圆柱形，含水量在 90% 以上，因其折干率低，无规模化栽培应用。

此外，根据天麻的不同采挖季节，一般将冬至后采挖的天麻称为"冬麻"（图 4-2），体重坚实，品质佳；在立春以前采挖的称为"春麻"，肉质较松，品质与冬麻相比次之；立春以后至夏至前后采挖的天麻称为"夏麻"，其品质最次。

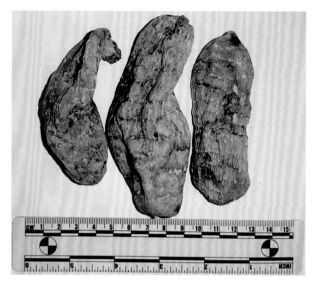

图 4-2　湖北省牛庄"冬麻"干品（图中为乌天麻）

三、生物学特性

天麻为完全菌异养型植物，其自身无根无绿叶，无法进行光合作用。天麻的生长完全依赖小菇属（*Mycena*）和蜜环菌属（*Armillaria*）真菌完成其整个生活史。天麻种子细小如粉，无营养储备，需借助小菇属真菌如紫萁小菇与天麻的种子拌种助其萌发。天麻药用根状茎的营养生长则完全依赖蜜环菌从其附生的木材中吸取营养。

根据天麻地下茎的不同发育阶段，可将其分为四种类型：原球茎、米麻、白麻和箭麻。原球茎由种子发芽形成，类似种胚。米麻则是由原球茎分化生长出的营养繁殖茎，其顶芽和侧芽所生长的长度在 1cm 以下及多代无性繁殖生长的长度在 2cm 以下的小块茎。白麻在解剖结构上与米麻无大差异，只是大小区别。米麻在冬季栽种后，次年顶芽长出的则为白麻。箭麻为具有顶生花茎混合芽的天麻块茎。天麻花抽薹早期茎如箭杆，花穗似箭头，故称为箭麻。

自然条件下天麻完成从种子到种子的完整生活史循环大约需要跨越三个年份。在正常情况下，天麻种子在 6～7 月份成熟之后，与紫萁小菇等萌发菌接触，便可以于树叶菌床中萌发，并迅速形成原球茎。原球茎分化生长出营养茎之后，在有蜜环菌供给营养的条件下，播种当年其营养茎顶端生长锥和侧芽可分生出米麻，有的可进一步形成白麻。越冬后的米麻和白麻在第二年与蜜环菌共生，经过 7、8、9 三个月份的快速生长，最终形成箭麻。越冬后第三年，箭麻便可抽薹形成花序授粉形成新的种子。天麻的花期一般在 4～5 月份，乌天麻和绿天麻的花期稍晚，一般为 6～7 月份。

第二节 本草考证

天麻在古代医药志中记载的别名较多，同时历史上天麻的道地产区几经变迁，与当前包括湖北在内的主要商品麻出产地不太吻合。对天麻相关的名称和产区变迁进行考证，并对相关的加工和炮制方法、功效和应用历史予以全面总结，是促进湖北天麻产业发展的前提和基础。

一、名称考证

天麻在古籍医书中异名较多。其在《神农本草经》中称为赤箭，别名离母、鬼督邮；《吴普本草》以鬼督邮为正名，别名神草、阎狗；《抱朴子》中称为独摇芝；《药性论》中名为赤箭脂、定风草；而《本草图经》中称为合离草、独摇。此外，历代本草中还将天麻命名为木浦、石箭、郓芝、龙皮、离草、分离草、御风草等。最早提到"天麻"一名的为汉末时期的《名医别录》，云"五母麻，一名天麻"，宋《开宝本草》则以赤箭、天麻分为两个条目。直到《本草纲目》中将赤箭、天麻并为一物，自此本草开始统一沿用天麻一名。

二、基原考证

魏晋时期的《吴普本草》描述天麻形态"茎箭赤无叶，根如芋子"。东晋时期的葛洪在《抱朴子》中云"按：仙方中，有合离草，一名独摇，一名离母。所以谓之合离、离母者，此草为物，下根如芋魁，有游子十二枚，周环之，去大魁数尺，虽相须，而实不相连，但以气相属耳，《别说》云：今医家见用天麻，即是此赤箭根"，描述了天麻的地上茎的颜色、形态，以及地下的球茎形态。隋唐时期，《新修本草》对天麻进行了描述："端有花、叶，远看如箭有羽。根皮肉汁与天门冬同，惟无心脉。去根五六寸，有十余子卫，似芋，其实似苦楝子，核作五六棱，中肉如面，日曝则枯萎也。"这一时期则增加了对天麻的花、果实的形态描述。宋代《本草图经》中有云："春生苗，初出若芍药，独抽一茎直上，高三二尺，如箭杆状，青赤色，故名赤箭脂；茎中空，依半以上，贴茎微有尖小叶；梢头生成穗，开花结子，如豆粒大；其子至夏不落，却透虚入茎中，潜生土内；其根形如黄瓜，连生一二十枚，大者有重半斤，或五六两，其皮黄白色，名白龙皮。肉名天麻。"明代的《本草纲目》记载："其根暴干，肉色坚白，如羊角色，呼羊角天麻；蒸过黄皱如干瓜者，俗呼酱瓜天麻，皆可用者。"

在近现代的《全国中草药汇编》《中药大辞典》和《中华本草》等不同的著作中都描述了天麻的拉丁名（*Gastrodia elata* Blume）和来源，但在《中药大辞典》中仍认为天麻有主根和须根之分，直至后来才得到纠正。

三、道地性考证

天麻历史产区多变迁，同时由于其自然资源被发现及各地入药有先后之别，历史上的产地变迁与现今天麻的主要道地产区不尽吻合。魏晋时期《吴普本草》始载天麻产地"生于太山（今山东太山）、少室（今河南登封）等地"，后《名医别录》增补"生陈仓（今陕西宝鸡）、雍州（今宁夏、甘肃、青海、新疆等）及太山、少室等地"。宋代《开宝本草》增加了利州（今四川广元），而《本草图经》则记载"今汴京东西、湖南、淮南州郡皆有之"，即今湖南，湖北荆山、大洪山以南，鄂州、崇阳以西，五峰、巴东以东等地。清代《叙州府志》记载贡天麻主要从"乌蒙之小草坝"采购。今《全国中草药汇编》和《中药大词典》等专著则明确湖北、四川、陕西、云南、贵州、安徽等为天麻主产地。20世纪70年代，不同研究人员分别在湖北利川、云南昭通、陕西汉中开展天麻人工栽培试验，从而形成了湖北等国内天麻的规模化生产基地。

四、品质评价考证

湖北人工种植天麻已有几十年的历史，并以盛产高品质乌天麻、红天麻和乌红杂交天麻而闻名，逐渐发展成为全国有名的道地产区。《湖北道地及特色药材志》记载"通过天麻聚类分析图可知，云南昭通彝良小草坝和湖北宜昌天麻样品与对照品（标准品）相似度最高"，表明湖北特别是宜昌地区出产的天麻品质最好。以宜昌五峰为例，经测定，干制的五峰天麻块茎含水分≤15%，天麻素和对羟基苯甲醇的总量≥0.30%，天麻多糖含量≥19%，氨基酸含量≥212mg/g。20世纪80年代出版的《湖北省土特产》一书中就记载了五峰县种植的天麻品质独特，行销省内外。

五、加工与炮制考证

最早有关天麻产地加工的记载为《吴普本草》，描述为"日干"，即采收后直接晒干。《名医别录》中记载"三月、四月、八月采根，暴干"。后《本草经集注》沿用曝干的加工方法。唐《新修本草》曰："可生啖之，无干服之法。"《补辑新修本草》中也载有"曝干"的加工法。宋《开宝本草》中记载"彼人多生啖，或蒸煮食之"，则开始出现蒸煮的加工方式。《本草图经》曰："初取得，乘润刮去皮，沸汤略煮过，暴干收之。"明《本草品汇精要》曰："初取得去芦，乘润刮去皮，蒸之，暴干用。"《本草蒙筌》载："乘润刮皮，略煮沸汤，曝干入药。"《本草纲目》载有晒干和蒸的加工法，描述为"其根暴干……蒸过黄皱如干瓜者，俗呼酱瓜天麻"。《中药志》中记载天麻有"清水或白矾水略泡"和"明天麻一般用硫磺熏过"两种加工法。《中国药典（2020年版）》收载天麻加工方法为采挖后立即洗净，蒸透，敞开低温干燥。

天麻的炮制方法始载于《雷公炮炙论》："修事天麻十两，用蒺藜子一镒，缓火熬，焦熟……"《银海精微》记有"天麻炒至存性"，《颅囟经》则首次记载天麻"酒浸一夜"

的炮制方法。自宋代始天麻的炮制方法逐渐多样，有酒制法，也有"去芦头""去蒂"等净制炮制品。"锉"和"捣罗为末"的炮制方法，始载于《太平圣惠方》。《洪氏集验方》曰"细锉"，而不加辅料直接加热炮制见于《圣济总录》。也有加热加酒炮制者，如《圣济总录》有"酒浸，切焙"，《类编朱氏集验医方》有"酒浸，炙"等。金元时期，天麻常采用酒炙法，如《素问病机气宜保命集》记载"酒浸三日，曝干"，《卫生宝鉴》记载"酒浸三日，晒"，以及《丹溪心法》记载"酒浸三日，焙干"等。明代则在前期的基础上，增加了"麸炒黄，酒煮"等一些新的炮制方法，如《本草纲目》记载"若治肝经风虚，惟洗净，以湿纸包，于煻火中煨熟，取出切片，酒浸一宿，焙干用"，《证治准绳》载有"酒煮"。在清代，天麻的炮制方法日益多样，但主要还是以加辅料炮制为主，如《握灵本草》提到"酒浸一宿烘干"，而《幼幼集成》中载有"姜制法"。

近现代以来，天麻的炮制方法日趋简化，现主要为润制和蒸制。《中国药典（2020年版）·一部》收载的天麻，明确规定天麻的炮制：洗净，润透或蒸软，切薄片，干燥。虽然各个地方所颁行的中药炮制规范略有不同，但基本都沿用了历代方法，包括有酒制、蒸软切片、姜制、麸炒、煨制等。

六、功效与应用考证

《神农本草经》中记载天麻"主杀鬼精，蛊毒恶气。久服益气力，长阴，肥健，轻身，增年"，认为天麻主要用于补中益气、滋阴。《名医别录》中描述天麻"消痈肿，下肢满，疝，下血"，认为天麻主要用于消除痈肿。隋唐时期，《药性论》中描述天麻"治冷气顽痹，瘫缓不遂，语多恍惚，多惊失志"。《日华子本草》云天麻"助阳气，补五劳七伤，通血脉，开窍"，记录了天麻主要用于补益助阳、开窍通络。《本草纲目》中李时珍说"天麻乃肝经气分之药……眼黑头眩，风虚内作，非天麻不能治。天麻乃定风草，故为治风之神药。今有久服天麻药，遍身发出红丹者，是其祛风之验也"，认为天麻可以用于消风化痰、清利头目、宽胸利膈，以及治疗头晕、多睡、肢节痛、偏头风、鼻痛、面肿等症。《开宝本草》描述天麻"主诸风湿痹，四肢拘挛，小儿风痫、惊气，利腰膝，强筋力"。近现代以来，天麻主要应用于平肝息风止痉，用于头痛眩晕、肢体麻木、小儿惊风、癫痫抽搐、破伤风。

综上所述，天麻别名赤箭，后在宋《开宝本草》中始载天麻之名。虽然不同时期对天麻的植物形态认知具有不同的局限性，但天麻的基原在历代本草中都有较为清晰的记录，即为兰科植物天麻。天麻的道地产区历史上几经变迁，这与天麻作为珍稀野生资源较难被发现以及不同地方用药历史的先后顺序有关。如今湖北已经成为我国天麻最重要的道地产区之一，但在古老志书中的记载相对较少。天麻的传统加工方法以蒸煮和晒干的方式为主，与现代产地加工方法吻合。各省、市、自治区所颁行的天麻炮制规范虽然略有不同，但都沿用了历代方法，包括有酒制、蒸软切片、姜制、麸炒、煨制等。天麻的本草考证所描述的传统药效主治与现代医学研究结果一脉相承，其药食两用的特性沿袭至今。

第三节　产地分布与产业现状

天麻的生物学特性决定了其对生态环境的要求较为特殊，一般适合在海拔较高的山区生产种植。湖北省是天麻的道地主产区，这与湖北省的"七山二田一分水"的地形地貌特征有关。湖北多山的生态环境是天麻生长的适宜区。

一、生态环境

天麻性喜冷凉、潮湿的环境，对生态环境中的温度和湿度要求较高，多适宜生长在夏季凉爽、多雨雾潮湿的山区，如湖北恩施、宜昌地区海拔 1000 ～ 1800m 的山区是盛产天麻的地方。野生天麻在多种类型的土壤中均可以生长，如南方的红、黄壤酸性土和北方的棕色或灰化森林土等，但主要生长在含有腐殖质丰富或比较疏松湿润的壤土中。湖北省利川市福宝山及寒池山区盛产天麻，这两个地区天麻多生长在农民称作紫红泥、黄泡泥、白膳泥的土壤中，其主要结构特点：紫红泥沙性较强，粗砂及碎石较多；白膳泥土质较黏；黄泡泥介于两者之间。天麻多分布在半阴半阳的山坡及陡坡的底部，尤以坡度较小的缓坡地，或冲沟两旁分布较多，山顶很少有天麻分布。

野生天麻的生长环境以竹林、竹木混交林及杂木林为主。常见的天麻伴生植物种类有白夹竹、麻栎、板栗、茅栗、水冬瓜、水马桑、槲栎、猴栗、桦树等，以及禾本科植物，蕨类、苔藓类植物等。这些植物能形成荫蔽的环境，保持土壤湿润，满足天麻生长对温度和湿度的要求。同时，由于天麻生长对蜜环菌的需求，一些林木类型如化香、山樱桃、盐肤木、野漆树、锥栗、白栎等与蜜环菌具有更好的共生性，因而更适合天麻生长。此外，树林中衰老或被砍伐后余留在土中的残根越多，则越有利于蜜环菌的生长，野生天麻则往往在这种环境中生长得更好。相比阔叶林，野生天麻一般很少生长在针叶林中。

二、分布与主产区

全世界已经发现的天麻属（*Gastrodia* R. Br.）植物约有 30 余种，广泛分布于东亚、东南亚、大洋洲及俄罗斯东部的地区。我国已发现的天麻属植物约有 14 种，东起台湾地区，西至西藏，南起云南，北至黑龙江，吉林、辽宁、内蒙古、河北、山西、陕西、甘肃、江苏、安徽、浙江、江西、台湾、河南、河北、湖北、湖南、四川、贵州、云南和西藏等省份均有分布，是世界上野生天麻分布最广的国家之一。

按野生天麻的产量划分，野生天麻产量较多的地区主要集中在云南的昭通、四川和贵州的盆地周边山地、西藏、重庆及湖北西部等地区；产量较少的散布在陕西南部，河南伏牛山、湖北大别山、吉林长白山等地区。按照《中国药典》种天麻的 5 个变型看，红天麻主要生长在黄河流域与长江流域；乌天麻主要产于贵州西部、云南东北部至西北部以及川东鄂西山区；绿天麻主要产于东北至西南诸省，野外少见；松天麻主要产于云南西北部，常见于松栎林下；黄天麻主要分布于河南、湖北、贵州西部和云南东北部，常见于疏林边缘。

自 20 世纪 50 年代开始，我国科研工作者开展了天麻的人工种植探索。其中徐锦堂分别在湖北利川、恩施和陕西汉中，周铉在云南昭通彝良开展天麻人工栽培试验，并先后获得成功，促使这些地区成为栽培天麻的主产地，并进一步发展成为主产区。湖北省的天麻野生资源主要集中在武陵山、秦巴山和大别山等山区，以常见的红天麻、乌天麻变型为主，还包括少量的绿天麻和黄天麻。同时，这些山区也是湖北天麻生产种植的适宜区和主产区，其中湖北东部山区以红天麻和红乌杂交天麻种植为主，湖北西部山区以乌天麻和乌红杂交天麻种植为主。在具体产区上，宜昌市的五峰土家族自治县牛庄乡、夷陵区的下堡坪乡，黄冈市罗田县的九资河镇、英山县的草盘地镇，以及神农架林区的红坪镇等是湖北省目前天麻生产种植最具代表性的地方（表 4-1），其出产的天麻以产量高、品质好而行销全国及世界各地。

表 4-1　湖北省天麻资源分布区

地级市（州/林区）	县市
恩施	利川市、恩施市、咸丰县、宣恩县、鹤峰县、巴东县、来凤县、建始县
宜昌	五峰土家族自治县、长阳土家族自治县、夷陵区、兴山县、秭归县
十堰	房县、竹溪县、竹山县
襄阳	南漳县、保康县
黄冈	罗田县、英山县
咸宁	通城县、通山县
随州	随县
神农架	全区

三、产业现状

我国是天麻主要种植国之一，天麻产量呈现逐年增长态势。近 5 年来，我国天麻产量较大的省市有陕西、云南、湖北、安徽、湖南等。我国天麻主要出口到韩国、日本等地区，其中 2021 年中国天麻出口至韩国地区 85835kg，而 2021 年我国天麻出口量最多的地区为安徽。从种植区域看，天麻多种于林下，林中空地、林缘及灌木丛边缘也有分布。我国除云南、四川、贵州、陕西等已知天麻分布广泛的地区外，湖北、吉林、辽宁、湖南、山东、广西、河南等地区也具有较为广泛的分布区域。目前我国采用人工栽培的产区还包括云南丽江，贵州大方、德江、都均，四川广元、南充、平武，重庆万州、云阳，湖北宜昌、黄冈，陕西略阳、宁强，安徽岳西、金寨，河南商城、西峡等地，另外在甘肃天水、吉林长白山、浙江丽水等地也有少量栽种，其中以云南、贵州、湖北、陕西、安徽等省的产量较大。

第四节　种质评价与新品种创制

中药材种质资源的研究是提高中药质量的关键和源头，种质的优劣是影响中药材产量和质量的重要因素，而保证中药材优质是中药产业发展的根本措施。对中药材种质资源进行调查、收集与评价，筛选优质中药材种质资源，有利于中药材品种的品质改良，进而从源头上提高我国中药产品质量和中药材生产技术水平。近年来，天麻除了传统入药外，也被广泛用于食品、药品的开发，市场需求量极大。由于天麻有着较为明显的经济效益优势，其种植区域大、种植种类多，通过自然和人为杂交方式也培育出了许多不同的地方品种。但众多天麻品种一方面在药材外观性状、生产性能等方面存在差异，另一方面在药材内在质量方面也存在差别。因此，筛选出优质高产的天麻种质资源成为提高天麻品质和经济效益的必要途径。

一、种质收集、保存与评价

（一）基于分子标记的天麻种质资源多样性评价

为了建立适合天麻的种质资源鉴定体系，周天华等研究团队应用简单重复序列（SSR）技术对来自陕西省汉中市、贵州省毕节市、云南省昭通市和湖北省宜昌市天麻的3种变型（乌天麻、红天麻和绿天麻），共计120个样本进行了群体遗传分析，发现天麻在物种水平和变型水平上有较高的遗传多样性，种群间和变型间均存在强烈的遗传分化，构建的SSR指纹图谱对天麻样本在个体水平上有着良好的鉴定效率。同样采用SSR分子标记技术，陈琦等的研究表明SSR对于野生和栽培天麻具有较强的区分能力，野生天麻和栽培天麻基本分别聚为一类，但是由于栽培天麻产生了变异，也有少数分布于野生天麻的聚类中，为下一步天麻种质资源的保护、优良种质资源的筛选及栽培提供了一定的指导意义。

柴锟等运用相关序列扩增多态性（SRAP）技术对7个不同生态区域的24份天麻种质构建了DNA指纹图谱，评价结果表明整个群体之间的相似程度差异较大，天麻变型内变异大于变型间变异，天麻各变型间有很大的遗传分化，其中红天麻的遗传性状较为稳定，与其他变型间缺乏基因交流，遗传多样性匮乏，而乌天麻和红乌杂交天麻具有较高的遗传多样性。王德信等利用随机扩增多态性DNA（RAPD）技术对天麻样品的基因组DNA遗传多样性进行分析，以乌天麻、黄天麻和绿天麻3种变型的130份样品为研究对象，分析结果表明天麻具有丰富的遗传多样性，其中乌天麻遗传多样性最丰富，变异复杂，栽培群体乌天麻是一个高度混杂的群体，虽然个体的表现型基本相同，但从遗传物质的组成来看，基因型不一致。此外，邹佳宁等使用 RAPD 标记技术对贵州省境内天麻的野生和栽培 4 个变型（乌天麻、红天麻、黄天麻和绿天麻）共 15 份样品进行遗传多态性分析，结果表明野生与栽培天麻之间的遗传变异较大，说明地理分布和生长环境的差异是导致天麻形成丰富的遗传多态性的一个重要的原因。

（二）基于药材品质的天麻种质资源多样性评价

目前已有较多关于天麻药材质量评价方面的研究报道，大多数研究是基于 HPLC 技术进行质量评价。任守利等测定了湖南、陕西、贵州及湖北等地天麻不同商品规格中天麻苷和天麻苷元的含量，结果显示不同产地、商品规格的药材含量差异较大；闫宝庆等利用 RP-HPLC 技术同时测定了天麻药材中天麻素、腺苷、对羟基苯甲醇和对羟基苯甲醛的含量，所建立的对 4 种成分进行含量测定的 HPLC 方法，为完善天麻的质量控制体系提供了依据。康传志等以云南、贵州、四川、湖北、安徽、陕西、河南、吉林 8 个主产区的 3 种主要变型（乌天麻、红天麻和乌红杂交天麻）共计 37 批天麻样品为研究对象，选取腺苷、天麻素、对羟基苯甲醇、对羟基苯甲醛、巴利森苷 A、巴利森苷 B、巴利森苷 C 和巴利森苷 E 8 个成分作为检测指标，基于 UPLC-MS/MS 技术综合比较不同产地和不同变型天麻质量特征，发现在不同产区的天麻样品中，8 种成分的含量差异较大，且天麻素类成分与巴利森苷类成分存在明显相关性（$P < 0.01$），安徽和贵州产区天麻中的天麻素含量比湖北、吉林、陕西等产区的高；四川和安徽天麻中对羟基苯甲醛和巴利森苷 B 含量较高，在不同变型的天麻中，以乌天麻和红天麻分别在天麻素对羟基苯甲醇和巴利森苷含量上较高。单鸣秋等基于 HPLC-MS 技术测到了安徽、云南、陕西、贵州等产地天麻饮片中天麻素、对羟基苯甲醇、香荚兰醇、对羟基苯甲醛、香荚兰醛、巴利森苷 B、巴利森苷 C、巴利森苷 A 这 8 种成分的含量，发现这些成分的含量差异较大。其中，3 种巴利森苷类成分的量较高，香荚兰醇和香荚兰醛的含量均较低。

除了基于 HPLC 技术进行质量评价外，还有学者在 HPLC 指纹图谱分析的基础上，结合单标记多组分定量分析（QAMS）方法，以天麻素为参考标准，同时测定了样品中天麻素、对羟基苯甲醇、对羟基苯甲醛等 7 种成分的含量，表明 QAMS 是一种可靠、方便的多组分含量测定方法，进一步完善了天麻的质量评价体系。王彩云等综合农艺性状及有效成分含量，综合评价了不同产地和不同变型天麻的质量特征，利于科学指导天麻生产。

李巧玲等在全国 9 个不同天麻产区收集种质资源 27 份，引种并建立天麻种质资源圃，采用超声波法和色谱法提取天麻素和对羟基苯甲醇，利用紫外分光光度法测定其含量，综合相关质量、产量及外观性状指标进行研究，结果表明陕西城固和安徽岳西 2 个种源天麻明显优于其他种源。

二、基因组学研究

（一）天麻基因组研究进展

2018 年，由中国中医科学院中药资源中心、中国科学院植物研究所、湖北中医药大学、安徽中医药大学、云南省农业科学院共同合作，以天麻为研究对象，绘制了第一个完全依赖于菌根异养植物的高质量基因组图谱，相关文章发表在国际著名期刊 *Nature Communications* 上。该研究使用全基因组测序（WGS）对天麻基因组进行测序，通过 K-mer 分析预估基因组大小为 1.18Gb，编码 18969 个基因，理论上是迄今为止发现的被子植物基因数量最少的基因组。与铁皮石斛、小兰屿蝴蝶兰相比，天麻经历了广泛的基因缺失，这可能是其适应完全异养生活方式的结果。天麻中的 3586 个基因家族发生了收缩，且丢失了 2961 个基因。由于不需要进行光合作用，天麻的质体基因组收缩为 35326bp，并发生明显重组，且只保留了 12 个编码光合复合体蛋白（NEP）的基因。

尽管天麻基因组经历了广泛的基因丢失，但 430 个基因家族在天麻中扩张，该研究推测这些扩张的基因与天麻完全异养生活方式有关，并首先通过测序并组装线粒体基因组来验证这个想法。其结果表明，与大多数其他种子植物相比，天麻的线粒体基因组的大小显著扩大为 1339kb。该研究同时发现天麻中单子叶甘露糖结合凝集素抗真菌蛋白（GAFP）基因的数量增加，GAFP 可以抑制子囊菌和担子菌的生长。在天麻与蜜环菌建立稳定的共生关系之前，超过 80% 的 GAFP 基因在原球茎和米麻中高度表达。研究通过结合 16S 核糖体和 rDNA ITS 序列分析，发现细菌和真菌的多样性在原球茎阶段显著较低（$P < 0.05$），这与 GAFP 的基因表达模型相一致。随后细菌和真菌的多样性增加，意味着蜜环菌可以影响微生物群落及其与共生生物的联系。同时，研究发现独角金内酯是天麻与蜜环菌共生关系建立的重要信号，其作用机制与促进植物和从枝菌根共生的机制类似。在天麻中，独角金内酯生物合成和运输关键基因 carotenoid cleavage dioxygenases（CCDs）和 ABC transporters（PDRs）的数量增加，且受控实验证明独角金内酯可以促进蜜环菌菌丝分支，有助于建立天麻和蜜环菌的共生关系。而天麻中钙调素依赖性蛋白激酶 DMI3 基因的数量也有所增加，这有助于进一步调控蜜环菌在天麻中定植（侵染共生）。显微结构分析表明，定植（侵染共生）后蜜环菌菌丝的生长将主要限制在天麻的皮层，这与 PDRs 基因在皮层中转录水平最高相一致。

天麻作为一种多年生的无叶绿素兰科植物，基因组数据显示，在进化过程中，与光合作用、叶片发育和质体分裂途径相关的关键基因处于丢失或宽松选择状态。一项研究将天麻的基因组组装到 1.12Gb，其中 contig N50 大小为 110kb，scaffold N50 大小为 1.64Mb。天麻的基因组序列不仅有助于揭示这些适应性变化的遗传基础，而且该植物的基因组序列也为未来兰花和其他叶绿素植物的进化提供了很好的资源。另有外国研究学者通过对韩国生长的天麻的完整基因组序列进行特征分析，并通过组装韩国天麻叶绿体全基因组，发现其比中国天麻叶绿体基因组小 74bp，这表明不同地理位置的天麻质体中也存在着序列变化，并且天麻叶绿体全基因组序列也具有较高的变异，同时与其他种子植物对比也具有较高的种内变异。

有国外研究学者使用 Illumina、PacBio 测序方法以及 Hi-C 技术报告了天麻的高质量染色体水平基因组组装，发现组装的基因组大小为 1045Mb，N50 为 50.6Mb，通过 Hi-C 共挂载到 18 条假染色体上，预测了 18844 个蛋白质编码序列（CDS），其中 15619 个 CDS（82.89%）被功能注释，系统发育分析也表明天麻中参与各种生物合成过程和细胞成分的基因显著收缩，表明天麻在进化上适应了真菌异养的生活方式，该研究产生的基因组资源将为研究天麻生物学功能的分子机制提供有价值的参考基因组。这些研究结果展现了完全异养植物通过实现广泛的基因收缩甚至丢失、扩张以及基因的新功能化来完成其独特的生活史，可作为植物与菌根共生研究的模式。天麻基因组也为植物适应异养提供了洞见，通过明确专性异养真菌天麻基因组大小序列，可以用于研究真菌异养生活方式的适应性。这对于进一步开展天麻栽培技术研究、定向新品种选育，以及保证药材的产量和质量均具有重要的意义。

（二）功能基因的挖掘

1. 天麻基因的差异化表达

刘云霞等通过转录组测序揭示天麻生长代谢过程中相关基因的差异化表达规律，该研究初步揭示了箭麻和共生天麻的生长代谢特征，即共生天麻通过分解侵入其中蜜环菌合成的有机营养物质和能量，从蜜环菌和周围环境吸收营养物质供箭麻生长需要，为进一步研究天麻不同发育阶段代谢特征奠定了基础。

另有一些研究聚焦于天麻种子萌发过程与小菇属（Mycena）真菌在动态共生过程中的基因差异化表达。有研究利用转录组学方法，筛选得到 1750 个差异表达基因，并对其中丝氨酸羧肽酶基因（GeSCPL）发挥作用的机制进行解释。这些差异表达基因大多数都参与能量代谢、植物防御、分子信号传导和二次代谢。此外还鉴定出许多参与包合素介导的内吞作用的基因，这些基因中的大多数（如网格蛋白）在原球体中高度表达，推测网格蛋白介导的胞吞作用可能在被小菇属真菌侵染的天麻共生种子萌发中发挥重要作用。还有研究发现，在天麻种子萌发过程中，2 个木质素溶解 Ⅱ 类过氧化物酶和 2 个乳酸酶的表达明显上调，这可能有助于小菇属菌丝突破天麻的木质素种皮；与小菇属的毒性降低和致病性丧失相关的基因占注释基因的一半以上，这可能有助于共生。

2. 与天麻素生物合成相关基因的挖掘

天麻素是天麻主要的有效成分，具有镇静催眠、抗惊厥作用，具有保护心血管、改善失眠等功效。天麻素在结构上由 4- 羟基苯甲醇和葡萄糖两部分组成，其中 4- 羟基苯甲醇又是天麻细胞中一种主要的单体成分，推测天麻素合成的直接底物来源于 4- 羟基苯甲醛和 4- 羟基苯甲醇，主要涉及的代谢途径为苯丙氨酸代谢途径，且合成的最后一步涉及葡萄糖糖基化 4- 羟基苯甲醇的过程，目前已有学者围绕天麻素生物合成相关基因开展研究。

陈春光等基于天麻转录组和基因组数据，通过共表达分析表明天麻素合成底物 4- 羟基苯甲醇可能主要来源于苯丙氨酸代谢途径。汪顾浩等对乌天麻种子和乌红杂交天麻种子进行转录组测序，发现共有 10 个关键基因被苯丙烷类合成途径注释，该研究获得了两种天麻种子的苯丙烷类产物合成代谢通路图，并注释了相关基因序列，最终确定乌红杂交天麻种子品质优于乌天麻种子。刘梦丽等通过反转录聚合酶链式扩增（RT-PCR）技术首次克隆了天麻糖基转移酶基因（GeGT1）的 cDNA 全长序列，对该基因在天麻不同器官的表达规律进行分析，结果显示 GeGT1 基因的表达水平在花中最高，其次是块茎和茎。Tsai 等通过比较转录组学方法研究天麻营养生长期球茎与块茎基因表达差异情况，结果显示从营养繁殖球茎到块茎的过程中单加氧酶和糖基转移酶的基因表达显著增加，同时推测 TRINITY_DN54282_c0_g1 和 TRINITY_DN50323_c0_g1 两种单基因可能参与天麻素生物合成途径中的羟基化和葡萄糖基化反应。刘云霞和肖舒卉通过转录组测序鉴定了天麻细胞色素 P450 还原酶基因（GeCPR）和蜜环菌漆酶（Lac）基因的功能。刘云霞等通过农杆菌转化法将高表达葡糖基转移酶（UGT）基因转入到单核蜜环菌中，获得具有阳性克隆的转 UGT 基因蜜环菌工程菌株，该菌株能够成功催化 4- 羟基苯甲醇转化为天麻素。肖舒卉通过农杆菌介导转染蜜环菌，筛选得到能成功将 4- 甲酚转化为 4- 羟基苯甲醇具有阳性克隆的转基因蜜环菌菌株。Ho 等鉴定出两个蔗糖转运蛋白（SUT）样基因 GeSUT4 和 GeSUT3，并发现它们在幼嫩的蜜环菌定植块茎中高度表达，推测 GeSUT4 可能在蔗糖运输中发挥作用，以促进细胞间分配和细胞内稳态。Shan 等测定和比对了来自天麻块茎、茎和花中的 6 种主要酚类成分的含量，并进一步筛选出块茎、茎和花组织之间的差异表达基因，共鉴定出 76 个差异表达基因（DEGS），作为参与酚类生物合成的候选基因。该结果为鉴定参与天麻次级代谢物生物合成的候选基因提供了有价值的信息。

3. 参与天麻抗病及抗低温胁迫基因的挖掘

有学者从乌天麻球茎克隆得到两个新的天麻抗真菌蛋白基因 ga4A 和 ga4B，尽管乌天麻中存在两种抗真菌蛋白（Gastrodianin）基因表达，但其中有些个体表达 ga4A，有些表达 ga4B，但同一个体的不同器官只会表达同一种 Gastrodianin 基因。同时该研究发现天麻的地上器官中 Gastrodianin 基因转录表达量远高于地下球茎，而次生球茎皮层组织的表达量比中柱和整个营繁茎的都高一些。但该研究并未对产生该结果的原因进行阐述。

王燕华等通过转录组测序筛选到天麻病害防御相关基因 GeJAZ1（MZ298646），发现 GeJAZ1 的瞬时表达能提高超氧化物歧化酶（SOD）、过氧化物酶（POD）和过氧化氢酶（CAT）的活性，且影响植物内信号传导及多种代谢产物合成，间接参与病害防御。Zeng 等克隆出天麻的 LEA 基因家族（GeLEAs），并将其引入大肠杆菌中，证明 GeLEAs 蛋白在低温胁迫下可在细胞中起保护作用。周春艳等筛选出低温条件下显著差异表达的超氧化物歧化酶（SOD）基因和谷氨酰胺合成酶（GS）基因，通过农杆菌法转染蜜环菌，获得抗低温胁迫的转 SOD 基因的工程蜜环菌和转 GS 基因的工程蜜环菌，为进一步培育抗寒天麻品种提供了实验基础。

三、新品种创制

红天麻和乌天麻是栽培历史最长、栽培面积最大的两个"当家品种"。野生乌天麻自然分布在云贵高原及东北地区，在长江流域适宜生长于 1500m 以上的高山区。乌天麻形态优，折干率高，药用价值好，但产量低，分生力差，适应性弱，产销量只占市场份额的 20%。红天麻产量占 80%，除东北、西北地区外，在我国境内，海拔 700m 以上的山区几乎都有红天麻的分布和生产。红天麻产量高，分生力强，适应性好，但折干率低，药用价值较差。这两个种源形态特征、生理特性差异显著，而杂交育种获得的新种品种优势和生产经济优势突出。2002 年湖北省审定通过了两个天麻新品种：鄂天麻 1 号和鄂天麻 2 号。其中，鄂天麻 1 号由云南"乌天麻"作母本、宜昌"红天麻"作父本配组育成，其生长适应性状、块茎形态偏向母本乌天麻；鄂天麻 2 号由宜昌"红天麻"作母本、云南"乌天麻"作父本配组育成，其生长适应性状、块茎形态偏向母本红天麻。经测定，二者药用主要成分天麻素含量分别为 0.1115% 和 0.1292%，均达到天麻质量标准要求，块茎可供药用，但鄂天麻 2 号的种麻块茎分生点多，萌发率强，耐旱性较强，生长适应范围较广。

第五节　种植技术

我国各天麻产区主要以田栽和林下仿野生栽培为主。其中田栽以单作栽培为主。林下仿野生栽培是将天麻种植在坡度缓、湿度大、遮阴度高、土壤肥沃的阔叶林下，在不适宜种植庄稼的荒地、林下地均可种植，适宜在耕地少、林地多的省份推广种植，如武陵山区。

一、繁殖技术

天麻可采用有性繁殖和无性繁殖两种方式，天麻的生活史可参考图 4-3。

（一）有性繁殖

天麻的有性繁殖即种子繁殖。天麻人工有性繁殖是将天麻开花人工授粉后所结的种子与共生的萌发菌拌匀，并和培养好的蜜环菌材一起拌播。天麻有性繁殖获得的种麻繁殖系数高、抗逆性强、生长力旺盛、品种不易退化、易优质高产，是天麻产业可持续发展不可缺少的重要环节。

（二）无性繁殖

用天麻的地下块茎（白麻、米麻）作为种源进行繁殖的方式称为无性繁殖。应选择个体完整、无创伤、无病虫害的健壮块茎作为麻种。

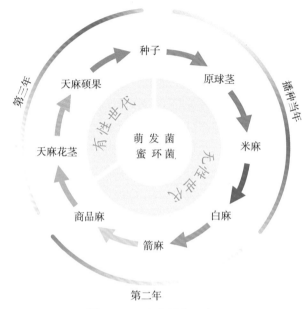

图4-3　天麻生活史示意图

二、种植方法

（一）天麻有性繁殖播种技术

有性繁殖栽培技术从根本上解决了天麻无性繁殖的种源缺乏问题。由于天麻的野生资源日渐枯竭，已经很难采挖到野生天麻块茎作种栽，种源的缺乏影响着天麻生产的发展，而进行有性繁殖，一个箭麻可产数十个果实，每个果实就有3万至5万粒种子，仅以最后成麻率0.05%计算，也有相当可观数量的种源，投入小，收获大。在无性繁殖过程中，天麻块茎的生长能力减弱，繁殖系数和产量都会越来越低，利用有性繁殖生产的白头麻和米麻作种，再进行无性繁殖，可显著提高繁殖系数，并在一定时间（无性代）内可保持旺盛的生命力。有性繁殖通过人工授粉进行杂交，可利用杂种优势，培育新的良种。

1. 种圃的场地选择

进行天麻有性繁殖的场地可以不与栽培菌床在同处，应选择管理方便且能避风的地方，如住宅附近。但四周不应与蔬菜地接壤，以防止蔬菜病虫害传入侵染天麻花茎植株。最好选择夏季凉爽多湿、冬季又不十分严寒的林隙或林边的缓坡地，土壤以质地疏松、均匀、保温、透气、不积水、有一定保水保肥能力的微酸性壤土为宜。在选择有性繁殖播种场地时，还应考虑到有充足水源的环境。场地选好后，取木、竹枝条搭设一个2m高的简易荫棚，棚的周围建以篱墙，以保证棚内郁闭度在70%左右并保证种子园不受畜禽的破坏。

为了提前播种，可用温室或空房子提前培育种子。由于天麻种子采收后，温度适宜即可发芽，延长发芽后原球茎的生长时间，对提高接菌率、白麻和米麻的生长、天麻播种当年的产量都有十分重要的意义。温室育种提前播种期，是天麻有性繁殖增产的关键措施。特别是高山区及生长季节短的地区，采用温室育种，使种子成熟期和播种期提前，对种子提前发芽、及时接蜜环菌、延长原球茎生长时间和提高天麻的产量效果显著。

2. 箭麻的选择与栽植时期

（1）箭麻的选择：用于有性繁殖的种麻，选择的时间是11月份。在收获上季栽培的天麻时，选择个体发育完好、顶芽红润、饱满、无损伤、无病虫危害的箭麻留作种麻。收获时将种麻与加工入药的箭麻分开，轻拿轻放防止碰伤顶芽和麻体。100g以下的小箭麻结果数较少，100～150g的箭麻单位重量结果数最多；150～300g重的箭麻，结果数差异不明显。同时，箭麻越大含水量越少，加工天麻产量越高。从天麻种子产量并结合天麻商品率分析，300g以上的特大箭麻不宜作种麻，应选择100～300g重的块茎作为种麻更为适宜。

（2）箭麻栽植时期：箭麻一般可采用冬栽和春栽两个时期，以春栽成活率高。母麻选好后，要及时定植，不宜放置太久，以免失水影响抽薹开花。但在较寒冷的地区，则须将箭麻置于保持一定湿度和温度（注意不要过湿，以免腐烂）的地方，不要立即定植，待到春季解冻后才可定植。

3. 箭麻栽植技术

箭麻本身储存有丰富的养分，完全能满足抽薹、开花、结果和种子成熟的需要，故定植箭麻时可直接定植在土壤内，不需用菌材伴栽。定植前将地整平，做宽60cm的畦，两畦中间留50cm宽的人行道以便授粉操作。箭麻顶芽朝上，向着人行道，株距10～20cm。在箭麻顶芽旁插一树枝作标志，然后盖土5cm左右。覆盖的土壤一定要疏松，没有石块，防止机械压力影响出苗。

（1）温室栽植箭麻：栽植期应根据当地的气候条件而定，在地温不低于0℃的地区，即可冬季收获时边收边栽，使其自然通过低温阶段；在严寒地区，应将冬季收获的箭麻在低温下贮藏，早春栽植于温室。

（2）箱栽箭麻：利用木箱栽植箭麻，可放在空房子中培养。其优点是木箱易于搬动，适合于各家各户栽植箭麻。

（3）箭麻生长期的管理

1）防冻：冬栽的箭麻，冰冻之前应加厚覆盖土层，并用稻草或树叶等覆盖，防止冻害。春季解冻后，应揭去稻草和加厚的盖土，露出原盖土，保证盖土层厚3～5cm

即可。

2）防风：开春后，当气温回升到 12℃ 以上时，箭麻顶芽开始萌动；当气温达 15℃ 时，顶芽陆续出土，花茎伸长，这时就要在原标志的位置插上一根长 1.5m 左右的竹竿，将伸长的花茎绑附在竹竿上，以防植株倒伏。在大风来临前，要加固篱墙，增加挡风设施，以防吹倒花茎。

3）温室栽培箭麻管理措施：温室内栽培的箭麻，每周应浇水 1 次，温度保持在 18～20℃。由于温室湿度较大，在开花结果期，茎秆与果实容易感染霉菌，因此，在开花结果季节，应经常检查，发现有个别植株感染霉菌时，应在高温时间及时打开通风窗，早晚关闭，以调节室内温湿度。如温度长时间超过 30℃，可在中午揭起部分棚顶覆盖的塑料膜通风降温，同时可在棚顶搭一些树枝遮阳防晒。

4）塑料大棚栽麻管理措施：利用塑料大棚保温培育天麻种子，可提前 10～20 天播种，其管理措施与温室相同。此外，在 4 月中旬箭麻出土后，中午阳光强烈照射时，应注意遮阳，防止嫩苗被强光灼伤，注意经常浇水和通风降温。

5）搭棚遮阳：育种圃，在箭麻出土前应搭棚遮阳。目前用箭麻培育天麻种子，一般都在温室或房屋内进行。若在温室，只要在天麻上面的温室顶部遮阳即可，保持抽薹箭麻见到一些散射光。由于强光照射会造成地温过高，烧坏花茎，易使花穗（朵）严重失水，影响授粉结实。夏季温度高，应注意经常喷水，使种子园内空气相对湿度保持在 70%～80%，土壤相对含水量保持在 50% 左右。

6）打尖：天麻花穗顶端的几朵花，由于授粉后结的果实小、种子量少，故应在现蕾初期，花序展开可分辨出顶端时，将顶部 3～5 朵花蕾打掉，以减少养分消耗，这样可使花穗结的果实饱满，种子产量高。

7）防病虫害：开花时节，气温较高，加之种子园内湿度也较大，是多种虫害、病害易发的季节。此时主要有蚜虫、介壳虫、伪叶甲和腐烂病等危害花莛，应及时用乐果、多菌灵等农药喷洒种子园及周围环境，做好防虫防病工作。

室内箭麻育种可以减少许多管理上的麻烦，但必须经常注意温湿度的调节，适时通风。如育种较少，可用木箱、盆钵等定植箭麻，人工授粉，同样可以收获种子。

4. 人工授粉技术

在有性繁殖中，要想获得质好量多的天麻种子就必须进行人工授粉。天麻人工授粉，必须在开花前 1 天或开花后 3 天内完成。在花粉块成熟并处于较旺盛的生理活动时授粉，才能保证较高的结实率，过早（花粉块未成熟）或过迟都会降低结实率。花粉块成熟的标志：花粉块松软膨胀，将药帽盖稍顶起，在药帽盖边缘微现花粉。

授粉时间，一般在上午 10 时至下午 4 时为好，雨天及露水未干时不宜授粉。授粉工具一般是用尖嘴镊子，没有镊子的可用针或竹针。授粉时，左手轻轻握住花朵基部，右手用镊子慢慢压下花的唇瓣（或将唇瓣夹掉），夹时不要伤到花蕊柱，以免碰掉花粉块。用镊子或针自下往上挑开药帽，粘住花粉块，将其放在雌蕊柱头上。授粉时可以采取同株同一朵花授粉，也可采取同株异花或异株异花授粉，还可采用不同类型天麻的花互相授粉。实践证明，异株异花授粉的结实率好于同株同花授粉。

5. 种子的采收与贮藏

天麻花朵授粉以后，花被逐渐萎缩，子房迅速膨大；而未授上粉的花朵，花凋谢以后子房略有膨大，但果实内的种子不具有种胚。当下部果色渐深暗，纵缝线日益明显时，表示蒴果即将成熟。天麻果实是从果穗下部向上部逐渐成熟的。当果壳上 6 条纵缝线刚出现开裂时，即为种子的最佳采收期。若再晚 1 天采收，其纵缝线会大量开裂，种子便由此逸出，随风散落。因此，一定要适时采收。采收种子时，可将开裂蒴果邻近的 3 ～ 5 个尚未开裂的果实一同剪下（因这些即将开裂的果实中的种子也具有较高的发芽率），装入种子袋（纸袋、信封等），带回室内摊晾记录果实数；当留在植株上的果实又出现开裂时，再将其连同邻近的 3 ～ 5 个果实收回，直到最后的果实收完为止。剪回室内的果实完全开裂后，抖出种子，准备及时播种，不宜久存。在常温情况下，天麻种子寿命极短，种子在 30℃ 的温度下，1 天即失去发芽力。种子采收后应立即播种，最好边收边播，以保证高发芽率。如需短期贮存 5 ～ 7 天（再久将失去活力），应将种子装入玻璃器皿内，置于 0 ～ 4℃ 的冰箱中保存。

6. 播种前的准备

天麻有性繁殖栽培前的准备包括种子准备、树叶树枝准备、萌发菌和蜜环菌准备。

天麻种子可以自行培育，也可以到相关单位或有信用的农户采购。采购的种子一般在采购前已经贮存了一段时间，因此，种子采购回来后更应及时播种。

天麻种子需要萌发菌为其提供营养才能发芽，而萌发菌为弱腐生菌，培养时多用树叶作为培养基质。播种时在与萌发菌所拌种子接触的地方适当撒放一些树叶，有利于萌发菌的生长和天麻种子萌发，树枝也是萌发菌和蜜环菌良好的培养物。

萌发菌、蜜环菌是天麻生长发育的物质基础。种子需要萌发菌为其提供营养才能正常萌发形成原球茎，发芽形成的原球茎又必须依靠蜜环菌提供营养才能正常更新和繁殖。因此，在进行有性繁殖播种前应准备好萌发菌和蜜环菌两种菌种。

7. 播种栽培技术

首先在已经开挖好的播种穴底部铺一薄层树叶，将 1/5 袋拌有天麻种子的萌发菌均匀地撒在树叶上，然后将直径 2 ～ 3cm，长 4 ～ 5cm 的树枝倒于其上，铺平，每隔 10cm 左右放一块（节）蜜环菌菌种，用细土将树枝间空隙填实，再盖土至与树枝齐平，最后盖 8 ～ 1cm 厚的湿土，穴顶盖一层树叶以保温。如果用筐子或池子播种，可在播种第一层后，盖土至高出树枝 1 ～ 2cm 后，按同样的方法播第二层、第三层……最后盖 8 ～ 10cm 厚的湿土和树叶（图 4-4）。

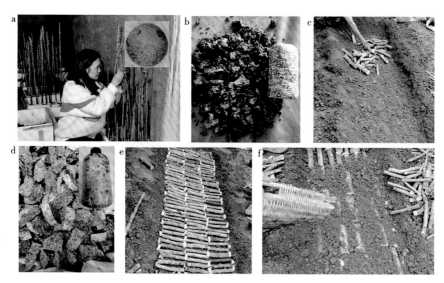

图 4-4　天麻的播种栽培
a. 授粉；b. 拌种；c. 播种；d. 菌种切块；e. 菌材摆放；f. 覆土

8. 天麻有性繁殖的关键因素

（1）场地的选择：培养种子的场地应选在管理方便、避风、土壤不积水的地方。培育窖要浅，呈长方形，铺放已培养好的菌材 1 ～ 2 排，再盖腐殖土 6 ～ 10cm。

（2）人工授粉：授粉时，应左手轻握花茎及子房，右手拿一把小镊子伸入歪壶状口部内，把壶口张开张大，随即夹住药帽盖及花粉块，伸入下部，稳准地放在柱头上。

（3）果实成熟：天麻果实于 6 月下旬至 7 月中上旬陆续成熟，成熟后的果皮逐渐开裂为六瓣，种子由缝隙落出飞散。

（4）培养菌床：天麻的培养菌床以每窖培养菌材 20 根为宜。

（5）其他：播种时先揭开菌床上的覆盖物。

（二）天麻无性繁殖栽培技术

1. 栽培时期的确定

适宜的栽植期是天麻增产的关键之一。天麻 11 月份停止生长，次年 4 月初开始萌动，从冬 11 月至次年 3 月为休眠期，天麻适宜在休眠期栽培。天麻栽培期有两个，即冬栽及春栽。我国南北方天麻产区，适宜的栽培期不同，在长江流域等天麻产区，冬季温度不太低，天麻可正常越冬，冬、春两季都可栽培。在不同海拔高度地区适宜的栽培期略有早晚，如海拔 1000m 左右的地区，冬栽在 11 月份天麻停止生长后的时期，春栽在 3、4 月份天麻还在休眠或刚开始萌动的时期，不宜过早或过晚。10 月份天麻还未停止生长，内容物不充实，种麻质量差，同时也影响当年的天麻产量，故不宜过早采挖栽植。翻栽太晚如到 12 月份气温下降，一方面不便操作，另一方面也要注意防止天麻块茎直接裸露在低温下受寒冻，因此只能选择大太阳天气或中午高温时翻栽。春栽越早越好，因为蜜环菌生长的低温限度低于天麻开始萌动的温度，冬初及早春的低温条件虽不能满足天麻萌动发芽对温度的要求，但蜜环菌能在 6 ～ 8℃低温下缓慢生长，天麻栽植后在萌动之前如能预先和蜜环菌建立好营养关系，温度升高后，天麻即可茁壮生长，因此早春解冻后栽培越早越好，四川不同栽培期试验结果也证实了这点。

在长江流域选择冬栽或春栽还应考虑当年的降雨情况，因为天麻的栽培期也就是收获期，应边收边栽，9 月下旬至 10 月上中旬雨水多，容易引起天麻腐烂，采挖太晚，越大的天麻腐烂越严重，影响天麻产量，故应提早收获。如果秋末冬初雨水少，土壤比较干燥就可选择春栽。华北地区冬季不是特别寒冷，野外采取保温措施后，天麻可正常越冬，可采用春翻春栽的方法。东北严寒地区，如果冬季有大雪覆盖，天麻生长层温度不低于 –5℃，也可采用春栽方法；如果冬季积雪少，天麻生长层温度在 –5℃ 以下地区，就应在秋冬收获后妥善保管种麻，春季解冻后栽植。

2. 场地的选择

选择土层深厚、土质疏松、排水良好的砂质壤土或富含有机质的腐殖土为好，黄泥地、涝洼地和砂石地一般不适宜栽培天麻。栽麻场地的空气要清新凉爽、湿润。一般选择林间树下，人、畜不易践踏，便于管理的地方。对整地要求不严，一般除掉地面杂物或砍掉过密小灌木，便可培床或挖穴栽种天麻。

3. 栽培场地和栽培穴的准备

天麻栽培不以"亩"为单位，而是以"窝"为单位，或称作"穴"，有的地方称作"窖"。栽培场地不定，要求连片，根据小地形能栽几窝即栽几窝，少到一两窝，多至上千窝。如一些 60 多度的陡坡地，土壤和其他条件都好，可利用陡坡上较平坦的小地形培养几窖菌床或栽几窝天麻。窝不宜过大，但也不能严格强求一致，可根据地形稍有扩大或缩小。

4. 常见的天麻无性繁殖栽培方法

天麻无性繁殖栽培方法有多种，常见的有菌材伴栽法、菌床栽培法、菌材加新材栽培法、老棒套新棒栽培法等。

（1）菌材伴栽法：菌材伴栽法是天麻栽培方法中最基本的方法，其他栽培方法都是以其为基础，加以改进，逐渐使其完善。该法在山坡上挖穴，穴深 30cm 左右，穴宽 50 ～ 60cm（菌棒长度），穴长根据菌棒数决定，一般一穴 5 ～ 10 根棒，穴底顺坡作 5 ～ 15° 的斜面，整平穴底，撒一层湿润树叶，将蜜环菌生长旺盛、无杂菌感染的菌棒顺坡摆 3 ～ 5 根，顺坡放菌棒比横放排水性能好。棒与棒间距离为 2 ～ 3cm，种麻摆在两棒之间和棒头旁，盖土填好棒间缝隙至棒平，不宜太厚，以利于上下层蜜环菌互相感染，然后用同法栽上层，覆土厚 1cm 左右，穴顶盖树叶 5 ～ 6cm 一层，可防止土壤板结并有很好的保墒作用。

（2）菌床栽培法（图 4-5）：菌床在天麻栽种前已预先培养好，栽天麻时应挖开菌床检查，取出上层菌棒。如果发现有杂菌污染的菌床，则应弃之不用；当菌床中只有少数棒轻微感染杂菌时，应更换染杂菌棒，用优良菌棒或新棒取代。取出上层活动菌棒后，下层菌棒为固定不动的菌棒，然后在下层菌棒间用小铁铲在栽天麻的地方挖一个小洞，放入种麻，盖土至棒平，铺一层树叶后再栽上层，上层栽法与菌材伴栽法相同，只是将原穴挖出的上层菌棒放回原处栽入种麻。

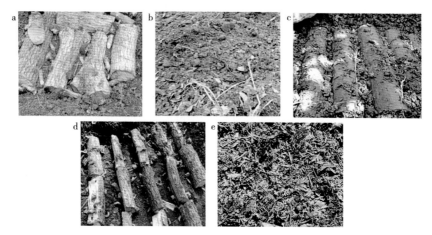

图 4-5　菌床栽培法

a.固定菌床；b.覆土；c.打开制作好的菌床；d.播种；e.覆土

（3）菌材加新材栽培法：菌材加新材栽培法与菌材伴栽方法基本相同。栽培时每隔一根已培养好的菌棒放一根新鲜树棒，麻种应靠近菌棒摆放，新棒两头不放种麻，其他方法都如菌棒伴栽法。

（4）老棒套新棒栽培法：天麻收获后有大批已栽过天麻的老荫棒，尤其是栽天麻时新加进去的新棒，木材还未完全腐烂，蜜环菌生长仍旺盛，为了降低生产成本，利用这些旧菌棒伴栽天麻还是可以的，但应严格选择无杂菌污染，菌棒还较坚实，未完全腐烂，蜜环菌健壮的老棒。这种方法的缺点是有半数菌棒已用过一年，营养较差。

5. 天麻栽种后的田间管理

（1）防旱：天麻具有喜阴、喜湿、怕涝的特点。种植地要保持一定的湿度，一般要保持在 50% ～ 60%。天麻生长的旺盛期是在每年的 5 ～ 9 月，此时天麻对水分的需求量也就更大，需要科学地进行浇水，以保持湿度。冬季应减少水量，田间的湿度只需要在 35% ～ 40% 即可。

（2）防涝：天麻喜湿润条件，但怕积水，在连续多天降雨的情况下，要及时将多余的水分排出，起好水沟，以免田间积水。

（3）防寒、防高温：天麻生长的温度一般是在 18 ～ 28℃，在 20 ～ 25℃ 下生长的速度最快。天麻可以经受 -5℃ 左右的低温环境，但温度低于 -6℃ 的时候，需要覆盖地膜进行保温，等到温度回升到 15℃ 左右的时候，需要将地膜揭开。

6. 天麻无性繁殖高产的关键要点

（1）栽培期：天麻应在休眠期栽种，在生长期不能翻动，栽培期分冬栽和春栽，一般冬栽在 11 月上冻以前，春栽在 3、4 月刚解冻后，应根据各地气候条件选择适宜的栽培期。

（2）土壤选择：严格选择砂土、砂砾土、砂壤土、腐殖质土等较疏松的土类，不能选黏性重的死黄泥栽培。

（3）选种麻：选有性繁殖后代的白麻和米麻作种，白麻以手指大小最佳，色泽淡黄，生长点嫩白，无病虫危害，无机械损伤。箭麻除作有性繁殖收种子外，一律加工成商品。

（4）菌棒及菌种：菌种应用野生蜜环菌或经过人工选择、复壮、提纯的三级菌种培养菌枝，然后用菌枝培养菌棒和菌麻。菌材的质量要求有三点：首先培养时间应短，菌材中营养丰富；其次，蜜环菌生长旺盛，幼嫩；最后，没有感染杂菌。

（5）栽培方法：用菌床栽培法，或隔窝栽培法栽种天麻，窝不宜过大，每窝放一根菌棒，栽双层。

（三）天麻生态种植

1. 天麻代料栽培

天麻是我国传统的上品中药，过去靠从深山密林里挖取野生天麻，供不应求，从1965年延续至今都是在深山坡用阔叶杂木棒栽培，20世纪70年代开始研究向低海拔平原地区的室内外及人防地道、溶洞栽培，但仍然是用木棒为材料。人工栽培天麻主要用栎、桦、榛、榆、柳、枣、槐、野樱桃等阔叶树干，且要求直径在5cm以上。长期以来，这种方式使森林资源遭受严重破坏，且已濒临枯竭。因此，天麻代料栽培技术的研究渐成热点。

天麻代料栽培技术就是利用机械化生产线人工生产菌包（菌棒）代替原木栽培天麻的技术。天麻代料栽培也是一种工厂化生产技术，需要运用机械化生产线生产人工菌包（菌棒），经过制袋、接种、养菌过程后，转入大田栽培或林下栽培，也可进行设施化栽培。养好菌的菌包（菌棒）直接代替原木木棒栽培天麻，辅以部分细嫩树枝或杂灌枝条，栽上天麻种，当年即可收获商品天麻。代料栽培天麻是以人工菌包（棒）为主料，细嫩树枝（直径5cm以下）、树叶或者玉米芯等为辅料，蜜环菌能在菌床中快速充分地腐化成熟，天麻能及时充足地得到营养供给，因此可获得高产。

樊泉源于1984年开始在人防地道用谷壳、杂木屑、稻草、豆秸、戴根、葛茸，以及种过食用菌的下床料种天麻，均获得了较好的收成。经过十多年的试验，旅根、葛车、竹鞭、稻草，以及泡桐、樱桃木、栗树枝均被确认为种天麻的好材料，混合使用产量更高，一般可达15～40倍，商品率达67%。冯高明也曾尝试用稻草、茅草和玉米芯来栽培天麻，是菌材代料的早期研究。

目前已有用玉米轴、灌木棵子、苞米骨头、苞米瓢、树枝、秸秆等代料栽培的先例。张琪林等经过试验证明用棉子壳、苹果枝栽培天麻也是可行的。同时，张琪林等也研究了天麻代料栽培中蜜环菌品种和其对杀菌剂的耐力，结果表明：蜜环菌A-9最适宜，M-8、京-123、普通种稍差；蜜环菌对代森锰锌、百菌清具有较强的耐受能力。两种杀菌剂的1000倍以下稀释倍数对蜜环菌有抑制作用，1500倍以上稀释倍数几乎无抑制作用。在代料栽培中可以用代森锰锌或者百菌清 1500～2000 倍稀释液拌料抑制杂菌，以提高代料栽培的成功率及产量。

李前卫等以杨树枝条粉、桃树枝条粉、玉米芯粉为原材料，添加树脂胶粉，采用棍棒压式制成棍棒复合材料，并对其进行吸湿吸水性能测试和分析，从而探究出天麻代料栽培的新方法，同时也达到减少木材消耗和充分利用资源的目的。结果表明，桃木粉、杨木粉、玉米芯粉和脲醛树脂胶可以用于压制人工木棒，制棒压力必须在 15MPa 以上。桃木粉和杨木粉比玉米芯粉更适合作为人工木棒的原料。压棒时胶料比为 1:5 即可，既节约树胶，所得人工木棒又可达到密度和性能要求。

刘涤瑕等将天麻的传统栽培方法与食用菌培养技术结合，采用蜜环菌纯种人工发菌，利用碎玉米芯和杂木屑为主要原料，进行无棒代料栽培，克服了传统栽培方法的不足，收到了良好效果。天麻无棒代料栽培是不用菌棒（菌材）而采用人工菌床和塑料袋栽培。张华对天麻栽培进行了代料畦栽和代料袋栽等多项试验，结果表明代料畦栽的温度、湿度容易控制，栽培技术简单易行且能稳产高产。

2. 天麻轮作栽培

目前，天麻 - 冬荪轮作生态种植模式已在贵州天麻主产区推广和应用。

自 1957 年云、贵、川、鄂等地开始进行天麻的人工栽培，迄今已有半个多世纪。由于天麻是一种特殊的异养型药用植物，其在种子萌发时需要小菇类真菌提供营养物质，在生长时则需要蜜环菌提供营养物质。蜜环菌菌种的培养及供天麻生长的营养物质均来源于木材。连作或菌材的重复利用均会造成蜜环菌生长缓慢、病虫害高发等现象，导致天麻减产甚至绝收。因此，天麻种植时常需要不断提供新菌材，同时还需要不断更换土地，种植过天麻的土地及菌材常被闲置，造成资源的极大浪费。如何科学利用菌材和土地是各天麻产区所面临的共性问题。

冬荪学名白鬼笔（*Phallus impudicus* L. ex. Pers.），为鬼笔科真菌，是一种珍稀食药用真菌，味道鲜美，口感松脆，有着极高的营养价值。冬荪菌由菌丝体和子实体两部分组成，其中菌丝体为冬荪的营养器官，起到吸收、贮存和运输营养的作用，使菇体得以生长发育。冬荪的菌柄、菌托和子实体均可入药，有活血止痛、祛风除湿的功效，可用于治疗风湿痛。冬荪亦可抑制腐败菌生长，作为食品的短期防腐剂。野生冬荪通常在夏秋季节生于林中地上的腐殖质层中。人工种植冬荪需要大量木材和土地，用种过天麻的土地和菌材来种植冬荪也不会对其产量有影响。另外，冬荪的种植时间与天麻的采收时期一致，因此在采收天麻后即可在天麻的空窝中直接种植冬荪，无须大棚、遮阳网及新木材的投入，也省去了大量的种植工序。在天麻 - 冬荪轮作模式下，旧菌材及土地资源的循环利用等问题均得到有效解决。

三、病虫害防治

（一）病害

对天麻产量影响较大的病害主要有病原性病害和生理性的块茎软腐病。

1. 块茎软腐病的防治

（1）病状：发生软腐病的块茎，皮部萎黄，中心组织腐烂。掰开茎，内部变成异臭稀浆状，有的组织内部充满黄白色或棕红色的蜜环菌菌丝，严重时整窖腐烂。

（2）发生原因：栽培场地选择不当，采用碱性土壤栽培；长期处于高温环境，种麻在贮运过程中受阳光直射，或在27℃以上的环境下时间过长，或受浸泡等；栽培穴受27℃以上高温或70%以上高湿的影响。

（3）防治方法：严格选择菌材和菌床，栽培场地要选择偏酸的砂质土地；严格挑选种麻，选择无病虫为害、健壮，没有受高温高湿为害的箭麻做种；严格田间管理，控制适宜的温度和湿度，避免穴内长期积水或干旱。

2. 杂菌侵染的防治

为害天麻及菌材最严重的杂菌是和蜜环菌同类的一些担子菌，其菌丝及菌索类似蜜环菌，但菌索扁圆，没有发光特性，腐生于菌材上，与蜜环菌争夺营养，抑制蜜环菌的生长。

防治方法：选择培养场地时，一定要选择环境中杂菌较少，不带菌或带菌少的生荒地；选择优良的蜜环菌菌种，加大菌种用量，造成蜜环菌的生长优势，以抑制杂菌的生长繁殖；培菌和栽培场地要挖好排水沟；及时灭菌。如在培养过程中发现有杂菌，要及时采取相应的措施。

（二）虫害

天麻的虫害有蛴螬、跳虫、蝼蛄、介壳虫、白蚁等，防治方法如下。

1. 蛴螬和蝼蛄

100m² 内用 90% 敌百虫或 50% 辛硫磷 0.15kg 加少量水稀释，拌细土 10～15kg 制成毒土撒施。

2. 跳虫

跳虫体形小，色白，一般以较高的湿度为生存条件，20～25℃时最活跃，1 年可繁殖 6～7 代，主要咬食菌棒皮层内的菌膜，也吃食天麻块茎，使天麻块茎出现坏洞。在发生盛期可用 1∶800 至 1∶1000 倍的敌敌畏或 0.1% 鱼藤精喷施或浇灌，或每平方米用 4 片磷化铝熏杀。

3. 白蚁

白蚁除为害菌材外，还蛀食天麻原球茎及块茎，在为害盛期可用灭蚁粉毒杀。

4. 介壳虫

其主要是粉蚧危害天麻块茎，一般由菌材、新材等树木带入窖内，导致天麻长势减弱，品质降低。如发生为害，应将此穴天麻及时翻挖，全部加工成商品麻出售，严禁留种，并将此穴菌材焚烧，以防蔓延。

四、采收

（一）采收时间

天麻的繁殖分为有性繁殖和无性繁殖，其采收也分为有性繁殖天麻的采收与无性繁殖天麻的采收。

有性繁殖天麻的规模化生产过程只需要一次性下种培养，这个生产过程的操作次数少，省时省工又省力，目前很多天麻的种植区和产地都在推广这种生产模式。有性繁殖规范化生产模式：在冬天采集箭麻并进行培育，到了春天的时候开花，开花后进行人工授粉、结果，得到有性繁殖的天麻种子。将种子与萌发菌混合后使其萌发成原球茎，在5～7月与蜜环菌菌种一起播种，次年的11～12月开始采收。若播种期提前到4、5月份，种子萌发后能及时接上蜜环菌，播种当年11月便可形成适合于移栽的白麻与米麻，此时需进行翻栽，否则栽培床里面的白麻与米麻生长密度会变大，生长环境拥挤，等不到第二年接种蜜环菌就已经死亡。

无性繁殖的天麻的规模化生产使用的是"0"代的白麻作为麻种进行繁殖，一般于冬季栽种的，第二年冬季或者第三年春季采收；春季栽种的，当年冬季或者第二年春季采收。冬季采收的为"冬麻"，春季采收的为"春麻"。我国天麻的产区分布广泛，自然条件、栽培时间和方法等不尽相同，不同产区天麻的采收时间应该根据当地的自然环境、栽培时间和方法等确定。但不同产地的采收总的原则是在天麻停止生长或经过休眠将恢复生长前收获，这样既不影响天麻的品质，又不会产生冻害，还有利于栽培。过早地收获，天麻尚在继续生长，不仅降低产量，而且影响产品质量；过迟采收，易遭受冻害及地下害虫、鼠类的为害，并且在逆境条件下，蜜环菌会发生反消化，吸取天麻体内的物质作为营养而影响天麻的产量和质量。

我国北方或高海拔地区，天麻年生长时间短，一般在9月下旬至10月上旬就停止生长，10月下旬开始休眠，而冬季严寒易使天麻受冻，故应在11月上旬收获；南方及低海拔地区天麻年生长周期较长，通常在10月下旬至11月上旬才停止生长，而冬季降温较迟，又不十分寒冷，天麻进入休眠的时间晚，可在11月下旬至12月收获，也可在翌年3月下旬前收获，用作种麻的就可随收随种。

（二）采收方法

采收时，先将表层盖土或覆盖物去掉，在接近天麻生长层时，要慢慢刨土，发现天麻则顺着天麻着生处刨土，能取出的就先取出，然后再取出菌材收取天麻，应将栽培床内的米麻、白头麻、箭麻全部取出。由于收获时天麻已停止生长，生活力低，对外界抵抗力差，容易感染杂菌而腐烂，因此，收获时除了应防止天麻块茎碰伤外，也不能用装过肥料、盐、碱、酸等的用具来装天麻，尤其不能装做种的天麻。待全部收完后，选出留种用的箭麻、白头麻和米麻，其余全部加工。

（三）天麻收获注意事项

注意不要损伤麻体。采挖时应小心将表层遮盖物、培养料、砂土等扒去，掀掉菌材，将天麻轻轻取出，千万注意不要碰伤麻体，特别是做种用的白麻和米麻。注意四周的搜寻，不可因忽视而漏掉天麻。因四周蜜环菌发育较好，天麻也较多，要在四周寻找干净。收获的箭麻应及时加工，白麻和米麻应及时栽培或储存运输。储藏时间长，会造成溶菌酶素减弱而降低天麻的生命力。

第六节　产地加工与炮制

一、产地加工

收获的箭麻和大白麻应及时加工，以保证质量。长时间堆放会感染病菌而腐烂，影响质量，造成损失。

（一）传统加工法

1. 分级

鲜天麻分级是为了便于加工和分等级销售。一般按天麻重量大小分级，有的分为1～4级，有的分为1～3级。鲜天麻等级标准介绍如表4-2。

表4-2　鲜天麻分级标准

等级	1级	2级	3级
重量	≥ 200克/个	150～200克/个	100～150克/个
形态	椭圆形或长椭圆形，形态粗壮，不弯曲	麻体形态弯曲，长椭圆形	部分形态较细长，弯曲
病虫斑痕	无病虫害	无病虫害	允许有少量病虫害
破皮创伤	无破皮创伤	无破皮创伤	允许有部分破皮创伤
色泽	黄白	黄白	黄白，允许有少量褐色
箭芽	箭芽完整	箭芽完整	允许箭芽不完整和有少量褐色

2. 洗净泥土

将分级后的天麻分别用清水洗净泥土。注意不要将天麻长时间泡在水中，以免天麻的活性成分溶于水中，且长时间浸泡的天麻加工后产品变黑，影响药用和质量。少数地区有加工"明天麻"的习惯，这是因为出口或特殊需要，方法是用竹片、薄铁片或在砂石上刨皮，以除去鳞片与表皮，削去腐烂部分。化学分析显示，除去鳞片和表皮后加工的天麻商品有效成分含量并无多大变化，即对药效无多大影响。一般无特殊要求的天麻商品，则不必去皮。

3. 蒸煮

蒸煮是天麻重要的加工工序。由于天麻的有效成分易溶于水，故以蒸的方法为好。

蒸法是将不同等级的天麻分别放在蒸笼中蒸 5 ～ 30min，1 级天麻蒸 15 ～ 30min，2 级天麻蒸 10 ～ 15 min，3 级天麻蒸 5 ～ 10min，等外品蒸 5min。具体时间以蒸至天麻无白心为度，可将天麻在光亮处照看有没有黑心或折断。煮制熟化时间越长，天麻中的天麻素、巴利森苷 E、巴利森苷 B、巴利森苷 A 及其加和值含量越高，可能是由于煮制过程中破坏了天麻中这些药效成分降解酶的活性，起到了"杀酶保苷"的作用，从而保留了药效成分。

水煮法一次性加工量巨大，适合大规模生产。由于水煮法会让天麻中的水溶性有效成分流失，损失一定的药用成分，故采用蒸或煮的方法要根据具体情况来定。如采用煮的方法，可等水煮开后再将天麻放入锅内，转小火，煮的时间要比蒸的时间短。如蒸煮时间过长，天麻变软，有效成分损失多则会影响折干率和商品质量。一般 6 ～ 7kg 鲜天麻可加工成 1kg 干品，折干率的高低与天麻的类型、无性繁殖代数的多少、产区、收获时间和加工方法都有密切关系。

4. 干燥

目前，天麻产地加工干燥的方法，小批量采用烘炕干燥，大量收购的天麻，可用蒸汽烘干室烘干。干燥温度越高，对羟基苯甲醇、巴利森苷 E、巴利森苷 B、巴利森苷 A 及其加和值含量越低，因为干燥温度升高可能导致天麻中这些药效成分的分解，从而造成天麻药效成分的损失。煮制熟化时间越长、干燥温度越高则天麻素含量越高，我们推测这可能是因为随着煮制熟化时间的延长、干燥温度的升高，天麻中淀粉等多糖降解成还原糖，同时，天麻中对羟基苯甲醇与还原糖作用生成天麻素，导致天麻素含量增加，对羟基苯甲醇含量降低；也可能是由于天麻在湿热条件下，天麻中相关的酚类成分发生降解反应，形成天麻素所致。但干燥温度超过 80℃时，天麻品相变差，颜色变黑，无光泽，出现空心天麻，所以在生产中干燥温度不要高于 80℃。

（1）烘炕干燥法：在天麻产区，天麻蒸煮后，如果天气晴朗可采用日晒夜炕的方法，以减少能耗，降低成本；阴雨天气则应烘炕至干，防止霉变。天麻烘炕长 2m，宽1.2m，下部为砖砌炕墙，上部用木制框腔，框底铺竹帘，天麻放在竹帘上，炕内火门端为火池，后端用火灰或土填高。若加木炭烘炕，竹帘与炭火的距离为 70 ～ 80cm。天麻烘炕温度不宜过高，高则影响天麻表观质量并枯焦，破坏天麻苷的成分。须注意火力不可太猛，否则容易造成外部干燥而中心仍很软，形成俗称的"溏心蛋"。开始烘烤时，温度以 50～60℃为宜，使天麻体内水分迅速蒸发；烘烤到七八成干时，取出压扁，再继续烘烤，温度掌握在 70℃左右，不能超过 80℃，以免造成天麻干焦变质。天麻干燥后应及时取出，否则烘烤时间过长也会使天麻干焦变质。其间应经常检查，若发现鼓泡的天麻，用针刺放气，然后用手捏压扁，防止中空。若干燥不及时则容易发生霉变、变黑甚至腐烂。

（2）蒸汽烘干室烘干法：大批量加工天麻，通常采用蒸汽烘干室烘干法。烘干室为长方形，内设蒸汽管道，与蒸汽锅炉相连，末端接排水管道，可将管中冷凝水排出，房顶边墙上装排风扇，可随时排出水汽。两边 2 排 2m 高的铁架上放置竹编烘干盘 8～9 层，天麻蒸煮后装在盘中进入烘干室。天麻进入烘炕前，烘干室应提前预热 48h，有利于温度迅速升高而防止天麻霉变。装入天麻后，每烘炕 30min 开排风扇 6～9min，开排水管 2～3min，排出室中水汽和管中冷凝水。每半小时逐个翻动天麻 1 次，并用手捏压，防止天麻起泡空心。天麻烘干室的温度应保持在 50～55℃，不能低于 50℃，否则 24h 后将约有 30% 的天麻发生霉变，影响加工质量。烘干室的温度也不能高于 65℃，尤其是开始烘炕时温度超过 65℃，天麻易出现空心，并易烘焦。烘 48h 后，应将天麻抬出烘干室，分级堆放发汗 12h，然后继续进入烘干室烘炕，再过 48h 后天麻干透即可结束烘炕。

天麻蒸汽烘干全过程除去发汗时间 12h 外，约需 96h 干透，待 90% 以上天麻干透后就应及时停止烘炕，个别特大天麻还可选出延长烘炕时间，或出炕后再晒数日即可干透。鲜天麻体积大，水分含量高，干燥时间较长，在干燥过程中容易发生变质，而"发汗"可利于药材的干燥，"发汗"天麻含水量显著低于未"发汗"天麻。鲜天麻的水分散失过程分为等速和降速 2 个阶段，其中降速阶段主要取决于水分在麻体内部的扩散。在降速阶段，因表面汽化速率大于麻体内水分扩散速率，药材表面迅速干燥，麻体外壳变硬，阻碍内部水分的扩散和蒸发，形成假干，通过"发汗"可以增加麻体内部水分扩散速率，减少内部水分在麻体的滞留，加速天麻的干燥速率，减少能耗，节约成本。

（二）趁鲜加工法

常规的天麻趁鲜切制流程如下。

1. 清洗

将分级后的天麻用手揉搓，或者用柔软的清洁球将天麻上附着的菌丝和其他斑块去除，保持白净的颜色，用水多洗几次，直到洗清水为止。晾干表面水分。

2. 切片

用手工或多功能切片机将天麻切成 2～3mm 厚的薄片，单层摆放在清洗干净的专用隔板上。一般使用不锈钢、竹片做成的隔板。

3. 烘干

将天麻片放入烘箱中，加热、通风烘干。升温速度为 4～6℃ /h，升温不要太快。

在 4～5h 内升到 60℃，再继续保持温度 2～3h，使天麻薄片干脆，取出，然后烘干机内可以趁热继续放入新鲜天麻烘干。

4. 冷却

从烘干机内取出天麻，放在干燥的室内稍微冷却。可以用工业电风扇吹 2～5min，以快速冷却，防止回潮。

5. 包装

天麻烘干后应及时进行包装，包装前应先检查并清除劣质品及异物，采用内附白纸的塑料箱、盒作为包装容器，包装箱、盒应清洁、干燥、无污染，符合《中药材生产质量管理规范》的要求。包装箱大小根据需要而定。每批包装药材均要建立包装记录，包括品名、规格、产地、批号、重量、包装日期、生产单位、注意事项等。

（三）其他加工方法

1. 联用技术

有研究人员以药材外观性状、浸出物含量、有效成分含量为指标，分别考察晒干、硫黄熏蒸、热风、微波、红外、热风微波联用、热风红外联用、微波红外联用、热风微波红外联用 9 种干燥加工技术得到的天麻药材，最终认为选择热风干燥或热风微波联用方法对天麻药材进行干燥加工处理的外观性状特征较好，浸出物和有效成分含量也较高，质量较优。

传统晒干法受天气影响较大，样品表面易出现发霉现象，且浸出物含量较低；硫黄熏蒸法干燥样品虽然得到的样品外观形状较好，但是会造成有效成分的降低和 SO_2 的残留；微波干燥、红外干燥或者微波红外联用，由于温度较高，样品在短时间内迅速脱水，易出现空心现象，同时造成天麻二苯乙烯苷类成分发生转变，天麻多糖的含量下降。通过多次试验发现，当含水量在 20% 左右时，使用热风微波联用或热风红外联用既能提高干燥效率，又能避免药材的空心现象；热风红外联用的外观色泽偏暗，热风微波联用的性状特征较热风红外联用好。而热风微波红外三联用虽耗时较少，但操作步骤繁琐，耗能相对增加。

因此，综合分析表明，热风干燥或热风微波联用加工方法对天麻药材进行干燥加工处理效果较好，既能保证天麻药材临床使用的安全有效，同时还有利于提高生产效率，改善劳动条件，可作为天麻产地加工硫黄熏蒸的替代加工方法。

2. 一体化加工工艺

立冬至次年清明前采挖天麻，立即洗净，蒸房中蒸透后切薄片，置烘箱中按设定温度干燥若干时间，取出，即得天麻片。在与天麻功效相关、反映天麻饮片质量的天麻素、巴利森苷 A、巴利森苷 B、巴利森苷 C 和巴利森苷 E 这 5 个指标性成分的质量分数方面，一体化工艺优于传统工艺。分析其原因，可能是一体化工艺采用 1 次"蒸制—干燥"，而非传统工艺的 2 次"水处理—干燥"过程，避免或减少了这些水溶性较强的指标性成分的损失。此外，采用一体化工艺可以省去中间的储藏环节，避免储藏仓库的建设和占用以及此环节可能引起的有效成分的损失与中药材的损耗；可以减少中间的加工环节和物流运输环节，进而减少人力资源和能源消耗，降低中药饮片的加工成本。总之，中药饮片产地加工炮制一体化的实施，能够促进中药材生产和中药饮片市场的快速接轨，减少社会资源与人力资源的不必要浪费，提高中药饮片的品质，推进中药饮片市场向健康方向发展，使中药材种植和饮片炮制加工从传统低效落后的困境中解脱出来。

天麻的产地加工炮制一体化工艺，中试结果表明工艺稳定可行。具体工艺如下：新鲜天麻蒸 30min 后，置烘箱中 50℃烘 12h，晾置 12h 至干燥，将干燥的天麻药材蒸汽软化 10min，整型后趁热刨成 2mm 纵片，置烘箱中 50℃烘至干燥即得。

3. 沙炒加工法

加工时，首先把收获的天麻用清水将泥沙冲洗干净，然后用布擦干水，再放到锅里同细沙一道炒。根据锅的大小（头号或二号锅），每锅放细沙 4.0 ～ 7.5kg，放箭麻 1.5 ～ 2.5kg。在加工过程中，要按天麻的大小分级加工，否则会造成有的已炒枯焦，有的还未炒好，影响成品质量。加工时，灶里要烧大火，等锅里的沙子变红时（以放入碎纸片、树叶等立即着火为宜），就将天麻放入锅中，用铁铲不断地翻动，时间要短，天麻炒得外焦内生，听到如烧玉米粒儿一样炸得响，等响声变小，立即取出，放到已准备好的冷水里，趁热用竹刀将粗皮轻轻刮去，洗净后放入明矾水中，漂 10min 左右取出，再放入空筐，晾干水分，分级放入烘筛中，置于烘干室内的立体架子上。开始室内温度以 50 ～ 60℃为好，烘烤 2 ～ 3h 后再升至 70 ～ 80℃，待烘烤到六至七成干时，取出用木板压扁（若有胀气的，就用竹针刺破，放出气后再压扁）。最后，用炭火加硫黄熏烘至全干，即成半透明的乳黄色成品天麻。

该加工方法的优点：高温翻炒后，刮去的只是天麻的表皮，其表皮内部的纹痕依然完整，色泽鲜艳。同时，未经水煮，天麻内部的药用成分没有受到破坏，成品麻质量高，故有"雪天麻"之称。

二、炮制

（一）趁鲜切制

天麻为《湖北省产地加工（趁鲜切制）中药材品种目录（第一批）》内品种，产地加工企业应当按照《湖北省中药材产地加工（趁鲜切制）质量管理指南》制定的鲜切药材标准和加工规范开展产地加工。

（二）饮片炮制

干天麻洗净，润透或蒸软，切薄片，干燥。

三、包装与贮藏

（一）包装

天麻烘干后应及时进行包装，包装前应先检查并清除劣质品及异物，采用内附白纸的塑料箱、盒作为包装容器，包装箱、盒应清洁、干燥、无污染，符合《中药材生产质量管理规范》的要求。包装箱大小根据需要而定。每批包装药材均要建立包装记录，包括品名、规格、产地、批号、重量、包装日期、生产单位、注意事项等。

（二）贮藏

包装好的天麻，应及时放入贮藏库中贮存，贮藏库应通风、干燥、避光，必要时安装空调及除湿设备，并具有防鼠、虫的措施。搞好仓库内外的环境卫生，减少病虫来源和滋生场所。控制库房温度在15℃，相对湿度在80%以下以预防虫蛀和霉变。

（三）运输

天麻运输时，不应与其他有毒、有害、易串味的物质混装。运输工具应清洁、无污染，具有较好的通气性，以保持干燥，遇阴天应严密防潮。

第七节 标 准

中药材品质优劣直接关系到临床疗效。随着中医药事业的不断发展，中药材的需求量大幅度增加，野生资源难以满足临床所需，多数道地药材逐步转为人工种养。道地药材存在资源无序开发、生产不规范、传统技术传承不足等情况，影响中医药持续健康发展。因此，急需开展道地药材的传承与保护，而标准化是其中的关键。

一、《中国药典》标准

《中国药典（2020年版）·一部》对天麻质量要求如下：

本品为兰科植物天麻 *Gastrodia elata* Bl. 的干燥块茎。立冬后至次年清明前采挖，立即洗净，蒸透，敞开低温干燥。

（一）性状

本品呈椭圆形或长条形，略扁，皱缩而稍弯曲，长3～15cm，宽1.5～6cm，厚0.5～2cm。表面黄白色至黄棕色，有纵皱纹及由潜伏芽排列而成的横环纹多轮，有时可见棕褐色菌索。顶端有红棕色至深棕色鹦嘴状的芽或残留茎基；另端有圆脐形疤痕。

质坚硬，不易折断，断面较平坦，黄白色至淡棕色，角质样。气微，味甘。

（二）鉴别

1. 显微鉴别

本品横切面：表皮有残留，下皮由 2～3 列切向延长的栓化细胞组成。皮层为 10 数列多角形细胞，有的含草酸钙针晶束。较老块茎皮层与下皮相接处有 2～3 列椭圆形厚壁细胞，木化，纹孔明显。中柱占绝大部分，有小型周韧维管束散在；薄壁细胞亦含草酸钙针晶束。

粉末黄白色至黄棕色。厚壁细胞椭圆形或类多角形，直径 70～180μm，壁厚 3～8μm，木化，纹孔明显。草酸钙针晶成束或散在，长 25～75（93）μm。用甘油醋酸试液装片观察含糊化多糖类物的薄壁细胞无色，有的细胞可见长卵形、长椭圆形或类圆形颗粒，遇碘液显棕色或淡棕紫色。螺纹导管、网纹导管及环纹导管直径 8～30μm。

2. 薄层鉴别

照薄层色谱法（通则 0502）试验，置日光下检视。供试品色谱中，在与对照药材色谱和对照品色谱相应的位置上，显相同颜色的斑点。

（三）检查

水分不得过 15.0%（通则 0832 第二法）。

（四）浸出物测定

照醇溶性浸出物测定法（通则 2201）项下的热浸法测定，用稀乙醇作为溶剂，不得少于 15.0%。

（五）含量测定

照高效液相色谱法（通则 0512）测定，天麻按干燥品计算，含天麻素（$C_{13}H_{18}O_7$）和对羟基苯甲醇（$C_7H_8O_2$）的总量不得少于 0.25%。

二、商品规格等级标准

2018 年，中华中医药学会发布了《中药材商品规格等级 天麻》（T/CACM1021.9—2018）团体标准，该标准规定了天麻的商品规格等级，适用于天麻药材生产、流通及使用过程中的商品规格等级评价。该标准起草单位为湖北中医药大学、中国中医科学院中药资源中心、云南省农业科学院药用植物研究所、中药材商品规格等级标准研究技术中心、康美药业股份有限公司、贵州中医药大学、北京联合大学、重庆硒旺华宝生物科技有限公司、安国市卫康中药材有限公司、北京中研百草检测认证有限公司，起草人为刘大会、黄璐琦、郭兰萍、詹志来、黄必胜、金艳、龚文玲、何雅莉、马聪吉、周涛、江

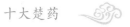

维克、张元、刘义梅、李守宝、陈科力、王丽、康乐红。

三、其他标准

天麻其他相关标准详见表4-3。

表4-3　其他标准

序号	标准编号/来源	标准名称	标准类型
1	T/CAQ29004—2021	《品质中药材 天麻》	中国质量协会团体标准
2	T/CACM1020.121—2019	《道地药材第121部分：天麻》	中华中医药学会团体标准
3	GB/T19776—2008	《地理标志产品 昭通天麻》	国家知识产权局推荐性国家标准
4	香港中药材标准	《天麻》	香港特区地方标准
5	天津市中药饮片炮制规范	《天麻》	天津地方标准
6	辽宁省中药炮制规范	《天麻》	辽宁地方标准
7	上海市中药饮片炮制规范	《天麻》	上海地方标准
8	江西省中药饮片炮制规范	《天麻》	江西地方标准
9	云南省中药饮片标准	《天麻超细粉》	云南地方标准
10	DB5226/T223—2022	《地理标志产品 雷山乌杆天麻林下种植技术规程》	黔东南州地方标准
11	DB5226/T222—2022	《地理标志产品 雷山乌杆天麻》	黔东南州地方标准
12	DB53/T1077—2021	《小草坝天麻生产技术规程》	云南地方标准
13	DB6110/T010—2021	《天麻庭院种植技术规程》	商洛地方标准
14	DB6110/T009—2021	《天麻林下种植技术规程》	商洛地方标准
15	DB6110/T008—2021	《天麻萌发菌、蜜环菌菌种生产技术规程》	商洛地方标准
16	DB6110/T007—2021	《天麻大田种植技术规程》	商洛地方标准
17	DB62/T4419—2021	《天麻栽培技术规程》	甘肃地方标准
18	DB3415/T18—2021	《梯田（地）天麻固定菌床栽培技术规程》	六安地方标准
19	DB5111/T5—2021	《地理标志产品 金口河乌天麻生产技术规范》	乐山地方标准
20	DB5206/T130—2021	《地理标志产品 德江天麻》	铜仁地方标准
21	DB5111/T5—2020	《地理标志产品 金口河乌天麻生产技术规范》	乐山地方标准
22	DB5108/T22—2020	《天麻设施化栽培技术规程》	广元地方标准

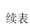

续表

序号	标准编号 / 来源	标准名称	标准类型
23	DB5226/T223—2020	《地理标志产品 雷山乌杆天麻林下种植技术规程》	黔东南州地方标准
24	DB5226/T222—2020	《地理标志产品 雷山乌杆天麻》	黔东南州地方标准
25	DB23/T2609—2020	《天麻林下栽培技术规程》	黑龙江地方标准
26	DB43/T1723—2019	《天麻栽培技术规程》	湖南地方标准
27	DB4206/T22—2019	《襄阳市有机天麻生产技术规程》	襄阳地方标准
28	DB54/T0135—2018	《地理标志产品 林芝天麻》	西藏地方标准
29	DB34/T2797—2016	《天麻麻种及菌棒制备技术规程》	安徽地方标准
30	DB34/T2682—2016	《天麻栽培技术规程》	安徽地方标准
31	DB52/T1118—2016	《地理标志产品 大方天麻》	贵州地方标准
32	DB53/T751—2016	《小草坝有机天麻生产技术规程》	云南地方标准
33	DB41/T1093—2015	《商城炖菜烹饪技艺 天麻乌鸡汤》	河南地方标准
34	DB53/T684.3—2015	《昭通乌天麻第3部分：种子质量要求》	云南地方标准
35	DB53/T684.1—2015	《昭通乌天麻第1部分：质量要求》	云南地方标准
36	DB53/T684.6—2015	《昭通乌天麻第6部分：萌发菌、蜜环菌生产技术规程》	云南地方标准
37	DB53/T684.2—2015	《昭通乌天麻第2部分：产地环境》	云南地方标准
38	DB53/T684.8—2015	《昭通乌天麻第8部分：种苗（白头麻）生产技术规程》	云南地方标准
39	DB53/T684.10—2015	《昭通乌天麻第10部分：初加工技术规程》	云南地方标准
40	DB53/T684.7—2015	《昭通乌天麻第7部分：种苗（白头麻）质量要求》	云南地方标准
41	DB53/T684.5—2015	《昭通乌天麻第5部分：萌发菌、蜜环菌质量要求》	云南地方标准

序号	标准编号／来源	标准名称	标准类型
42	DB53/T684.4—2015	《昭通乌天麻第4部分：种子生产技术规程》	云南地方标准
43	DB53/T684.9—2015	《昭通乌天麻第9部分：商品麻（箭麻）生产技术规程》	云南地方标准
44	DB22/T2267—2015	《有机天麻林下生产技术规程》	吉林地方标准
45	DB22/T2272—2015	《长白山乌－红杂交天麻栽培技术规程》	吉林地方标准
46	DB62/T2532—2014	《陇南市天麻种子、种麻培育技术规程	甘肃地方标准
47	DB62/T2531—2014	《陇南市天麻萌发菌、蜜环菌培养技术规程	甘肃地方标准
48	DB62/T1493—2014	《陇南市商品天麻生产技术规程》	甘肃地方标准
49	DB37/T2602.3—2014	《中药材生产技术规程第3部分：天麻》	山东地方标准
50	DB51/T1640—2013	《天麻生产技术规程》	四川地方标准
51	DB22/T1189.3—2011	《无公害农产品 天麻第3部分：菌材生产技术规程》	吉林地方标准
52	DB22/T1189.6—2011	《无公害农产品 天麻第6部分：质量要求》	吉林地方标准
53	DB22/T1189.4—2011	《无公害农产品 天麻第4部分：商品麻生产技术规程》	吉林地方标准
54	DB22/T1189.2—2011	《无公害农产品 天麻第2部分：种子与种麻生产技术规程》	吉林地方标准
55	DB22/T1189.1—2011	《无公害农产品 天麻第1部分：产地环境条件》	吉林地方标准
56	DB22/T1189.5—2011	《无公害农产品 天麻第5部分：收获与加工》	吉林地方标准
57	DB54/T0051.3—2011	《西藏天麻半野生生产技术规程第3部分：商品麻生产》	西藏地方标准
58	DB54/T0051.1—2011	《西藏天麻半野生生产技术规程第1部分：麻种生产》	西藏地方标准
59	DB54/T0051.2—2011	《西藏天麻半野生生产技术规程第2部分：蜜环菌菌材生产》	西藏地方标准
60	DB52/566—2009	《德江天麻》	贵州地方标准

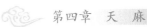

续表

序号	标准编号 / 来源	标准名称	标准类型
61	DB62/T1493—2006	《陇南天麻 GAP 生产技术规范》	甘肃地方标准
62	DB41/T451—2006	《天麻质量技术规范》	河南地方标准
63	DB22/T975—2002	《无公害长白山天麻生产技术规程》	吉林地方标准
64	DB42/T216.4—2002	《天麻生产技术规程第 4 部分：商品麻生产规程》	湖北地方标准
65	DB42/T216.3—2002	《天麻生产技术规程第 3 部分：蜜环菌菌材生产技术规程》	湖北地方标准
66	DB42/T216.2—2002	《天麻生产技术规程第 2 部分：种麻生产技术规程》	湖北地方标准
67	DB42/T216.1—2002	《天麻生产技术规程第 1 部分：天麻质量要求》	湖北地方标准
68	NY/T2593—2014	《植物新品种特异性、一致性和稳定性测试指南天麻》	农业行业标准
69	LY/T2622—2016	《天麻林下栽培技术规程》	林业行业标准
70	T/LZZLXH004—2019	《地理标志产品　林芝天麻》	林芝市质量协会团体标准
71	T/CQDB0001—2020	《地理标志产品　南川天麻》	重庆市地理标志发展促进会团体标准
72	T/CQSNCQCYXH27—2020	《南川区金佛山天麻生产技术规程》	重庆市南川区茶叶协会团体标准
73	T/CQDB0002—2020	《地理标志产品　云阳乌天麻》	重庆市地理标志发展促进会
74	T/SNJYC005—2020	《神农架天麻炖鸡》	神农架林区野生茶树保护协会团体标准
75	T/JTMX01—2021	《地理标志产品　金口河乌天麻》	乐山市金口河区天麻专业技术协会团体标准

第八节　品质研究与评价

天麻入药以往主要为野生天麻。自 20 世纪 70 年代开始，为了满足日益增长的用药需求，天麻开始大规模人工栽种，尤其是自改革开放以来，栽种面积日益扩大。为了保证天麻药材的品质，现从性状特征、显微特征及含量测定研究几个方面来开展天麻的品质研究与评价。

一、性状特征研究

（一）野生天麻

野生天麻呈长椭圆形或卵圆形，皱缩而稍弯曲，长 5～10cm，宽 3～5cm，厚 1～3cm。商品中有刮皮和不刮皮两种。刮皮者为黄白色，皱纹少，半透明；未刮皮者黄棕色，皱纹多，透明度差。根据采收方式的不同，野生天麻可分为冬麻和春麻。在未出土冒尖时采收者为冬麻，出土冒尖时采收者为春麻。冬麻上部稍尖，顶端有红棕色干枯芽苞，习称"鹦哥嘴"；春麻具残存茎基或茎痕，下部钝圆并有圆形疤痕，习称"肚脐眼"。表面有点状环纹排列成 6～8 轮，偶见黄褐色菌索。质地坚硬，不易折断，断面平坦，角质样，浅黄色或浅绿色，具光泽。用放大镜观察可见较多散在的维管束。具土腥气，习称"马尿臭"。嚼之味甘而发脆，有黏性。

（二）种植天麻

种植天麻呈长条形或长块状，扁平，纵、横皱纹多，略弯曲，长 7～18cm，宽 2～4cm，厚 0.5～1.4cm。商品中多刮皮，偶见未刮皮者。刮皮者皱纹少，浅黄白色，透明度高；未刮皮者皱纹多，黄棕色、透明度差。顶端多为鲜红色干枯的"鹦哥嘴"；下部较尖，"肚脐眼"为椭圆形。表面点状环纹一般为 13～17 轮，偶见 20 轮纹者，上部的环纹较下部密。有时可见棕褐色菌索。质较软，易折断，断面不平坦，微显角质样，黄白色或棕黄色，微有光泽。用放大镜观察可见较少类白色散在的维管束。具猴头菌香气，嚼之味甘发脆，微有黏性。

由于引种不当，未"适地适麻"等因素导致部分天麻产区病虫危害猖獗，种性退化，品质变劣，产量下降甚至绝收。为了方便广大基层科技人员及麻农识别品种、引种栽培，切实做到"适地适麻"，特将我国境内常见的天麻栽培品种的主要生物学性状和品质性状等进行比较分析。

1. 红天麻

红天麻主要产于长江及黄河流域海拔 500～1500m 的山区，栽培面积最大，遍及西南至东北大部地区。红天麻花茎肉红色，花橙红色，果实呈椭圆形，肉红色。球茎肥大，粗壮，长圆柱形或哑铃形，含水量约 78%～86%，最大单重达 1kg，最高产量可达每平方米 10kg。它的特点是生长快，适应广，分生力强，耐旱，形态及药用品质比乌天麻稍差，是驯化后的优良高产栽培品种。

2. 乌天麻

乌天麻主要产于海拔 1500m 以上的高山区，在云南东北及西北部、四川与贵州西部、鄂西及东北长白山均有分布和种植。乌天麻花茎灰褐红色，花蓝绿色。果实有棱，呈上粗下细的倒圆锥形。球茎短粗，椭圆形，含水量约 70% 左右，最大单重达 800g，产量常在每平方米 4 kg 左右。乌天麻的优点是形态好，药用质量高，但生产周期长，分生力差，种麻少，不耐旱。

3. 绿天麻

绿天麻主要分布于我国西南及东北各省，栽培面积相对较小，常与乌天麻混生，有时也与红天麻混生。绿天麻花及花茎淡蓝绿色。球茎长椭圆形，节较密，鳞片发达，含水量 70% 左右，单个球茎最重可达 0.7kg，单位产量低。绿天麻是驯化后中国西南及东北地区的一个珍稀栽培品种及育种材料。

4. 黄天麻

黄天麻主产于我国云南东北部、贵州西部，栽培面积小。黄天麻花淡黄绿色，花茎淡黄色。球茎卵状长椭圆形，含水量 80% 左右，单个球茎最重达 0.5 kg，单位产量低。黄天麻也是中国西南地区的一个栽培品种及育种材料。

二、显微特征研究

（一）天麻横断面

最外层有残留的表皮组织、浅棕色。下皮由 2 ～ 3 列切向延长的栓化细胞组成；表皮为 10 数列多角细胞，靠侧细胞壁较厚，可见稀疏壁孔；中柱内维管束散在，属外韧型。薄壁细胞中含有多糖类团块，遇碘呈暗棕色反应，部分薄壁细胞内含有草酸钙针晶束。

（二）粉末

浅黄白色或浅黄淡棕色。厚壁细胞呈类椭圆形或类似多角形及不规则形，直径 70 ～ 180μm，壁厚 3 ～ 8μm，木化，纹孔明显；草酸钙针晶束呈散在分布；薄壁细胞为无色或近无色，细胞壁薄、微孔较明显；采用醋酸甘油装片观察含糊化多糖类物的薄壁细胞无色，有的细胞可见长卵形、长椭圆形或类圆形颗粒状物质，遇碘液显示棕色反应。

三、含量测定研究

当前对天麻化学成分的评价主要参照《中国药典（2020 年版）》规定，对其水分、浸出物含量及天麻素、对羟基苯甲醇进行含量测定，同时可以测定天麻中巴利森苷 A、巴利森苷 B、巴利森苷 C、巴利森苷 E 的含量，综合多个内在化学成分含量对天麻的品质进行综合分析。

（一）色谱条件与系统适用性试验

以十八烷基硅烷键合硅胶为填充剂；以乙腈 –0.05% 磷酸溶液（3:97）为流动相；检测波长为 220nm。理论板数按天麻素峰计算应不低于 5000。

（二）对照品溶液的制备

取天麻素对照品、对羟基苯甲醇对照品适量，精密称定，加乙腈 – 水（3:97）混合溶液制成每 1mL 含天麻素 50μg、对羟基苯甲醇 25μg 的混合溶液，即得。

（三）供试品溶液的制备

取本品粉末（过三号筛）约 2g，精密称定，置具塞锥形瓶中，精密加入稀乙醇 50mL，称定重量，超声处理（功率 120W，频率 40kHz）30min，放冷，再称定重量，用稀乙醇补足减失的重量，滤过，精密量取续滤液 10mL，浓缩至近干无醇味，残渣加乙腈 – 水（3:97）混合溶液溶解，转移至 25mL 量瓶中，用乙腈 – 水（3:97）混合溶液稀释至刻度，摇匀，滤过，取续滤液，即得。

（四）测定法

分别精密吸取对照品溶液与供试品溶液各 5μL，注入液相色谱仪，测定，即得。本品按干燥品计算，含天麻素（$C_{13}H_{18}O_7$）和对羟基苯甲醇（$C_7H_8O_2$）的总量不得少于 0.25%。

四、指纹图谱研究

林昕等对不同产地天麻的 HPLC 指纹图谱进行了研究，发现保留时间在 5 ～ 22min 的色谱峰相对保留时间、峰形和分离度均相一致，反映了天麻内含化学成分的特征。该研究观察了不同产地的指纹图谱，发现不同产地天麻指纹图谱图中色谱峰统计数量各不相同：湖北产天麻色谱峰 16 个，安徽产天麻色谱峰 16 个，云南产天麻色谱峰 11 ～ 14 个，贵州产天麻色谱峰 13 个，四川产天麻色谱峰 9 个，西藏产天麻色谱峰 11 个，辽宁产天麻色谱峰 13 个，陕西产天麻色谱峰 13 个。色谱峰分别对应天麻素（1 号峰）、对羟基苯甲醇（2 号峰）、巴利森苷 B（9 号峰）、巴利森苷 C（11 号峰）和巴利森苷 A（13 号峰）等化学成分，色谱峰产生差异主要集中在保留时间 13 ～ 18min 内，各产地天麻指纹图谱的色谱峰存在差异性，这些色谱峰的变化直观反映了不同产地天麻的差异性，也表明了不同产地对天麻内含化学成分的积累产生了影响。

为了更好地研究产地环境与天麻素、天麻苷元和巴利森苷类等天麻代表性成分的关联性，利用 SPSS 23.0 对上述不同产地样品的共有峰面积进行主成分分析和聚类分析。经过标准化处理的数据，提取其前三个主成分，其特征值为 11.813、1.16、0.863，方差贡献率为 78.756%、7.73%、5.751%，累积贡献率为 92.237%，表明前三个主成分涵盖了大部分天麻指纹图谱信息。将这三个主成分用 Ward 分析法对不同产地的天麻样品进行聚类分析，天麻样品被基本分为三组，湖北、西藏和辽宁为一组，昭通和云南其他产地天麻为一组，贵州、四川、陕西和安徽为一组。

五、生物鉴定研究

通过研究 DNA 分子标记和天麻品质的相关性，可以增强天麻品种选育的针对性和天麻鉴定的准确性。陶钧等应用改进的 RAPD 方法构建了天麻基因组的 DNA 指纹图谱，获得了 5 个与天麻素含量相关的 DNA 序列，这些 DNA 标记序列可用于天麻的真伪鉴别、品种鉴定和优选优育。王晓丽等合成 SSR 特异引物用于天麻基因组 DNA 的 PCR 扩增，结果显示，野生和杂交天麻有各自特异的 DNA 标记，为野生和杂交天麻种质资源的鉴别、保护、育种提供了一条有效的途径。王德信选取天麻 3 种变型有代表性的样品进行 ITS 序列（DNA 基因的内转录间隔区序列）测序分析，从分子水平对天麻不同变异类型亲缘关系作出鉴定。

谢莹等以天麻全基因组测序和群体重测序为基础，利用单核苷酸多态性（SNP）位点开发 20 个限制性内切酶片段长度多态性（RFLP）标记，并采用聚合酶链式反应（PCR）-RFLP 法对 15 份天麻种质的 20 个 RFLP 标记进行限制性内切酶实验，根据酶切条带数目，计算天麻种质的纯合度，进而对天麻种质纯合度进行评估。其所建立的用于筛选高纯合度天麻种质的 PCR-RFLP 法实验操作简便，检测效率高，且成本显著低于基因组重测序技术，为天麻纯系育种提供了技术支撑，也为其他中药材品种选育研究提供了借鉴。

六、结论

随着人为大量采挖迅速导致野生资源破坏严重，从 20 世纪 70 年代开始野生天麻资源逐步衰竭濒危，我国野生天麻已经形成不了商品，商品药材基本靠栽培药材供应。随着天麻栽培技术的不断发展，天麻的种植区域不断扩大，自 20 世纪 70 年代开始，我国学者已经先后在湖北利川、陕西汉中及云南昭通等地开展天麻人工栽培获得成功并在全国进行推广，目前湖北已经与陕西、四川、贵州、云南等省同为天麻的主要产区。综上所述，湖北天麻产量较大，在化学成分、生理生化等方面具有独特的指标，对于药用品种天麻未来的发展具有极大潜在价值。

第九节　化学成分与药理作用

天麻是我国常用的名贵药材，其功效在古代医籍《神农本草经》和《本草纲目》中均有记载，具有息风止痉、平抑肝阳、祛风通络的功效。有关天麻的化学成分研究有很多报道，从天麻中分离鉴定出大量化学成分，如酚类、有机酸类、多糖类及甾体类等。现代药理学研究表明，天麻具有益智、保护脑、镇痛、抗癫痫、抗晕眩、降压、降血脂、抗氧化、保肝、抗肿瘤、增强免疫力等作用。

一、化学成分

近些年来，通过对天麻化学成分的深入研究，从天麻块茎中鉴定的化学成分已超过200种。根据化学成分的母核结构，天麻中的化学成分主要分为芳香族类、甾体类、有机酸及酯类、糖类及苷类、氨基酸类和其他类6大类。

（一）芳香族类

芳香族类化合物是指分子中至少含有1个带离域键的苯环结构的化合物。在天麻块茎中，芳香族类化合物的种类大约有150种。根据官能团及其连接方式，芳香族类化合物分为单苄基类（32种）、巴利森苷（parishin）类（23种）、多芳香取代糖苷类（9种）、多苄醚类（16种）、聚苄基类（29种）、杂原子芳香族类（29种）、呋喃芳香族类（5种）和其他芳香族类（8种）8小类（图4-6至图4-13）。

天麻中的主要有效成分天麻素、对羟基苯甲醇、巴利森苷属于芳香族化合物，其研究较为集中。天麻素是天麻中主要的酚类化学成分，化学名为4-羟甲基苯基-β-D吡喃葡萄糖苷，也是目前天麻质量优劣的重要反映指标。对羟基苯甲醇也叫天麻苷元，为合成天麻素的中间物质，和天麻素之间有着相应的转化过程，两者通过相关酶的降解和合成可以进行转化。巴利森苷作为天麻药材中具有较强生理活性和药理作用的物质，在天麻中含量丰富，主要由天麻素和柠檬酸缩合而成，在蒸煮加热过程中易发生降解反应，从而使炮制后天麻素的含量增加。

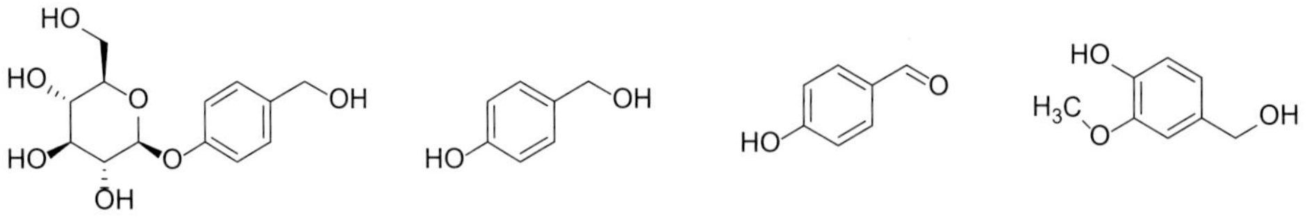

| 天麻素 | 对羟基苯甲醇 | 对羟基苯甲醛 | 香荚兰醇 |

图4-6　单苄基类

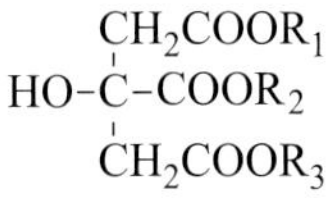

$$CH_2COOR_1$$
$$HO-\overset{|}{C}-COOR_2$$
$$CH_2COOR_3$$

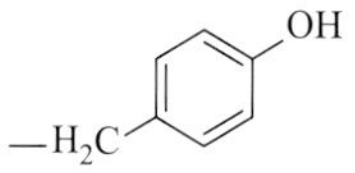

母核

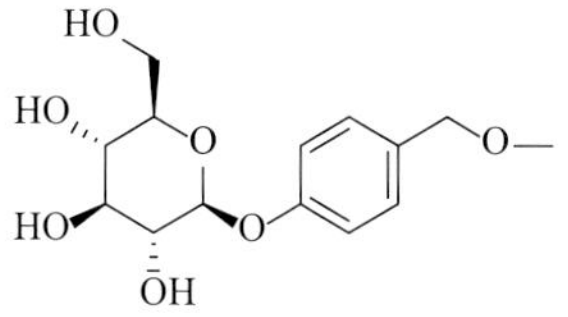

parishin A：R$_1$=RA，R$_2$=RA，R$_3$=RA
parishin B：R$_1$=RA，R$_2$=RA，R$_3$=H
parishin C：R$_1$=RA，R$_2$=H，R$_3$=RA
parishin D：R$_1$=RB，R$_2$=H，R$_3$=RB
parishin E：R$_1$=RA，R$_2$=H，R$_3$=H
parishin F：R$_1$=RA，R$_2$=RC，R$_3$=RA
parishin G：R$_1$=H，R$_2$=RA，R$_3$=H
parishin H：R$_1$=RC，R$_2$=RA，R$_3$=H
parishin I：R$_1$=RA，R$_2$=RD，R$_3$=H，R$_4$=OCH$_3$
parishin J：R$_1$=H，R$_2$=RA，R$_3$=CH$_3$
parishin K：R$_1$=RA，R$_2$=RA，R$_3$=CH$_3$

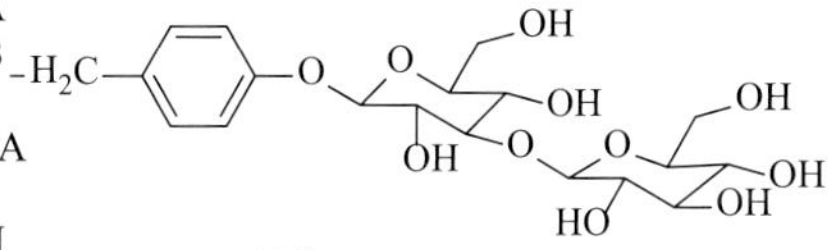

RA　　RB　　RC 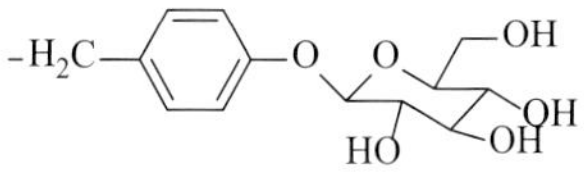　　RD

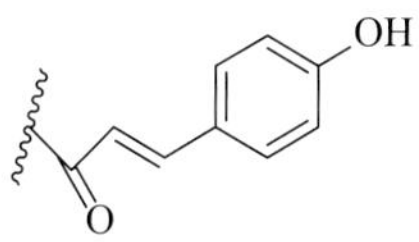

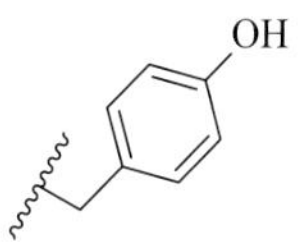

图 4-7　巴利森苷类

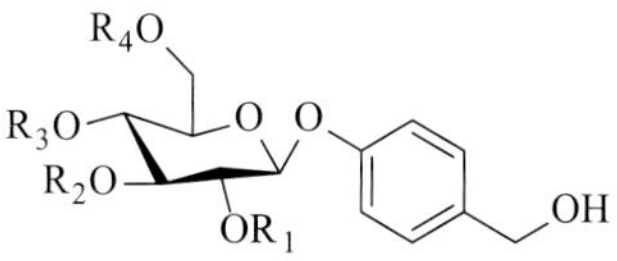

图 4-8　多芳香取代糖苷类

1-O-（4-羟甲基苯氧基）-2-O-反式肉桂酰-β-D-葡萄糖苷：R$_1$=Rh，R$_2$=R$_3$=R$_4$=H
1-O-（4-羟甲基苯氧基）-3-O-反式肉桂酰-β-D-葡萄糖苷：R$_1$=R$_3$=R$_4$=H，R$_2$=Rh
1-O-（4-羟甲基苯氧基）-4-O-反式肉桂酰-β-D-葡萄糖苷：R$_1$=R$_2$=R$_4$=H，R$_3$=Rh
1-O-（4-羟甲基苯氧基）-6-O-反式肉桂酰-β-D-葡萄糖苷：R$_1$=R$_3$=R$_4$=H，R$_4$=Rh
2'-O-（4''-羟苄基）天麻素：R$_1$=Ri，R$_2$=R$_3$=R$_4$=H
3'-O-（4''-羟苄基）天麻素：R$_1$=R$_3$=R$_4$=H，R$_2$=Ri
4'-O-（4''-羟苄基）天麻素：R$_1$=R$_2$=R$_4$=H，R$_3$=Ri
6'-O-（4''-羟苄基）天麻素：R$_1$=R$_2$=R$_3$=H，R$_4$=Ri
2'，6'-双-O-（4''羟苄基）天麻素：R$_1$=R$_4$=Ri，R$_2$=R$_3$=H

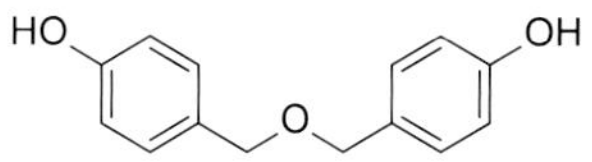

4,4'-二羟基二苄醚 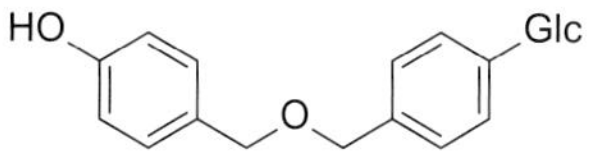　　天麻醚苷　　4,4'-亚甲基联苯酚

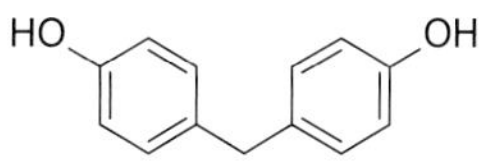

图 4-9　多苄醚类　　图 4-10　聚苄醚类

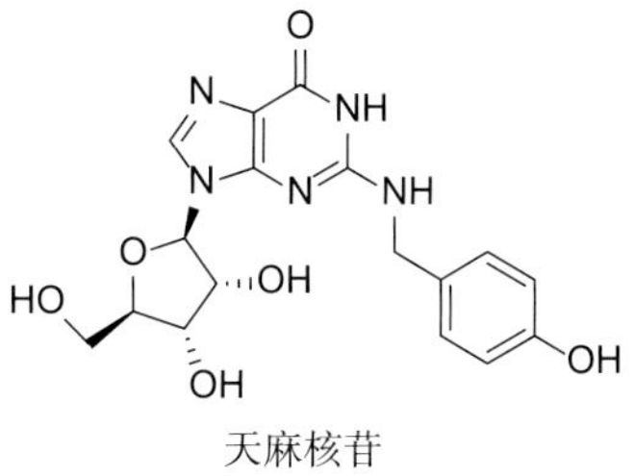

天麻核苷

图 4-11　杂原子芳香族类

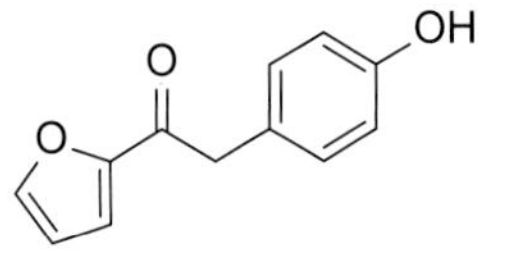

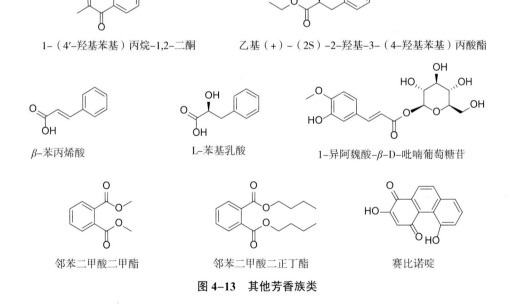

1-呋喃-2-基-2-（4-羟基苯基）-乙酮

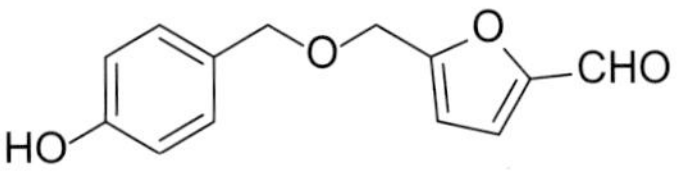

5-（4-羟基苄氧基甲基）-呋喃-2-甲醛

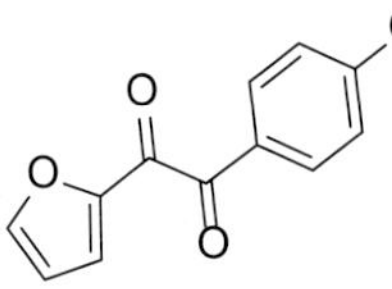

天麻呋喃二酮

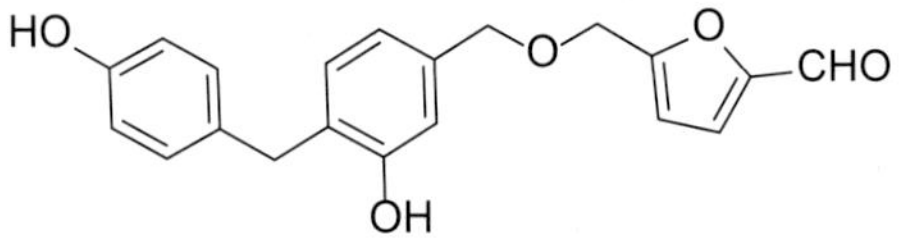

5-[4′-（4′-羟基苯甲基）-3′-羟基苯甲基]-呋喃-2-碳醛

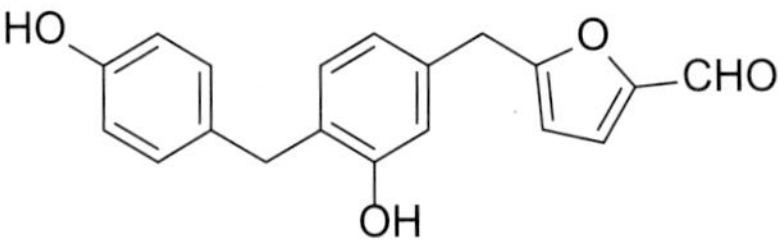

5-[4′-（4″-羟基苯甲基）-3′-羟基苄氧基甲基]-呋喃-2-甲醛

图 4-12　呋喃芳香族类

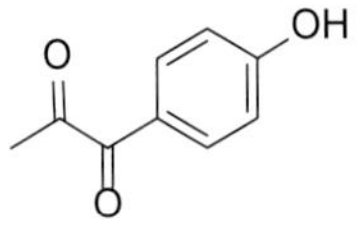

1-（4′-羟基苯基）丙烷-1,2-二酮

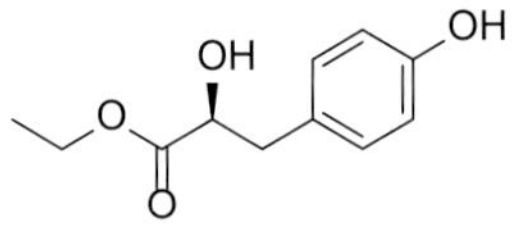

乙基（+）-（2S）-2-羟基-3-（4-羟基苯基）丙酸酯

β-苯丙烯酸

L-苯基乳酸

1-异阿魏酸-β-D-吡喃葡萄糖苷

邻苯二甲酸二甲酯

邻苯二甲酸二正丁酯

赛比诺啶

图 4-13　其他芳香族类

（二）甾体类

甾体类是具有环戊烷骈多氢菲的基本骨架结构的一类化合物，C-10、C-13 位带有 2 个角甲基，C-17 位上含有侧链。目前已发现 β- 谷甾醇、3β, 5α, 6β- 三羟基豆甾烷、胡萝卜苷、薯蓣皂苷元、豆甾烷 -3,5- 二烯、菜油甾醇、γ- 谷甾醇和豆甾醇 8 种成分。

（三）有机酸及酯类

有机酸类主要包括柠檬酸、棕榈酸、琥珀酸、（﹣）-（6R）-6,7-dihydroxy-3,7-dimethyl-（2E）-octenoic acid。酯类主要包括 6- 柠檬酸单甲酯、1- 柠檬酸单乙酯、1,5-柠檬酸双甲酯、丙三醇 -1- 软脂酸酯。

（四）糖类及苷类

糖类主要包含多糖（多个单糖通过糖苷键相连的聚合性高分子化合物）及蔗糖、天麻双糖等小分子糖类，以及 trimethylcitryl-$β$-D-galactopyranoside、甲基 -O-$β$-D- 吡喃葡萄糖苷等苷类成分。天麻多糖也是天麻中研究较多的活性成分之一。

（五）氨基酸类

氨基酸类包括 7 种必需氨基酸（苏氨酸、缬氨酸、蛋氨酸、亮氨酸、苯丙氨酸、赖氨酸和异亮氨酸）和 10 种非必需氨基酸（天门冬氨酸、丝氨酸、谷氨酸、脯氨酸、甘氨酸、丙氨酸、酪氨酸、组氨酸、精氨酸、焦谷氨酸）。

（六）其他类

此外，从天麻中还发现了腺苷、腺嘌呤、尿苷、尿嘧啶、鸟苷等核苷类化合物和呋喃醛类化合物。

二、药理作用

（一）药效学研究

单苷基类化合物大都具有良好的小肠上皮吸收透过性。其中，相对分子质量较小的苷元和一元苷能够透过血脑屏障，是天麻抗癫痫、抗抑郁和辅助改善记忆等中枢神经系统作用的重要物质基础，另外还具有抗炎和镇痛等外周神经系统作用。巴利森苷类化合物的相对分子质量和极性均较大，不能透过血脑屏障，但是能够在体内水解产生对羟基苯甲醇，因此也能发挥中枢神经保护作用；还能够通过影响肠道微生物群落发挥间接药理作用，是天麻中的重要活性成分。聚苷基类化合物具有神经保护、抗炎和抗氧化作用。杂原子芳香类化合物中的部分酰胺类化合物和氨基酸衍生物具有抗神经炎症、抑制神经细胞凋亡、降低神经兴奋性等活性，与天麻对多种中枢神经疾病的治疗作用有一定关联。呋喃类化合物常具有一定的药理作用，尤其是呋喃香豆素类，常具有抗肿瘤、抗病原微生物、抗炎等作用。但天麻中的呋喃芳香族类化合物的药理作用尚不清楚。天麻中含有一些小分子有机酸，其中柠檬酸能够降低脂多糖诱导的脑和肝脏组织的氧化应激损伤。天麻多糖是天麻的主要活性成分之一，具有调节免疫、抗肿瘤、降血压、抗菌、清除自由基等作用。

（二）安全性研究

关于天麻的安全性评价指标，目前主要包括二氧化硫残留量以及铅、镉、汞、砷、铜5种重金属物质残留量的评价标准，《中国药典（2020年版）》规定中药材及饮片中铅不得过5mg/kg，镉不得过1mg/kg，砷不得过2mg/kg，汞不得过0.2mg/kg，铜不得过20mg/kg，此外天麻项下规定二氧化硫残留量不得超过400mg/kg。

1. 二氧化硫评价

天麻在产地加工时，熏硫是延长天麻储存时间、提高表面美观度、除虫防腐的主要手段，因此天麻在药材形成过程中可能存在重金属以及二氧化硫残留等问题。中药材在经过熏硫之后，通常会导致药材中的化学成分及药理作用发生变化，过度熏硫除了造成药材品质下降以外，熏硫过程中形成的硫化物及二氧化硫残留具有多种毒性，使中药材的临床用药安全性受到威胁。

熏硫标志物主要以硫酸盐或亚硫酸酯化反应出现的含硫衍生物或药材中有效成分作为关键物质。天麻的熏硫标志物相关研究发现，p-HS能作为评价天麻硫熏质量控制的重要评价指标，同时"熏硫"处理后，天麻药材中的天麻素、巴利森苷A、巴利森苷B、巴利森苷C等有效成分含量均降低，二氧化硫残留量相应增高，而在2015年版《中国药典》后，关于天麻的二氧化硫残留量规定在400mg/kg以下，可见天麻熏硫之后的安全性问题正在逐渐受到关注。相关细胞毒性研究发现，天麻熏硫剂量在一定范围内时，天麻提取物不会对细胞活力产生影响，能较好地保证药材质量安全。因此，在药材熏硫之后，应结合有效成分、代谢产物、熏硫标志物等进行研究，来评价熏硫工艺在不同药材中的适用性，更为全面准确地评价熏硫后药材的质量，以提高中药材临床用药的安全性。

2. 重金属评价

天麻的药用部位以地下块茎为主。在人工种植过程中，土壤和两菌是直接影响天麻生长发育以及药材产量品质的因素，水、农药及肥料等因素也会造成天麻中重金属富集等问题。由于块茎与土壤接触时间长、相对接触面积大，重金属超标风险较高，在种植根茎类药材时应充分了解土壤重金属状况，从而更加高效地应对重金属安全问题。在对天麻种植土壤及药材重金属污染风险评估中，可以通过计算土壤单因子污染指数（Pi）和内梅罗综合污染指数（Pc）两个指标对土壤重金属污染状况进行评估，同时使用潜在生态风险评估法，利用单一重金属潜在环境风险指数（E_r^i）和综合潜在环境风险指数（RI）考察重金属生物有效性、相对贡献率、地理及空间分布差异等，以综合反映重金属对环境的影响。

第十节 临床应用与产品开发

一、临床应用

（一）临床常用

1. 用于肝风内动、惊痫抽搐

天麻主入肝经，功能息风止痉，且味甘质润，药性平和，故可用治各种病因之肝风内动，惊痫抽搐，不论寒热虚实皆可配伍应用。如治小儿急惊风，其常与羚羊角、钩藤、全蝎等息风止痉药同用，如《医宗金鉴》钩藤饮；用治小儿脾虚慢惊，则与人参、白术、白僵蚕等药配伍，如《普济本事方》醒脾丸；用治小儿诸惊，可与全蝎、制南星、白僵蚕同用，如《魏氏家藏方》天麻丸；若用治破伤风痉挛抽搐、角弓反张，可与天南星、白附子、防风等药配伍，如《外科正宗》玉真散。

2. 用于眩晕、头痛

天麻既息肝风，又平肝阳，为治眩晕、头痛之要药。不论虚证、实证，随不同配伍皆可应用。用治肝阳上亢之眩晕、头痛，天麻常与钩藤、石决明、牛膝等同用，如《杂病证治新义》天麻钩藤饮；用治风痰上扰之眩晕、头痛、痰多胸闷，常与半夏、陈皮、茯苓、白术等同用，如《医学心悟》半夏白术天麻汤；若头风攻注，偏正头痛，头晕欲倒，可配等量川芎为丸，如《普济方》天麻丸。

3. 用于肢体麻木、手足不遂、风湿痹痛

天麻能祛外风，通经络，止痛。用治卒中手足不遂、筋骨疼痛等，其可与没药、制乌头、麝香等药配伍，如《圣济总录》天麻丸；用治妇人风痹、手足不遂，可与牛膝、杜仲、附子泡酒服，如《十便良方》天麻酒；若治风湿痹痛、关节屈伸不利，多与秦艽、羌活、桑枝等祛风湿药同用，如《医学心悟》秦艽天麻汤。

（二）临床进展

近年来，天麻及其方剂、制剂在临床上被广泛应用与心脑血管系统疾病及神经系统疾病等的治疗，常见有眩晕、头疼、中风、高血压等。

1. 治疗眩晕

眩晕是临床上的常见病症，多种系统疾病均可引起，多见于高血压、耳石症、梅尼埃病及动脉粥样硬化等原因所致的脑血管供血不足等。聂秋华等应用加味半夏白术天麻汤联合西药治疗后循环缺血性眩晕（痰瘀阻窍型），有效改善了患者症状，并降低血清 N-ε-羧甲基赖氨酸（CML）、氧化低密度脂蛋白（ox-LDL）水平。郭梅兰等分析了应用天麻钩藤饮治疗高血压眩晕患者的临床效果和不良反应，相较于口服卡托普利治疗，天麻钩藤饮对于临床高血压眩晕患者治疗效果显著，安全性较高。槐蕾等发现天麻钩藤饮联合敏使朗治疗肝阳上亢型梅尼埃病有明显疗效。

2. 减轻偏头痛

头痛是指头部脉络拘急或失养，脑络不利，以自觉头痛为临床特征的常见病症，既可单独出现，也可见于多种疾病过程中，偏头痛的发作与三叉神经血管系统（TVS）的激活关系密切。郑全成等观察半夏白术天麻汤加减联合针刺治疗偏头痛风痰上扰证的临床疗效及对神经血管活性肽和血管内皮激活介质的调节效应，发现半夏白术天麻汤加减联合针刺治疗对风痰上扰型偏头痛患者具有较好的即时镇痛效应，在持续镇痛和减少头痛再发作方面效果显著，并可减轻偏头痛的症状和伴随症状，减轻偏头痛对日常生活的影响和残疾程度。

3. 治疗中风

中风又称脑卒中，在成年人死亡和残疾的病因中高居首位。中风的发生和进展与炎症、氧化应激、细胞凋亡等多种机制有关。张普娟等观察半夏白术天麻汤加减对急性脑梗死患者的临床疗效，发现半夏白术天麻汤加减治疗急性脑梗死临床疗效优于常规西医治疗，更利于患者恢复损伤的神经功能，且安全性高。

4. 治疗痴呆

痴呆主要指以记忆减退为主要核心症状的智能障碍综合征，如阿尔兹海默病、血管性痴呆等，发病以老年人多见。阿尔茨海默病是老年和老年前期最常见的痴呆类型，陈春峰等发现天麻钩藤颗粒可以明显改善阿尔茨海默病患者的认知功能和自我生活能力。周玉珠发现半夏白术天麻汤加减联合针灸治疗对老年风痰阻络型脑卒中可促进患者临床症状的缓解，改善半胱氨酸（Hcy）、血脂水平，提升认知功能，疗效显著。

5. 治疗癫痫

癫痫是一种可影响所有年龄人群的常见的慢性神经系统疾病之一，它是由多种原因引起的神经元同步化异常放电所致的突然性、反复性和短暂性中枢神经系统功能失常为特征的疾病。田茸在临床中发现，加味半夏白术天麻汤能有效减少癫痫的发作频率，减轻发作程度，并且缩短发作时间，且无任何不良反应。

6. 治疗高血压

高血压是动脉血压持续偏高的慢性疾病，主要发病群体为中老年人。杨军林通过使用中药天麻钩藤饮治疗高血压眩晕，发现天麻钩藤饮对血压有效控制，并可缩短临床症状改善时间，不良反应发生率较低，安全性更高。杨丽敏发现联合硝苯地平缓释片、比索洛尔、天麻钩藤饮加味治疗老年肝阳偏亢型收缩期高血压，可有效调节患者血压，缓解临床症状，提高整体治疗效果。刘玲艳发现温胆汤合半夏白术天麻汤治疗高血压的效果优于西医治疗，可以降低血压值，且不良反应少。

二、产品开发

天麻在历史上一直是名贵中药材，已有一千多年的用药历史。天麻功效平肝息风，是治疗眩晕头痛的良药，同时也是上等的食补佳品。天麻在药品、普通产品、保健食品和其他产品等领域具有广泛的应用前景。

（一）药品

现代药理研究证实，天麻中的天麻素、天麻多糖是天麻补益的重要物质基础，具有保护神经、调节免疫、抗衰老等多种活性。天麻素是天麻的主要有效成分，具有镇痛、镇静等多种药理作用，被广泛用于治疗眩晕、头痛、神经衰弱等疾病。

天麻被制成各种剂型的药品造福人类健康，其中颗粒剂型有复方天麻颗粒、天麻眩晕宁颗粒、天麻钩藤颗粒，注射剂有天麻素注射液，片剂有天麻头痛片、全天麻片、天麻素片、乙酰天麻素片、合成天麻素片，胶囊剂有全天麻胶囊、天麻头风灵胶囊、强力天麻杜仲胶囊、复方天麻胶囊、天麻提取物胶囊、天麻杜仲罗布麻绿茶胶囊，在方中与半夏共为君药制成半夏天麻丸，此外还制成天麻酸枣仁咀嚼片等产品。文献研究表明，天麻的相关中成药制剂在临床应用过程中效果良好，疗效确切，但也偶有过敏性紫癜、药疹、过敏性荨麻疹等不良反应出现，在临床使用过程中应加以关注。

（二）普通食品

中共中央、国务院于 2016 年 10 月 25 日印发并实施的《"健康中国 2030"规划纲要》中提出"到 2030 年，中医药在治未病中的主导作用、在重大疾病治疗中的协同作用、在疾病康复中的核心作用得到充分发挥"，旨在充分发挥中医药的独特优势。《黄帝内经》曰："上工治未病，不治已病，此之谓也。""治未病"是我国传统中医药文化的主要思想之一，药食同源正体现了该思想。

随着天麻产量的提高，目前我国所产天麻大部分是作为鲜麻食用，一部分在医药市场以干品天麻消费，另有一小部分被制成天麻片和天麻粉等初级产品。由于人们对美食的热爱，作为健康食品的天麻愈来愈受到广大民众的关注与喜爱，天麻炖乌鸡、乳鸽炖天麻、猪蹄炖天麻、天麻鱼头汤、天麻排骨汤等菜肴已是家喻户晓，鲜食天麻在许多地区已经成为时尚，以天麻为食材和辅材的天麻面条、天麻粉、天麻冻干食品等普通食品日益丰富，市场消费需求逐年增加。

（三）保健食品

2019 年国家卫生健康委员会和国家市场监督管理总局联合发布了《关于对党参等 9 种物质开展按照传统既是食品又是中药材的物质管理试点工作的通知》，包含了对天麻进行药食同源的试点工作。随着人们对天麻保健作用认识的增强，以天麻为原料的天麻酒、天麻黄酒和天麻蜂蜜等保健养生产品日益丰富，市场消费需求逐年增加。根据查询结果，对天麻相关保健食品进行统计整理，其产品总数达114种，明确指出的保健功能包括改善睡眠、辅助降血压、增强免疫力、缓解体力疲劳、辅助调血脂、提高缺氧耐受力、辅助改善记忆、抗氧化、去黄褐斑、对化学性肝损伤的辅助保护作用共10类。其中22.8%的产品具有2种及以上的保健功能，77.2%的产品仅具备单一保健功能；改善睡眠功能所占比例最大，为54.4%，辅助降血压占比28.1%，增强免疫力占比22.8%，分析可知天麻的保健功能主要集中在中枢神经系统和心血管系统。现有的天麻保健食品剂型主要有胶囊、片剂、酒剂、袋装茶、口服液、饮料、粉剂7大类。其中胶囊数量最多，有77项，占比67.6%；粉剂最少，仅有2项，占比1.8%。综合来看，这些剂型均具有携带方便、接受度高的特点，适合不同需求的人群。尽管产品的剂型种类丰富，但均为传统剂型，创新性有待提高，为丰富天麻的保健开发市场，可结合现代发展趋势进行研究。

（四）其他产品

历史资料表明，湖北最早栽培的天麻原产于鄂西山区，有丰富的本土天麻种质资源。1969年，天麻之父徐锦堂在湖北利川指导种植天麻，并发现了能够解决天麻有性繁殖种子萌发的另一种萌发菌紫萁小菇。王绍柏等天麻专家多年致力于研究与推广天麻种植，用乌天麻与红天麻正反杂交，审定了"鄂天麻1号""鄂天麻2号"杂交品种，推动了宜昌下堡坪天麻产业的发展。罗官章等率先在五峰牛庄试验推广天麻有性繁殖技术，培养了一批天麻种植能手。

天麻科技创新日益活跃，与天麻产品相关的各类专利层出不穷。截至2020年6月，近10年国内以天麻为原料的食品相关专利的申请来源地分布十分广泛，共包括云南、贵州、四川、湖北和北京等25个省（自治区、直辖市）。其中，作为天麻主产区的贵州、四川、云南、陕西、安徽和湖北等地专利申请量多，经济发达地区如江苏、山东和北京等省、直辖市相关专利的申请位居次。在全国312件发明专利中，天麻保健品领域专利申请量最多，达207件（66.3%），其次是天麻食品领域，有70件（22.4%）；提取物及组合物类和调味料领域的发明专利申请较少，依次分别为25件（8.0%）、10件（3.2%）。在以天麻为原料的食品相关的发明专利中，申请量在前六位的依次是：酒剂57件，片剂52件，饮料29件，茶剂23件，粉剂20件，其他剂型包括天麻粥、天麻面、天麻药膳等多种天麻相关食品的发明专利。虽然每种专利较少，但是包含的种类较多，涉及的范围较广。

第十一节 展 望

随着人们对健康持续旺盛的需求，人们对天麻这一独特药材资源的需求日益迫切，对天麻的药食两用及其他用途将进一步挖掘和放大，湖北的天麻产业将迎来快速、高质量发展的历史机遇。

一、开展天麻生态种植模式

首先应当树立资源保护的意识。由于多年的过度采挖，野生天麻已濒临灭绝，被列入国家珍稀濒危保护植物名录。另一方面，部分农户随意砍伐树木用作培育天麻的菌材，这也对当地的森林资源造成了破坏。针对这些现象，天麻主要产区当地政府应出台相应政策，健全野生天麻遗传多样性的保护机制；严格限制对野生天麻的采挖，同时建立天麻育种基地，进行野生天麻资源的复壮以及人工栽培品种的选育工作。

另外还应基于"生态农业"的观念规范天麻种植技术。生态农业是指以生态经济系统原理为指导，遵循整体、协调、循环、再生的基本原则，兼顾资源、环境、效率、效益而建立起来的综合性农业生产体系。其在天麻种植过程中可体现在以下几个方面：一是提高"两菌一种"质量。选用优质萌发菌、蜜环菌品种，培育本地菌种，开发新品种；持续选育优质天麻品种，推广播种优质麻种，采用多区域引种，防止种质衰退。二是规范天麻栽培方式。推广更科学的栽培模式，如林下仿野生种植法相比野生天麻缩短了种植周期，产量和品质也更稳定；开发"林－麻"配套种植、"麻－菌"轮作、"林－麻－菌"立体种植等多样性栽培模式，寻求解决天麻连作障碍的方法，更好地利用土地资源。三是应采用科学方法规划菌材资源，提倡"减材换材"，提高菌材利用率，探索更易获得、再生性更强、品质更优的替代菌材配方和新型菌材研究和示范推广。将"要种麻，先种林"的生态保护观念深植于农户及企业的心中，成为"绿水青山就是金山银山"生态文明观的最好践行者。

二、拉伸天麻产业链，开发天麻新产品

当前湖北省天麻产业主要集中在传统中药材的加工、经营和销售层面，对天麻作为兰科植物资源的科学科普价值、作为国家卫生健康委员会及国家市场监督管理总局认可的药食同源产品的文化旅游应用价值关注和挖掘有待进一步加强。应协调产业结构，打造一、二、三产业即农业、加工业、商贸与大健康服务业融合发展的长链条、强支撑的天麻产业链。着眼于天麻大健康产品的研发，建立优质天麻品质评价体系和品质天麻商品规格等级标准；通过炮制手段矫正天麻的特殊气味，使其更利于服用；在保证产品安全性、有效性、稳定性的基础上，优化提取工艺，提高有效成分利用率；充分研判和对接市场需求，高质量研发天麻大健康产品，为做好天麻产业三产融合提供产品支撑。旅游业方面，可以尝试将当地自然人文景观与天麻大健康产业相结合，打造集休闲度假、养生保健、文化体验于一体的产业园区，让游客在观景的过程中了解天麻的生长环境、历史渊源及保健功效，同时可在景区售卖包装精美、易于携带、有纪念价值的相关商品，推动当地天麻产业和旅游经济融合发展。

三、加强品牌建设

要坚定不移地贯彻新发展理念，落实高质量发展的要求，主动融入新发展格局，以实施"健康中国"和"乡村振兴"两大战略为抓手，践行"两山"理论，高规格、因地制宜地制定好"湖北天麻"全产业链规划，将湖北省的天麻资源优势、生态环境优势向产业优势、经济优势转化，形成稳定、强大、特色、生态的天麻产业发展新格局，使天麻产业在乡村振兴"绿色产业"的发展地位更加明确，在"健康中国"战略中的贡献更加突出。

在做好"湖北天麻"全产业链发展规划的基础上，要久久为功，善作善成，持续做好"湖北天麻"品牌建设。塑造品牌是一个系统工程，离不开政策的扶持，需要规范化的管理体系、完善的市场监管体制和可溯源的质量监管系统共同发力，加大对天麻品牌建设的投资和扶持力度，构建有利于品牌发展的产业、金融、财税政策和人才资源体系。鼓励在道地产区建立"湖北天麻"产业集群品牌，借鉴全国成功品牌化中药集群的经验，充分应用融媒体手段，全方位打造"湖北天麻"品牌名片，形成特色鲜明的产业模式和产业发展格局，在品牌建设中形成强大的核心竞争力，提升"湖北天麻"品牌在全国的知名度和美誉度。

参考文献

［1］中国科学院中国植物志委员会.中国植物志［M］.北京：科学出版社，2006.

［2］吴尊华，王绍柏，余昌俊.天麻不同品种商品形态和质量性状比较分析［J］.食用菌，2011，33（3）：24-26.

［3］余昌俊，王绍柏，刘雪梅.天麻6个品种重要性状比较分析［J］.生物学通报，2010，45（3）：12-14.

［4］余昌俊，王绍柏，刘雪梅.论天麻种质资源及其保护［J］.中国食用菌，2009，28（2）：56-58.

［5］祝之友.关于天麻的天然分类［J］.中国中医药现代远程教育，2017，15（8）：100.

［6］尚志钧.神农本草经校注［M］.北京：学苑出版社，2008.

［7］吴普.吴氏本草经［M］.北京：中医古籍出版社，2005.

［8］王明.抱朴子内篇校释［M］.北京：中华书局，1985.

［9］卢多逊.开宝本草（辑复本）［M］.合肥：安徽科学技术出版社，1998.

［10］赵学敏.本草纲目拾遗［M］.北京：人民卫生出版社，1963.

［11］王国强.全国中草药汇编［M］.北京：人民卫生出版社，2014.

［12］南京中医药大学.中药大辞典［M］.上海：上海科学技术出版社，2006.

［13］国家中药学管理局《中华本草》编委会.中华本草（精选本）［M］.上海：上海科学技术出版社，1998.

［14］陶弘景.名医别录（辑校本）［M］.北京：人民卫生出版社，1986.

［15］陶弘景.本草经集注［M］.上海：群联出版社，1955.

［16］刘文泰.本草品汇精要［M］.北京：人民卫生出版社，1982.

［17］陈嘉谟.本草蒙筌［M］.北京：中医古籍出版社，2009.

［18］中国医学科学院药用植物资源开发研究所.中药志（第五册）［M］.北京：人民卫生出版社，1994.

［19］国家药典委员会.中华人民共和国药典（2010年版）·一部［M］.北京：中国医药科技出版社，2010.

［20］雷敩.雷公炮炙论［M］.上海：上海中医学院出版社，1986：67.

［21］王琦金.中药炮制研究与临床应用［M］.北京：北京化学工业出版社，2004.

［22］王孝涛.历代中药炮制法汇典［M］.南昌：江西科学技术出版社，1999.

［23］洪遵.洪氏集验方［M］.北京：人民卫生出版社，1986.

［24］刘完素.素问病机气宜保命集［M］.北京：人民卫生出版社，2005.

［25］朱丹溪.丹溪心法［M］.北京：中国医药科技出版社，2012.

［26］王肯堂.证治准绳（上册）［M］.北京：人民卫生出版社，2003.

［27］龚惠明.天麻的产地加工［J］.中药材科技，1982（4）：34-35.

［28］樊启猛，陈朝银，林玉萍，等.天麻的炮制研究与规范［J］.中成药，2013，35（8）：1737-1741.

［29］日华子.日华子本草［M］.合肥：安徽科学技术出版社，2005.

［30］徐锦堂.中国天麻栽培学［M］.北京：北京医科大学中国协和医科大学联合出版社，1993.

［31］徐博，吴翠，李卓俊，等.天麻的资源分布及采后现状调研［J］.中国中医药信息杂志，2021，28（7）：11-16.

［32］赵施迪，张博华，杨德才.天麻仿野生种植区菌材树种选择与森林资源保护对策研究［J］.资源开发与市场，2015，31（6）：645-648.

［33］陈建设，侯昭强，文光玉，等.中国大陆天麻属一新分布种——细天麻［J］.西北植物学报，2015，35（7）：1482-1484.

［34］周铉，陈心启.国产天麻属植物的整理［J］.云南植物研究，1983（4）：361-368.

［35］李隆云，钟国跃，卫莹芳，等.中国中药种质资源的保存与评价研究［J］.中国中药杂志，2002（9）：4-8.

［36］丁家玺，陈世丽，周天华.天麻种质资源研究进展［J］.现代农业科技,2017(6):100-101,7.

［37］吴会芳，李作洲，黄宏文.湖北野生天麻的遗传分化及栽培天麻种质评价［J］.生物多样性，2006（4）：315-326.

［38］周天华，丁家玺，田伟，等.天麻基因组微卫星特征分析与分子标记开发［J］.西北植物学报，2017，37（9）：1728-1735.

［39］周天华，丁家玺，徐皓，等.天麻种质资源的 SSR 指纹图谱研究［J］.西北植物学报，2018，38（5）：830-838.

［40］陈琦，刘巍，程纪伦.贵州野生与栽培天麻种质资源的 SSR 分析［J］.现代中药研究与实践，2011，25（2）：26-28.

［41］柴锟，刘红昌，李金玲，等.基于 SRAP 分子标记的天麻遗传多样性研究［J］.中草药，2014，45（20）：2974-2981.

［42］王德信.随机扩增多态 DNA 技术在天麻遗传多样性分析中的应用［J］.中国农学通报，2010，26（4）：19-24.

［43］邹佳宁，宋聚先，常楚瑞，等.贵州天麻种质资源的 RAPD 分析［J］.中药材，2006（9）：881-883.

［44］任守利，刘塔斯，林丽美，等.HPLC 测定不同商品规格天麻中天麻苷与天麻苷元的含量［J］.中国实验方剂学杂志，2011，17（15）：55-58.

［45］闫宝庆，张晖芬，逢楠楠，等.RP-HPLC 同时测定天麻中 4 种成分的含量［J］.中国中药杂志，2009，34（22）：2903-2906.

［46］康传志，吕朝耕，杨健，等.基于 UPLC-MS/MS 的不同主产区天麻药材质量评价研究［J］.中华中医药杂志，2017，32（5）：2010-2015.

［47］单鸣秋，张丽，于生，等.HPLC-MS 法同时测定天麻饮片中 8 种活性成分［J］.中草药，2015，46（14）：2087-2091.

［48］Li Y，Zhang Y，Zhang Z，et al.Quality Evaluation of *Gastrodia Elata* Tubers Based on HPLC Fingerprint Analyses and Quantitative Analysis of Multi-Components by Single Marker［J］.Molecules，2019，24（8）：1521.

［49］王彩云，成忠均，侯俊，等.不同产区天麻质量评价［J］.中成药，2022，44（2）：487-492.

［50］李巧玲，肖波，邓才富，等.不同产区天麻种质资源收集保存、评价及优选［J］.西南大学学报（自然科学版），2020，42（12）：54-59.

［51］Yuan Y，Jin X，Liu J，et al.The *Gastrodia elata* genome provides insights into plant adaptation to heterotrophy［J］.Nat Commun，2018，9（1）：1615.

［52］李杰，蔡嘉慧，王慧中，等.药用植物基因组测序及功能基因组学研究进展［J］.杭州师范大学学报（自然科学版），2021，20（4）：364-373，97.

［53］Park J，Suh Y，Kim S. A complete chloroplast genome sequence of *Gastrodia elata*（Orchidaceae）represents high sequence variation in the species［J］.Mitochondrial DNA Part B，2020，5（1）：517-519.

［54］Chen S，Wang X，Wang Y，et al.Improved de novo assembly of the achlorophyllous orchid *Gastrodia elata*［J］.Frontiers in genetics，2020（11）：580-568.

［55］Xu Y，Lei Y，Su Z，et al.A chromosome - scale *Gastrodia elata* genome and large - scale comparative genomic analysis indicate convergent evolution by gene loss in mycoheterotrophic and parasitic plants［J］.The Plant Journal，2021，108（6）：1609-1623.

［56］刘云霞，狄永国，仇全雷，等．基于转录组测序初步揭示天麻生长代谢的分子机制［J］.中草药，2021，52（3）：827–837.

［57］Zeng X，Li Y，Ling H，et al.Transcriptomic analyses reveal clathrin–mediated endocytosis involved in symbiotic seed germination of *Gastrodia elata*［J］.Botanical studies，2017，58（1）：1–11.

［58］曾旭，郭顺星．天麻种子共生萌发中 SCPL 基因的克隆与分析［J］.分子植物育种，2018，16（13）：4211–4218.

［59］Ren L Y，Zhao H，Liu X L，et al.Transcriptome Reveals Roles of Lignin–Modifying Enzymes and Abscisic Acid in the Symbiosis of Mycena and *Gastrodia elata*［J］.International journal of molecular sciences，2021，22（12）：6557.

［60］徐德宏，崔培梧，罗怀浩，等．天麻素生物合成的研究进展［J］.中草药，2020，51（22）：5877–5883.

［61］陈春光，米华玲．天麻素生物合成途径相关基因的分析［J］.植物生理学报，2021，57（9）：1819–1828.

［62］汪颀浩，文欢，张大燕，等．两种天麻种子的转录组学分析［J］.中药材，2017，40（12）：2759–2764.

［63］刘梦丽，余函纹，单婷玉，等．天麻中糖基转移酶基因 GeGT1 的克隆及原核表达分析［J］.中草药，2021，52（14）：4327–4333.

［64］Tsai C C，Wu K M，Chiang T Y，et al. Comparative transcriptome analysis of *Gastrodia elata*(Orchidaceae)in response to fungus symbiosis to identify gastrodin biosynthesis–related genes［J］.BMC genomics，2016，17（1）：1–16.

［65］刘云霞．蜜环菌白天麻共生与箭麻生长转录分析及其 UGT 基因克隆与功能鉴定［D］.昆明：昆明理工大学，2020.

［66］肖舒卉．天麻 GeCPR 与共生蜜环菌 Lac 基因克隆及其功能鉴定［D］.昆明：昆明理工大学，2019.

［67］Ho L H，Lee Y I，Hsieh S Y，et al.Ge SUT4 mediates sucrose import at the symbiotic interface for carbon allocation of heterotrophic *Gastrodia elata*(Orchidaceae)［J］.Plant，Cell & Environment，2021，44（1）：20–33.

［68］王浩鑫，杨涛，曾英，等．乌天麻 Gastrodianin 基因的鉴定及其在天麻发育进程中的表达［J］.云南植物研究，2007（3）：345–350.

［69］王燕华．长白山乌杆天麻病害防御相关基因的发掘与功能分析［D］.长春：吉林农业大学，2021.

［70］周春艳．转录组和代谢组联合分析低温胁迫对天麻生长影响及其 SOD 和 GS 基因克隆与功能鉴定［D］.昆明：昆明理工大学，2021.

［71］鄂钟．湖北审定两个天麻新品种［J］.农家顾问，2003（6）：28–29.

［72］陈顺芳，黄先敏，宋成芝，等．一种可持续发展的天麻种植模式——麻农直接采用种球茎进行天麻生产的技术方法简介［J］.昭通师范高等专科学校学报，2010，32（5）：23–26.

［73］黄先敏，陈顺芳，祁岑.天麻有性繁殖播种技术［J］.昭通师范高等专科学校学报，2011，33（5）：22-24.

［74］徐锦堂，兰进，贺秀霞.天麻有性繁殖播种方法［J］.中国农村科技，1995（3）：12-13.

［75］漆爱红，王顺才，万红玲.天麻有性繁殖技术试验研究［J］.甘肃科技纵横，2005（3）：50-51.

［76］胡荣丽.天麻栽培管理技术分析［J］.农业与技术，2015，35（4）：111.

［77］子西.天麻人工栽培技术［J］.农村实用技术，2002（8）：31.

［78］杨先义，施金谷，余刚国，等.天麻种植技术［J］.农业与技术，2016，36（23）：112-114.

［79］刘银.天麻无性繁殖高产六关键［J］.专业户，1995（1）：46.

［80］樊泉源.代料栽培天麻产量高［J］.农业科技与信息，1996（7）：43.

［81］冯明高，陈代贤.利用稻草、茅草、玉米芯栽培天麻［J］.中药材科技，1981（3）：11-12.

［82］张琪林，李宝平，王红.天麻代料栽培试验初报［J］.食用菌，2006（2）：42.

［83］张琪林，李宝平，王红.麻代料栽培中蜜环菌适宜亚种及耐药性研究［J］.运城学院学报，2006（2）：38-39.

［84］李前卫，罗夫来，李婷，等.天麻代料栽培人工木棒原料配比及其性能研究［J］.贵州科学，2017，35（3）：22-25.

［85］刘涤瑕，郑德书.天麻无棒代料栽培高产新技术［J］.中国食用菌，1993（6）：27-28.

［86］张华.玉米芯代料畦栽天麻技术［J］.北京农业科学，2002（1）：40-41.

［87］曹森，巴良杰，潘成，等.不同采收期对天麻贮藏品质的影响［J］.食品工业，2019，40（12）：192-196.

［88］赵禾笛，王丹，翟小林，等.天麻"产地加工－炮制－质量评价"相关性的本草考证［J］.中药材，2020，43（10）：2577-2584.

［89］郜玉钢，吕涛，臧埔，等.产地加工工艺对天麻6种药效成分含量的影响［J］.中华中医药学刊，2022，40（2）：6-10.

［90］赵红兵，苟答利，张耀民，等.天麻的采收与加工技术［J］.食用菌，2011，33（3）：51-52.

［91］唐文文，孟艳林，陈垣.基于多指标成分优化天麻产地"发汗"加工工艺［J］.中草药，2021，52（23）：7185-7191.

［92］季德，宁子琬，张雪荣，等.不同干燥加工方法对天麻药材质量的影响［J］.中国中药杂志，2016，41（14）：2587-2590.

［93］单鸣秋，钱岩，于生，等.基于响应面法的天麻产地加工炮制一体化工艺研究［J］.中草药，2016，47（3）：420-424.

［94］国家药典委员会.中华人民共和国药典（2020年版）·一部.［M］.北京：中国医药科技出版社，2020.

［95］孔海文.天麻化学成分分析与质量评价［D］.长沙：长沙理工大学，2016.

［96］于涵，张俊，陈碧清，等.天麻化学成分分类及其药理作用研究进展［J］.中草药，2022，

53（17）：5553–5564.

［97］Yu B，Li Z，Wu J，et al.Quality Control of Gastrodia elata by High–Performance Liquid Chromatography with Fluorescence Detection（HPLC–FLD）and Principal Component Analysis（PCA）and Hierarchical Cluster Analysis（HCA）［J］.Analytical Letters，2020，53（5）：746–759.

［98］Li M，Du Y，Wang L，et al.Efficient Discovery of Quality Control Markers for *Gastrodia elata* Tuber by Fingerprint–Efficacy Relationship Modelling［J］.Phytochemical Analysis，2017，28（4）：351–359.

［99］周碧乾，齐路明，马云桐，等.天麻初加工方法对主要成分含量的影响及加工方法的化学模式识别［J］.天然产物研究与开发，2018，30（5）：736–743，869.

［100］许廷生，陆龙存，黄子冬.天麻有效成分的药理作用分析与临床应用研究进展［J］.中医临床研究，2020，12（21）：133–135.

［101］王春阳.药食两用植物天麻的研究现状及应用前景［J］.当代农机，2020（5）：78–80.

［102］田紫平，肖慧，冯舒涵，等.天麻有效成分巴利森苷的降解规律分析［J］.中国实验方剂学杂志，2017，23（23）：18–21.

［103］Jin M，He Q，Zhang S，et al.Gastrodin suppresses pentylenetetrazole–induced seizures progression by modulating oxidative stress in zebrafish［J］.Neurochemical Research，2018，43（4）：904–917.

［104］Jang Y W，Lee J Y，Kim C J.Anti–asthmatic activity of phenolic compounds from the roots of *Gastrodia elata* Bl.［J］.International immunopharmacology，2010，10（2）：147–154.

［105］Guo Q L，Wang Y N，Zhu C G，et al.4–Hydroxybenzyl–substituted glutathione derivatives from *Gastrodia elata*［J］.Journal of Asian natural products research.2015，17（5）：439–454.

［106］Wang Z W，Li Y，Liu D H，et al.Four new phenolic constituents from the rhizomes of *Gastrodia elata* Blume［J］.Natural product research，2019，33（8）：1140–1146.

［107］Huang L Q，Li Z F，Wang Q，et al.Two new furaldehyde compounds from the rhizomes of *Gastrodia elata*［J］.Journal of Asian natural products research，2015，17（4）：352–356.

［108］Lee Y K，Woo M H，Kim C H，et al.Two new benzofurans from *Gastrodia elata* and their DNA topoisomerases Ⅰ and Ⅱ inhibitory activities［J］.Planta medica，2007，73（12）：1287–1291.

［109］Huo J，Lei M，Li F，et al. Structural Characterization of a Polysaccharide from *Gastrodia elata* and Its Bioactivity on Gut Microbiota［J］.Molecules，2021，26（15）：4443.

［110］国家药典委员会.中华人民共和国药典（2020年版）·四部.［M］.北京：中国医药科技出版社，2020.

［111］毛婷，于立伟，朱忠华.中药硫黄熏蒸历史研究［J］.中成药，2018，40（9）：2096–2099.

［112］Liu Z H，Wang Y Q，Mei X D，et al.Comprehensive analysis of the chemical constituents in sulfur–fumigated Lonicerae Japonicae Flos using UHPLC–LTQ–Orbitrap mass spectrometry［J］.Chinese Journal of Natural Medicines，2020，18（2）：148–160.

［113］康传志，吕朝耕，王红阳，等.天麻硫熏标志物和硫熏药材水提物的细胞毒性评价［J］.

世界中医药，2019，14（11）：2840-2844.

［114］Yan X L，Lin L Y，Liao X Y，et al.Arsenic stabilization by zero-valent iron，bauxite residue，and zeolite at a contaminated site planting Panax notoginseng［J］.Chemosphere，2013，93（4）：661-667.

［115］金正强，尚丙鹏，张公信，等.天麻滇黄精和玛咖三种云南药材及种植土壤重金属安全评价［J］.中国现代中药，2022，24（8）：1525-1530.

［116］聂秋华，韩蕊.加味半夏白术天麻汤辅助西药治疗后循环缺血性眩晕（痰瘀阻窍型）对DHI-S、DARS评分及血清CML、ox-LDL水平的影响观察［J］.四川中医，2021，39（12）：188-191.

［117］郭梅兰，陈文英.天麻钩藤饮治疗高血压眩晕患者的临床效果及安全性［J］.医疗装备，2018，31（17）：118-119.

［118］槐蕾，赵林.天麻钩藤饮合敏使朗治疗肝阳上亢型梅尼埃病的临床观察［J］.中国中医药现代远程教育，2022，20（1）：85-88.

［119］郑全成，刘建浩，张宇，等.半夏白术天麻汤加减联合针刺治疗偏头痛风痰上扰证的观察［J］.中国实验方剂学杂志，2021，27（3）：111-116.

［120］张普娟，魏经化，凡鑫.半夏白术天麻汤加减对急性脑梗死的疗效及其对VEGF、Ang-2和NSE水平的影响［J］.贵州医药，2020，44（8）：1289-1290.

［121］陈春峰，关运祥.天麻钩藤颗粒治疗阿尔茨海默病40例临床观察［J］.河南中医，2018，38（8）：1182-1184.

［122］周玉珠.半夏白术天麻汤加减联合针灸对老年风痰阻络型脑卒中患者Hcy、血脂及认知功能的影响［J］.现代医学与健康研究电子杂志，2020，4（10）：89-91.

［123］潘心，邹飒枫，杨静娴.中药对癫痫神经保护作用的研究进展［J］.中风与神经疾病杂志，2011，28（4）：381-382.

［124］田茸，史正刚，蒋萃，等.基于风痰瘀理论运用加味半夏白术天麻汤治疗癫痫疗效观察［J］.时珍国医国药，2018，29（12）：2950-2952.

［125］杨军林.天麻钩藤饮治疗高血压眩晕的临床效果［J］.内蒙古中医药，2022，41（6）：18-19.

［126］杨丽敏.天麻钩藤饮治疗老年收缩期高血压（肝阳偏亢型）临床观察［J］.光明中医，2022，37（17）：3073-3075.

［127］刘玲艳.温胆汤合半夏白术天麻汤治疗高血压病临床观察［J］.中国中医药现代远程教育，2022，20（13）：72-73.

［128］Zhou B，Tan J，Zhang C，et al.Neuroprotective effect of polysaccharides from Gastrodia elata blume against corticosterone-induced apoptosis in PC12 cells via inhibition of the endoplasmic reticulum stress-mediated pathway［J］.Molecular Medicine Reports，2018，17（1）：1182-1190.

［129］Chen J，Tian S，Shu X，et al.Extraction，characterization and immunological activity of polysaccharides from Rhizoma gastrodiae［J］.International journal of molecular sciences，2016，17（7）：1011.

［130］何晶.天麻素的药理作用及临床应用［J］.天津药学，2006（5）：62-63.

［131］廖斌斌.天麻钩藤饮联合依那普利叶酸片治疗对H型高血压左室肥厚患者心功能指标及主要心血管事件的影响［J］.中国处方药，2019，17（2）：116-117.

［132］刘晓丽，赵志刚.高效液相色谱法测定天麻头痛片中天麻素含量［J］.中国药业，2008（14）：36-37.

［133］杨英妮，李秉纲，冯云婷.天麻素注射液联合盐酸倍他司汀注射液对椎基底动脉供血不足性眩晕症患者的治疗效果观察［J］.贵州医药，2022，46（3）：389-391.

［134］江沂，刘燕娣，刘婉，等.天麻素对神经母细胞瘤细胞突触相关蛋白表达的影响［J］.贵州医科大学学报，2022，47（3）：286-290.

［135］李诺利，庞邦斌，银胜，等.天麻中成药制剂临床研究概况［J］.中国实验方剂学杂志，2015，21（19）：226-229.

［136］柳威，邓林华，祁东利，等.天麻及其有效成分的药理作用概述［J］.中药药理与临床，2021，37（4）：240-244，12.

［137］薛慧.天麻若干保健功能的研究进展（综述）［J］.食药用菌，2015，23（2）：92-94.

［138］邱世忱.天麻药膳［J］.医学文选，1990（6）：41-42.

［139］郭佳欣，谢佳，蒋丽施，等.天麻保健食品开发现状分析［J］.中草药，2022，53（7）：2247-2254.

第五章 黄　连

黄连为毛茛科多年生草本植物黄连 *Coptis chinensis* Franch.、三角叶黄连 *C. deltoidei* C. Y. Cheng et Hsiao 或云南黄连 *C. teeta* Wall. 的干燥根茎，具有清热燥湿、泻火解毒之功效，临床广泛用于治疗湿热痞满、高热神昏、消渴等症。现代药理药效学研究表明，黄连富含的小檗碱等生物碱具有降血糖、抗菌、抗氧化、抗炎、抗肿瘤等多重作用。

黄连始载于《神农本草经》，列为上品。历史上黄连的道地产区以"巫阳川谷及蜀郡、太山"为主，即今重庆巫山至成都周边地区，后经历产地扩大和变迁。20 世纪 50 年代前后，黄连主要分布于湖北、湖南、四川、贵州等地。对全国多个产地不同批次的黄连药材化学指纹图谱及 6 种生物碱的含量测定表明，湖北利川的黄连品质最好。

湖北省利川市和竹溪县等是我国黄连的代表性道地产区，所产黄连药材的基原植物为 *C. chinensis*。目前湖北黄连的种植面积超过 10 万亩，年产量 4000 吨以上，其药材产量占全国黄连市场的 60% 以上。利川黄连核心产区建南镇于 2011 年被中国中药协会授予"中国黄连第一镇"。竹溪作为全国黄连重点生产基地曾于 1956 年获得周恩来总理签发的"中国黄连之乡"锦旗。

湖北省黄连已有"利川黄连""竹溪黄连"等国家地理标志，以黄连为原料的中成药有 108 种之多，包括湖北利川生产的香连丸，有文献记载的含有黄连的古方剂多达 1700 多种。随着黄连多样化功效成分的进一步发掘和研究，黄连未来有望进一步应用于黄连花茶、药妆产品、中兽药等新产品的研发，发挥黄连作为大健康产品综合应用的价值。

第一节　基原和品种

中药材物种的基原，即药材原植物的学名主要参照 *Flora of China*（《中国植物志》英文修订版）和《中国高等植物》。基原鉴定是应用分类学知识，结合细胞分类学、化学分类学、DNA 分类学的方法和技术等，对中药材来源的物种学名进行确认，以避免同名异物或同物异名现象对药材流通市场造成的混乱，是"正品"药材真实性及临床用药有效性和安全性的保证。

一、别名

湖北黄连主要分布在长江南、北两岸的恩施州和十堰市，分别称为"南岸味连"和"北岸味连"，均为"味连"，或称"鸡爪（黄）连"。

二、基原

（一）来源

《中国药典（2020 年版）·一部》记载的黄连基原植物有 3 种，分别为毛茛科黄连属植物黄连 *Coptis chinensis* Franch.、三角叶黄连 *Coptis deltoidea* C. Y. Cheng et Hsiao 和云南黄连 *Coptis teeta* Wall.，分别习称"味连""雅连"和"云连"。湖北主栽的黄连基原植物为味连 *Coptis chinensis* Franch.。

黄连以其干燥根茎入药，不同品种的药材性状如下：

1. 味连

多集聚成簇，常弯曲，形如鸡爪，单枝根茎长 3 ～ 6cm，直径 0.3 ～ 0.8cm。表面灰黄色或黄褐色，粗糙，有不规则结节状隆起、须根及须根残基，有的节间表面平滑如茎秆，习称"过桥"。上部多残留褐色鳞叶，顶端常留有残余的茎或叶柄。质硬，断面不整齐，皮部橙红色或暗棕色，木部鲜黄色或橙黄色，呈放射状排列，髓部有的中空。气微，味极苦。

2. 雅连

多为单枝，略呈圆柱形，微弯曲，长 4 ～ 8cm，直径 0.5 ～ 1cm。"过桥"较长。顶端有少许残茎。

3. 云连

弯曲呈钩状，多为单枝，较细小。

根茎的横切面可对 3 种黄连药材加以区别。味连：木栓层为数列细胞，其外有表皮，常脱落；皮层较宽，石细胞单个或成群散在；中柱鞘纤维成束或伴有少数石细胞，均显黄色。维管束外韧型，环列；木质部黄色，均木化，木纤维较发达；髓部均为薄壁细胞，无石细胞。雅连：髓部有石细胞。云连：皮层、中柱鞘及髓部均无石细胞。

（二）原植物形态特征

根据《中国植物志》所描述的黄连 *Coptis chinensis* Franch. 的主要特征如下：根状茎黄色，常分枝，密生多数须根。叶有长柄；叶片稍带革质，卵状三角形，宽 10cm，三全裂，中央全裂片卵状菱形，长 3 ～ 8cm，宽 2 ～ 4cm，顶端急尖，具长 0.8 ～ 1.8cm

的细柄，3 或 5 对羽状深裂，叶基部分裂最深，边缘具细刺尖锐锯齿，侧全裂片具长 1.5 ～ 5mm 的柄，斜卵形，比中央全裂片短，深裂片彼此相距 2 ～ 6mm，不等二深裂，两面的叶脉隆起，除表面沿脉被短柔毛外，其余无毛；叶柄长 5 ～ 12cm，无毛。花葶 1 ～ 2 条，高 12 ～ 25cm；二歧或多歧聚伞花序有 3 ～ 8 朵花；苞片披针形，三或五羽状深裂；萼片黄绿色，长椭圆状卵形，长 9 ～ 12.5mm，宽 2 ～ 3mm；花瓣线形或线状披针形，长 5 ～ 6.5mm，顶端渐尖，中央有蜜槽；雄蕊数目约 20，花药长约 1mm，花丝长 2 ～ 5mm；心皮 8 ～ 12，花柱微外弯。蓇葖果长 6 ～ 8 mm，柄约与之等长；种子 7 ～ 8 粒，长椭圆形，长约 2mm，宽约 0.8mm，褐色。2 ～ 3 月开花，4 ～ 6 月结果。

湖北大规模种植的黄连为"味连"，除了具有《中国植物志》黄连属植物的特征外，群体中主要品种的典型特征之一为叶片上具有"斑点"，即在叶片主脉两侧附近具有大小不一的黄绿色"斑点"，在利川等地药农根据"斑点"大小分别称之为"大花叶"和"小花叶"，其中"大花叶"叶片宽度比"小花叶"大约 10%；其二是根茎分枝能力强，秧苗移栽大田、生长至第 5 年时单株平均分枝数 7 ～ 8 个，因此具有高产潜力；其三是湖北黄连的果期在 4 ～ 5 月，比《中国植物志》中记录的早约 1 个月。

三、生物学特性

湖北黄连"味连"为毛茛科黄连属多年生喜阴、浅根性常绿植物，喜阴凉湿润环境，忌高温、干旱。黄连株高 30cm 左右，叶为三全裂，叶片数多，革质或坚纸质；须根多数，根深垂直分布 10 ～ 15cm，根茎多分枝，外形似鸡爪，又称"鸡爪连"。花茎多数，圆锥聚伞形花序，花色黄绿色；花期 2 ～ 3 月，果期 4 ～ 5 月。蓇葖果紫色或黄色，长卵形，种子细小（千粒重约 0.8g），黑褐色。

湖北黄连（味连）采用种子育苗进行繁殖，通常以移栽大田生长至第 3 年或第 4 年的黄连植株作为采种来源，尤以第 4 年的最佳，植株开花、结实率高，种子饱满，千粒重最大，种子活力最强。但黄连种子采收后需要经过后熟过程才能萌发，因此，黄连种子具有休眠期长的特点，自然条件下超过半年，将收获后黄连种子经层积处理可大大提高萌发率。

湖北黄连采用种子繁殖，育苗周期一般 1 ～ 1.5 年，秧苗移栽至大田后，通常需要生长 5 ～ 6 年后采收。移栽大田后的第 1 年内黄连植株基本不开花，从第 2 年起年年开花，移栽后第 3 年、第 4 年的种子饱满度最高，适合采种，第 5 年后黄连植株的种子活力下降，不适宜留种、采种。非留种地的黄连植株，通常在开花期间人工摘除花薹，可提高黄连产量和药材品质。

黄连在同一年度内其不同器官的生长速度、发育进程随着季节而变化，春季开花、结实，夏、秋季是根茎快速生长季节，秋、冬季节则是新生芽的发育阶段，其在一个年度内的生长发育过程见表 5-1。

表 5–1　黄连在一个年度内的生长发育进程

生长发育阶段	年度内生长、发育进程				
	开花结实期	新生叶成熟期	根茎快速生长期	混合芽发育期	芽苞生长期
对应时间（月份）	2～5月	6～7月	8～10月	9～10月	11～1月

第二节　本草考证

黄连作为我国常用中药之一，用药历史悠久。中药品种的本草考证，是通过历代本草文献研究，结合当今药材市场调查，核实古今用药品种的延续与变迁，考证出传统药用正品和法定正品，使古为今用，以达到正本清源、辨明是非、澄清混乱、保证用药安全有效的目的。黄连的药用价值和历史渊源历代医家多有论述，近年来黄连需求量逐渐增加，野生资源日益枯竭，为了进一步挖掘这一中药资源，有必要对黄连进行本草考证，以保证临床用药准确、有效。

一、名称考证

我国最早的药物学专著《神农本草经》把药物分为上、中、下三品，黄连即为上品，"上药一百二十种，为君，主养命以应天，无毒，多服、久服不伤人。欲轻身益气，不老延年者，本上经。"《神农本草经》中黄连"一名王连"，王、黄双声叠韵，故得通假，则黄连、王连实乃一名。三国《广雅》记载："王连，黄连也。"梁代《兼名苑》记载："一名石髓，共谓生崖石间也。"明代伟大的医药学家李时珍在《本草纲目》中对黄连进行了更全面的论述："黄连，汉末李当之本草，惟取蜀郡黄肥而坚者为善。"同时李时珍也释名曰："其根连珠而色黄，故名。"

上述黄连名称大多以它的生境、形态、地域而命名，此外黄连尚有川连、味连、鸡爪连、上连、宣连等多种名称，而味连在《本草蒙筌》中又称为光连。其虽别名多种，但后世医家均沿用黄连正名。

二、基原考证

《名医别录》曰："生巫阳及蜀郡、太山。二月、八月采。"《证类本草》曰："苗似茶，花黄丛生，一茎生三叶，高尺许，冬不凋。江左者节高若连珠。蜀都者，节下不连珠。"《图经本草》曰："苗高一尺以来，叶似甘菊，四月开花黄色，六月结实似芹子，色亦黄。二月、八月采根用。生江左者根若连珠，其苗经冬不凋，叶如小雉尾草，正月开花，作细穗，淡白微黄色，六、七月根紧始堪采。"《吴普本草》保升曰："苗似茶，丛生，一茎生三叶，高尺许，凌冬不凋，花黄色。江左者，节高若连珠；蜀都者，节下不连珠。"《本草纲目》时珍曰："黄连，汉末李当之本草，惟取蜀郡黄肥而坚者为善。"黄连的药用植物品种分别为黄连、三角叶黄连、峨眉黄连及短萼黄连，短萼黄连没有作为正品黄连药用，当代《中国药典》已明确规定把毛茛科植物黄连、三角叶黄连、云南黄连作为法定药用品种，味连已成为黄连类药材的主流商品。

三、道地性考证

《吴普本草》："或生蜀郡、太山之阳。"蜀郡，战国秦昭襄王二十二年（前285）置，治成都县（今四川省成都市），西汉时辖境相当于今成都市以西，松潘县以南，汉源、九龙县以北，康定县以东地区。《名医别录》记载："生巫阳及蜀郡、太山。"巫阳，即巫山之阳。战国楚置巫郡，秦废为县，治今重庆市巫山县北。《本草经集注》记载："今西间者色浅而虚，不及东阳、新安诸县最胜。临海诸县者不佳。"东阳郡，三国吴宝鼎元年（266）析会稽郡置，治长山县（今浙江金华市）。其辖境约当今浙江省金华江、衢江流域各市县地。新安郡，西晋太康元年（280）改新都郡置，治始新县（今浙江淳安县西）。其辖境约当即浙江省淳安县以西，安徽省新安江流域、祁门县及江西省婺源县等地。《新修本草》记载："蜀道者粗大节平，味极浓苦，疗渴为最。江东者节如连珠，疗痢大善。今澧州者更胜。"澧州，隋开皇九年（589）置松州，寻改澧州，治澧阳县（今湖南澧县）。其辖境相当于今湖南省澧水流域。

《证类本草》云："萧炳云：今出宣州绝佳，东阳亦有，歙州、处州者次。"《本草纲目》云："保升曰……江东者，节高若连珠；蜀都者，节下不连珠。今秦地及杭州、柳州者佳。"宣州即今安徽宣城，歙州即今安徽省休宁县东万安，处州即今浙江丽水市东南。秦地指陕西及甘肃东部地区。萧炳首次提出黄连出"宣州绝佳"。自此之后，宣黄连一直作为道地药材延续至清末。《图经本草》记载："黄连，生巫阳川谷及蜀郡、泰山，今江、湖、荆、夔州郡亦有，而以宣城者为胜，施、黔者次之。"江州即江西九江，湖州即浙江湖州，荆州即江陵府，夔州即重庆市奉节县东，施州即湖北恩施，黔州即重庆与贵州交界地带。《本草品汇精要》记载："道地：出宣城、秦地及杭州、柳州、蜀道、澧州、东阳、新安诸县者最胜。"《本草乘雅半偈》："汉取蜀产，唐取澧州，今取雅州、眉州者为良。"《本经逢原》云："产川中者，中空，色正黄，截开分瓣者为上，云南水连次之，日本、吴、楚为下。"《药物出产辨》云："四川出者为川黄连，产雅州及峨眉山等处。秋季出新。产云南者，为云连，出古涌县。有名西连者，出四川万县。"

黄连的产区由西到东分布在四川、重庆、湖北、安徽、江苏、浙江等地，大致分布在同一纬度地区。其道地产区随着时代的变迁和经济的兴衰而不断变化，逐渐形成了以"川黄连"和"宣黄连"为主的两大道地药材产区。由于清末至民国时期，帝国主义列强对中国侵略和瓜分的深入，浙江、安徽一带加大了对外开放的进程，农业逐渐衰退，出现了农转商的热潮，所以宣黄连逐渐萎缩直至消失，成为历史。

湖北利川人工栽培黄连历史悠久，据唐书宋史及《利川市志》《利川特产志》记载，利川黄连的栽培始于唐代，亦作贡品，似鸡脚者为佳。利川市和盛产黄连的石柱县毗邻，直线距离不足 100km，利川市的自然条件和生态环境符合黄连的生长。1983 年开始的全国中药资源普查中就记载黄连主产四川石柱县及湖北利川县（现利川市）等地，为地道药材，商品习称味连。自 1961 年以来，在国家对中药产业的扶持下，湖北省成功引进精细育苗、林间栽连等研究工作，湖北黄连才出现持续发展的局面。

四、品质评价考证

对于黄连的质量评价，《范子计然》记载："黄连出蜀郡，黄肥坚者善。"《本草经集注》云："今西间者色浅而虚，不及东阳、新安诸县最胜。临海诸县者不佳。"《新修本草》云："蜀道者粗大节平，味极浓苦，疗渴为最。江东者节如连珠，疗痢大善。今澧州者更胜。"《蜀本草》云："江左者节如连珠，蜀郡者节下不连珠，今秦地及杭州、柳州者佳。"《图经本草》记载："黄连，生巫阳川谷及蜀郡、泰山，今江、湖、荆、夔州郡亦有，而以宣城者为胜，施、黔者次之。"《证类本草》记载："萧炳云：今出宣州绝佳，东阳亦有，歙州、处州者次。"《本草纲目》记载："黄连，汉末李当之本草，惟取蜀郡黄肥而坚者为善。"《本草品汇精要》记载："道地：出宣城、秦地及杭州、柳州、蜀道、澧州、东阳、新安诸县者最胜。"《本草乘雅半偈》云："汉取蜀产，唐取澧州，今取雅州、眉州者为良。"《本经逢原》云："产川中者，中空，色正黄，截开分瓣者为上，云南水连次之，日本、吴、楚为下。"《植物名实图考》云："黄连，本经上品，今用川产，其江西山中所产者，谓之土黄连。又一种胡黄连，生南海及秦陇，盖即土黄连之类，湖北施南出者亦良。"《药物出产辨》："四川出者为川黄连，产雅州及峨眉山等处。秋季出新。产云南者，为云连，出古涌县。有名西连者，出四川万县。"《中华本草》则以身干粗壮、残留叶柄及须根少、质坚实、断面红黄色者为佳。

《中药大辞典》中记载黄连以条肥壮、连珠形、质坚实、断面红黄色、无残茎及须根者为佳。

因此，质量优的黄连商品外观性状一般为粗壮、坚实，断面皮部橙红色，木部鲜黄色或橙黄色，无残茎、焦枯、杂质、霉变。

五、加工与炮制考证

黄连最初的干燥方法为焙干法，目前黄连加工方法主要有晒干法、焙干法、烘干法、微火炒干法与烘箱干燥法。

黄连在历代本草中的采收期有所变化，且越来越向着较为统一的方向发展。《名医别录》中认为于阴历二月、八月采，《图经本草》中认为在浙江一带的黄连于阴历六、七月根紧始堪采。黄连四月开花，六月结果实，在六月至八月之间属于生长迅速期不宜产收；黄连苗经冬不凋，在冬季属于生长缓慢期，适宜采收。至明代黄连采收期已与现代一致，认为黄连应于秋季采挖。

黄连的炮制品从唐以前就开始入药，历史上黄连炮制品种曾有 27 种之多，不同炮制方法针对不同的病证，体现了中医辨证施药的原则。到现代黄连的炮制方法和品种已经不再繁杂，《中国药典（2010年版）》中收录的黄连炮制品分别为酒黄连、姜黄连、萸黄连、黄连片。

六、功效与应用考证

历代本草记载了黄连应用的功效与主治经验。《神农本草经》记载："黄连……主热气目痛，眦伤泣出，明目，肠澼，腹痛下利，妇人阴中肿痛。久服令人不忘。"《证类本草》记载黄连："主热气目痛，眦伤泣出，明目，肠澼，腹痛，下痢，妇人阴中肿痛，五脏冷热，久下泄澼脓血。止消渴、大惊，除水利骨，调胃浓肠，益胆，疗口疮。久服令人不忘。"《本草经集注》中亦有类似记载。《日华子本草》记载黄连："治五劳七伤，益气，止心腹痛。惊悸烦躁，润心肺，长肉，止血；并疮疥，盗汗，天行热疾；猪肚蒸为丸，治小儿疳气。"《仁斋直指方》记载黄连"能去心窍恶血"。《珍珠囊》记载："黄连……泻心火、心下痞。酒炒、酒浸，上颈已上。"《汤液本草》记载："黄连……苦燥，故入心，火就燥也。然泻心，其实泻脾也，为子能令母实，实则泻其子。治血，防风为上使，黄连为中使，地榆为下使。"《本草新编》记载："黄连……止吐利吞酸，善解口渴。治火眼甚神，能安心，止梦遗，定狂躁，除痞满……"《本草纲目》记载："黄连，治目及痢为要药。"《中国药典（2020年版）》总结黄连的功效："清热燥湿，泻火解毒。用于湿热痞满，呕吐吞酸，泻痢，黄疸，高热神昏，心火亢盛，心烦不寐，心悸不宁，血热吐衄，目赤，牙痛，消渴，痈肿疔疮；外治湿疹，湿疮，耳道流脓。"

基于历代本草的记载，黄连的功效与现代药用基本相同，而现代应用更广。同时，黄连的名称经过时代的变迁后形成，其基原植物为毛茛科植物，与现今的一致。

第三节 产地分布与产业现状

中药材质量与产地环境密切有关，我国不同区域的地理状况、生态环境条件差别很大，即便是分布较广的药材，也由于产地自然条件的不同，其质量优劣的差异较大，因此，研究"道地药材"野生资源分布区域的地理、气候、环境条件等，对优质药材生产具有重要指导作用。湖北是我国黄连主产区，所产黄连药材品质好，一直是国内外市场的主导产品，在黄连市场上占据优势地位。

一、生态环境

（一）湖北黄连主产区地貌特征

黄连属浅根性植物，主根不明显或退化，须根发达，须根一般长20～30cm，密集于 0 ～ 10cm 的土层中，其中 0 ～ 5cm 土层内的须根占 27%，5 ～ 10cm 土层内的须根占 70%，黄连须根在土壤中分布的宽度通常达到其根长的 2 倍以上。黄连喜冷凉、湿润、荫蔽的环境，忌高温、干旱和阳光直射，一般分布在海拔 1200 ～ 1800m 的高山区，具有温度低、早晚温差大、空气相对湿度大的自然环境中。海拔较高、气候湿润的武陵山区（鄂西南的恩施州）是湖北省黄连种植规模最大的区域，长江以北的竹溪、房县等高海拔山区（大巴山脉）是湖北省黄连的第二大产区。恩施州利川市、十堰市竹溪县的高海拔山区的冷凉气候适合黄连生长，药用部位根茎的质地坚实，药材产量高、质量好，是湖北省优质黄连药材的核心产区。黄连不耐高温，气温超过 25℃以上时植株生长缓慢，气温较高的低海拔山区或平原地带不适合黄连生长。

"南岸黄连"分布于恩施州，该地是湖北省黄连规模最大的产区。恩施州地处武陵山区，位于神秘的北纬 30° 地带，神奇的自然环境也赋予了恩施州独特的地貌，州境内绝大部分是山地，地貌以碳酸盐岩组成的高原型山地为主体，兼有碳酸盐岩组成的低山峡谷与溶蚀盆地，砂岩组成的低中山宽谷及山间红色盆地。恩施州境内主要山脉有四支：一是由湖南北部伸入的武陵山脉，分成数条支脉展开，占据州境中部、南部地区，约占总面积的 60%；二是由重庆东部顺长江南北两岸伸延入境内的巫山山脉；三是由重庆东部延伸入利川市境内的大娄山余脉；四是由陕西南部切入的大巴山余脉，分两支绵延于巴东县境长江以北。州内以喀什特地貌和丹霞地貌为典型地貌特征，山地、峡谷、丘陵、山间盆地及河谷平川相互交错，海拔 1200m 以上的地区占总面积的 29.4%，海拔 800 ～ 1200m 的地区占总面积的 43.6%，海拔 800m 以下的地区占总面积的 27%。

"北岸黄连"主要分布在大巴山脉北段。大巴山脉位于中国西部，在汉江支流河谷以东，是陕西、四川、湖北三省交界地区山地的总称，由米仓山、大巴山（狭义）、大神农架、武当山、荆山等组成，山脉呈西北—东南走向，北临汉水，南近长江，东介汉水与大洪山相望，西介嘉陵江与摩天岭相对，东北、东南和西南分别与南阳盆地、江汉平原和成都平原相接，也是嘉陵江和汉江的分水岭，四川盆地和汉中盆地的地理界线。境内大部分山脊海拔在 2000m 以上，主峰"无名峰"在神农架林区境内，海拔 3053m。大巴山地层古老，以石灰岩、白云岩、变质岩、砂岩为主，局部有花岗岩分布。石灰岩分布广泛，喀斯特地貌发育，有峰丛、地下河、槽谷等，还有古冰川遗迹。河流切割强烈，多峡谷，切割深，山谷高差达 800 ～ 1200m，坡度大，山脉与地层走向一致，河谷曲流发育，峡谷与山间盆地相间，构成了丘陵、盆地、低山、中山、高山等多种地貌。海拔高差超过 2400m 的山地地形形成了鲜明的立体气候特征，春、秋季山区不同海拔高度的温度差异达 6 ～ 8℃，冬季海拔 1000m 以上区域的平均气温 –1.4 ～ 0℃。

（二）气候条件

黄连喜高寒、冷凉气候，耐寒力强，不耐高温、炎热天气。黄连四季常绿，在气温 –2 ～ –8℃下仍可正常越冬，叶片在霜、雪下仍保持常绿而不枯萎。2 月上、中旬，气温在 2 ～ 8℃时，黄连花薹开始出土；2 月下旬至 3 月上旬，最低气温 5℃以上时，黄连进入花期，开花数随着气温的升高而增多；未开花的植株在气温大于 5℃时开始发新叶，气温大于 10℃时新叶生长加快，气温超过 25℃以上时新叶生长缓慢。

黄连为阴生植物，喜弱光、散射光，忌强光直射。黄连植株在幼苗期要求较高的荫蔽度，随着苗龄增长对光的需求逐渐增加。人工搭建遮阳棚种植黄连时，育苗圃和秧苗移栽当年通常遮阳度需达到 80% 左右，移栽大田后第 2 年至第 5 年，遮阳度逐渐降低为 60%、50%、40%、30% 左右，第 5 年以后或者采收当年不再遮阳（黄连一般在移栽后第 5 年至第 6 年采收）。长江北岸的黄连大多采用"林下种植"的方式，一般根据黄连植株生长年限的增加将荫蔽度从早期的 80% 调整到后期的 60%。

湖北黄连的主产区均处于高寒山区，具有亚热带大陆性季风气候，昼夜温差大，与同纬度平原地区相比，具有明显的山地气候，低山四季分明，冬暖夏热，无霜期长，高山则春迟秋早，湿润多雨，冬长夏短。

"南岸黄连"核心产区大多在海拔 1200m 以上的高山地带，气候寒、凉，冬长夏短，风大雪多，易涝少旱，年平均气温 11.1℃，夏季平均气温 22.2℃，平均无霜期 190d，年均日照时数 1000 ～ 1250h，年平均降水量 1378mm，年平均相对湿度 81% 以上。"北岸黄连"主产区大多处于海拔 1300m 以上的高山区，年平均气温 14℃左右，夏季平均气温 22.5℃，日照时数超过 1800h，年平均无霜期 238d，年降雨量 1000mm 左右，年平均相对湿度 72% 左右。笼统地讲，"南岸黄连"产区冷凉、湿润、多雨、多雾，而"北岸黄连"产区相对干旱、少雨。

"南岸黄连"以恩施州利川市的种植规模最大、最为集中，"北岸黄连"以十堰市竹溪县的种植规模最大，湖北境内长江南、北两岸的黄连药材质量均属上乘，"利川黄连""竹溪黄连"先后获得地理标志产品保护。

（三）土壤状况

黄连根浅，主要分布于 10 ～ 20cm 的土层中，适宜表土疏松肥沃、腐殖质丰富、土层深厚的土壤，pH 值 5.5 ～ 6.5 的微酸性土壤适宜黄连生长。尤以上层土壤中腐殖质层厚，疏松、肥沃的砂壤土，下层为保水、保肥力较强的壤土或黏壤土，这种被药农称之为"上泡下实"的土壤，最适合黄连生长。

湖北黄连主要分布于海拔 1200 ～ 1800m 的高山区，该区域植被种类多样，森林覆盖率高，为亚热带针叶阔叶混交林、常绿阔叶林及落叶阔叶混交林地带，土壤类型多为棕色森林土和灰化棕色森林土，富含有机质的腐殖质土，土壤有机质含量一般超过 7%，具水稳性团粒结构；土壤中氮、钾含量较为丰富，但相对缺磷；土壤含水量大，高时可达 42% ～ 47%。

黄连野生资源已极为少见，目前多为人工种植，而黄连从种苗移植到大田，再到采收的周期长达 5 ～ 6 年，且连作障碍严重，不适宜连作。种过黄连的土壤，至少经过 3 年以上的轮作后方可继续栽种黄连，否则会出现黄连植株大面积感病、烂根、死亡现象，严重时导致绝收。

二、分布与主产区

在《中国药典（2020 年版）·一部》中收录的 3 个黄连品种中的黄连 *Coptis chinensis* Franch. ，习称"味连"，是我国黄连药材市场的绝对主导品种，主要分布在湖北、重庆，在四川、陕西、贵州、安徽等地有少量栽培。

湖北味连有两大片区，其一是地处长江南岸的恩施州，是我省味连的最大产区，占全省黄连规模的 80%，利川市、恩施市太山庙、宣恩、巴东、建始等县均有规模种植，其中以利川市的规模最大，遍及各个乡镇，建南镇为核心产区；其二是长江北岸的十堰市，占全省黄连规模的 20%，主要分布于竹溪、房县、竹山县，其中以竹溪的种植规模最大，核心产区为丰溪镇、泉溪乡、桃源乡。利川黄连、竹溪黄连均为我国黄连的名优产品，分别于 2004 年、2014 年被批准实施地理标志产品保护，竹溪县澌水乡（现竹溪县桃源乡）早在 1956 年就被国务院授予"中国黄连之乡"称号，利川市建南镇于 2011 年被中国中药协会授予"中国黄连第一镇"称号。

除了恩施州、十堰市以外，海拔在 1200m 及以上的高山区也是黄连的适生区域，如宜昌市的五峰、长阳、秭归、兴山等高山区域，神农架林区，以及襄阳市保康县的高海拔山区，其环境、气候均适合黄连生长，20 世纪 70—80 年代这些区域的部分国有林场或药材厂都有过种植黄连的历史。

习称"雅连"的三角叶黄连 *C. deltoidea* C. Y. Cheng et Hsiao 主要分布于四川省洪雅县、峨眉一带，习称"云连"的云南黄连 *C. teeta* Wall. 主要分布于云南省福贡、贡山、腾冲一带，栽培规模都很小，市场占有份额很小。

从本草著作的记录考证，中国黄连分布与产区先后发生过多次变迁。先秦、秦汉时期，黄连集中分布在南郡、蜀郡和泰山三郡；魏晋南北朝时期，在前代的基础上新增了新安、临海和东阳三郡；隋唐宋元时期，黄连的产区达到"顶峰"，从四川、重庆、安徽、浙江所属区域先后扩展到湖南澧县、江西鄱阳和南昌、福建建瓯、广西柳州、浙江余杭、湖北江陵和恩施、重庆彭水等地；明清时期，如今的云南昆明、丽江、保山和腾冲一带又成为新的产地中心区。当今黄连则以湖北、重庆为最大主产区，而四川、陕西、贵州、安徽、云南等地的黄连规模都很小。

三、产业现状

湖北是我国味连的最大产区之一，与味连的另一大产区重庆在种植规模上"旗鼓相当"，但湖北黄连商品药材的年产量占据全国黄连总产量的 60% 左右。黄连是湖北省最有影响力的药材品种之一，在行业内素有"黄金"之称。湖北"南岸黄连"的种植规模最大，累计面积超过 10 万亩，以利川市为核心产区，遍及恩施州各个市、县；"北岸味连"以竹溪县为核心产区，现有规模面积保持在（2～3）万亩。

湖北黄连向来以质量上乘闻名国内外。竹溪早在 20 世纪 60 年代就成为全国黄连商品基地，1956 年被国务院授予"中国黄连之乡"称号，70 年代竹溪黄连作为外贸出口的重要有机农产品，先后出口到日本、东南亚国家和地区，2014 年"竹溪黄连"被批准实施地理标志产品保护；利川于 1985 年被列为黄连商品生产基地，20 世纪末被批准为中国园艺产品出口基地，"利川黄连"于 2004 年被批准实施地理标志产品保护，其核心产区建南镇于 2011 年被中国中药协会授予"中国黄连第一镇"称号。

利川市自 20 世纪 80 年代就成为全国黄连种子种苗供应基地和黄连种植技术推广中心，其集约化栽培水平高，种植经济效益好，支撑着湖北黄连一直维持着稳定的规模面积。随着湖北中药材产业链建设工作的推进，湖北黄连的市场竞争力和市场份额将进一步增强和提高。

第四节　种质评价与新品种创制

作为"十大楚药"的重点品种，目前的黄连生产仍然没有高产优质的主导品种支撑产业发展。在湖北利川等黄连主产区，严重制约黄连生产的根腐病、连作障碍等仍然广泛存在。对黄连种质资源的遗传和品质评价是开展其新品种选育的前提，而相关的基因组遗传资源和数据库的获得则是系统开展资源遗传评价的必要条件。

一、种质收集、保存与评价

在"十三五"期间，由华中农业大学主持，九州通医药集团有限责任公司和利川市箭竹溪黄连专业合作社共同参与完成的"中医药现代化重点研发计划"子课题"黄连规模化种植与精准扶贫示范研究"中，先后从湖北黄连主产区收集、评价了黄连种质资源 20 余份，在外观性状的整体特征上，"北岸黄连"（产地处于长江北岸的十堰市）与"南岸黄连"（产地处于长江南岸的恩施州）的表观性状之间无明显差异。与"南岸黄连"相比，"北岸黄连"群体的平均株高略矮，但差异不显著；叶片革质化程度高，分枝略少；从单株根茎质量来看，"北岸味连"（7 份）的根茎普遍偏小，根茎的平均质量为 5.87 克 / 株，最小值为 3.06 克 / 株（竹溪县桃源乡），最大值为 7.68 克 / 株；"南岸味连"（13 份）根茎的平均质量为 7.24 克 / 株，最小值为 4.21 克 / 株、最大值为 12.85 克 / 株。在湖北黄连主产区利川市内，从根茎的平均质量来看，采自建南镇的资源群体最高，为 10.32 克 / 株，其次是凉雾乡（7.87 克 / 株）、汪营镇（6.03 克 / 株），最低的为忠路镇（5.66 克 / 株），上述结果也反映出当地乡镇黄连生产群体的整体状况。"北岸味连"单株的平均干重小于"南岸味连"，单株根茎分枝数少，但地下根状茎较粗壮、质坚；"南岸味连"根茎断面颜色略浅，呈黄色或橘红色，根茎分枝数多（表 5-2）。

表 5-2 "北岸味连"与"南岸味连"总体性状特征

观测项目	"北岸味连"	"南岸味连"
株高	8～23cm	株高略矮，差异不显著
叶片质地	硬纸质	叶片硬度大
根茎分枝	3～5枝	5枝以上
根状	根条粗壮坚实	根茎较短
茎中段	有"连桥"	有"过桥"
茎断面	呈红棕色	呈黄色或橘红色

从湖北黄连资源的品质指标来看，长江南、北区域黄连资源的醇溶性浸出物的平均含量分布为24.11%和23.81%，没有显著差异；但不同资源个体之间存在显著差异，醇溶性浸出物含量最低的为23.52%（房县上龛乡），最高的为29.95%（利川建南镇），总体平均含量为24.01%，均达到《中国药典（2020年版）·一部》中要求的含量标准。

从湖北黄连资源成分含量的4项指标（小檗碱、表小檗碱、黄连碱、巴马汀）整体含量水平看，小檗碱和黄连碱的含量均达到《中国药典》要求的"不得少于5.5%"和"不得少于0.8%"的标准，而少数材料的表小檗碱、巴马汀含量存在未达标的情况（表小檗碱不得少于1.6%，巴马汀不得少于1.5%）。

从地域分布（长江南、北两岸）（表5-3）来看，除了巴马汀含量外，"北岸味连"在小檗碱、表小檗碱和黄连碱的含量上均略高于"南岸味连"，除了"北岸黄连"的表小檗碱的整体平均值（1.36%）显著高于"南岸黄连"的1.17%外，其他生物碱组分的整体含量平均值之间没有显著差异。因此，湖北黄连群体间的差异小于个体间差异，优良品种选育的重点应针对个体进行。

表 5-3 北岸与南岸味连根茎中生物碱组分的整体平均值（%，$n=3$）

所处区域	小檗碱	表小檗碱	黄连碱	巴马汀
长江北岸	7.16a （100.00）	1.36a （100.00）	2.31a （100.00）	1.70a （100.00）
长江南岸	6.94a （96.93）	1.17b （86.03）	2.24a （96.97）	1.84a （108.24）

注："长江北岸""长江南岸"指样品分别采集自长江的北岸（竹溪、房县）和南岸（恩施州）；数字旁不同小写字母表示5%水平上的显著性差异；括号内的数值为"相对值（%）"。

从外观表现型来看，湖北黄连可分为2大表现型，即"有斑叶"和"无斑叶"。"有斑叶"的典型特征是叶片主脉附近具有"黄绿色"斑点，在群体中占比大，"斑点"从大到小形成了多种中间类型，药农将黄连叶片上具有"大斑点"类型的称为"大花叶"（图5-1）。叶片上不具黄绿色斑点的"无斑叶"，可明显区分出2种亚型，其叶片在光下分别呈现亮绿色（药农称之为"有光叶"，叶面反光性强）和灰绿色（药农称之为"无光叶",叶面反光性差)。其典型外观表现型材料的主要农艺性状和品质指标参见表5-4,以具有大斑点的"大花叶"综合性状相对较好。

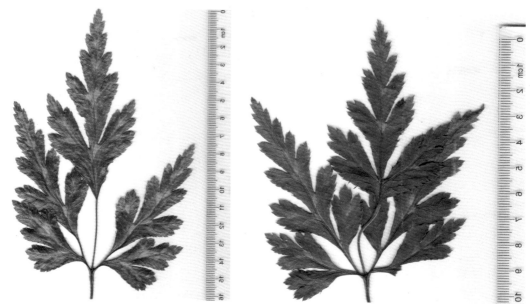

图5-1 "大花叶"(左)与"小花叶"(右)的叶型对比

表5-4 黄连资源不同表现型主要农艺性状与品质指标

| 序号 | 资源类型名称（暂名） | 主要农艺性状 | | | | | | 品质指标（生物碱组分） | | | |
		株高（cm）	单株叶片数（片）	叶绿素含量（mg/g）	光合速率[μmol/（m²·s）]	千粒重（g）	亩产量（kg）	小檗碱（%）	表小檗碱（%）	黄连碱（%）	巴马汀（%）
1	大花叶	29.2	47	3.8	3.99	0.81	298	7.02	1.38	2.91	3.25
2	小花叶	28.0	35	3.2	1.74	0.75	250	6.02	1.14	2.75	2.55
3	有光叶	27.3	41	3.3	2.42	0.82	270	6.60	1.24	2.58	2.80

注:(1)实验数据为对比试验、黄连幼苗移栽大田后生长5年的植株样品的分析结果。

(2)《中国药典(2020年版)》含量指标要求:黄连(味连)药材醇溶性浸出物含量不得少于15.0%。含量标准为:小檗碱不得少于5.5%,表小檗碱不得少于0.8%,黄连碱不得少于1.6%,巴马汀不得少于1.5%。

二、基因组学研究

基于现代高通量测序技术,湖北中医药大学刘义飞等(2021)科研人员对采自湖北利川的黄连样本(味连)进行了基因组测序组装和比较分析研究,结果表明,黄连的基因组大小约为1Gb左右,其中62.5%的基因组区域为重复序列,包括大量的长末端重复反转座子序列。该研究通过预测并结合转录组表达数据,总共注释了41004个蛋白编码基因，这些基因的平均编码序列长度为 969bp，平均外显子数为 4.6 个（图 5-2）。在染色体的分布上，约平均每 22.8kb 的染色体区域呈现一个黄连的蛋白编码基因。

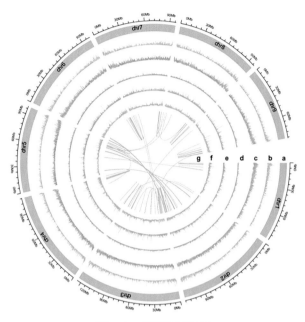

图 5-2　黄连的基因组

a. 相关的基因；b～c. 重复序列分布密度；d～f. 基因组片段的同线性关系

对黄连和其他 11 种代表性被子植物的比较基因组学分析表明，黄连为双子叶植物中较为原始的进化类群，其与耧斗菜属植物共属毛茛科，并在进化关系上与罂粟科植物相近。分子钟估算表明，黄连与耧斗菜属植物的分化时间约在 77.6 百万年前，而毛茛科植物与罂粟科植物的分化则大约发生在 117.3 百万年前。黄连在进化史上发生了一些支系特异的基因家族收缩与扩张。例如，约 42 个基因家族包括 352 个基因为毛茛科植物所特有，这些特异性基因家族多与生物碱合成通路及转运子和电子载体活性相关，亦反映出这类植物的耐荫和对低温等生态环境适应性的分子遗传基础。在黄连的进化史上曾经历一次独立的整基因组复制事件，进一步促进了其基因家族的丰度和特异性。

黄连植株特别是其用药部位根茎和须根包括了大量的原小檗碱类生物碱，如小檗碱、黄连碱、巴马汀、表小檗碱等。目前已有的研究对小檗碱的生物合成通路基因进行了全面的挖掘和功能分析，但其他生物碱的生物合成基因仍有待研究。利用黄连的基因组数据，科研人员发现在黄连的生物碱合成过程中，细胞色素 P450 酶的氢化小檗碱合成酶基因（CYP719）起到了关键作用。这些家族基因进化和多样化，并在黄连的染色体上多呈现一种串联重复的进化方式，促进其功能的协同和差异化。

在黄连栽培与野生种质群体研究水平上，利用基于黄连全基因组开发出的 22 对具有高水平多态性的 SSR 位点，研究人员对收集来自我国不同产区的 371 份黄连属种质材料进行了遗传评价，共检测到 364 个等位基因，多态信息含量（PIC）在 0.37～0.92 之间，香浓信息指数（I）为 0.51 ～ 1.57，表现出了丰富的遗传多样性。相比而言，野生种质的遗传多样性水平要广泛高于栽培种质，同时聚类分析表明大多数野生黄连属种质各自形成其独立的分枝，而不同居群的黄连栽培种质间基因交流频繁，并且部分地区之间人为引种的迹象明显。其他的研究主要比较栽培黄连与其近缘变种短萼黄连居群的遗传多样性水平，也得出了类似的结论。

有研究人员利用 67 个生态因子，预测了 4 种黄连属植物的生态适宜性潜在区域分布与其亲缘关系一致，尤其是黄连与三角叶黄连具有最多的重叠潜在适宜分布区，在长期的驯化历史中已有了更多的共享基因型。另外，研究还发现光辐射、降雨量及海拔是对 4 种黄连属植物贡献率最高的生态因子，不同季节、不同环境变量的影响也有所不同，而其中海拔及春夏季节的光辐射与分布在四川盆地周围高山的黄连居群结构具有一定的相关性，这可能导致不同类群的遗传多样性与有效成分含量的差异。这些研究结论有助于黄连属种质资源的保护和管理，为黄连优质种质的筛选和新品种选育提供理论和材料支撑。另外，黄连属资源生态适宜性的分析对黄连属植物的种植合理选址具有指导意义，也为进一步进行有效成分含量与环境变量的关联分析提供理论指导。

第五节　种植技术

湖北黄连具有悠久的人工种植历史，据《西康药材调查》中记载，中国种植黄连始于唐代，《元丰九年志》（北宋）记载"施州（即现之恩施）上贡黄连十斤"，由此可知湖北黄连的种植历史与"中国黄连"的种植历史一致，早期只是仿野生栽培，产量极低，弥足珍贵，成为贡品。

湖北黄连栽培水平的快速提高始于 20 世纪 60 年代中期，中国医学科学院药物研究所徐锦堂研究员在利川先后攻克黄连精细育苗技术、棚架改良技术，使"农田栽连"模式取代了传统的仿野生"林下栽连"，实现了产量翻番，使利川市于 20 世纪 80 年代成为全国黄连种子种苗供应基地和黄连种植技术推广中心；进入 21 世纪，为克服连作障碍严重制约黄连产业化发展问题，利川市政府联合华中农业大学药用植物学团队开展技术攻关，先后探索成功"利川黄连高产稳产技术"和新的轮作模式——"稻连轮作"，使利川黄连的最高单产突破"千斤"大关，从而奠定了湖北黄连在全国的优势地位。

一、繁殖技术

黄连的繁殖方式有两种：无性繁殖和有性繁殖。无性繁殖主要有分株繁殖和扦插繁殖两种方式，分株繁殖主要运用于雅连种苗的繁育，扦插繁殖主要用于云连种植过程的种苗繁育。味连生产中的种苗繁育主要采用种子育苗的有性繁殖方式。

（一）种子繁殖与方法

1. 黄连种子的采集方法

黄连幼苗移栽至大田后，一般第一年植株不开花，从第二年开始部分植株开始开花，第三年绝大多数植株都会开花，以后便年年开花，第二年至第三年的黄连植株所结的种子被药农分别称为"暴生种子"和"试花种子"，籽粒较为瘦小，千粒重小，发芽率较低，不适合作为生产用种，仅在黄连种子缺乏时将"试花种子"作为补充；移栽大田生长至第四年的黄连植株所结的种子数量最多（每亩可采收黄连种子10kg以上），质优，饱满度最高，千粒重大（平均千粒重可达到0.8g左右），发芽率高，最适合作为生产用种，连农将此时期的黄连种子称为"红山种子"，是黄连生产用种的最佳采集时期；移栽后生长至第五年的黄连植株的种子数量大，种子质量与第四年的相比略有下降，但仍可满足黄连生产用种的要求，此时期的黄连种子被称为"老红山种子"；移栽大田后生长至第六年的黄连种子一般不再作为生产用种。

黄连种子细小，成熟后很容易从其蓇葖果顶端的小孔处掉落，特别是遭遇大风时，种子脱落损失很大。因此，黄连种子的采收一要掌握好采收时期，二要采用正确的采收方法。黄连种子一般在5月中上旬成熟，成熟的标准：蓇葖果由绿色转为黄绿色，种子的种皮也变为黄绿色。采种时应选择晴天或无雨露的天气进行，黄连种子的采收方法：将整个果实在果茎处用手折断或用剪刀剪断，及时放入袋、篓中，折下的果茎不要倾斜或倒置，以避免种子从果实顶端的小孔中掉落，新采收的黄连种子在阴凉通风处阴干2天左右，再用木棒敲打或是搓揉，让种子从果荚中脱出、分离，采用流水漂浮法将果壳、杂质、干瘪种子等漂走，沉入水底的饱满种子沥干水分后，进行贮藏。

2. 黄连种子的贮藏方法

黄连种子具有很强的休眠特性，休眠期长达5～6个月，新鲜种子不能直接晾晒干燥后贮藏，否则就会失去活性，丧失萌发能力。精选、去杂后的黄连种子按种子与黄沙比例为1:3混合均匀，黄沙保持湿润，湿润度以手握成团、松手后即可散开为宜（含水量20%～25%），然后将混了湿润黄沙的种子装入透气的麻袋或编织袋中，放在室内阴凉、通风的环境中贮藏，或是在室外窖藏（适合大量黄连种子的贮藏）。室外窖藏方法：在室外选择不积水、无病虫鼠害处，挖一土坑（大小视贮藏的种子数量而定），做好向坑外排水的排水沟，并与土坑四周的排水沟相通，以避免坑内积水引起烂种；先在坑内底层铺一层湿沙，然后按一层种子、一层湿沙铺设，种子层的厚度控制在3cm左右；最上一层铺设湿沙，然后再铺设一层腐殖土，上面用农膜遮盖，农膜之上铺上干草、秸秆或植物枝叶等覆盖物。

黄连种子在贮藏、后熟过程中，其种胚在形态发育早期，即心形胚形成时期，适宜温度为5～20℃；在心形胚向鱼雷形胚发育期间，以5～10℃较为适宜，具有冷藏条件的，将采收后的黄连种子存放在5℃左右的冷库或冰箱中，可显著加快黄连种子的后熟过程，在6个月内即可达到形态后熟，黄连种子的种皮出现裂口表明其形态后熟过程完成；形态后熟的黄连种子还需在 0 ～ 5℃的低温条件下存放 1 ～ 3 个月才能完成生理后熟，完成生理后熟的黄连种子，在次年春季气温回升到 10℃以上时即可萌发，温度在 11 ～ 14℃时萌发快而整齐。

外源赤霉素处理可加速种子的后熟过程，促进萌发，但萌发后形成的幼苗纤细、柔弱，生长势弱。

黄连种子贮藏期间，应保持细沙处于湿润状态，以加快黄连种子后熟过程，要注意防止种子过于干燥或霉变。在自然条件下，沙藏（低温层积）6 个月之后的黄连种子发芽率可达到 90% 以上，便可用于播种、育苗。

3. 黄连种子集约精细化育苗技术

（1）苗床准备

1）苗床选择：选择前茬未种植过黄连、土层深厚、腐殖质丰富、排水良好的沙土田块作为黄连种子育苗的苗床用地，海拔高度 800 ～ 1500m，坡地的坡度宜≤ 15°。

2）整地：在育苗前一年冬季进行深翻，利用冬季低温减灭病虫基数，同时促进土壤熟化。在育苗当年的 11 月至 12 月中旬、早于播种前至少半个月整地，翻耕 20 ～ 25cm，再将表土耙平、耙细，并清除草根、枯枝败叶及石块、粗大土块；整好地后，按畦面宽 1.2 ～ 1.4m、沟深 20cm 开沟做畦，一个畦面的长度以不超过 10m 为宜；最后在苗床周围开好排水沟，以加强排水，防止坡地山洪冲毁苗床。

3）搭阴棚：苗圃地整好以后，搭盖阴棚。将高度为 90cm 左右的立桩按间距 2m 架设，立桩上架设细竹竿或 12 号铁丝，棚架之上铺上树枝或遮阳网，棚内荫蔽度控制在 85% 左右。

进行小规模种子育苗时，也可采用竹片等材料搭建简易拱棚（图 5-3），即在整理好的厢面上使用宽度为 4cm 的竹片（竹片长度依厢面宽度和拱架高度而定），在与厢面垂直的方向上将竹片两端插入泥土中固定，拱架中间高度调整为 50 ～ 70cm，竹片之间的间距为 1m 左右，若厢面过长，可在拱架两侧、与竹片 90° 的方向上分别加一横向"固定"竹片，便于增强竹片拱棚的承重能力，再于搭建好的拱棚上放置遮阴网或其他遮盖物遮阴。

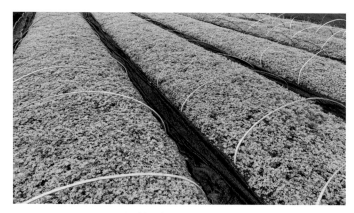

图 5-3 简易棚架式黄连育苗圃圃

4）施基肥：在播种前 15d 左右，按每亩施用 80～100kg 过磷酸钙、3000kg 农家肥或土杂肥或 500kg 商品有机肥，均匀撒施于畦面上，然后在上面覆土 10～15cm，半个月后即可播种。基肥的简化操作：可在苗圃地耙平后、做畦之前，均匀撒施于畦面上，开沟时将土覆于畦面上。

（2）播种：黄连在产区播种育苗选择在冬季的 11～12 月进行最佳，亦可在早春的 2 月份进行。按每亩 5～6kg 用种量，取出沙藏超过 5 个月的黄连种子，与 10～20 倍（体积比）的干燥细土或草木灰混匀后，均匀撒播于苗圃的畦面上，用木板镇压畦面，然后覆盖 1cm 厚的细渣土，最后在畦面上覆盖长度为 3～4cm 的经腐化、无谷粒的干稻草或松针叶 2～3cm 厚。

黄连种子播种后，凡是在冬季采用了盖草保湿等措施的，在第 2 年春季冰雪融化之后，须及时将覆盖物揭除，以利种子萌发后幼苗的正常生长，达到培育健壮幼苗的目的。

（3）苗期管理

1）间苗、定苗：春季出苗、生长至 2 片真叶时，拔出弱苗、病苗，按苗距 1.5cm 左右进行间苗、定苗。

2）除草、松土：视苗圃杂草生长情况及时除草，一般在春季（4～5 月）、夏季（7～8 月）、秋季（10～11 月）各除草 1 次，采用人工拔草，杂草旺盛时增加除草次数；结合人工拔草进行松土，松土时可采用一端尖削的竹片撬松表土。

3）追肥：当幼苗长至 3～4 片真叶时，进行追肥。第一次追肥约在初夏时节，将氮磷钾三元复合肥（15-15-15）、粉碎菜籽饼各 25 千克 / 亩混合均匀后，选择晴天、幼苗叶片上无露水时，将肥料均匀撒施于畦面上，撒施完毕后及时用细竹条将黏附在黄连茎叶上的肥料颗粒扫落至地面。第二次追肥宜于立秋后进行，追肥用量：复合肥、菜籽饼肥各 15 千克 / 亩。若发现黄连幼苗叶片泛黄时，可补施稀释人粪尿，每亩用量 1000～1500kg。

（4）起苗：育苗一年后即可起苗，经过质量检验、分级后，将不同等级的种苗分别移栽于大田；弱小幼苗可留在苗圃继续生长，在下一季的大田移栽时使用。

（5）质量检验与种苗分级

1）检验指标：①完整性：通过目测观察，幼苗的根茎叶完整，无损伤、缺失、枯黄、畸变现象，叶色浓绿的，为完整幼苗。②病虫害：种苗出圃前，首先目测种苗有无感染病症、害虫为害或产卵附着。若发现病、虫危害，则进行进一步镜检确定病原体或害虫种类，若检出存在检疫性病、虫害的，应清除带病、虫种苗。③苗高：使用直尺测量，精确到 0.1cm。④叶片数：目测、统计叶片总数，单株叶片数检验值为整数。⑤品种纯度：对照品种的典型外观特征，外观形态一致的种苗视为纯度合格，否则视为"杂种"予以剔除。

种苗纯度按下列公式计算：

$$种苗纯度（\%）=\frac{受检样本中合格种苗株数}{受检样本总株数}\times100$$

2）种苗分级：黄连种苗的质量分级及对应指标应符合表5-5规定的要求。

表5-5　黄连种苗质量分级标准

等级	对应指标		
	品种纯度（%）	苗高（cm）	叶片数（片）
一级	95	≥ 8.3	≥ 9
二级	95	4.9 ～ 8.3	5 ～ 9
三级	95	≤ 4.9	< 5

注：（1）该分级指标针对生产中普遍采用的、育苗周期为一年的黄连种苗。

（2）一级、二级苗为优、良种苗，可用于生产；三级苗质量差，不建议在大田生产中使用。

种苗分级完成后，汇总主要的质量检验信息，记录于质量检验表中。

3）检验规则：种苗检验应于种苗出圃时在种苗圃进行。种苗质量抽检时根据出圃的种苗数量、包装规格和形式分别参照表5-6、表5-7进行抽样检查。

表5-6　批量黄连种苗质量控制检验的抽取样本量

种苗批量（株）	抽检样苗量（株）	允许的不合格种苗数（株）	
		P_A=5%	P_A=10%
500 ～ 1000	50	2	4
1001 ～ 10000	100	6	10
10001 ～ 50000	250	19	30
50001 ～ 100000	350	28	44
100001 ～ 500000	500	41	65
500000 以上	750	64	100

注：P_A为允许的不合格种苗百分数。

在抽取的样捆内（表5-7）随机抽取20 ～ 30株苗作为样苗，样捆的苗木数量不足20株时，样捆内的苗木全部作为样苗。

表5-7　成捆黄连种苗质量控制检验的抽取样本量

样苗捆数（捆）	应抽取的样苗捆数（捆）
≤ 20	≥ 4
21 ～ 30	≥ 6
31 ～ 40	≥ 8
41 ～ 50	≥ 10
51 ～ 100	≥ 12
>100	≥ 16

4）包装与贮运：①包装：将同一批次（同一种苗圃、同一时间段起挖的种苗视为一批次）、同一等级的种苗按 100 株 / 袋包装于种苗专用袋，种苗专用袋由 0.05mm 厚度的透明塑料薄膜制成，袋子两侧各打取 8 个直径为 5mm 的透气孔；成袋的种苗装入保湿性好、承载能力强、四周有透气孔的泡沫箱或瓦楞纸箱内，用封口胶带封好箱口，贴上标签。②标签与标志：出圃种苗附上质量检验标签或检验证书，并在包装箱外贴上相应标志。标签或质量检验证书包括品种名称、数量、种苗等级、生产单位、种苗批次、检验结果、签发日期及检验员、审核人签字等信息。标志注明种苗类型、品种名称、数量、等级、生产单位、产地、批次、生产日期等基本信息，以及防雨防潮、堆码方向、堆码层数、贮运温度等贮运要求。有品牌的，贴上品牌标志。③贮存：种苗出圃后应及时完成装运，因特殊情况需要短期贮藏的，应将外包装打开，置于阴凉通风库中，贮藏期不宜超过 3d。④运输：种苗需要进行长途外运时，应按外包装箱上的标志要求进行堆码，高温季节或长途运输时，应采用冷藏物流方式，控制温度在 10 ～ 15℃。

4. 黄连林下育苗技术

（1）林下荫蔽度调节：黄连种子育苗也可利用林间的荫蔽环境进行，即"林间或林下育苗"。林间育苗须在播种前利用树木的密度调整好荫蔽度，林下育苗的荫蔽度应保持在 80% 左右。自然林，可通过适当清理杂、灌木的方式调节林下的荫蔽度；人造林，如松树、杉树等经济林，或是杜仲、银杏、黄柏等高大乔木类木本药材，或是连翘、栀子等其他灌木类等，可根据需要在栽种树苗时通过行株距调节荫蔽度。

（2）林下播种与苗期管理：播种可在冬前或早春进行，当春季种子萌发、出苗，长出 2 片真叶时，及时进行间苗、定苗，同时除去弱苗、虫害苗及杂草，株距保持在 1 ～ 1.5cm。林下育苗节省了搭建人工棚架等前期投入，但需加强对杂草、森林害虫的防控。应勤拔草，防虫害，做到除早、除小、除净，避免"草荒苗"，提高成苗率。

（3）追施氮肥：林下育苗，一年追肥 2 次，主要以氮肥为主。第 1 次于间苗后进行，每亩淋施稀释人畜粪水 1000kg，或用尿素 3kg 加水 1000kg 溶解、混合均匀后淋施；第 2 次追肥于 7 ～ 8 月进行，氮肥用量可参照第 1 次；第 2 年春季可参照第 1 年再追施一次速效氮肥。

（4）防洪、护苗：此外，育苗选择在坡度较大的林地进行时，泥土容易被雨水冲走，除了在苗圃周围开好防洪、排水沟，防止山洪将黄连幼苗冲毁外，在遇到降雨量较大时，应在雨后及时培土、护苗。

（二）分株繁殖或扦插繁殖

黄连的分株或扦插繁殖方式大同小异，均为无性繁殖，一般在雅连、云连栽培中使用。在雅连产区，连农将种苗的无性繁育方式称为"分株繁殖"，具体做法如下：选择 3 年生至 4 年生黄连植株，从根茎基部将 1cm 左右长度的根茎分割下来作为分株苗，按株、行距 10 ～ 15cm，穴深 5 ～ 6cm，每穴栽种 1 株，覆盖细渣土或腐殖质土，压紧、镇实表土后，浇足定根水，以提高成活率。在云连种植过程中，连农将其种苗的无性繁殖方式称为"扦插繁殖"，具体做法如下：选择移栽后生长 2 或 3 年植株的地上茎进行扦插，以春栽最为适宜，也有于 8 月秋初进行的，栽苗深度以叶片不入土为宜，保持插穗直立，切忌弯曲。行距 12 ～ 16cm，株距 6 ～ 7cm，栽种密度约 30000 株 / 亩。

黄连分株苗或扦插苗成败是制约黄连生产的关键因素，黄连生产的成败在于提高种苗的成活率，以减少缺苗，保证产量。其优点是种苗成活以后在前期阶段植株生长速度快，有利于增加药材产量和提升品质。其缺点，一是繁殖系数低，雅连平均每株只能获得 3 ～ 4 颗分株苗，云连分枝更少；二是长期进行无性繁殖容易导致种质退化。

二、种植方法

湖北黄连的种植方法随着悠久的种植历史不断演变，从早期的仿野生种植，到林下种植、烧荒垦荒种植，再到农田种植等，其种植模式有高度集约化人工遮阴种植、林下种植、药药或药粮间套作、生态种植等多种。

（一）集约化栽培方法

黄连的集约化栽培一般选择农闲地或荒坡地，在人工搭建阴棚的条件下，进行高密度、连片种植，也就是通常说的"旱地栽连"，该种植模式在恩施州利川市应用较为普遍。旱地栽连的特点是集约化程度高、药材单产高，相对管理成本低，但人工搭建阴棚时的遮阴棚架材料、用工等前期一次性投入的成本高。"旱地栽连"模式下的黄连集约化栽培方法与操作如下：

1. 黄连栽种前的准备工作

（1）选地：黄连忌连作，同一地块连续种植黄连的情况下连作障碍严重。因此，种植黄连最好选择前茬没有种植过黄连的地块，或新开垦的荒坡地，或是种植黄连过后改种其他作物（轮作）至少 3 年以上的田块。

在黄连的适生区域，选择土层深厚、腐殖质丰富、排水良好的砂壤土最为适宜，山区种植黄连一般选择海拔高度 1200 ～ 1800m 的地块，平地、坡地均可。选择坡地时，坡地的最大坡度最好小于 25°，坡度过于陡峭时易发生滑坡、泥石流、崩塌等地质灾害，同时不便于基本农事操作，增加投入成本，且不利于水肥管理，难以兼顾发展经济与保护生态环境之间的平衡。

（2）整地：于移栽前至少半个月将地整好，先将地面杂草等清理干净，翻耕 25cm 左右深度，随后将表土耙平、耙细，再次清除草根（特别是恶性杂草）、树根、枯枝败叶及石块、粗大坚硬的土块等。有条件的，宜在移栽前一年冬季进行深翻，以利用冬季低温减灭病虫基数，同时促进土壤熟化；还可结合土壤环境健康状况，在移栽黄连前进行土壤消毒等处理，以减少病原菌基数。

（3）施基肥：在播种前 15d 左右，按每亩施用 80kg 过磷酸钙、3000kg 厩肥或者土杂肥或者 300 ～ 500kg 有机肥，均匀撒施于畦面上，结合翻地、整地，将底肥均匀埋入土中。

使用厩肥、农家肥或土杂肥时，要经过腐熟后才能使用，避免将病原菌、杂草种子等有害生物带入田地之中，严禁将未经分拣、分类的生活垃圾或有其他安全风险（如含有有害重金属等）的废弃物等作为底肥使用。

（4）搭棚遮阴（图5-4）：将高度为90cm左右的立柱，常用的有木质、石质（连农称之为"千年桩"）或水泥等，按间距2m架设、固定作为遮阴棚架的支撑立柱，再于立桩上架设细竹竿或12号铁丝加以紧固，增强遮阴棚架对大风、积雪等的承受能力，避免棚架中途倒伏、垮塌。然后在固定好的棚架上铺上带叶树枝或遮阳网，新搭设、用于新移栽黄连幼苗的遮阴棚内的荫蔽度调整为75%～80%，即对阳光的透光度控制在20%～25%。

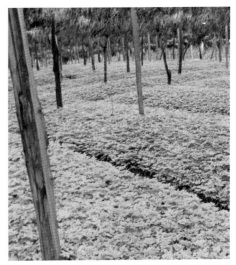

图5-4　黄连集约化栽培的遮阴棚搭建

（5）开沟做畦：开沟、做畦时，沟、畦的"走向"可根据田块的自然地形、地势及操作的便利而定，一般沟深不少于20cm，以保持排水顺畅，沟宽25cm左右，畦面宽1.5m左右，将畦面做成中间拱起、两侧低矮的"瓦背形"，一方面可防止多雨季节畦面积水，同时也可相对增加栽植黄连苗的实际面积。

对于面积较大的田块，畦的长度控制在10m左右。坡地注意在田块周围开好拦洪、排水沟渠，平整地块在四周开好"围沟"，大块平地的中间还应增设"腰沟"，围沟、腰沟的深度要比畦沟深，并做到沟沟相通，以达到排水顺畅。

2. 种苗准备

种子育苗达到一年以上的种苗均可作为黄连生产用种苗，在育苗圃中选择单个植株叶片数≥5片、健壮、无病虫害的黄连幼苗，挖出以后，通常将种苗的部分须根剪去一部分，须根长度只保留3cm左右，以方便随后的大田栽种，参照前述表5-5中的黄连种苗质量分级标准，将黄连种苗分级后，将不同规格的种苗按100苗/捆的数量分别捆扎成捆，置于通风、阴凉处备用。通常上午起挖种苗，下午及时栽种，当天未栽完的种苗摆放在阴湿处，必要时喷水保湿或覆盖保湿，以保证黄连种苗的移栽成活率。达到"一级"和"二级"规格的种苗可用于生产。

大田移栽时，同一田块尽量使用同一级别的种苗，以便种苗成活以后大小、生长一致，方便后期田间管理。

3. 大田移栽

（1）移栽时间：在黄连主产区，可在春、夏、秋三个时期进行大田移栽。

1）春排：2～3月，待冰雪融化后，地温逐渐回升，黄连幼苗的新发叶尚未长出之际进行移栽，俗称"春排"。

2）夏排：5～6月，此时黄连幼苗当年的新生叶片已经长成，该时期进行栽种的，称为"夏排"。

3）秋排：9～10月，选择在冬雪、冰冻来临前至少半个月以上进行移栽，秋季进行黄连大田移栽的，称为"秋排"。

在实际生产中，黄连的大田移栽时间除了冬季以外的其他季节均可进行。种植地块在海拔较高的地区，在5～6月进行栽种效果最好，低海拔地区则选择在2～3月或9～10月进行移栽更为合适，可保证移栽后幼苗的成活率，缩短缓苗期，促进幼苗尽快适应环境，快速恢复成长。

（2）栽植密度：大田移栽时，按株行距10cm×10cm定植，一级种苗每亩栽种5万株即可，二级种苗可将密度提高到6万株。栽种时使用专用的栽连撬（一种适合于黄连苗移栽、定植的专用小铁铲）可提高栽种效率，按株行距间隔挖一深度约4cm的坑穴，每穴栽苗1株。栽种深度视种苗大小而定，以叶柄基部入土为宜，春季移栽时的小苗可适当浅栽，秋季移栽时的大苗可稍微栽深一些。幼苗新栽时应注意压实土壤，让根部与土壤充分接触，以利成活。

为了提高新栽黄连秧苗的成活率，促进早发、快长，可在移栽完成之后2～3日内施1次"刀口肥"。"刀口肥"可选择稀释的猪粪水、人粪尿或充分腐熟后的饼肥水进行淋撒，每亩用量500～1000kg；或者选用腐熟后的细碎堆肥、厩肥进行撒施，每亩用量1000kg。

大田移栽之后，应及时进行管护。若出现缺苗，应及时选用备用秧苗进行补苗。6月移栽的，最迟于当年秋季完成补苗；10月栽种的，补苗最迟应于翌年早春土壤解冻后完成。

（3）田间管理：黄连从移栽至大田到收获，通常需要5～6年。黄连植株矮小，生长速度缓慢，移栽之后第1年、第2年其地上部枝叶生长较快，药用部位地下"根状茎"很小且生长慢，从第3年起"根状茎"的生长速度明显加快，第5年之后"根状茎"生长速度开始下降，超过6年时会出现黄连根状茎老化、产量和品质均显著下降的现象，同时药材部位的外观性状变差。因此，加强黄连的田间管理是获取黄连药材高产稳产、保证品质的关键环节。

1）中耕除草：黄连移栽大田后的前两年特别是第1年，植株个体小，生长速度相对较为缓慢，春季移栽过程中若遭遇倒春寒等自然灾害时，还会出现成活率降低、缓苗期延长等问题，田间杂草较多，应视杂草生长情况及时人工拔草，第1年至少需要除草4～5次，尽量做到除早、除小、除净，避免草荒影响黄连植株生长；第3年、第4年是黄连植株生长的旺盛时期，在不缺苗的情况下，田间已封行，杂草较少，一般在春、夏、秋季各除草1次；第5年以后一般只需在春季除草1次。

对于土壤板结的田块，结合除草进行中耕、松土，以增加土壤的透气性，促进黄连植株的正常生长。黄连是浅根性植物，松土时宜浅松表土，可使用栽连撬或铁签或竹签、木签等，在"撬出"草根，将其连根拔除的同时完成松土。

2）追肥：黄连植株个体不大，总体生长量较小，施肥、追肥应遵循"少量多次"及以腐熟农家肥或商品有机肥为主、化肥为辅的原则，有条件的，最好采用"测土施肥"技术进行配方施肥。此外，黄连移栽后，在不同年份植株大小、生长速度存在较大差异，同一年份的不同季节植株的整体生长速度、地上与地下部不同器官的生长发育进程和生长速度均存在差异。因此，黄连的施肥、追肥要根据黄连生长的不同年份、不同季节进行合理、科学的运筹，来决定具体的施肥时期、追肥时期、肥料的质量与数量，以及施用方法。

①移栽当年的追肥：黄连在移栽当年，若在早春进行的移栽，连苗成活后在初夏季节会有新叶长出，而夏、秋季节移栽的黄连幼苗，当年没有新叶发生。因此，新移栽的黄连在当年总体生长量较小，对肥料的需求总量不大。可在移栽成活之后，每亩追施尿素 7.5kg，与细碎干土混匀后撒施；在秋季追肥时以农家肥或有机肥为主，即 9～10 月每亩施腐熟农家肥 1000kg、饼肥 100kg 和土杂肥 500kg，混合均匀后，撒施于畦面，厚度 1cm，以便于植株顺利越冬，同时也可起到培土（上泥）的效果。

②黄连生长中期的追肥：黄连移栽大田后的第 2 年至第 4 年，生长速度逐渐加快，植株生物量（地上叶片、地下根部）逐年增加，一般在移栽后第 4 年达到最大，同时每年抽薹、开花、结实，对肥料的需求量增加。因此，该时期除了适当增加追肥量、追肥次数外，还应补充有利于地下根茎生长的钾元素，通过养分平衡供应增加黄连药用部位——根状茎的产量和提升品质。一般在春季（3 月，新叶初展时）、夏季（7 月上中旬）、秋季（11 月）各追肥 1 次。

春季，每亩使用农家肥 1000kg 或尿素 8kg，与过磷酸钙 30kg、硫酸钾 7.5kg，以及细土混匀后，均匀撒施于畦面；夏季（7 月上中旬），每亩追施尿素 8kg 和过磷酸钙 30kg、硫酸钾 7.5kg；秋季（11 月），每亩施腐熟农家肥 1000kg、饼肥 100～150kg，以及尿素 4kg 和过磷酸钙 15kg、硫酸钾 4kg，与细土混匀后撒施于畦面。

③黄连生长后期的追肥：黄连生长至第 5 年及以后，生长速度逐渐减慢，若当年秋季收获的，只需在春季施肥 1 次，肥料种类与用量可参照第 2 年到第 4 年的春季追肥进行。

3）上泥：移栽当年，上泥在春季追肥时进行，上泥厚度 1cm；第 2 年在春季、初秋季节结合追肥时进行，上泥厚度 1～2cm；第 3 年至第 5 年，一次上泥厚度 2cm 左右，结合春、秋两季追肥时进行。

上泥是在黄连种植过程中，结合追肥在黄连植株生长的畦面上均匀撒施一薄层细碎土的操作。通常将发酵后的干燥牛、马、羊粪等农家肥与细土拌匀，或是腐殖土、土杂肥、火熏土等与 25 千克/亩用量的饼粕肥粉碎、混合均匀后，撒施于畦面上。上泥可促进黄连根茎的生长速度，增加产量，但一次上泥不宜过厚，否则会使黄连根茎过于细长（俗称"过桥"），影响黄连药材的外观性状与品质。

4）摘除花薹：黄连自幼苗移栽至大田后的第 2 年起，便年年抽薹、开花、结实，消耗植株体内大量养分，影响黄连药用部位根茎生长和经济产量形成。对于非留种、采种地，当花薹抽出后应及时摘除，这样可减少植株养分消耗，提高产量。摘除的黄连花薹，可经杀青、干燥后作为茶饮原料加以利用。

5）补棚和亮棚：黄连移栽大田后的前4年，应根据黄连植株忌强光程度的差异，加强遮阴棚架的管理和维护，在保证植株正常进行光合作用的同时，避免叶片被强光灼伤。第1年至第4年适宜的遮阴度分别控制在80%、75%、55%和45%左右，当遮盖物掉落或破损后，于春末夏初季节进行修补，即"补棚"（图5-5）；第5年及以后，适合采收时，可拆除遮阴棚架上的覆盖遮阴材料，即"亮棚"，以抑制地上部旺长，促进地上部养分向地下根茎转移，增加产量。

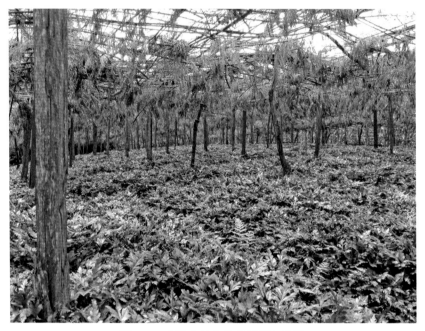

图5-5 黄连集约化种植的棚架维护

（二）林下种植方法

林下种植黄连，或称"林下栽连"，是湖北省另外一种广为采用的黄连人工种植模式，是目前长江北岸黄连产区的主要栽连方式。林下栽连是利用林木等高大植物进行遮阴，无须搭建人工遮阴棚的一种黄连种植模式，既可利用天然林或自然林，也可利用人造林来遮阴栽连。林、药套种是发展林下经济的一种有效途径，可以缓解山区农民在发展特色经济作物时存在的"与粮争地"的现实矛盾。

1. 天然或自然林下的黄连种植方法

利用天然或自然林下种植黄连，一般选择半阴半阳，坡度小于25°，土层深厚、土壤肥沃，富含腐殖质的天然林地（针叶林、针叶阔叶混交林、阔叶林均可），以遮阴度或林间透光率为"标准"，根据天然林的类型和性质，通过适当的清理，除去枯木、杂草后，将树木的遮阴度调整为80%左右，进行松土、整地。对于坡度较小的缓坡林地，可沿山势横向开挖种植沟后在沟内种植黄连，既可减少水土流失，又有利于后期的施肥等管理。

林下集中连片套种黄连时，为防止暴雨引起的山洪冲毁连苗问题，应注意在黄连种植地块的上端、两侧或中间开挖排水沟渠。

林下种植黄连可采用种子直播或育苗移栽，采用种子直播方式可参照前述"林下播种与苗期管理"，不同之处在于减少播种量，间苗、定苗时将幼苗间距调整为10cm左右；采用育苗移栽方式时，可参照前述"集约化栽培方法"中的"大田移栽"进行。

在林下栽连的管理过程中，需根据黄连生长年限的增加以及遮阴树木的大小和生长状况，每年进行荫蔽度调整。当遮阴度过大时，需对树木枝叶进行修剪，降低林间荫蔽度、增加透光率，以满足林下黄连植株的正常光合作用。

2. 人造林下的黄连种植方法

人造林，常见的有松、杉，或桑、油茶、花椒、香椿等经济林，或杜仲、银杏、黄柏、木瓜、龙脑樟、青钱柳、连翘、栀子等木本类药材林，或柑橘、橙子、桃、李、柿、枣、核桃、板栗等果树林，均适合在林下套种黄连。与天然林相比，人造林具有相对规范的株行距，可利用的土地空间大，套种其他作物时的田间操作更加便利、高效。

对于计划套种黄连这类喜阴植物的，在新建人造林时，可根据林木种苗大小、生长速度与特性、生产目的、管护方式等，确定合理的株行距，在满足未来林木生产目的的情况下，通过株距或行距的设置及调节密度等措施，如早期苗小时合理密植，随着苗木长大、荫蔽度过大时，可采用逐年移除苗木的方式进行荫蔽度调节，兼顾苗木正常生长的空间需要，以及黄连对适宜荫蔽度的需求。

林下套种黄连等其他经济作物，可充分利用林下土地资源，增加林业附加值，解决林木生长周期长的难题，同时可降低新建林地早期的除草、控草等用工投入。

新建人造林，特别是在第1年，若因苗木过小，遮阴度过低，不能满足黄连正常生长的需要时，可在苗木行间增设临时简易遮阴棚，以便当年移栽、成活的黄连幼苗安全度夏。其他田间管理措施可参照前述"集约化栽培方法"中的内容进行。

（三）生态种植模式

中药材生态种植是指应用生态系统的整体、协调、循环、再生原理，结合系统工程方法设计，综合考虑社会、经济和生态效益，充分应用能量的多级利用和物质的循环再生，实现药用植物的生态与经济良性循环的一种生产方式或种植模式。其按系统层次可分为下列几种种植模式。

1. 景观模式

从生态景观层次开展中药材的生态种植，在中药材种植过程中兼顾生态和景观效益，如甘草防荒漠化种植、金银花梯田堤堰生态种植、林下山参栽培、林下重楼仿野生栽培、铁皮石斛附生梨树仿野生栽培、续断野生抚育、连翘仿野生栽培、山坡地种植橘子模式（橘红、酸橙），银杏中药行道树种植模式，药用植物园、生态、旅游模式，道地药园种植模式等。

2. 循环模式

在中药材种植过程中，重点从生态系统层次以循环模式促进经济效益、社会效益、生态环境效益的高度统一。常见的如附子等中药非药用部位秸秆还田模式、金银花套种大豆（马铃薯）循环生产栽培模式、"猪－沼－药"模式、中药废渣生物有机肥再利用模式、中药非药用部位再利用的"替抗减抗"养殖模式等。

3. 立体模式

中药材的立体种植模式主要是从生物群落层次角度出发，从纵向空间上合理配置中药材与其他作物、植物，充分利用土地空间和太阳光能，以提高土地利用率的种植模式。如：阳春砂－龙眼立体种植模式，天南星－皂刺立体生态栽培技术，太子参－油茶立体种植模式，栝楼－油茶立体种植模式，三七、白及、黄连、黄精、人参、重楼、霍山石斛林下种植，黄芩－玉米套作、半夏－玉米套种间作、柴胡－玉米套作、麦冬－玉米套作，栝楼－黄豆套作，泽泻－莲田套作，附子－水稻套作、浙贝母－水稻水旱轮作、黄连－水稻水旱轮作、川芎－水稻水旱轮作、泽泻－水稻轮作、西红花－水稻轮作、太子参－水稻水旱轮作，当归－小麦轮作、地黄－小麦轮作，薏米－油菜轮作，"葡萄＋浙贝母－青毛豆"高效种植模式，栝楼"三位一体"高效栽培技术，金银花－鸡鸭立体种养模式，蟾蜍－水稻共生模式，西红花－水稻－鱼共生模式，黄芪－马铃薯－畜牧业生态种植模式、黄芪－畜牧业生态种植模式等。

4. 生物多样性模式

生物多样性模式主要是从生物种群层次角度，将重点发展的中药材品种与作物、植物进行合理搭配的一种种植模式。如：三木类药材－菌类药材立体循环栽培模式，万寿菊－丹参抗根腐病种植模式，丹参－地瓜抗病种植模式等。

5. 其他生态种植模式

其他模式包括以物种个体为主的"良种良法模式"，如三七、地黄、枸杞子、人参、黄连等抗逆品种选育、推广与田间管理配套技术体系，石斛的设施栽培模式，西洋参有益微生物增殖模式。

在当前中药材的生产实践中，常用的中药材生态种植技术主要有仿野生种植技术、野生抚育配套技术、精细农业耕作技术、定向培育技术、土壤改良技术、测土配方施肥技术、菌根栽培技术、病虫草害绿色防治技术、设施栽培技术等，以及其综合应用。

中药材人工种植、驯化栽培的历史相对较短，且大多数中药材的种源是来自于采集的野生资源种群，混杂度高，这些野生资源长期适应在特定的环境条件下生长，绝大多数品种对环境的适应性不强。另外，中药材的有效成分主要为其次生代谢物质，其产生的组分种类、数量和性质除了受遗传因素控制外，还与外界环境因素密切有关。我国不同地区气候条件、土壤类型差异大，就决定了不同地区道地品种的差异。因此，中药材的生态种植也可按区域分布进行分类描述，如华北地区、青藏地区、西北地区、西南地区、华中地区、华东地区、华南地区这 7 大片区，各自拥有不同的特色优势、道地性品种。这也为中药材品种的合理区划提供了参考依据。

目前，湖北黄连的生态种植模式主要有黄连林下种植模式、黄连仿野生栽培模式、黄连–水稻轮作模式（曾被湖北省农业农村厅遴选为农业主推技术）、黄连–玉米轮作模式、黄连–何首乌轮作模式、黄连–葛根轮作模式、黄连–贝母轮作模式、黄连–莼菜轮作模式等；采用的主要生态种植技术有良种良法配套技术、精细化育苗技术、高厢深沟栽培技术、测土配方施肥技术、有机肥替减化肥技术、壮苗稀植高产技术、病虫草害综合防控技术等。

三、病虫害防治

（一）防治原则

按照"预防为主，综合防治"的原则，以农业防治、物理防治为基础，合理使用化学防治，以期在有效控制病虫害的过程中，最大限度地降低对环境和产品安全的不良影响。

（二）防治方法

1. 农业防治

（1）选育抗（耐）病品种：抗病品种的选育与应用是防治农作物病、虫害最经济有效的方法和途径，应因地制宜选育、选用适合当地气候的抗（耐）病和抗虫品种。

（2）合理轮作或选择生荒地栽连：黄连连作障碍严重，种过黄连的地块，后茬轮作玉米等其他作物至少3年以上，再种植下一茬黄连；有条件的，采用水旱轮作；或是选择没有种植过黄连的撂荒地、生荒地种植黄连。通过不同类型作物或不同方式的轮作，可大大减轻地下害虫和多种病害的发生及危害。

（3）加强肥水管理：注意氮、磷、钾肥的合理配方施用，增施农家肥或有机肥，以改善作物的生长状况，提高作物抗性。同时，合理、科学施肥还可减轻黄连生产过程中偏施氮肥导致的土壤酸化问题。

（4）清洁田园：在黄连植株生长期间，及时间苗、中耕、除草，清除病虫残株，带到田外集中深埋或烧毁。

（5）深沟高厢，排水排渍：深沟高厢，以利排水，降低田间湿度，可减轻多种病害的发生、降低危害程度。

（6）土壤消毒：移栽前进行土壤消毒，可以降低土传病原菌的基数，减少病害发生。

2. 物理防治

（1）色板诱杀害虫：将黄板挂于黄连植株上方15cm左右，可诱杀蚜虫、粉虱、潜叶蝇、实蝇等害虫。

（2）趋化性诱杀害虫：利用害虫的趋化性，将糖、酒、醋液配制成诱饵，放置于田间、地头，可有效诱杀小地老虎、蜗牛等害虫。

3. 化学防治

化学防治时应选用国家允许使用的高效、低毒农药，或是植物源农药，以保证生产和产品质量安全。

（1）白粉病

1）病症特点：黄连白粉病，俗称"冬瓜病"，主要为害叶片，通常在5月下旬发病，7～8月达到为害高峰期。发病初期，叶背面出现圆形或椭圆形黄褐色小斑点，斑点逐渐扩大成病斑，随后叶表面形成褐色病斑，并长出"白粉"（为其典型症状）；7～8月病斑处产生黑色小点，为病原菌的子囊壳，叶表面多于叶背。"白粉"由老叶逐渐向新叶蔓延，当逐渐布满整株叶片后，叶片上的病斑转为水渍状暗褐色，叶片逐渐枯萎、死亡，严重时最后引起植株死亡、根部腐烂。

在土壤、空气、田间湿度过大时，容易发病，特别是在高温时节出现晴雨交替、天气闷热时易导致爆发。

2）防治方法：在发病初期，喷施0.2～0.3波美度的石硫合剂或25%粉锈宁1000倍液或70%甲基托布津1000～1500倍液，每7天1次，连续喷施3次。

（2）白绢病

1）病症特点：黄连白绢病，俗称"红癌症"。由于黄连白绢病的菌丝侵染，破坏了黄连根茎的皮层及输导组织，从而导致被害植株顶梢凋萎、下垂，最后整株枯死。因此，在发病初期，黄连地上部分无明显症状，发病后期，随着温度的增高，根菌内的菌丝穿过土层，向土表伸展，菌丝密布于根茎四周的土表，在根茎和近土表上形成茶褐色、油菜籽大小的菌核。

黄连白绢病常于4月下旬发生，6月上旬至8月上旬为发病盛期，高温多雨易发此病。

2）防治方法：发病初期用50%退菌特500倍液喷洒，7天1次，连续2～3次；将病株及时拔出、焚毁，并用40%五氯硝基苯可湿性粉剂0.5kg，加细潮土15～20kg处理病穴及周围植株根部。

（3）茎腐病

1）病症特点：黄连茎腐病的发病部位多为根茎、叶柄及根部，潮湿时病部可见淡褐色蜘蛛丝状的毛霉和黏附的小粒状菌核。根茎及叶柄连接处感病初期产生深绿色水渍状斑，后转变为深褐色腐烂；根部发病初期呈黄褐色水渍状，其后出现褐色腐烂；地上叶片感病时，形成不规则的褐色斑，常引起叶片穿孔、脱落，最后导致植株萎蔫、枯死。

黄连茎腐病的病原以菌丝体和菌核在土壤中越冬，当土壤温度升高至15～23℃，湿度适中，植株生长势减弱时易发生为害。

2）防治方法：发病初期每亩用70%五氯硝基苯可湿性粉剂或70%敌克松可湿性粉

剂 100 ～ 150g，掺细土 10 ～ 15kg，混合后撒施于耕层土壤中。

用治枯灵可湿性粉剂 800 倍液，或 75% 百菌清可湿性粉剂或 50% 退菌特可湿性粉剂 500 ～ 600 倍液喷洒感病植株；严重感病植株拔除，集中销毁。

（4）炭疽病

1）病症特点：通常在 5 月初发病，5 月中旬至 6 月上旬为盛发期，主要为害叶片。受害叶片首先出现油渍状、不规则形小点，逐渐扩大形成病斑，病斑边缘褐色至褐黑色，或病斑中央灰白色、边缘黑色。干燥环境下病斑中央破裂、穿孔，潮湿条件下病斑处腐烂，偶尔叶柄上也产生褐色病斑，严重时叶片枯死、脱落，受害植株不死，但生长受到严重影响。

炭疽病的分生孢子在病残组织或病苗上越冬，借助风力传播，在气温达到 25 ～ 30℃，相对湿度达到 80% 时易于爆发。

2）防治方法：可用 1∶1∶100 ～ 1∶1∶150 的波尔多液，或代森锌 800 ～ 1000 倍液，或 70% 代森锰锌 800 倍液加洗衣粉 0.2% 喷雾，在发病初期和发病盛期分别喷雾防治 3 ～ 4 次，用药间隔一周。

（5）地老虎

1）地老虎的特点与危害症状：地老虎每年可繁殖 3 ～ 4 代，成虫雌蛾产卵 300 ～ 1000 粒，卵经 7 ～ 10d 孵化为幼虫；幼虫灰褐色，取食嫩叶后体色转变为灰绿色，3 龄后钻入土中变成灰色；幼虫体长 5cm 左右，以 3 ～ 6 龄幼虫越冬，4 月中旬至 5 月上旬是幼虫危害盛期。

地老虎幼虫喜欢在夜间活动，非常喜爱啃食作物叶片，经常咬断作物的根部、茎部、枝条或叶柄，对作物的伤害极大。

2）防治方法：①诱杀成虫：利用成虫的趋光性、趋化性，应用频振式诱蛾杀虫灯杀灭成虫，减少产卵。其次，在春季利用糖醋液诱杀成虫，按糖、醋、酒、水的比例 6∶3∶1∶10，再加入少量敌百虫配成诱捕液，将诱液放进盆内，傍晚时分放入田间，第 2 天上午收回。②化学杀虫：一般在 3 龄幼虫以前用药效果较好，每亩用 2.5% 敌百虫粉剂 1.5 ～ 2.0kg 药粉加入 10kg 细土制成毒土，拌匀后撒在植株周围；或是在植物苗期喷雾施药，使用 90% 敌百虫晶体 1000 倍液，或 20% 菊马乳油 2000 倍液，或敌杀死或速灭杀丁 3000 倍液，对于虫龄较大的地老虎可用 80% 敌敌畏或 48% 乐斯本 1000 倍液灌根。

（6）蛴螬

1）蛴螬的特点与危害症状：蛴螬是鞘翅目金龟总科幼虫的总称，别名"白土蚕"，成虫通称为金龟子或金龟甲，俗名"瞎碰""铜克螂"等。

蛴螬的食性很杂，可危害多种植物的地下部分、萌发的种子，咬断幼苗的根茎，其断口整齐，造成幼苗枯死。

2）防治方法：①施用毒土：将一定量的药剂加水拌细土制成毒土，撒于种苗穴中，注意将种苗与毒土分隔开，以避免药害。常用药剂可选用 50% 辛硫磷乳油、25%

辛硫磷微胶囊缓释剂，或用 50% 辛硫磷、5% 二嗪磷颗粒剂拌菜籽饼或青草撒施。每公顷毒土用量与配制方法：药剂 1.5kg+ 水 7.5kg+ 细土 300kg。②药液灌根：在幼虫发生量较大的地块，用上述药剂灌根的效果也很好。用量：每公顷用药 3 ～ 3.75kg，加水 6000 ～ 7500kg。③防治成虫：在成虫发生季节，对作物叶片喷施 90% 敌百虫晶体 1500 倍液，可收到较好的防治效果。

四、采收

黄连移栽大田、生长足 5 年后即可采收，一般在 10 月至次年 1 月黄连生长缓慢的季节，选择晴天时采挖。

将黄连整株挖起以后，抖去泥土、去除杂物后，从根茎顶端剪去叶柄，将地上部分全部去除，再去除部分须根，于通风干燥处摊开成一薄层进行晾晒，摊晒过程中间歇翻动，以加快水分散失，晾晒至表层泥土发白时，翻打表壳，抖去根茎和须根之间夹杂的大部分泥沙，随后即可将黄连装入黄连加工机的滚筒式储料仓，装入的黄连占储料仓体积的 80%，然后进行热风干燥，温度控制在 60 ～ 80℃，储料仓的转速调节至（20 ～ 30）r/min。当黄连干燥至含水量 60% 左右时（药农称之为"初干"），可将黄连取出，晾晒 1 ～ 2 天，然后再进行"复烤"，即将"初干"、晾晒的黄连重新装入黄连加工机的储料仓内，将干燥温度调节至 60℃左右，烘干机的转速提高至（30 ～ 60）r/min，干燥至黄连的含水量降至 14.0%。此时若黄连根茎外的须根、残留叶柄等尚未掉落，可提高黄连加工机滚筒的转速或采用变速方式，利用黄连与储料仓侧壁之间，以及黄连根状茎之间的摩擦、碰撞，直至黄连外的须根、残留叶柄、泥沙等完全去除为止，然后将黄连加工机内的黄连取出（药农称之为"出仓"），过筛、去杂后即为黄连药材商品统货，包装后于干燥、通风、避光处贮藏。

统货黄连药材，在外观上表面无须根、残留叶柄，干燥根茎成簇状，外形整体上类似"鸡爪"（俗称"鸡爪连"），无破碎茎节和焦糊茎枝；茎枝折断后断面木部橙黄色，皮部暗棕色或橘黄色。

第六节 产地加工与炮制

道地药材产地加工与炮制能有效保证其质量，并形成统一的质量标准，对于质量信誉、品牌优势及知识产权保护也具有积极意义。

一、产地加工

黄连最初的干燥方法为焙干法。目前黄连加工方法主要有晒干法、焙干法、烘干法、阳光下薄纸遮盖干燥法、微火炒干法与烘箱干燥法，现在焙干法、烘干法在各产区为主要加工方法。

黄连应择晴天采挖，用柴草烘干，注意勤翻动，火力不宜过大。待干后，趁热撞去残存须根、粗皮、鳞芽及叶柄，除去须根和泥沙，为成品药材。

二、炮制

黄连的炮制品从唐以前就开始入药，历史上黄连的炮制品种曾有 27 种之多，不同炮制方法针对不同的病证，体现了中医辨证施药的原则。现今黄连的炮制方法和品种已经不再繁杂，2010 年版的《中国药典》中收录的黄连炮制品分别为酒黄连、姜黄连、萸黄连、黄连片。

三、包装与贮藏

本品在高温多湿的情况下易生霉，少见虫蛀，贮藏期间应定期检查，若生霉需及时晾晒，或采用密封充氮降氧养护。黄连一般宜用内衬防潮纸的纸箱包装，贮存于阴凉干燥处。商品安全水分在 11% ~ 13%。

第七节 标 准

一、《中国药典》标准

《中国药典（2020 年版）·一部》对黄连质量要求如下：

本品为毛茛科植物黄连 *Coptis chinensis* Franch.、三角叶黄连 *Coptis deltoidea* C. Y. Cheng et Hsiao 或云连 *Coptis teeta* Wall. 的干燥根茎。以上 3 种分别习称"味连""雅连""云连"。秋季采挖，除去须根和泥沙，干燥，撞去残留须根。

（一）性状

1. 味连

多集聚成簇，常弯曲，形如鸡爪，单枝根茎长 3 ~ 6cm，直径 0.3 ~ 0.8cm。表面灰黄色或黄褐色，粗糙，有不规则结节状隆起、须根及须根残基，有的节间表面平滑如茎秆，习称"过桥"。上部多残留褐色鳞叶，顶端常留有残余的茎或叶柄。质硬，断面不整齐，皮部橙红色或暗棕色，木部鲜黄色或橙黄色，呈放射状排列，髓部有的中空。气微，味极苦。

2. 雅连

多为单枝，略呈圆柱形，微弯曲，长 4 ~ 8cm，直径 0.5 ~ 1cm。"过桥"较长。顶端有少许残茎。

3. 云连

弯曲呈钩状，多为单枝，较细小。

（二）鉴别

1. 显微鉴别

（1）味连：木栓层为数列细胞，其外有表皮，常脱落。皮层较宽，石细胞单个或成群散在。中柱鞘纤维成束或伴有少数石细胞，均显黄色。维管束外韧型，环列。木质部黄色，均木化，木纤维较发达。髓部均为薄壁细胞，无石细胞。

（2）雅连：髓部有石细胞。

（3）云连：皮层、中柱鞘及髓部均无石细胞。

2. 薄层色谱鉴别

取本品粉末 0.25g，加甲醇 25mL，超声处理 30min，滤过，取滤液作为供试品溶液。另取黄连对照药材 0.25g，同法制成对照药材溶液。再取盐酸小檗碱对照品，加甲醇制成每 1mL 含 0.5mg 的溶液，作为对照品溶液。照薄层色谱法（通则 0502）试验，吸取上述三种溶液各 1μL，分别点于同一高效硅胶 G 薄层板上，以环己烷 – 乙酸乙酯 –异丙醇 – 甲醇 – 水 – 三乙胺（3∶3.5∶1∶1.5∶0.5∶1）为展开剂，置用浓氨试液预饱和20min 的展开缸内，展开，取出，晾干，置紫外光灯（365nm）下检视。供试品色谱中，在与对照药材色谱相应的位置上，显 4 个以上相同颜色的荧光斑点；对照品色谱相应的位置上，显相同颜色的荧光斑点。

（三）检查

水分不得超过 14.0%（通则 0832 第二法）。

总灰分不得超过 5.0%（通则 2302）。

（四）含量测定

1. 味连

参照高效液相色谱法（通则 0512）测定。本品按干燥品计算，以盐酸小檗碱（$C_{20}H_{18}ClNO_4$）计，含小檗碱（$C_{20}H_{17}NO_4$）不得少于 5.5%，表小檗碱（$C_{20}H_{17}NO_4$）不得少于 0.8%，黄连碱（$C_{19}H_{13}NO_4$）不得少于 1.6%，巴马汀（$C_{21}H_{21}NO_4$）不得少于 1.5%。

2. 雅连

本品按干燥品计算，以盐酸小檗碱（$C_{20}H_{18}ClNO_4$）计，含小檗碱（$C_{20}H_{17}NO_4$）不得少于 4.5%。

3. 云连

本品按干燥品计算，以盐酸小檗碱（$C_{20}H_{18}ClNO_4$）计，含小檗碱（$C_{20}H_{17}NO_4$）不得少于 7.0%。

二、商品规格等级标准

历史上对黄连有记载的本草中均没有描述黄连药材的等级标准，只阐述了黄连的规格与质量的鉴别，如《新修本草》云："蜀道者粗大节平，味极浓苦，疗渴为最。江东者节如连珠，疗痢大善。今澧州者更胜。"同时以产地划分将黄连"味连"分为"南岸味连"和"北岸味连"两个规格。

2018 年中华中医药学会《中药材商品规格等级》黄连团体标准中对味连等级标准有新规定，具体如下。

（一）范围

本部分规定了黄连的商品规格等级。

本部分适用于黄连中药材生产、流通及使用过程中的商品规格等级评价。

（二）规范性引用文件

下列文件对于本文件的应用是必不可少的。凡是注日期的引用文件，仅所注日期的版本适用于本文件。凡是不注日期的引用文件，其最新版本（包括所有的修改版本）适用于本部分。

T/CACM 1021.1—2016 中药材商品规格等级标准编制通则。

（三）术语和定义

T/CACM 1021.1—2016 及下列术语和定义适用于本部分。

1. 黄连（COPTIDIS RHIZOMA ）

为毛茛科植物黄连 *Coptis chinensis* Franch.、三角叶黄连 *Coptis deltoidea* C. Y. Cheng et Hsiao 或云连 *Coptis teeta* Wall. 的干燥根茎。以上 3 种分别习称"味连""雅连""云连"。秋季采挖，除去须根和泥沙，干燥，撞去残留须根。

2. 味连（weilian）

来源为毛茛科植物黄连 *Coptis chinensis* Franch. 的干燥根茎，按来源，习称"味连"。

3. 雅连（yalian）

来源为毛茛科植物三角叶黄连 *Coptis deltoidea* C. Y. Cheng et Hsiao 的干燥根茎，按来源，习称"雅连"。

4. 云连（yunlian）

来源为毛茛科植物云连 *Coptis teeta* Wall. 的干燥根茎，按来源，习称"云连"。

5. 鸡爪连（jizhualian）

来源为毛茛科植物黄连 *Coptis chinensis* Franch. 的干燥根茎，整体呈鸡爪状，习称"鸡爪连"。

6. 单枝连（danzhilian）

来源为毛茛科植物黄连 *Coptis chinensis* Franch. 的干燥根茎，加工时将成束的根茎拆分成单枝，习称"单枝连"。

7. 焦糊（jiaohu）

黄连药材因加工不当而变黑变焦。

8. 过桥（guoqiao）

指黄连根茎光滑如茎秆的节间。

9. 骠质（biaozhi）

指黄连根茎表面疏松的浮皮。

10. 规格（specification）

黄连药材在流通过程中用于区分不同交易品类的依据。

注：根据加工方法和外形特征不同，将黄连（味连）药材分为"单枝连""鸡爪连"2 个规格。

11. 等级（grade）

在黄连药材各规格下，用于区分黄连品质的交易品种的依据。

注：在各规格下，根据黄连肥壮程度、直径、"过桥"有无和长度等划分等级。

12. 焦枯（jiaoku）

指黄连药材在加工干燥过程中，因火力过大或操作不当，引起药材灼伤变黑枯的现象。

（四）规格等级

根据加工方法和外形特征不同，将黄连（味连）药材分为"单枝连""鸡爪连"2 个规格。在规格项下，根据黄连肥壮程度、直径、"过桥"有无和长度等划分等级。规格等级应符合表 5-8 要求。

表 5-8 黄连（味连）商品规格等级划分表

规格	等级	性状描述	
		共同点	区别点
单枝连	一等	单支，质坚实，断面不整齐，皮部橙红色或暗棕色，木部鲜黄色或橙黄色，表面无毛须；味极苦。无碎渣、焦枯	长度 ≥ 5.0cm，肥壮，直径 ≥ 0.5cm；间有过桥，但过桥长度 ≤ 1.6cm，直径 ≤ 3.5mm；断面皮部和髓部较宽厚
	二等		较一等品瘦小，直径 ≤ 0.5cm；有过桥，过桥长度 ≤ 3.0cm，断面皮部和髓部较窄，少数髓部有裂隙；间有碎节
	统货	无质量分级精选，单支，表面无毛须，质坚实，断面木质部黄色或金黄色，髓部和皮部红棕色或暗棕色。味极苦。有碎节，稍有残茎、焦枯、杂质	

规格	等级	性状描述	
		共同点	区别点
鸡爪连	一等	多聚成簇，分枝多弯曲，形如鸡爪，质坚实，断面不整齐，皮部橙红色或暗棕色木部鲜黄色或橙黄色，表面黄褐色，簇面无毛须。味极苦	肥壮，鸡爪中部平均直径≥24mm，单支数量≥7支，重量≥9.0g；间有长度不小于1.5cm的碎节和长度不超过2.0cm的过桥；断面髓部和皮部较宽厚，无焦枯
	二等		较一等品瘦小，单支数量≥5支，重量≥5.0g；有过桥，间有碎节；断面髓部和皮部较窄，少数髓部有裂隙；间有焦枯
	统货	无质量分级精选，多聚成簇，分枝多弯曲，形如鸡爪，有过桥，表面黄褐色，簇面无毛须，质坚实，断面木质部黄色或金黄色，髓部和皮部红棕色或暗棕色。味极苦。有碎节，单支	

注1：黄连药材虽然有黄连、三角叶黄连、云连3个来源，药材商品分别称为"味连""雅连""云连"，但目前市场上以"味连"为绝对主流商品，未见"雅连"商品，虽在个别中药材专业市场购买到商家自称为"雅连"的商品，但经检验为"味连"的"单支连"（横切面"味连"仅皮部有石细胞，"雅连"皮部和髓部均有石细胞）；"云连"虽在云南福贡、腾冲等地有栽培，但商品仅在当地有售，且多数为"云连"的全株，同时野生云连为国家保护植物，故本商品规格等级标准仅针对"味连"制定了相应标准。

注2：黄连习惯上以粗壮、坚实、无过桥，断面木质部金黄色或橙黄色为佳。主要因为黄连中小檗碱、表小檗碱、黄连碱等生物碱以皮部、髓部含量高，木质部含量最低，根茎粗壮、无过桥的黄连皮部和髓部所占比例大，生物碱含量高，故质量好；而根茎细小或过桥长者，皮部和髓部所占比例小，生物碱含量低，质量较差。

注3：市场上曾见被提取过的黄连药材，主要区别是断面颜色因提取程度的不同变深或变浅，味苦较淡，有时还带有淡淡的酸味。故标准中规定皮部橙红色或暗棕色，木部鲜黄色或橙黄色，味苦。

注4："鸡爪连"如加工不到位，根茎间会残留较多的须根和泥沙等杂质，但其总重量不超过《中国药典》规定。

（五）要求

除应符合 T/CACM 1021.1—2016 的第 7 章规定外，还应符合下列要求：①无变色。②无虫蛀。③无骠质。④无霉变。⑤杂质不得过 3%。

第八节 品质研究与评价

一、性状特征研究

对于黄连的性状质量评价，历代以来对黄连商品均有一定的认知，从外观上评判均有一定的标准。例如《范子计然》记载："黄连出蜀郡，黄肥坚者善。"《本草纲目》记载："黄连，汉末李当之本草，惟取蜀郡黄肥而坚者为善。"

市场调查发现，药商普遍认为撞净须根筛选后为选货，其余为统货，且以身干粗壮、残留叶柄及须根少、质坚实、断面红黄色者为佳。因此，质量优的黄连商品外观性状一般以粗壮、坚实，断面皮部橙红色，木部鲜黄色或橙黄色者为佳。黄连历代品质评价见表5-9

表5-9　黄连历代品质评价表

年代	品质评价	出处
东周	"黄连出蜀郡，黄肥坚者善。"	《范子计然》
梁代	"今西间者色浅而虚，不及东阳、新安诸县最胜。临海诸县者不佳。"	《本草经集注》
唐代	"蜀道者粗大节平，味极浓苦，疗渴为最。江东者节如连珠，疗痢大善。今澧州者更胜。"	《新修本草》
五代后蜀	"江左者节如连珠，蜀郡者节下不连珠，今秦地及杭州、柳州者佳。"	《蜀本草》
宋代	"黄连，生巫阳川谷及蜀郡、泰山，今江、湖、荆、夔州郡亦有，而以宣城者为胜，施、黔者次之。"	《本草图经》
宋代	"萧炳云：今出宣州绝佳，东阳亦有，歙州、处州者次。"	《证类本草》
明代	"黄连，汉末李当之本草，惟取蜀郡黄肥而坚者为善。"	《本草纲目》
清代	"道地：出宣城、秦地及杭州、柳州、蜀道、澧州、东阳、新安诸县者最胜。"	《本草品汇精要》
清代	"汉取蜀产，唐取澧州，今取雅州、眉州者为良。"	《本草乘雅半偈》
清代	"产川中者，中空，色正黄，截开分瓣者为上，云南水连次之，日本、吴、楚为下。"	《本经逢原》
清代	"黄连，本经上品，今用川产，其江西山中所产者，谓之土黄连……湖北施南出者亦良。"	《植物名实图考》
1932	"四川出者为川黄连，产雅州及峨眉山等处。秋季出新。产云南者，为云连，出古涌县。有名西连者，出四川万县。"	《药物出产辨》
1963	以条肥壮、连珠形、质坚重、断面红黄色者为佳	《中国药典·一部》
1977	以条粗壮、质坚实、断面红黄色者为佳	《中国药典·一部》
1999	则以身干粗壮、残留叶柄及须根少、质坚实、断面红黄色者为佳	《中华本草》
2006	以条肥壮、连珠形、质坚实、断面红黄色、无残茎及须者为佳	《中药大辞典》

二、显微特征研究

杨靖雯等从手触感得到启示，对味连和雅连须根残基横切面进行研究，结果显示：

味连木质部木化程度不严重且木质部相对较粗，受力面积相对较大，这两点导致手触须根残基时不扎手；而雅连正好相反，木质部木化程度严重且木质部相对较细，受力面积相对较小，这两点导致手触须根残基时，很扎手。

张林碧对 4 个品种的黄连组织进行鉴别研究，特别是将短萼黄连与其他品种进行比较，发现其横切面的基本组织特征与其他品种相似，但 4 个品种的厚壁细胞的有无和分布各不相同。

三、含量测定研究

应懿等采用离子对高效液相色谱法，对从味连中检测出的 5 种生物碱进行研究，结果显示：其含量由高到低的顺序为小檗碱＞黄连碱＞巴马汀≥表小檗碱＞药根碱，它们之间的含量比例约为 7.7∶2.5∶2.2∶2.1∶1。

方清茂等对峨眉野连、西藏黄连、云南黄连、线萼黄连、味连、短萼黄连测定黄连碱、表小檗碱的含量，结果显示：不同品种的黄连中黄连碱的含量均在 1% 以上，所有的黄连均含有黄连碱、表小檗碱、小檗碱、巴马汀、药根碱的五个峰，它们之间的含量比例为 1.5∶1∶6∶1.5∶0.8。

赵庆国等通过紫外分光光度法测定不同品种和产地的黄连的总生物碱含量，发现总生物碱的含量为 5.80%～9.31%，其中云连含量最高，味连（南岸味连）含量最低。徐国良等采用酸性染料比色法测定黄连中总生物碱的含量，测得黄连中总生物碱含量为 0.1125g/g。

盛彧欣等采用高效液相色谱紫外线检测器（HPLC-UV）方法建立了黄连药材指纹图谱，应用 HPLC-MS 联用技术指认了主要色谱峰，并对黄连药材中的小檗碱、巴马汀和药根碱进行含量测定，结果指认了黄连药材指纹图谱中 7 个主要的色谱峰，含量测定结果表明在不同的栽培条件中，遮阴条件、生长年限对黄连中小檗碱、巴马汀和药根碱的含量影响较大，而种植密度的影响不是很明显。另外，该研究还显示运用现代生态技术栽培的黄连，这 3 种生物碱的含量均高于对照药材或与之基本相当。

四、指纹图谱研究

建立黄连 HPLC 指纹图谱能显著提高黄连中各类成分检测的灵敏度，有效增加黄连药材共有峰数量，可为该药材多成分的质量控制提供借鉴。目前，用于黄连指纹图谱的分析方法有毛细管电泳法、红外光谱法、高效液相色谱法、核磁氢谱法等。张亮等采用高效液相色谱法，对湖北利川黄连进行分析，并制定出湖北利川黄连的指纹图谱，为黄连药材的质量评价提供了参考。该研究选取了湖北利川 10 批样品，依据《中国药典》中的方法进行梯度洗脱，得到了盐酸小檗碱对照品色谱图和 10 批黄连药材指纹色谱图（图 5-6、图 5-7）。

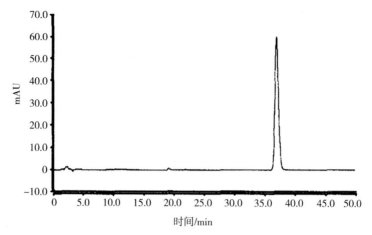

图 5-6　盐酸小檗碱对照品色谱图

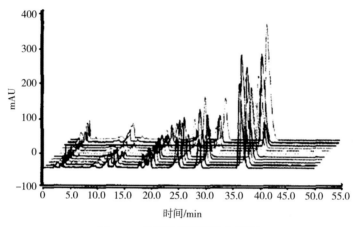

图 5-7　批黄连药材指纹色谱图

　　应加速开展黄连指纹图谱建立研究，进而建立全面的黄连指纹图谱数据库，为黄连品种身份鉴别提供基础数据。黄连指纹图谱数据库数量庞大，人工统计较不现实，进一步开展黄连品种识别数据库系统的设计研究，可以方便管理黄连指纹图谱数据，便于进行黄连指纹图谱查询和品种识别，有利于种苗管理机构建立图谱查询系统，从而大力推广黄连指纹图谱数据库的应用，严格把关品种选择，进而更好地指导生产中的品种择优和保护育种者权益。

第九节　化学成分与药理作用

一、化学成分

　　黄连主要化学成分为小檗碱（berberine）、黄连碱（coptisine）、表小檗碱

（epiberberine）、小檗红碱（berberrubine）、掌叶防己碱（palmatine）、非洲防己碱（columbamine）、药根碱（jatrorrhizine）、甲基黄连碱（worenine）、木兰花减（magnoflorine）、阿魏酸（ferulic acid）、黄柏酮（obakunone）、黄柏内酯（obakulactone）等。黄连药性苦寒，主热病邪入心经之高热、烦躁、谵妄或热盛迫血妄行之吐衄，湿热胸痞、泄泻、痢疾等疾病。

二、药理作用

（一）药效学研究

随着时代的变迁，黄连的功效也在进一步被开发利用，其中以清热泻火解毒应用最多，特别是内服到外用的延伸，大大提高了黄连的药用价值。黄连现代药理研究相对较多，主要表现在如下几方面。

1. 抗微生物及抗原虫作用

黄连或小檗碱对溶血性链球菌、脑膜炎球菌、肺炎双球菌、霍乱弧菌、炭疽杆菌及金黄色葡萄球菌皆有较强的抑菌作用，对痢疾杆菌、白喉杆菌、枯草杆菌、绿色链球菌均有抑制作用，对肺炎杆菌、百日咳杆菌、鼠疫杆菌、布氏杆菌、破伤风杆菌、产气荚膜杆菌、结核杆菌等亦有效。

2. 对循环系统的作用

静脉注射或口服小檗碱对麻醉（犬、猫、兔）或不麻醉（大鼠）动物，均可引起血压下降。

3. 对平滑肌的作用

小檗碱除对血管平滑肌起松弛作用外，对其他平滑肌如子宫、膀胱、支气管、肠胃道等都具有兴奋作用。

（二）安全性研究

中药的产地与道地性都是随着历史的变迁而发生着变化的，如人参始产于山西上党，而现在以东北为产地和道地。黄连也发生着类似的产地与道地产区的变迁。其由"出宣州绝佳"到如今的萎缩，由于经济的发展，现在安徽宣城地区极少栽培黄连。经调查发现，现在黄连以四川、重庆、湖北作为最大的主产区，陕西、湖南、贵州、安徽、浙江、云南有少量栽培。经调查，近代主流商品流通以味连为主，部分地区也以连须（须根）、剪口连（叶柄基部）、千子连（叶柄）和黄连叶等作为黄连的代用品。彭福等采用 HPLC 法测定黄连不同部位中 6 个生物碱的含量，结果表明：除盐酸药根碱外，其余 5 个生物碱（盐酸非洲防己碱、盐酸表小檗碱、盐酸黄连碱、盐酸巴马汀、盐酸小檗碱）含量在根茎中均最高；除盐酸非洲防己碱外，其余 4 个生物碱在须根中的量均高于叶。

从黄连不同部位的生物碱含量来看，传统用药部位（根茎）是黄连药用化学成分富集的主要部位，但非传统用药部位（须根、叶）也含有一定量的药用化学成分，须根中盐酸药根碱的含量甚至超过了根茎，而其盐酸小檗碱的含量甚至达到或超过一些小檗属植物根中的含量。虽然《中国药典》规定黄连以根茎入药，这只是一种药用部位分类方法，这种分类方法便于黄连商品的鉴定、经营管理和贸易，但对药用资源来讲具有一定的局限性。建议开发提取非传统药用部位中的生物碱，以减少资源的浪费，推广中药材的可持续发展。

第十节 临床应用与产品开发

一、临床应用

（一）临床常用

1. 治疗痞证呕吐及消渴

黄连与干姜、半夏或附子相配，可治疗中焦脾胃升降逆乱所致之痞证，如《伤寒论》中治心下"但满而不痛者"的半夏泻心汤，治"胃中不和，心下痞硬，干噫食臭，胁下有水气，腹中雷鸣下利者"的生姜泻心汤，治"腹中雷鸣，心下痞硬而满，干呕，心烦不得安"的甘草泻心汤，治"心下痞，按之濡，其脉关上浮者"的大黄黄连泻心汤，治"心下痞，而复恶寒汗出者"的附子泻心汤等。

2. 治疗痢疾、腹泻及湿热

黄连善祛大肠湿热而止痢，如《神农本草经》谓其主"肠澼，腹痛下利"，《证类本草》记载其主"五脏冷热，久下泄澼脓血"等。

3. 治疗心经火热

黄连大苦大寒，主入心经，尤善清心经火热，故有"黄连泻心"之说。

（二）临床进展

随着时代的变迁，黄连的功效也在进一步被开发利用。现代黄连的临床药用多以中药方剂的形式出现，是对古代黄连研究的升华。如黄连温胆汤对各种疾病伴随的眩晕疗效甚佳，黄连阿胶汤治疗焦虑、失眠等效果显著。同时黄连也以其单体成分或复方制剂应用于细菌性痢疾、慢性腹泻、结肠炎、胆囊炎、心律失常及病毒性心肌炎等，均具有显著的临床疗效。现代黄连的药用研究以抗微生物、抗原虫、对血液循环系统的作用为多，另外也涉及抗癌、抗放射及对细胞代谢、高血压病的治疗，并取得了一定的成果。特别是治疗菌痢、流行性脑脊髓膜炎、大叶肺炎、肺结核、妇科疾病等方面，黄连的疗效比较肯定，与历代本草记载的功效以及现代药用基本相同，因此现代应用较广。

二、产品开发

黄连药材在抗菌、抗炎、解热等方面作用比较明显，具有"中药抗生素"的美称。市场上以黄连药材为君药开发的药品有黄连上清丸、牛黄上清丸、清胃黄连丸、黄连羊肝丸、黄连双清丸、黄连胶囊、香连片、葛根芩连丸、导赤丸、万氏牛黄清心丸等中成药。但黄连的研发力度仍有待提高，尤其是在抗氧化、抗心肌缺血、抗癌等方面需多投入。

第十一节 展 望

一、提倡黄连须根、叶柄、叶均入药，减少资源浪费

黄连尚有其他野生品种在各地作为黄连药用，但这些野生黄连产量较低，尚未形成商品流通。部分地区也以连须（须根）、剪口连（叶柄基部）、千子连（叶柄）和黄连叶等作为黄连的代用品。有文献记载部分生物碱在须根中的含量均高于叶。根茎是黄连药用化学成分富集的主要部位，但黄连须根、叶也含有一定量的药用化学成分，须根中盐酸药根碱的含量甚至超过了根茎，而其盐酸小檗碱的含量甚至达到或超过一些小檗属植物根中的含量。

虽然《中国药典》规定黄连以根茎入药，但这对药用资源来讲具有一定的局限性。建议开发非传统药用部位，通过对须根、叶柄等部位生物碱的提取，以减少资源的浪费，推广黄连药材的可持续发展。

二、打造以利川、十堰为中心的黄连品牌

湖北利川的森林覆盖率达 62.14%，平均海拔 1100m，夏无酷暑，冬无严寒，被誉为"避暑凉城"。利川气候的主要特点是光照不足，热量偏低，降水量充沛，气候差异明显。其境内生物、矿产、水能、风能资源丰富。利川被誉为坝漆之乡、黄连之乡、莼菜之乡、水杉之乡。

1956 年竹溪县桃源乡就被国务院授予"中国黄连之乡"称号。竹溪县境内植物多达2200 多种，其中药用植物 1200 多种，故有"竹溪草木半是药"之说。

湖北利川市、竹溪县为全国黄连种植示范基地，应以点带面全面推广，从源头加强中药质量保障，推动传统中药材种植产业转型升级，建立中药材生态种植系统，从而顺势推进湖北中药材产业的发展，建立全国先进的黄连产业园，打造一支有湖北特色、湖

北风格、湖北品牌的一流企业队伍。

三、产业发展展望

黄连为名贵的传统中药，早在两千年前已入药用，历代本草均将其列为上品。湖北是味连最大的主产区之一，资源丰富，年产量高，属于湖北最有影响力药材之一。近年来政府对中医药事业的发展投资热度与日俱增，黄连作为湖北的品牌药材，在品种优质、饮片优质、新药研发等问题上需加大投资力度。

我们要多研发经方，在糖尿病、癌症等研究方面要建立国际先进的研发基地，以研发公司＋农户＋医院结合的方式，既能助农，又能保证临床质量。产学研一体化模式能够更好地创建湖北黄连品牌，保质临床，服务人民，惠赠社会。

参考文献

［1］陈嘉谟.本草蒙筌［M］.北京：人民卫生出版社，1988.

［2］郭成圩.黄连史曰［J］.中华医史杂志，1985，15（4）：196–200.

［3］国家药典委员会.中华人民共和国药典（2020年版）·一部［M］.北京：中国医药科技出版社，2020.

［4］国家中医药管理局.中华本草［M］.上海：上海科学技术出版社，1999.

［5］日华子.日华子本草［M］.合肥：安徽科学技术出版社，2005.

［6］胡安徽.从本草著作看黄连产地的分布变迁［J］.中国中药杂志，2011，36（17）：2453–2456.

［7］李昉.太平预览［M］.北京：中华书局，1960.

［8］李时珍.本草纲目［M］.第3版.北京：中医古籍出版社，1988.

［9］卢之颐.本草乘雅半偈［M］.冷方南，校点.北京：人民卫生出版社，1986.

［10］刘文泰.本草品汇精要（校注研究本）［M］.曹晖，校注.北京：华夏出版社，2004.

［11］南京中医药大学.中药大辞典［M］.上海：上海科学技术出版社，2006.

［12］尚志钧.梁·陶弘景《本草经集注》对本草学的贡献［J］.北京中医药大学学报，1999，22（3）：7–8.

［13］杨士瀛.仁斋直指方［M］.上海：第二军医大学出版社，2006.

［14］苏敬.新修本草［M］.上海：群联出版社，1955.

［15］苏颂.图经本草（辑复本）［M］.福州：福建科学技术出版社，1988.

［16］孙娟娟.10种中药材道地产地的本草文献研究［D］.北京：中国中医科学院中药研究所，2010.

［17］唐慎微.重修政和经史证类备用本草［M］.北京：华夏出版社，1993.

［18］陶弘景 . 名医别录［M］. 北京：人民卫生出版社，1986.

［19］王好古 . 汤液本草［M］. 北京：中国中医药出版社，2008.

［20］吴普 . 吴普本草［M］. 北京：人民卫生出版社，1987.

［21］吴其濬 . 植物名实图考［M］. 北京：商务印书馆，1956.

［22］吴仪洛 . 本草从新［M］. 北京：中医古籍出版社，2001.

［23］谢宗万 . 中药品种本草考证，正本清源，以正纠偏论［J］. 中药材，2003（21）：4-6.

［24］徐国良，熊友文，孙立波，等 . 酸性染料比色法测定黄连中总生物碱的含量［J］. 江西中医药大学学报，2010，22（4）：32-34.

［25］杨靖雯，崔旭盛，陈静，等 . 区分味连和雅连的显微鉴别研究［J］. 时珍国医国药，2020，31（2）：356-357.

［26］叶强 . 中国食疗本草新编［M］. 广州：广东高等教育出版社，1999.

［27］应懿，何志红，周世文，等 . 测定黄连中5种生物碱含量的高效液相色谱法研究［J］. 第三军医大学学报，2007，29（9）：843-845.

［28］张金渝，王波，金航，等 . 云南黄连不同部位有效成分及生物量的比较研究［J］. 中国中药杂志，2008，33（3）：311-313.

［29］张亮，龙澜，杨永康，等 . 湖北利川黄连HPLC指纹图谱研究［J］. 安徽农业科学，2015，43（19）：30-31，33.

［30］张林碧 . 黄连与短萼黄连的组织学鉴别研究［J］. 中国民族民间医药杂志，2003（6）：343-346.

［31］张璐 . 本经逢原［M］. 北京：中国医药科技出版社，2011.

［32］张元素 . 珍珠囊［M］. 北京：商务印书馆，1968.

［33］曾烨，王学奎，薛翔楠，等 . 湖北利川黄连不同生长龄期主要生物碱的分布及变化［J］. 中国实验方剂学杂志，2013，19（11）：123-126.

［34］曾烨，王学奎，周波，等 . 配方施肥对生长中期黄连养分和品质的影响［J］. 西南农业学报，2013，26（5）：1124-1928.

［35］赵宝林，刘学医 . 黄连的本草考证［J］. 中药材，2013，36（5）：832-835.

［36］赵庆国，吴素体，王颖，等 . 不同品种和产地黄连的总生物碱含量测定［J］. 时珍国医国药，2001，12（11）：974.

［37］方清茂，张浩，李章才 . RP-HPLC测定不同品种黄连中的黄连碱和表小檗碱［J］. 华西药学杂志，2003（4）：290-292.

［38］方忻平，王天志，张浩，等 . 黄连属植物根茎、根及叶生物碱的研究［J］. 中药材，1989，12（3）：33-35.

［39］刘三波，司海倩，王学奎，等 . 不同生长期利川黄连的成分分析［J］. 湖北农业科学，2015，54（23）：5949-5951.

［40］马玉涛，朱登岩，林天晓，等 . 壮苗稀植对黄连早期生长及主要生物碱含量的影响［J］. 时珍国医国药，2021，32（2）：450-453.

［41］彭福，瞿显友，钟国跃，等.HPLC 法测定黄连不同部位中 6 个生物碱［J］.中草药，2012，43（3）：509-512.

［42］盛彧欣，张金兰，孙素琴，等.不同栽培条件黄连的质量分析与评价［J］.药学学报，2006，41（10）：1010-1014.

［43］司海倩，封海东，张振，等.石柱黄连主要生物碱的测定［J］.湖北农业科学，2018，57（21）：118-120.

［44］Alami M M，Xue J，Ma Y，et al. Structure, diversity, and composition of bacterial communities in rhizospheric soil of *Coptis chinensis* Franch under continuously cropped fields［J］. Diversity，2020，12（2）：57.

［45］Alami M M，Xue J，Ma Y，et al. Structure, function, diversity, and composition of fungal communities in rhizospheric soil of *Coptis chinensis* Franch under a successive cropping system［J］. Plants，2020，9（2）：244.

［46］Liu Y，Wang B，Shu S，et al. Analysis of the *Coptis chinensis* genome reveals the diversification of protoberberine-type alkaloids［J］. Nature Communications，2021（12）：3276.

［47］Alami M M，Pang Q，Gong Z，et al. Continuous Cropping Changes the Composition and Diversity of Bacterial Communities：A Meta-Analysis in Nine Different Fields with Different Plant Cultivation［J］. Agriculture，2021（11）：1224.

［48］Wang Y，Sun J，Zhao Z，et al. Multiplexed massively parallel sequencing of plastomes provides insights into the genetic diversity, population structure, and phylogeography of wild and cultivated *Coptis chinensis*［J］. Frontiers in Plant Science，2022（13）：923600.

第六章　茯　苓

　　茯苓为多孔菌科真菌茯苓 *Poria cocos*（Schw.）Wolf 的干燥菌核，始载于《神农本草经》，被列为上品，具有利水渗湿、健脾、宁心等功效，用于水肿尿少、痰饮眩悸、脾虚食少、便溏泄泻、心神不宁、惊悸失眠，是我国药食两用的中药大品种，也是湖北省道地优势药材，素有"白银"之称。湖北种植茯苓历史悠久，是全国 3 大主产区之一。据湖北省《罗田县志》记载：元朝（罗田）即有茯苓种植，至今已有 500 多年历史。清乾隆三年（1738）湖北优质罗田茯苓即正式挂上"九资河"牌号向蒙古、日本及东南亚等地销售；1915 年"九资河茯苓"参展在美国旧金山举办的巴拿马万国博览会，并以其优良的商品质量倍受赞赏。

　　大别山脉南麓的罗田县、英山县，生态环境优越，茯苓产量约占全国总产量的 1/4，产品质量优良。罗田、英山 2 个茯苓基地是全国首次通过国家 GAP 认证的菌类药材基地。罗田"九资河茯苓"及英山"英山茯苓"为国家地理标志产品，英山"楚吉茯苓"为国家生态原产地保护产品。大别山茯苓以其"道地质优"享誉海内外。

　　茯苓种植已成为大别山区的支柱产业，对地方经济发展起到了积极推动作用。此外，鄂西南、鄂西北等地受政府"茯苓西移"政策引导，积极进行茯苓引种栽培，发展成了茯苓的新生产区。在国家、湖北省及地方政府的大力支持下，湖北的茯苓科研、产业发展将迈向一个新台阶。

第一节　基原和品种

一、别名

九资河茯苓、白茯苓、云苓、伏灵、伏菟等。

二、基原

（一）来源

茯苓其物种来源于真菌茯苓 *Wolfporia cocos*（Schw.）Ryv. et Gilbn.，《中国药典》将其学名收载为 *Poria cocos*（Schw.）wolf。茯苓菌隶属于担子菌亚门 *Basidiomycotina*，层菌纲 *Hymenomycetes*，非褶菌目 *Aphyllophoracws*，多孔菌科 *Poliporaleae*，茯苓属 *Wolfporia*。目前，已知茯苓属中有二种真菌，即茯苓 *W. cocos*（Schw.）Ryv. & Gilbn. 和长白山茯苓 *W. cartilaginea Ryv.*，前者为《中国药典》收载品种。

（二）原菌核形态特征

茯苓菌核的形态各异，多为不规则球形，大小不一，表皮呈淡棕或棕褐色，质软有弹性。

三、生物学特性

茯苓在不同的发育阶段，表现出三种不同的形态特征，即菌丝体、菌核、子实体。这些特殊的形态结构特征，是茯苓长期适应环境条件与完成一定的生理功能的结果。

（一）菌丝体

菌丝体为茯苓的营养器官，由许多具分枝的茯苓菌丝组成。茯苓菌丝由茯苓担孢子在适宜的环境条件下萌发产生，菌丝经不断延伸扩大生长，进而形成菌丝体。茯苓菌丝直径 3 ～ 8μm，多核，具明显隔膜。菌丝间形成较多的"H"型菌丝融合，没有锁状联合。

茯苓菌丝体内的菌丝纵横交错，密集贯穿于基质中，或蔓延生长在基质表面形成气生菌丝。这样的结构，可使菌丝与基质保持极大的接触，从而保证菌丝体对营养物质和水分的吸收、转化和运输。外观上，茯苓菌丝体呈白色绒毛状。有的菌丝体聚集在一起呈束状，俗称"菌索"或"菌束"。

实验室用试管或培养皿培养茯苓菌种时，常可见到同心环纹放射状的菌落。这种菌落的形成，是菌丝体开始生长时紧贴基质表面，并向四周作放射状延伸，组成菌丝较薄弱的同心环纹，随着菌丝体向前生长，形成具有许多气生菌丝组成较致密的同心环纹，彼此相间排列，以致逐渐形成具有多个同心环纹的菌丝菌落。随着气生菌丝不断增加，直到充满整个试管或培养皿表面，使环纹逐渐不明显，最终消失。尽管同心环纹的菌落最后消失，但是这种"同心环纹菌落"的形态，仍可作为茯苓菌丝体早期生长的鉴别特征，具有一定的指导意义。

（二）菌核

菌核为茯苓营养储藏及休眠器官，由大量茯苓菌丝紧密聚集而成，并积累有大量营养物质。菌核一般生于土壤中的松根或松木上，有的也可在脱离松木或松根一定距离处产生，但菌核与松木间可见有茯苓菌丝形成的较粗壮的菌索相连。通常将此菌索称作"蒂"，将该种菌核称作"离身苓"或"吊式苓"。

茯苓菌核多呈球形、椭球形、长球形、不规则块状，重量几十克至几十千克不等。新鲜时质软，易破碎；干后坚硬，不易折开。表层皮壳状，称为茯苓皮，粗糙多皱缩，新鲜时淡棕或棕褐色，干后深褐至黑褐色。

皮内称为茯苓肉，靠近皮下部位呈棕黄色，内部白色。在光学显微镜下观察，菌核中的菌丝因相互挤压，多呈不规则藕节状或团块状，近皮处为较细长且排列致密的棕色菌丝。

（三）子实体

子实体为茯苓的繁殖器官，常生于菌核表面，在较老化的菌丝体上亦可见到。子实体蜂窝状，大小不一，无柄平卧，厚 0.3～1cm，初时白色，老后或干后变为淡黄白色。

子实体孔管密集呈蜂巢状，孔管壁薄，长 2～3mm，直径 0.5～2mm，孔口多角形至不规则形，老化后逐渐变为齿状。孔管内壁表面发育形成子实层，其上着生多个担子，无囊状体。担子棍棒状，（19～22）μm×（5～7）μm，上生 4 个小梗，每个小梗上各产生 1 个担孢子。

担孢子长椭球形或近圆柱形，有的略弯曲，有一歪尖，（6～11）μm×（2.5～4）μm，用核荧光染料 Hoechese33258 染色，可见约 75% 的担孢子呈双核，孢子印灰白色。

第二节　本草考证

一、名称考证

我国最早记载茯苓的史料为汉代的《史记》，当时将茯苓称为伏灵、伏神、伏兔。《史记·龟策传》记载，"（茯苓）盖松之神灵之气，伏结而成，故谓之伏灵、伏神也"，"下有伏灵，上有菟丝（菌丝体），故又名伏兔，或云其形如兔故名亦通"。据明《本草纲目》考证："俗作苓者，传写之讹尔。"由此推测，茯苓是由"伏灵"传写误讹演变而成。茯苓之名始见于汉代成书的中医典籍《神农本草经》，被列为"主养命以应天"的"上品"。因《神农本草经》原本散佚，后世辑本有的仍称之为伏灵或伏兔、伏菟、茯菟等。

茯苓为常用中药，历代本草典籍均有收录和记载，但在我国不同历史时期，曾被赋予不同的名称。魏《广雅》称茯苓为"茯蕶"，似为茯苓之音异。唐《酉阳杂俎》称之为"绛晨伏胎"。明《记事珠》称之为"不死面"。据分析，此因著者（刘国翰）发现新鲜茯苓粉末具有恢复的能力，可以重新长出新生茯苓的缘故。其原因是茯苓粉末内富含生命力强的菌丝体，一旦遇到适宜的环境条件，即可迅速繁殖。鉴于对茯苓与松树间密切关系的观察，明《本草纲目》将茯苓称为"松腴"，似释为松树丰腴的部位；《广西中药志》载之为"松薯"；《湖北中草药志》载之为"松苓"。根据产地商品特征，清《滇南虞衡志》将茯苓称为"云苓"；《生药学》尚有"安苓"的记载。另外，《新华本草纲要》收载不同产区的茯苓异名有玉苓、万灵精、不死曲、金翁、更生等。

随着人们对茯苓认识的不断深入，经探索发现，茯苓菌核的不同部位有着不同的药用功效，使茯苓药用名称和药用范畴逐渐拓展。我国南北朝时期《本草经集注》即增加了"赤茯苓""茯神"，明《本草纲目》又增加了"茯苓皮""茯苓木"药用名称及药用功效的记载，并一直沿用至今。

二、基原考证

我国古代崇尚自然，认为万物皆有灵，物久则成神。由于茯苓与松树关系密切，长期以来人们认为：（茯苓）乃樵斫多年之松根之气所生，盖根之气抑郁未绝，其津气盛者，发泄于外，结为茯苓（宋《本草衍义》）。19世纪以来，全球科技发展迅速，国内外医药和生物学者通过大量观察和试验，确认茯苓是一种低等生物真菌。由于当时未发现茯苓的有性孢子，1822年Schweiniz将其列为半知菌类，无孢菌群，小菌核菌属，定名为 *Sclerotium cocos* Schw.，其后尚有 Rumphinus 将其定名为 *Pachma hoelens* Rumph.，Franchet 将其定名为 *Pacyma cocos* Fr. 等，直至1922年德国生物学家 Wolf 发现了茯苓的子实体，完成了茯苓有性世代研究，将其改列为多孔菌科，卧孔菌属，将其定名为 *Poria cocos*（Schw.）Wolf。

国外茯苓研究动态传入我国较迟。1934年，《中华新药物学大辞典》将茯苓由传统的"寓木类"改为"菌类"，并引用了国际通用的拉丁学名，但应用了较早期的 *Pachyma cocos* Fr.。1936年，《中国植物图鉴》将茯苓列为"菌核根菌类"，拉丁学名定为 *Poria cocos* Wolf（*Pachyma cocos* Fr.）。1960年，徐国钧《药材学》对茯苓拉丁学名的演变做了如下收载：*Poria cocos* Wolf［*Pachyma hoelens* Rumph.＝*Pachyma cocos*（Fr.）Wolf］。1963年，《中国的真菌》确定茯苓的拉丁学名为 *Poria cocos*（Schw.）Wolf。《中国药典》1963年版采用了此学名，并一直沿用至今。

三、道地性考证

通过历代本草典籍收载的茯苓多处产区可以看出，我国茯苓野生资源分布非常广泛，最早采收利用的产区为山东泰山。明代以前，茯苓的产区主要集中在山东、河南、陕西一带，同时，浙江建德、广西玉林、四川宜宾等均为茯苓的较早产区。同时，南方诸省的野生茯苓如产于福建的"闽苓"，安徽的"皖苓"，四川的"川苓"等也逐渐形成产区。据清《麻城县志》记载，湖北省麻城市当时即有茯苓药材的采收和栽培。通过对《中国古今地名大辞典》等资料的初步查考，有很多以茯苓命名的地名，如江苏省射阳县茯苓中路，湖北省武汉市硚口区茯苓巷，麻城市茯苓窠、茯苓垴、茯苓塝，随州市茯苓塆，老河口市茯苓沟，丹江口市茯苓村、小茯苓村，郧西县茯苓沟村，重庆市奉节县茯苓窝，永川区、城口县、铜梁区、大足区等的茯苓村多达 15 个，但均为南方村庄，由此可显示茯苓在南方分布较广，对茯苓的认识和应用也较广泛。

随着茯苓医疗保健作用的不断增加，野生资源逐渐不能满足市场需要，从而促进了茯苓野转家种和生产栽培产业的发展。

古代，我国药材产区广大农民在采收、利用野生茯苓资源的同时，长期坚持不懈地进行着野生转为家种的探试。由南北朝时期《本草经集注》有关"（茯苓）彼土人乃假斫松作之，形多小，虚赤不佳"的记载可以推断，我国产区农民在一千五百多年前即进行了茯苓野转家种的探索。由南宋《癸辛杂识》记载的"近世村民乃择其小者，以大松根破而系于其中，而紧束之，使脂渗入于内，然后择其地之沃者，坎而瘗之，三年乃取，则成大苓矣"可以看出，当时茯苓栽培技术已与近代相近。这一时期，全国大部分产区虽在进行野转家种的尝试，但未形成较大规模的生产种植，茯苓商品家野兼有，以采挖野生资源为主，主要产区在山东 – 河南 – 陕西一带，栽培用材主要为温性松树，如油松 *Pinus bulaeformis* Garr.、赤松 *Pinus densiflora* Sieb.et Zucc. 等。

宋末至明初，我国北方连年战乱，民不聊生，森林资源迭遭破坏，经济发展滞缓，药材生产严重受挫，原以北方为主的茯苓栽培产区相应南迁至鄂、豫、皖交界的大别山区，并逐渐形成大规模栽培，生产提供的商品供应全国，成为全国茯苓的主要产区，并一直延续至 20 世纪 60 年代末。据湖北省《罗田县志》记载：元朝（罗田）即有茯苓种植，至今已有 500 多年历史。清乾隆三年（1738）湖北优质罗田茯苓，即正式挂上"九资河"牌号向蒙古、日本及东南亚等地销售；1915 年"九资河茯苓"参展在美国旧金山举办的巴拿马万国博览会，并以其优良的商品质量倍受赞赏。1956 年，湖北茯苓产量高达 3250 吨，约为当时全国产量的 60%。1977 年，湖北英山、罗田、麻城，安徽岳西、金寨、霍山等大别山茯苓产区县被定为全国茯苓外贸出口基地，并于 1984 年及 1997 年，分别被定为全国茯苓药材生产基地。该时期的主要技术特点为：栽培用材主要为暖性松树，如马尾松 *Pinus massoniana* Lamb.、云南松 *Pinus yunnanensis* Franch. 等，并进行削皮留筋、锯筒码晒等处理；使用新鲜菌核为种源进行扩大繁育。故该时期俗称为茯苓的"肉引栽培"时期。

20 世纪 70 年代初，全国茯苓等多种中药材供应极度紧缺，为缓解当时常用中药材供销失衡及"配方难"的现状，中国药材公司在当时"计划经济"的框架内，组织湖北、安徽技术人员，调运茯苓鲜种（新鲜菌核），支援福建、广东、广西、云南进行引种栽培，在全国推广茯苓种植技术，发展茯苓新区生产，使茯苓药材产区由原鄂豫皖大别山区，转变为浙闽、闽粤赣、粤桂、赣湘、湘桂黔等6大产区，主要产区县为湖北罗田、英山、麻城，安徽岳西、霍山、金寨，河南商城，广东信宜、高州、新丰，广西岑溪、苍梧、玉林，福建尤溪、三明、沙县，云南禄劝、武定等地。该时期的主要技术特点是：以应用微生物组织分离技术培育的茯苓纯菌丝菌种，代替传统鲜菌核作为种源进行茯苓栽培，逐渐推广至全国。故该时期俗称为茯苓的"菌种栽培"时期。

四、品质评价考证

清乾隆三年（1738）湖北优质罗田茯苓，即正式挂上"九资河"牌号向蒙古、日本及东南亚等地销售。1915年"九资河茯苓"参展在美国旧金山举办的巴拿马万国博览会，并以其优良的商品质量倍受赞赏。"九资河茯苓""英山茯苓"被授予国家地理标志保护产品。2022年，九资河茯苓入选第四批"湖北老字号"名单；英山"楚吉茯苓"获得国家生态原产地保护产品，成为我国茯苓名优产品品牌。大别山茯苓以其"道地质优"享誉海内外。

五、加工与炮制考证

茯苓的炮制方法远在汉代就有记载。汉代记载茯苓去皮法（《中藏经》）。南北朝有削除去黑皮法（《本草经集注》）。唐代有作丸散者，皆先煮之两三沸乃切曝干（《新修本草》）；细切（《千金翼方》）；擘破如枣大，清水渍法（《外台秘要》）。宋代有以水中澄去浮者，炒用（《博济方》）；削去皮，切为方寸块（《苏沈良方》）；凡采得后，去皮心神了，捣令细，于水盆中搅令浊，浮者去之，是茯苓筋（《证类本草》）；去黑皮到焙（《太平惠民和剂局方》）；微炒（《小儿卫生总微论方》）；为末，水飞过（《传信方》）；与猪苓同煮（《妇人大全良方》），乳拌法（《扁鹊心书》）。金元时代有同糯米一处蒸熟（《儒门事亲》）；酒浸与朱砂同用（《汤液本草》）；面裹煨法（《卫生宝鉴》）。明代有炒令黄，切片饭上三次焙干，用天花粉煮（《普济方》）；蒸过，去黑皮（《奇效良方》）；乳汁炙（《滇南本草》）；酒浸，去心（《医学入门》）；人乳拌浸透，晒干，蒸过（《证治准绳》）；人乳浸过，煮干（《寿世保元》）；酒拌蒸（《景岳全书》），砂仁蒸法（《济阴纲目》）。清代有桂、酒拌晒，童便浸切（《本经逢原》）；酒煮（《沈氏尊生书》）；土炒（《妇科玉尺》）；姜汁拌晒（《类证治裁》）；雄黄染黄法（《时病论》）。现行有净制、切制（《中国药典（1995年版）》），朱砂制（《中国药典（1963年版）》），米汤制、明矾米汤制（《中国药物学集成》），土制法（《历代中药炮制法汇典》）。

六、功效与应用考证

茯苓甘淡性平而温，有利水渗湿、健脾、宁心之功。《神农本草经》列茯苓为上品，言其"主胸胁逆气，忧患惊邪恐悸，心下结痛，寒热烦满，咳逆，口焦舌干，利小便。久服安魂、养神、不饥、延年"，对其扶正祛邪、利水、安神的功能进行了描述。宋代《日华子本草》言其"补五劳七伤，安胎，暖腰膝，开心益智，止健忘"，强调了茯苓补益之功。《本草纲目》对其多种作用（包括补与泻）解释得更加详细，如言："茯苓气味淡而渗，其性上行，生津液，开腠理，滋水源而下降，利小便，故张洁古谓其属阳，浮而升，言其性也；东垣谓其为阳中之阴，降而下，言其功也。"本品甘淡性平，入心、肺、脾、肾诸经，甘则能补，淡则能渗，功能利水渗湿，又可补脾、宁心，用于小便不利、水肿胀满、痰饮咳逆、呕吐、脾虚食少、泄泻、心悸不安、失眠健忘。

茯苓甘淡渗湿，"功专行水"（《本草分经》），且药性平和，无寒热之偏，利水而不伤阴，"最为利水除湿要药"（《本草求真》），凡水肿、小便不利，无论寒热虚实，均可用之。若治水湿内停之水肿、小便不利者，常与猪苓、泽泻、白术等同用，如五苓散（《伤寒论》）。治脾肾阳虚之水肿，常与附子、白术等同用，如真武汤（《伤寒论》）。治水热互结，阴虚小便不利，水肿者，常与滑石、阿胶、泽泻等同用，如猪苓汤（《伤寒论》）。

茯苓主入脾经，"味独甘淡，甘则能补，淡则能渗"（《药品化义》）；既能健脾补中，又能渗利水湿而止泻，"为补利兼优之品"（《要药分剂》），适宜于脾虚湿盛之食少倦怠、便溏泄泻，常与白术、山药、薏苡仁等同用，如参苓白术散（《太平惠民和剂局方》）。若治脾胃虚弱、脘腹胀满、呕吐泄泻、不思饮食等，常与党参、白扁豆、木香等同用，如小儿健脾散。

茯苓渗湿健脾，使湿无所聚，痰无由生，"为渗湿利痰之主药"（《医学衷中参西录》），适宜于脾失健运、湿聚成痰所致的咳嗽痰多、色白易咯者，常与半夏、陈皮等同用，如二陈汤（《太平惠民和剂局方》）。若治中阳不足，饮停胸胁，症见胸胁胀满、目眩心悸、短气而咳者，常与桂枝、白术、甘草同用，如苓桂术甘汤（《金匮要略》）。

茯苓味甘，能益心脾，"善安心神"（《药性论》），常用于心脾两虚、气血不足之心悸怔忡、健忘失眠，常与人参、当归、酸枣仁等同用，如归脾汤（《济生方》）。若心神不交之神志不宁、惊悸健忘、失眠等，可与党参、远志、石菖蒲同用，如宁神定志丸。

《中国药典》确定茯苓可"利水渗湿，健脾，宁心。用于水肿尿少，痰饮眩悸，脾虚食少，便溏泄泻，心神不安，惊悸失眠"，基本继承了古代本草方剂的上述功用。

然而从历代本草记载和古代方剂应用中，还能提炼出茯苓生津止渴、补肾强壮、止咳化痰、降逆止呕、息风止痉和安胎等功能，但目前《中国药典》未予收录。

如《神农本草经》记载茯苓主"口焦舌干"，《名医别录》明确茯苓能"止消渴"，《本草纲目》曰其"生津液"，古代含茯苓的119首复方治疗消渴、消肾小便白浊、虚渴、烦渴烦躁、消渴后虚乏、消中等，据此推测茯苓具有生津止渴功能。明代医家方谷所著《本草纂要》认为，茯苓的"治渴"，是"利水活津之妙"，与一般止渴药作用不同，见解精辟。在历代医籍中，主用或配用茯苓治疗消渴的古方很多。如治诸消渴方，用茯苓2斤，白蜜4升，上2味，于铜器中重釜煎，以两茎薤白为候，黄即煎熟，先食服如鸡子大，每日3次，方见《千金翼方》茯苓煎。治消渴累年不愈，《圣济总录》有莎草根散方，用莎草根（去毛）1 两，白茯苓（去黑皮）半两，为细末，每服 3 钱匕，陈粟米饮调下，不计时候。若消渴因上盛下虚，心火炎烁，肾水枯涸，不能交济而成渴证，可用白茯苓、黄连各 1 斤，为末，熬天花粉作糊，丸梧子大，每温汤下 50 丸，方见《本草纲目》引《德生堂经验方》。《太平惠民和剂局方》玄兔丹是治疗三消渴利良药，药用菟丝子（酒浸通软，乘湿研，焙干，别其末）10 两，五味子（酒浸，别为末）7 两，白茯苓、干莲肉各 3 两，上为末，别研干山药末 6 两，将所浸酒余者添酒煮糊，搜和得所，捣数千杵，丸如梧子大，每服 50 丸，空心食前以米汤送下。治小儿因霍乱而渴不止，可用《太平圣惠方》白茯苓散：白茯苓 1 两，乌梅肉（微炒）1 分，干木瓜半两，上为粗散，每服 1 钱，以水 1 小盏，煎至 5 分。去滓令温，时时与服。

古代含茯苓复方还普遍用于治疗肾虚漏浊遗精、补虚固精、补虚益精髓、补壮元阳、补虚明耳目、补虚益髭发、补虚理腰膝。固肾藏精，其华在发，开窍于耳和二阴，腰为肾之府。《神农本草经》首载茯苓主"咳逆"。《药性论》云其"主肺痿痰壅"，古代含茯苓复方大量用于诸嗽、肺实、伤寒咳嗽、上气、冷嗽、肺痿等咳嗽类病症，以及痰饮、痰嗽、风痰、痰癖、痰实、寒痰、留饮、支饮等停痰留饮类病症。《药性论》首次提出茯苓"能开胃，止呕逆"，古代含茯苓复方治疗胃反、呕吐、呕哕、气呕者达 151 首。古代含茯苓复方中有 134 方用于"中风"，102 方用于"痉病"。前者多见神经功能缺损的异常表现，后者则以痉挛、抽搐为特征。《日华子本草》云其可"安胎"，古代含茯苓复方有 23 方用于"胎动不安"。本草文献未见论及茯苓的补肾强壮、止咳化痰、降逆止呕、息风止痉和安胎等功用，这些功效有待进一步考察。

七、文化考证

茯苓又名松茯苓、茯仙、福苓、玉灵等，从别名可以看出，茯苓所蕴含的文化特点。茯苓是一种名贵的中药材，在古代一直被认为是神物，人们将茯苓称为福苓或小神仙，赋予茯苓以仙气、神气。茯苓有了神性的象征，人们就认为其不易获得。如果要想得到它，就需要先做善事、做好事，否则，即使得到了，茯苓也会跑掉。茯苓是寄生于老松树根上的菌类植物，古代有"松脂化茯苓，千年为琥珀"的美丽传说。古人看到茯苓长在老松树根上，便以为它是松树精华所化生的神灵之物，积千年之久，则化为琥珀，因而，称茯苓为茯灵、茯神或松腴。

除了美丽的传说外，也有相关文献记载了茯苓的故事。西汉淮南王刘安等所著的《淮南子》中有"千年之松，下有茯苓，上有菟丝"之说。晋代葛洪的《抱朴子》记载了这样一个传说：有一位叫任子季的人，连续服用茯苓 18 年，天上的玉女就来与他相会，并且能有隐形之术，不食人间五谷，面孔和身体如同美玉一样的娇润。孙思邈的《枕中记》也有这样的记载："茯苓久服，百日病除，二百日昼夜不眠，二年役使鬼神，四年玉女来侍。"当然，这些都是神话传说故事，不过从中可以看出古人对茯苓的看法和认可，肯定茯苓的价值，同时也给后人留下了关于茯苓的朴实文化。

还有关于茯苓的诗词。唐代杜甫诗云："寄语杨员外，山寒少茯苓。归来稍喧暖，当为属青冥。翻动神仙窟，封题鸟兽形。并将老藤杖，扶汝醉初醒。"宋代黄庭坚《鹧鸪天》云："汤泛水瓷一座春，长松树下得灵根。吉祥老人亲拈出，个个教成百岁人。灯火焰焰酒醺醺，壑源曾未破醒魂。与君更把长生碗，略为清歌驻白云。"从这些诗词可以看出，找寻茯苓要到形似神仙窟一般的松树根上寻找，这里的"神仙窟""长松树下得灵根"道出了茯苓生长的环境。在云雾缭绕的山中老松树上，方能得到奇形怪状的茯苓，说明茯苓生长于千年松树之下，是集天、地、山林精华为一体的灵物。在人们的心目中，茯苓是具有灵性的一种生物。

茯苓与松树共生，人们在认识与利用茯苓时，就需要首先对松树有一定的认知。在认识松树价值的前提下，方能实现对茯苓价值的认可和利用，也才能充分挖掘茯苓所蕴含的文化价值所在。

在湖北，茯苓的文化也源远流长，湖北大别山地区的罗田县境内茯苓生产有2000余年的历史。全县茯苓生产以九资河为中心向周边地区辐射，所产茯苓均冠以"九资河茯苓"，产量质量均居全国之首。罗田县元朝即开始改茯苓野生为人工种植，主产于僧塔寺、白庙河、河铺、胜利。其中产量最高、质量最好的是僧塔寺的九资河，苓农有种万余窖者。中华人民共和国成立后，罗田县对茯苓的栽培和管理尤为重视，并积极组织技术交流。1960年，在九资河举办了全国茯苓培训班，推广九资河的种苓经验，来自全国苓区的技术人员29人参加学习；从1959年至1971年的13年间，先后派出技术人员22人至广东、云南等3省196县，实地传授技术；1985年，技术骨干120余人被聘请到广东、广西、云南、福建等省。在派技术人员的同时，罗田县还向四川、云南等地提供苓种2.5万公斤，并陆续向广东、广西、福建、湖南、安徽等省提供苓种。

九资河镇是闻名全国的茯苓之乡，堪称中国茯苓第一镇。

第三节 产地分布

一、生态环境

我国茯苓分布区多处于自然气候温和，雨量充沛，四季分明的北温带、北亚热带地区。鄂豫皖交界的大别山区是传统栽培产区。这里年平均气温16.4℃，其中7月份最热，平均气温28.4℃，1月份最冷，平均气温3.6℃；年平均降雨量1200～1400mm；年平均无霜期230d以上；年平均日照时数1960～2200h；年平均太阳辐射量110千卡/平方公里，其中春季约占26.2%，夏季约占35.2%，秋季约占22.8%，冬季约占15.8%。

野生茯苓广泛分布于海拔400～4000m的丘陵、低山、高山区。人工栽培见于海拔200～3000m的长江中游大别山区至云贵高原，适宜栽培区海拔为400～1500m的丘陵、山区。茯苓菌丝体和菌核大部分时间在土壤中生长发育。野生茯苓多生活在微酸性砂质的黄棕壤，一般含砂量 60% ~ 70%。人工栽培多选择疏松通气、排水良好，以山林麻骨土或林地麻骨土为主的黄棕壤。

二、分布与主产区

茯苓野生资源主要分布在我国，另外，美国、朝鲜、韩国、日本、印度、新西兰、澳大利亚等国也有分布。

据第三次全国中药资源普查收载，我国北纬 20° ~ 45°，东经 95° ~ 130° 的广大地区，包括吉林南部、辽宁南部、河北中南、山西东南、陕西南部、甘肃南部、四川中南、西藏东南部及山东、江苏、安徽、河南、湖北、福建、江西、湖南、贵州、云南、广东、广西、海南北部，均有野生茯苓资源分布。

20 世纪 70 年代初，全国茯苓等多种中药材供应极度紧缺，为缓解当时常用中药材供销失衡及"配方难"的现状，中国药材公司在当时"计划经济"的框架内，组织湖北、安徽的技术人员，调运茯苓鲜种（新鲜菌核），支援福建、广东、广西、云南进行引种栽培，在全国推广茯苓种植技术，发展茯苓新区生产，使茯苓药材产区由原鄂豫皖大别山区，转变为浙闽、闽粤赣、粤桂、赣湘、湘滇黔等 6 大产区。湖北茯苓传统道地产区主要有 3 个县、8 个乡（镇），即罗田县九资河、白庙河、河铺、胜利，英山县石头咀、草盘、陶家河，麻城市木子店 8 个乡（镇）。另外，茯苓的主要产区还有安徽岳西、霍山、金寨，贵州黎平、雷山、麻江、剑河、遵义、独山，云南宁洱、永平、景谷、楚雄、保山、永胜等地。

2020 年前后，随着社会经济的发展以及生活水平的提高，人们对茯苓的需求量与日俱增，出现了许多新兴的产区如湖北襄阳、保康、随州、恩施，江西赣州、吉安，广西百色，山西运城，四川广元，山东威海，陕西汉中、商洛，重庆彭水等地。

长期以来，产区始终延续"种茯苓、卖原料"的传统意识，只注重生产，对以茯苓为原料的产品研制极少。茯苓可以药食两用，历代宫廷御膳使用茯苓的记载屡见不鲜。这些资料为现代开发提供了难得的借鉴，展示出广阔的前景。湖北省茯苓研究团队充分利用国家和湖北省科研项目的契机，以技术为依托，建设茯苓药材规范化种植原料生产基地，进一步巩固和扩大规范化种植基地规模。2014 年，罗田、英山两个茯苓基地均通过国家 GAP 认证现场检查。

随着我国经济的腾飞发展，医药需求大幅度增加，茯苓药材产量也相应增加。2021年，我国茯苓鲜货产量已达 40800 吨。目前，湖北大别山地区包括罗田、英山、麻城部分地区为湖北茯苓栽培的主要产区。近年来，随着人们对健康的重视程度日益加强及茯苓大健康产品的大量开发，人们对茯苓的需求日益增加，湖北许多新兴产区如湖北襄阳、十堰、保康、随州、恩施也有大规模种植。湖北茯苓平均年产量 10000 吨左右，约为全国的 1/4。

第四节 种植技术

茯苓栽培的种源，来源于人工分离、培育的茯苓纯菌丝菌种，经过提纯、复壮，扩大培养成原种；原种进一步扩大培养为栽培种，直接用于栽培。茯苓有多种栽培模式，其中以"段木坑穴栽培"为主，通过定点诱引栽培技术，培育出新生菌核。此外，利用松树枝条等副产品种植茯苓的"代料栽培"也得到较大面积的推广，不仅提高了资源的利用率，还保护了产区的生态环境。

一、种质资源现状

种质资源也叫遗传资源，表示的是在遗传变异改良上，各类栽培种、野生种、人工变异种所表现出来的潜在价值，在进化中展现出的物种多样性，以及遗传多样性。然而，由于环境的变化以及人为因素的影响，严重威胁到了生物种质资源。另外，新品种的培育，也是以种质资源为基础的。因此，收集、研究、保存种质资源，不仅能够促进人类生产，而且也在保护物种多样性方面有着重要的意义。同时，这也能够对种质资源进行评价，了解其可靠性、代表性和完整性，进行核心种质的构建，制定相应的保护策略，推动资源的可持续利用和发展，也为创新种质奠定基础。

"十三五期间"调研结果显示，我国药用和主要产区栽培种所用茯苓物种仅有 1 种，即《中国药典》收载的多孔菌科真菌茯苓 *Poria cocos*（Schw.）wolf。我国茯苓栽培产区使用的种源为人工分离、培育的纯菌丝菌种，习称为栽培菌株。经初步调研显示，各产区使用的茯苓栽培菌株来源极其庞杂，多数省（区）均有自行分离、命名的栽培菌株用于生产，尤其一个菌株被多个产区引种并与当地菌株混杂栽培，一个产区有多个菌株交叉混用等现象十分普遍，导致了栽培菌株品质的老化、退化，也导致了茯苓种质资源的复杂化和多样性。

通过调研，我们收集到主要产区 40 个茯苓栽培菌株，经提纯、复壮、保藏，其中部分用于茯苓种质遗传多样性及主要产区栽培菌株亲缘关系（即遗传相似度）等研究；部分用于茯苓优良品种筛选研究（表 6-1）。

表 6-1 茯苓优良品种筛选

菌株编号	菌株名称	菌种来源（提供单位）
1	SL_No.1	陕西洋县食用菌技术指导站
2	SC	河南省西峡县茹源菌物研究所
3	JZ_No.1	安徽金寨金山寨食菌种厂
4	JZ_No.4	安徽金寨金山寨食菌种厂

菌株编号	菌株名称	菌种来源（提供单位）
5	JZ_No.5	安徽金寨金山寨食菌种厂
6	Z1	湖北省中医药研究院
7	HuaNong	英山杨柳镇采集
8	W1	英山长丰菌种厂
9	AnNong	安徽金寨县采集
10	5.78	安徽岳西县
11	YNKY	云南农科院购买
12	JZ28	龙丰茯苓科技开发有限公司
13	TianKong	龙丰茯苓科技开发有限公司
14	GDM5.241	广东微生物研究所
15	678	中国普通微生物菌种保藏管理中心（CGMCC，下同）
16	754	CGMCC
17	755	CGMCC
18	756	CGMCC
19	757	CGMCC
20	758	CGMCC
21	759	CGMCC
22	764	CGMCC
23	765	CGMCC
24	774	美国标准生物品收藏中心（ATCC，下同）
25	775	日本国立技术与评价研究院生物技术研究所生物资料保护中心（NBRC，下同）
26	776	CGMCC
27	829	金寨栽培菌种分离
28	830	金寨栽培菌种分离
29	832	陕西西乡食用菌所
30	833	陕西西乡食用菌所
31	870	湖北罗田九资河康弘种养合作社
32	879	华中农业大学菌种实验中心
33	896	云南野生
34	897	云南野生

续表

菌株编号	菌株名称	菌种来源（提供单位）
35	898	云南野生
36	No.7	华中农业大学菌种实验中心
37	No.24	华中农业大学菌种实验中心
38	RFP	华中农业大学菌种实验中心
39	B10	华中农业大学菌种实验中心
40	DJ	贵州德江
41	WZ-1	湖北省中医院；中科院微生物研究所

二、杂交育种

（一）同核体杂交育种

基于单个菌株，确定了茯苓的交配系统，进一步收集了898菌株的单孢菌株，并且鉴定、确定其确实也存在同核体单孢，使用776同核体菌株与898同核体菌株进行了杂交配对，得到了杂交子。首次真正建立了茯苓的同核体杂交育种体系，并且拿到了杂交菌株。

（二）多孢杂交育种

对野生菌株898和保藏菌株776进行了多孢杂交育种工作，在湖北英山进行了菌株的筛选，进一步在湖北英山和罗田两个地方进行了栽培试验，目前表象良好，为茯苓栽培提供了良好的菌株资源。

（三）茯苓新菌株"WZ-1号"选育与鉴定

1. 茯苓新菌株"WZ-1号"选育路线

多孢杂交育种路线以亲本菌株收集和筛选为起始，亲本菌株选择了目前的主栽菌株5.78和分离自野生茯苓菌核的菌株898。按照建立的稳定子实体诱导条件，诱导获得两个亲本的子实体，按照常规方法收集、制备孢子悬液，将孢子悬液混合涂布进行多孢杂交，然后将多孢杂交菌株转接制备菌种，进行栽培试验，筛选具有优良性状的菌株以应用于生产。茯苓杂交育种过程筛选见图6-1。

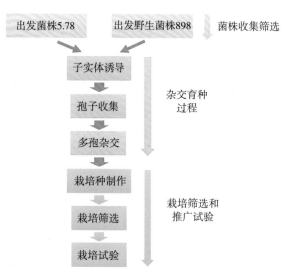

图 6-1　茯苓杂交育种过程筛选

2. 茯苓新菌株"WZ-1 号"现场测产与专家鉴定

湖北省中医院和中科院微生物研究所创新性地建立了茯苓杂交育种技术，以云南野生茯苓种质资源和目前主栽茯苓菌株 5.78 为亲本，采用同核体杂交技术，选育了茯苓新菌株"WZ-1 号"。该新菌株 2020 年 9 月于湖北英山石头咀镇进行栽培试验。2021 年 3 月初选取菌核产量高、菌核形成早的菌株重新进行分离培养，在湖北英山长丰中药材专业合作社、云南普洱市宁洱县和景谷县，采用产区用的菌种生产方法生产分离筛选的菌株。2021 年 4 月和 6 月，分别于云南省普洱市宁洱县、景谷县，贵州省晴隆县及湖北省英山县、罗田县 5 个地方进行小面积栽培试验，取得较好的效果。

2021 年 11 月 16 日，中国中药协会组织专家在湖北省英山县和罗田县对选育的茯苓新菌株"WZ-1 号"进行了田间现场测产和鉴定。

田间现场测产结果：茯苓新菌株"WZ-1 号"罗田试验点结苓率 100%，转化率 35%，平均产量 1.26 千克/窖，最大单产 3.53 千克/窖；英山试验点结苓率 100%，转化率 25%，平均产量 0.92 千克/窖，最大单产 3.75 千克/窖；分别较传统菌株 5.78（结苓率 95%，转化率 18%，平均产量 0.77 千克/窖，最大单产 1.64 千克/窖）增加了 5.2%、38.8%、19.4% 和 128%。茯苓新菌株"WZ-1 号"生物转化率较当前主栽菌株 5.78 增加 38.8%，表明该菌株可以提高松木利用效率，对于缓解菌林矛盾具有重要的意义。

茯苓同核体杂交技术在茯苓交配型和生活史研究基础上建立，为国内外首创。专家组一致认为菌株选育过程资料齐全，首创的茯苓杂交育种技术，达到了国际领先水平；茯苓新菌株"WZ-1 号"田间表现为菌株上料快、结苓早、结苓率高、生长稳定强势、产量高，显著优于目前的主栽茯苓菌株 5.78，具有广阔的推广应用前景。

茯苓新菌株"WZ-1 号"已经由中国科学院微生物研究所和湖北省中医院（湖北省中医药研究院）联合申请专利菌株，菌株号为 CGMCC40108。

三、菌种制备

（一）母种的分离与培育

1. 种苓的选择标准

（1）采自丰产、无病虫害的栽培场，从优良品系中提前培育，认真挑选出的优质鲜菌核。

（2）个体较大，近球形，外皮较薄，颜色黄棕色或淡棕色，有明显的白色或淡棕色裂纹，重量 2.5kg 以上。

（3）生长旺盛，切或掰开后内部苓肉色白，茯苓气味浓郁，有乳白色或淡青色浆汁渗出。

（4）外皮完整，无虫咬损伤，无腐烂异样。

种苓选定后要及时进行分离使用，若需短暂储存或运往他地使用，必须埋于湿沙中，以防干燥。

2. 母种培养基的制备

（1）配方：马铃薯（去皮）200g、葡萄糖 20g、琼脂 20g，水加至 1000mL。

（2）制法：将马铃薯去皮（挖去芽眼），洗净，切成薄片，用水冲洗干净，加水 1000mL，煮沸至软而不烂为度，用四层纱布（用水浸湿后拧干）过滤，取滤液，备用。称取琼脂 20g，加入马铃薯滤液中，煮至全部溶化，溶液中加入葡萄糖，搅拌溶化，并加水补足 1000mL，分装于试管或三角瓶中，塞上棉塞。

（3）灭菌：将配制好的培养基置高压灭菌锅内，用 0.21MPa 压力（温度 121℃）灭菌 20min，试管趁热摆放斜面，冷却后备用。

3. 菌丝分离

（1）分离前准备：开启无菌室空气过滤器，用消毒药水擦拭工作台面；将分离、接种使用的所有用具、器材，按规定方法进行灭菌处理；将待用的试管培养基移入接种室内，开启紫外灭菌灯照射 30min；操作人员在缓冲间更换工作服、手部消毒后，进入无菌室。

（2）种苓表面消毒：将选好的种苓用清水冲洗至无泥沙，待表面稍干移入无菌室超净工作台上，用 70% 酒精进行表面消毒，再用无菌水（经灭菌处理的清水）冲洗数遍，除去表面药液，紫外线灭菌灯照射片刻。

（3）种苓切剖：待种苓表面稍干，用灭过菌的刀具，以种苓与培养料（段木）着生部位为中心，纵向从上部中央切一浅口，用手掰开。

（4）接种：用经灭菌的解剖刀或接菌铲挑取长宽各 0.5 ～ 0.7cm，厚 0.1cm 左右的白色小块苓肉，接入试管斜面培养基上；挑取部位为种苓与培养料着生部位对侧，纵轴方向由外向内 2 ～ 3cm 处，依次挑取苓肉，进行分离；用同样方法连续接一批试管，接种后贴上标签，注明菌种编号、种苓来源、分离接种时间等。

4. 培养及观察

（1）培养：将试管置于 22 ～ 25℃的恒温培养箱中培养 6d 左右。

（2）观察：分离出的苓块经 2d 培养，可看到接种块周围长出白色绒毛状气生菌丝；随着培养时间的延长，可见茯苓菌丝在培养基上伸延，在培养过程中若发现有杂菌污染、发黑、菌丝长速慢、稀疏、不匀，须及时剔除；5 ～ 7d，茯苓菌丝长满培养基表面，可见少许白色或淡棕黄色分泌物，即得到一级母种。

5. 提纯复壮与扩大培养

（1）提纯复壮：选择菌丝生长均匀、旺盛的试管菌种，置无菌室净化工作台上，用无菌操作法，从菌落边缘（即幼嫩菌丝）挑取长宽各 0.5 ～ 0.7cm 的菌丝体，移植到另一支母种培养基试管或平板内，于 22 ～ 25℃恒温箱内培养。

（2）扩大培养：培养 1 ～ 2d 即可见茯苓菌丝在培养基上呈放射状生长，且较旺盛致密，平板上可见茯苓菌落特有的同心环纹，试管内可见菌丝呈波纹起伏生长；培养 7d 左右，大量气生菌丝长满培养基表面，菌落环纹或波纹消失，并产生特异茯苓香味，即得到二代母种；茯苓一代母种经 1 ～ 2 次转管扩大培养，起到提纯和活化作用，培养出的二代、三代母种均可用于生产茯苓原种，进而扩大生产茯苓栽培菌种。

6. 优质母种质量标准与检验规程

（1）质量标准：①菌丝色白、均匀、致密、粗壮，茯苓特异香气浓郁。②菌丝体表面可见晶莹的露滴状分泌物。③菌种试管完整无损，棉塞严密，无杂菌污染。

（2）检验规程：①按照茯苓母种质量标准，在自然光下采取目测方法，每隔 2d 观察各试管菌种萌发情况、生长速度、菌丝形态。②凡表现异常，特别是长速慢、菌丝稀疏、不匀、发黑、污染者，应及时淘汰剔出。③菌丝满管后，按上述质量标准逐支检查，合格者置冰箱 4℃保存，备用。

（二）原种的制备

1. 种源

种源为经检验合格的优质茯苓母种。

2. 原种培养基的制备

（1）鄂豫皖产区的制备方法

1）配方：小麦粒 90%、松木屑 10%，营养液（1% 蔗糖、0.5% 硝酸铵或硫酸铵）。

2）配制：将小麦粒精选，除去瘪粒、杂质，洗净，置 40℃左右的营养液中浸泡 10h，取出，滤干；将滤出的小麦粒与 5% 松木屑混拌均匀，装于 500mL 盐水瓶或塑料袋中，边装边振摇，并用扁形铁钩或细木棒稍压实，使之均匀装至瓶肩处；将另 5% 松木屑用营养液润湿，盖在瓶或袋内培养基表面，厚约 0.5cm；揩净瓶或袋内、外壁黏附物，塞紧棉塞，瓶塞外用两层报纸或一层牛皮纸包裹，用线绳或橡皮筋扎紧瓶口或扎紧塑料袋口。

3）灭菌：将配制的原种培养基置高压蒸气灭菌柜内，用 0.24MPa 压力（温度 126℃）灭菌 2h，或置常压灭菌灶内，用流通蒸汽（100℃）灭菌 8～10h，冷却后备用。

（2）湘滇黔产区的制备方法

1）配方：松木屑 67%、麦麸 15%、粗玉米粉 15%、蔗糖 1%、熟石膏粉 1%、硫酸镁 1%。

2）制法：将上述原料加水充分拌匀，含水量约 60%，pH 值 5.5～6.5，装瓶或袋。

3）灭菌：0.14MPa（温度 110℃）高压灭菌 3～4h；或常压灭菌，待温度达到 100℃之后，旺火保持 14～18h，再焖 6～8h 后，取出，待温度降至 28℃以下，备用。

3. 接种扩制

在无菌室内，用无菌操作法，挑取长宽各 1.5cm 左右的优质母种块（连同培养基），移植接种于原种培养基上端中央，随即塞严瓶口，原样包封瓶口或扎紧塑料袋口。

4. 培养

（1）将接种后的原种瓶（或袋）置于 25～28℃培养室中进行培养。

（2）当茯苓菌丝延伸生长至瓶（或袋）内 2/3 处时，即可移于常温室内继续培养。

5. 检查管理

（1）接种后的母种块，在原种培养基内培养 1～2h，可见茯苓菌丝恢复生长，并逐渐由母种块向外纵深延伸。

（2）培养过程中须经常检查菌丝生长情况，若发现菌丝生长异常，要及时分析原因，采取补救措施；若有杂菌污染，及时剔出。

6. 清场

（1）原种扩制、接种等操作完成后，均应进行清场，包括清除生产中的废弃物，将使用的仪器设备、工具、物品等定位放置。

（2）每批次生产完成后，应彻底清除本批次生产遗留下的物品，全面清洁环境，仪器设备进行维护、保养，并做好清场记录。

7. 优质原种质量标准与检验规程

（1）质量标准：①菌龄 15～30d。②菌丝生长旺盛、洁白、均匀、致密，爬壁现象明显，有根状菌索尤佳。③菌丝体尖端可见乳白色露滴状分泌物，茯苓特异香气浓郁。④菌种瓶或袋完整无损，无杂菌污染。

（2）检验规程：①按照茯苓原种质量标准，在自然光下采取目测方法，于培养过程中经常观察各菌种瓶（或袋）内菌丝萌发、生长情况。②凡发现菌丝长速明显缓慢，稀疏、不均、地图斑、发黑、杂菌污染者，应及时剔出。③菌丝满料后，按上述质量标准逐件检查，合格者方可转于下一道工序，作为茯苓栽培种生产的种源。

（三）栽培种的生产

1. 种源

种源为经检验合格的优质茯苓原种。

2. 栽培种培养基的制备

（1）鄂豫皖产区的制备方法

1）配方：松木屑78%、米糠（或麦麸）20%、蔗糖1%、熟石膏1%，水料比1：1.0～1.2。

2）配制：首先将蔗糖溶于水，将米糠（或麦麸）与熟石膏混匀，再加入松木屑，拌匀，然后加入蔗糖水翻拌均匀，使培养基含水量为65%～70%（即紧握培养基料使指尖稍见渗水为度）；培养基配制后放置30min，待水分均匀渗入料中进行装袋；方法是将折角呈方形底的聚丙烯塑料袋（Φ12cm，高25cm，厚0.04mm）撑开，把配制的培养基装入袋中，每袋400g左右，随后压实并抹平表面；擦净袋口内外壁黏附物，用绳子将袋口扎紧。

3）灭菌：将栽培种培养基置高压灭菌锅内，用0.24MPa压力（温度126℃）灭菌2h，或置常压灭菌灶内，用流通蒸汽（100℃）灭菌8～10h，冷却后备用。

（2）湘滇黔产区的制备方法

1）配方：①配方1：松木片77.5%、松木屑10%、麦麸5%、玉米粉5%、熟石膏粉1%、蔗糖1%、硫酸镁0.5%。②配方2：粗松木屑23%、粗玉米粉或小麦57%、麦麸或玉米粉17.5%、蔗糖1%、熟石膏粉1%、硫酸镁0.5%。

2）配制：按上述配方，先将小麦或木块浸泡8～10h捞起，沥去余水，再将所需配料充分拌匀；使含水量为58%～60%，pH值为5.5～6.5；装入（13～14）cm×28cm×0.05mm厚的聚丙烯塑料袋中。

3）灭菌：同原种培养基灭菌方法。

3. 接种扩制

（1）在无菌室内，用无菌操作法，将原种瓶（或袋）打开，除去原种表面的菌膜及培养物。

（2）用接种枪或接种匙取5g左右略加捣碎的原种块，移入栽培种培养基菌袋内中间处，随即原样封口。

4. 培养及观察

（1）恒温培养：将接种后的菌种袋连同周转箱一起置于恒温培养室内，置于25～28℃温度下培养。

（2）常温培养：待菌丝生长延伸至培养料2～3cm处，移于常温培养室内继续进行培养。

5. 检查管理

（1）接种后的原种块，经1～2d培养，可见茯苓菌丝从接种块上恢复生长，并向周围培养料内延伸；20～30d，茯苓菌丝可长满菌袋。

（2）培养过程中，必须经常检查培养室温、湿度变化及菌丝生长情况，发现异常及时处理；若有杂菌污染，及时剔除。

（3）当菌丝满料后，逐一检查菌种质量，合格品按规定数量，装入专用包装袋内，按批号归类就地储存。

6. 清场

（1）栽培种配制、接种等操作完成后，均应进行清场，包括清除生产中的废弃物；使用后的仪器、设备、工具等物品，经清洁后归位。

（2）每批次生产完成后，应彻底清除本批次生产遗留下的任何物品，全面清洁环境，仪器设备进行维护保养，并做好清场记录。

7. 优质栽培种质量标准与检验规程

（1）质量标准：①菌龄 30 ～ 60d。②菌丝洁白致密，生长均匀，菌索较多，布满菌袋内。③菌丝体尖端可见晶莹露滴状分泌物，茯苓特异香气浓郁。④菌袋完整无破损，菌丝无发黄、发黑，无软化，无子实体出现，无杂菌污染。

（2）检验规程：①按照茯苓栽培种质量标准，在自然光下采取目测法，于菌种培养过程中经常观察各菌种袋内菌种生长情况。②发现菌丝体发黄、发黑、不均、花斑、污染者，应及时剔出。③逐一检查各菌种袋，应符合上述质量标准，且菌丝长满菌种袋（满料），菌丝无倒伏现象。④手握菌种袋，感觉坚实，无松散，无软化。⑤检验合格者按一定数量装入专用包装袋中，并做好菌种质量检验记录。

（四）菌种的储存与养护

1. 菌种的储存

（1）菌种检验合格经包装后，应及时用于栽培，或置常温培养室就地储存。

（2）应根据菌种的级别（原种与栽培种）、生产日期分类分区存放，并挂明显标志牌。

（3）菌种包件应单层置于货架或垫板上，码放整齐，不得叠放，以免使菌种局部温度过高，导致菌种衰亡。

（4）应经常对存放的菌种进行外观性状检查，及时剔出不合格品。

（5）认真做好菌种储存及抽样检查记录。

2. 菌种的养护

（1）保持培养室内清洁、卫生，储存场地在存放菌种前，应进行消毒处理并做好防虫、防鼠、防潮工作。

（2）控制室内温度＜ 25℃。

（3）采取除湿机或使用生石灰进行干燥除湿，保持室内暗光、干燥、通风。

（4）认真做好菌种养护及抽样检查记录。

四、大田种植方法

（一）段木栽培

1. 培养料准备

（1）选树砍伐：人工栽培的木料主要是马尾松、黄山松、湿地松、黑松等松属植物，大别山区以马尾松居多，选择生长 10 ～ 15 年、胸径 12cm 左右、浆液充足、营养丰富、质地疏松的中龄树。入冬至翌年 2 月砍伐，经过冰冻日晒，充分干燥。

（2）去皮留筋：松树砍伐 10 ～ 20d 后剔去较大树枝，保留树顶部分小枝及树叶，以加快树内水分散失。根据树干粗细，在去皮时相间留筋若干条不等。

（3）锯筒码晒：栽培前 1 个月，将松木锯成 40 ～ 50cm 短筒，选择通风向阳处，将段木一层一层交叉排码堆架成"井"字形，高度约 1.5m，堆顶用稻草和枝叶等覆盖，用无皮的树筒或条石垫底，并且四周开好排水沟，使其充分干燥，当松木断口停止排脂、敲着有清脆响声时即可作为苓木。

九资河茯苓产区十分重视备料时机和操作程序，保证料筒在接种前能够充分干燥，并总结出"茯苓备料十、冬、腊（月），正月只能扫尾巴"和"削皮留筋""锯筒码晒""拢料进场"等经验。

2. 栽培场地准备

茯苓种植地宜选海拔 300 ～ 1000m、背风向阳、土质为砂质壤土或麻骨土、排水良好的地块，黏土、砂砾土不宜种植。场地选好后，砍伐杂草、树枝，除净杂草、树根及石块，然后进行深翻，深度不少于 50cm，并打碎场内泥沙土块，让其在阳光下暴晒，消灭苓场内杂菌、虫卵，开好排水沟。

3. 下窖接种

下窖前，在苓场内顺坡挖窖，窖长 40 ～ 50cm，宽 30 ～ 45cm，深 25 ～ 30cm，窖底与坡面平行，两窖间隔 15cm；然后将段木分两层摆放窖底，使"留筋"部位靠紧，每窖用材 6 ～ 8kg；将菌袋口打开，紧贴于段木上，以利于菌丝快速定植，每窖用菌种 400g，树苑应适当增加菌种用量，最后覆土封窖。根据苓场情况挖"人"字形或"个"字形排水沟，沟宽 20cm，深 40cm，沟底要比窖底低 5 ～ 10cm。

4. 植入诱引

接种 20d 后，轻轻扒开窖面土壤，当观察到茯苓菌丝体生长至段木末端时，则用鲜茯苓菌核作诱引，紧贴在段木的断面或削皮处，然后用沙土填充，覆土，每窖植入 50 ～ 100g 鲜菌核。

5. 田间管理

在茯苓接种 7 ～ 10d 后，检查菌种上的菌丝是否向外蔓延生长至段木上，如发现接种失败，应及时补接。接种后，应立即在厢场间及苓场周围修排水沟，保持沟道通畅。

降雨季节要清沟排渍，防止苓场砂土流失和积水，可在窖面覆盖树皮或塑料薄膜，保护种引免受雨水侵袭。雨后需及时修沟排水，利于土壤通气。随着茯苓菌丝不断生长和菌核逐渐形成以及窖面上层土壤的流失，部分段木或菌核暴露出土面，遭受日晒或雨淋会引起腐烂，因此在茯苓生长过程中要经常检查，及时覆土。

6. 采收

（1）采收时间：茯苓接菌后，经过六七个月生长，培养料由淡黄色变为黄褐色，材质呈腐朽状；菌核外皮颜色变深，由淡棕色变为褐色；苓场不再出现新的龟裂纹时，菌核便已成熟。湖北大别山地区一般春栽茯苓常在 10 月下旬至 12 月初陆续进行采收，秋栽茯苓翌年 4 月末至 5 月中下旬采收。

（2）采收方法：选择晴天或阴天进行，先用板锄自苓场下厢开始，从距苓窖 50cm 处将土刨开，再顺序逐步深挖取苓，防止挖破挖漏，保持茯苓完整。对紧扒段木的菌核打松段木后取下，以免伤苓。茯苓采收后及时运回药材初加工场地，以备加工。

（二）代料栽培

传统的松茯苓都是采用松树砍伐后的木段和树蔸进行生产。由于国家近年来保护资源环境意识的增强，以及限制松木使用的各种法规及条例的出台，茯苓种植生产受到了限制，制约了茯苓产业的发展。湖北省中医药研究院在湖北大别山茯苓的主产区对茯苓的代料栽培进行了研究，采用代料方式综合利用松木锯末、松枝粉碎物以及当地农副产品废料，变废为宝，不仅减少了对原木的砍伐，而且符合国家发展节约型社会的倡导，提高了松木资源利用率。

湖北省中医药研究院经采用混料均匀设计法，选取羧甲基纤维素钠（CMC-Na）、蔗糖、松木锯末、玉米芯、玉米粒，对茯苓代料的配方进行了筛选，制作茯苓代料后接种茯苓菌种，待菌袋菌丝基本长满后，移种大田，自然生长 3 个月采收，称量不同配方代料栽培茯苓的重量，实验结果表明，不同配方对茯苓的产量影响较小；经采用一测多评法测定茯苓中三萜类成分的含量，HPLC 法测定茯苓中水溶性多糖的含量，与传统方法种植的茯苓进行比较，两者间茯苓三萜类成分和水溶性多糖的含量没有显著性差异；同时为适应机械化生产，降低劳动强度和生产成本，对茯苓代料菌袋的制作工艺进行了探索，在前期研究的基础上对拌料和装袋环节的设备和流程进行了优化，装量差异明显减小，拌料、装袋工艺基本稳定；在湖北大别山的英山、罗田十几个乡镇进行了大田茯苓代料栽培试验，结果表明，结苓率在 95% 左右，平均单窖产量 3kg 左右，最大单窖产量 5.075kg。

总之，代料栽培可实现资源可持续发展，具有很高的经济效益、社会效益和生态效益。

五、病虫害防治

（一）病害

1. 常见病害

常见病害为真菌木霉 *Trichoderma* spp.、根霉 *Rhizopus* spp.、曲霉 *Aspergillus* spp.、毛霉 *Mucro* spp.、青霉 *Penicillinm* spp. 等真菌。

2. 危害部位

危害部位有培养料、茯苓菌丝体、生长中的菌核。

3. 防治方法

菌核生长期间加强田间管理，剔除未干燥的料筒及带杂菌的菌种。苓窖发现病害时，及时挖除侵染点，然后用石灰水喷洒侵染点周围，或喷洒 3%～5% 的硫酸铜溶液杀死病菌。

（二）虫害

1. 常见虫害

常见虫害有黑翅土白蚁 *Odontotermes formosanus* Shiraki，黄翅大白蚁 *Macrotermes barneyi* Light，茯苓虱 *Mezira poriaicola* Liu。

2. 危害部位

危害部位为培养料，影响茯苓菌丝体和菌核生长。

3. 防治方法

严格选场，发现蚁巢、茯苓虱虫群即刻挖出销毁，防止扩散。在苓场周围挖深沟，内撒石灰、柴油棉球、白蚁趋避剂或埋臭椿树枝防治。将"毒死蜱"与 200 倍细土混合均匀，撒放在栽培场四周，进行诱杀、驱避。

第五节　产地加工与炮制

采挖出的鲜茯苓大约含有 50% 的水分，要及时进行产地加工。鲜苓经过反复"发汗"，阴干，称为"茯苓个"。鲜苓趁鲜去皮，然后切制成一定规格的产品，再经过阴干、晒干或烘干，称为"茯苓块"和"茯苓片"。干燥后的药材应尽快包装，入库储存。

一、产地加工

（一）茯苓个

除去泥沙，将鲜苓堆置"发汗"，摊开晾至表面干燥，再"发汗"，反复数次至现皱纹、内部水分大部散失后，阴干。

（二）"茯苓块"和"茯苓片"

剥除鲜苓外皮，用特制的切片刀，将白色苓肉切制成白（苓）片、白（苓）块、茯苓骰等产品，然后摊开阴干、晒干或烘干。

二、包装与贮藏

（一）包装

药材使用编织袋包装，饮片使用 PE 袋包装，包装后，立即封合袋口。在包装上粘贴标签，标明品种名、批号、生产单位、产地、时间、重量、等级及质量合格标志。

（二）贮藏

选择药材专用仓库贮藏，严禁与易串味、养护方法不同的药材混放。经常保持仓内的清洁卫生，定期进行检查，加强仓库温湿度等管理，使其温度控制在30℃以下，相对湿度为 35% ~ 75%，并做好防鼠、防虫措施。

第六节　标　准

一、《中国药典》标准

目前茯苓及茯苓皮现行的质量标准是国家药典标准。

（一）茯苓

《中国药典（2020 年版）·一部》对茯苓质量要求如下。

本品为多孔菌科真菌茯苓 *Poria cocos*（Schw.）Wolf 的干燥菌核。多于 7 ~ 9 月采挖，挖出后除去泥沙，堆置"发汗"后，摊开晾至表面干燥，再"发汗"，反复数次至现皱纹、内部水分大部散失后，阴干，称为"茯苓个"；或将鲜茯苓按不同部位切制，阴干，分别称为"茯苓块"和"茯苓片"。

1. 性状

（1）茯苓个：呈类球形、椭圆形、扁圆形或不规则团块，大小不一。外皮薄而粗糙，棕褐色至黑褐色，有明显的皱缩纹理。体重，质坚实，断面颗粒性，有的具裂隙，外层淡棕色，内部白色，少数淡红色，有的中间抱有松根。气微，味淡，嚼之粘牙。

（2）茯苓块：为去皮后切制的茯苓，呈立方块状或方块状厚片，大小不一。白色、淡红色或淡棕色。

（3）茯苓片：为去皮后切制的茯苓，呈不规则厚片，厚薄不一。白色、淡红色或淡棕色。

2. 鉴别

（1）本品粉末灰白色。不规则颗粒状团块和分枝状团块无色，遇水合氯醛溶液溶化。菌丝无色或淡棕色，细长，稍弯曲，有分枝，直径 3 ～ 8μm，少数至 16μm。

（2）取本品粉末少量，加碘化钾碘试液 1 滴，显深红色。

（3）本品照薄层色谱法（通则 0502）试验，供试品色谱中，在与茯苓对照药材色谱相应的位置上，显相同颜色的主斑点。

3. 检查

（1）水分：不得过 18.0%（通则 0832 第二法）。

（2）总灰分：不得过 2.0%（通则 2302）。

4. 浸出物

照醇溶性浸出物测定法（通则 2201）项下的热浸法测定，用稀乙醇做溶剂，不得少于 2.5%。

5. 饮片

性状、鉴别、检查、浸出物同药材。

（二）茯苓皮

《中国药典（2020 年版）·一部》对茯苓皮质量要求如下。

本品为多孔菌科真菌茯苓 *Poria cocos*（Schw.）Wolf 菌核的干燥外皮。多于 7 ～ 9 月采挖，加工"茯苓片""茯苓块"时，收集削下的外皮，阴干。

1. 性状

本品呈长条形或不规则块状，大小不一。外表面棕褐色至黑褐色，有疣状突起，内面淡棕色并常带有白色或淡红色的皮下部分。质较松软，略具弹性。气微、味淡，嚼之粘牙。

2. 鉴别

（1）本品粉末棕褐色。菌丝淡棕色，细长，直径 3 ～ 8μm，密集交接成团。

（2）取本品 0.5g，照茯苓项下的鉴别（3）试验，显相同的结果。

3. 检查

（1）水分：不得过 15.0%（通则 0832 第二法）。

（2）总灰分：不得过 5.5%（通则 2302）。

（3）酸不溶性灰分：不得过 4.0%（通则 2302）。

4. 浸出物

照醇溶性浸出物测定法（通则 2201）项下的热浸法测定，用稀乙醇做溶剂，不得少于 6.0%。

二、商品规格及等级标准

茯苓按加工方法和部位分为个苓、白苓片、白苓块、赤苓块、茯神块、茯苓刨片、骰方、白碎苓、赤碎苓、茯神木、茯苓皮等规格，多为统货。

（一）个苓

一等：干货。呈不规则圆球形或块状，表面黑褐色或棕色，体坚实，皮细，断面白色。大小不分，无杂质、霉变。

二等：干货。呈不规则圆球形或块状，表面黑褐色或棕褐色，体轻泡，皮粗，质松，断面白色至黄赤色。间有皮沙、水锈、破块、破伤。无杂质、霉变。

（二）白苓片

一等：干货。薄片，白色或灰白色，质细，毛边（不修边），厚度每厘米 7 片，片面长宽不小于 3cm，无杂质、霉变。

二等：干货。薄片，白色或灰白色，质细，毛边（不修边），厚度每厘米 5 片，片面长宽不小于 3cm，无杂质、霉变。

（三）白苓块

统货。扁平方块，白色，厚 0.4 ~ 0.6cm，长宽 4 ~ 5cm。间有长宽 1.5cm 以上的碎块，无杂质、霉变。

（四）赤苓块

统货。扁平方块，赤黄色，厚 0.4 ~ 0.6cm，长宽 4 ~ 5cm。间有长宽 1.5cm 以上的碎块，无杂质、霉变。

（五）茯神块

统货。扁平方块，色泽不分，每块含有松木心，厚 0.4 ~ 0.6cm，长宽 4 ~ 5cm，木心直径不超过 1.5cm，间有长宽 1.5cm 以上的碎块，无杂质、霉变。

（六）茯苓刨片

统货。薄片，片面卷，厚度均匀，质脆，白色，厚度 0.1cm 以内，无杂质、霉变。

（七）骰方

统货。立方形块，白色，质坚实，直径为 0.5cm、0.8cm、1cm、1.2cm 等规格，均匀整齐，不规则碎块不超过 10%。无粉末、杂质、霉变。

（八）白碎苓

统货。碎块或碎屑，白色或灰白色，无粉末、杂质、霉变。

（九）赤碎苓

统货。碎块或碎屑，赤黄色，无粉末、杂质、霉变。

（十）茯神木

统货。多弯曲不直，似朽木状，色泽不分，质松体轻，每根周围带有 2/3 的苓肉，木杆直径最大不超过 2.5cm，无杂质、霉变。

（十一）茯苓皮

统货。形不规则，大小不一，表面棕褐色或黑褐色，里面常附有白色或赤黄色苓肉，质地松软，略具弹性，无粉末、杂质、霉变。

第七节　品质研究与评价

湖北为茯苓主产区之一，传统道地产区在位于鄂豫皖交界的大别山区的罗田、英山和麻城，其中产于罗田的"九资河茯苓"以其质优驰名中外。湖北省的茯苓目前均是人工种植，栽培方式目前主要还是采用段木栽培。代料栽培已经进行了 3 年的大田验证，结果显示是一种值得推广的栽培方式。

中药的活性成分是中医药治疗和预防疾病的物质基础，中药品质的优劣与药物的安全性及有效性密切相关。茯苓中的化学成分主要包括三萜类、多糖类、蛋白质、甾醇类等，研究已经证实茯苓总三萜和多糖均为其发挥利水渗湿、健脾及宁心作用的药效物质。目前，茯苓的品质评价主要基于感官性状、水分、总灰分及浸出物等，在此基础上进行基于药效物质分析的茯苓品质研究及评价，对保障湖北省茯苓产业的可持续发展至关重要。

一、性状特征研究

茯苓个是茯苓药材传统的存在形式，需要通过发汗处理，呈类球形、椭圆形、扁圆形或不规则团块，大小不一；外皮薄而粗糙，棕褐色至黑褐色，有明显的皱缩纹理；体重，质坚实，断面颗粒性，有的具裂隙，外层淡棕色，内部白色，少数淡红色，有的中间抱有松根；气微，味淡，嚼之粘牙。目前，茯苓的产地加工多为去皮后切制成立方块状或方块状厚片，大小不一，呈白色、淡红色或淡棕色；也有少量切制成不规则厚片，厚薄不一，色泽为白色、淡红色或淡棕色。

茯苓药材的去皮、发汗、切制、干燥等加工环节对其外观性状的影响研究结果显示：

（1）发汗时间对外观性状影响较大，时间不宜过长。

（2）蒸制 20min 后茯苓菌核容易去皮，但整个菌核并未蒸透，切制时茯苓肉中有弹性、软白色的筋状物大部分不易切断，易碎。蒸制时间达到 40min，大小菌核均已蒸透，切制的断面平整、细腻，茯苓肉有弹性、软白色的筋状物均易切断，不易碎。蒸制时间越长，茯苓立方块的颜色越深，超过 60min 后，茯苓立方块颜色逐渐变黑，表明蒸制时间也不宜太长。

（3）茯苓立方块规格对饮片外观有较大的影响，以切制成厚度 8mm 为宜。

（4）阴干饮片表面有霉点；晒干少量饮片微见发黄；真空干燥饮片外观较好；烘干饮片外观较好；微波干燥饮片表面多见明显的裂纹。烘干（50℃）的茯苓立方块外观性状评分为最高，故以此干燥方式为宜。

二、显微特征研究

茯苓粉末为灰白色，不规则颗粒状团块和分枝状团块无色，遇水合氯醛溶液溶化。菌丝无色或淡棕色，细长，稍弯曲，有分枝，直径 3 ~ 8μm，少数至 16μm。研究发现，不同干燥方式对茯苓菌丝体的显微性状具有不同影响。

茯苓粉末置扫描电镜下观察，茯苓菌丝体显微性状结果显示：①真空冷冻干燥法（FD）能够保护物料的生物结构，茯苓菌丝体呈一种较疏松、随意的排列状态，菌丝体之间存在一定的空隙；与 FD 相比，恒温干燥法（CD）处理的茯苓菌丝体呈糊状黏结状态，菌丝体之间间隙小，菌丝体形状不规则、不饱满、表面粗糙、表层有明显脱落现象；日晒法（SD）、空气能仿生变温干燥法（AD）处理的茯苓产品与 FD 处理的茯苓产品显微性状基本相似，菌丝体排列疏松，间隙较明显，菌丝体形状规则、饱满、表面光滑、表层脱落现象少。②茯苓为菌核聚集体，没有植物中的导管、筛管结构及纤维素，因此水分只能通过渗透的方式散失。CD 处理过程中，水分散失过程属于强制性脱水，茯苓菌丝体黏结成不规则块状，菌体之间分界不明显，由于黏结导致表层出现较严重的脱落现象；而茯苓在 SD 和 AD 的处理过程中经历了多个"水分减少 – 水分平衡"扩散过程，水分在一个相对恒定的、均匀的状态下散失，使菌丝体之间呈原本的疏松排列状态，存在一定的空隙，菌丝体表层脱落现象少。因此，SD、AD 处理的茯苓产品显微性状优于 CD 的，多糖、三萜类和氨基酸等营养成分易于煮出或泡出。

三、含量测定研究

（一）茯苓质量标志物的确定

研究发现，茯苓总三萜为茯苓发挥利水渗湿、健脾及宁心作用的药效物质部位。谱效关系研究表明，茯苓水提物指纹图谱（图 6-2）中的 21 个共有色谱峰均为茯苓发挥作用的效应成分。经过 LC-MS 分析及与对照品比对，确定了 13 个三萜成分，如 16α- 羟基松苓新酸、16α-hydroxytrametenolic acid、茯苓新酸 B、去氢土莫酸、土莫酸、茯苓新酸 A、猪苓酸 C、3- 表去氢土莫酸、3-O- 乙酰基 -16α- 羟基 - 氢化松苓酸、去氢茯苓酸、茯苓酸可作为茯苓质量标志物候选指标。

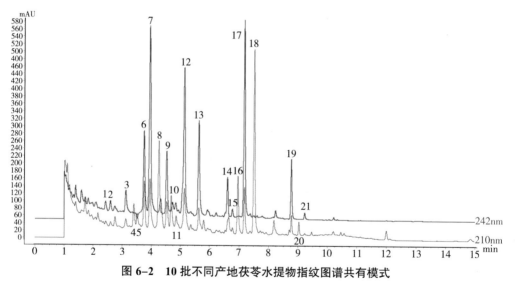

图 6-2　10 批不同产地茯苓水提物指纹图谱共有模式

3.16α- 羟基松苓新酸；4.16α-Hydroxytrametenolic acid；6. 茯苓新酸 B；7. 去氢土莫酸；

8. 土莫酸；9. 茯苓新酸 A；12. 猪苓酸 C；3- 表去氢土莫酸；14.3-O- 乙酰基 -16α- 羟基松苓新酸；

17. 去氢茯苓酸；18. 茯苓酸；19. 松苓新酸；21. 脱氢齿孔酸

在谱效研究基础上，以对大鼠小肠上皮细胞 IEC-6 细胞增殖及迁移能力影响实验，验证了茯苓新酸 B、去氢土莫酸、土莫酸、茯苓新酸 A、猪苓酸 C、3- 表去氢土莫酸、去氢茯苓酸及茯苓酸 8 个三萜成分均为茯苓健脾的活性成分。

（二）含量测定

我们收集了来自全国 8 个省份，不同地区、不同种植田的茯苓共 35 批（见表 6-2），按照 2020 年版《中国药典》茯苓项下方法鉴定，这些样本均为多孔菌科茯苓 *Poria cocos*（Schw.）Wolf 的菌核。样本留存于湖北中医药大学中药资源与中药化学省级重点实验室。

表 6-2　茯苓药材来源信息

编号	产地	样本编号	编号	产地	样本编号
S1	湖北英山石头咀镇①	HB1	S19	云南大理市永平县①	YN5
S2	湖北英山石头咀镇②	HB2	S20	云南大理市永平县②	YN6
S3	湖北英山石头咀镇③	HB3	S21	云南丽江永胜镇	YN7
S4	湖北英山雷家店镇①	HB4	S22	云南景谷傣族彝族自治县	YN8
S5	湖北英山雷家店镇②	HB5	S23	云南宁洱哈尼族彝族自治县	YN9
S6	湖北英山吉利中药材公司种植基地	HB6	S24	云南普洱市孟连县	YN10
S7	湖北罗田县九资河镇①	HB7	S25	云南保山腾冲市①	YN11
S8	湖北罗田县九资河镇②	HB8	S26	云南保山腾冲市②	YN12
S9	湖北罗田县九资河镇③	HB9	S27	云南保山腾冲市③	YN13
S10	湖北罗田县九资河镇④	HB10	S28	云南保山腾冲市④	YN14
S11	湖北麻城县木子店镇①	HB11	S29	湖南怀化鹤城区	HN1
S12	湖北麻城县木子店镇②	HB12	S30	河南商城县黄柏山	HN2
S13	湖北麻城县木子店镇③	HB13	S31	安徽安庆岳西县①	AH1
S14	湖北恩施土家族苗族自治州利川市	HB14	S32	安徽安庆岳西县②	AH2
S15	云南楚雄大地基乡①	YN1	S33	贵州铜仁德江县	GZ1
S16	云南楚雄大地基乡②	YN2	S34	福建南平顺昌县	FJ1
S17	云南楚雄猛虎乡	YN3	S35	广西岑溪马路镇	GX1
S18	云南楚雄双柏县	YN4			

1. 总三萜及水溶性多糖的测定

我们对收集的 35 批茯苓药材进行水溶性多糖及总三萜测定。

水溶性多糖含量测定结果显示，35 批茯苓样品水溶性多糖含量范围为 0.3350% ～ 1.9727%。采自湖北的 14 批样品含量范围为 0.3402% ～ 1.1584%，平均值为 0.7083%，含量低于 0.5% 的样品 2 个；采自云南的 14 批样品含量范围为 0.3350% ～ 1.9727%，平均值为 0.6823%，含量低于 0.5% 的样品 6 个；采自其他产区的 7 个样品含量范围为 0.3920% ～ 0.7870%，平均值为 0.5242%，含量低于 0.5% 的样品 3 个。水溶性多糖含量分析表明，湖北产茯苓平均值略高于云南产茯苓，含量较低的样品数较少；产于云南楚雄的 4 个样品水溶性多糖含量均较高，而产于云南其他地区的样品则多数较低，显示出不同产区茯苓水溶性多糖含量存在较大差异。

总三萜含量测定结果显示，35 批茯苓总三萜含量范围为 0.2191% ～ 0.7070%。湖北样品含量范围为 0.3124% ～ 0.7070%，平均值为 0.5464%，含量低于 0.5% 的样品 4 个；云南样品含量范围为 0.2191% ～ 0.6595%，平均值为 0.4947%，含量低于 0.5% 的样品 6 个；其他产地样品含量范围为 0.4323% ～ 0.6354%，平均值为 0.5163%，含量低于 0.5% 的样品 3 个。

2. 茯苓中 13 种三萜成分的含量测定及分析

中药多成分、多途径、多靶点是其发挥作用的特色。不同产地、不同来源药材的质量存在差异，尤其是药效物质成分的含量及其含量比例存在差异，所以对中药化学成分或质量标志物进行含量测定尤其重要。茯苓中 16- 羟基松苓新酸、16α-hydroxytrametenolic acid、茯苓新酸 B、去氢土莫酸、土莫酸、茯苓新酸 A、猪苓酸 C、3- 表去氢土莫酸、3-O- 乙酰基 -16α- 羟基松苓新酸、去氢茯苓酸、茯苓酸、松苓新酸、脱氢齿孔酸 13 个成分为含量较高的三萜成分。这 13 个成分的峰面积总和占指纹图谱 32 个共有峰峰面积总和的 80% 以上，其含量可代表茯苓药材主要化学成分含量信息。

分别取上述 35 批不同产地茯苓药材粉末进行 13 个三萜成分的含量测定，总含量范围为 0.1334% ～ 0.3492%。从总含量测定结果（表 6-3）可知，湖北产茯苓 13 个三萜成分的总量平均值为 0.2481%，范围为 0.1551% ～ 0.3492%，除了采自恩施利川的 1 个样品（HB14）外，其他 13 个样品含量均较高。文献报道，从茯苓中已鉴定出的三萜类成分达 100 多种，产于茯苓非道地产区恩施利川的 HB14 总三萜含量最高，但所测定的 13 个活性成分总量却远低于产于大别山脉的湖北道地产区样品，提示其含有较高的其他三萜成分。

将 35 批不同产地茯苓药材 13 个成分含量测定结果导入 SPSS 22.0 软件，采用聚类分析法结合平均欧式距离（d）进行分析，生成 35 批不同产地茯苓含量的聚类分析树状图，结果显示，当 $d \geqslant 15$ 时，35 批茯苓可聚分为 2 大类：S1、S11、S14 ～ 17、S19 ～ S23、S25 ～ S26、S29 ～ 31、S33 ～ S35 为第Ⅰ类；S2 ～ S10，S12 ～ S13、S18、S24、S27、S28、S32 为第Ⅱ类。第Ⅰ类为云南、湖南、福建、河南、广西、安徽、贵州和个别湖北等地的药材，以云南产地的茯苓为主；第Ⅱ类为湖北、个别云南、安徽产地的药材，以湖北产地的茯苓为主。由聚类分析结果可知，以湖北省产地为主的药材及 13 个三萜成分总量高的云南（4 个）、安徽（1 个）药材聚到一类，云南省产地为主包括其他省份的药材聚到一类，聚类结果与样品所含 13 个三萜成分总量趋势基本一致。

表6-3 不同产区35批茯苓样品13个三萜成分总含量

样本编号	总含量（%）	平均值及范围（%）	样本编号	总含量（%）	平均值及范围（%）
HB1	0.2220		YN5	0.1870	
HB2	0.3492		YN6	0.1691	
HB3	0.3171		YN7	0.1973	
HB4	0.2669		YN8	0.1615	
HB5	0.2400		YN9	0.1592	
HB6	0.2609		YN10	0.3119	
HB7	0.2901		YN11	0.1814	
HB8	0.2094		YN12	0.2222	
HB9	0.2517	0.2481	YN13	0.2848	0.2075
HB10	0.2504	（0.1551～0.3492）	YN14	0.2442	（0.1592～0.3119）
HB11	0.1998		HN1	0.1873	
HB12	0.1931		HN2	0.1799	
HB13	0.2675		AH1	0.1428	
HB14	0.1551		AH2	0.2617	
YN1	0.1696		GZ1	0.1334	
YN2	0.1997		FJ1	0.1895	
YN3	0.1903		GX1	0.1730	
YN4	0.2266				

四、指纹图谱研究

对上述35批不同产地茯苓样品进行超高效液相色谱（UPLC，下同）指纹图谱测定，采用国家药典委员会规定的中药指纹图谱相似度评价软件（2012年A版）分析相关参数，以样品S1为参照图谱，选取中位数法绘制UPLC指纹图谱；以25号峰（去氢茯苓酸）为参照峰S，确定了32个共有色谱峰；以样品平均数据生成的共有模式指纹图谱（图6-3）为对照，对35批不同产地茯苓UPLC指纹图谱进行相似度评价。结果与对照指纹图谱相比，35批药材相似度为0.873～0.996，表明不同产地茯苓药材质量较稳定。通过液相色谱－质谱联用仪（LC-MS，下同）分析，指认其中27个成分，均为三萜类成分。

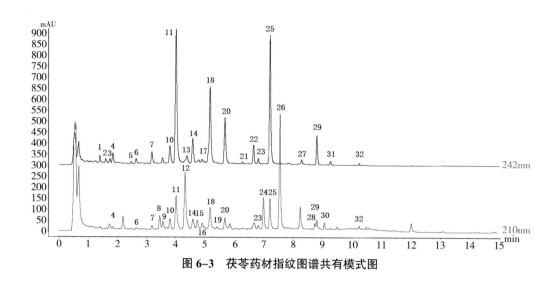

图6-3　茯苓药材指纹图谱共有模式图

五、代料栽培茯苓品质评价

茯苓野生资源枯竭，目前其药材来源于人工栽培。由于茯苓的需求量巨大，每年要砍伐大量松木种植茯苓药材，严重损害了生态环境。因此，寻求代替松木栽培茯苓的原料，是急待解决的科学任务。湖北省在以农作物副产品配伍组方替代松木进行代料栽培茯苓方面，已进行了较长时间研究，并取得了一定的研究成果。开展代料栽培茯苓品质评价研究，将为代料栽培种植方式的推广提供科学依据。

（一）传统栽培茯苓与代料栽培茯苓成分比较

1.采集湖北省英山县石头咀镇相邻地块的传统栽培茯苓（S1）及代料栽培茯苓（S2），对其所含的总三萜、水溶性多糖及11种三萜成分（16-羟基松苓新酸、16α-Hydroxytrametenolic acid、茯苓新酸B、去氢土莫酸、茯苓新酸A、猪苓酸C、3-O-乙酰基-16α-羟基松苓新酸、去氢茯苓酸、茯苓酸、松苓新酸、脱氢齿孔酸）的含量进行分析，结果显示，与传统栽培茯苓相比，代料栽培茯苓的总三萜、水溶性多糖和11个主要三萜成分总量均略高。

2.对采自湖北、云南、安徽、四川等不同产地的97批传统栽培茯苓及采自英山县龙潭畈村、雷店镇杨树桥村及杨柳镇的5批代料栽培茯苓分别进行含量较高的7种三萜成分及水溶性多糖测定，结果见表6-4、表6-5。

表 6-4　二种栽培方式茯苓 7 种三萜成分总量比较

栽培方式	平均含量（mg/g）	含量范围（mg/g）	结果比较
传统茯苓（97）	2.05	0.89～3.68 （1.2～1.7：占 33.3%； 1.7～3.0：占 57.8%）	没有明显差异
代料茯苓（5）	2.24	1.70～3.00	

表 6-5　二种栽培方式茯苓水溶性多糖含量比较

栽培方式	平均含量（mg/g）	含量范围（mg/g）	结果比较
传统茯苓（97）	4.34	2.05～10.59 （2.7～5.6：占 74.5%）	没有明显差异
代料茯苓（5）	3.81	2.70～5.60	

传统栽培茯苓 7 种三萜总含量范围为（0.89～3.68）mg/g，其中，在（1.2～1.7）mg/g 的频率为 33.3%，在（1.7～3）mg/g 的频率为 57.8%，两者合计为 91.2%；而代料栽培茯苓中 7 种三萜总含量的范围为（1.7～3）mg/g，在茯苓含量测定值大的频率范围内，表明两者主要三萜成分含量没有明显差异。

传统栽培茯苓中水溶性多糖含量范围为（2.05～10.59）mg/g，其中，在（2.7～5.6）mg/g 的频率为 74.5%；代料茯苓中测定的水溶性多糖总含量范围为（2.7～5.6）mg/g，在茯苓测定值频率为 74.5% 的范围内，表明两者水溶性多糖含量没有明显差异。

（二）代料栽培茯苓与传统栽培茯苓药效作用比较

我们采集了湖北省英山县石头咀镇相邻地块的传统栽培茯苓（S1）及代料栽培茯苓（S2），分别从健脾、宁心及免疫调节功能进行药效作用比较。

健脾实验结果显示，两组大鼠脾虚指标和脑肠肽水平均有所提高，AQP_1、AQP_2 含量降低；在焦虑症大鼠中，两种茯苓均能改善 5-HT、GABA 和 DA 的水平；在免疫功能低下小鼠实验中，两种茯苓均可明显改善小鼠对异物的抵抗力，降低血清和脾脏中 IL-2 和 TNF-α 的水平。

六、总结

野生茯苓广泛分布于海拔 400～4000m 的丘陵、低山、高山区，位于鄂豫皖交界大别山区的罗田、英山是茯苓栽培的适宜区域，种植茯苓历史悠久，"九资河茯苓"名扬中外。综上 35 批不同产区茯苓水溶性多糖、总三萜及 13 个三萜类活性成分含量测定结果可知，采自湖北的 14 批样品各类成分含量平均值均为最高，表明湖北产茯苓品质总体水平较好。代料栽培茯苓品质评价结果表明，其在有效物质含量及药效作用两方面与传统栽培茯苓相比均无明显差异。茯苓代料栽培技术值得大规模推广，其将对保护生态

第八节　化学成分及药理作用

一、化学成分

近百年来，国内外学者对茯苓的化学成分进行了广泛研究。茯苓中富含多种化学成分，三萜类及多糖类化合物为茯苓的主要活性成分。此外，茯苓还含有甾醇类、挥发油类、脂肪酸、树胶、蛋白质、氨基酸及微量元素等其他成分。

（一）三萜类

三萜类成分是茯苓的主要活性成分之一，在茯苓中多以四环三萜的结构呈现，目前已经从茯苓中分离出 102 种三萜类化合物。按照其骨架结构可以分为羊毛甾 -8- 烯型、羊毛甾 -7,9（11）- 二烯型、3,4- 开环 - 羊毛甾 -8- 烯型、3,4- 开环 - 羊毛甾 -7,9（11）- 二烯型 4 种类型，该四种母核结构见图 6-4。此外，还含有一些其他三萜类化合物。

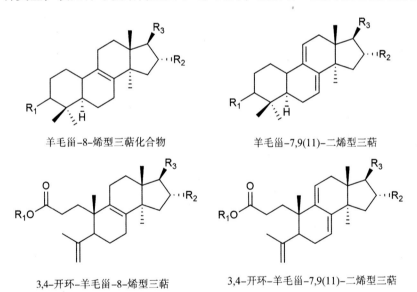

羊毛甾-8-烯型三萜化合物　　　　　羊毛甾-7,9(11)-二烯型三萜

3,4-开环-羊毛甾-8-烯型三萜　　　3,4-开环-羊毛甾-7,9(11)-二烯型三萜

图 6-4　茯苓中四环三萜成分的四种结构骨架

1. 羊毛甾 -8- 烯型三萜

该类化合物具有 8（9）位双键，目前已报道的有茯苓酸（pachymic acid）、土莫酸（tumulosic acid）、16α- 羟基松苓酸（16α-hydroxytrametenolic acid）、3- 氢化松苓酸（trametenolic acid）、25- 羟基茯苓酸（25-hydroxypachymic acid）、依布里酸（eburicoic acid）、茯苓酸甲酯（pachymic acid methyl ester）、25- 羟基 -3- 表土莫酸（25-hydroxy-

3-epitumulosic acid）、松苓酸 A（pinicolic acid A）、灵芝酸（ganoderic acid）22 个化合物。羊毛甾 -8- 烯型三萜类化合物结构示例图见图 6-5。

茯苓酸

土莫酸

16α-Hydroxytrametenolic acid

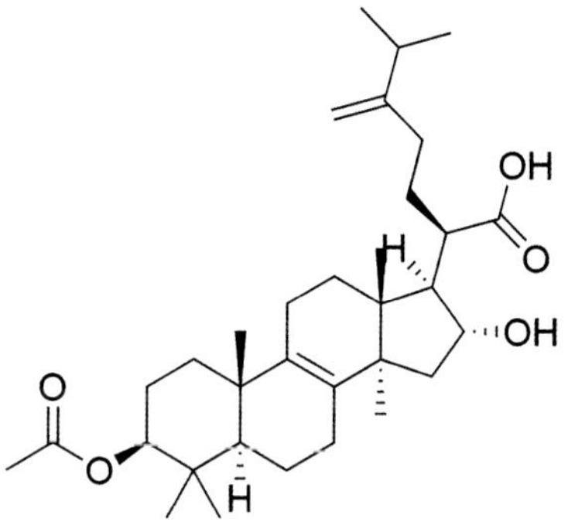

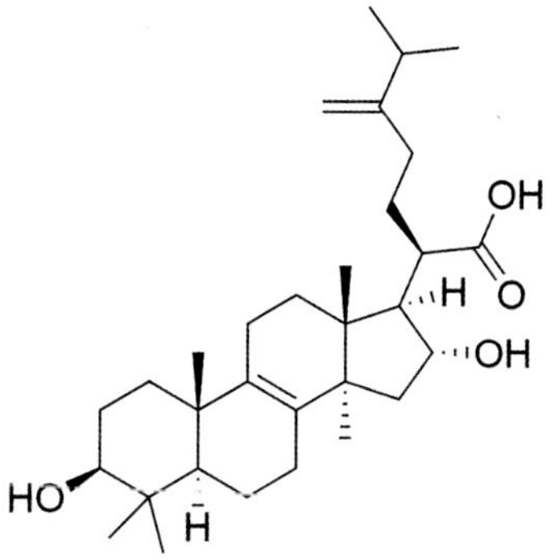

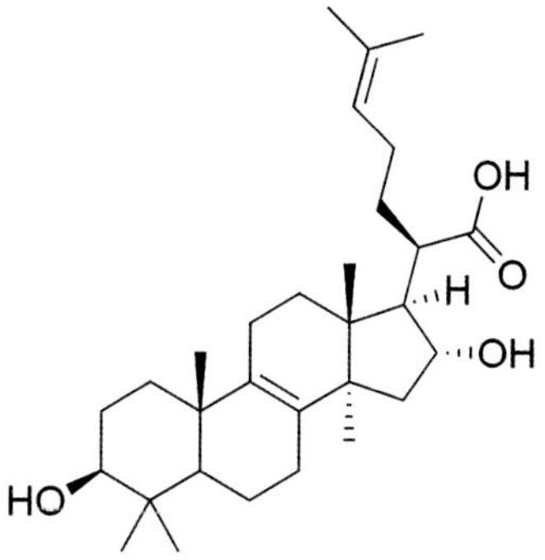

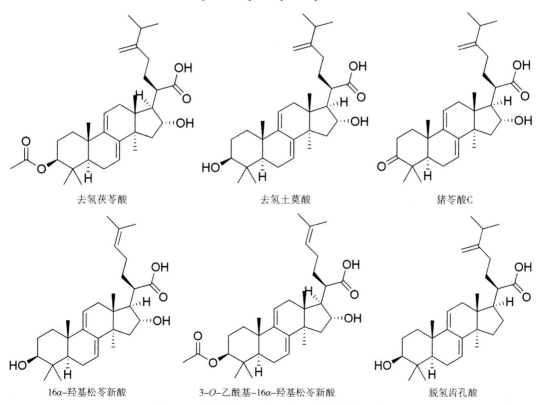

图 6-5 羊毛甾 -8- 烯型茯苓三萜

2. 羊毛甾 -7,9（11）- 二烯型三萜

该类化合物的母核在 7（8）、9（11）位各有一个双键，目前已报道的有去氢茯苓酸（dehydropachymic acid）、去氢土莫酸（dehydrotumulosic acid）、猪苓酸 C（polyporenic acid C）、16α- 羟基松苓新酸（16α-hydroxydehydrotrametenolic acid）、3-*O*- 乙酰基 -16α- 羟基松苓新酸（3-*O*-acetyl-16-hydroxy-dehydrotrametenolic acid）、脱氢齿孔酸

去氢茯苓酸

去氢土莫酸

猪苓酸C

16α-羟基松苓新酸

3-*O*-乙酰基-16α-羟基松苓新酸

脱氢齿孔酸

图 6-6 羊毛甾 -7,9（11）- 二烯型茯苓三萜

（dehydro- eburiconic acid）、3- 表 去 氢 土 莫 酸（3-epi–dehy– drotumulosic acid）、25-羟基 –3- 表去氢土莫酸（25-hydroxy-3-epi-dehydrotumulosic acid）、3- 表去氢茯苓酸（3-epi–dehy– dropachymic acid）、6α- 羟 基 猪 苓 酸 C（6α–hydroxypolyporenic acid C）、6α- 羟基去氢土莫酸（6α-hydroxydehydro- tumulosic acid）、6α- 羟基去氢茯苓酸（6α-hydroxydehydropachymic acid）等 36 个化合物。该类型三萜是在茯苓中已发现最多的一种类型。羊毛甾 –7,9（11）–二烯型三萜化合物结构示例图见图 6-6。

3. 3,4- 开环 – 羊毛甾 –8- 烯型三萜

该类化合物是由羊毛甾 –8- 烯型三萜的 3,4 位开环形成，目前已发现的共有茯苓新酸 G（poricoic acid G）、茯苓新酸 GM（poricoic acid GM）、茯苓新酸 H（poricoic acid H）、茯苓新酸 HM（poricoic acid HM）、26- 羟基茯苓新酸 G（26-hydroxyporicoic acid G）、25- 羟基茯苓新酸 H（25-hydroxyporicoic acid H）、茯苓新酸 GE（poricoic acid GE）7 个化合物。3,4- 开环 – 羊毛甾 –8- 烯型三萜化合物结构示例图见图 6-7。

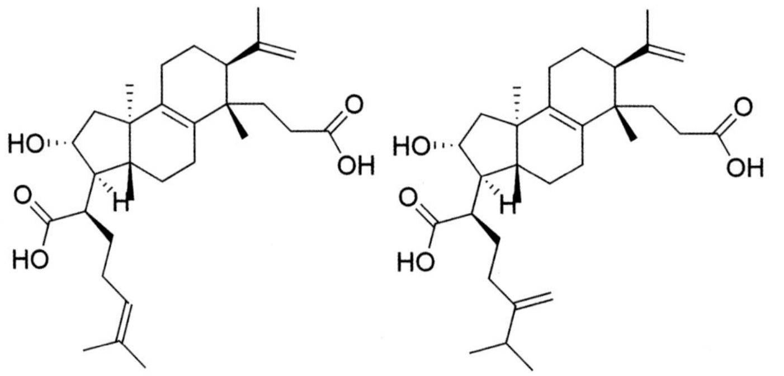

茯苓新酸 G   茯苓新酸 H

图 6-7　3,4- 开环 – 羊毛甾 –8- 烯型茯苓三萜

4. 3,4- 开环 – 羊毛甾 –7,9（11）–二烯型三萜

该类化合物是由羊毛甾 –7,9（11）–二烯型三萜的 3,4 位开环形成，其母环的 7（8）和 9（11）位各有一个双键，此外，4（28）位还有一碳碳双键，目前已发现的有茯苓新酸 A（poricoic acid A）、茯苓新酸 B（poricoic acid B）、茯苓新酸 C（poricoic acid C）、茯苓新酸 D（poricoic acid D）、茯苓新酸 E（poricoic acid E）、茯苓新酸 F（poricoic acid F）、茯苓新酸 I（poricoic acid I）、茯苓新酸 J（poricoic acid J）、茯苓新酸 AM（poricoic acid AM）、25- 甲氧基茯苓新酸 A（25-metho- xyporicoic acid A）等 24 个化合物。3,4- 开环 – 羊毛甾 –7,9（11）–二烯型三萜化合物结构示例图见图 6-8。

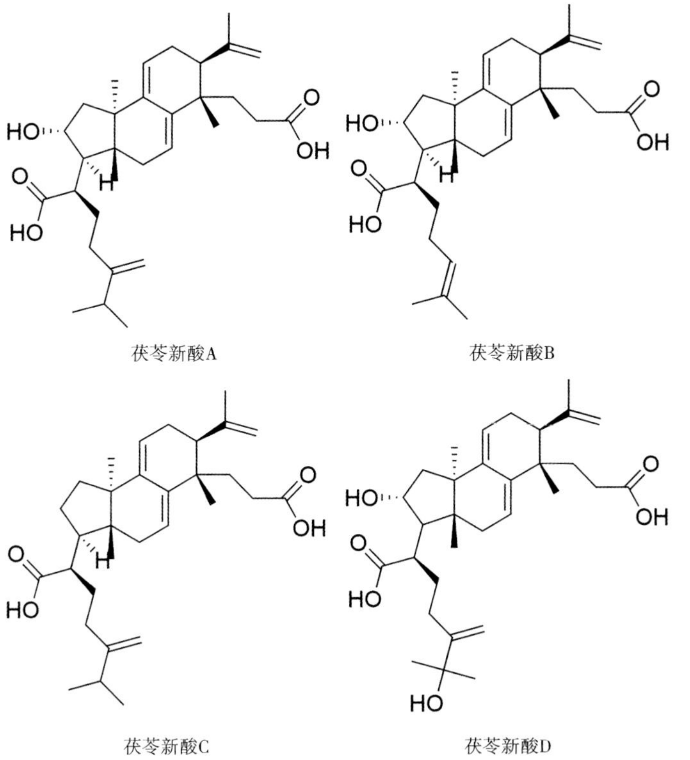

图 6-8 3,4- 开环 - 羊毛甾 -7,9（11）- 二烯型茯苓三萜

5. 其他三萜

目前从茯苓中还发现了 6,7- 去氢茯苓新酸 H（6,7-dehydro- poricoic acid H）、α-香树脂醇乙酸酯（α-amyrin acetate）、β- 香树脂醇乙酸酯（β-amyrin acetate）、乌苏酸（ursolic acid）、齐墩果酸（oleanolic acid）、羽扇豆醇（lupeol）、daedaleanic acid D、5α, 8α- 过氧化去氢土莫酸（5α, 8α- peroxyde- hydrotumulosic acid）等 13 个其他类型三萜化合物。

（二）多糖类

茯苓中多糖成分约占其菌核干质量的 70% ～ 90%，具有抗肿瘤、抗炎、免疫调节等重要作用。茯苓多糖分为可溶性多糖和不可溶性多糖两大类。茯苓中的可溶性多糖是由葡萄糖、半乳糖、甘露糖、阿拉伯糖等组成的杂多糖，是起到活性作用的主要成分；但天然水溶性茯苓多糖含量少，提取率低，结构复杂。不可溶性多糖是茯苓多糖的主要成分，是由 β-（1, 3）糖苷键为主链含有 β-（1, 6）支链的葡聚糖（图 6-9），可溶于碱溶液，因此也称为酸性多糖。酸性多糖由于水溶性差，人们多采用硫酸酯化、羧甲基化、磷酸化、磺酰化等方法对其进行结构改造，制成多糖衍生物后使用。近几年，湖北中医药大学刘焱文教授课题组采用简便的碱溶酸沉法制备得到茯苓酸性多糖，通过实验证实，其具有多种药理作用，该项研究成果为茯苓酸性多糖的广泛应用奠定了基础。

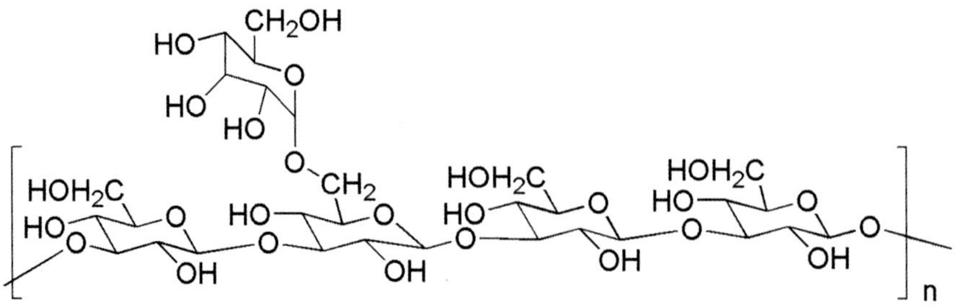

图6-9　不可溶性茯苓多糖结构

目前，从茯苓菌核或菌丝体中分离纯化了24个多糖类化合物，见表6-6。

表6-6　茯苓多糖类成分

编号	化合物名称	结构信息
1	Pachyman	$\beta-$（1-3）-glucose-（1-3）-β-D-glucan with $\beta-$（1,6）-glucosy branches
2	Polysaccharide H11	（1-3）-（1-6）-β-D-glucan
3	PC3	$\beta-$（1-3）-D-glucan
4	PC-II	（1→3）-α-Galactan with（1→6）branches；Mw=40.7KDa
5	PCSC22	Mannose 92%，galactose 6.2%，arabinose 1.3%
6	PCM1 PCM2	Consist of D-rhamnose, D-fucose, D-galactose, and D-glucuronic
7	PCM3 PCM4	$\beta-$（1-3）-D-glucan, D-glucose with a few glucuronic acids III
8	PCM3-I	Xylose，Mannose and Glucose
9	PCM3-II	（1→3）-（1→4）-β-D-glucan；Glucose（98.9%）Mw=3.04×10^5g/mol；Fucose（10.9%），Ara（1.0%）
10	Pi-PCM1	Xylose（2.8%），Mannose（23.6%），Galactose（36.5%），Glucose（25.2%），Uronic acid（0.3%）
11	Pi-PCM3-I	（1→3）-α-D-glucan，Uronic acid（0.1%）；Mw=1.49×10^5g/mol
12	Pi-PCM3-II	（1→3）-α-D-glucan，β-D-Galactan；Mw=4.52×10^5g/mol；Mannose（10.9%），Galactose（21.0%），Glucose（68,1%），Uronic acid（0.2%）
13	Pi-PCM4-II	Mw=4.36×10^6g/mol Galactose（45.6%），Glucose（54.4%）
14	Pi-PCM4-I	（1→3）-α-D-glucan；Mw=2.01×10^6g/mol

编号	化合物名称	结构信息
15	Pi-PCM2	Mw=1.03×10^6g/mol；Fucose（1.9%），Mannose（29.6%），Galactose（38.9%），Glucose（29.7%），Uronic acid（1.3%）
16	ab-PCM1ab-PCM2-Ⅰ、ab-PCM2-Ⅱ、ab-PCM3-Ⅰ	Consist of α-（1→3）-D-glucose, α-D-mannose, β-D-galactose and N-ace tly glucosamine
17	ab-PCM3-Ⅱ、ab-PCM4-Ⅰ、ab-PCM4-Ⅱ	β-（1-3）-D-glucan
18	PCS1、PCS2、PCS3-Ⅰ	Containing D-glucose、D-galactose、D-mannose、D-Fucose and D-xylose。The predominant monosaccharide was D-glucose except for PCSl where it was D-galatose
19	PCS3-Ⅱ	（1-3）-β-D-glucan
20	PCS4-Ⅰ	（1-3）-β-D-glucan with some β-（1-6）linked branches
21	PCS4-Ⅱ	（1-3）-β-D-glucan containing some glucose branches
22	We-PCM3-Ⅰ	（1-3）-α-D-glucan
23	PC-PS	A neutral polysaccharide
24	PCSG	（1→3）-β-D-glucan

（三）甾醇类

茯苓所含有的甾体类化合物与其所含萜类化合物相比，种类和含量均较少，且不具有种属特异性，主要为麦角甾醇类。目前从茯苓中已发现甾醇类包括麦角甾醇（ergosta-5,7,22-trien-3β-ol）、麦角甾-7-烯-3β-醇（ergosta-7-en-3β-ol）、麦角甾-7,22-二烯-3β-醇（ergosta-7,22-dien-3β-ol）等 13 个麦角甾醇类化合物，此外还有 β-谷甾醇（β-sitosterol）、豆甾醇（stigmasterol）等 4 个其他类型甾醇类化合物。甾醇类化合物结构示例图见图 6-10。

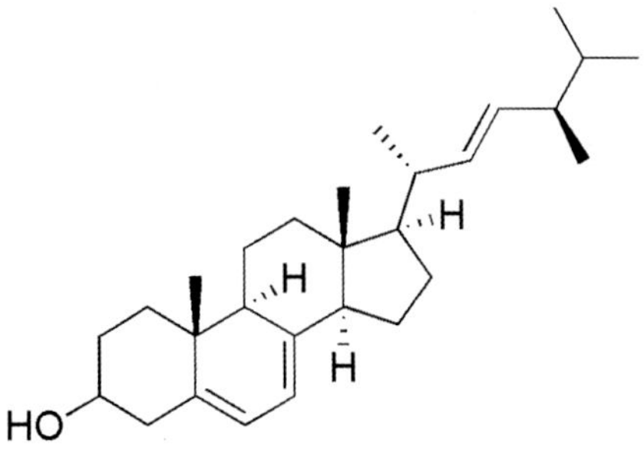

麦角甾醇

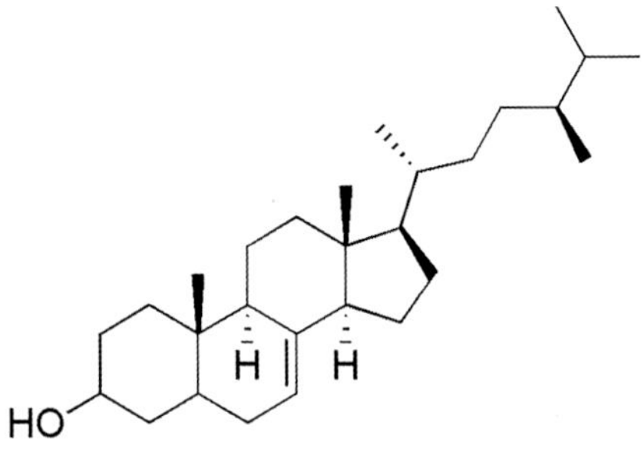

麦角甾-7-烯-3β-醇

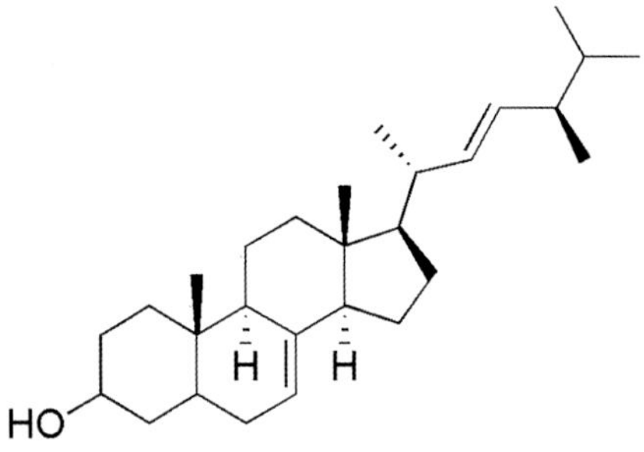

麦角甾-7,22-二烯-3β-醇

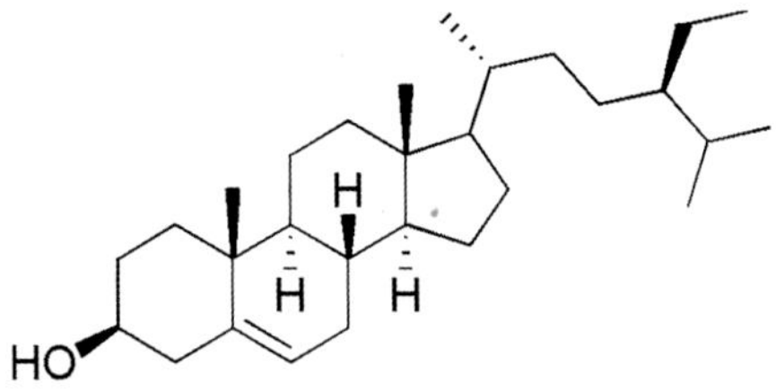

β-谷甾醇

图 6-10 茯苓中甾醇类化合物

（四）挥发油

茯苓中挥发油成分含量较低，其种类却很丰富，主要是萜类和脂肪族化合物，还有一些芳香族化合物，例如樟脑（camphor）、薄荷醇（1-menthol）、香树烯（alloaromadendrene）、壬基苯酚（nonyl phenol）、龙脑（borneol）、新异薄荷醇（neoisomenthol）、己醛（hexanal）、衣兰烯（ylangene）、β- 芹子烯（β-selinene）、麝香草酚（thymol）等。挥发油类化合物结构示例图见图 6-11。

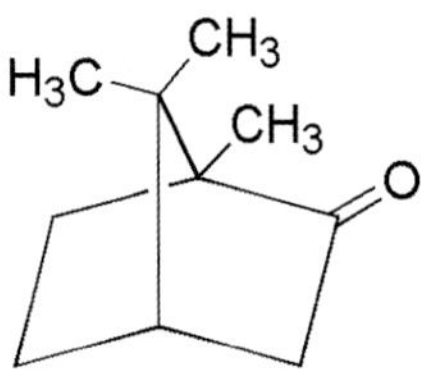

樟脑 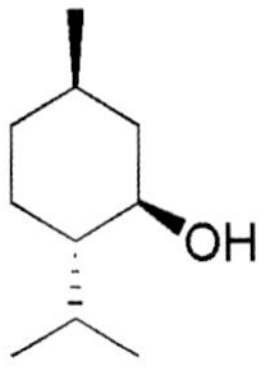　　　　　薄荷醇 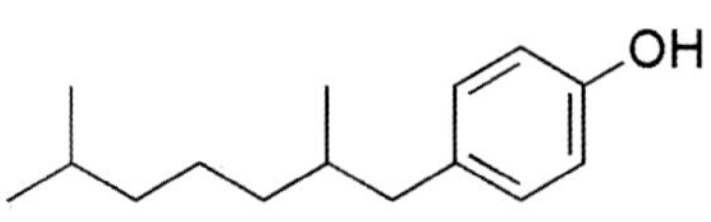　　　　　　　壬基苯酚 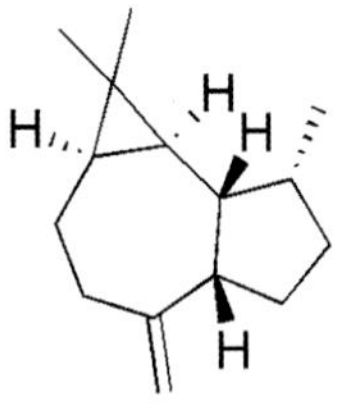　　　　　香树烯

图 6-11 茯苓中挥发油类化合物

（五）其他

早在 20 世纪 80 年代，已有韩国学者报道了从茯苓中分离出蛋白酶的研究。胡朝暾等对茯苓发酵液中的蛋白质进行分离，并采用质谱鉴定得到 51 种蛋白质，如过氧化

氢酶、甘露醇脱氢酶、蛋白激酶、糖化酶、溶菌酶等。林夏等从茯苓中鉴定出常春藤皂苷、棕榈酸、棕榈酸乙酯、棕榈油酸甲酯等成分。胡斌等从茯苓中分离出 l- 尿苷、乙基 –β–D– 吡喃葡萄糖苷、柠檬酸三甲酯、(R)– 苹果酸二甲酯。此外，茯苓中还含有橙皮苷、原儿茶酸、邻苯二甲酸二 –（2– 乙基 – 己基）酯、邻苯二甲酸二丁酯、核糖醇、甘露醇、α–D– 葡萄糖、α–D– 半乳糖、海藻糖、半乳糖、组氨酸等；无机元素钙、镁、镉、铜、硫、铬、铅、锰、铁、钾、钠、磷、硅及氯。

二、药理作用

茯苓为传统常用中药，具有利水渗湿、健脾、宁心之功效。现代药理研究表明，茯苓具有调节免疫功能、抗肿瘤、抗衰老、抗氧化等多种生物活性。

（一）基于传统功效的药理作用

1. 利水渗湿

《本草纲目》言："茯苓气味淡而渗，其性上行，生津液，开腠理，滋水源而下降，利小便。"茯苓可利上、中、下三焦之水，故利水渗湿之功效被广泛应用于小便不畅、水肿胀满等症状。

杨婷等采用上焦水饮内停大鼠模型，探讨了茯苓利上焦水湿的功效。研究结果显示，茯苓可以明显降低肺通透指数、肺的干湿比，可显著降低肌酸激酶含量，显著增加血清中白蛋白的含量，表明茯苓能降低上焦水饮内停大鼠肺组织中水液潴留，改善大鼠上焦水饮内停症状。

李慧君等探讨了茯苓利中焦水湿的作用。研究结果显示，不同剂量茯苓水提物均能不同程度改善大鼠胃黏膜中胃小凹结构损伤及腺体萎缩的状态，升高大鼠粪便含水率、尿量、D- 木糖、体重、淀粉酶、白蛋白（ALB）和总蛋白（TP）水平及延长游泳时间，对湿阻中焦模型大鼠可产生利水渗湿作用。采用谱效研究和 LC–MS 筛选出 11 个利中焦水湿主要有效成分，包括去氢茯苓酸、茯苓酸 B、3–O– 乙酰基 –16α– 氢化松苓酸、茯苓酸、茯苓新酸 A 等。研究还发现，茯苓总三萜、水溶性多糖及不可溶性酸性多糖对湿阻中焦模型大鼠均具有利水渗湿。茯苓水提物及三个有效部位能不同程度升高大鼠血清胃动素（MTL）、胃泌素（GAS）、胃组织腺苷酸环化酶（AC）、磷酸化蛋白激酶 A（p-PKA）、磷酸化环磷腺苷效应元件结合蛋白（p-CREB）、小肠水通道蛋白 1（AQP 1）、结肠水通道蛋白 3（AQP 3）含量，不同程度降低胃组织 AQP 3、水通道蛋白 4（AQP 4）、小肠 AQP 3 含量，对结肠组织 AQP 4 无明显影响，表明茯苓可能通过调节胃肠相关激素（GAS、MTL）、胃组织水液代谢相关通路（AC-cAMP-AQPs）及小肠水液代谢相关蛋白（AQP 1、AQP 3）和结肠水液代谢相关蛋白（AQP 3）发挥利中焦水湿作用。

李慧君等研究发现，茯苓水提物对肾阳虚下焦水肿大鼠可上调体重、24 h 尿量、ALB、TP 水平，下调 24 h 尿蛋白（UP），可通过下调抗利尿激素（ADH）、AQP 1、水通道蛋白 2（AQP 2）改善肾阳虚水肿大鼠水湿内停状态，具有明显的利水渗湿作用，对肾阳虚下焦水肿大鼠的肾功能也有明显的改善作用。研究进一步发现，茯苓总三萜、水溶性多糖及茯苓酸性多糖均为茯苓利下焦水湿的有效物质部位，其作用机制可能与改善肾功能、调节脂质代谢紊乱以及激活"AC- cAMP"信号通路调节 AQP 1 和 AQP 2 的表达有关。

2. 健脾

脾虚证泛指因脾气虚损引起的以脾的生理功能失常为主要表现的病理现象和病症，一般多由于饮食不节、劳逸过度或湿邪久滞等损伤脾气所致。Tu 等探讨了茯苓水提物及总三萜、水溶性多糖、酸性多糖对脾虚大鼠的治疗作用，并从脑肠肽、免疫和胃肠黏膜修复等方面探讨了其作用机制。研究发现，茯苓具有较好的健脾作用，总三萜、水溶性多糖和酸性多糖均为其发挥作用的药效物质部位；茯苓水提物及三萜、水溶性多糖、酸性多糖三大类成分均能调节脾虚大鼠 GATA 结合蛋白 3（GATA3）、转录因子维甲酸相关孤儿受体（ROR γ t）、叉头翼状螺旋转录因子 3（Foxp3）的平衡，水溶性多糖和酸性多糖还能调节 T 细胞特异性转录因子（T-bet）的平衡；三大类成分均能调节辅助性 T 细胞 2/ 辅助性 T 细胞 17/ 调节性 T 细胞（Th2/Th17/ Treg）平衡，水溶性多糖和酸性多糖对辅助性 T 细胞 1（Th1）具有调控作用；三大类成分均能增加脾虚大鼠小肠组织黏糖蛋白 2（MUC2）的表达，改善脾虚大鼠的小肠功能，保护小肠黏膜的完整性；总三萜和水溶性多糖均能通过有效调节脑肠肽胃泌素（GAS）、胃动素（MTL）、P 物质（SP）、血管活性肠肽（VIP）、5- 羟色胺（5-HT）、降钙素基因相关肽（CGRP）、胆囊收缩素A 受体（CCKAR））、维持脾虚大鼠体内免疫平衡（Th1/Th2/Th17/Treg）和机体内环境稳定达到健脾效果；水溶性多糖调节免疫作用强于总三萜，而茯苓酸性多糖对脑肠肽的表达影响不大，但能显著调节多种细胞因子水平而达到健脾作用，与水溶性多糖效果相当；茯苓总三萜、酸性多糖能通过升高胃组织中的表皮生长因子受体（EGFR）表达量来增强胃组织的胃黏膜修复和保护作用，茯苓总三萜还可通过升高胃组织中的胃生长素（Ghrelin）表达量来促进脾虚大鼠的食欲。同时，通过对参与炎症反应的 c-Jun 氨基末端激酶（JNK）信号通路中 p-c-Jun 和肿瘤坏死因子受体相关因子 6（TRAF6）两个关键蛋白的检测，结果提示三大类成分可通过抑制 JNK 信号来治疗脾虚大鼠。此外，茯苓总三萜和水溶性多糖均能通过降低肾组织水通道蛋白 1（AQP1）的表达、总三萜和酸性多糖均能通过降低肾组织水通道蛋白 2（AQP2）的表达、三大类成分均能降低胃组织AQP1 的表达来调节机体水液运输从而达到健脾作用，表明茯苓发挥健脾作用与其利水渗湿功效相关。张晓丹等研究显示，茯苓能抑制家兔离体空肠和盲肠平滑肌收缩运动，并呈量效关系；对脾虚腹泻大鼠的小肠推进具有抑制作用。

张丹丹等进行了茯苓水提物对脾虚大鼠肠道菌群影响及代谢组学研究。结果显示，茯苓水提物可改善脾虚大鼠菌群多样性的失调，在属水平上主要对不明梭菌（unidentified_Clostridiales）、杜波西菌（Dubosiella）、Silvanigrella、拟杆菌（Bacteroides）有回调作用；鉴定出 11 个与治疗作用相关的代谢产物，关键代谢途径主要为烟酸和烟酰胺代谢、精氨酸和脯氨酸代谢；研究发现肠道差异菌属与潜在生物标志物有密切的关联性。不明梭菌和拟杆菌是茯苓水提物显著调节的菌群，从相关分析可知，不明梭菌与22种差异代谢物均有密切相关，拟杆菌与7种差异代谢物有密切相关；同时对两条代谢通路上生物标志物进行分析，可知喹啉酸与8种菌属显著相关，4-乙酰胺基丁酸与11种这些菌属显著相关，其中4-乙酰胺基丁酸与拟杆菌呈显著负相关，与不明梭菌呈一定的正相关。研究结果表明，茯苓水提物可通过干预相关肠道菌群与调节相关代谢通路来起到健脾作用。

3. 宁心

茯苓在《神农本草经》中为上品，久服安魂养神，中医临床上常用于治疗心脾两虚型心神不宁。Zhang 等采用"慢性睡眠剥夺"的方式建立大鼠心神不宁模型，以旷场实验相关行为学指标、下丘脑神经递质、病理切片等指标评价茯苓水提物（PCD）、水溶性多糖（PCWP）及总三萜（PCT）的宁心作用。结果显示，PCD、PCWP 及 PCT 均可以显著降低心神不宁大鼠在旷场中的运动距离、运动速度、移动持续时间、穿越中央区域次数，增加休息持续时间，缓解大鼠的焦虑样行为。茯苓发挥宁心作用与其调节神经递质［谷氨酸（GLU）、γ-氨基丁酸（GABA）、5-HT、多巴胺（DA）、去甲肾上腺素（NE）］、HPA 轴［促肾上腺皮质激素释放激素（CRH）、促肾上腺皮质激素（ACTH）、皮质醇（CORT）］、炎症因子［白介素-1β（IL-1β）、白介素-6（IL-6）、肿瘤坏死因子-α（TNF-α）］及肿瘤坏死因子-α/核转录因子-κB（TNF-α/NF-κB）信号通路［TNF-α、肿瘤坏死因子-R1（TNF-R1）、肿瘤坏死因子受体1相关死亡域蛋白（TRADD）、磷酸化核转录因子-κB/p65（p-NF-κB/p65）、磷酸化核转录因子-κB抑制蛋白α（p-IκBα）、磷酸化IκB激酶α/β（p-IκBα/β）］有关。茯苓还可调节心神不宁大鼠的胃肠激素（GAS、MTL）改善其脾虚状况，表明茯苓发挥宁心作用与其健脾功效相关。

zhang 等采用 16S rDNA 测序技术研究茯苓对心神不宁大鼠肠道菌群的影响。肠道菌群分析结果显示：与正常大鼠比较，心神不宁大鼠肠道菌群的 α 多样性指数（Shannon、Simpson、ACE 及 Chao1 指数）均显著降低，说明模型大鼠肠道菌群的多样性和丰富度降低；茯苓水提物可以显著提高心神不宁大鼠的 Shannon 指数及 Simpson 指数，茯苓水溶性多糖可以显著提高心神不宁大鼠的 ACE 指数及 Shannon 指数，茯苓总三萜对心神不宁大鼠肠道多样性指数无明显影响。在门、纲、目、科、属水平上，茯苓可在一定程度上改善心神不宁大鼠肠道菌群的失调，其中在属水平上，茯苓水提物、水溶性多糖及总三萜均可调节乳酸菌属（*Lactobacillus*）、罗氏菌属（*Roseburia*）、镰刀菌属（*Fusicatenibacter*）相对丰度，茯苓水提物还可调节瘤胃球菌属（*Ruminococcus*）及 *Colidextribacter* 属，茯苓水溶性多糖还可以调节普雷沃菌属（*Prevotellaceae_NK3B31_group*）及 *Rikenellaceae_RC9_gut_group* 属，茯苓总三萜还可以调节瘤胃球菌属（*Ruminococcus*）相对丰度。研究结果显示，茯苓不同物质部位调节心神不宁大鼠肠道菌群的菌属存在异同。在茯苓水提物血清代谢组学研究中发现了12种显著变化的生物标志物，通过该标志物进行通路富集，得到 5 条通路：基酰基 –tRNA 生物合成、牛磺酸和低牛磺酸代谢、半胱氨酸和蛋氨酸代谢、甘氨酸、丝氨酸和苏氨酸代谢、初级胆汁酸生物合成；在粪便代谢组中，发现 32 种显著变化的生物标志物，通过对这些标志物进行富集，得到 4 条通路：酪氨酸代谢、维生素 B_6 代谢、药物代谢 – 细胞色素 P450、甘油磷脂代谢。表明茯苓水提物可通过干预相关肠道菌群与调节相关代谢通路来起到宁心作用。通过肠道菌群与血清代谢物相关性分析，确定了 47 种显著的微生物群 – 代谢物相关性：乳球菌和 *Prevotellaceae_UCG-001* 均与 9 种血清代谢物显著相关；*Fusicatenibacter*、*Rikenellaceae_RC9_gut_group* 分别与 8 种和 6 种血清代谢物相关；Herbaspirillum、pantoea 和 parabacteroides 均与 4 种血清代谢物显著相关；Colidextribacter 和 quinella 与 2 种和 1 种血清代谢物相关。通过肠道菌群与粪便代谢物相关性分析，共确定了 181 种显著的微生物群 – 代谢物相关性：*Prevotellaceae_UCG-001and Fusicatenibacter* 分别与 26 个和 24 个粪便代谢物显著关联；Lactococcus、*Rikenellaceae_RC9_gut_group*、*Ruminococcus*、*Bacteroides*、*Parabacteroides*、*Colidextribacter*、*Pantoea*、*Lactobacillus*、*Lachnospiraceae_NK4A136_ group* 分别与 20、18、17、10、9、8、6、5、4 个粪便代谢物关联。

张丹丹等的研究也证实了茯苓酸性多糖可以改善大鼠的焦虑样行为，增加神经元细胞数目，提高下丘脑组织中 5–HT、DA、NE、GABA 的水平，调节胃肠肽及降低炎症因子，并可在一定程度上改善心神不宁大鼠菌群的失调，其中对厚壁菌门（Firmicutes）、杆菌纲（Bacilli）、乳杆菌目（Lactobacillales）、普雷沃氏菌属（*Prevotellaceae_UCG-001*）、梭状杆菌属（*Fusicatenibacter*）等菌群有回调作用。粪便代谢组学研究结果显示，茯苓酸性多糖治疗心神不宁证涉及的关键代谢途径主要富集于维生素 B_6 代谢、鞘脂代谢、甘油磷脂代谢；血清代谢组学富集的通路主要为亚油酸代谢、牛磺酸和低牛磺酸代谢、苯丙氨酸代谢、α – 亚麻酸代谢等；同时发现肠道差异菌属与潜在生物标志物有密切的关联性，表明茯苓酸性多糖可通过干预相关肠道菌群与调节相关通路来起到宁心的作用。

（二）基于现代医学的药理作用

1. 免疫调节作用

茯苓多糖是茯苓发挥传统功效的主要活性物质之一。研究表明，茯苓有增强免疫功能的作用，能有效抑制脾脏增大、胸腺萎缩及肿瘤生长，既可增强细胞免疫，又可增强体液免疫。Tian 等研究发现，茯苓多糖可以提高小鼠体内 NO、IL-2、IL-6、IL-17A、TNF 和 IFN–γ 水平，可通过 TLR4/TRAF6/ NF–κ B 信号途径，增加 Toll 样受体 4（TLR4）、髓样分化因子 88（MyD88）、肿瘤坏死因子受体相关因子 –6（TRAF-6）、p-NF–κ B、p-*c*-JUN 的表达，从而增强肺癌免疫调节作用。张卫元等研究显示，茯苓酸性多糖能显著提高免疫低下小鼠吞噬细胞的吞噬活性，能刺激胸腺质量的增加，也能显著促进免疫低下小鼠的迟发型变态反应，提高小鼠的抗体生成细胞数，增强小鼠血清凝集素水平。

有文献报道，茯苓对免疫功能的影响呈现双向调节作用。王国军等研究了茯苓素（四环三萜类化合物）对小鼠免疫系统功能的影响，研究结果显示，茯苓素对小鼠细胞免疫和体液免疫具有明显的抑制作用。茯苓素在（5～80）mg/L浓度时对 PHA、LPS和 ConA 诱导的淋巴细胞转化均有显著的抑制作用，对小鼠血清抗体及脾脏细胞抗体产生能力均有显著的抑制作用，且茯苓素达到一定剂量后其抑制作用不再加强。

2. 抗肿瘤作用

茯苓酸具有明显的抗肿瘤活性，对乳腺癌、胃癌、宫颈癌、肺癌等可通过调控细胞周期相关蛋白、细胞凋亡相关蛋白发挥抑制增殖、诱导凋亡、阻滞细胞周期、抑制侵袭与迁移的作用。申利等的研究显示：茯苓酸可通过抑制 TRIM29 的表达，降低 Cyclin D1、糖原合成酶激酶 -3β（GSK-3β）、细胞 - 骨髓细胞瘤病病毒癌基因（c-Myc）蛋白的表达及升高 Caspase-9、β-catenin 发挥对宫颈癌 Caski 细胞增殖的抑制作用；可以通过抑制 CXCR4 表达降低舌鳞状细胞癌细胞 CAL-27 增殖并诱导细胞周期阻滞和细胞凋亡。Yu 等的研究显示，茯苓三萜能促进乳腺癌小鼠肿瘤细胞凋亡，抑制肿瘤生长；用茯苓酸处理人乳腺癌细胞后，显示茯苓酸下调了细胞周期蛋白 D1、细胞周期蛋白 E、周期蛋白依赖性激酶 2 和周期蛋白依赖性激酶 4 的表达水平，上调了 p21 和 p53 的表达水平；此外，茯苓酸还下调了 B 淋巴细胞瘤 -2 蛋白的表达，升高了 B 淋巴细胞瘤 -2 相关 X 蛋白、线粒体细胞色素 c、caspase-3、caspase -9 和 caspase -8 的表达与释放，提示茯苓三萜可能通过诱导细胞凋亡和阻滞细胞周期生长，发挥体内外抗癌作用。此外，从茯苓中分离得到的茯苓新酸、齐墩果酸、常春藤皂苷元等三萜类物质也具有抗肿瘤作用。

茯苓多糖可通过抑制肿瘤细胞增殖、侵袭与迁移，诱导凋亡及调节机体免疫功能发挥抗肿瘤作用。刘林夕等研究发现，茯苓多糖可能通过 JAK1/STAT3 途径抑制高糖诱导的人乳腺癌 MCF-7 细胞增殖并促进其凋亡；能够通过增强免疫因子 TNF-α、IL-2 的表达调节机体免疫，辅助增强长春瑞滨和顺铂联合用药对肺癌的治疗效果，同时减少放化疗引起的不良反应；茯苓多糖可能具有通过抑制血管生成抗肿瘤转移的潜力，减少肺癌 A549 小鼠移植瘤中表皮生长因子受体（EGFR）的分布与 mRNA 的表达。

3. 降血糖及降血脂作用

韩思婕等研究发现，茯苓多糖可以降低 2 型糖尿病模型大鼠的糖化血红蛋白（HbA1c）、空腹及餐后血糖水平，降低血清中 MDA、TC、TG、肝糖原含量，提高 SOD、GSH-Px 水平和 p-PI3K、p-AKT、p-FoxO1、PEPCK、G6Pase 蛋白表达水平，表明茯苓多糖可以通过减弱氧化应激，上调 PI3K/Akt/FoxO1 通路，从而下调糖异生关键酶 PEPCK 和 G6Pase 的蛋白表达，抑制肝脏糖异生，进而有效降低 2 型糖尿病模型大鼠的血糖水平，调节糖脂代谢。Sun 等证实了分子量大于 100KD 的茯苓酸性多糖能够增加肠道中丁酸盐水平，上调回肠黏膜蛋白和紧密连接蛋白的表达，通过调节肠道菌群改善肥胖小鼠的糖脂代谢，减轻肝脏脂肪变性和炎症。郑彩云等通过四氧嘧啶诱导糖尿病模型大鼠，推测茯苓多糖的降糖机制可能与抑制体内活性氧自由基产生，减少胰岛β

细胞的损伤有关。

4. 抗抑郁作用

Pan 等研究发现，茯苓总三萜及酸性多糖能够提高大鼠的糖水偏好率，降低强迫游泳不动时间和旷场休息时间，延长旷场运动距离，增加大鼠在旷场运动过程中的好奇心与探索欲，改善大鼠的抑郁样行为；能够不同程度的改善抑郁大鼠海马和前额叶皮质中锥体细胞的形态，增加锥体细胞和尼氏小体的数量，减轻脑组织的损伤；能够提高抑郁大鼠海马中 BDNF、5-HT、5-HIAA、DA、NE 的水平，降低 GLU 水平与血清 IL-1β、IL-18、TNF-α 促炎因子水平；能不同程度降低 ASC、caspase-1、IL-1β、IL-18mRNA 表达水平和 NLRP3、ASC、caspase-1、IL-1β、IL-18 蛋白表达水平，同时升高 pro-caspase-1、pro-IL-1β、pro-IL-18 蛋白表达水平。此表明茯苓总三萜及酸性多糖具有显著抗抑郁作用，其作用机制可能与调节神经递质和 NLRP3 炎症小体信号通路有关。

5. 保肝作用

Wang 等发现茯苓三萜能提高乙醇损伤的人肝细胞活力，降低酒精性肝损伤小鼠血清中谷氨酸氨基转移酶和天冬氨酸氨基转移酶水平，增加谷胱甘肽水平，减轻肝损伤程度，具有保肝作用。Kim 等研究发现茯苓三萜能治疗肝脂肪变性，其机制是通过促进腺苷酸活化蛋白激酶、乙酰辅酶 A 羧化酶和固醇调节因子结合蛋白 1c 磷酸化，激活腺苷酸活化蛋白激酶通路，降低甘油三酸酯的累积。程玥等研究表明，茯苓三萜可以通过抑制氧化应激和降低炎症因子的释放发挥保肝效果。

6. 肠道保护作用

肖洪贺等研究结果显示，茯苓三萜能抑制离体小肠自发收缩和肾上腺皮质激素、$BaCl_2$、$CaCl_2$ 所致的痉挛性收缩，其机制可能是通过阻断 M 受体来抑制小肠收缩，起到肠道保护作用。Xu 等发现 16α-羟基氢化松苓新酸能与糖皮质激素受体结合，激活 Caco-2 细胞的屏障保护作用，并调节紧密连接蛋白表达，改善紧密连接蛋白形态，从而发挥肠屏障保护作用。

7. 其他药理作用

茯苓还有抗炎、抗氧化、抗衰老、美白、肾保护等作用。茯苓酸可通过下调诱导型一氧化氮合酶（iNOS）和环氧化酶-2（COX-2）的表达，抑制 NO 和前列腺素 E_2（PGE_2）的生成，从而发挥抗炎作用。29-羟基猪苓酸 C 和猪苓酸 C 也具有抗炎作用，其机制可能与激活蛋白-1 信号通路的阻断有关。茯苓三萜类化合物可以抑制酪氨酸酶的活性，治疗黄斑，具有美白作用。茯苓酸可以通过调节与自噬有关的蛋白质，降低衰老细胞中哺乳动物雷帕霉素靶蛋白（mTOR）磷酸化和 p70S6K 的水平，负调节胰岛素样生长因子 1 信号通路，从而诱导细胞自噬以延缓衰老。茯苓多糖可使糖尿病状态下肾组织细胞凋亡趋势受到抑制，对糖尿病肾病具有一定预防作用。

第九节 临床应用与产品开发

茯苓性味甘、淡，平，归心、肺、脾、肾经，具有利水渗湿、健脾、宁心之功效，用于水肿尿少、痰饮眩悸、脾虚食少、便溏泄泻、心神不宁、惊悸失眠，临床常用剂量为 10 ～ 15g。

《神农本草经》载茯苓："主胸胁逆气，忧恚惊邪恐悸，心下结痛，寒热烦满，咳逆，口焦舌干，利小便。久服安魂养神，不饥延年。"陶弘景在《本草经集注》中指出：茯苓"止消渴，好唾，大腹淋沥，膈中痰水，水肿淋结，开胸府，调脏气，伐肾邪，长阴，益气力，保神守中"。这些论述都强调了茯苓能利水渗湿、健脾补中、宁心安神，可治疗水肿、痰饮、心悸、失眠等多种疾病。茯苓在临床上多配伍使用，治疗领域宽广，被历代医家推崇，不论寒、温、风、湿诸疾，均能发挥其独特功效。现代药理证实茯苓具有利水渗湿、健脾调中、宁心安神等功效，是多种方剂及中成药的原料，有"十药九茯苓"之说。

茯苓在古代经典名方中应用广泛，现代已形成以桂枝茯苓丸等为代表的中成药产品。国家中医药管理局公布的《古代经典名方目录（第一批）》100 首方剂中，以茯苓为主要原料的经典名方占到了 24%。以茯苓为原料的保健食品多达 776 个，主要保健功能为免疫调节、缓解体力疲劳和改善睡眠。茯苓的应用已经形成了涉及普通食品、化妆品、中兽药和饲料添加剂的综合开发体系。

一、临床应用

（一）临床常用

1. 治疗水肿

茯苓常用于治寒热虚实各种水肿。若表邪不解，随经入腑之膀胱蓄水证，或水肿、小便不利，多与猪苓、白术、泽泻等同用，如《伤寒论》五苓散。若水热互结，阴虚小便不利水肿，可与泽泻、阿胶、滑石同用，如《伤寒论》猪苓汤。若脾肾阳虚水肿，可与芍药、生姜、附子同用，如《伤寒论》真武汤。

2. 治疗痰饮

茯苓甘淡渗湿，可用于痰饮。若因痰气郁结于咽喉，吞吐不得，情志不畅，可与半夏、厚朴等同用，如《金匮要略》半夏厚朴汤。

3. 治疗脾虚泄泻

茯苓能健脾补中。若见脾胃虚弱、食少纳呆、倦怠乏力等，常与人参、白术、甘草同用，如《太平惠民和剂局方》四君子汤。若脾虚停饮，常与桂枝、白术同用，如《金匮要略》苓桂术甘汤。若脾虚湿泻，可与山药、白术、薏苡仁同用，如《太平惠民和剂

《局方》参苓白术散。

4. 治疗心悸、失眠

茯苓益心脾而宁心安神，常用于多种原因引起的心悸、失眠。若心肝血虚，虚热内扰之虚烦失眠、心悸，可与酸枣仁、甘草、知母、川芎同用，如《金匮要略》酸枣仁汤。若心脾两虚，气血不足之心神不宁，多与黄芪、当归、远志等同用，如《济生方》归脾汤。若水气凌心之心悸，可与白术、桂枝、生姜等同用，如《伤寒论》茯苓桂甘汤。

（二）临床进展

1. 治疗妇科疾病

茯苓与药物配伍可用于治疗妇科疾病，常用于治疗慢性盆腔炎、子宫肌瘤、卵巢囊肿/肿瘤、乳腺增生、多囊卵巢综合征、原发性痛经、异位妊娠、药物流产、子宫内膜异位症、痛经等。例如，出自张仲景《金匮要略》的桂枝茯苓丸和当归芍药散，均为治疗妇科疾病的经典名方。桂枝茯苓丸临床上常用于子宫肌瘤、卵巢肿瘤、子宫内膜异位症、痛经等；当归芍药散主治肝脾失调，气血瘀滞所致腹痛等症，如治疗妊娠腹痛、妊娠恶阻、妊娠水肿及妊娠期坐骨神经痛等病。

2. 治疗心脑血管疾病

茯苓在治疗心脑血管疾病时，也是组方常用的药味之一，例如茯苓杏仁甘草汤。茯苓作用于中焦，可健脾化痰，逐中焦之水，平上冲之气；杏仁作用于上焦，逐胸中之水，降肺之逆气，又可开胸散结；甘草缓中健脾，使水饮去而肺气利。诸药合用，共奏健脾化痰之功，主治阳虚痰饮内停引起的胸痹、胸闷短气，临床对冠心病、心绞痛具有很好的疗效。临床观察研究显示，桂枝茯苓丸联合地龙粉剂能有效治疗脑内微小血管病变，减少脑梗死的发生，阻断干预危险因素。

3. 治疗精神疾病

抑郁症是一种常见的精神疾病，主要表现为情绪低落，兴趣减低，悲观，思维迟缓，缺乏主动性，自责自罪，饮食、睡眠差，担心自己患有各种疾病，感到全身多处不适，严重者可出现自杀念头和行为。

通过收集整理386首古方和165首现代方剂的研究发现，人参、茯苓和远志为主药的药对是中医治疗抑郁症的最常用药对，茯苓在治疗抑郁症的复方中极为常用。例如温胆汤（半夏、竹茹、枳实、陈皮、茯苓、甘草等）加减治疗湿热痰浊，上蒙清窍，扰乱心神所致精神抑郁；黄连温胆汤（半夏、黄连、枳实、竹茹、陈皮、茯苓、甘草等）配合百忧解治疗中风后抑郁；逍遥散（柴胡、当归、白芍、茯苓、白术等）具有疏肝健脾、养血调经的功效，可以治疗由于情志所伤导致的失眠、抑郁和焦虑等精神类疾病。

4. 治疗其他疾病

现代药理学相关研究表明茯苓具有抗肿瘤、抗炎、保肝、美肤、抗过敏等生物活性，中医临床上茯苓还具有治疗众多疾病的临床应用。茯苓多糖口服液由茯苓单味药提取物制备而成，具有健脾益气的功效，可用于肿瘤患者放化疗脾胃气虚证者。茯苓组方还可用于治疗痰湿阻络所致的筋络挛急、臂痛难举（如指迷茯苓丸）、阿尔兹海默症以及多种皮肤病等。

二、产品开发

茯苓是一种药食两用中药，目前茯苓及其提取物已广泛用于药品、保健品、普通食品的开发利用，此外化妆品、中兽药领域也有相关产品的问世。

（一）药品

在 2020 年版《中国药典》中，成方制剂和单味制剂共有 1608 种，其中含有茯苓的就有 265 种，约占 16.5%。茯苓作为药品在国家食品药品监督管理总局获批的有桂枝茯苓丸、指迷茯苓丸、山楂茯苓颗粒、六君子丸、茯苓多糖口服液等。此外，在中成药处方数据库中含茯苓的药品有 1089 种。

（二）食品

在食品标准数据库中茯苓产品有 86 个，如茯苓山药六珍酒、茯苓白果冲剂、山药茯苓片、破壁茯苓颗粒、茯苓代用茶、人参茯苓膏、茯苓煲汤料、茯苓固体饮料等。湖北省近几年研制开发的茯苓岩键、茯苓寿面、茯苓米稀、茯苓枣仁酵素、人参茯苓酵素、茯苓红豆薏米粉、葛花茯苓茶、玫瑰茯苓糕、羧甲基茯苓多糖饮品等 20 个含茯苓的大健康产品亦成功上市销售。

（三）保健品

国家保健品数据库中含茯苓的产品有 37 个，如牦牛骨茯苓山药核桃维 D 粉、茯苓西洋参氨基酸口服液、首乌茯苓冲剂、蚂蚁茯苓酒、绞股蓝黄芪茯苓片等；保健食品处方数据库中以茯苓为主要原料的产品有 750 个，如南杞茯苓膏、酸枣仁灵芝柏子仁茯苓枸杞子口服液、复元丹胶囊、美容胶囊、景天灵芝胶囊、降脂健身茶、牦牛骨髓壮骨粉等。

（四）其他产品

茯苓具有抗氧化、抗衰老、美白等作用，因此被广泛用于化妆品中。含茯苓提取物的化妆品主要有净痘修护面膜、美白净瑕精华、美白清肌水、面膜粉、美白晚霜、美白净瑕中药油、净白无暇养颜贴、祛斑润白面贴膜、美白离子水、洁面乳、美白精华露、洁面皂、美白防晒隔离霜、青春定格原液等。

此外，茯苓多糖具有增强免疫的作用，因此在中兽药开发中受到关注。湖北中医药大学与武汉回盛生物科技股份有限公司合作开发的中兽药"茯苓多糖散"2018 年 12 月获得中兽药 3 类新药证书，并于 2020 年 4 月获得生产批件，目前已上市销售，取得了较好的经济及社会效益。

第十节 展 望

湖北为我国茯苓道地产区。自宋朝以来，茯苓就在大别山地区大规模人工栽培。大别山区现已成为全国茯苓重要产区，其种植规模大、历史悠久，年产量曾经占到全国的 60%。湖北英山县、罗田县建设的茯苓规范化种植基地，成为首批通过国家菌类药材 GAP 认证的药材基地，成为北京同仁堂等 40 多家大中型企业的原料供应基地。"九资河茯苓""英山茯苓"分别获批国家地理标志保护、生态原产地保护产品。近年来，随着我国对茯苓产品的深度开发和应用推广，茯苓的市场需求量也逐年增多，湖北省茯苓种植规模也在逐年扩大。然而，就全省茯苓产业现状而言，仍然存在一些问题。目前，尽快将已取得的科研成果大力进行推广应用，同时围绕湖北省茯苓产业链条中存在的突出问题和制约因素开展相关研究，对促进茯苓产业健康可持续发展具有重要意义。

1. 茯苓菌种退化是目前茯苓栽培的主要问题。湖北省采用传统"木接引"栽培方法，对 Z1 茯苓菌种进行复壮研究。复壮后的 Z1 菌种产量显著高于对照组，增产幅度最高达 104%，单窖可产 2.5 ~ 3kg 鲜茯苓，相对当地其他的菌种，单窖增收约 1kg，茯苓产量得到较大幅度提高，且茯苓个体硕大，质地坚实，加工时成品率高。为使茯苓菌种复壮工作能够规范、持续地开展，提高湖北省茯苓产区生产效益，降低松木消耗，增加苓农收益，在湖北省罗田县骆驼坳镇望江垴村建设了面积 10 亩的罗田茯苓菌种复壮基地，对促进产区注重菌种质量以及菌种的选育和复壮工作，具有重要的社会效益。

2. 推广茯苓代料栽培技术，开创茯苓生态种植、循环农业新模式。湖北省开展茯苓代料栽培技术研究已有 20 余年，近几年在罗田县、英山县、浠水县、麻城市及安徽省的太湖县等地进行了 8 万余袋代料种植茯苓大田验证。结果显示，代料种植结苓率稳定在 90% 以上，与传统种植的结苓率基本一致，最大单窖产量约达 5.1kg，与传统段木种植相比，单窖产量相当，但松木用量减少 30% 以上；同时研究发现传统栽培和代料栽培茯苓在化学成分和药效上均无明显差异，表明代料栽培茯苓值得大力推广。代料种植推广难的原因目前主要是菌袋制作成本较高，而降低菌袋制作成本，提高成品优良率，进行规模化、机械化生产是最有效的途径。英山县茯苓菌种厂的建设为代料规模化种植提供了保障。

3. 加大茯苓规范化种植示范点及种植基地推广建设力度，实现茯苓生产全过程追溯，保障茯苓药材质量，显著提升湖北茯苓的品牌影响力。近 3 年来，罗田、英山建立了多个茯苓种植示范点，并依托"543"模式，即五统一（统一供种、统一收购、统一加工、统一仓储、统一标准）、四保障（保追溯、保销售、保收益、保品质）、三就地

（就地回收、就地加工、就地就业），在罗田九资河镇、平湖乡、凤山镇等地推广茯苓种植面积 7527 亩；建立了茯苓种植追溯体系，通过一物一码让茯苓种植生产流通全过程可溯源；利用物联网技术采集和上传茯苓种植、田间管理和初加工等环节过程真实的数据，通过扫码将溯源信息展示给消费者，了解药材的种植、生产、流通和质检信息，建立消费者对产品的信任。

目前湖北省茯苓种植规范化程度仍然不高，因此应加快茯苓规范化种植基地推广建设，通过搭建中药材追溯体系，提升湖北茯苓品牌形象，实现全过程监管，提高产品品质，将湖北省茯苓产业进一步做大做强。

参考文献

［1］赵继鼎.中国真菌志（第三卷）［M］.北京：科学出版社，1998：411.

［2］江苏新药学院.中药大辞典［M］.上海：上海人民出版社，1977：1096.

［3］吴卫尔.中华新药物学大辞典［M］.天津：中华新医学研究会，1934：259.

［4］邓叔群.中国的真菌［M］.北京：科学出版社，1963：444.

［5］戴芳澜.中国真菌总汇［M］.北京：科学出版社，1979：553.

［6］张建逵，窦德强，王冰，等.茯苓类药材的本草考证［J］.时珍国医国药，2014，25（5）：1181-1183.

［7］陈卫东，彭慧，王妍妍，等.茯苓药材的历史沿革与变迁［J］.中草药，2017，48（23）：5032-5038.

［8］王克勤，傅杰，方红，等.药用茯苓名实考［J］.中药材，2002，25（7）：508-509.

［9］王克勤，方红，苏玮，等.茯苓规范化种植及产业化发展对策［J］.世界科学技术——中药现代化，2002，4（3）：69-73，84.

［10］王克勤，傅杰，方红，等.药用茯苓名实考［J］.中药材，2002，25（7）：508-509.

［11］王克勤，傅杰，苏玮等.道地药材茯苓疏［J］.中药研究与信息，2002，4（6）：16-17.

［12］罗田县地方志编纂委员会编.罗田县志［M］.北京：中华书局，1998：180-181.

［13］魏景超.真菌鉴定手册［M］.上海：上海科技出版社，1979：370.

［14］胡世林.中国道地药材［M］.哈尔滨：黑龙江科学技术出版社，1989：585.

［15］中国药材公司.中国中药区划［M］.北京：科学出版社，1995：160-161.

［16］程磊，侯俊玲，王文全，等.我国茯苓生产技术现状调查分析［J］.中国现代中药，2015，17（3）：195-199.

［17］张蕾.罗田九资河茯苓资源调查［J］.现代农业，2014（2）：68-69.

［18］芦笛.元代以前茯苓的产地与开发［J］.历史地理，2017（1）：164-178.

［19］黎绍波.大别山区茯苓高产栽培技术［J］.现代农业科技，2018（13）：69-70.

［20］王克勤，尹旭仁，黄鹤，等.湖北茯苓生产现状及产业化发展对策［J］.中国现代中药，2012，14（12）：24-27.

［21］黎绍波.大别山区茯苓高产栽培技术［J］.现代农业科技，2018（13）：69-70.

［22］王伟平，周新伟，李根岳.茯苓优质高产栽培技术［J］.食药用菌，2014，22（2）：102-103.

［23］杨艳娟，陈光明，阮金华.茯苓栽培技术探讨［J］.园艺与种苗，2015（12）：30-31.

［24］张雷，蔡爱群.茯苓的段木栽培与加工技术［J］.耕作与栽培，2015（1）：59-60.

［25］刘常丽，徐雷，解小霞，等.湖北茯苓生产中存在的主要问题探讨［J］.湖北中医药大学学报，2013，15（5）：42-44.

［26］陈秀虎，杨敏，郑会龙，等.茯苓栽培菌种培养基的配制研究［J］.食用菌，2015，37（3）：23-24.

［27］陶永新，朱坚.食用菌栽培实践教学的创新探索［J］.中国园艺文摘，2017，33（10）：214-216.

［28］陈秀虎，杨敏，郑会龙，等.茯苓栽培菌种培养基的配制研究［J］.食药用菌，2015，37（3）：23-24.

［29］蔡丹凤，陈丹红，黄熙，等.茯苓种质资源的研究进展［J］.福建轻纺，2015（11），36-41.

［30］徐雷，陈科力.不同茯苓菌株的菌核产量比较及内在品质评价［J］.北方园艺，2014（9）：176-178.

［31］汪琦，付杰，万鸣，等.混料均匀设计法优化茯苓代料栽培配方［J］.中药材，2016，39（11）：2445-2449.

［32］汪琦，付杰，冯汉鸽，等.茯苓代料栽培操作技术初探［J］.中国现代中药，2017，19（12）：1739-1742.

［33］于彩娜，窦德强.茯苓性味与效用源流考证［J］.中华中医药杂志，2015，30（1）：232-234.

［34］庄新利.探讨中药茯苓临床应用的价值［J］.智慧健康.2018，4（5）：86-87，101.

［35］于彩娜，窦德强.茯苓性味与效用源流考证［J］.中华中医药杂志，2015，30（1）：232-234.

［36］唐廷猷.中国药业史［M］.北京：中国医药科技出版社，2013：232-233.

［37］马帅，周蓬.茯苓的研究进展［J］.食品与药品，2015，17（3）：219-223.

［38］马玲，尹蕾，王兵，等.茯苓研究进展［J］.亚太传统医药，2015，11（12）：55-59.

［39］杨相国.药食同源用途广泛的茯苓［J］.东方药膳，2017（7）：39-40.

［40］池秀莲，杨光，马帅，等.我国茯苓国际贸易研究与问题探析［J］.中国中药杂志，2018，43（1）：191-196.

［41］于青.茯苓出口还得靠"优势"［J］.中国检验检疫，2016（8）：76-77.

［42］钟郁鸿，汤红.茯苓产销趋势分析［J］.2014，16（6）：481-482.

［43］汤红.茯苓价格趋势分析［J］.中国现代中药，2013，15（12）：1103-1105.

［44］熊杰，林芳灿，王克勤，等.茯苓基本生物学特性研究［J］.菌物学报，2006，25（3）：446-453.

［45］单毅生，王鸣岐.中药茯苓菌的研究［J］.中国食用菌，1987（3）：5-7.

［46］吴胜莲，谭明辉，邵晨霞，等.不同茯苓菌株生物学特性和菌核主要成分比较［J］.食用菌学报，2016，23（2）：20-22.

［47］王晓霞.茯苓单孢菌株主要生物学特性的初步研究［D］.武汉：华中农业大学，2012.

［48］马巾媛.茯苓不同栽培条件下的生物学特性及质量评价［D］.昆明：云南中医学院，2013.

［49］李霜，刘志斌，陈国广，等.茯苓交配型的初步研究［J］.南京工业大学学报（自然科学版），2002，24（6）：81-83.

［50］余元广，胡廷松，梁小苏，等.茯苓单个担孢子培养和配对试验［J］.微生物学通报，1980，7（3）：3-5.

［51］朱泉娣，唐荣华，程晓星.茯苓原生质体融合种栽培实验初报［J］.中草药，1995，25（5）：261-262.

［52］富永保人，王波.茯苓生活史的研究［J］.国外食用菌，1991（1）：29-32.

［53］黄斯，潘雨薇，蓝海，等.茯苓酸药理学研究进展［J］.中成药，2015，37（12）：2719-2721.

［54］邓媛媛，邵贝贝，王光忠.茯苓调节免疫功能有效物质的比较研究［J］.中国医药指南，2012，10（12）：94-95.

［55］王晓菲，刘春琰，窦德强.中药茯苓抗肿瘤有效组分研究［J］.辽宁中医杂志，2014（6）：1240-1244.

［56］田婷.基于药理学和代谢组学方法研究茯苓和茯苓皮的利尿活性及其对慢性肾脏病防治作用［D］.西安：西北大学，2016.

［57］郭宝林，冯毓秀，赵杨景.丹参种质资源研究进展［J］.中国中药杂志，2002，27（7）：492-495.

［58］刘洋洋，刘春生，曾斌芳.甘草种质资源研究进展［J］.中草药，2013，44（24）：3593-3598.

［59］吴宏辉，李红丽，侯俊玲.黄芪种质资源研究进展［J］.中医药导报，2016，22（24）：76-79.

［60］N Igari，S Minoura，M Okada.Multinucleate nature and mating by use of isozyme analysis in Poria cocos［J］.Mycoscience，1995，36（4）：405-411.

［61］Xu Z.Y，Meng H，Xiong H，et al.Biological Characters of Teleomorph and Optimized in Vitro Fruiting Conditions of Medicinal Mushroom［J］.Wolfiporia extens(Higher Basidiomycetes) International Journal of Medicinal Mushrooms，2014，16（5）：421-429.

［62］吴圣进，陈雪凤，王灿琴，等.广西百色云耳野生菌株的遗传多样性分析［J］.南方农业学报，2018（6）：1061-1067.

［63］方白玉.粤北野生灵芝与栽培灵芝同工酶及可溶性蛋白的研究［J］.食用菌，2013，35（1）：

9–11.

［64］陈雪凤，韦仕岩，吴圣进，等 . 广西野生灵芝菌株的遗传多样性分析［J］. 北方园艺，2016，（7）：136–139.

［65］刘娜，张敏，李超，等 . 食用菌同工酶遗传多样性研究［J］. 北方园艺，2016（1）：131–134.

［66］路新彦，刘昆，蒋俊，等 . 7 个黑木耳菌株遗传差异性分析［J］. 中国食用菌，2017，36（1）：52–55.

［67］MA X C，XIE C X，GUAN M，et al.High levels of genetic diversity within one population of Rheum tanguticumon the Qinghai–Tibet Plateau have implications for germplasm conservation［J］.Pharm Crops，2014，5（1）：1–8.

［68］Turkoglu Z，Bilgener S，Ercisli S，et al.Simple sequence repeat (SSR) analysis for assessment of genetic variability in wild cherry germplasm［J］.J Appl Bot Food Quality，2013，85（2）：229.

［69］S Chen，J Xu，C Liu，et al.Genome sequence of the model medicinal mushroom Ganoderma lucidum［J］.Nature Communications，2012，3（2）：913.

［70］Chen S L，Song J Y，Sun C，et al.Herbal genomics：Examing the biology of traditional medicines［J］.Scinece，2015，347（6219 Suppl）：S27–29.

［71］L Yang，G Ding，H Lin，et al.Transcriptome analysis of medicinal plant Salvia miltiorrhiza and identification of genes related to tanshinone biosynthesis［J］.Plos One，2013，8（11）：e80464.

［72］Xiaoqiu Huang，Anup Madan.CAP3：A DNA Sequence Assembly Program［J］.1999，9（9）：868 –877.

［73］HV Bakel，JM Stout，AG Cote，et al.The draft genome and transcriptome of Cannabis sativa［J］.Genome Biology，2011，12（10）：1–18.

［74］N He，C Zhang，X Qi，et al.Draft genome sequence of the mulberry tree Morus notabilis［J］.Nature Communications，2013，4（9）：2445.

［75］Y Zhu，H Luo，X Zhang，et al.Abundant and Selective RNA Editing Events in the Medicinal Mushroom Ganoderma lucidum［J］.Genetics，2014，196（4）：1447–1057.

［76］X Li，Y Yang，R J. Henry，et al.Plant DNA barcoding：from gene to genome［J］.Biological Reviews，2015，90（1）：157–166.

［77］Jiang Xu，ZhiChao Xu，YingJie Zhu，et al.Identification and Evaluation of Reference Genes for qRT– PCR Normalization in Ganoderma lucidum［J］.Current Microbiology，2014，68（1）：120– 126.

［78］L Xiang，Y Li，Y Zhu，et al.Transcriptome analysis of the Ophiocordyceps sinensis fruiting body reveals putative genes involved in fruiting body development and cordycepin biosynthesis［J］.Genomics，2014，103（1）：154.

［79］LiangYan，XiaoWang，HuiLiu.The Genome of Dendrobium officinale Illuminates the Biology of the Important Traditional Chinese Orchid Herb［J］.Molecular Plant，2014，8（6）：922–934.

［80］Z Xu，RJ Peters，J Weirather.Full–length transcriptome sequences and splice variants obtained by a combination of sequencing platforms applied to different root tissues of Salvia miltiorrhiza and tanshinone biosynthesis［J］.Plant Journal，2015，82（6）：951-961.

［81］Q Li，Y Li，J Song.High - accuracy de novo assembly and SNP detection of chloroplast genomes using a SMRT circular consensus sequencing strategy［J］.New Phytologist，2015，204（4）：1041-1049.

［82］J Luo，BW Hou，ZT Niu.Comparative chloroplast genomes of photosynthetic orchids：insights into evolution of the Orchidaceae and development of molecular markers for phylogenetic applications［J］.Plos One，2014，9（6）：e99016.

［83］P Yang,H Zhou,J Qian.The complete chloroplast genome sequence of Dendrobium officinale［J］.DNA Sequence，2016，27（2）：1262-1264.

［84］L Yan，X Wang，H Liu. The Genome of Dendrobium officinale Illuminates the Biology of the Important Traditional Chinese Orchid Herb［J］.mol Plant，2015，8（6）：922-934.

［85］Y Yuan，P Long，C Jiang，et al.Development and characterization of simple sequence repeat (SSR) markers based on a full-length cDNA library of Scutellaria baicalensis［J］.Genomics,2015,105（1）：61-67.

［86］SHI Lin-chun，CHEN Jun，XIANG Li，et al.DNA barcoding identification between Arisaematis Rhizoma and its adulterants based on ITS2 sequences［J］.Current microbiology，2014，39（12）：2176-2179.

［87］Y Shi，M Zhao，H Yao.Rapidly discriminate commercial medicinal Pulsatilla chinensis（Bge.）Regel from its adulterants using ITS2 barcoding and specific PCR-RFLP assay［J］.Scientific Reports,2017,7：40000.

［88］S Chen，X Pang，J Song.A renaissance in herbal medicine identification：from morphology to DNA［J］.Biotechnology Advances，2014，32（7）：1237-1244.

［89］T Xin，X Li，H Yao，Y Lin.Survey of commercial Rhodiola products revealed species diversity and potential safety issues［J］.Scientific Reports，2015，5（8337）：8337.

［90］H Xu，J Song，H Luo.Analysis of the Genome Sequence of the Medicinal Plant Salvia miltiorrhiza［J］.Molecular plant，2016，9（6）：949-952.

［91］S Shu，B Chen，M Zhou，et al.De Novo Sequencing and Transcriptome Analysis of Wolfiporia cocos to Reveal Genes Related to Biosynthesis of Triterpenoids［J］.Plos One，2013，8（8）：e71350.

［92］P Yang,H Zhou,J Qian.The complete chloroplast genome sequence of Dendrobium officinale［J］.Dna Sequence，2016，27（2）：1262-1264.

［93］L Wu，B Wang，J Yang.The chloroplast genome sequence of an important medicinal plant Dioscorea nipponica［J］.Mitochondrial Dna，2016，27（4）：1-2.

［94］X Cheng，X Su，X Chen.Biological ingredient analysis of traditional Chinese medicine preparation based on high-throughput sequencing：the story for Liuwei Dihuang Wan［J］.Scientific Reports，2014，4（1）：5147.

［95］国家药典委员会.中华人民共和国药典（2020年版）·一部［M］.北京：中国医药科技出版

社，2022：251.

［96］许凤清，金传山，方毅，等．茯苓立方块产地加工工艺优化［J］．中华中医药杂志，2022，37（1）：372-377.

［97］肖扬波，刘琪彭，逸斯，等．干燥方法对茯苓产品显微性状、营养成分及抗氧化活性的影响［J］．食品与机械，2021，37（3）：175-179.

［98］邓桃妹，彭代银，刘昌孝，等．茯苓化学成分和药理作用研究进展及质量标志物的预测分析［J］．中草药，2020，51（10）：2703-2717.

［99］牛爽，郝利民，赵树欣，等．茯苓多糖的研究进展［J］．食品科学，2012，33（13）：348-353.

［100］CHIHARA G，HAMURO J，MAEDA Y，et al.Antitumour polysaccharide derived chemically from natural glucan（pachyman）［J］.Nature，1970，225（5236）：943-944.

［101］王克勤，黄鹤．中国茯苓——茯苓资源与规范化种植基地建设［M］．清华大学出版社，北京，2018.

［102］胡朝暾，唐霞，肖震，等．茯苓发酵液中蛋白质的电泳分离与质谱分析［J］．中草药，2016，47（13）：2269-2276.

［103］林夏，何艳梅，李家春，等．桂枝茯苓胶囊中三萜类成分UPLC指纹图谱研究［J］．中草药，2016，47（16）：2857-2862.

［104］胡斌，杨益平，叶阳．茯苓化学成分研究［J］．中草药，2006，37（5）：655-658.

［105］杨婷，徐旭，窦德强．茯苓对上焦水饮内停大鼠的利水作用研究［J］．辽宁中医杂志，2017，44（5）：1096-1099.

［106］Huijun Li，Dandan Zhang，Xiaochuan Ye，et al.Screening the effective components in treating dampness stagnancy due to spleen deficiency syndrome and elucidating the potential mechanism of Poria water extract［J］.Chin J Nat Med，2023，21（2）：83-98.

［107］李慧君．茯苓利中焦水湿的药效物质及其机制研究［D］．武汉：湖北中医药大学，2021.

［108］李慧君，王天合，叶晓川，等．不同产地茯苓对肾阳虚下焦水肿大鼠的利水渗湿作用研究［J］．中药新药与临床药理，2021，32（5）：632-638.

［109］李慧君，王天合，叶晓川，等．茯苓水提物对肾阳虚下焦水肿大鼠肾功能的影响［J］．中国药师，2022，25（4）：578-583.

［110］李慧君，郭爽，叶晓川，等．茯苓利下焦水湿有效物质部位的筛选及其作用机制研究［J］．中国医院药学杂志，2022，42（5）：519-524.

［111］王军，韩金峰，程会昌，等．茯苓粗提物对家兔离体空肠和盲肠张力的影响［J］．江苏农业科学，2015，43（3）：196-197.

［112］张晓丹，许嗣立，贾波，等．白术茯苓与白术茯苓汤对脾气虚腹泻大鼠模型胃肠形态及水液代谢的影响［J］．四川中医，2014，32（3）：61-64.

［113］张丹丹，叶晓川．基于肠道菌群和代谢组学探讨茯苓水提物健脾的作用机制［J］．中华中医药杂志，2021，36（7）：3994-4001.

［114］张丹丹.茯苓宁心的效应物质及作用机制研究［D］.武汉：湖北中医药大学，2022.

［115］张丹丹，叶晓川.基于肠道菌群和代谢组学探讨茯苓酸性多糖宁心的作用机制［J］.中华中医药杂志，2022，37（5）：2575-2583.

［116］张卫元，杨阳，陈翠兰.茯苓散对免疫低下小鼠免疫功能的影响［J］.中国兽医学报，2014，10（2）：283-287.

［117］王国军，李嗣英，许津，等.茯苓素对小鼠免疫系统功能的影响［J］.中国抗生素杂志，1992，17（1）：42-47.

［118］刘丝雨，刘洁，程博，等.茯苓多糖及三萜类成分抗肿瘤的研究进展［J］.中国实验方剂学杂志，2023，29（5）：257-263.

［119］申利，翁丹卉.茯苓酸抑制 TRIM29 表达通过 Wnt 信号通路调控宫颈癌细胞存活和凋亡［J］.广州中医药大学学报，2020，37（1）：140-146.

［120］樊燕青，孙兰池，李大鹏.茯苓酸对舌鳞状细胞癌细胞 CAL-27 增殖、凋亡及细胞周期的影响［J］.中成药，2021，43（7）：1909-1914.

［121］刘林夕，杜雨蒙，褚雨.茯苓多糖对高糖诱导乳腺癌 MCF-7 细胞增殖、凋亡及 JAK1/STAT3 通路影响［J］.中国药师，2021，24（6）：1085-1090.

［122］魏科，陈勇超，周家豪，等.茯苓多糖辅助抗肺癌及免疫调节作用研究［J］.中华中医药杂志，2020，35（10）：4937-4940.

［123］TIAN JM，CHEN YC，LI L，et al.Effects of pachyman in combination with vinorelbine and cisplatin on tumor growth and the expression of EGFR and K-ras in mouse model of lung cancer［J］.DCM，2018，1（4）：310-315.

［124］韩思婕，潘翔，叶晓川，等.茯苓多糖调节 2 型糖尿病模型大鼠肝脏糖异生的机制研究［J］.中国药房，2022，33（13）：1581-1587.

［125］Sun S S，Wang K，Ma K，et al.An insoluble polysaccharide from the sclerotium of *Poria cocos* improves hyperglycemia，hyperlipidemia and hepatic steatosis in ob/ob mice via modulation of gut microbiota［J］.Chin J Nat Med，2019，17（1）：3-14.

［126］郑彩云.茯苓多糖抗糖尿病作用的实验研究［J］.中国医疗沿，2010，5（14）：12-13.

［127］陈可琢，陈实，叶晓川，等.茯苓酸性多糖抗抑郁作用及其调节神经递质和 NLRP3 通路机制研究［J］.中国中药杂志，2021，46（19）：5088-5096.

［128］Yihai Wang，Guoqiong Wang，Xiaomin Yi，et al.Hepatoprotective and Antioxidant Effects of Total Triterpenoids from Poria cocos［J］.European Journal of Medicinal Plants，2017，21（2）：1-9.

［129］Ji-Hyun Kim，Hyun A Sim，Dae Young Jung，et al.Poria cocus Wolf Extract Ameliorates Hepatic Steatosis through Regulation of Lipid Metabolism，Inhibition of ER Stress，and Activation of Autophagy via AMPK Activation［J］.International Journal of Molecular Sciences，2019，20（19）：4801.

［130］程玥，丁泽贤，张越，等.不同茯苓提取物对急性肝损伤小鼠的保护作用［J］.安徽中医药大学学报，2020，39（4）：73-77.

［131］肖洪贺，张明波，郭周全，等.茯苓抑制小肠收缩的作用机制［J］.中国现代中药，2020，

22（9）：1478-1484.

［132］Cai T G，Cai Y.Triterpenes from the fungus *Poria cocos* and their inhibitory activity on nitric oxide production in mouse macrophages via blockade of activating protein-1pathway［J］.Chem Biodivers，2011，8（11）：2135-2143.

［133］陈怡，梁伟，郑思琦，等.茯苓三萜类化合物对酪氨酸酶的抑制作用［J］.新经济，2016（Z1）：156.

［134］黄聪亮，郑佳俐，李凤林，等.茯苓多糖对2型糖尿病小鼠肾组织抗氧化能力及Bax、Bcl-2蛋白表达影响［J］.食品与生物技术学报，2016，35（1）：82-88.

第七章　福白菊

　　菊花是菊科植物菊 *Chrysanthemun morifolium* Ramat. 的干燥头状花序，具有散风清热、平肝明目、清热解毒的作用。福白菊是湖北省麻城市北部大面积种植的优质菊花栽培种。

　　菊花始载于《神农本草经》。麻城种植菊花历史悠久，《麻城县志》记载有麻城种植"甘菊""菊花"，距今已有 350 多年。《百草镜》记载："甘菊即茶菊，出浙江、江西者佳……湖北缺州皆产。"这里湖北缺州据考证指大别山中段南麓包括麻城地区。

　　《麻城县志》已明确记载：1993 年"境内中药材资源十分丰富，年产 10 万斤以上的有菊花、茯苓、生地、丹参等"。2000 年后，麻城菊花种植得到较大的发展。2012 年福白菊种植已覆盖麻城市北部的五个乡镇，种植面积达 4 万多亩，产量 3296.6 吨；2018 年种植面积达到 6～8 万亩，其产量约占全国药用菊花总量的 1/3 以上，成为全国 3 大菊花生产基地之一。

　　麻城"福白菊"品质优良，2008 年获农业部和国家质量监督检验检疫总局地理标志产品，2009 获国家工商行政管理总局地理标志原产地证明商标；2012 通过了国家药品监督管理局中药材 GAP 认证，是唯一通过认证的菊花基地；2013 入选湖北省优质产品；2020 年入选中欧地理标志协定首批保护名录，是唯一通过的菊花品种。

　　福白菊已成为大别山革命老区脱贫致富的富民产业，被中央电视台等媒体多次报道。麻城各级政府、企业和各科研团队正不断努力促进福白菊育种、种植、加工的进步和产品创新，使福白菊的品质和品牌得到进一步提升。

第一节　基原和品种

一、别名

甘菊、本地花、白菊、红心大白菊。

二、基原

（一）来源

菊花是菊科植物菊 *Chrysanthemun morifolium* Ramat. 的干燥头状花序。

（二）原植物形态特征

菊花为多年生草本，茎直立，高 50 ～ 140cm，上部分枝开展，被白色绒毛，茎基部木质化，略带紫红色，幼枝略具棱。叶互生，叶片卵形或卵状披针形，长 3 ～ 6cm，宽 2 ～ 4cm，羽状浅裂或中裂，先端尖锐或圆钝，边缘具粗锯齿，叶下面被白色短柔毛，基部楔形，有叶柄。头状花序直径 2.5 ～ 6cm，大小不一，单生或数个集生于茎枝顶端；总苞片多层，外层苞片绿色，边缘膜质，外面被白色绒毛；舌状花白色、黄白色或黄色，雌性；中央管状花黄色，两性，先端 5 裂，裂片三角状卵形。瘦果不育。花期 10 ～ 11 月。

菊花在各地有不同栽培品种，包括亳菊、怀菊、贡菊、滁菊、杭菊和福白菊等，分布于长江流域中东部河南、湖北、安徽、浙江、江苏等省，扩展至重庆、江西、云南等省，目前以安徽、江苏、湖北等省产量较大。

（三）特色品种

麻城福白菊是麻城地区有较长栽培历史和较大种植面积的菊花特色品种，当地又称"本地花"，又因其管状花盘橙红色，远大于杭菊湖菊（小洋菊），当地又称"红心大白菊"。

麻城福白菊茎绿色或略带淡紫色，半直立，高 50 ～ 100cm。叶片卵状三角形，叶基心形或略楔形，羽状中裂至深裂，叶下部上下裂片明显重叠。花序盘直径 4 ～ 5.5cm；舌状花 4 ～ 7 列，黄白色至类白色，先端尖，多 2 裂；管状花盘橙黄或橙红色（图 7-1、图 7-2）。花期 11 月。

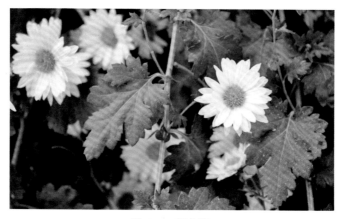

图 7-1　福白菊

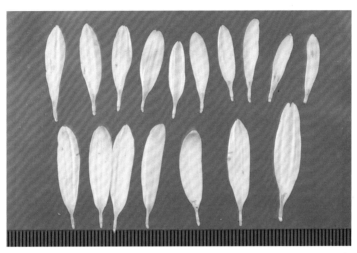

图 7-2　福白菊

（四）福白菊与 3 种杭菊花区别

1. 福白菊与麻城引种的 3 种杭菊花区别

福白菊是麻城地区独特的菊花栽培品种，因其花序具有外侧为舌状花、中心为管状花盘的基本结构，与杭菊较相似，很多人都误以为福白菊来自杭菊，但它的香气、口感、汤色较好，仔细比较其原植物与杭菊也有显著差异。在生产中，为了减轻福白菊因长期连续种植产生的病虫害，麻城地区也经常从浙江等地引种杭菊小洋菊、中洋菊和大洋菊等品种。其中小洋菊（湖菊）种植面积较大，其品质较好，气味清香，深受客户欢迎，因其花头小，主要用来生产胎菊，现也生产朵花；中洋菊和大洋菊曾大量种植，但因不受客户欢迎，2020 年后种植面积急剧减少。三种杭菊简介如下。

（1）小洋菊（2021.1118）：茎绿色略带紫色，半直立，易匍匐生根，高 50～80cm。总苞绿色，几无毛。叶片椭圆状或卵状长三角形，基部楔形下延至叶柄基部，中裂，裂孔边缘反卷。花序盘直径 3.5～4.5cm；舌状花黄白色至类白色，长椭圆形，先端钝圆；管状花盘橙黄色。花期 10 中下旬～11 上旬。见图 7-3 至图 7-5。

（2）中洋菊（2021.1111）：茎绿色或紫色，直立，高 50～100cm。总苞绿色，有毛。叶片卵状三角形，叶齿平展，叶基楔形，中裂至深裂，裂孔基部狭椭圆形。花序盘直径 4.5～5.5cm；舌状花类白色，先端略尖；管状花盘黄色。花期 10 中旬～11 上旬。见图 7-6、图 7-7。

（3）大洋菊（2021.1111）：茎紫色，直立，多毛，高 90～140cm。叶片卵状三角形，基部楔形，深裂，裂孔基部圆孔形，叶齿圆，边缘反卷。花序盘直径 4.5～6.5cm；舌状花类白色，先端略钝圆；管状花盘黄色。见图 7-8、图 7-9。

将上述品种的特征分别与王德群教授关于药用菊花的报道，以及药用植物学中菊花的图片相比较，发现它们分别与杭菊的湖菊、小白菊和大白菊基本一致。文献中记载

"湖菊"是"软秆",茎柔软,易倒伏和匍匐生根,并被认为是较优质的品种,而麻城引种的小洋菊茎较细,易倒伏,易匍匐生根和压条繁殖,也是杭菊中质量比较受欢迎的品种。"湖菊"的叶片卵状长三角状,基部楔形下延至叶柄基部;小白菊叶片卵状三角形,中裂至深裂,叶齿平展,裂孔基部狭椭圆形;大白菊叶片卵状三角形,叶齿边缘反卷,裂孔基部圆孔状。这些说明文献中"湖菊""小白菊"和"大白菊"的特征与小洋菊、中洋菊、大洋菊的植物特征完全一致。

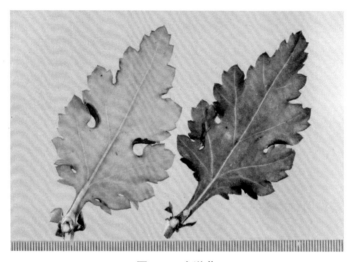

图 7-3 小洋菊

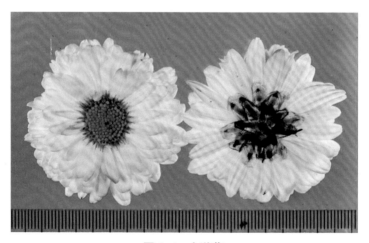

图 7-4 小洋菊

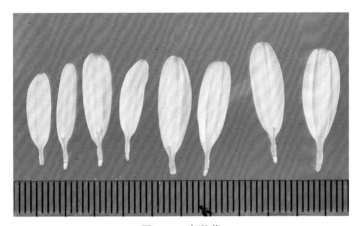

图 7-5 小洋菊

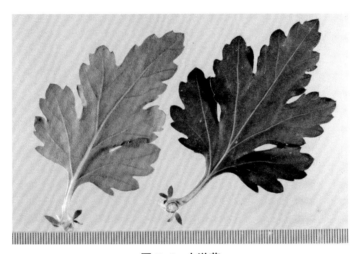

图 7-6 中洋菊

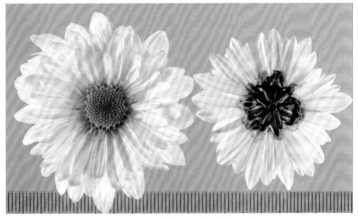

图 7-7 中洋菊舌状花先端尖

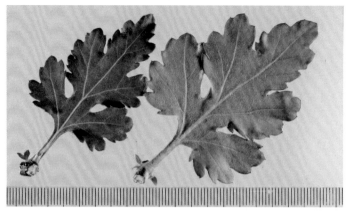

图 7-8　大洋菊

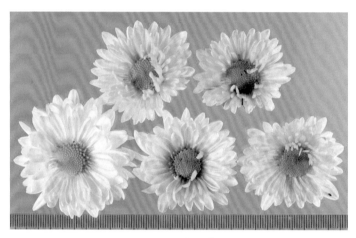

图 7-9　大洋菊

2. 桐乡、射阳本地种植的 3 个杭菊品种

我们在开花期收集了桐乡种植的小洋菊（湖菊）和小白菊（中洋菊）两个品种的植物样品，并实地考察了苏北射阳引种的杭菊大白菊（洋菊），并检视了 2010 年在浙江桐乡摄制的湖菊（小洋菊）和大白菊（大洋菊）图片，经比对，发现上述 3 种现在种植的杭菊品种的特征分别与麻城引种的小洋菊、中洋菊、大洋菊的植物特征基本一致，也分别与文献中湖菊、小白菊和大白菊的描述或图片的形态基本一致。

3. 麻城福白菊与杭白菊三种原植物的区别

由上述特征可见麻城福白菊的原植物与引种到麻城的小洋菊、中洋菊、大洋菊不同，也与桐乡种植的湖菊、小白菊、大白菊完全不同。

在原植物中，麻城福白菊的叶片下部的上下裂片呈明显重叠，叶基多心形，舌状花先端尖，多二裂，这些特征就可以明显区别开三种杭菊品种。

其中，湖菊（小洋菊）的特征是"软秆"、茎柔软、易倒伏、易匍匐生根，其叶椭圆状长三角形，叶基楔形下延至叶柄基部。福白菊开花时虽可因花头和分枝太多而压弯呈半直立，但其茎条较粗壮，压条繁殖时较易折断，属于"硬干"，其叶卵状三角形，叶基心形，上下裂片明显重叠，与文献中湖菊叶片图形完全不同。福白菊和湖菊的舌状花在开花初期都是黄白色，但湖菊舌状花的先端钝圆，福白菊舌状花先端尖，多2裂，因此，福白菊不是"湖菊"。

小白菊（中洋花）与福白菊最为相近，其叶基楔形，叶片略呈长三角形，叶下部裂片或略有重叠；但福白菊的叶基多心形，叶片卵状三角形，叶下部的裂片显著重叠。此外，福白菊的舌状花黄白色至类白色，而中洋菊则多为类白色，它比福白菊早开花 10 ～ 15 天，花期明显不同，所以它与福白菊是明显不同的栽培品种。中洋菊曾被误认为是"本地早花"，但因其口感与福白菊不同，质量不被客户认可，所以现在已被纠正为"中洋花"。

大洋菊是麻城引种的菊花中最鲜明保持杭菊大白菊特征的品种。其茎紫色、叶片裂孔大、裂孔和叶齿边缘反卷，而福白菊的叶下部裂片明显重叠、叶片平直，这些特征甚至在幼苗期也十分显著。

以上说明麻城福白菊的植物具有鲜明特异性，它与 3 种杭菊是不同的栽培品种。

4. 其他类型菊花——异叶大白菊

在湖北麻城和浙江桐乡，还有一种结构相似的菊花常混在药用菊花中，当地叫"异叶大白菊"。它花盘较大，抗性很好，但因其味苦且有浓烈艾草香味，又称"臭花"，极不受菊商和农户欢迎。它从来没有大面积种植，但因其顽强的生命力，常混在其他药用菊花中。

异叶大白菊茎直立，深绿色，全体密被白绒毛。叶片大，卵状长三角形，基部楔形，叶片裂宽，齿尖锐、平展。花大，花序盘直径 5 ～ 6.5cm，舌状花类白色，纵向向外反卷，管状花淡黄色。花艾香味浓郁。花期 11 月。该菊花舌状花反卷特征明显，容易识别和剔除，见图 7-10。

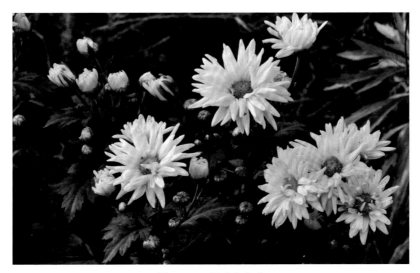

图 7-10　异叶大白菊

上述福白菊、杭菊小洋菊（湖菊）、小白菊和大洋菊以及异叶大白菊等菊花栽培品，都具有头状花序，外侧舌状花类白色，雌性，多列，中央有管状花盘，管状花黄色，两性，先端5裂等共同的结构特征，符合典型的南方菊花原始结构的特征，但它们之间的区别明显。

三、生物学特性

福白菊喜阳光，忌荫蔽，通风透光是福白菊高产的重要因素之一。福白菊喜温暖湿润气候，亦能耐寒，植株在0～10℃下能生长，并能忍受霜冻，其最适生长温度为20℃左右，有利于植株生长、发育、分枝和现蕾；降霜后停止生长；根茎能在地下越冬，能忍受 –17℃的低温，花能经受微霜，但幼苗生长和分枝孕蕾期需较高的气温。福白菊全生育期（从移栽至福白菊采收）需150～180天，期间需要光照1500～1800h，积温4500～5000℃，降雨量800mm以上。福白菊是短日照植物，一般自然日照时数降至12h以下，昼/夜温度为25℃/15℃左右时，花芽开始分化，并现蕾开花；植株不耐荫蔽，在荫蔽环境中，植株发育差、分枝开花减少。福白菊花期为10月下旬～11月，15～25天。

福白菊耐旱怕涝，随着生长发育期不同对水分要求各异。苗期至孕蕾期是植株发育最旺盛的时期，适宜较湿润的条件，若遇干旱、土壤水分不足，则会导致分枝少，发育缓慢，影响花的数量和质量。花期以稍干燥为宜，如雨水过多，花序易腐烂，造成减产。福白菊怕田间积水和涝害。多雨时，土壤水分过多，田间因排水不畅而渍水，容易烂根，造成植株死亡，所以雨季应注意排涝。

排水良好、土质肥沃疏松、pH值6～7.5、中性偏弱酸或弱碱性、富含有机质的壤土或砂壤土较为适宜福白菊生长。其对土壤盐分的要求比较严格，土质黏重、盐碱地、低洼易渍水地不宜栽植。另外，福白菊不宜连年连作。

第二节　麻城福白菊的本草考证

药用菊花为菊科菊属多年生草本植物菊（*Chrysanthemum morifolium* Ramat.）多个药用栽培品种的头状花序，主要分布于亚洲温带和亚热带地区的山地、丘陵和平原地区，我国主要产于浙江、安徽、河南、河北、江苏、湖北等省。湖北麻城大别山地区种植药用菊花历史悠久，品质优良，近年以"麻城福白菊"为品牌的菊花，占据全国较大市场份额。本节对湖北麻城药用菊花的种植、产地和应用等进行本草考证。

一、名称考证

菊花以"鞠华"之名始载于《神农本草经》，并被列为上品。苏颂《本草图经》引

《唐天宝单方图》曰：白菊"原生南阳山谷及田野中，颖川人呼为回蜂菊，汝南名茶苦蒿，上党及建安郡、顺政郡并名羊欢草，河内名地薇蒿"。《本草纲目》载："菊类自有甘苦二种，食用须用甘菊，入药则诸菊皆可，但不得用野菊，名苦薏者尔。"因此，菊花又名甘菊，后因形态、产地及加工方法不同，逐渐形成了多种不同的栽培品种，如毫菊、滁菊、贡菊、杭菊、怀菊等。

菊花在湖北麻城早有种植，《麻城县志》记载有麻城种植"甘菊""菊花"，距今已有350多年。《本草纲目拾遗》记载："甘菊即茶菊，出浙江、江西者佳……湖北缺州皆产入药用。"这里湖北缺州据考证指大别山中段南麓包括麻城地区。

湖北省所产的药用菊花主要分布在以麻城市福田河镇为中心的大别山产区，历史上称之为"甘菊"，药材市场通常称之为"湖北菊"，因湖北麻城方言中"湖""福"不分，"北""白"不分，因此又称为"麻城福白菊"。最早记录"福白菊"的是2005年由麻城福田河镇政府组织制定、湖北省质量技术监督管理局发布的湖北省地方标准"福白菊"，该文件详细介绍了福白菊的产地环境和品质特征。福白菊独特的形态特征，当地菊农和药商都能准确区分，其品质受到业界好评。2008年7月，"麻城福白菊"成为农业部首批28个农产品国家地理产品标志之一；2009年12月，国家工商行政管理总局正式发布"麻城福白菊"国家地理标志证明商标。

二、基原考证

《本草经集注》记载："菊有两种：一种茎紫气香而味甘，叶可作羹食者，为真；一种茎青而大作蒿艾气，味苦取种之便得。"这里明确指出，药用菊花应以甘苦别之。

福白菊的结构与杭菊一致，符合菊属植物菊花的基本结构。最早明确记载"杭白菊"的是浙江桐乡人、农学家张履祥（1611—1674），其在《补农书》（1658）中曾记载："甘菊性甘温，久服最有益，古人春食苗，夏食英，秋食英，冬食根。每地棱头种一二株，取其花，可以减茶之半。茶性苦寒，与甘菊同泡，有相济之用。"《百草镜》称："甘菊即茶菊，出浙江、江西者佳，形细小而香。"这里指出，甘菊"出浙江、江西者佳，形细小而香"。在杭菊3个品种中，仅湖菊（小洋菊）的茎部分匍匐生长，比较矮小，花也较小，直径2.5～4cm，但质量最好。这种出产于浙江的"甘菊"很可能是"湖菊（小洋菊）"这一品种，所以"形细小而香"，"久服最有益"。

《本草纲目拾遗》明确指出菊花"湖北缺州皆产入药用"。对湖北地方志排查结果表明，清代湖北药用菊花的产地仅指麻城县，但历史上麻城"福白菊"的品种记载不详。麻城福白菊花直径3.5～5.5cm，朵较杭菊"湖菊"大而肥厚，又称"红心大白菊"，应非湖菊（小洋菊）了，但它的直径并不大于大洋菊。宋《证类本草》记载："陶隐居云：菊有两种：一种茎紫，气香而味甘，叶可作羹食者，为真。一种青茎而大，作蒿艾气，味苦不堪食者名苦薏，非真。其华正相似，唯以甘、苦别之尔"。福白菊为明确记载在《麻城县志》为"甘菊"或"菊花"的品种，其味甘甜，含糖高，当是"真品"，不应是"作蒿艾气，味苦不堪食者"的苦薏，也绝对不是茎紫色的大洋菊和中洋菊。在麻城和浙江确混有一种茎绿色，茎高至 1.4 米，花大，叶大，味苦，蒿艾气浓的菊花品种异叶大白菊，非常接近文中描述的"青茎而大，作蒿艾气"的菊花非真品，这种花的白色花瓣纵向外卷，有效成分含量高，叶比较抗病虫害，但气味不好，不受种植户和药商欢迎，基本没人种植，但因生命力顽强，常混在其他菊花品种中。

宋《本草衍义》指出：菊花"近世有二十余种，惟单叶花小而黄，绿叶色深小而薄，应候而开者是也"。明《本草品汇精要》云："花叶甘美者为好"。明《本草纲目》云："大抵惟以单叶味甘者入药，菊谱所载甘菊、邓州黄、邓州白者是矣。"以上论述明确了菊花品种很多，朵大的观赏菊花不能入药，惟单叶、花小、味甘、应时节开放者，以及菊谱所载甘菊、邓州黄、邓州白者才可"入药"。麻城地处侨置汝南郡，为药用菊花原生地南北线和东西线两条线的交汇处，因而也是菊花的原生地之一。古代麻城的药用菊花（福白菊）应是这种长期培育的药用"甘菊"或"菊花"中的一个品种。

三、道地性考证

最早记载菊花品种和产地的是南北朝梁人陶弘景（456—536），其《名医别录》记载：菊花"生雍州川泽及田野"。雍州在何处？自古以来诸说不一。《尚书·禹贡》，载"黑水、西河惟雍州"，即雍州的位置在黑水与西河之间，大致包括陕西、甘肃、宁夏大部及青海部分地区。汉至西晋时雍州范围基本不变。清嘉庆九年（1804）《湖北通志》载"湖广郧阳府，唐虞属雍州"，即湖北十堰市尧舜时期属于雍州。西晋灭亡后，北方汉人向南逃亡，史称"衣冠南渡"。东晋在荆州的襄阳设立侨州侨郡若干，招纳关中地区流民。元嘉二十六年（449），南朝宋在襄阳正式建立雍州，治所襄阳，辖襄阳、南阳、新野、顺阳、随等郡，南齐、南梁治所不变，辖地缩小。侨置雍州刚好与产"南阳菊"的南阳郡范围基本相同。在南北分裂、北方处于战乱的状态下，南朝梁人陶弘景所述"雍州"虽可能是禹贡所述"雍州"，但更可能是东晋后南朝政权控制下的侨置"雍州"，若适当扩展到北方雍州侨民来源地，位置应为鄂豫陕三省交界带，即今秦岭南阳盆地和秦岭大巴山、终南山、华山、伏牛山一带。

班固《汉书·地理志》载："荆楚有江汉川泽山林之饶。荆湖山川人物赋异，以言夫山之所藏，土之所产也。"其中"楮槐之实，金银之藤，夏艾之叶，菊花之英，可以卫生而济世，可以益寿而延年"。这里汉书明确记载了荆楚产有菊花及其药食两用功能的史实。

苏颂《本草图经》引《天宝单方图》载："白菊云味辛、平、无毒，原生南阳山谷及田野中，川人呼为回蜂菊，汝南名茶苦蒿，上党及建安郡、顺政郡并名羊欢草，河内名地薇蒿。诸郡皆有。"这里"南阳"即南阳郡。南阳郡于秦昭襄王三十五年（前272）设置，辖境包括今河南南阳、湖北襄阳汉江以北地区，位于秦岭大巴山、伏牛山东段，与侨置雍州范围相同，为后世所称"南阳菊"产地。"汝南"即汝南郡。该郡自西汉高祖四年（前203）设置，辖境河南漯河、驻马店、信阳，安徽阜阳及湖北东部麻城大别山一带。魏文帝黄初元年（220）分汝南郡南部、江夏郡北部等地置弋阳郡，麻城由汝南郡划属弋阳郡，时称西阳县。西晋末永嘉之乱（311）后西晋亡，中国北方进入"五胡乱华"时期，位于河南的汝南郡没入北方胡人版图，北方汝南郡汉人越过大别山，至鄂东地区。为安置流民，东晋咸和中（330）成帝在鄂东侨置汝南郡，治所位于今武汉市江夏区，麻城时为信安县，属侨置汝南郡。公元453年，为安置持续南渡侨民，南朝宋在信安县西的今安陆市再次侨置汝南郡，又作南汝南郡。北方汉人南迁持续了200余年，南朝侨置汝南郡已繁衍生息了多代新生代汝南人。隋唐中国重新统一，南北行政区划进行调整，南北诸郡先后改州。因此，唐天宝年间所称汝南郡应包含今河南省的北方汝南郡和湖北省的侨置汝南郡，即今河南中南部至湖北北部及部分东部地区。

《本草纲目》记载："甘菊始生于山野，今人皆栽植之。"从《本草纲目》可见，明代甘菊早已从野生种变为人工栽培种。1765年，清代医学家赵学敏编著《本草纲目拾遗》引《百草镜》云："甘菊即茶菊，出浙江、江西者佳，形细小而香，产于亳州者不可用（作茶菊），白而微臭。近日杭州笕桥、安徽池州、绍兴新昌唐公市、湖北皆产，入药用"。由上述可见，湖北省在历史上为菊花地道产地。

清康熙三年（1664）湖广分治，湖北辖领武昌、汉阳、黄州、安陆、德安、荆州、襄阳、郧阳8府。笔者查阅湖北省图书馆馆藏所有283部地方志、64部本草典籍，发现省通志和所有州、县地方志均将"菊花"收录入物产篇的"花之属"，但列入"药之属"的只有麻城、黄安两县。麻城存世最早的县志为清代康熙（1670）的《麻城县志》，其在"物产·药草之属"中记载了"甘菊""菊花"等56种中药材。康熙（1697）《黄安县志》（今红安县）卷之二"物产"之"药草之类"中有"菊花"等104种中药材。明嘉靖四十二年（1563），朝廷以麻城为主，割黄陂、黄冈成立黄安县。黄安、麻城两地相邻，风俗相通，至今有"麻城、红安是一家"的说法。可见，《本草纲目拾遗》记载菊花"湖北皆产，入药用"应仅指清代黄州府麻城县一带。这也得到了地方志的印证。

四、品质考证

宋《证类本草》："陶隐居云：菊有两种：一种茎紫，气香而味甘，叶可作羹食者，为真。一种青茎而大，作蒿艾气，味苦不堪食者名苦薏，非真。"《本草衍义》云："近世有二十余种，惟单叶、花小而黄，叶色深小而薄，应候而开者是也。"

明《本草品汇精要》云："花叶甘美者为好。"《本草蒙筌》云："种类颜色多品，应候黄小为良。《月令》云：菊有黄花是也，余色不入药。"明·《本草纲目》云："大抵惟以单叶味甘者入药，菊谱所载甘菊、邓州黄、邓州白者是矣。"

清《本草崇原》云："生于山野田泽，开花不起楼子，色只黄白二种，名茶菊者，方可入药，以味甘者为胜。"《本草从新》云："家园所种，杭产者良……有黄白二种，单瓣味甘者入药。"《本草求真》云：甘菊"以单瓣味甘者入药"。

民国·《增订伪药条辨》云："菊花种类甚杂，惟黄菊产杭州、海宁等处，味苦兼甜，香气甚雅，有蒸、晒二种……城头菊，野生城墙阴处，色黄，朵较少，浙名野菊花，亦蒸晒为善。味苦性凉，香气亦佳……白滁菊出安徽滁州者……气芬芳，味先微苦，后微甘。口含后，香气甚久不散为最佳。出浙江德清县者，花瓣阔而糙，蕊心微黄，蒂大柄脐凹陷，气味香不浓，为略次……白菊，河南出者为亳菊，蒂绿，千瓣细软无心蕊，气清香，味苦微甘为最佳。苏州浒墅产出为杜菊，色白味甘，又出单瓣，亦佳。海宁出者，名白茶菊，色白瓣粗，心蕊黄，味甜，多茶叶店买，亦佳。江西南昌府出，名淮菊，朵小色白带红，味苦，气浊，梗多，亦次。厦门出者曰洋菊，朵大而扁，心亦大，气浊味甘，更次。"

上述描述菊花的品质，以"气香味甘"为佳，"有黄白二种，单瓣味甘者入药"。黄白单瓣表明菊花的舌状花花瓣不多，不似观赏菊为重瓣花。菊花黄白色二种应当指菊花的花心基本为白色或黄色。

2005 年出版的湖北省地方标准"福白菊"记载：福白菊有"朵大肥厚，花瓣玉白，花蕊深黄，汤液清澈，金黄带绿，气清香，味甘醇美"等品质特征，符合优质菊花的特征。经多个机构的检测，其 3 种主要有效成分的含量远高于药典标准。

五、文化考证

1. 饮菊酒

菊花酒，古称长寿酒，可清肝明目、清热解毒，具有较高的药用价值，在古代被看作是重阳必饮、祛灾祈福的"吉祥酒"。

东晋葛洪（283—363）在《抱朴子》中记河南南阳山中人家，因饮了遍生菊花的甘谷水而延年益寿的故事。《西京杂记》载："菊花舒时，并采茎叶，杂黍为酿之，至来年九月九日始熟，就饮焉，故谓之菊花酒。"这是采集开放的菊花与茎叶，与黍一起酿造菊花酒最早的详细记载。东晋陶渊明有"酒能祛百虑，菊解制颓龄"之说。

与陶弘景同时期的梁人吴均（469—520）《续齐谐记》云："汝南桓景随费长房游学累年。长房谓之曰：'九月九日，汝家当有大灾厄。急令家人缝囊，盛茱萸系臂上，登山饮菊花酒，此祸可消。'景如言，举家登山。夕还，见鸡犬牛羊一时暴死。长房闻之曰：'此可代也。'今世人九日登高饮酒，妇人带茱萸囊，盖始于此"。

宗懔搜集信安等地荆楚风土人情，后撰写《荆楚岁时记》，其中有"九月九日，四民并籍野饮宴"。杜公瞻注云："九月九日宴会，未知起于何代，然自汉至宋（应为南北朝刘宋）未改。今北人亦重此节。佩茱萸，食饵，饮菊花酒，云令人长寿。"

"饮菊花酒避瘟疫"反映了中国古人运用中医药智慧与瘟疫做斗争。汝南桓景的故事发生地在何处？从北方汝南郡和侨置汝南郡来看，北方汝南郡属华北平原，无高可登，侨置汝南郡的麻城位于大别山区，既产菊，又有山，还有菊花酒酿造传统，应为该故事发生地。

《天宝单方图》记载有菊花酒的制法为"秋八月合花收，暴干，切取三大斤，以生绢袋盛，贮三大斗酒中，经七日服之，日三次，常令酒气相续为佳"，可见唐代菊花酒工艺已经成型。

明《本草纲目》中有关于菊花酒的功效、酿造和配伍的详细记载："治头风，明耳目，去痿痹，消百病。用甘菊花煎汁，同曲、米酿酒，或加地黄、当归、枸杞诸药亦佳。"缪希雍《本草经疏》认为"枸杞子润而滋，能退热；菊花疏散风热"，可作成枸杞菊花酒。

《荆楚岁时记》记载的"九月九日重阳登高饮菊花酒"的民间风俗主要流行于以麻城为代表的鄂东地区，这一民俗见于历代麻城和周边州府志、县志，湖北其他地方志则无菊花酒的记载。如清康熙九年（1670）《麻城县志》载："九月九日，登高饮茱萸酒，采菊兼酿醢。"乾隆六十年（1795）《麻城县志》、光绪（1882）《麻城县志》均载："九月九日，重阳登高，四民并立野饮宴。"

麻城周边亦有关于菊花酒的记载。康熙三年（1664）《蕲州志》卷之二"疆域志·岁时"载："重九登高，是日，俗佩茱萸囊，饮菊花酒，以降除恶氛，俗为麦糕及菱角为馈节之礼。"康熙十六年（1677）《罗田县志》"卷之一风俗"载："九月九日，重阳，采菊酿醢，邑绅士相约登高，饮茱萸酒，舒襟散步笑咏山川。"康熙三十六年（1697）《黄安县志》"卷之七风俗"载："九月九日，重阳，采菊酿酴，邑绅士相约登高，饮茱萸酒。"同治十年（1871）《黄陂县志》载："登高，重九佩茱萸、饮酒高阜处，效费长房故事。"同治十一年（1872）《广济县志》载："九月酿酒，为菊花酒味最佳。"光绪八年（1882）《孝感县志》"卷之五"载："九月为重九曰重阳。登高，佩茱萸，饮菊花酒。是月也，收菊花酿酒"。

2. 咏菊

湖北麻城地区属楚国。楚国著名爱国诗人屈原在《离骚》里有"朝饮木兰之坠露兮，夕餐秋菊之落英"等名句。

唐张九龄任荆州长史，作诗《九日登龙山》有："且泛篱下菊，还聆郢中唱"。蒋璨《九疑·秋怀》："黄菊正宜彭泽令，清风如在武昌楼"。张泌《九日巴丘杨公台上宴集》有："江汉路长身不定，菊花三笑旅怀开。"崔国甫任竟陵（现湖北天门）司马，在《九日》写道："江边枫落菊花黄，少长登高一望乡。九日陶家谁载酒，三年楚客已沾裳。"

北宋元丰三年（1080），宋代大文豪苏轼因"乌台诗案"被贬黄州任团练副使，任上三年，常到麻城看望著名隐士陈季常，作诗《春菜》云："茵陈甘菊不负渠，绘缕堆盘纤手抹"。苏轼《定风波·重阳》写道："与客携壶上翠微，江涵秋影雁初飞，尘世难逢开口笑，年少，菊花须插满头归。"

明代嘉靖三十二年（1553）麻城进士周思久在《书赠邓石阳采菊卷》中云："言采篱边菊，赠君还蒨林；此物胡为贵，严霜不可侵。"邓石阳为麻城县令邓应旂之父，邓随子寓居麻城，在县衙后菊园采菊赋诗送周思久。嘉靖三十七年（1558）麻城进士邓楚望归甲后，其《百可园亭记》载："余归自雅州，卜筑邑城之南偏。结茅以居，名曰百可园。种瓜莳菊，日抱瓮其中。"麻城万历十一年（1583）进士梅国桢《灯下看菊四首》有"秋风吹客滞天涯，一笑灯前菊有华"，其《送汪子建南归携家入京》中写道"霜菊犹堪采，迟留君未还"。明代思想家李贽移居麻城10余年，作了多篇菊花诗文。其《恨菊》："不是先生偏爱菊，清霜独有菊花开。满庭秋色无人见，敢望白衣送酒来。"《九日同袁中夫看菊寄谢主人》："去年花比今年蚤，今年人比去年老。尽道人老不如旧，谁信旧人老亦好。秋菊总开旧岁花，人今但把新人夸。不见旧日龙山帽，至今犹共说孟嘉。"《宿吴门二首·其二》："屋有图书润，庭无秋菊鲜。应知彭泽令，一夜不曾眠"。

清乾隆十四年（1749）、光绪十年（1884）《黄州府志》记载"菊，种类凡百余，未见有落瓣者"，"菊，种类甚多。君不见，屈平好奇餐落英，宏景晚服仙骨轻，黄州何如邓州产，霜中落瓣皆虚名"。乾隆十五年（1795）《麻城县志》载邑人胡翔霭诗《九日登高用原韵》云："竹杖挑云妨迳仄，角巾簪菊摘烟高。台高戍草空行马，盘拥花餐重赐糕"。

以上可见，历代黄州麻城有种菊、食菊、赏菊、咏菊的习惯，与药学专著和地方志记载相一致，也进一步说明了菊花在湖北和麻城地区的地道性。

六、结论

本节从菊花历史产地分析，中国药用菊花原生地有两条线：一条是南北线，即从上党郡、河内郡、颍川郡至北方汝南郡、侨置汝南郡；一条是东西线，从顺政郡、禹贡雍州、侨置雍州、南阳郡至侨置汝南郡。两条线交汇于侨置汝南郡，即鄂东麻城地区，可见麻城是中国药用菊花原生地之一。

综合《荆楚岁时记》《天宝单方图》《麻城县志》以及荆楚文化相关记载，麻城原生菊花品种"福白菊"很可能就是侨置汝南郡或麻城当地用于酿造药酒，食菊、品菊、咏菊和选育中的一种味甘的菊花品种。据考证，麻城药用菊花种植、使用历史可以追溯至南北朝宗懔所在的公元552年。

根据对明清时代湖北地方志的全面排查，清代《本草纲目拾遗》引《百草镜》所称"湖北"菊花产地相当明确，且具有唯一性，"湖北菊"产地集中于湖北黄州府麻城县及周边地区，它符合"花叶甘美者为好"和"惟单叶味甘者入药"等药用菊花特征。湖北所产特种菊花的具体品种，依据第一节分析的原植物形态以及后面分析的药材性状和化学成分等特征，应当是不同于杭菊3个品种的"气清香，味甘醇美"的福白菊。

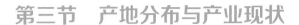

第三节　产地分布与产业现状

一、生态环境

（一）空气、土壤、水源环境质量

通过对福白菊主产地区空气环境、土壤、加工用水环境质量的监（检）测，福白菊主产地区空气环境质量符合 GB3095《环境空气质量标准》二级标准，土壤环境质量符合 GB15618《土壤环境质量标准》二级标准，源水质量符合 GB3838《地面水环境质量标准》二类标准，表明其生态条件均符合国家现行相关标准要求，土壤、水质中的有机物、重金属、农药残留量均未超过国家现行相关标准，大气环境质量良好，可作为绿色中药材规范化种植示范点及福白菊基地选址，是建立福白菊种植基地的适宜区域。基地面积有 30000 多亩，便于福白菊实施轮作。

（二）环境条件

1. 地貌、地理特征

基地位于大别山南麓，地形东北部高，西南部低，形如马蹄。地理位置在东经 114°40′～115°28′，北纬 30°52′～32°36′。麻城地形以丘陵为主，丘陵面积 1717 平方公里，占市境总面积的 47.6%。海拔最高 1337 米，最低 25 米。

2. 气候条件

麻城属亚热带大陆性湿润气候，江淮小气候区，光能充足，热量丰富，降水充沛，无霜期长。年平均日照时数 1634～2129.2h，年平均日照百分率 37%～48%，年平均太阳辐射量（96.9～112.5）kcal/cm^2，年平均降水量 1111.2～1688.7mm，年平均气温 13.0～16.1℃，年平均湿度 70%～80%。

3. 土壤状况

基地范围土壤属沙泥土属，发育于花岗片麻岩的风化残疾物和坡积物，母岩矿物成分以石英、长石、云母为主，石英含量一般都在 65% 以上，属酸性结晶岩类型。岩层风化作用剧烈，风化物质地粗松，含石英砂粒多，砂性重，有机质较少，团粒结构差，水土流失严重。山丘上部发育的土壤，土层较浅，发育程度不完全，一般都在 30～60cm。土壤基本化学性状为：pH 值 6.0；有机质 1.54%～1.88%；全氮 0.079%～134%；碱解氮（65.1～75.2）mg/kg；速效磷（5.0～9.4）mg/kg；速效钾（79.3～101.3）mg/kg；缓效钾 585.2mg/kg；有效钙 554.7mg/kg；有效镁 77.0mg/kg；有效铁 142.2 mg/kg；有效锰 50.5mg/kg；有效锌 2.43mg/kg；有效铜 1.64mg/kg；有效硼 0.15mg/kg。这类土壤在生产上应以培肥为主，注重地表覆盖和水土保持，防止土壤沙化，增施有机肥料，因土合理种植，逐步提高土壤生产力。土壤具体数据见表7-1。

表 7-1　基地土壤基本化学性状

成分	含量	成分	含量
pH 值	6.0	有效钙（mg/kg）	554.7
有机质（%）	1.54～1.88	有效镁（mg/kg）	77.0
全氮（%）	0.079～0.134	有效铁（mg/kg）	142.2
碱解氮（mg/kg）	65.1～75.2	有效锰（mg/kg）	50.5
速效磷（mg/kg）	5.0～9.4	有效锌（mg/kg）	2.43
速效钾（mg/kg）	79.3～101.3	有效铜（mg/kg）	1.64
缓效钾（mg/kg）	585.2	有效硼（mg/kg）	0.15

二、分布与主产区

　　麻城福白菊迄今未发现有野生资源分布，全部为人工种植。其原产地主要分布在麻城市北部的丘陵地区，包括福田河镇、黄土岗镇、三河口镇、乘马岗镇和顺河集镇。但它适宜种植的区域可以扩展至湖北全省低海拔的丘陵地区和邻近的河南省以及长江中下游地区，近几年在杭菊之乡的浙江桐乡等地区也引种成功。

三、产业现状

　　麻城种植菊花的历史源远流长，距今有 350 多年。《本草纲目拾遗》引《百草镜》记载："甘菊即茶菊，出浙江、江西者佳……湖北缺州皆产入药用"。这里的"湖北缺州"据考证指大别山区中段南麓包括麻城地区。1993 年，《麻城县志》中明确记载，"境内中药材资源十分丰富，年产 10 万斤以上的有菊花、茯苓、生地、丹参等"，表明当地有长期种植和使用菊花的习惯，以及有较大的种植规模。其中，福白菊是湖北省麻城市北部以福田河镇为中心地区大面积种植的优势菊花栽培种。

　　2000 年后，随着江浙地区经济的快速提升和工业发展，种植业向内地转移，麻城菊花得到了较大的发展。2001 年，麻城种植菊花 6000 多亩，2005 年达 1 万 5 千亩，2010 年达 3 万多亩。至 2012 年，福白菊种植已经覆盖麻城市北部的五个乡镇，种植面积达 4 万多亩，产量达 3296.6 吨，系列产值超过 1.8 亿元。2018 年后，种植面积达到 6～8 万亩，成为当地老百姓的主要收入之一，其产量约占全国药用菊花总量的 1/3 以上，成为全国 3 个主要的菊花生产基地之一。福白菊产量大、甜度（糖分）高，具有"朵大肥厚、花蕊深黄、汤液清澈、金黄带绿、味甘醇美"等品质，一直被认为是茶叶市场中菊花的佳品。麻城福白菊每年 40% 以上被来自浙江的药商收购销往全国。

　　2005 年，麻城市和福田河镇政府组织制定了湖北省"福白菊"地方标准，2008 年又对"麻城福白菊"地方标准进行了修订，2021年进一步修订为"地理标志产品——麻城福白菊"。2012年麻城九州中药公司主持通过了麻城菊花的国家GAP示范基地认证，制定了菊花SOP种植规程，是我国唯一通过认证的菊花基地。2013年，福白菊入选湖北省优质产品。这些工作促使麻城的菊花产业一步步稳定发展。2017年，麻城市引进南京农业大学技术，在福田河建立了福白菊"脱毒苗"和"穴盘扦插育苗"的育苗基地，有力阻止了品种退化和病虫害泛滥。2018年，湖北中医药大学科研团队开展了菊花和夏枯草的轮作研究，2019年推广了"扦插苗"6月进行移栽的技术，避开了病虫害高峰期。这些，使麻城福白菊的种植业得以健康发展。目前，麻城市的菊花种植主体包括龙头企业、合作社和家庭农场共281家。

在加工方面，福白菊的产地加工也改变了原来各家各户蒸晒饼菊的单一加工方式，增加了工厂化朵菊的杀青、烘干，以及干燥、冷藏一条龙等加工技术，极大减少了污染，缩短了加工时间；建设了大规模的冷库，改善了储存条件和环境，提高了菊花品质。当地大型菊花加工和冷藏企业有金兰农业发展有限公司、福甜农业生态发展有限公司和凤凰白云山药业有限公司以及麻城九州通药业公司等多家企业。

菊花药食同源，既是食品，又是药品，也是保健饮品。菊花清热解毒、清肝明目，治疗高血压、眼睛疾病、风热感冒和急慢性肠炎等疾病，有较好疗效。福白菊有效成分含量高，在多款中成药和保健食品中，有大量应用。在麻城市政府和菊花办的推动下，麻城市推广、开发了200～300种菊花产品，主要有菊花酒、菊花晶、菊花糕、菊花饼、菊花眼罩、菊花菜肴、菊花香囊等。这些对于丰富菊花产品和菊花文化、提高福白菊的品牌具有重要意义。目前，麻城和黄冈地区菊花电商从业人员约2万人，菊花经纪人500多人。麻城菊花已经成为麻城市的重要支柱产业之一。

第四节　种植技术

一、繁殖技术

菊花基本采用无性繁殖技术，所以其种苗繁殖是种植中的一个重要环节。该部分文件主要由福田河镇菊花苗圃基地农技员易立起草，部分参考南京农业大学资料。

（一）母本苗的来源

作为繁殖穗条的母本苗要求必须是健壮、无毒、性状稳定的植株。一般有以下3个来源途径：一是通过组培技术培育出新的脱毒苗；二是从提供母本苗供应商处购买；三是利用老根苗扩繁。

为了避免品种退化和病虫害蔓延，每年需要用一定数量的脱毒组胚苗培养母本，再从母本培养幼苗的插穗。脱毒苗繁殖力很强，1株脱毒苗母本可以培育50株幼苗的插穗。麻城地区大概每年引进2000株脱毒苗。

（二）老根管理

每年12月开始选留、移栽老根，依照品种和植株的长势，选择长势强、无病虫害、品种好的群体作为预留老根。根据老根的数量和定植密度来准备种植老根的面积，可以选择露天越冬或者简易大棚越冬。

1. 土地准备

（1）杂物清理：将地块上的杂物（标签、砖块、垃圾等）清理出去。

（2）基肥：根据土壤肥力情况确定基肥的使用量，一般情况下每亩地用2吨左右完全发酵的有机肥（牛粪、羊粪等）。

（3）旋耕：将准备定植的地块用拖拉机进行旋耕，尽可能将土块旋碎。

2. 整地做畦

（1）做畦：畦面110cm，畦高30cm（露天为40cm）（主要是为了防止畦面积水），畦沟宽40cm。畦面要求平整，无杂草，土块大的要尽可能敲碎。

（2）铺滴灌带：每条畦铺设3条滴灌带，滴孔朝上，完成后进行检查，有损坏的及时修补。

（3）除草处理（封闭草籽）：定植前3天浇水，土壤要浇足水，定植前2天喷33%二甲戊灵（施田补）300毫升/亩。

3. 修剪、移栽老根

（1）修剪：将选留品种的植株修剪整理，去除枯枝残叶，留取根部以上10～15cm的枝条。

（2）移苗：用挖土工具把老根从地里挖出，要求土块不小于$10cm^3$，根系大，土块大。

（3）装筐：按照品种分别装筐并做好标记，堆放好及时运到地里种植。

4. 定植老根

（1）定植密度：根据老根的数量和预留的定植面积确定定植密度，株行距为15cm×20cm。

（2）定植深度：不要超过老根自带的土球深度，地上部分10～15cm。

（3）区分品种：每个品种要分畦或者分段定植，并用标签或者插牌写明品种名称，做好标记，以免混杂。

（4）浇水：定植完后的第一遍水一定要浇足浇透，注意边角容易漏水的地方，以提高成活率。

5. 老根养护

（1）温度管理：保护地移栽后每天根据天气的阴晴及时开关通风口，白天棚内温度25℃左右为宜，夜间温度10℃左右，有利于老根萌发新根。露天移栽则顺其自然，无须采取另外的保温措施。

（2）水分管理：第一次交足水之后，根据天气情况和田间墒情确定第二次浇水时间，当土壤表面微微发白时再进行灌溉。遵循"见干见湿，不干不浇"的原则。

（3）肥料管理：因为已经下过底肥，整个冬天不再施肥，等3月份新芽萌发以后再适当追肥，促进穗条生长。一般结合浇水冲施平衡水溶肥或尿素，每亩地4kg左右。

（4）病虫害管理：冬季大棚内温度低、湿度大，老根容易感染病害，除了开关风口、调节湿度外，可以用烟熏剂进行薰棚处理，防治病虫害。

（三）母本苗培育

1. 修剪摘心

（1）枯枝修剪：老根经过一个冬天的修养，地下的根部会长出新根，发出新芽，而地上部分会慢慢干枯。当发现近地面有新芽冒出或者短枝上有嫩芽发出，说明老根已经成活，应及时修剪掉干枯的短枝，促进新芽的生长。

（2）新枝摘心：第2年2～3月份，简易大棚里的老根已经长出新的枝条，当新枝长度达到6～8cm时可以摘心。每个枝条保留3～4片底叶。

2. 肥水管理

老根经过修剪以后，开始进行肥水管理，根据天气情况3～5d浇一次水，保证田间充足的水分。第1次浇水后，第2次结合肥料浇一遍肥水，可用20-20-20平衡肥1500倍灌根，间隔10d后再浇灌1次。

3. 采穗

当母本的穗条长度达到8cm左右时可以采穗，从生长点到穗条的基部长度为5.5cm左右。若中午采穗要注意避开强光照射，或者用遮阳网遮挡强光。穗条采完结束后要及时送到冷库预冷，低温保存3～7d后再进行扦插。

4. 穴盘扦插

（1）基质材料：将泥炭土和珍珠岩按照3∶1的比例充分搅拌均匀，在搅拌的过程中用600～800倍的多菌灵溶液泼洒，基质的潮湿度以"手捏成团，落地即碎"为标准。

（2）穴盘处理：把穴盘整齐排列在畦面或者架子上，然后把基质成条状倾倒在穴盘上，最后再用平滑的小木板从一端向另一端依次刮平整，确保每个穴孔里都有基质，不能遗漏。基质装完以后，浇透水待用。

（3）浸苗（生根和杀菌处理）：用1000倍的咯菌腈和1000倍的国光生根粉浸泡3～5min，也可用其他杀菌剂代替咯菌腈，如果穗条有虫害也可以加入杀虫剂一起浸泡。

（4）插苗：右手拿一支菊苗，用大拇指和食指捏住距离插穗基部2cm左右的位置，垂直插入穴盘中，当手指触碰到基质的时候，顺势轻压一下基质，使插穗与基质充分接触不留缝隙。

（5）浇水：扦插完成以后，用淋蓬喷头洒水，浇一遍足水，如果有穗条被水冲倒，要及时插好扶正压紧。

（6）打药：浇水之后喷洒 800 ～ 1000 倍的普力克杀菌剂，随后覆盖地膜。

（7）覆膜：用宽度 1.2 米的农用白色地膜覆盖在苗盘上面，拉紧绷直，边膜压在穴盘下面即可。晴天中午注意遮阴，避免强光直射。

（8）揭膜：一般情况下盖膜后 10 天左右揭膜，选择早晨（阴雨天）或者傍晚（晴天）揭膜，适当遮阴，充分接受散射光照射，进入炼苗阶段。

（9）起苗：揭膜后 3 ～ 5 天，也就是扦插后 12 ～ 15 天，小苗根系已经充分长成，可以下地移栽。可以从穴盘中取出移栽，也可以直接把穴盘运到地头直接定植。起苗的时候只需要轻轻一提，就能轻松地从穴盘中取出。

5. 定植

（1）定植密度：密度一般是株行距 20cm×20cm，宽大的空间便于母本苗繁殖。

（2）定植深度：深度为 2 ～ 3cm，根系要舒展放入土坑中，植株与地面保持垂直，培土要到位，可以用手轻轻压实根部的土壤。带土球的穴盘苗定植时，定植深度和原土球高度一样。

（3）区分品种：福白菊与其他品种要分畦或者分段定植，并用标签或者插牌写明品种名称，做好标记，以免混杂。

（4）浇水：定植以后的第 1 遍水一定要浇足浇透，注意边角容易漏水的地方，以提高成活率。

（四）母本苗管理

1. 温度

保持棚里的温度 15 ～ 25℃最合适，夜间不低于 10℃，白天不超过 28℃。当母本长至 6 ～ 7 片展开叶时可以进行摘心工作，打掉顶端部分，保留 4 ～ 5 片叶。小苗轻摘，大苗重摘，尽量保持同一高度和叶片数。

2. 整枝

整枝是在第 1 次采穗后，用于调整插穗质量的工作。和摘心、采穗一样也是用手直接操作，遇有木质化的枝条可以用剪刀修剪。整枝的对象是高度太高的枝条、从植株底部发出的枝条和苗龄明显不一样的枝条。

3. 光照

（1）苗期需要充足的阳光进行光合作用，春秋季节的自然光照正适合小苗生长。如果是盛夏的强日照，就需要拉上遮阳网进行遮光处理，一般使用的是遮光率 75% 的遮阳网进行遮挡。

（2）早春育苗时为了防止菊花现蕾，需要在晚上进行电照处理，要求：植株叶片部位光强达到 70lux，全天光照时间达到 14 个小时。

4. 病虫害的防治

防治的原则是"以防为主，防治结合"。虫害主要是青虫、飞蛾、蝗虫、蚜虫、白粉虱等食叶害虫，可用阿维菌素、啶虫脒和吡虫啉等常规农药防治。

病害主要是立枯病和猝倒病，都属于真菌性病害。没有发病前，每周用百菌清和甲基拖布津各 800 ～ 1000 倍轮换喷施预防；发生病害后用 20% 甲基立枯磷乳油 1000 倍或者普力克 800 倍喷雾治疗。

二、种植方法

（一）春分～清明选苗育苗（地温 ≥ 10℃）

1. 苗床选择

苗床选择地势较高、平坦，靠近水源，阳光充足，灌排水方便，疏松肥沃、排水良好的砂质壤土地。

2. 苗床整理

苗床深翻后，耙细整平，起宽 1.0 ～ 1.2 米宽的高畦，四周开好排灌深沟，沟宽 30cm，深 20 ～ 25cm。

3. 选苗

在越冬宿根发出的新苗中选择无病斑、无虫口、无破伤、壮实的春发嫩茎，从基部齐地剪取插条，插条长 8 ～ 15cm，顶端留 2 ～ 3 片叶，下端于节下切成斜面，随切随插，或直接从上述母本苗中剪取插条。

4. 扦插育苗

将插条在（1500 ～ 2000）mg/L 的吲哚乙酸溶液或生根剂中快速蘸一下，稍晾干，在整好的苗床上，按行距 20cm，横畦开深 10cm 的沟，将插条沿沟边斜插入沟内，株距 6 ～ 7cm，覆土 5 ～ 7cm，顶端露出地面 3 ～ 4cm。插后压实，及时浇透水。

5. 遮阴练苗

苗床遮阴并保持床面湿润，半个月内便可生根，生根后除中午需要遮阴外，其他时间要打开让阳光照射，15 ～ 20d 后除去遮阴网进行练苗。

6. 浇水施肥

（1）浇水：扦插初期，耗水量少，浇水不宜太多，1 ～ 2d 上午浇水 1 次；10d 后每天傍晚浇水 1 次；生根后可减少浇水，促其生根。

（2）施肥：生根后隔 10d 可施 1 ～ 2 次稀薄人畜粪水。扦插 1 个月后可叶面轮流喷施 0.25% 尿素和 0.1% 磷酸二氢钾。

7. 菊苗出圃标准

健壮无病虫害、苗高 15 ～ 25cm、苗龄 40d 左右、根系完整的菊苗可以移栽种植于大田。

（二）小满～芒种移栽定植（地温 ≥ 12℃）

1. 大田准备

（1）选地：选择地势较高、阳光充足、土质疏松、土层深厚、排水良好、富含有机质的砂质壤土或壤土地。

（2）基肥：每亩施入堆肥，或腐熟厩肥 1000 ～ 1500kg（或饼肥 100kg），或菊花专用肥 120 ～ 130kg。

（3）农药：取农药直接撒施，或与干细土拌和后再施，施药后覆土，用于土壤消毒与病虫害防治。传统常用克百威 3% 颗粒剂，每亩用药 2 ～ 3kg，广谱性杀虫、杀线虫。

（4）整地：基肥、农药施入后，深翻土壤 20 ～ 25cm，耙平，起宽 1 ～ 1.2m 高畦，四周开好排灌深沟，畦沟宽 20 ～ 30cm，深 20 ～ 25cm。

2. 覆盖地膜

整好畦后，可在畦面上覆盖宽 100 ～ 120cm 的黑色地膜，地膜两边要用畦沟中的土压实，防止地膜被风吹破和刮走。

3. 移栽

阴天或雨后，或晴天傍晚，在地膜上打孔定植，并覆土压紧，每孔定植一株，同畦 2 行之间按三角形错开定植，株距 30cm，行距 50cm，种植密度为（3000 ～ 4000）株 / 亩。定植后用 800 ～ 1000 倍甲基托布津或多菌灵，并勾兑 1500 ～ 2000 倍的磷酸二氢钾混合液，少量浇于定植苗基部，进行土壤杀菌消毒，然后浇足定根水。

（三）夏至～寒露田间管理

1. 除草

菊苗定植时畦面如果没有覆盖地膜，缓苗后要及时中耕除草，不宜浇水；如果覆盖了黑色地膜，就可不用松土、除草。

2. 蹲苗

缓苗后注意控制水肥，使地上部生长缓慢，促进植株根系向下生长和植株健壮，俗称"蹲苗"。7 月下旬入伏以后，菊苗根部已发达，若不蹲苗则生长过于繁茂，伏天通风透光不良，易发生倒伏和叶枯病等。

3. 排水、灌水

菊花喜湿润但怕涝。春季要少浇水，防止幼苗徒长；夏季干旱，要注意经常往深沟灌水；尤其是秋季，在孕蕾期前后不能缺水。追肥以后也要及时浇水。浇水时切忌直冲，避免泥溅到叶面。春夏雨季要保证深沟畅通，及时排除渍水，渍水易引起烂根。

4. 打顶、培土

打顶可抑制植株徒长，使主茎粗壮，减少倒伏，控制株高和花期，增加分枝和花蕾数，提高产量。在菊花生长期，通常要进行 3 次打顶。

第 1 次打顶，在定植后 15 ～ 18 天，即 6 月中下旬，晴天进行，打顶后在根部培土

5 ～ 8cm，使主干粗壮，促发辅枝，减少倒状。

第 2 次打顶，在 7 月上旬，植株抽出 3 ～ 5 个 30cm 左右长的新枝时进行。

第 3 次打顶，在 7 月下旬，摘去茎枝顶端一叶一心，并集中带出田外。

立秋（8 月 7 ～ 9 日）后不再打顶。

5. 追肥

菊花喜肥，除施足基肥外，还需进行追肥。

第 1 次追"安家肥"（6 月中下旬）。在苗期定植成活、开始生长时，每亩用加水 3 ～ 4 倍的腐熟人畜粪尿 250 ～ 300kg，或尿素 5kg 兑水浇施。

第 2 次追"打顶肥"（8 月中下旬至 9 月上旬）。在第 2 次打顶后的孕蕾期，每亩追施尿素 5 ～ 10kg。

第 3 次追"花蕾肥"（9 月下旬至 10 月上旬）。花蕾形成时，视田间菊花生长情况每亩追施 5kg 尿素或复合肥 10kg（25% 含量）。若田间覆盖有地膜，可在两株植株之间用 3cm 粗木棍打深约 20cm 孔，肥料追施到孔中，然后盖上土并灌水。若没有覆地膜，可结合中耕除草，将肥料施入畦中间，或在两植株之间挖坑埋施。

另外，在花蕾期（9 月至 10 月上旬）可结合田间打药，喷施 1 ～ 2 次浓度为 800 倍磷酸二氢钾（配喷雾桶 3 桶，大约不到 1 千克/亩）和 500 ～ 1000 倍硼砂混合液肥作根外追肥，促进开花整齐，花多、花朵大，提高产量。注意，叶面喷施液肥，需在有雨时进行，否则易导致苗烧叶萎。

（四）霜降～小雪前后，采收

1. 采收标准

花瓣平直，有 70% 的花心散开，花色洁白。如遇早霜，则花色泛紫，加工后等次低。

2. 采收方法

于晴天露水干后或午后采收，手工将花头摘下，置竹篓或竹筐中带回加工。

3. 采收次数

一般分 3 次采收，间隔 5 ～ 7 天采摘一次。第 1 次的采摘量约占总产量的 30% ～ 40%，质量也往往最佳；第 2 次约占产量的 40%。

（五）小雪～小寒选种留种、冬耕杀虫

1. 选种

福白菊收获后，选择无病、无虫口、健壮、具本栽培类型特性的菊花植株做种株。

2. 留种

（1）就地保种：对选定的种株，割去其地上部分，盖以稻草或适当铺施厩肥，自然越冬保种。

（2）移栽保种：将菊花植株移栽保种。

（3）留种地整理：土地深翻，暴晒3～5天，整地，按每亩20kg钙镁磷肥、20kg钾肥（氯化钾）、堆肥500～1000kg准备肥料，撒施、耕翻，使肥料入土。

（4）移栽种根：将选择好的菊花植株剪去地上部分，挖取根部，保留须根，去掉主根，移栽至准备好的种根地里，浇透水，面上铺盖茅草或稻草，保温过冬。

（5）冬耕杀虫：冬至（12月21～23日）前后进行深翻、冬耕，冻死害虫；同时堆土杂肥，为来年春播做准备。

三、病虫害防治

（一）病害

1. 菊花褐斑病

菊花褐斑病又称叶枯病、斑枯病。在菊花整个生长期均可发生，多雨季节较严重，常造成叶片枯死达40%～70%，单株花朵减少30%～50%，发病重的年份，花朵减少70%，甚至造成毁灭性的危害。

防治：实行2年以上轮作；增施腐熟的农家肥、厩肥、有机肥，配合磷钾肥（叶面喷施磷酸二氢钾），使植株生长旺盛，提高抗病力；结合菊花剪苗摘顶心随手把下部病叶摘除，带出田外处理，减少早期再侵染病源；菊花收获后，割下地上部分，清理植株残体，集中烧毁，减少越冬病原。

发病初期，摘除病叶烧毁，用50%多菌灵可湿性粉剂800倍液，或70%甲基托布津1000倍液，或用1:1:100的波尔多液喷雾，每7～10天1次，连续3～4次。

2. 菊花霉霜病

菊花霉霜病又称白毛病，一年流行2次。春季危害菊苗，重者枯死，缺苗，轻者成为弱苗；秋季发病多在现蕾期，致使叶片、花梗、花蕾枯死而绝产。

防治：3月上旬，留种苗圃发病，可喷洒40%乙磷铝可湿性粉剂250～300倍液。菊花移栽时，可用25%甲霜灵可湿性粉剂600～800倍液浸苗预防。栽入大田以后，春季发病可喷40%乙磷铝可湿性粉剂250～300倍液，或25%甲霜灵可湿性粉剂600～800倍液1～2次。秋季发病，混合喷洒25%甲霜灵和50%多菌灵可湿性粉剂800倍液，兼防治褐斑病。

3. 菊花根腐病

菊花根腐病感病植株下部叶片失绿变黄，逐渐向上部扩展，最后全株叶片萎蔫下垂，变褐，枯死；有时植株一侧感病，叶片萎蔫症状则仅出现于这一侧，而另一侧叶片仍然正常。

防治：选择无病田里的老根留种。不重茬，不与易发生枯萎病的作物轮作。选择排水良好，不近水稻田的地块扦插和种植；做高畦，开深沟，降低田间湿度。发现重病株应立即拔除。

发病时可用 50% 多菌灵可湿性粉剂 200～400 倍液喷洒植株，或 80% 代森锰锌可湿性粉剂 400～600 倍液叶面喷洒，隔 10～15 天喷 1 次，连续 2～3 次。

（二）虫害

1. 防治法

（1）通用农业防治法：清洁田园，除草灭虫；冬季、早春翻耕土地，消灭害虫与虫卵。

（2）通用物理防治法：惊蛰（3 月 5～7 日）以后到霜降（10 月 23～24 日）之前，尤其是 4～9 月份，用黑光灯诱杀。每日晚间 8～10 时开灯即可有效抑制虫害。

另外，从春季就开始悬挂粘虫板也是杀虫降害的有效方法，与黑光灯结合使用，能最大限度地减少虫害。将粘虫板用细竹（木）棍支撑固定于植株行间，以板面东西方向为宜，田间棋盘式分布，每亩地插挂 20～30 块。高度与植株同高，在苗期应高于幼苗 10～15cm，随时调整。当纸或板上粘虫面积占板表面积的 60% 以上时更换，板上胶不黏时也要更换。粘虫板可以清洗、加胶，反复使用。

2. 蛴螬

蛴螬为金龟子幼虫。蛴螬在土内越冬，春季土壤解冻后，开始上升移动取食菊花根部，5 月中旬前后化蛹，6 月初成虫开始出土，6 月中旬产卵，多在傍晚为害菊花茎叶。7 月份出现新一代幼虫。10 月中上旬幼虫开始下迁越冬。

（1）农业防治：冬耕能有效冻杀金龟子幼虫，减少来年虫口数量。

（2）化学防治：用 50% 辛硫磷乳油 1000 倍液灌根，每亩 200～250g，最好在夜晚或傍晚使用。

1）毒土杀虫：每亩用 50% 辛硫磷乳油 200～250 克加水 10 倍，与 20～25kg 细土拌匀制成毒土，进行穴施或顺垄条施后覆土，或混入厩肥中施用，或结合灌水施入。

2）毒饵诱杀：每亩用 50% 辛硫磷乳油 50～100g，或者 20% 甲基异柳磷乳油 200mL 或 40% 乳油 100mL，拌麸皮等饵料 3～5kg 配成毒饵，施于沟内。兼治蝼蛄、金针虫等地下害虫。

2. 地老虎

地老虎别名切根虫、土蚕，种类较多。越冬代成虫一般在 3 月中旬开始羽化产卵，3 月底至 4 月初为成虫的盛发期，4～5 月发生第 1 代。成虫白天潜伏于土缝，杂草等阴暗处，晚上进行取食、交配、产卵等活动。成虫有季节性迁飞特性、趋光性和趋化性，喜好糖酸气味。

（1）农业防治：除草灭虫。杂草是地老虎产卵的场所，也是幼虫向作物转移为害的桥梁。因此，早春清除杂草，可有效降低化蛹地老虎量，防止地老虎成虫产卵。

（2）物理防治：结合黑光灯杀虫、粘虫板黏虫，用糖、醋、酒诱杀液或甘薯、胡萝卜等发酵液诱杀成虫。糖醋液配制方法：糖 6 份、醋 3 份、白酒 1 份、水 10 份、90% 万灵可湿性粉剂 1 份调匀即可。某些发酵变酸的食物，如甘薯、胡萝卜、烂水果等加入适量药剂，也可诱杀成虫。

（3）毒饵：可选用90%晶体敌百虫0.5kg或50%辛硫磷乳油500mL，加水2.5～5L，喷在50kg炒香碾碎的棉籽饼、豆饼或麦麸上，于傍晚在受害作物田间每隔一定距离撒一小堆，或在作物根际附近围施，每亩用4～5kg，撒在幼苗周围，可以诱杀地老虎、蝼蛄等多种地下害虫。

（4）毒土或毒砂：可选用2.5%溴氰菊酯乳油90～100mL，或50%辛硫磷乳油或40%甲基异柳磷乳油500mL加水适量，喷拌细土50kg配成毒土，每公顷300～375kg顺垄撒施于幼苗根标附近。

（5）化学防治：苗床期用90%敌百虫800倍液叶面喷雾防治。移栽时，在覆地膜前，选用2.5%功夫1500倍液、50%辛硫磷800～1000倍，或2.5%敌杀死1500倍等农药进行地面喷施防治。

在地老虎1～3龄幼虫期，采用48%地蛆灵乳油1500倍液、48%乐斯本乳油或48%天达毒死蜱2000倍液、2.5%劲彪乳油2000倍液、10%高效灭百可乳油1500倍液、21%增效氰·马乳油3000倍液、2.5%溴氰菊酯乳油1500倍液、20%氰戊菊酯乳油1500倍液、20%菊·马乳油1500倍液、10%溴·马乳油2000倍液等地表喷雾；或者，每亩可选用50%辛硫磷乳油50mL，或2.5%溴氰菊酯乳油或40%氯氰菊酯乳油20～30mL、90%晶体敌百虫50g，兑水50L喷雾。

2. 菜青虫

菜青虫为菜粉蝶幼虫，主要危害甘蓝、花椰菜、白菜、萝卜、油菜等十字花科蔬菜，偏嗜厚叶类蔬菜。每年可发生5～6代，越冬代成虫3～4月间出现，以5～6月为害最重。成虫白天活动，以晴天中午活动最盛，寿命2～5周。幼虫共5龄，4～5龄幼虫的取食量占整个幼虫期取食量的97%。

（1）农业防治：十字花科蔬菜收获后，要及时清除田间残株老叶，破坏菜青虫繁殖场所和消灭部分蛹，减少菜青虫对菊花等其他作物的危害。

（2）化学防治：用10%歼灭乳油（5～10）毫升/亩，10%除尽悬浮剂10毫升/亩，虱螨脲乳油50毫升/亩，5%功夫菊酯乳油和5%来福灵乳油2000～3000倍或其他菊酯类乳油喷雾处理；或20%灭幼脲1号悬浮剂和25%灭幼脲3号悬浮剂1000倍液喷雾处理；或2%阿维菌素乳油1000倍液喷施；或配合拟除虫菊酯类杀虫剂使用，如每亩用2.5%溴氰菊酯乳油15～30mL，对水喷雾。其他拟除虫菊酯类杀虫剂，如戊菊酯（中西除虫菊酯、多虫畏）、甲氰菊酯（灭扫利）、氰戊菊酯（速灭杀丁、中西杀灭菊酯、敌虫菊酯）等，以及氨基甲酸酯类杀虫剂中的巴丹（杀螟丹、派丹、西维因）等，植物性杀虫剂中的鱼藤酮，都有很好的防治效果。

防治时要注意抓住防治适宜期，在田间卵盛期，幼虫孵化初期喷药，据菜青虫习性，于早上或傍晚在植株叶片背面正面均匀喷药，可有效防治菜青虫的危害，可配合人工捕杀。

3. 蚜虫

蚜虫有棉蚜、桃蚜、菊小长管蚜等多个种类，通常在 4 ～ 11 月发生 10 多代，其中以 4 ～ 5 月和 9 ～ 10 月为盛发期。蚜虫在现蕾、开花期集中危害花梗、花蕾、花蕊，使花蕾易脱落，影响花的品质。很多杀虫剂均可用于防治，如乐果、啶虫脒、金好年、阿克泰、灭蚜松、避蚜雾、蚜蓟清、高猛、飞虱宝、赛蚜朗、施飞特、蚜虱绝、吡虫啉、抗蚜威等。

（1）农业防治：冬季，铲除杂草和越冬寄主，消灭冬卵。

（2）化学防治：春季，移栽时，每亩用 70% 灭蚜松 100 ～ 150g，或 40% 氧化乐果乳油 100 ～ 200mL，或 3% 久效磷颗粒剂 2kg 拌 10 ～ 15kg 湿润细土或腐熟的有机肥料，施在幼苗根部；或者，用 40% 氧化乐果 5 ～ 10 倍液涂于菊花茎秆基部，防蚜效果很好。夏、秋季，虫害发生时，用 40% 乐果乳油 800 倍（1000 ～ 1500）液加新高脂膜800 倍液喷洒，或 80% 敌敌畏乳油 1500 倍喷雾，每 7 ～ 10 天 1 次，连续 2 ～ 3 次，或用 10% 杀灭菊酯 3000 倍液，或 50%DDVP 乳油 1000 倍液，或 50% 灭蚜松乳油 1000 倍液喷雾。

四、采收

（一）采收期对福白菊品质的影响

福白菊一般 11 月进入采收期，分三批次根据成熟程度集中采收，分别叫头水花、二水花、三水花，其中以头水花、二水花质量较好，外观和所含有效成分明显高于三水花。11 月初到 11 月中旬为最佳采收期，前两批次的采摘量可达总产量的 80% 左右。三水花采摘时期较晚，常遇到霜冻，外观品质大为降低。叶丛进等通过研究证实，福白菊所含总黄酮和绿原酸以前两批次采收的含量质量较高。

1. 福白菊管状花不同开放程度对有效成分的影响

菊花在生长过程中，其管状花逐渐开放，传统经验认为菊花一般在管状花开放 2/3（66%）或 70% 时采收，其产量和品质较好。为验证福白菊的最佳采收期，本课题组考察了麻城福白菊的管状花在不同开放程度时对 3 种主要有效成分的含量和总产量的影响，采用随机区组试验设计，根据菊花管状花不同开放程度设置 5 个处理，3 次重复，分 15 个小区，每小区面积为 9m^2（0.9m×10m），从 10 月 10 日开始进行对每个处理同时采样，每隔 10 天取样一次，共取样 3 次，每次取样摘取相同处理小区内的菊花，在相同的加工条件下，经去杂、杀青、烘烤、回潮、再烘烤进行干燥加工，准确称量每小区 3 次所采菊花干品的重量，依次记录其数据，然后分别折合成单位面积产量，最后对不同采收条件下的菊花干品样品依照药典方法对其所含的绿原酸 $C_{16}H_{18}O_9$、木犀草苷 $C_{21}H_{20}O_{11}$ 和 3，5-O- 二咖啡酰基奎宁酸 $C_{25}H_{24}O_{12}$ 的含量进行测定。各试验小区福白菊样品的含量测定结果见表 7-1、图 7-11。

表 7-1　不同采收期福白菊花中绿原酸、木犀草苷、3, 5-O- 二咖啡酰基奎宁酸含量

管状花开放程度	采样时间			绿原酸含量（%）			木犀草苷含量（%）			3,5-O- 二咖啡酰基奎宁酸含量（%）		
	头花	二花	三花	头花	二花	三花	头花	二花	三花	头花	二花	三花
5% 以下	10.10	10.20	10.31	0.81	0.79	0.67	0.499	0.485	0.473	1.49	1.39	1.45
10%～30%	10.20	10.30	11.09	0.73	0.70	0.68	0.554	0.527	0.518	1.45	1.37	1.33
30%～50%	10.30	11.10	11.21	0.65	0.63	0.57	0.537	0.519	0.497	1.32	1.27	1.21
50%～70%	11.08	11.18	11.28	0.61	0.55	0.49	0.539	0.498	0.432	1.24	1.18	1.12
70%～100%	11.18	11.29	12.08	0.50	0.46	0.43	0.431	0.397	0.376	1.09	1.03	0.91

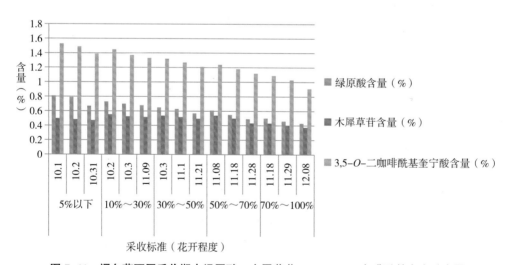

图 7-11　福白菊不同采收期内绿原酸、木犀草苷、3,5-O- 二咖啡酰基奎宁酸含量

研究结果表明，从管状花开放初期到管状花全部开放，有效成分绿原酸和 3,5-O- 二咖啡酰基奎宁酸的含量呈逐渐递减趋势，而木犀草苷的含量当管状花开放 10%～60% 时稳定在高位，但福白菊在开花期不同阶段所有样品各种成分的含量都达到药典要求。

2. 福白菊管状花不同开放程度对产量的影响

福白菊在不同采收期产量的变化见图 7-12。

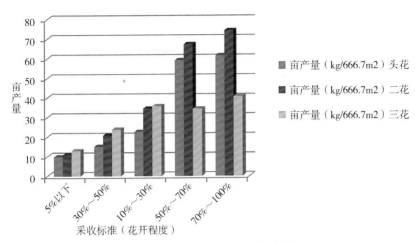

图 7-12 福白菊不同采收时期产量图

由图 7-12 可以看出：菊花从现蕾后随着管状花开放程度的提高，花的直径呈上升趋势，花的重量不断增加，当管状花开放不足 5% 时菊花产量最低，花开达 30% 以后产量迅速增加，花开达 70% 后增长缓慢。由上述试验可知，菊花在管状花开放 50% ～ 70% 时，产量较大。

3. 质量和产量综合分析

为了更准确、直观的确定菊花的适宜采收期，将菊花中绿原酸、木犀草苷、3，5-*O*-二咖啡酰基奎宁酸的含量变化（平均值）和单位面积产量进行综合考虑，以单位面积的物质总量（kg）作为综合指标，即为物质总量（kg）＝ 亩产量（kg）× 单个成分含量（%）×100 进行考察。变化曲线结果如图 7-13 所示。

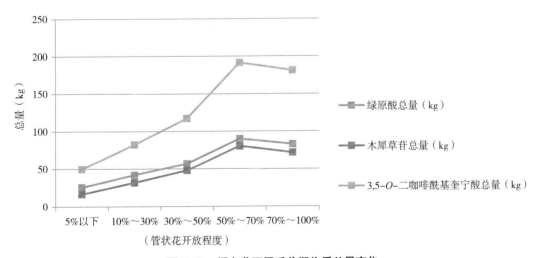

图 7-13 福白菊不同采收期物质总量变化

由图 7-13 可以看出，菊花的物质总含量在挂蕾后逐渐增长，花开达 50% 后增长迅速，70% 以后增长缓慢下降。故菊花宜在管状花开放 50% ～ 70% 时进行采收。

4. 小结

（1）依据有效物质总量确定最佳采收期。由图可见，福白菊在花心管状花开放 5% 以前，菊花的体积较小，颜色浓绿，气味浓烈，所含绿原酸、木犀草苷、3, 5-O- 二咖啡酰基奎宁酸较高，此时为有效成分形成的重要时期；当管状花逐渐开放，绿原酸、木犀草苷、3, 5-O- 二咖啡酰基奎宁酸含量逐渐缓慢降低，但无太大差别；但当管状花开放 70% 以后其含量递减较明显。有效成分含量以菊花初开时最高，随着管状花的开放而下降，不同开放程度的菊花含量都高于药典规定。产量则在菊花完全开放的中下期达最高，菊花有效成分的积累规律和产量的积累规律不尽相同。菊花各种物质的总量则在管状花开放 50% ～ 70% 时最高。综合考虑菊花有效成分和产量对采收期的影响，选择当管状花开放 50% ～ 70% 时作为菊花的最佳采收期。

（2）福白菊管状花开放 50% ～ 70% 采收符合传统习惯。

（3）菊花开放 50% ～ 70% 时气味清香，花色洁白，花型和口感较佳，花朵较大，这些都与传统采收习惯相符。由于每株菊花不同部位花朵开放和成熟时间有异，需随开随摘、随熟随采，田间依据管状花开放程度 50% ～ 70% 的标准容易为菊农所掌握。

（4）菊花最佳的采收时期为 10 月下旬至 11 月底。

（5）菊花的开花期一般从 10 月下旬延伸至 12 月上旬，但 12 月上旬往往有霜冻发生，影响整体质量，因此菊花最佳的采收时期为 10 月下旬至 11 月底。由于大面积菊花采收需要一定时间，采用管状花开放 50% ～ 70% 即开始采收，既可防止在采收期内菊花管状花全部开放质量下降，并可预防突然发生恶劣气候，争取打霜前采收完绝大部分菊花。10 月下旬至 11 月上旬菊花开始开花后，分 3 期进行采收，当花心开放 50% ～ 70% 时进行第 1 次采摘，第 2 次开始采收时间为第 1 次采收时间后的 7 ～ 15 天，第 3 次采收时间为各自第 2 次采收时间后的 7 ～ 10 天为宜。

也有企业为了收获高质量的福白菊，在管状花开放 10% ～ 15% 时即开始提前采收，如图 7-14，可见花头舌状花淡黄色，管状花绝大部分没开放，花心还为黄绿色。

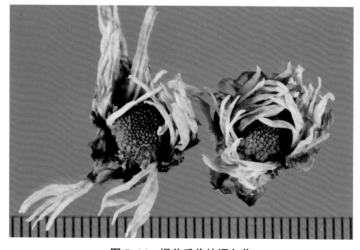

图 7-14　提前采收的福白菊

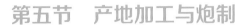

第五节　产地加工与炮制

一、产地加工

《中国药典》规定菊花"9～11月花盛开时分批采收，阴干或焙干，或熏、蒸后晒干"。依据加工的产品形式分别称为"饼花""朵花"和"胎菊"。饼花采用传统的蒸汽杀青工艺和晒干工艺；朵花和胎菊采用现代蒸汽杀青和烘干生产线加工。

（一）上笼

鲜花采回后，薄薄地摊开晾一晾，然后将已散去表面水分的花头放入直径约33cm的小蒸笼内，花心朝上，拣去枝、叶等杂质，厚度一般以3～4层花朵为宜。

（二）杀青

上笼后即放在蒸汽炉上蒸，火力要均匀，保持炉内温度100℃，以产生足够的蒸汽，蒸1～2min后将蒸笼一起取出。现代杀青工艺多采用蒸汽杀青生产线。

（三）晾晒

将已杀青过的菊花立即平铺在竹帘或芦席上晾晒，日晒1～2d后翻花1次，3～5d后至7成干时置通风的室内摊晾，经2～3d后再置室外晒至干燥即成饼花；或将在生产线已杀青过的菊花在45℃以下直接烘干，称朵花或胎菊。

麻城福白菊传统的加工方法是采用蒸汽杀青制作饼花，但饼花含水量高，且农户一家一户制作，产品不均匀。目前高端福白菊优质品全部采用生产线蒸汽杀青，烘制干燥。

二、炮制

（一）现代炮制方法

现代菊花炮制主要有净制、炒制和炒炭三种方法。

1. 净制

净制指拣净叶梗、花柄及泥沙杂质。

2. 炒制

炒制指取净菊花，置锅内，文火炒至略减焦斑时，取出摊凉。

3. 炒炭

炒炭是取净菊花，置锅内，文火炒至微焦褐色，存性，取出喷洒清水，灭火心，晒干。

菊花净制是为了除去杂质，保证药材的纯度和质量；经微炒炮制后稍减轻其外散作用，更适合内补；菊花炒炭后疏散风热作用减弱，有止血功效，可用于轻度咯血，且久服不伤胃气。

（二）古代炮制方法

古籍中记载的菊花炮制方法有多种，除以上3种外，还有菊花酿制后用于治疗头目眩和头晕；经酒拌晒后，治疗一切眼科疾病；与补药共用时用酒拌匀后蒸制；去除风热感冒生用；同地黄一起酿酒，可使老人白发变黑；老眼昏花者，用童便煎煮菊花，然后用煎煮液洗眼，洗数次即可好。

菊花的炮制始载于宋代的《太平圣惠方》，后在明清得到补充和发展，多以酒制为主，有酒拌、酒洗、酒浸、酒蒸等多种方法。明代沿用了前人炒制的方法，并出现了浆制的新型炮制方法。清代除沿用了酒制的方法外，还出现了制炭、童便制、药汁制等新方法。从炮制历史沿革看，其方法较多，有净制、切制、蒸制、酒制等几大类20多种炮制方法。其主要炮制法如下。

1. 净制

择去梗（宋《圣济总录》）。摘去萼（宋《圣济总录》）。去萼梗（宋《普济本事方》）。去梗叶（宋《卫济宝书》）。去枝梗（宋《济生方》）。去根枝净（明《普济方》）。去蒂（明《先醒斋医学广笔记》）。去心蒂（清《得配本草》）。

2. 切制

研为末（宋《小儿药证直诀》）。细花子物，正而完用之（明《普济方》）。晒干为末（明《审视瑶函》）。春末夏初收软苗，阴干，捣末（宋《证类本草》）。

3. 炮炙

（1）蒸制：蒸湿捣如膏（宋《太平圣惠方》）。

（2）炒制：炒（宋《类编朱氏集验医方》）。微炒（（明《普济方》）。未开者良，微炒（宋《圣济总录》）。

（3）风火制：由风火之炮制（清《要药分剂》）。

（4）酿制：用九月九日菊花暴干，取家糯米一斗，蒸熟，用五两菊花末，拌如常酝，多用细面曲为侯，酒熟即压之去滓（宋《履巉岩本草》）。

（5）酒制

1）酒拌：酒拌晒（宋《疮疡经验全书》）。炊一服时，不住洒酒，包干，取末（明《普济方》）。若入补养药去心蒂，蜜酒拌蒸晒干用（清《冯氏锦囊秘录》）。

2）酒洗：酒洗（明《仁术便览》）。酒洗晒干为用（清《医宗说约》）。

3）酒浸：酒浸，晒干用（明《增补万病回春》）。

（4）酒蒸：酒拌蒸，日干用（清《得配本草》）。

（6）浆制：忌火，去蒂，浆过晒干，乘燥入磨（明《本草通玄》）。

（7）阴干：修治唯阴干（明《本草乘雅半偈》）。

（8）制炭：烧炭存性（清《外科大成》）。或炒黑，或煨炭（清《本草害利》）。菊花炭（清《三家医案合刻》）。

（9）童便制：童便浸一宿晒干为末（清《本草述》）。用童便煎菊花（清《急救广生集》）。

（10）药制：去心蒂，地骨皮煎汁拌蒸，日干用（清《得配本草》）。又变老人皓首成黑，同地黄酿酒（明《药鉴》）。

三、包装与贮藏

菊花在包装前应再次检查是否已充分干燥，并清除劣质品及异物。所使用的包装材料为瓦楞纸盒，纸盒大小可据出口或购货商要求而定，但卫生标准应达到食品级。在每件药材包装上，应注明品名、规格、产地、批号、包装日期、生产单位，并附有质量合格的标志。

干燥后的菊花如不能立即售出，包装后应置于室内干燥的地方贮藏，同时应防止老鼠等动物的危害。为保持色泽，还可将干燥的菊花放在密封的聚乙烯塑料袋中贮藏，并定期检查。进入夏天后，由于气温升高，应转入具低温条件的地方贮藏，一般在10℃以下的贮藏条件下安全越夏。

第六节　标　准

中药材菊花、菊花商品规格等级、菊花的炮制品菊花炭以及菊花叶标准收载于国家、地方和团体等各级标准中。

一、《中国药典》标准

《中国药典（2020年版）·一部》对菊花质量要求如下。

本品为菊科植物菊 Chrysanthemum morifolium Ramat. 的干燥头状花序。9～11月花盛开时分批采收，阴干或焙干，或熏、蒸后晒干。药材按产地和加工方法不同，分为"亳菊""滁菊""贡菊""杭菊""怀菊"。

（一）性状

1. 亳菊

亳菊呈倒圆锥形或圆筒形，有时稍压扁呈扇形，直径1.5～3cm，离散。总苞碟状；

总苞片 3～4 层，卵形或椭圆形，草质，黄绿色或褐绿色，外面被柔毛，边缘膜质。花托半球形，无托片或托毛。舌状花数层，雌性，位于外围，类白色，劲直，上举，纵向折缩，散生金黄色腺点；管状花多数，两性，位于中央，为舌状花所隐藏，黄色，顶端 5 齿裂。瘦果不发育，无冠毛。体轻，质柔润，干时松脆。气清香，味甘、微苦。

2. 滁菊

滁菊呈不规则球形或扁球形，直径 1.5～2.5cm。舌状花类白色，不规则扭曲，内卷，边缘皱缩，有时可见淡褐色腺点；管状花大多隐藏。

3. 贡菊

贡菊呈扁球形或不规则球形，直径 1.5～2.5cm。舌状花白色或类白色，斜升，上部反折，边缘稍内卷而皱缩，通常无腺点；管状花少，外露。

4. 杭菊

杭菊呈碟形或扁球形，直径 2.5～4cm，常数个相连成片。舌状花类白色或黄色，平展或微折叠，彼此粘连，通常无腺点；管状花多数，外露。

5. 怀菊

怀菊呈不规则球形或扁球形，直径 1.5～2.5cm。多数为舌状花，舌状花类白色或黄色，不规则扭曲，内卷，边缘皱缩，有时可见腺点；管状花大多隐藏。

（二）鉴别

1. 显微鉴别

本品粉末黄白色。花粉粒类球形，直径 32～37μm，表面有网孔纹及短刺，具 3 孔沟。T 形毛较多，顶端细胞长大，两臂近等长，柄 2～4 细胞。腺毛头部鞋底状，6～8 细胞两两相对排列。草酸钙簇晶较多，细小。

2. 薄层鉴别

本品照薄层色谱法（通则 0502）试验，置紫外光灯（365nm）下检视。供试品色谱中，在与菊花对照药材色谱和绿原酸对照品色谱相应的位置上，显相同颜色的荧光斑点。

（三）检查

水分不得过 15.0%（通则 0832 第二法）。

（四）含量测定

照高效液相色谱法（通则 0512）测定。本品按干燥品计算，含绿原酸（$C_{16}H_{18}O_9$）不得少于 0.20%，含木犀草苷（$C_{21}H_{20}O_{11}$）不得少于 0.080%，含 3,5-O-二咖啡酰基奎宁酸（$C_{25}H_{24}O_{12}$）不得少于 0.70%。

二、商品规格等级标准

加工好的福白菊药材呈饼状,故俗称"菊花饼""饼花"。依据感官性状,如香郁程度、颜色、花头整齐度、盛花率、花饼大小和厚度及其手感等为标准进行分级。

一等:干货。蒸花呈压缩状。朵大肥厚,玉白色。花心较大,黄色。气清香,味甘微苦。无霜打花、浦汤花、生花、枝叶、杂质、虫蛀、霉变。

二等:干货。蒸花呈压缩状。花朵厚,较小,玉白色,心黄色。气清香,味甘微苦。无霜打花、浦汤花、枝叶、杂质、虫蛀、霉变。

三等:干货。蒸花呈压缩状。花朵小,玉白色,心黄色。气清香,味甘微苦。间有不严重霜打花、浦汤花,无枝叶、杂质、虫蛀、霉变。

三、其他标准

中华中医药学会《中药材商品规格等级》收载了菊花规格等级标准;《地理标志产品麻城福白菊》DB42/T334-2021收载了麻城福白菊标准,见表7-2;《全国中药炮制规范(1988年版)》等收载了菊花炭标准,见表7-3;《上海市中药饮片炮制规范(2018年版)》收载了菊花叶标准,见表7-4;《湖北省中药材质量标准(2018年版)》收载了胎菊标准,见表7-5。

表7-2 商品规格等级标准与地理标志产品

标准名称	收载条目
中华中医药学会《中药材商品规格等级》	菊花
《地理标志产品 麻城福白菊》DB42/T334—2021	麻城福白菊

表7-3 菊花炭炮制规范

标准名称	收载条目
《全国中药炮制规范(1988年版)》	附:菊花炭

表7-4 菊花叶药材标准

标准名称	收载条目
《上海市中药饮片炮制规范(2018年版)》	菊花叶

表7-5 胎菊药材标准

标准名称	收载条目
《湖北省中药材质量标准(2018年版)》	胎菊

第七节 品质研究与评价

一、性状特征研究

（一）麻城福白菊的性状特征

2020—2021 年，作者在湖北麻城收集了多批次福白菊药材样品，其性状特征稳定。

1. 福白菊

朵花（烘干品）或饼花（蒸晒品）呈扁球形，直径 2.5 ～ 4cm，单个或数个相连成片。总苞碟状，总苞片 3 ～ 4 层，卵形或椭圆形，草质，外面被柔毛，边缘膜质，外层苞片绿色。舌状花淡黄色或类白色，雌性，6 ～ 10 列，顶端尖；花心管状花盘较大，橙黄色或橙红色，管状花两性，上部橙红色，下部透明深墨绿色。体轻，质地柔润而柔软，粘手。气清香。见图 7-15 至图 7-17。

2. 胎菊（或称蕾菊）

主要用杭白菊中小洋菊或福白菊未开放的花蕾，烘干，称胎菊。胎菊呈类球形，干花形态整齐，花瓣内敛蜷曲、色泽金黄，花蜜味香甜浓郁。

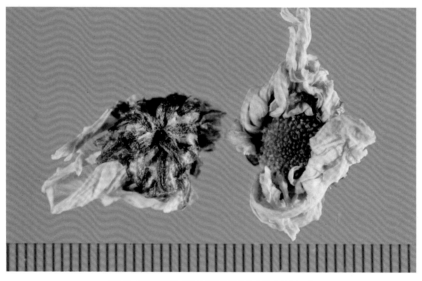

图 7-15　福白菊（湖北麻城 2021.0126）

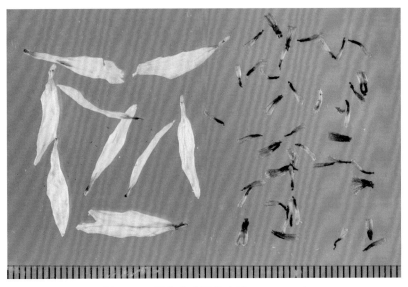

图 7-16　福白菊（湖北麻城 2021.1212）

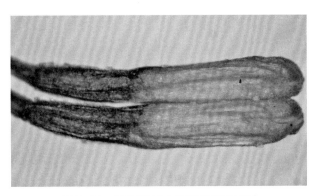

图 7-17　福白菊 16（麻城 2021.0126）

（二）杭菊 3 个品种药材的性状特征

2021 年，考察组从浙江桐乡收集了 6 批次杭白菊样品，发现它们主要来自两个品种：小洋菊（湖菊）和小白菊（中洋菊）类型。在 2021 年收集到的原植物样品中，发现有大洋菊样品，因疫情后期没能到现场收集大洋菊药材，但在 2020 年收集的桐乡杭菊药材样品中发现有大洋菊药材样品。其性状特征如下。

1. 小洋菊（湖菊）

小洋菊呈扁球形，直径 2.5 ～ 3cm；总苞绿色；舌状花淡黄白色，顶端钝圆；花心管状花盘橙黄色，管状花上部橙黄色，下部透明浅黄绿色。见图 7-18。

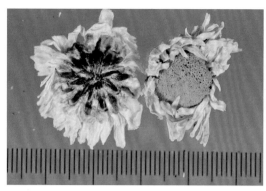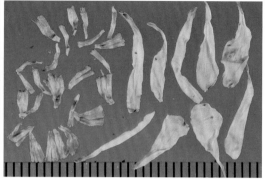

图 7-18　小洋菊（湖菊）

2. 小白菊（中洋菊）

小白菊呈扁球形，直径 2.5～3.5cm；总苞灰褐色；舌状花类白色，顶端略尖；花心管状花盘黄色，管状花上部灰黄色，下部透明浅灰褐色。见图 7-19。

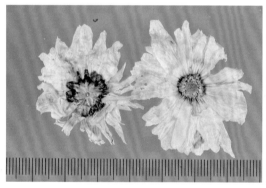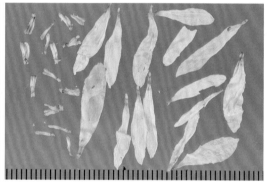

图 7-19　小白菊（中洋菊）

3. 大洋菊

大洋菊呈扁球形，直径 2.5～4cm；总苞灰褐色；舌状花类白色，顶端多钝圆；管状花盘橙黄色，管状花上部淡黄白色，下部透明灰褐色，见图 7-20。

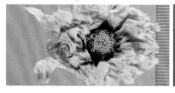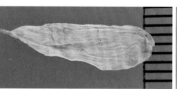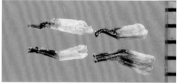

图 7-20　大洋菊

（三）麻城地区引种的杭菊 3 个品种

麻城地区以福白菊种植为主，也引种了杭菊的 3 个品种，其中麻城小洋菊的性状与桐乡小洋菊完全一致，中洋菊和大洋菊也与桐乡小白菊和大白菊基本相似。

（四）福白菊和 3 种杭白菊药材的显著区别

1. 麻城福白菊与桐乡杭白菊的花盘比较（图 7-21）

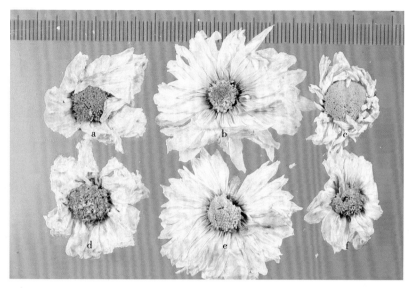

图 7-21　麻城福白菊与桐乡杭白菊的药材特征比较

a.福白菊；b.小白菊；c.小洋菊；d.小白菊；e.小白菊；f.小洋菊

2. 麻城福白菊与桐乡杭白菊的管状花比较（图 7-22、图 7-23）

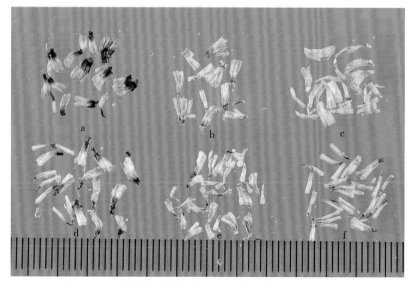

图 7-22　麻城福白菊与桐乡杭白菊的管状花特征比较

a.麻城福白菊；b.杭菊小白菊；c.小洋菊；d.杭菊小白菊；e.杭菊小白菊；f.小洋菊

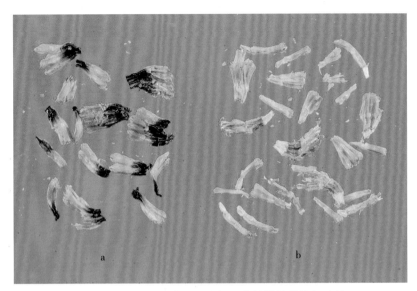

图 7-23　麻城福白菊与桐乡杭白菊的管状花特征比较

a. 福白菊；b. 杭菊小洋菊

3. 麻城福白菊与桐乡杭白菊的管状花盘断面比较（图 7-24）

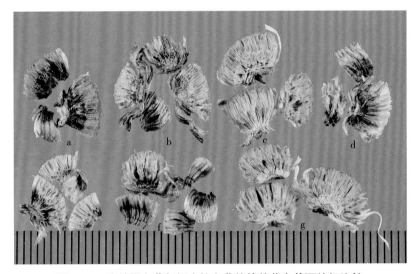

图 7-24　麻城福白菊与桐乡杭白菊的管状花盘截面特征比较

a. 福白菊；b. 小白菊；c. 小洋菊；d. 小白菊；e. 杭白菊；f. 杭白菊；g. 杭白菊

（五）麻城福白菊与引种自桐乡杭白菊的比较（图7-25、图7-26）

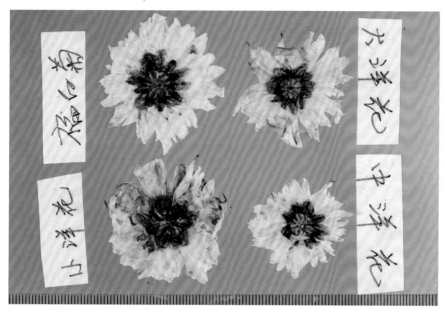

图7-25 麻城福白菊与麻城引种杭菊总苞外层颜色比较

福白菊和小洋菊总苞绿色

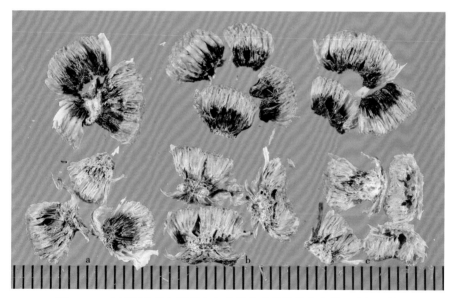

图7-26 麻城福白菊与引种自桐乡杭白菊的管状花盘截面特征比较

上排为3个批号的福白菊；下排分别为小洋花a、中洋花b、大洋花c

该图显示福白菊管状花上部橙红色，下部深墨绿色；三种杭菊上部橙黄色，下部黄绿色或灰褐色，区别显著

由上述比较可见，福白菊与产自桐乡的杭白菊药材样品的性状特征明显不同，当把这些样品放在同一张图上比较时，发现它们管状花的差异较为明显：福白菊管状花上部

呈橙红色，下部深墨绿色；而小洋菊管状花上部橙黄色，下部透明浅黄绿色；小白菊上部灰黄色，下部灰褐色（图7-23）。而当观察管状花盘断面时，这种差异更为显著（图7-25、图7-26）。这原因是花盘顶端的颜色与采收时间、保存时间和氧化程度有关，单个管状花的颜色又与个体差异和拍摄角度有关，而管状花盘断面的颜色则排除了管状花的个体差异和顶端色素被氧化的影响。

由上述比较可见，福白菊与引种到湖北麻城地区的3种杭菊品种也明显不同：福白菊总苞绿色，舌状花淡黄白色，顶端尖，管状花和管状花盘断面上部橙红色，下部深墨绿色；而小洋菊总苞绿色，舌状花淡白黄色，顶端钝圆，管状花上部橙黄色，下部为透明浅黄绿色；中洋菊、大洋菊总苞灰褐色，舌状花类白色，管状花和管状花盘的断面上部为橙黄色，下部为灰褐色。其中，中洋菊舌状花顶端多略尖，总苞灰褐色或略带浅绿色；大洋菊总苞灰褐色，内层的舌状花多纵向内卷，顶端略钝圆。

麻城福白菊是一个特异的菊花品种。虽与杭菊同样具有"外侧舌状花多列，花心为管状花盘"的结构，但如《中国植物志》描述"边缘花雌性，舌状，1层（在栽培品种中多层），中央盘花两性管状"，是菊科菊属植物的基本结构，也是菊花在人工培育中多个品种可能具有的一种比较原始的保守结构。湖北麻城属于我国中部地区秦岭大别山脉，既是原生的菊花产地，也是菊花在变迁中从西部南阳郡、北部中原或东部引进菊花物种的可能聚集地。福白菊是在湖北麻城当地有较长种植历史和较大栽培面积的菊花大品种，其药材性状特征与中华人民共和国成立后麻城引种的各杭菊品种以及与浙江当地种植的各杭菊品种都有显著性差异，也与2000年前后文献记载的各杭菊品种明显不同。福白菊药材的总苞绿色，舌状花淡黄白色，顶端尖，管状花的上端呈橙红色，下段深墨绿色，与杭白菊的三个品种完全不同。这些并不是个别样品颜色深浅的差异，而是多批次、多品种、跨年度的整体差异性反映。这种颜色差异反映到所含有效成分上，应与福白菊黄酮类、有机酸类成分尤其是木犀草苷、绿原酸等含量普遍较高有关，是质量较好的标志。因此，根据性状特征，福白菊是一个特异的优质菊花品种。

二、显微特征研究

菊花粉末黄白色。花粉粒类球形，直径32～37μm，表面网孔纹及短刺，具3孔沟。T形毛较多，顶端细胞长大，两臂近等长，柄2～4细胞。腺毛头部鞋底状，6～8细胞两两相对排列。草酸钙簇晶较多，细小。

三、含量测定研究

熊勇兴采用《中国药典》方法对市场上主要的菊花药材进行含量测定，其中湖北麻城所产福白菊的三大指标成分含量都比较高，特别是福白菊的一等胎花，其绿原酸、木犀草苷、二咖啡酰基奎宁酸的百分含量分别为《中国药典（2010年版）》标准的4.75、

7.12 和 3.27 倍，充分说明福白菊的品质与其他菊花品种相比具有明显的优势，体现了福白菊品质优良的特性。

李君彦等采用 HPLC-UV 法同时测定福白菊中绿原酸、木犀草素 -7-*O*-*β*-D- 葡萄糖苷、木犀草素 -7-*O*-*β*-D- 葡萄糖醛酸苷、3, 5- 二咖啡酰基奎宁酸和芹菜素 -7-*O*-*β*-D- 葡萄糖苷 5 种主要成分的含量，10 批福白菊药材中上述 5 种成分的含量分别为 0. 29% ～ 0. 65%、0.26% ～ 0. 63%、0. 30% ～ 0. 65%、0. 70% ～ 1. 34%、0. 29% ～ 1.23%，均符合《中国药典》菊花品种的含量要求，其中 3, 5- 二咖啡酰基奎宁酸，及芹菜素 -7-*O*-*β*-D- 葡萄糖苷为福白菊药材中含量较高成分。

康四和等采用 HPLC 法测定不同类型菊花药材中绿原酸、木犀草苷及 3, 5-*O*- 二咖啡酰基奎宁酸的含量，其中福白菊中三种成分总含量最高。

柳施一等测定了不同商品菊花中绿原酸、木犀草苷、3, 5-*O*- 二咖啡酰基奎宁酸 3 个指标性成分的含量，不同商品菊花 3 个指标性成分存在较大差异，亳菊的 3, 5-*O*- 二咖啡酰基奎宁酸的含量是 31 个样品中最高的，这与传统认为亳菊是优质药菊的观点是一致的，但福白菊各项指标成分的总含量在 31 个样品中总体较高。

常相伟采用紫外 – 可见分光光度法对不同产地菊茎叶中总黄酮、总酚、总多糖进行了分析与评价，认为果糖是菊茎叶中主要的糖类成分，果糖在福白菊茎叶中含量最高，提示其可作为制备果糖的新资源。

四、指纹图谱研究

刘引采用中药色谱指纹图谱相似度评价系统，建立了湖北麻城福田河镇、黄土岗镇以及武汉三地共 29 批不同品种菊花的 HPLC 指纹图谱，并对其进行相似度评价和共有峰聚类分析，还测定比较了样品中有效成分绿原酸、木犀草苷、3, 5-*O*- 二咖啡酰基奎宁酸的含量。结果发现：29 批不同品种菊花指纹图谱共有 11 个共有峰，相似度为 0.802 ～ 0. 975，聚类分析将杭菊和贡菊聚为一类，黄菊单独聚为一类，所建立的指纹图谱方法可为菊花品种的鉴别和质量标准制定提供依据；29 批菊花绿原酸质量分数为（4.092 ～ 11. 723）mg/g，木犀草苷为（1. 010 ～ 11. 713）mg/g，3, 5-*O*- 二咖啡酰基奎宁酸为（8. 828 ～ 33. 435）mg/g，均达到《中国药典》标准，但不同品种之间差异较大。综合菊花中 3 种有效成分含量和指纹图谱峰多样性来看，麻城本地福白菊这一特色种质资源的品质比较优异，生产上要加强地方特色种质资源的保护。

熊永兴采用 HPLC 梯度洗脱方法对不同来源、不同品种和不同采收期的菊花药材样品进行色谱分离，建立了福白菊指纹图谱分析方法，不同种菊花样本间的化学成分存在一定差异，同一样本较为相似，同一品种不同采收期化学成分有所不同。通过相似度比较，38 批样本相似度在 0.839 ～ 0.99。15 个共有峰聚类后，在距离为 8 时所有样本基本以种进行聚类分为三个大类，说明品种对样品的化学成分组成和配比的影响较大而采收期相对较小。菊花指纹图谱可以很好地解释不同品种菊花样本间的差异，可以为菊花的药材鉴定和品质评价提供参照，为福白菊药材的品种鉴定和质量评价提供科学的依据，使福白菊的道地性研究更加全面，为福白菊新品种的审定奠定基础。

五、生物鉴定研究

李伦等用 ISSR 分子标记技术分析了福田河地区菊花品种的遗传关系，通过对 15 个菊花品种的 ISSR 标记分析，发现福白菊与杭白菊虽然在药材外形和加工方法上较为相似，但福白菊与杭白菊之间的遗传距离较远（与异叶大白菊的距离和滁菊的距离相当），可以作为一个单独的品种。

程华等采用分子标记技术，对福白菊、杭白菊等 10 个菊花品种进行了分类鉴定及亲缘关系研究，结果表明，福白菊与其他杭菊品种在遗传上有较大的差异。

熊永兴通过分析技术对各菊花品种的标记分析，证实了福白菊与杭白菊之间遗传距离较远，而与本地区（麻城）栽种的异叶大白菊以及滁州的滁菊遗传距离较近，说明福白菊与杭白菊虽然在药材外观上较为相似，但两者之间的遗传物质可能存在很大差异。

第八节 化学成分与药理作用

一、化学成分

福白菊中主要含有黄酮类、有机酸类、蒽醌类、挥发油、二萜、氨基酸、菊苷、维生素等多种结构类型的化学成分，还有硒、镍、锰等微量元素，见图 7-27。

木犀草苷　　　　　　　柚皮素　　　　　　　花旗松素

蒙花苷　　　　　　　　3,5-O-二咖啡酰基奎宁酸

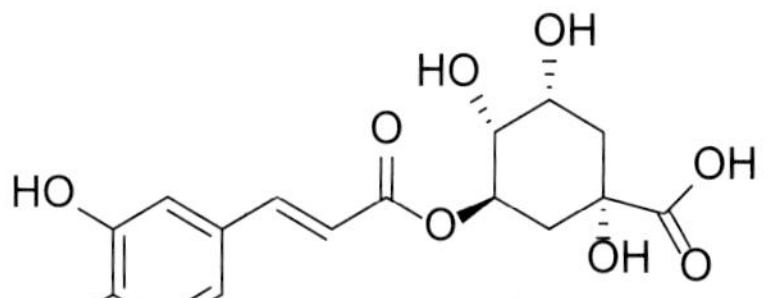

绿原酸

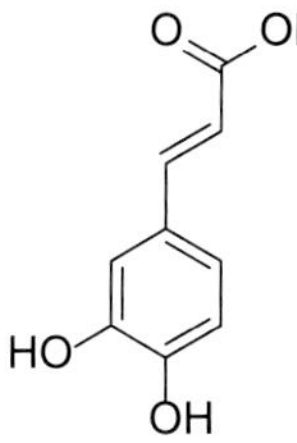

咖啡酸

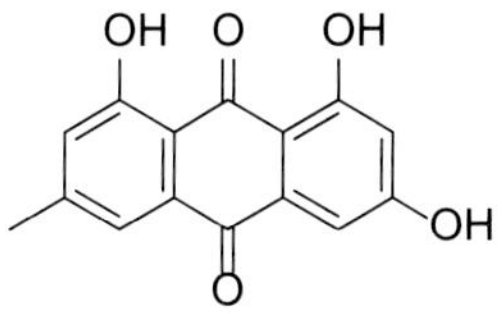

大黄素

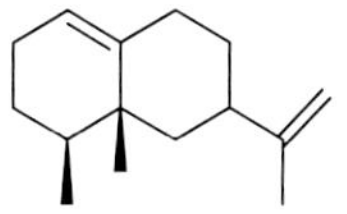

佛术烯

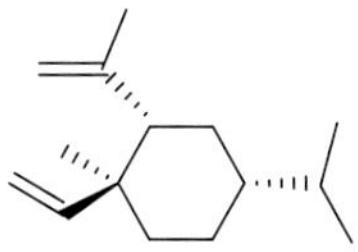

β–榄香烯

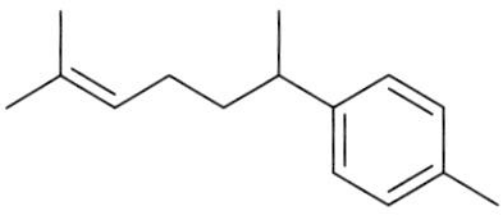

姜黄烯

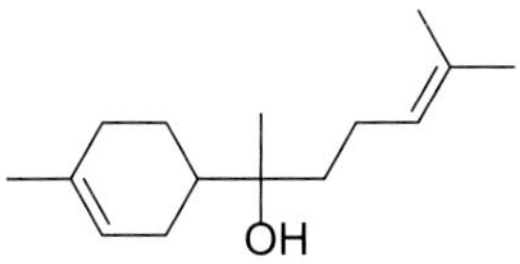

α–红没药醇

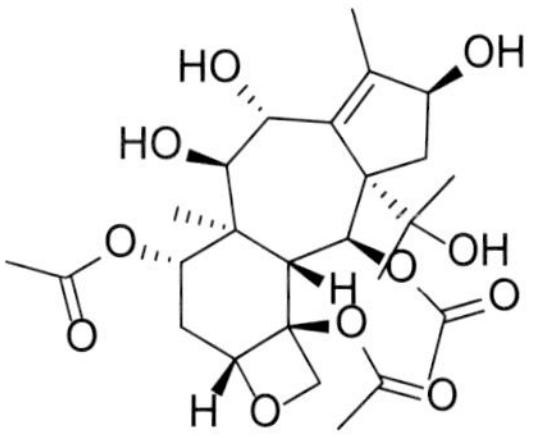

Tasumatrol B

图 7–27 福白菊中的代表性化学成分

（一）黄酮类

黄酮类主要包括花旗松素、柚皮素 –6,8–C– 二葡萄糖苷、木犀草素 –7–*O*– 芸香糖苷、槲皮素 –3–*O*–*β*–D– 葡萄糖苷、圣草酚 –7–*O*– 葡萄糖苷、木犀草苷、木犀草素 –7– 葡萄糖醛酸苷、芹菜素 –7–*O*– 芸香糖苷、芹菜素 –7–*O*–*β*–D– 葡萄糖苷、香叶木苷、芹菜素 –7–*O*– 葡萄糖醛酸苷、木犀草素 –7–*O*–6– 丙二酰基葡萄糖苷、香叶木素 –7–*O*–*β*–D– 葡萄糖苷、香叶木素 –7–*O*– 葡萄糖醛酸苷、柚皮素、芹菜素 –7–*O*–6– 乙酰基葡萄糖苷、槲皮素、芹菜素 –7–*O*–6– 丙二酰基葡萄糖苷、蒙花苷、木犀草素、田蓟苷、金合欢素 –7–*O*– 葡萄糖醛酸苷、香叶木素 –7–*O*–6– 乙酰基葡萄糖苷、香叶木素、金合欢素 –7–*O*–6– 乙酰基葡萄糖苷、异泽兰黄素、紫花牡荆素、金合欢素等。

（二）有机酸类

有机酸类包括新绿原酸、绿原酸、隐绿原酸、块茎酸、葡萄糖酸、咖啡酸、1, 3–*O*– 二咖啡酰奎宁酸、1, 4– 二咖啡酰奎宁酸、异绿原酸 B、1, 5– 二咖啡酰奎宁酸、3, 5–*O*– 二咖啡酰基奎宁酸、异绿原酸 C（4, 5–*O*– 二咖啡酰奎宁酸）等。

（三）蒽醌类

蒽醌类包括大黄素、大黄素甲醚、大黄酚等。

（四）挥发油类

挥发油类包括樟脑、菊酮、5– 叔丁基 –1,3– 环二烯、莰烯、佛术烯、*trans*–*α*– 白檀油烯醇、姜黄烯、α- 姜黄烯、1- 石竹烯、β- 榄香烯、1,2,3,4,4a,7- 六氢 -1,6- 二甲基 -4-（1- 甲基乙基）- 萘、α- 红没药醇、喇叭烷、异丁酸丁酯等。

（五）二萜类

二萜类包括紫杉醇类衍生物 B（tasumatrolB）等。

（六）其他类

其他类包括氨基酸、菊苷、维生素、硒、镍、锰等微量元素。

二、药理作用

（一）药效学研究

1. 抗氧化作用

福白菊中总黄酮的体外抗氧化活性研究表明，随着福白菊总黄酮质量浓度的增大，其对 DPPH 自由基的清除能力逐渐增强，表现出了较好的抗氧化活性。福白菊的粗多糖具有较强的总抗氧化能力以及清除超氧阴离子自由基、DPPH 自由基、羟自由基能力。

2. 抗菌作用

福白菊精油具有较强的抑菌作用，不仅能破坏真菌的细胞膜，使细胞内含物外泄，还能够在穿过细胞膜后破坏线粒体膜，破坏 DNA，最终导致细胞死亡。

3. 抗炎作用

福白菊的热水提取物具有较好的抗炎活性，能显著降低 LPS 刺激的 RAW264.7 细胞中 TNF- αmRNA、1L-6mRNA 和 COX-2mRNA 的相对表达量。菊花提取物通过调节脂肪生成、炎症和 M1/M2 标记物的基因表达，可以改善大鼠因肥胖导致的炎症。有学者通过 DSS 诱导的斑马鱼炎症性肠病模型来研究菊花茎叶提取物的抗炎和抗氧化作用，结果表明：DSS 诱导导致幼鱼肠道酸性黏蛋白分泌增加、肠腔扩大和肠道炎症的出现，与模型组相比，各给药组对 DSS 诱导的斑马鱼 IL-1β、IL-8 和 MMP9 的表达均有不同程度的抑制作用，同时上调了超氧化物歧化酶的活性，从而改善斑马鱼炎症性肠病。

4. 抗抑郁作用

菊花通过调节小鼠生长激素的分泌发挥抗抑郁作用，服用菊花能干扰色氨酸代谢，精氨酸和脯氨酸代谢，柠檬酸循环，烟酸和烟酰胺代谢，苯丙氨酸代谢，丙氨酸、天冬氨酸和谷氨酸代谢六种代谢途径发挥抗抑郁作用。

5. 保肝作用

生、炒菊花可以通过减少炎症细胞浸润，减少脂肪变性，修复损伤肝细胞来保护肝脏。生、炒菊花对四氯化碳所致小鼠急性肝损伤均有保护作用，并且在设置的高、中、低剂量范围内，生、炒菊花保肝作用随着剂量的增加而增强。菊花乙醇提取物通过减弱丙氨酸转氨酶、天冬氨酸转氨酶、谷胱甘肽和羟脯氨酸水平的变化来改善肝功能，且显著改善了 TAA 诱导的大鼠肝组织的组织学变化和 TGF-β 表达。

6. 抗糖尿病作用

菊花多糖能改善 2 型糖尿病大鼠胰岛素抵抗的状况，降低 FBG 水平，改善 2 型糖尿病大鼠异常脂代谢情况和氧化应激水平，并通过调控 Nrf2/Keap1/HO-1 通路起到降低 2 型糖尿病大鼠血糖的作用。菊花中的黄酮类化合物具有有效抗高血糖和抗高血脂活性，并改善麦芽糖和葡萄糖耐量，通过增加葡萄糖消耗促进活性和 GSK-3b 和 Akt 磷酸化，降低 PTP-1B 蛋白水平，对 PTP-1B 酶有轻微抑制活性。

7. 抗肿瘤作用

菊花乙醇提取物对小鼠结肠癌细胞 CT-26 细胞的细胞毒性呈剂量依赖性，且菊花提取物诱导 ROS 介导的结肠癌细胞自噬和凋亡。菊花精油中的 $\beta-$ 石竹烯通过下调细胞周期蛋白 D1、细胞周期蛋白 E、细胞周期蛋白依赖性蛋白激酶（CDK）-2、-4 和 -6 和 RB 磷酸化，以及上调 p21CIP1/WAF1 和 p27KIP1 来诱导 G1 细胞周期阻滞，结果表明 $\beta-$ 石竹烯通过诱导细胞周期阻滞对肺癌细胞具有细胞毒性。

8. 抗病毒作用

菊花中所含的黄酮类化合物具有抵抗 HIV 和抗 AIDS 的活性作用。菊花中的乙酰乙素 $-7-O-\beta-D-$ 半乳糖苷能明显抑制 HIV，且研究发现具有 C-5 和 C-7 羟基的黄酮类化合物是有效的 HIV 生长抑制剂。

（二）安全性研究

1. 急性毒性及长期毒性

急毒实验中给予小鼠 15g/（kg·BW）的菊花提取物，连续灌胃 14 天未发现有小鼠死亡，表明菊花的最大耐受剂量大于 15g/（kg·BW）。长期独享试验中给予大鼠每周 320mg/（kg·BW）、640mg/（kg·BW）和 1280mg/（kg·BW），连续 26 周，大鼠的体重、食物、饮水量、血液学检查、血液生化检查、器官重量、显微镜下组织病理学检查均未见毒理学病变，因此菊花提取物具有较高的服用安全性。

2. 生殖发育毒性

给予小鼠 1g/（kg·BW）、3g/（kg·BW）、9g/（kg·BW）的菊花乙醇提取物，并开展一代延长试验，结果发现菊花乙醇提取物高、中剂量组子鼠睁眼时间明显迟于对照组，且高、中剂量组的子代雄鼠 AST 和 ALT 均明显升高，高剂量组脾脏系数与对照组相比较高。结果表明对于发育中的个体长时间摄入菊花提取物对肝脏会产生不良影响。

3. 神经行为毒性

给予小鼠 1g/（kg·BW）、3g/（kg·BW）、9g/（kg·BW）的菊花乙醇提取物，并开展一代延长试验，在 Morris 水迷宫实验，雄性中剂量组在隐性平台实验中逃逸时间比对照组长，提示学习记忆能力下降；在空间探索实验，中低剂量组大鼠经过平台区的次数明显低于对照组，提示空间认知能力降低。结果表明菊花提取物可能会影响子鼠的运动能力和空间学习记忆能力。

4. 免疫发育毒性

给予小鼠 1g/（kg·BW）、3g/（kg·BW）、9g/（kg·BW）的菊花乙醇提取物，并开展一代延长试验，菊花提取物高剂量组子代雌鼠的血小板压积升高，雄性大鼠肝重量脏器系数升高，且中剂量组雄鼠脾重量增加，白蛋白、钠、磷、碱性磷酸酶和低密度脂蛋白浓度升高。结果表明菊花提取物能导致雄性大鼠明显的肝功能异常、肝重量增加、脾重量增加，蛋白、脂代谢和离子代谢异常，且能导致雌性大鼠的肝功能和钙功能代谢异常。

5. 致突变及致畸作用

菊花提取物的 Aems 试验、微核试验、中国仓鼠肺细胞（CHL）染色体畸变试验均为阴性。连续 7～15 天给予受孕大鼠 1.8g/（kg·BW）、3.6g/（kg·BW）、7.2g/（kg·BW）的菊花提取物，高剂量组胎仔的身长、体重下降，囟门增大，但胎仔外观、内脏及骨骼系统均未见致畸作用，而低剂量组对各项指标均无影响。结果表明菊花提取物对大鼠无致畸作用。

6. 其他毒性

菊花乙醇提取物（CEE，300mg/kg）能诱导小鼠体内肝 Kupffer 细胞凋亡，且 CEE以剂量和时间依赖性方式诱导 RAW264.7 细胞的凋亡，通过实验进一步观察到 CEE 通过线粒体依赖性途径诱导 RAW264.7 细胞凋亡。

第九节　临床应用与产品开发

菊花自战国时代就一直作为药用和食用植物被人们认识，历史悠久，远近闻名。菊花味甘、苦，微寒，归肺，肝经，能散风清热、平肝明目、清热解毒，用于风热感冒、头痛眩晕、目赤肿痛、眼目昏花、疮痈肿毒等。

一、临床应用

（一）临床常用

1. 风热感冒、发热头痛

菊花具有疏风、清热的功效。《神农本草经》记述：菊花"主治风头眩，肿痛，目欲脱，泪出"。《本草便读》曰，菊花可"平肝疏肺，清上焦之邪热，治目祛风，益阴滋肾"。故菊花常用治风热感冒，或温病初起，温邪犯肺，发热、头痛、咳嗽等症，常与桑叶、连翘、薄荷、桔梗等同用，如桑菊饮。

2. 目赤昏花

菊花功善疏风清热，清肝泻火，兼能益阴明目，故可用治肝经风热，或肝火上攻所致之口赤肿痛。《药性论》曰菊花"治头目风热，风旋倒地，脑骨疼痛，身上一切游风，令消散，利血脉"。菊花多与桑叶、决明子、龙胆草、夏枯草等同用，共奏疏风清肝明目之效。若肝肾不足，目暗昏花，又常配枸杞子、熟地黄、山茱萸等同用，如枸菊地黄丸，共收滋补肝肾、益阴明目之功。

3. 眩晕惊风

菊花性寒入肝经，能清热平肝，故与石决明、珍珠母、牛膝等同用，可用治肝阳上亢，头痛眩晕；与羚羊角、钩藤、白芍等同用，可治肝风内动之惊厥抽搐证，如羚角钩藤汤。

4. 疔疮肿毒

菊花甘寒益阴，清热解毒，尤善解疔毒，故可用于治疗疔疮肿毒，与金银花、生甘草同用，如甘菊汤。

（二）临床进展

1. 治疗高血压

菊花与山楂、泽泻、夏枯草等同用，有平肝潜阳之功效，主治阴虚阳亢所致的头晕目眩、心悸失眠，高血压病见上述证候者，如《中国药典（2020年版）·一部》山菊降压片。菊花与天麻、珍珠母同用，增强了降压功效，提高对高血压病相关症状的治疗效果，是临床上常用的复方，如《新药转正标准（第43册）》天母降压片。

2. 治疗眼疾

菊花与决明子、甜叶菊同用，有清热祛风、平肝明目之功效，主治头晕头痛、目赤目糊，如《中华人民共和国卫生部药品标准中药成方制剂（第五册）》清热明目茶。与密蒙花、蒺藜配伍使用，有散风清热、退翳明目之功效，可治疗风热上扰所致的目翳外障、视物不清、隐痛流泪，如《中国药典（2020年版）·一部》拨云退翳丸。

3. 治风热感冒

菊花搭配鱼腥草、桔梗、苦杏仁等，解表发散、清肺止咳。可以治疗感冒引起的头痛、发热、流涕、咳嗽等症。如《国家中成药标准汇编》［内科肺系（二）分册］伤风止咳糖浆。菊花与钩藤、蒺藜等配伍使用，解表祛湿，主要治疗暑湿感冒，如《中国药典（2020年版）·一部》保济口服液。菊花、桑叶配伍使用，可疏风清热、宣肺止咳，用于风热感冒初起，头痛，咳嗽口干，如《中华人民共和国卫生部药品标准中药成方制剂（第二册）》桑菊感冒冲剂。菊花与荆芥、桔梗、甘草等同用，可治疗伤风感冒，身热恶寒，头痛鼻塞，如《中华人民共和国卫生部药品标准中药成方制剂（第十一册）》荆菊感冒片。

4. 治上火所引起的疔疮或者便秘

菊花与金银花、薄荷脑等同用，清热解毒，可治疗口舌生疮，如《国家中成药标准汇编》（口腔肿瘤儿科分册）口洁含漱液。菊花与牛黄、大黄、麦冬等配伍使用，有清胃泻火、润肠通便之效，用于心胃火盛，口舌生疮，牙龈肿痛，便秘尿赤，如《中华人民共和国卫生部药品标准中药成方制剂（第一册）》牛黄清胃丸。

5. 治疗慢性肠炎

复方菊花散对慢性肠炎有较好的临床疗效，用复方菊花散替代肠炎常用药美沙拉嗪栓，可以减小不良反应的发生率。复方菊花散以菊花、黄芩为君药，白术为臣药，诸药相合共奏清肠化湿、止血生肌之效。

二、产品开发

菊花作为一种药食同源植物，兼具药用价值和实用价值，有良好的医疗保健效果。《中国药典（2010 年版）·一部》将菊花收录为药食同源植物，市场上已经根据菊花的不同用处研制出了许多相关产品，与菊花相关的产品如下。

（一）药品

菊花作为最常用的中药，具有诸多药效，市场上有许多以菊花为主要药材制作的中成药。如桑菊感冒片，治疗风热感冒，咽痛咳嗽。杞菊地黄片，具有滋肾养肝的功效，专用于肝肾阴亏，眩晕耳鸣，羞明畏光，迎风流泪，视物昏花。山楂菊花颗粒，能消食导滞，常用于治疗胀满停食停滞，食少纳呆，大便秘结，脘腹。罗汉果菊花颗粒，具有清热润肺、止咳、清目的功效，用于肺热燥咳，口渴，目赤等。珍菊降压片，专用于治疗高血压。夏桑菊颗粒，具有清肝明目、疏风散热、除湿痹、解疮毒之效，用于风热感冒，目赤头痛，高血压，头晕耳鸣，咽喉肿痛，疔疮肿毒等症。复方柳菊片，具有清热解毒的功效，能用于治疗肺结核病。海菊颗粒，用于外感风热引起的咽部肿痛，身热，头痛，全身不适等症。菊梅利咽含片，清肺利咽、消肿止痛，用于急、慢性咽炎，症见咽痛、咽干、异物感。红菊补肾片，具有滋补肝肾、清热祛痰功效，主治肾阴虚。

（二）普通食品

中国食菊历史悠久，最早可见于屈原《离骚》中的名句"朝饮木兰之坠露兮，夕餐秋菊之落英"，以菊花为主料的食品在市面上也较为常见。

1. 菊花饼

菊花饼的做法多样，比如嘉华鲜花饼所开发的菊花饼，在传统的鲜花饼制作基础上，将玫瑰馅改为菊花馅，口味软糯，清甜不腻，也给消费者更多口味的选择。将菊花切断，与熟猪油、熟面粉和白糖搅拌均匀，起锅烧油炸至起酥，此乃重阳菊花饼的制作方法。重阳菊花饼外表金黄酥脆，回味有菊花的清香。

2. 菊花菜肴

中国食菊历史悠久，因此有不少关于菊花的烹饪方法，菊花烹饪过后食用，既可品尝美味又可防病治病。用菊花与猪肉、蛇肉炒，或与鱼肉、鸡肉等做成的菊花菜肴，荤中有素，补而不腻，清心爽口，可用于头晕目眩、风热上扰之症。火锅菊花鱼片将新鲜白菊花 100g 去蒂、漂洗、晾干，草鱼 500g 切成薄片，把鸡汁、麻油、胡椒、姜、葱、醋、盐适量，放入火锅烧开，放鱼片入锅内 5min 后打开锅盖，放一些花瓣，盖好，3～5min 后可食用，鱼片、花瓣可蘸些麻油食入，味道鲜美、清爽、香滑，益血开胃。

3. 菊花糕

将白糖水煮过的白菊加入白凉粉中，搅拌均匀即为菊花糕。菊花糕内含多种维生素、果糖、核黄素、蛋白质、鞣质等成分，既是营养丰富的食品，又有清心明目、镇静养神、降低血压和改善血液循环等作用。或者把菊花拌在米浆里，蒸制成糕，或用绿豆粉与菊花制糕，具有清凉去火的效果。

4. 菊花酸奶

将酸奶倒在蜂蜜上，然后在酸奶上放入一朵泡软的菊花，冷冻。菊花酸奶味道甘甜可口，不仅美味，还有润肠通便、清热解毒的功效。或者以鲜奶为原料，加入菊花提取汁液，共同发酵。这样制成的菊花酸奶不仅有酸奶的风味，还有淡淡的菊花茶香，口感绵软，清凉爽口，具有明目降压的功效。

5. 菊花蛋糕

将菊花或者浸提液加入蛋糕制作原料中，可以制出带有菊花香气的菊花蛋糕。菊花蛋糕具有抗病毒、降压降脂、清热解毒、提高免疫力等保健功效。

6. 菊花火锅

北京故宫的火锅店根据清代的食谱复刻出了菊花火锅，锅底采用大朵的黄菊，配合鸡汤，得到的锅底黄亮油润，口味偏清淡且独特，常搭配鸡肉、鱼肉等味道不浓重的肉类食材。菊花锅底具有清热解毒、提升免疫力等功效。

7. 菊花果冻

云南农业大学研制了菊花果冻，鲜艳的菊花被晶莹剔透的果冻包裹其中，果冻花香浓郁，口感清甜，让人尽情享受果冻内鲜花的甘甜。

8. 菊花茶

福白菊朵大肥厚、花瓣玉白、花蕊深黄、汤液清澈，最适合制作成花茶饮用。将晒干的福白菊用开水冲泡，味甘醇美，可以清暑生津、祛风、润喉、养目解酒，适用于头昏脑涨、目赤肿痛、肝火旺盛以及高血压人群。菊花茶种类丰富，菊花与多种其他的花、茶或者中药一起泡水饮用，口味不同，功效也不同。菊花泡龙井称为"菊井"，泡普洱称为"菊普"，菊与茶合用，相得益彰。冰镇并加有冰糖或蜂蜜的菊花茶，具有清凉、降火气、润喉等功效。菊花与枸杞子同泡开水，可治疗头眼昏花；与金银花同泡，可清热解毒，预防温病；加入适量蜂蜜，可润肠通便，生津止渴。

（三）保健食品

市场上与菊花相关的保健食品保健功能丰富。如能缓解视疲劳的产品有：以菊花、枸杞子、决明子、枳壳、珍珠粉为原料的菊花决明子片；以菊花、桑椹提取物为主要成分的桑椹菊花咀嚼片；以叶黄素、胡萝卜素及菊花等为原料的叶黄素越橘胡萝卜素菊花枸杞软胶囊。金银花菊花薄荷脑含片具有清咽的保健功能，还有以胖大海、菊花、乌梅为原料的胖大海菊花乌梅橘红糖，以杭白菊、金银花、薄荷等为原料制成的菊花含片，均适用于咽部不适者。能提高免疫力的产品：有以鸡肉、菊花、牛磺酸等为原料的菊花鸡牛磺酸口服液，以金银花提取物、菊花提取物等为原料的金银花菊花凉茶颗粒。

以西洋参、杭白菊、白砂糖为主要原料的花旗参菊花茶，适用于易疲劳者。以牛膝、丹参、菊花、桑叶为原料的丹参菊花茶，以三七、菊花、茶叶、葡萄糖为主要成分的三七菊茶，以罗布麻叶、天麻、菊花等为原料的罗布麻叶杜仲叶天麻槐花菊花绿茶袋泡茶，以银杏叶、菊花、绞股蓝为原料的银杏叶绞股蓝菊花茶，均能调节血脂、辅助降血压，适用于血压偏高者。

菊花甘草片、葛根栀子菊花丸，均具有对化学性肝损伤有辅助保护功能的保健功能，适用于化学性肝损伤者。具有其他保健功能的产品有：葡萄籽菊花胶囊具有抗氧化的保健作用，适合中老年人服用；菊花玫瑰茶以菊花、赤芍、玫瑰花、红花为原料，能去黄褐斑，适用于有黄褐斑者。

（四）其他产品

1. 菊花枕

将菊花瓣阴干，收入枕中，对高血压、头晕、失眠、目赤有较好疗效。菊花枕在医籍中早有记载，《本草纲目》即有菊花"作枕明目"之说。菊花枕又有黄菊花和白菊花之分。黄菊花枕可防风热外感，白菊花枕可养肝明目。将菊花、川芎、牡丹皮、白芷四种药物组合而成制成保健枕芯，常用能让人气爽、精神饱满，从而达到降压的效果。济南市儿童医院发明了一种对近视眼有显著疗效的菊花香枕，在传统的菊花蒲绒枕的基础上，增加了藏红花、藿香、藏茵陈、蔓生百部等多款中药和藏药，大大提升了传统配方对近视，尤其是青少年假性近视的疗效。

2. 菊花牙膏

菊花可有效缓解头面部湿热内蕴所致的口腔溃疡、牙龈肿痛等问题，被广泛用于牙膏及漱口水开发，如纳爱斯清热菊花牙膏。牙膏中添加中草药成分，可有效防止和治疗细菌或病毒引起的各种口腔疾病。牙膏中添加少量的菊花提取液所制的菊花牙膏，具有清热祛火、改善牙龈出血、抑制牙菌斑产生、减轻口臭、保护牙龈和牙齿健康的作用。

3. 菊花眼罩

菊花衍生出的产品菊花眼罩，不仅有菊花的香味，能明目安神，还能有效缓解眼部疲劳。北京京华医药公司将菊花提取物包裹在无纺布发热眼罩内，打开眼罩包装即可自主产热，同时释放微细蒸气，润湿眼周皮肤，缓解眼干症状。

4. 菊花口红

南京农业大学根据菊花芳香且能抗氧化的特性，研制出了菊花口红。口红的颜色成分来自自主培育的深红色菊花，口红中还添加了其他天然菊花成分。这样的口红兼具美颜、保湿、抑菌等功效。

5. 菊花面膜

菊花中的成分能抑制皮肤黑色素的生成，用菊花制成的面膜不仅可以美白，对皮肤也有一定的抗衰老作用。由菊花和精油制成的菊花面膜能紧致肌肤，消除脸部肌肤的红肿、浮肿现象，可用于肌肤浮肿松弛者。由菊花与蜂蜜、海藻糖等制成的菊花面膜，安全无抗，能补水保湿、杀菌消炎、抗衰老，使皮肤水润、有弹性和光泽，可防止细菌感染皮肤，预防痤疮，减少皱纹。

6. 菊花沐浴露

市面上有多种菊花沐浴露。菊花沐浴露以菊花提取液为主料，以中药提取液、蜂蜜提取物、甘油为辅料，加入维生素 E 制备而成，采用纯天然植物配方，充分提取菊花精华，并选取多味中药材与其配伍，同时辅以甘油和维生素 E，在清洁皮肤污垢的同时，还能及时为皮肤补充水分，清爽肌肤，具有良好的爽肤效果。如舒肤佳的菊花沐浴露，成分温和，味道清香，能有效去除汗味。

7. 菊花精油

从菊花中提取的精油可以作为多种产品的原料之一，也可以单独使用。菊花精油具有浓郁、独特的菊花香味，有文献提出菊花精油具有抗菌的功效。菊花精油可以修复敏感皮肤，缓解皮肤发热、瘙痒的问题，还可以改善湿疹、痤疮和粉刺。用菊花精油香薰，还可以改善睡眠，镇静心神。菊花精油还可以加入护肤品、日化产品中等。

8. 菊花香囊

将晒干的菊花放入香囊中制成菊花香囊，淡淡的菊花清香可以镇静心神，有助于睡眠，辅以其他药材还有防止蚊虫叮咬及流感等多种作用。

9. 菊花香烟

将鲜菊花干燥后，按照传统制造卷烟的方式，将菊花花瓣与烟丝混配制成菊花保健型香烟。相比于传统香烟，菊花香烟降低了烟丝比例，减少了尼古丁对人体的危害，且具有清咽利喉润肺的功效。

10. 菊花粕

菊花经过提取叶黄素后得到的副产品，可广泛应用于畜、禽、鱼等饲料中。用菊花粉饲喂的肉畜肉质鲜美，禽蛋的蛋黄鲜艳，口感极好。菊花粕还具有显著的清热祛火功能，可预防家禽的肠道疾病，并能补充饲料中维生素 A 的不足。

11. 菊花香料

菊花香料是一种新型增香剂，用于茶饮料、奶茶、花草茶、香烟、保健品、日化用品等产品之中能赋予或增强其纯正的菊花香味。用于日化用品中，馨香扑鼻的菊花香气清新凉爽，头香强，香味持久稳定。本品具有固香、调香的作用且融合性好，可与食品、日化用品的原料完美融合，不仅可以协调产品的整体香型，掩盖杂气，还能突出产品清淡优雅的菊花风味，提升产品香味的同时丰富食品的口感，增强产品的品质，还具有抑菌防腐、延长产品货架期的功效。

12. 菊花泡脚粉

用菊花提取物制成的菊花泡脚粉泡脚，能促进人体血液循环，提高人体的免疫功能，具有预防感冒的作用，可有效祛除身体中的寒气、湿气，还具有舒筋活血、通络止痛的功效，可以帮助患者消除疲劳，提高睡眠质量，缓解皮肤干裂的症状，能够预防脚气的发生，有效缓解因上火而引起的头痛或者腹泻。

13. 菊花晶

菊花晶具有降血压、明目去火的功效。长期服用菊花晶对眼部疲劳具有一定缓解作用，还可以降低中老年人的血压、胆固醇等。添加维生素 A、维生素 D 以及钙和锌之后的 AD 钙加锌菊花晶，是婴幼儿的优质营养辅食；添加了双歧因子的菊花晶，可以改善肠道功能，促进消化帮助吸收；以多维蜂蜜配伍的菊花晶，可以补充多种维生素，常服用可有效保护心血管和肝脏。

14. 菊花酒

饮菊花酒是古代重阳节的民间风俗，将菊花和糯米作为主要原料，经糖化、发酵、勾兑等工艺环节可制成菊花酒。菊花酒酒体清亮，口感风味俱佳，具有淡雅的菊花风味，可满足人们对保健功能和米酒风味独特的追求。饮用此酒可增强人体免疫力，延缓衰老。将菊花提取液和其他原料混合，还可以得到菊花复合酒。将菊花、枸杞子、生地黄、粳米、全当归、酒曲等酿造出来的菊花酒，具有养肝明目、延年益寿的功效，可用于肝肾不足引起的肾虚腰痛、耳鸣目眩等症。以菊花、枸杞子、五加皮等浸泡而成的加味养生酒，能益精血、强筋骨、祛风湿。麻城产仙姑菊花酒，是以福白菊调制的高端白酒，含有较高含量的菊花黄酮等有效成分，曾参加了在人民大会堂举行的中国第四届国际重阳联欢节。

第十节　展　望

综上所述，麻城福白菊是湖北省麻城地区经过长期人工选育形成的相对稳定和独特的本地栽培种，它在遗传基础、原植物形态、药材性状和化学成分等方面具有独特特征，这些特征可作为麻城福白菊道地性评价的潜在指标。虽然其基本结构与杭菊相似，但它与杭菊 3 个品种"湖菊（小洋菊）、小白菊（中洋菊）、大白菊（大洋菊）"在原植物形态和药材性状上完全不同，其有效成分绿原酸、木犀草苷、3,5-O- 二咖啡酰基奎宁酸等含量，经湖北省食品药检研究院和中医科学院等权威机构多次检测，均远高于《中国药典（2020 年版）》规定的含量标准。福白菊产量大、甜度（糖分）高，具有"朵大肥厚、花蕊深黄，汤液清澈，金黄带绿，味甘醇美"等品质特征，一直被认为是茶叶市场中菊花的佳品。

多年来，在麻城市各级政府的领导下，在菊花企业和科研团队的不断努力下，福白菊的品质得到巩固和较大提升。2005 年、2008 年麻城福田河镇政府组织制定了湖北省福白菊和麻城福白菊地方标准，2021 年进一步修订为"地理标志产品麻城福白菊"。2012 年麻城九州中药发展有限公司主持通过了麻城菊花的国家 GAP 示范基地认证，制定了菊花 SOP 种植规程，是唯一通过认证的菊花基地。2013 年，福白菊入选湖北省优质产品。2020 年，福白菊入选中欧地理标志协定首批保护名录，成为第一批"中欧100+100"地理标志互认互保产品，是唯一入选的菊花品种。2017 年后，麻城市和福田河镇政府引进和推广先进的"脱毒苗"和"穴盘扦插育苗"等技术，建立育苗基地，有力阻止了福白菊品种退化和病虫害泛滥；2018 年湖北中医药大学科研团队开展了菊花和夏枯草的轮作研究，2019 年推广了"扦插苗" 6 月进行移栽的技术，避开了病虫害高峰期。在加工方面，福白菊的产地加工也改变了原来各家各户蒸晒饼菊的单一加工方式，增加了工厂化朵菊的杀青、烘干，以及干燥、冷藏一条龙等技术，极大减少了污染，缩短了加工时间，改善了储存环境，使福白菊品质能保持稳定。目前，麻城福白菊已成为大别山革命老区脱贫致富的富民产业，经中央电视台《新闻联播》《欢乐中国行》栏目，湖北经济电视台和《中国特产报》《经济日报》《湖北日报》等多家媒体的多次正面报道，使"麻城福白菊"品牌知名度日趋提升。因此，麻城福白菊要继续发挥它的品牌价值和药用价值，充分发挥它在治疗疾病和保健上的作用。

一、坚持应用先进的农业技术发展生产

福白菊在麻城部分传统产区的生产已接近或超过 20 年，为了克服连作障碍、防止品种退化、质量降低、避免严重的病虫害，最关键的是要坚持集中选留优质母株，每年培育部分脱毒苗，建立苗圃并集中推广扦插育苗，这是保住麻城福白菊优良品质的关键；此外，在生产上利用植物间的相生作用，确定合理的轮作、间作制度，根据当地的气候条件和种植习惯，可以选择与小麦、油菜等越冬作物轮作，也可与夏枯草轮作提高产品的品质。

菊花病害多，要根据病虫种类、为害特点和气候变化合理选择农药品种和施药时期防治；采用高效低毒、低残留农药，合理混用农药，轮换使用作用不同的农药，以延缓病虫害耐药性的产生；结合农业防治（培育抗病虫害品种、合理轮作、冬耕、深耕细作、清洁田园、合理施肥等）、物理防治（防虫网、粘虫板、黑光灯等）等综合防治的措施，减少对农药的依赖，进而减少农药污染以及残留；采用扦插苗 5 月底或 6 月移栽的技术，可以避开部分病虫害高峰期，是很好的方法。此外，冬耕深翻土壤可使大田纳蓄冬雪，有利于蓄水保墒，可捣毁土壤中病虫害的越冬场所，暴露病虫害于地表，增加其越冬死亡率。如果产区菊农不冬耕或提前深耕，可使被捣毁巢穴的病虫再次钻入土壤，不利于降低病虫源基数。

菊花喜肥，测土施复合肥，施足基肥中有机肥是重要手段。其中施用大量有机肥不

仅有利于菊花的各种营养，也有利于改良土壤结构，减轻连作障碍。

二、拉伸产业链，开发新产品

随着生产不断发展，种植面积不断扩大，福白菊在丰产年也会出现人工不够，价格较低的现象，其价格常常远低于临近安徽省精耕细作的贡菊。这需要做好两步：①在稳定质量的同时，不一定要急于盲目扩大产量，应同时把优质菊花的销售直接推进到有较大需求的南方各省。②菊花是药食两用药材，具有较好的保健功效，要继续拉伸产业链，扩大菊花需求。在麻城市政府的支持下，已经出现了大量菊花的大健康产品。目前特别需要充分研判和对接市场需求，高质量研发和优选其中的优质产品，尤其是有较好保健功能的菊花产品，并做好推广工作。这里的大健康产品要集中在优和精，有较高的赞誉度和保健功效。福白菊在治疗眼睛疾病、慢性肠炎和风热感冒上有较好疗效，可以重点考虑集中在明目保健、肠道保健和疾病预防上进行重点开发。在旅游业方面，可以尝试将当地自然人文景观与菊花大健康产业相结合，打造集休闲度假、养生保健、文化体验于一体的产业园区，让游客在观景的过程中了解菊花的生长环境、历史渊源以及保健功效，同时可在景区售卖包装精美、易于携带、有纪念价值的相关商品，推动当地菊花产业和旅游经济融合发展。麻城地区历史悠久的低度菊花糯米酒，有较好的保健功效和口感，需要推广和宣传。

三、继续加强品牌建设

在做好"麻城福白菊"全产业链发展规划的基础上，要久久为功，持续做好品牌建设。塑造品牌是一个系统工程，离不开政策的扶持和系统、规范化的管理，构建有利于品牌发展的产业、金融、财税政策和人才资源体系。麻城市正式成立了菊花办，在麻城市政府和菊花办的努力下，借鉴全国成功品牌化中药集群的经验，充分应用融媒体手段，全方位打造"麻城福白菊"品牌名片，形成特色鲜明的产业模式和产业发展格局，在品牌建设中形成强大的核心竞争力，提升麻城福白菊品牌在全国的知名度和美誉度，主动把有效成分含量高的优质福白菊推送到重要的中成药厂商。

参考文献

［1］傅书遐.湖北植物志（第四册）［M］.武汉：湖北科学技术出版社，2002：101.

［2］王德群，刘守金，梁益敏.中国菊花药用类群研究［J］.安徽中医学院学报，2001（1）：45-48.

［3］王德群，谈献和.药用植物学［M］.北京：科学出版社，2010：300-303.

［4］林慧彬，钟方晓，王学荣，等.菊花的本草考证［J］.中医研究，2005（1）：27-29.

［5］罗光军，陈科力，曾万春，等.湖北麻城福白菊本草考证及历史溯源［J］.时珍国医国药，2022，33（6）：1474-1477.

［6］罗光军，陈科力.麻城福白菊的历史文化渊源及本草考证［J］.湖北农业科学，2011，50（18）：3781-3784.

［7］叶丛进，陈科力，李鹏，等.湖北福田河白菊花质量的影响因素［J］.中国医院药学杂志，2005（11）：1039-1042.

［8］熊永兴.福白菊种质资源研究及其优良品系的优选［D］.武汉：湖北中医药大学，2014.

［9］杨蕾磊，熊永兴，陈科力.麻城市不同菊花栽培品种产量与质量分析［J］.湖北农业科学，2016（16）：4210-4213.

［10］熊永兴.福白菊种质资源研究及其优良品系的优选［D］.武汉：湖北中医药大学，2014.

［11］李君彦，范氏英，孙中宣，等.福白菊化学成分 LC-MS^n 定性分析及 HPLC-UV 法多成分含量测定［J］.中国药科大学学报，2019，50（5）：565-571.

［12］康四和，聂晶，陈科力，等.药用菊花植物形态特征比较及质量评价［J］.中药材，2022，45（1）：49-57.

［13］柳施一，熊永兴，刘义梅，等.不同商品菊花的质量品质评价［J］.湖北农业科学，2016，55（8）：2102-2104，2141.

［14］常相伟，魏丹丹，宿树兰，等.9个不同产地菊茎叶中多类型资源性化学成分的分析与评价［J］.中国现代中药，2020，22（4）：564-572.

［15］李伦，熊永兴，赵玉霞，等.麻城福白菊的 ISSR 遗传图谱的构建［J］.中国药师，2014，17（12）：2059-2063.

［16］程华，李琳玲，张心玲，等.应用 ISSR-PCR 对10个菊花品种进行遗传多样性分析［J］.湖北农业科学，2011，50（20）：4292-4297.

［17］刘引，龚文玲，鲍五洲，等.湖北菊花 HPLC 指纹图谱建立及其品种间有效成分比较研究［J］.中国中药杂志，2019，44（17）：3711-3717.

［18］杨丹，聂紫璇，滕菲，等.菊花《中国药典》标准含量测定方法的评估与优化［J］.中国中药杂志，2022，47（5）：1286-1292.

［19］黄世华，王德群.安徽药用菊花的产地加工方法［J］.时珍国药研究，1993（2）：24-25.

［20］徐雷.福白菊 GAP 关键栽培技术及其产地生态适宜性研究［D］.武汉：湖北中医药大学，2015.

［21］蒋允贤，张卫国，嘉祥.菊花栽培管理技术［J］.齐鲁药事，1985（1）：28-29.

［22］庄继元.杭白菊的采收与加工［J］.新农村，1998（1）：21.

［23］王晓霞，刘骏，李梦雲，等.怀菊花优质高产栽培技术［J］.农业科技通讯，2021（11）：318-320.

［24］袁一平，孔李婷，郭兆娟，等.怀菊花的历史源流分析及其现代技术标准体系初步设计［J］.中国现代中药，2018，20（1）：117-121.

［25］袁洪乔，梁泽华.对菊花炮制方法的研究［J］.求医问药（下半月），2012，10（11）：847-

848.

［26］徐雷，陈科力 . 湖北福白菊生产中存在的主要问题及探讨［J］. 现代中药研究与实践，2013，27（2）：3-5.

［27］黄必胜，梅之南，朱志国，等 . 湖北道地药材及特色药材志［M］. 武汉：湖北科学技术出版社，2021：247-248.

［28］汪诗沁，刘丹，叶晓川，等 .UPLC-Q-TOF-MS/MS 结合网络药理学探讨福白菊药效物质基础及其抗炎作用机制［J］. 中国中药杂志，2022，47（15）：4190-4201.

［29］毕淑峰，刘梦如，史贤鹏，等 . 福白菊精油化学成分的分析［J］. 北京联合大学学报，2018，32（4）：77-80.

［30］李艳芳 . 福白菊化学组分及保护视网膜色素上皮细胞氧化损伤作用和机制［D］. 上海：上海交通大学，2019.

［31］田明杰，谭宏渊，叶帆宇，等 . 福白菊总黄酮的微波辅助提取工艺优化及其抗氧化活性研究［J］. 中国酿造，2020，3（1）：170-174.

［32］王蔚新，张俊，占剑峰，等 . 福白菊胎菊与朵菊粗多糖体外抗氧化活性分析［J］. 黄冈师范学院学报，2020，40（6）：9-13.

［33］付俊，吴美婵，王书珍，等 . 基于标记法的福白菊精油抗真菌机理研究［J］. 高等学校化学学报，2021，42（12）：3657-3663.

［34］Zhan Jianfeng，He Feng，Cai Huimin，et al. Composition and antifungal mechanism of essential oil from Chrysanthemum morifolium cv. Fubaiju［J］.Journal of Functional Foods，2021，87（1）：104746.

［35］Li Yanfang，Hao Yiming，Gao Boyan，et al. Chemical profile and in vitro gut microbiota modulatory，anti-inflammatory and free radical scavenging properties of chrysanthemum morifolium cv. Fubaiju［J］.Journal of Functional Foods，2019（58）：114-122.

［36］Liu Tong，Zhou Ning，Xu Ruihao，et al. A metabolomic study on the anti-depressive effects of two active components from Chrysanthemum morifolium［J］.Artificial Cells Nanomedicine and Biotechnology，2020，48（1）：718-727.

［37］范兰兰，张姗姗，姚梦雪，等 . 菊花炒制前后化学成分变化及对 CCl4 所致小鼠急性肝损伤的影响［J］. 中国中药杂志，2020，45（13）：3144-3154.

［38］Chae Yunjin，Koppula Sushruta，Kim Myongki，et al. Chrysanthemum indicum ethanol extract attenuates hepatic stellate cell activation in vitro and thioacetamide-induced hepatofibrosis in rats［J］.Asian Pacific Journal of Tropical Biomedicine，2021，11（11）：500-509.

［39］赵凯迪，王秋丹，林长青 . 菊花多糖对 2 型糖尿病大鼠的降血糖作用［J］. 食品与机械，2022，38（1）：168-174.

［40］Li Liping，Gu Liqiang，Chen Zhongjian，et al. Toxicity Study of Ethanolic Extract of Chrysanthemum morifolium in Rats［J］.Journal of Food Science，2010，75（6）：105-109.

［41］张文众，王爱玲，孙拿拿，等 . 杭菊花乙醇提取物对大鼠生殖发育毒性研究［J］. 中国食品卫生杂志，2019，31（1）：1-5.

［42］Wan Liliang，Wen Yanzhang，Fang Huang，et al. Chrysanthemum ethanol extract induced loss of Kupffer cellsviathe mitochondria-dependent apoptotic pathway［J］.Food & Function，2020，11（10）：8866-8877.

［43］张文众，王爱玲，孙拿拿，等.基于大鼠一代延长实验的菊花提取物神经行为毒性研究［J］.毒理学杂志，2019，33（3）：218-222.

［44］Hu Changqi，Chen Ke，Shi Qian，et al. ANTI-AIDS AGENTS .10. ACACETIN-7-O-BETA-D-GALACTOPY RANOSIDE，AN ANTI-HIV PRINCIPLE FROM CHRYSANTHEMUM-MORIFOLIUM AND A STRUCTURE-ACTIVITY CORRELATION WITH SOME RELATED FLAVONOIDS［J］.Journal of Natural Products，2004，57（1）：42-51.

［45］张文众，孙拿拿，沈立荣，等.菊花提取物对了代大鼠的免疫发育毒性研究［J］.毒理学杂志，2019，33（4）：306-309.

［46］赵生友，邹梅，孙兰，等.大丽菊花提取物致突变及致畸作用研究［J］.中国实用医药，2007（1）：10-11.

［47］Liang Wanli，Wen Yanzhang，Huang Fang，et al. Chrysanthemum ethanol extract induced loss of Kupffer cellsviathe mitochondria-dependent apoptotic pathway［J］.Food & Function，2020，11（10）：8866-8877.

［48］刘引，龚文玲，鲍五洲，等.湖北菊花HPLC指纹图谱建立及其品种间有效成分比较研究［J］.中国中药杂志，2019，44（17）：3711-3717.

［49］谭富越，胡婷，王蔚新，等.超声波辅助提取麻城福白菊总黄酮工艺优化及其抗氧化活性分析［J］.食品工业科技，2020，41（14）：154-159.

［50］付俊，吴美婵，王书珍，等.基于标记法的福白菊精油抗真菌机理研究［J］.高等学校化学学报，2021，42（12）：3657-3663.

［51］卢琪，薛淑静，杨德，等.不同干燥条件下福白菊菊花茶风味品质的比较分析［J］.食品科学，2020，41（20）：249-255.

［52］薛淑静，肖卓，杨德，等.黄酒浸提福白菊活性成分工艺优化及无醇饮品的研制［J］.食品工业，2021，42（7）：57-60.

［53］尹怀宁，李振，李可心，等.菊花米酒发酵工艺［J］.食品工业，2021，42（10）：40-44.

第八章 苍 术

苍术来源于菊科植物茅苍术 *Atractylodes lancea*（Thunb.）DC. 或北苍术 *Atractylodes chinensis*（DC.）Koidz. 的干燥地下根状茎，具有燥湿健脾、祛风散寒、明目等功效。苍术历史上在湖北广泛分布，最早记载于南北朝时期的《名医别录》。近 20 年来，地处湖北省东部大别山地区的英山、罗田等县人工规模化种植茅苍术，至今已成为商品茅苍术药材的主要产区。英山县茅苍术种植基地已于 2012 年通过国家食品药品监督管理局GAP 认证。罗田县产的"罗田苍术"和英山县产的"英山苍术"已获国家地理标志产品保护。湖北苍术以其良好的疗效和品质，备受市场和消费者认可，并出口至日本、韩国等国家。湖北苍术产业在各级政府、企事业单位及广大种植户的大力支持和共同推动下，在产业基础培育、基础研究、品牌创建、市场拓展等全产业链的突破下，发展前景光明。

第一节　基原和品种

一、别名

汉苍术，南苍术，茅苍术。

二、基原

（一）来源

苍术为菊科植物茅苍术 *Atractylodes lancea*（Thunb.）DC. 或北苍术 *Atractylodes chinensis*（DC.）Koidz 的干燥根茎。湖北苍术药材的基原为茅苍术 *Atractylodes lancea*（Thunb.）DC.。

（二）原植物形态特征

茅苍术为多年生草本植物，根状茎横走，结节状或疙瘩状，生多数不定根。茎多纵棱，常单生，中下部常紫红色。基部叶花期脱落；中下部茎叶不分裂或 3～5（7～9）羽状深裂或半裂，基部楔形，几无柄，扩大半抱茎，或基部渐狭成柄；中部以上或仅上部茎叶不分裂，倒长卵形至长椭圆形。全部叶质地硬，革质，边缘有针刺状缘毛或刺齿。头状花序单生茎枝顶端，两性花序或雌花序；总苞钟状，苞叶针刺状羽状全裂，总苞片 5～7 层；小花白色或稍带淡紫色。瘦果倒卵圆状，被稠密顺向贴伏的白色长直毛。野生环境下茅苍术常生于山坡草地、林下、灌丛及岩缝隙中（图 8-1）。湖北、河南、安徽等地有较大面积栽培。

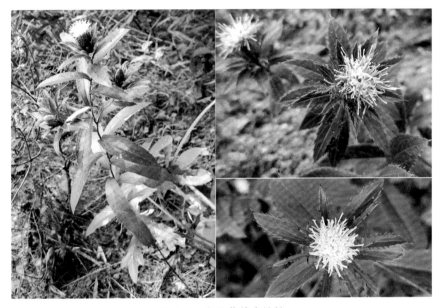

图 8-1 湖北茅苍术植株

左，英山野生茅苍术；右上，英山栽培茅苍术（两性植株）；右下，英山栽培茅苍术（雌株）

三、生物学特性

茅苍术种子（瘦果）通常在 2 月中旬至 3 月中旬萌发，3 月中旬至 4 月上旬破土出苗，随后进入营养生长期。一年生苗生长缓慢，一般不抽茎开花，仅有基生叶。少数抽茎开花者，高 10～20cm。根状茎在 2 片基叶期形成，圆锥形，有少数细小须根。7～8 月基生叶数不再增加。9～10 月形成越冬芽，植物生长缓慢，叶片变黄、枯萎，进入休眠期。二年生者在 3 月中旬至 4 月上旬出苗，地上部分多为一个直立茎，分枝 3～5 个。地下根茎呈扁椭圆形，其上可形成 7～9 个芽，须根多而粗。4 月中旬至 6 月中旬为营养生长期，6 月下旬至 8 月中旬孕蕾，7 月中旬至 9 月上旬开花，9 月中旬至 11 月上旬结果，然后地上部分枯萎，进入休眠期。三年生茅苍术在 3 月下旬至 4 月上旬出苗，4 月中旬至 6 月中旬抽茎，生长速度快，分枝可达 8～9 个。8～9 月为盛花期。在此期间，根状茎上的新芽相继形成，靠近茎基部的少数芽可当年出土，形成以基生叶为主的苗，不能抽茎开花。9 月上旬果实开始逐渐成熟。10 月下旬至 11 月上旬地上部分枯萎，进入休眠期。

茅苍术属于常异花授粉植物，有两性植株和雌株之分。两性植株的花序由两性花组成，而雌株的花序则全部为雌花。雌花须借助昆虫或者人工授粉后方能结实，因此茅苍术花期授粉对提供结子率十分重要。开花结实消耗植株较多营养，而茅苍术药材的收获器官为根茎，因此除留种田外，最好在现蕾期就开始进行分批次摘蕾（打顶），以减少生殖生长对养分的消耗，提高根茎产量。

野生状态下茅苍术根茎呈连珠状，偶有分枝。人工栽培的茅苍术根茎一般呈团块状或疙瘩状，多有分枝，每个分枝近乎结节状。人工种植一般采取根茎切块无性繁殖方式进行，第一年除根系生长外根茎增殖较少，第二和第三年根茎生长较快，是茅苍术药材产量形成的关键时间。排水不良、通风不畅的田地中种植的茅苍术，第三年根腐病、白绢病等病害会陆续出现，根茎开始从后端腐烂，故一般种植 2 年须采挖。在坡地或排水良好、通风顺畅的良好地块，可第三年或第四年采挖，可获得较高产量。

第二节　本草考证

一、名称考证

南北朝之前的本草文献并未区分苍术、白术，均为"术"。《神农本草经》云"一名山蓟"。《名医别录》记载"术"的另一个别名"一名山姜"。《本草纲目》中对"术"名称的来历进行了解释，认为"术"字篆文象其根干枝叶，而"苍术""赤术"之名可能由于"根如老姜之状，苍黑色，肉白有油膏"，即断面有棕色"朱砂点"。对于"仙精""仙术"之名，《本草纲目》解释说："异术言术者山之精也，服之令人长生辟谷，致神仙，故有山精、仙术之号。"

二、基原考证

（一）汉代及汉代以前

苍术用药历史悠久，历代本草著作均有记载。南北朝之前的本草文献不分"苍术"和"白术"，而只言"术"。"术"最早记载于西汉《五十二病方》和东汉《武威汉代医简》，称为"朮""秫""术"和"术"。《五十二病方》中记载"术根去皮……郁一参，术一参"，《武威汉代医简》"治伤寒逐风方：付子三分，蜀椒五分，泽泻五分，乌喙三分，细辛五分，术五分"。《神农本草经》中记载了术的性味、主治及异名："味苦，温。主风寒湿痹，死肌，痉，疸，止汗，除热，消食。作煎饵，久服轻身，延年，不饥。一名山蓟，生山谷。"由此可见，汉代及汉代以前认为术具有祛风止痛、消食等功能，但其中并未提及植物形态和药材性状，因此无法判定基原植物。

（二）南北朝时期

《名医别录》记载了"术"的性味、主治、别名、产地及采收加工："味甘，无毒。主治大风在身面，风眩头痛，目泪出……一名山姜，一名山连。生郑山、汉中、南郑。二月、三月、八月、九月采根，曝干。"梁代陶弘景《本草经集注》中将"术"分为"赤术"和"白术"，并对"术"的产地、采收期、形态、功效、品质等均有注解："郑山，即南郑也。今处处有，以蒋山、白山、茅山者为胜。十一月、十二月采好者，多脂膏而甘……术有两种：白术叶大有毛而作桠，根甜而少膏，可作丸散用。赤术叶细无桠，根小苦而多膏，可作煎用。"白术叶作桠与现今白术叶片通常 3～5 羽状全裂的特征相符，赤术叶细无桠也与现今苍术叶片不裂、羽状深裂或半裂的特征相符。"膏"字为"油膏"之意，即挥发油。陶弘景又指出白术根茎较甜、挥发油较少，而苍术根茎较苦、挥发油较多，与现今白术、苍术根茎特征相符。可见，此处描述的白术和苍术的叶形及根茎特征均与现今白术和苍术相符，说明此时已将二者作出了明确区分。东晋《肘后备急方》中"术"和"白术"均被提及，既有"苦酒煮术，常以拭面，稍稍自去"的记载，又有在"治卒心痛方"中应用"白术"，可见，三国魏晋南北朝时"术"已分"赤术"和"白术"。根据形态特征描述大致可判断出赤术为苍术属植物，再结合陶弘景的活动范围大多集中在长江以南，尤其是现今江苏南京一带，故推断可能为茅苍术 *Atractylodes lancea*（Thunb.）DC.。

（三）唐宋时期

唐代早期的《新修本草》对前代《神农本草经》《本草经集注》等著作进行了汇总。至唐代晚期，《仙授理伤续断秘方》中首次明确将"苍术"和"白术"分开使用，如其中的乳香散、鳖甲散、小红丸、匀气散、五积散等均使用"苍术"，而排风汤中使用"白术"。

宋代医家多将"术"认定为"白术"。苏颂、林亿等人的《本草图经》在总结前人的基础上，详细说明了术的产地、形态、采收、加工、炮制等："术，生郑山山谷、汉中、南郑，今处处有之，以嵩山、茅山者为佳。春生苗，青色无桠。一名山蓟，以其叶似蓟也。茎作蒿秆状，青赤色，长三、二尺以来；夏开花，紫碧色，亦似刺蓟花，或有黄白花者；入伏后结子，至秋而苗枯；根似姜，而旁有细根，皮黑，心黄白色，中有膏液紫色……今白术生杭、越、舒、宣州高山岗上，叶叶相对，上有毛，方茎，茎端生花，淡紫碧红数色，根作桠生，二月、三月、八月、九月采根，曝干。以大块紫花者为胜，又名乞力伽。凡古方云术者，乃白术也，非谓今之术矣。"根据上述对形态特征的描述发现：春季出苗，茎单一，叶与蓟叶类似，花紫色或黄白色，秋冬季结子后倒苗，根茎姜形，上生须根，皮黑，断面黄白色，有朱砂点。这些特征均与现今苍术和白术类似。

苏轼在《东坡杂记》中记载了黄州（今湖北黄冈市黄州区）所产苍术情况，并提及与白术的区别"黄州山中，苍术至多，就野人买之，一斤数钱耳，此长生药也。人以其易得，不复贵重，至以熏蚊子。此亦可以太息。舒州白术，茎叶亦皆相似，特花紫耳，然至难得，三百一两。其效止于和胃去游风，非神仙上药也。"可见，此时人们已将"苍术"和"白术"进行了明确划分。

北宋晚期，寇宗奭在所撰《本草衍义》中明确论述了"苍术"的性味、功效、使用等："苍术，其长如大拇指，肥实，皮色褐，气味辛烈，须米泔浸洗，再换泔，浸二日，去上粗皮。白术，粗促，色微褐，气味亦微辛，苦而不烈。"因此，唐宋时期已明确区分了苍术和白术，且从本草文献中形态描述、图片、产地和性味等方面推测，与当今使用的白术 *Atractylodes macrocephala* Koidz.、茅苍术 *Atractylodes lancea*（Thunb.）DC. 或北苍术 *Atractylodes chinensis*（DC.）Koidz. 相符。

（四）明代

明代对苍术与白术的认识更加深入，对产地、功效、炮制等记载更加详细，多将"苍术"单独列出。《救荒本草》记载苍术："苗淡青色，高二三尺。茎作蒿，叶抱茎而生，梢叶似棠叶，脚叶有三五叉，皆有锯齿小刺。开花紫碧色，亦似刺蓟花，或有黄白花者。根长如指，大而肥实，皮黑茶褐色。"李时珍在《本草纲目》中记载："苍术，山蓟也，处处山中有之。苗高二三尺，其叶抱茎而生，梢间叶似棠梨叶，其脚下有三五叉，皆有锯齿小刺。根如老姜之状，苍黑色，肉白有油膏。"在"苍术"条目下又记载："异术言术者山之精也，服之令人长生辟谷，致神仙，故有山精、仙术之号。"

《本草原始》中除对苍术的产地、形态、功效等有较为详细的记载，还将苍术的根茎绘图说明："苗高二三尺，其叶抱茎而生，梢间叶似棠梨叶，其脚下有三五叉，有锯齿小刺。根苍黑色，故名苍术……茅山苍术坚小肉白，气味甘辛，他山苍术块大肉黄气味辛烈。又有一种苍术皮白肉白坚实，气味亦甘辛，较之茅山者次之，北人每呼为南苍术，比西山者胜。"可见此时"南苍术"和"北苍术"之名已初步形成，且二者在性味、质地上有所差别。

（五）清代及民国

清代本草著作中已广泛收录苍术，对苍术的认识更加全面，对其药性、产地、使用等已形成共识。《植物名实图考》在"术"条目下详细记载了产地及别名，此时苍术的产地除南方的蒋山、茅山等地外，北方的山西等地也有，其中所绘苍术图片较为精细，与现今茅苍术植株形态最为符合，即：根状茎平卧或斜升，粗长或通常呈疙瘩状，生多数不定根；茎直立，叶3～5（7～9）羽状深裂或半裂或不裂，基部楔形或宽楔形，边缘或裂片边缘有针刺状缘毛或刺齿，头状花序生茎枝顶端。

民国时期《增订伪药条辨》在"於术"项下提及茅山苍术："又有南京茅山出者，曰茅术，亦有朱砂点，味辛甘，性糯，形瘦长，有细须根，利湿药中用之，亦佳。"《药物出产辨》记载："产湖南襄阳、陨阳、马山口、紫荆关、京山县、米河等处。俱由汉口运来。名内行双术，身细味香辛。有产河南直隶东西北山。"本著作并未提及苍术的形态，但所述产地与现今茅苍术和北苍术的产地吻合。

《中国药物标本图影》中收录了苍术、茅术的药材图及其切片图，与现今所用苍术药材相符。《祁州药志》中对苍术的基原、产地、原植物形态、药材性状有详细描述，与现今所用茅苍术 *Atractylodes lancea*（Thunb.）DC. 和北苍术 *Atractylodes chinensis*（DC.）Koidz. 相符。《本草药品实地之观察》记载了苍术的基原及药材性状："苍术是为 *A. lancea* Thunb. 之根茎，其分布之区域甚广，大抵自吾国中部至北部以达于蒙古之边境均有之，乃术类中之最普通者也。"本书还对"茅苍术（茅术、南苍术）"和"山苍术（普通苍术）""关东苍术（关术）"的性状进行了详细描述。因此，民国时期苍术基原植物主要有茅苍术、北苍术和关苍术，其形态特征与现今植物一致。

（六）中华人民共和国成立初期

《中国药用植物志》中记载了"茅术"的拉丁名 *Atractylodes lancea*（Thunb.）DC.，附图并详细描述了植物形态。《中药材手册》中记载苍术："原植物系菊科多年生草本植物，均为野生。商品中有茅苍术与苍术之分。"《药材资料汇编》介绍了苍术的形态特征"菊科多年生草本。自生山野，茎高一二尺。叶互生、刚质，上叶椭圆形、边稳有锐刺，下叶为复叶，分裂三五片。夏秋间梢头开白色淡黄色、头状总苞花。果实为瘦果，药用其根"，并依据产地分为关苍术、津苍术、汉苍术、京苍术。《中药志》的"苍术"项下收载了茅苍术、北苍术和关苍术，附图并介绍了三者的形态区别，其中的茅苍术和北苍术与现今使用的苍术相符。

综上，纵观历代本草对苍术原植物的形态描述，有以下几个特征：①地下根茎：连珠状，肥厚，表面灰褐色（长如指，大而肥实，皮黑茶褐色），断面灰白色，有油室（肉白有油膏）。②地上茎：草质，苗高二三尺。③叶：3～5裂，边缘有刺齿。④花：白色或紫色，"似刺蓟花"。结合附图，可以判断历代苍术为菊科苍术属植物苍术，再结合产地可以判断出历代本草记载的苍术来源于茅苍术 *Atractylodes lancea*（Thunb.）DC. 或北苍术 *Atractylodes chinensis*（DC.）Koidz. 的干燥根茎。

（七）现代

《中国药典》（1977年版及以后各版）记载："本品为菊科植物茅苍术 *Atractylodes lancea*（Thunb.）DC. 或北苍术 *Atractylodes chinensis*（DC.）Koidz. 的干燥根茎。春秋二季采挖，除去泥沙，晒干，撞去须根。"《金世元中药材传统鉴别经验》记载："本品因品质和产地不同，有南北之分，在植物来源方面，南苍术为菊科植物茅苍术 *Atractylodes lancea*（Thunb.）DC. 的干燥根茎，北苍术为菊科植物北苍术 *Atractylodes chinensis*（DC.）Koidz. 的干燥根茎。南北苍术均为野生。"《中华本草》记载苍术"为菊科植物茅苍术、北苍术、关苍术的根茎"。《现代中药材商品通鉴》记载："本品为菊科植物茅苍术 *Atractylodes lancea*（Thunb.）DC. 或北苍术 *Atractylodes chinensis*（DC.）Koidz. 的干燥根茎。"

根据对古代以及现代书籍的调研，发现历年来供药用的苍术主要有菊科植物茅苍术 *Atractylodes lancea*（Thunb.）DC.、北苍术 *Atractylodes chinensis*（DC.）Koidz. 和关苍术 *Atractylodes japonica* Koidz. ex Kitam。但从《中国药典（1977年版）》开始，规定中药苍术为菊科植物茅苍术 *Atractylodes lancea*（Thunb.）DC. 或北苍术 *Atractylodes chinensis*（DC.）Koidz. 的干燥根茎。

三、道地性考证

汉代《神农本草经》记载了术的生境为"生山谷"，未说明具体产地。《名医别录》中记载了术"生郑山、汉中、南郑。二月、三月、八月、九月采根，曝干"。其中郑山为现今陕西省汉中市南郑区。南郑为汉中市汉江以北的汉台区附近。汉中之名取自汉水之中之意，汉代汉中郡辖区除南郑外，还包括了现今十堰市的房县、郧阳、竹溪、竹山、郧西等地。可见此时已有湖北苍术的记载。

梁代陶弘景《本草经集注》做了进一步说明，并提出了蒋山、白山、茅山这3个地区所产术质量最好。"郑山，即南郑也。今处处有，以蒋山、白山、茅山者为胜。"南郑见上述说明，蒋山为现今南京市钟山，白山为现今江苏南京市东部（一说为现今陕西眉县和太白县交界处的太白山，为秦岭山脉的主峰所在地），茅山现今位于江苏省句容市茅山风景区，与金坛区交界。此时术的产地已由汉末陕西汉中地区扩展至江苏南京地区，且南京地区所产药材质量较好。

唐代本草学著作，如《新修本草》，多总结汇集前人成果，在产地上并未出现新阐释。宋代苏轼在《东坡杂记》中记载"黄州山中，苍术甚多"。黄州为今湖北黄冈市黄州区。可见宋代认为术的产地主要是陕西汉中地区、江苏南京地区、河南嵩山地区和湖北黄冈地区。这与现今北苍术的产地陕西和河南、茅苍术的传统产地江苏南京和茅苍术的主产地湖北黄冈基本吻合。

民国，《药物出产辨》记载苍术"产湖南襄阳、陨阳、马山口、紫荆关、京山县、米河等处。俱由汉口运来"。马山口位于河南南阳，紫荆关位于河北省易县，京山县位于湖北，米河位于河南巩义市。《祁州药志》记载苍术"产于河北、山西、陕西、山东、江苏、湖北等省"。可见，民国时期苍术的产地也与现今苍术产地类似。

现代，《药材资料汇编》较详细地记载了苍术的产地："汉苍术产于湖北钟祥、京山、咸宁、通山及江西武宁、修水等地，集散于汉口，故名汉苍术。其他如西北、西南各省及江南皖、浙山地都有野生。"《中药志》记载：南苍术主产于江苏句容、镇江、溧水，湖北襄阳、南漳，河南桐怕、唐河等地；此外浙江、安徽、江西亦产。以江苏句容所产质量最好，称为茅苍术，主销华东地区；湖北产量最大，销华北、东北和出口。

《中华本草》记载茅苍术"主产于湖北、江苏、河南等地"，《现代中药材商品通鉴》

记载:"茅苍术主产于江苏、湖北、浙江、河南、安徽、江西等地。"《金世元中药材传统鉴别经验》记载南苍术"主产江苏句容(茅山)、镇江、溧水,湖北襄阳、南漳,河南桐柏、唐河等地;浙江、安徽、江西亦产。以河南桐柏、安徽太平、江苏句容(茅山地区)所产质量最佳,但产量少。湖北产量大,但较江苏产品个大质松,多集散在汉口,故称'汉苍术'。"

因此,历代本草学著作认为苍术分布区域较广,最早记载的产地为陕西汉中地区,后来逐步扩展到江苏南京地区、河南嵩山地区、湖北黄冈地区,并认为江苏茅山地区所产苍术品质最好。近现代以来湖北、河南、河北等省产量较大,湖北产苍术以"汉苍术"之名被国内外认可。

四、品质评价考证

南北朝时梁代陶弘景《本草经集注》中首次对术的品质进行了记载:"今处处有,以蒋山、白山、茅山者为胜……东境术大而无气烈,不任用。"陶弘景认为蒋山和白山(今江苏南京附近)、茅山(今江苏茅山地区)所产术品质最好,"东境术"(据考证为后来的吴术,为白术的一种)因气较淡,质量较次。

宋代,《本草图经》记载"术,生郑山山谷、汉中、南郑,今处处有之,以嵩山、茅山者为佳。"本书认为嵩山(今河南嵩山地区)、茅山(今江苏茅山地区)所产术品质最好。《东坡杂记》记载:"黄州山中,苍术至多,就野人买之,一斤数钱耳,此长生药也。人以其易得,不复贵重,至以熏蚊子,此亦可以太息。舒州白术……其效止于和胃去游风,非神仙上药也。"该书记载黄州所产苍术比舒州所产白术品质好,且当时人们大多认为白术比苍术贵重。

明清及民国时期,本草著作多认为茅山苍术质量较好。《救荒本草》记载:"生郑山汉中山谷,今近郡山谷亦有,嵩山、茅山者佳。"《本草备要》记载:"出茅山坚小有朱砂点者良。"《增订伪药条辨》记载:"又有南京茅山出者,曰茅术,亦有朱砂点,味辛甘,性糯,形瘦长,有细须根,利湿药中用之,亦佳。"

现代,《金世元中药材传统鉴别经验》记载南苍术"以河南桐柏、安徽太平、江苏句容(茅山地区)所产质量最佳,但产量少。湖北产量大,但较江苏产品个大质松,多集散在汉口,故称'汉苍术'"。《500味常用中药材的经验鉴别》记载:"多认为茅苍术优于北苍术,京苍术(茅山苍术)又为苍术中之极品。"

五、加工与炮制考证

最早记载苍术加工及炮制的文献为汉代《五十二病方》:"术根去皮"。汉末《名医别录》最早记录了"术"的采收期及初加工方法:"二月、三月、八月、九月采根,曝干。"采收时间为2月、3月与现今采收时间基本符合,但8月、9月则有所差异。曝干的加工方法一直沿用至今。南北朝时梁代陶弘景《本草经集注》:"十一月、十二月、采好者,多脂膏而甘。"可见所载采收时间从十一月至次年二月为术地上部分枯萎及尚未抽茎的时期，与中药采收理论符合，也与现今苍术采收期吻合。书中还对当时市面掺杂的情况进行了记述："今市人卖者，皆以米粉涂令白，非自然矣，用时宜刮去之。"

唐代及其后各朝代，苍术的采收加工方法基本延续前法，并提出了多种炮制方法，如浸制法、切制法、炒制法等。

近代，研究者们对苍术的采收期、产地初加工方法进行了较为系统的研究，并提出了详细的操作方法。《中药材手册》详细记载了加工方法："挖出根茎后，除净泥土及残茎，晒干后揉掉毛须或晒至九成干，用火烧掉毛须即可。东北、华北地区将苍术挖出后，除去茎叶及泥土，晒至四五成干时装入撞筐内撞去须根及泥土呈黑褐色，再晒至六七成干时撞第二遍，至大部老皮撞掉后晒至将干时，撞第三遍至表面呈黄褐色为止，晒至足干即可。也有用木棒敲打除去须根者。"《药材资料汇编》记载："采挖季节，一般有春秋两季，以秋季七八月采挖的品质较高，采集后，去其茎叶，经日曝晒收干，再用棒打击之，使其毛须自落，所谓棒打苍术。亦有用火燎去根须后，再用筐笼将毛须老皮撞去，使其外形光洁。"《中药志》记载了3种加工方法，并评述了利弊："春秋皆可采挖，但以7～8月采挖的质量佳。挖取根茎，除去地上茎残余及细根、泥土，晒干，用火烧掉须根或置筐中撞去须根，即为成品。苍术成分含挥发油，用火烧须根容易损失成分，故以不用此法为宜。近来河北、内蒙古部分地区，加工时将栓皮及部分皮部除去，而致有黄色油点外露，此法加工虽精细，外形美观，但油腺暴露于外，油分容易损失，不甚合宜。"

《中国药典》（1977年版及以后各版）记载："春、秋二季采挖，除去泥沙，晒干，撞去须根。"《中华本草》记载苍术的采收加工方法："栽培2～3年后，9月上旬至11月上旬或翌年2～3月，挖掘根茎，除净残茎，晒干，去除根须或晒至九成干后用火燎掉须根，再晒至全干。"《500味常用中药材的经验鉴别》记载："野生苍术四季均可采，以8月所采为佳。栽培茅苍术多于秋采，北苍术春秋均可，均采收生长两年以上者。茅苍术采后除去泥杂，晒干撞去或燎掉须根。北苍术除去泥后，晒至四五成干时撞去须根；再晒至六七成干再撞去老皮；晒至全干再撞去老皮，至表皮黄褐色。"《金世元中药材传统鉴别经验》记载："南北苍术均为春秋二季采收，但以秋后采收为佳。南苍术挖出根茎后，晒干，撞去须根，不去外皮，有的用火燎方法除去须根，故表面呈棕黑色，有时带焦头。北苍术挖出根茎后，晒至四五成干时（须根已干根茎未干时），用棍反复敲打，以除掉须根（俗称'棒打苍术'），待根茎干燥后，再放入撞筐内，加石块，撞去外皮（现有不去外皮的），至表面呈黄褐色为止。"《现代中药材商品通鉴》记载的采收加工方法为"春秋二季采挖，除去泥沙和残茎，晒至九成干后撞去须根，用火烧掉毛须，晒干"。

总结历代本草文献记载的采收加工方法，多为春秋二季采挖，晒干并去除须根及老栓皮，去除的方法有火烧、棒打、撞等。炮制方法有米泔水浸洗、麸炒、土炒、炒焦等。

六、功效与应用考证

汉代及汉代以前,《五十二病方》和《武威汉代医简》中多个方剂均用到术,《神农本草经》中记载了术的性味、主治:"味苦,温。主风寒湿痹,死肌,痉,疸、止汗,除热,消食。作煎饵,久服轻身,延年,不肌。"汉末《名医别录》记载"味甘,无毒。主治大风在身面,风眩头痛,目泪出,消痰水,逐皮间风水结肿,除心下急满,及霍乱,吐下不止,利腰脐间血,益津液,暖胃,消谷,嗜食。"因此,汉代医家认为术具有祛风止痛、消食等功能,这与现代苍术的功效类似。

唐宋时期的主流本草,如《新修本草》《本草图经》《本草衍义》等基本沿袭了前人对苍术功效的描述。

明代,李时珍在《本草纲目》中除收载了前人的功效论述,还记载苍术"治湿痰留饮或挟瘀血成窠囊,及脾湿下流,浊沥带下,滑泻肠风"。

七、文化考证

端午节是我国传统节日,从古至今流传下来较多习俗。苍术气味辛烈,具有驱蚊虫、辟秽、防病的功效,薰苍术、佩香囊早已成为我国部分地区端午节传统习俗活动之一。李时珍《本草纲目》中记载:"张仲景辟一切恶气,用赤术同猪蹄甲烧烟。陶隐居亦言术能除恶气,弭灾沴。故今病疫及岁旦,人家往往烧苍术以辟邪气。"清代的《验方新编》有空气消毒方,以"苍术末、红枣,共捣为丸如弹子大,不时烧之,可免时疫不染"。《太医院秘藏膏丹丸散》收载的"避瘟丹"由乳香、降香、苍术、细辛、川芎、甘草、枣等几味药组成,谓:"此药烧之能令瘟疫不染,空房内烧之可避秽气。"

八、结论

通过上述考证,一般认为茅苍术药材品质优于北苍术,茅山苍术则是茅苍术中质量最优者,湖北产"汉苍术"作为茅苍术中的优品一直备受市场认可。20世纪七八十年代,茅山苍术野生资源受到掠夺性采挖而枯竭,导致数量锐减,至今已无法提供商品药材货源。近20年来,地处湖北省东部大别山地区的英山、罗田等县人工规模化种植茅苍术,已成为目前市场商品茅苍术的主要产区。

2011年,"罗田苍术"获国家市场监督管理总局国家地理标志保护产品称号。2012年,英山茅苍术种植基地通过国家食品药品监督管理局GAP认证。2019年,英山苍术获批湖北省道地药材"一县一品"优势品种。2020年,"英山苍术"获农业农村部农产品地理标志保护。目前,湖北省年产茅苍术商品药材约900吨,居全国首位。湖北苍术以其良好的疗效和品质,已备受市场和消费者认可,并出口至日本、韩国等国家,供不应求。

第三节 产地分布与产业现状

一、生态环境

野生状态下，茅苍术多生长在丘陵山坡草地、林下、灌丛及岩缝中，周围物种的群落结构有乔木、灌木和草本，常见的有化香树、刺楸、短柄枹栎、白马骨、马兰、菝葜、木通等，多为群落的劣势种。

苍术产地一般为亚热带湿润季风气候，经纬度为北纬 30°～32°，东经 110°～116°，年平均气温 16～16.5℃，年平均降水 1300～1400mm，忌连绵阴雨；年平均日照时数 1900～2000h，无霜期 240～250d；海拔 200～800m 的丘陵及低、中山地区。苍术喜凉爽、温和、湿润的气候，耐寒力较强，但怕强光和高温高湿。种植地以排水性良好、地下水位低、结构疏松富含腐殖质的砂质土壤为好。

二、分布与主产区

茅苍术在我国多分布于湖北、江苏、河南、安徽、四川、浙江等地，各地多有栽培。湖北省茅苍术栽培区域主要分布在大别山区、大洪山区和武陵山区，其中大别山区的栽培面积是我国茅苍术栽培面积最大的地区。湖北人工栽培苍术主产于罗田、英山、京山、大悟、保康、房县、随州市及神农架林区等地，总种植面积约 15000 亩，其中以大别山区南部黄冈市英山、罗田县等县规模最大。湖北省已形成我国茅苍术的主产地，年产药材约 900 吨。

（一）大别山区

大别山位于中国安徽省、湖北省、河南省交界处（北纬 30°10′～32°30′，东经 112°40′～117°10′）。大别山山地面积约占全部山区的 15%，其余多为低山丘陵。山间谷地宽广开阔，并有河漫滩和阶地平原，是主要农耕地区。山地多深谷陡坡，地形复杂，坡向多变，坡度多在 25°～50°。大别山地势较高，南北两侧水系较为发育，分别注入长江和淮河。大别山属北亚热带温暖湿润季风气候区，具有典型的山地气候特征，气候温和，雨量充沛，温光同季，雨热同季，具有优越的山地气候和森林小气候特征，具备森林的气候优势，年平均气温 12.5℃，最高气温 18.7℃，最低气温 8.8℃。

湖北省黄冈市部分县区位于该区。本片区的英山县、罗田县、红安县、蕲春县等地均有苍术种植。英山县位于湖北省东北部、大别山主峰天堂寨南麓，是鄂豫皖三省边境的腹地中心。英山全境以中低山为主，素有"八山一水一分田"之说。北部大别山主峰天堂寨，向东北延伸，东河、西河两条河流贯穿全境，构成由东北向西南逐渐倾斜的地势。

海拔最高点天堂寨 1729m，最低 90m，平均坡度 17°。英山县属长江中下游北亚热带湿润季风性气候，温暖湿润，雨量充沛，四季分明。年平均降水量达 1403mm，年平均气温 16.4℃，1 月平均气温 3.6℃，7 月平均气温 28.5℃。英山县土壤以黄棕壤为主，通气良好。因此，从气候、土壤等因素看，英山县较适宜栽培苍术。2020 年，《英山苍术（地理标志）质量技术规范》规定了英山苍术产地范围为湖北省英山县所辖的温泉镇、红山镇、孔坊乡、金铺镇、石头咀镇、方咀镇、南河镇、杨柳镇、雷店镇、草盘镇、陶河乡 11 个镇。

罗田县位于大别山南麓，境内多山，地势自东北向西南倾斜，平均海拔 400～600m，属北亚热带季风气候，冬干夏湿，春暖秋凉，年均总日照时数 2049.3h，年平均气温 16.4℃，1 月平均气温 3.6℃，7 月平均气温 28.5℃，年均降水量 1403.6mm，无霜期 240～245 天，年平均相对湿度 75%。全县森林覆盖率达 71%，林地土壤多为砂砾土。2011 年，原国家质检总局批准对"罗田苍术"实施地理标志产品保护，罗田苍术产地范围为湖北省罗田县胜利镇、河铺镇、九资河镇、白庙河乡、大崎乡、平湖乡、三里畈镇、匡河乡、凤山镇、大河岸镇 10 个乡镇，天堂寨、薄刀锋、青苔关、黄狮寨 4 个国有林场现辖行政区域。

（二）大洪山区

大洪山又名绿林山，位于湖北省中北部，居湖北盆地与南阳盆地之间，气候温和，冬暖夏凉，四季分明，气候宜人，具有"一山分四季，十里不同天"的气候特点。大洪山年平均气温在 10.6～15.3℃，年均相对湿度 77%，拥有植物 75 科 1400 多种，有保存完好的原始次森林，有以银杏王为代表的全国最大的古银杏群落，有以对节白腊、青檀、楠木为代表的珍稀树种。大洪山居荆豫要冲，汉襄咽喉，位置优越，交通便捷，集自然、人文、历史、艺术于一体，区域分布多处世界著名的考古遗址、世界文化遗产和全国历史文化名城、全国不可复制的建筑杰作。

湖北省荆门市、随州市位于该片区，其中京山县、大悟县、广水市、随县、谷城县等地有苍术种植基地分布，尤其以京山县面积较大。京山县北倚大洪山脉，南临江汉平原，属北亚热带季风气候区，四季分明，光照充足。京山县年平均气温 16.3℃，无霜期 223～243d，日照总时数 1970.5h，年平均降水量 1179mm，适宜苍术生长发育。

（三）秦巴山区

秦巴山区位于汉水上游的秦岭大巴山及其毗邻地区，它西起嘉陵江，东与伏牛山相接，成自西向东走向，全长约 800 公里，其山势北陡南缓，群山毗连，峰峦重叠，河流源远流长。秦巴山区属北亚热带湿润季风气候和暖温带湿润季风气候的过渡区，盆地具有冬无严寒、夏无酷暑、温暖湿润、四季分明的特点。从盆地到山地，该区气候垂直差异明显，由低到高分异为北亚热带气候、暖温带气候和中温带气候等几种类型。该区为黄棕壤带，沿海拔升高分别为山地棕壤、暗棕壤、棕色森林土及山地草甸土。

湖北省十堰市、神农架林区位于该区，其中房县、保康县、郧西县、郧阳区、丹江口市、神农架林区等地多有苍术种植基地分布，其中以房县、保康县、郧西县、郧阳区等县市种植面积较大。

（四）武陵山区

武陵山区是地处江汉平原农业文明区与云贵高原山地复合经济区的过渡地带，以武陵山脉所延伸的范围为核心，东临两湖，西通巴蜀，北连关中，南达两广，是我国三大地形阶梯中的第一级阶梯向第二级阶梯的过渡带。该区是亚热带森林系统核心区、国家重点生物多样性功能保护区，也是长江流域重要生态屏障，内有多个世界自然文化遗产、国家地质公园、国家级自然保护区、国家级森林公园，兼具重大水源涵养和水土保持功能。该地区气候属亚热带向暖温带过渡类型，平均温度在 13 ～ 16℃，降水量在 1100 ～ 1600mm，无霜期在 280 天左右。土壤类型为石灰土和黄壤以及山地黄棕壤。

湖北省恩施市、宜昌市部分辖区位于该区，其中咸丰县、秭归县、五峰县、宣恩县、巴东县等地有少量苍术种植。

三、产业现状

据统计数据显示，全国苍术种植面积达 10 万亩，其中茅苍术面积 2 万亩，北苍术面积 8 万亩。湖北是茅苍术主产区，年产茅苍术商品药材约 900 吨，居全国首位。英山是"中国苍术第一县"。英山苍术获评国家地理标志保护产品，英山苍术种植基地通过国家 GAP 认证与日本 GACP 认证，产品大量销往日本。

（一）野生资源濒临枯竭

受市场需求的影响，苍术（干品）供不应求，价格逐年上涨，已从 2013 年 30 元 / 千克上涨到目前的 180 元 / 千克，未来几年仍呈上涨态势。在价格拉动下，苍术种植效益较大，拉动农户不断扩大种植规模，从而造成自然野生种苗供不应求。由于多年无序、不分时节的过度采挖，导致野生资源逐年减少。

（二）缺乏性状稳定的优良品种

北苍术种子多来源于野生品种，在生产中发现，种子间存在较大遗传差异，种植后性状不一、生长发育参差不齐，严重影响成品药材品质和市场价格。茅苍术多用根茎进行繁殖，但因为是无性繁殖，存在现有品种抗逆性和抗病性不强、幼苗生长过程中病害严重、个别地块死苗率在 30% 以上等现象，迫切需要培育出性状稳定的优良品种。

（三）标准化、规范化种植水平低下

90 年代以来，茅苍术在湖北就已开始种植，因苍术无法连作，无法连片种植，且种植区是丘陵地带，无法机械化种植，种植生产方式仍是粗放型，规模化、专业化、标准

化水平低。苍术收获后的初加工仍存在家庭小作坊形式，终端产品形成率低，在加工过程中苍术损耗较大。

在 2014 年以前，北苍术的商品药材绝大多数来源于采挖的自然野生状态生长的根茎。人工育苗和野生品种人工栽培的种植方式发展时间短，尚处于起步阶段，田间管理主要靠经验摸索。由于尚未科学制定统一的标准化生产规程和配套的管理技术，导致收获产品在外观品质、成分含量和产量方面存在不足。

（四）产业发展链条短，竞争力不强

苍术精深加工尚未建立规模大、知名度高、加工能力强的中药制药企业，仍局限于对药材的简单清洗、烘干、切制等加工层次，主要产品为中药材和中药饮片，上市产品完全依赖于外地市场，产业附加值低，直接影响种植户收益和行业效益。

第四节 种植技术

目前茅苍术种植一般采用根茎无性繁殖法，为防止长期无性繁殖引起的退化，一般每 4 ～ 5 代需采用种子有性繁殖进行复壮。

一、土地准备

（一）选地

种植土地宜富含有机质、中性或微酸性的黄棕壤土，肥沃疏松、排水良好，土质沙兼泥。地形为宜东晒、避西晒、半阴半阳的坡地，或排水良好的地块，疏林或林缘荒坡。

土地以生荒地种植最好，熟地种植应先用生石灰撒施作消毒处理后种植，种植过苍术或白术的地块需 5 年以上轮作或休耕才能再次种植。前茬作物宜为棉花、玉米、高粱等禾本科作物，严禁与草乌、川乌、白术和易感白绢病的作物混种、套种、相邻或接茬，种过瓜类、薯类、蔬菜、萝卜、黄豆、黄生、油菜、烟叶、茶叶的地也不宜接茬种苍术。

（二）整地

将有机肥 1500 千克／亩左右、复合肥（15：15：15）25 千克／亩作为基肥，混匀后均匀撒施。生荒地应进行 2 次翻耕，第一次在 8 月份翻耕晒场，第二次在 11 月移栽前翻耕；熟地在 11 月移栽前进行 1 次翻耕。翻耕时，深度 20cm 以上，每次翻地不遗漏死角，地块应干爽，不泥泞。翻地完成后，耙平耙细，拣净杂草、稻桩等杂物，土越细越

疏松越好。

根据地块大小做成宽1m，长度10m以内的高畦，畦面呈龟背形，畦沟宽20～25cm，深15～20cm。在田块四周挖围沟，沟宽30～35cm，沟深25～30cm。横沟根据畦面长度而定，沟宽30～35cm，沟深25～30cm。平地种植苍术应使用窄畦深沟，一般畦面宽0.6m左右，并适当增加畦沟、围沟的深度。

二、种子繁殖

（一）开播种沟

在做好的畦面上按行距15cm横向开播种沟，播种以沟宽10cm、深1.5cm为宜。

（二）播种

播种时间以3月中下旬至4月上旬为宜，用种量为4千克/亩，将种子拌好火土灰或细沙，均匀地撒入播种沟里，然后盖上一层细沙土。稻草覆盖厢面，如天气或土壤较为干燥，应用喷雾器喷水于稻草之上。当苗出20%左右时，于黄昏时揭去盖草。

（三）田间管理

出苗后应及时间苗，移密补稀，促进平衡布局和生长。定苗时每间隔1.5cm左右交错留苗，若有缺苗应及时补齐。结合2次间苗进行中耕除草。第1次只浅锄表土，避免损伤幼苗；第2次要稍深。以后视土壤板结情况和杂草多少，再中耕锄草1～2次，并稍培土于基部，保肥固苗。

三、根茎繁殖

（一）种根茎选择、种苗切制与消毒

选择上述种子繁殖2～3年的根茎，或地上部分枯萎后的健壮、无病虫害的根茎，作为种根茎。芽头切制大小以每株15～25g，每株有2个以上芽头为宜。将切制好的芽头置于通风处，使芽头伤口收浆。用70%的甲基托布津兑水800～1000倍或50%多菌灵兑水500倍制成消毒液，将收浆后的芽头，在消毒液中浸泡15min，捞起沥干。

（二）栽种

栽种的时间以11月至次年2月为宜。栽种时在上述整好的厢面上开行沟点种，行距30cm，株距15cm，栽种深度6～7cm。栽种时要将种苗出芽部分朝上，然后盖细土，上面再薄薄地盖一层稻草。

（三）田间管理

1. 除草

从 4 月起至入伏前一般应锄草 4 ～ 5 次为宜。入伏后高温、高湿之际不宜锄草。苍术种植后的第 2 年视苍术生长情况重复上述工作。第 1 次除草结合培土、清沟排渍同时进行，用锄头沿苍术行间将土壤锄松散，同时锄去行间杂草；下锄头时，不能距离苍术苗太近，以免伤到苍术的须根；距离苗太近的杂草一手按住苍术苗基部，另一手将杂草拔除；除掉的杂草带出田外集中处理。入伏前的最后一次锄草完毕，应在苍术行间薄薄地盖上一层草，以达到保湿、抗旱、防杂草的目的。

2. 追肥

第 1 年生长期一般不追肥。第 2 年 11 月至 12 月进行第 1 次追肥，待清理田园后，结合培土，追施腐熟的农家肥 1000 千克 / 亩，或撒施苍术专用肥 25 千克 / 亩，将肥料均匀施在畦面上，然后从畦沟挖土，以盖没肥料为度，并保证畦高在 20cm 以上。第 2 次追肥于第 3 年苗出齐后进行，条施苍术专用肥 50 千克 / 亩，结合中耕除草，先将肥料均匀地条施到行间，再用锄头将肥料用土覆盖。

3. 排水

用铁锨将所有田间和主干道排水沟全部疏通，确保积水能够顺利排出。当田间出现较为严重的积水时，可在积水最深处用铁锨挖直径约 40cm、深约 100cm 的圆形渗水井，以提高排水效率。

4. 打顶

每年 8 月左右，苍术开始现蕾，从这时起应选晴天露水干后，不间断地将花蕾及茎薹从基部掐除，去除的花蕾和茎薹统一收集带出田外集中处理。

四、病虫害防治

1. 贯彻"预防为主，综合防治"方针

要认真贯彻"预防为主，综合防治"的植保工作方针，以农业防治为基础，做好植物检疫、生物防治、物理防治和化学防治等，走综合防治道路。

2. 合理轮作换茬

根据当地的生产实际情况，采取苍术与麦类、蚕豆、油菜、棉花、芝麻、花生、萝卜等作物轮作，忌连作，忌与菊科作物轮作，以减少病害发生。

3. 施用腐熟的有机肥

坚持农家肥腐熟后施用，施肥后盖土，以减少苍蝇、蛴螬等的危害。

4. 大田适时用药

在每年 6 月份病害高发季节来临前，用 70% 甲基托布津 1000 倍液喷施 1 次，可起到预防病害的作用。为害较大的病害主要为根腐病和白绢病，当发生病害时，应将病株连土挖起带出田地集中销毁，坑穴用生石灰消毒。苍术的虫害主要为长管蚜，每年 4 月至 6 月高发，防治措施为 10% 氟啶虫酰胺稀释 2500 倍喷淋，连续 2 次，每次间隔 10 天。所有农药的使用均应遵循最小有效剂量的原则。

5. 保持田间不渍水

苍术怕湿，种苗定植后应做好"三沟"、深沟高畦。逐步推动苍术"上山"，即山坡地种植苍术。

五、采收

苍术根茎在种植 2 ～ 3 年后，于 11 月至次年 2 月进行采收。采收方式为人工采挖，选晴天先用镰刀割去地上部分，用挖锄从栽培地的一端开挖，逐行挖出整蔸苍术植株，打掉土垡，尽量避免挖断根茎或擦破根茎的表皮。

第五节　产地加工与炮制

茅苍术产地加工的主要程序为干燥、去须根、撞皮等步骤，炮制的方法以麸炒为主，部分地区还有炒焦、土炒等炮制法。

一、产地加工

苍术根茎挖出后，可先就地晾晒半天至 1 天，待水气基本去净，即可运回处理。先用剪刀剪去须根和芦头，选择长势良好的生姜状或长条状的苍术，切制芽头以备复种之用；再将块头过大的苍术用刀按自然节破开，以大小较为一致的形状入炕杀芽，炕室温度以 40 ～ 45℃为宜，时间 4 ～ 6h。如果天气晴好，将已杀芽的苍术放至室外水泥地或晒席上晾晒，然后覆盖薄膜进行发汗，待水分渗出苍术体外，揭开薄膜再行晒干，如此循环直至干透；如果天气阴雨连绵，就以入炕烘干为主，按烘制 – 冷却、发汗 – 再烘制 – 再发汗的循环原则。最后上撞笼撞去须根及老栓皮。

二、炮制

古代典籍中记载了多种苍术的炮制方法，现在苍术饮片主要为生苍术、焦苍术和麸炒苍术三种，《中国药典（2020 年版）》收载苍术和麸炒苍术两种。

1. 生苍术

（1）方法：取原药材，去除杂质，用水浸泡，洗净，润透，切厚片，干燥，筛去碎屑。

（2）性状及作用：呈不规则厚片，边缘不整齐，周边灰棕色，有皱纹、横曲纹，片面黄白色或灰白色，散有多数橙黄色或棕红色的油点（朱砂点），并析出白毛状结晶

（起霜），质地坚实，气香奇特，味微甘、辛、苦。生苍术温燥而辛烈，燥湿、祛风、散寒能力强。

2. 焦苍术

（1）炮制方法：取苍术片置热锅内，用中火加热，炒至焦褐色时，喷淋少许清水，再用文火炒干，取出放凉，筛去碎屑。

（2）炮制后性状及作用：焦苍术表面焦褐色，有焦香气，辛燥之性大减，以固肠止泻为主。

3. 麸炒苍术

（1）炮制方法：先将锅烧热，撒入麦麸，用中火加热，待冒烟时投入净苍术片，不断翻炒，炒至苍术表面深黄色时，取出，筛去麦麸，放凉。

（2）炮制后性状及作用：麸炒苍术表面深黄色或焦黄色，散有多数棕褐色油室，香气较生品浓。炮制后的苍术辛味减弱，燥性缓和，气变芳香，增强了健脾和胃的作用。

三、包装与贮藏

（一）包装

药材包装前应尽可能去除泥沙、杂草及其他杂质等异物，除去非药用部位，药材需防虫蛀、腐烂、霉变现象，需有合格的质量检验报告书。检验项目包括药材性状与鉴别、杂质、水分、灰分与酸不溶性灰分、浸出物、指标性成分或有效成分含量，农药残留量、重金属及砷盐含量均应符合国家标准和有关规定。

药材用编织袋包装，要求编织袋清洁、干燥、无污染、无破损，有塑料薄膜内胆，并符合药材包装质量要求；编织袋上需贴有包装标识，注明品名、规格、产地、批号、包装日期、生产单位，并附有质量合格的标志；及时、如实填写包装记录。

（二）贮藏

苍术药材应贮藏于阴凉干燥处，温度30℃以下（温度4～10℃可安全过夏），相对湿度71%～75%，商品安全水分在13%以内。仓库应有防潮设备，应按批次，堆码整齐。为保持色泽，可将干燥的根茎密封在聚乙烯塑料袋中贮藏，此法可安全贮藏3～4个月，但不能过夏。

贮藏期间可能会发生走油、霉变、虫害等质量变异情况。如果贮藏温度过高（超过30℃）、时间过长则易发生走油现象，需控制仓库温度和湿度，低温贮藏，并经常检查；霉变发生的原因主要是药材含水量过高，或受潮，仓库内湿度过大，使药材表面生白色毛状物（菌丝），储藏时需控制商品含水量及仓库内湿度、温度；苍术药材香气较浓，虫害较少，主要虫害有黑毛皮蠹、大谷盗、米扁虫等，可采用密封抽氧充氮养护，或磷化铝熏蒸，并定期检查，经常翻晒。

第六节 标 准

目前茅苍术现行的质量标准主要有《中国药典》标准、地方标准、中华中医药学会团体标准及企业标准。

一、《中国药典》标准

《中国药典（2020年版）·一部》规定了苍术药材的基本质量要求，其中针对茅苍术的要求有以下几方面。

本品为菊科植物茅苍术 *Atractylodes lancea*（Thunb.）DC. 的干燥地下根状茎，为苍术药材来源之一，并要求春、秋二季采挖，除去泥沙，晒干，撞去须根。

（一）性状

茅苍术呈不规则连珠状或结节状圆柱形，略弯曲，偶有分枝，长3～10cm，直径1～2cm。表面灰棕色，有皱纹、横曲纹及残留须根，顶端具茎痕或残留茎基。质坚实，断面黄白色或灰白色，散有多数橙黄色或棕红色油室，暴露稍久，可析出白色细针状结晶。气香特异，味微甘、辛、苦。

（二）鉴别

1. 本品粉末棕色。草酸钙针晶细小，长5～30μm，不规则地充塞于薄壁细胞中。纤维大多成束，长梭形，直径约至40μm，壁甚厚，木化。石细胞甚多，有时与木栓细胞连结，多角形、类圆形或类长方形，直径20～80μm，壁极厚。菊糖多见，表面呈放射状纹理。

2. 采用薄层色谱法，供试品色谱中，在与对照药材色谱和对照品色谱相应的位置上，显相同颜色的斑点。

（三）检查

水分不得过13.0%，总灰分不得过7.0%（通则0832第二法）。

（四）含量测定

照高效液相色谱法（通则0512第二法）测定，按干燥品计算，含苍术素（$C_{13}H_{10}O$）不得少于0.30%。

二、药材商品规格等级标准

中华中医药学会于2018年12月发布了苍术的商品规格等级标准，其中茅苍术分为选货和统货两个等级（图 8–2），具体规定如下表（表 8–1）所示。

表 8–1　苍术商品规格等级表

规格		性状描述	
		共同点	区别点
茅苍术	选货	干货。野生品呈不规则连珠状或结节状圆柱形，略弯曲，偶有分枝；栽培品呈不规则团块状或疙瘩状，有瘤状突起。表面灰黑色或灰棕色。质坚实。断面黄白色或灰白色，散有橙黄色或棕红色朱砂点，露出稍久，可析出白色细针状结晶，气浓香，味微甘、辛、苦。中部直径 1cm 以上。无须根	无残留茎基及碎屑，每 500g ≤ 70 头
	统货		偶见残留茎基及碎屑，不分大小

注 1：目前市场上苍术药材大多为北苍术野生品，但由于野生资源逐渐紧缺，部分地区已开始人工种植；茅苍术大多为栽培品，多出口。

注 2：部分市场上北苍术药材有全撞皮和半撞皮之分，但半撞皮苍术常残留较多须根，这点不符合药典"撞去须根"的规定，另外不同加工批次撞皮程度和残留茎基亦有差异，因此本标准不制定半撞皮苍术的规格等级。

注 3：药材市场上苍术药材大多被切片出售，纵切、横切、斜切均有，且厚薄不一，这种切片品介于药材和饮片之间，尚无质量控制标准。由于此类商品不属于药材，不符合饮片的质量要求，国家也无相应的质量控制标准，因此本标准不制定苍术片规格等级。

注 4：部分药材市场有关苍术和朝鲜苍术出售，且有商家混作北苍术出售。由于此类药材不符合药典规定的基原，因此本标准不制定其规格等级。

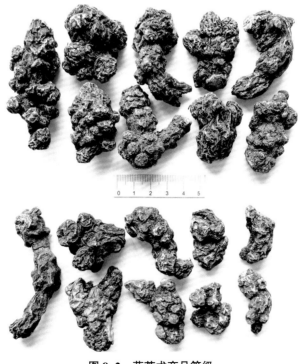

图 8–2　茅苍术商品等级

上，选货；下，统货

三、其他标准

苍术的相关标准还有地方标准、地理标志产品、企业标准等，简要列表如下（表8-2）。

表8-2　苍术的其他标准

标准类型	标准名称	要点
地方标准	《湖北省中药饮片炮制规范》	苍术、麸炒苍术、焦苍术
地理标志产品	"英山苍术"农业农村部农产品地理标志	自然生态环境和人文历史因素、地域范围、产品品质特性特征、特定生产方式等
	"罗田苍术"国家地理标志产品	产地范围、专用标志使用、质量技术要求等
企业标准	企业内控质量标准（苍术）	酸不溶性灰分含量、挥发油含量、β-桉叶醇含量等

第七节　品质研究与评价

一、含量测定研究

β-桉叶醇和苍术素是衡量苍术药材质量的重要指标。采用高效液相色谱法和气相色谱法测定苍术药材中β-桉叶醇的含量，湖北、江苏、安徽等不同产地苍术中β-桉叶醇含量为（4.3～155.5）mg/g，其中湖北英山野生苍术药材的β-桉叶醇含量最高。采用HPLC对各产地茅苍术药材进行测定，发现来自湖北英山县草盘地镇和蕲春县横车镇样品苍术素含量远高于江苏茅山地区。

二、指纹图谱研究

采用高效液相色谱指纹图谱技术对11个产地野生和栽培的茅苍术进行研究，对高效液相色谱法测出的不同产地茅苍术指纹图谱中11个共有峰进行聚类分析，发现湖北样品和江苏各自聚为一支。采用HPLC-ELSD法获得茅苍术水溶性成分指纹图谱，湖北保康产野生茅苍术水溶性成分所含的倍半萜苷类总含量明显高于江苏茅山产野生茅苍术，指纹图谱出峰个数较多，且峰面积百分比超过2%的有19个。

采用傅立叶变换红外光谱技术（FTIR）对国内8省份18个产区的苍术样品进行分析，通过红外图谱的解析表征、相似度对比、主成分分析及聚类分析等方法，建立不同产地苍术药材的红外指纹图谱，发现湖北英山和安徽金寨所产苍术与道地药材江苏茅苍术相似度较高，在聚类分析中划分为一类，说明湖北英山和安徽金寨所产苍术与道地苍术整体品质相近。

三、生物鉴定研究

彭华胜和王德群对安徽省术属药用植物连续采样，进行标本研究、栽培观察和生物学特性研究，发现白术、苍术和汉苍术商品的形成与分化、种质来源及道地性的选择与术属植物居群生物学的演化是统一的。邹小兴等人运用 PCR 产物直接测序的方法测定了苍术属 8 种植物的 ITS 序列和叶绿体 atpB–rbcL、psbB–psbF 和 trnL–trnF 基因间隔区序列，计算遗传距离后发现罗田苍术 – 苍术和辽东苍术 – 朝鲜苍术各自构成一个分支，再参照分支内各植物之间的遗传距离值，认为将罗田苍术作为苍术变种不适宜。取湖北罗田、房县和江苏茅山产茅苍术，根茎用 GC–MS 分析挥发油变异，叶片采用随机扩增多态性（RAPD）技术分析遗传变异，然后利用方差分析、聚类分析等分析二者的关系，结果表明湖北产茅苍术以茅术醇和 β– 桉叶醇为主要组分，江苏产茅苍术主要由苍术酮和苍术素组成；RAPD 数据在居群水平的分析显示湖北样品和江苏各自聚为一支；在居群水平上苍术遗传分化不明显，环境因子对道地性形成起关键作用。

测定不同产地茅苍术在高温胁迫下植株光合特性及生理指标的变化规律发现，湖北英山产地茅苍术叶片中三种抗氧化酶 SOD、POD 和 CAT 的活性均为最高，抗高温能力相对较强。

综上，湖北产茅苍术在遗传基础、生理生化、化学成分等方面具有独特特征，这些特征可作为湖北产苍术道地性评价的潜在指标。茅苍术主产湖北、河南、安徽、江苏等省，大部分为栽培品，其中湖北省产量最大，供应省内外市场并出口。江苏茅山地区被认为是苍术的传统道地产区，但由于 20 世纪 50 ～ 70 年代的人为掠夺性采挖，加之生态环境破坏严重，造成茅山苍术濒临枯竭，当地苍术药材历史年收购量最高曾达近 8 吨，近年来几乎没有大宗商品出售。地处湖北省大别山区的英山、罗田等县近年来大力发展人工种植，先后解决了种源、种植技术、收购途径、销售去向等产业问题，加上当地丰富的野生资源，茅苍术的主产区已从江苏茅山地区转移到湖北。

第八节　化学成分与药理作用

一、化学成分

苍术的主要化学成分为挥发油、多糖类化合物、三萜及甾体类化合物等。其中挥发油中的倍半萜及烯炔类化合物是主要活性成分。

（一）挥发油

挥发油主要由单萜、倍半萜和二萜化合物组成，主要成分为 β- 桉叶醇、苍术酮、苍术素、茅术醇、苍术素醇（atractylodinol）、十四癸三烯 -8,10- 二炔 -1,3- 二乙酸酯（tetradecatriene-8,10-diyne-1,3-diyl diacetate）等，另外还含有苍术内酯、芹烷二烯酮、榄香醇、榄香烯、芹子烯、草烯、绿叶烯、布藜烯、石竹烯等，部分结构如图 8-3。

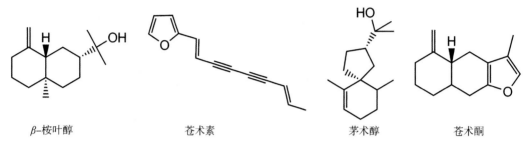

β-桉叶醇　　　　　苍术素　　　　　茅术醇　　　　　苍术酮

图 8-3　苍术中的代表性倍半萜及聚乙烯炔类化合物

（二）多糖类化合物

多糖类化合物主要有 ALR-5IIa-1-1、5IIb-2-2-Bb 和 5IIc-3-1 等 3 种类型，含 APW1、APW2、APW3、APW4 等 4 个组分，由鼠李糖、阿拉伯糖和半乳糖三种单糖组成。

（三）三萜及甾体类化合物

此类化合物有豆甾醇、胡萝卜甾醇、蒲公英甾醇乙酸酯、齐墩果酸等。

二、药理作用

（一）药效学研究

1. 对消化系统的作用

苍术水煎剂、正丁醇提取物或乙醇提取物等有抗炎、抗胃溃疡、促进胃排空、调节肠道免疫系统等作用。

2. 抗肿瘤作用

苍术多糖对人胃癌、白血病、肝癌有明显抑制作用；苍术醇提物对仓鼠胆管癌有抑制作用，对胆管癌治疗安全有效。苍术的甲醇提取物还具有抗皮肤癌活性。

3. 抗菌作用

苍术的挥发油对金黄色葡萄球菌、枯草杆菌等 10 多种细菌及 10 多种真菌均有明显抑制作用。苍术的果聚糖酸可预防小鼠白色酵母感染，延长存活时间。

4. 对神经系统的作用

苍术醇提取物对小鼠具有较强的镇痛作用。β- 桉叶醇有抗缺氧作用，可对抗人工诱导产生的小鼠神经肌肉阻断、降低骨骼肌乙酰胆碱受体敏感性。

5. 保肝作用

苍术的挥发油及水煎液均具有保肝作用。麸炒苍术的挥发油保肝作用更强。

（二）安全性研究

历代本草大多将苍术列为上品，如《神农本草经》《名医别录》《新修本草》《本草图经》《本草品汇精要》等，可见古人一般认为苍术无毒，服用安全性较高。

苍术挥发油对小鼠的急性毒性研究表明，生苍术挥发油 0% 和 100% 死亡剂量分别是 1.2 和 4.5g/kg，LD_{50}=2.5g/kg；麸炒苍术挥发油 0% 和 100% 死亡剂量分别是 4.1 和 8.2g/kg，LD_{50}=5.2g/kg。根据化合物经口急性毒性分级标准，生苍术挥发油分级为低毒；而麸炒苍术挥发油分级为实际无毒。另外，每日服用苍术 30g 水煎液，连服 9 日，未发现明显不良反应和毒性。

第九节 临床应用与产品开发

一、临床应用

（一）临床常用

苍术味辛、苦，性温，归脾、胃、肝经，具有燥湿健脾、祛风散寒、明目之功效，用于湿阻中焦、脘腹胀满、泄泻、水肿、脚气痿躄、风湿痹痛、风寒感冒、夜盲、眼目昏涩等的治疗。用量为 3 ～ 9g。阴虚内热、气虚多汗者禁服。

1. 湿困脾胃症

苍术长于燥湿以健运脾气，凡湿困脾胃、健运失常、不思饮食、胸痞腹胀者均可使用。常与厚朴、甘草、陈皮同用以燥湿运脾、行气和胃，如《天平惠民和剂局方》平胃散。如脾为湿困，大便泄泻，小便短小，可与茯苓、厚朴、泽泻等同用以健脾燥湿、实大便利小便，如《丹溪心法》胃苓汤。若脾湿积久而饮癖胁痛，食减吐酸者，可用苍术为末，枣肉为丸，如《普济本事方》苍术丸。

2. 湿邪在表证

苍术能燥湿发汗，治风寒夹湿，常与川芎、羌活等同用，以祛肌表之风寒，开肌腠而发汗，如《太平惠民和剂局方》神术散。

3. 风湿痹症

苍术有祛风燥湿的功效，常与独活、羌活、秦艽等同用。苍术长于散寒湿、利关节，对湿痹效果尤其明显，如以单味苍术制作苍术煎膏。

4. 郁证

苍术气味芳香，性善行而不守，能辟秽化湿、理气解郁。苍术与香附、川芎等同用，可健脾醒脾、解诸郁，如《丹溪心法》越鞠丸。

5. 雀目、青盲、眼干

苍术有明目的功效，用于夜盲或两目昏涩，可单味研末或加猪肝或羊肝切破加入，如《太平圣惠方》抵圣散。

（二）临床进展

1. 治糖尿病

苍术配黄芪、沙参、玄参、五味子等，能滋肺益肾、大补气阴，明显提高降血糖的作用，对 2 型糖尿病疗效明显。

2. 治小儿厌食症

苍术与鸡内金合用，治小儿厌食症疗效明显。

3. 治痛风病

以苍术为主，合知母、石膏、防己用于痛风病急性发作；以苍术为主，合红花、穿山龙等用于痛风病慢性反复发作、关节肿痛。

4. 治婴儿泄泻

苍术与泻下药大黄为伍，配以羌活、车前子，能祛积滞，实脾胃，对婴儿泄泻疗效明显。

5. 治胃下垂

苍术单味药 15 ～ 20g 煎汤或开水冲服治疗胃下垂，坚持服用 1 ～ 3 个月疗效明显。

6. 治窦性心动过速

苍术单味药 20g 煎汤，服用 6 ～ 9 天，治疗窦性心动过速，总有效率达 96.6%。

7. 治眼结膜干燥症

苍术粉 0.5 ～ 1g 口服 2 ～ 6 天，对结膜干燥症有较好治疗作用。

8. 治烧烫伤

苍术磨成细粉，用芝麻油调成稀糊状，涂在烧烫伤部位，每天 1 ～ 2 次，效果良好。

9. 治颤证

苍术配伍厚朴、陈皮、甘草等治疗颤证，疗效较好。

二、产品开发

苍术具有燥湿健脾、祛风散寒、明目的功效，临床应用广泛，以苍术为原料的产品主要有中药饮片、配方颗粒、中成药以及大健康产品。

苍术中药饮片和配方颗粒由中医临床配伍使用，各饮片和配方颗粒企业均有生产。

以苍术为原料的中成药品种达 42 种，生产批文 677 个，批文最多的 3 个品种分别是藿香正气口服水（液、软胶囊）、木香顺气丸、午时茶颗粒（胶囊）。苍术主要含挥发油，其中主要活性成分有茅术醇、桉叶油醇、苍术素等。苍术作用广泛，现代药理研究表明其具有抗胃溃疡、抗心律失常、抗炎、保肝、降血糖、利尿、抑菌等一系列作用。目前对苍术产品开发的研究主要还是集中在挥发油方面，而在一些非挥发性成分方面（如倍半萜苷类）研究得不多，国内尚未见报道，尽管如此，这些成分在某些药理作用方面和挥发油相当甚至超过，因此不能得出苍术有效成分就集中在挥发油中的结论。建议相关学者进一步研究苍术其他部分的成分（如水溶性成分）的产品开发，以更好地指导苍术的资源开发和临床应用工作。

以苍术为原料的大健康产品主要有中药香囊和精油制品。中国人自古以来就有佩戴香囊的传统。香囊非常适合老年人和儿童预防疾病。传统的中药香囊配方大多含有苍术。苍术的芳香气味可以"辟秽气"，时疫流行的时候，多用苍术驱除瘟疫，主要用于提高免疫力，增强呼吸道能力，预防流感和新冠病毒感染。通过研究茅苍术的抗菌活性及活性物质研究，开发出了苍术空气消毒剂等大健康产品。从苍术中提取的精油含有多种天然药用成分，能够止痛止痒、消炎杀菌，具有良好的养生和美容功效。目前发现苍术精油清除 ABTS 自由基能力较强，有良好的抑菌活性和抗氧化性，可作为食品防腐添加剂的候选材料，可进一步开发为纯天然、无公害的绿色食品添加剂。《神农本草经》中明确记载茅苍术有"作煎饵，久服，轻身，延年，不饥"，并且一直为道家所推崇，所谓"饵术黄精，令人久寿"，因此苍术作为保健食品进行研究开发也具有良好的市场前景。

第十节 展 望

中药材是中医药传承创新发展的重要物质基础，优质中药材是中医药高质量发展的重要物质保障。苍术作为中药中最重要的燥湿药之一，在各种中药产品中用量较大，而且随着人民群众对中药保健品的需求日益旺盛，各种以苍术为原料的大健康产品也会越来越多。苍术市场前景广阔。

优良的种子、种苗是中药材优质稳定的基础，良种的选育、繁育和推广使用是中药材产业高质量发展的"源头工程"。要推动地方政府与企业、高校密切合作，通过开展主栽品种提纯复壮、优良品种培育等途径培育出优良主栽品种（品系）等工作，解决苍术生产中优良品种缺乏、主栽品种退化以及种子（种苗）质量参差不齐等共性问题，为优质苍术的种植和推广奠定种源基础。

另外，中药材标准化的种植是提升苍术品质的重要环节，要通过制定种植技术标准，组织农户定期开展相关培训，规范农户种植及田间管理行为，保障农户种植质量与产量。同时，要打造苍术标准化种植集中示范区，为农户规范化种植打造学习平台，为科研工作的开展创造有利的空间，为苍术文化的输出提供开放的窗口。

《中国药典》品种茅苍术以茅山命名，但是由于历史变迁，茅山地区在 20 世纪 70 年代就几乎已经没有商品苍术产出，茅苍术主产区逐步转移至湖北，湖北作为茅苍术的道地产区和主产区，继续使用茅苍术商品名已不利于湖北苍术产业的发展，有必要打造湖北苍术品牌。由于湖北苍术品质优异，从 20 世纪 70 年代开始，湖北苍术就大量出口日本及东南亚国家，当时湖北各县市出产的苍术汇集到汉口，并冠以"汉苍术"之名，由国营外贸公司集中出口，至今部分出口的苍术还在使用"小汉"来命名规格。因此，建议湖北苍术打出"汉苍术"统一品牌，加强宣传推广，重点开发大健康领域应用，使湖北苍术产业在前期良好的基础上，实现更大的跨越和突破。

湖北省境内茅苍术资源丰富，主要分布在大别山区、大洪山区、秦巴山区、武陵山区等片区的疏林下、灌木丛或荒坡草地中，野生资源蕴藏量较大，但仍需注意野生资源保护和可持续利用，以免重蹈茅山苍术和北苍术的覆辙。与茅山苍术相比，大别山苍术挥发油含量、β-桉叶醇含量、茅术醇含量较高，但资源特性形成机制尚不清楚，今后尚需加强基础研究，以阐明道地药材的形成机制，为湖北苍术产业做大做强提供坚实基础。

目前，湖北省茅苍术种植面积居全国第一，但品种选育工作尚需加强。经过长期的无性繁殖，植物病毒、病菌等病原体垂直传播问题较为严重，茅苍术群体已出现退化现象，同时芽变问题也较为突出。由于苍术属于多年生植物，育种周期较长，选择育种是目前效率最高的育种方法。

大别山区茅苍术种植主要是以农户为主体的种植模式，单个地块面积往往不大，利于精细管理。这一种植模式比较适宜开展生态种植，充分利用拟境栽培、生态系统、立体种植等措施，以尽量减少化肥、农药的投入，控制病虫草害的爆发，减轻连作障碍。目前，茅苍术生态种植技术虽在某些环节（如仿生态育苗、玉米或高粱套作等）取得了一定突破，但建立系统的生态种植体系尚需进一步研究。

参考文献

［1］国家药典委员会.中华人民共和国药典（2015 年版）·一部［M］.北京：中国医药科技出版社，2015：161.

［2］邓爱平，李颖，吴志涛，等.苍术化学成分和药理的研究进展［J］.中国中药杂志，2016，41（21）：3904-3913.

［3］尚志钧.神农本草经校注［M］.北京：学苑出版社，1998：37.

［4］陶弘景.名医别录（辑校本）［M］.尚志钧，辑校.北京：人民卫生出版社，1986：22.

［5］李时珍.本草纲目（校点本）［M］.北京：人民卫生出版社，2007：733.

［6］严健民 . 五十二病方补译［M］. 北京：中医古籍出版社，2005：251.

［7］张延昌 . 武威汉代医简注解［M］. 北京：中医古籍出版社，2006：7.

［8］张志聪 . 本草崇原集说［M］. 孙多善，点校 . 北京：人民卫生出版社，1997：5.

［9］唐慎微 . 重修政和经史证类备急用本草［M］. 尚志钧，等，校点 . 北京：华夏出版社，1993：155-157.

［10］陶弘景 . 本草经集注［M］. 北京：人民卫生出版社，2010：201.

［11］吴普 . 吴普本草［M］. 尚志钧，辑校 . 北京：人民卫生出版社，1987：14.

［12］葛洪 .《肘后备急方》全本校注与研究［M］. 刘小斌，魏永明，校注 . 广州：广东科学技术出版社，2018：41.

［13］苏敬等 . 新修本草［M］. 尚志钧，辑校 . 合肥：安徽科学技术出版社，1981：151.

［14］蔺道人 . 仙授理伤续断秘方［M］. 北京：人民卫生出版社，1957：11.

［15］卢多逊，李昉，等 . 开宝本草［M］. 尚志钧，辑校 . 合肥：安徽科学技术出版社，1998：148.

［16］苏颂 . 本草图经［M］. 尚志钧，辑校 . 合肥：安徽科学技术出版社，1994：72.

［17］孙思邈 . 备急千金要方校释［M］. 北京：人民卫生出版社，1998：18.

［18］吴其濬 . 植物名实图考长编［M］. 北京：中华书局，1963：323.

［19］寇宗奭 . 本草衍义［M］. 北京：人民卫生出版社，1990：45.

［20］庞安时 . 伤寒总病论［M］. 邹德琛，刘华生，点校 . 北京：人民卫生出版社 .1989：105.

［21］朱橚 . 救荒本草校注［M］. 倪根金，校注 . 北京：中国农业出版社，2008：150-152.

［22］卢之颐 . 本草乘雅半偈［M］. 冷方南，王齐南，校 . 北京：人民卫生出版社，1986：77.

［23］倪朱谟 . 本草汇言［M］. 郑金生，等，点校 . 北京：中医古籍出版社，2005：62.

［24］李中立 . 本草原始［M］. 张卫，张瑞贤，校注 . 北京：学苑出版社，2011：16.

［25］吴其濬 . 植物名实图考［M］. 北京：中华书局，1963：153.

［26］张秉成 . 本草便读［M］. 张效霞，校 . 北京：学苑出版社，2010：22.

［27］汪昂 . 本草备要［M］. 谢观，董丰培，评校 . 重庆：重庆大学出版社，1996：60.

［28］叶天士 . 本草经解［M］. 张淼，伍悦，点校 . 北京：学苑出版社，2011：177.

［29］黄炳章 . 增订伪药条辨［M］. 刘德荣，点校 . 福州：福建科学技术出版社，2004：31.

［30］陈仁山，蒋淼，陈思敏，等 . 药物出产辨（二）［J］. 中药与临床 .2010，1（2）：60-63.

［31］陈存仁 . 中国药物标本图影［M］. 上海：世界书局，1935：21-22.

［32］赵燏黄 . 祁州药志［M］. 樊菊芬，点校 . 福建：福建科学技术出版社，2004：16-22.

［33］赵燏黄 . 本草药品实地之观察［M］. 樊菊芬，点校 . 福建：福建科学技术出版社，2006：100-104.

［34］裴鉴 . 中国药用植物志（第五册）［M］. 北京：科学出版社，1955：110-111.

［35］卫生部医政管理局 . 中药材手册（第一版）［M］. 北京：人民卫生出版社：1959：174-175.

［36］中国药学会上海分会，上海市药材公司 . 药材资料汇编（上集）［M］. 上海：科技卫生出版社，1959：36-37.

［37］中国医学科学院药物研究所等 . 中药志（第一册）［M］. 北京：人民卫生出版社，1959：308.

［38］金世元 . 金世元中药材传统经验鉴别［M］. 北京：中国中医药出版社，2010：20.

［39］国家中医药管理局《中华本草》编委会 . 中华本草［M］. 上海：上海科学技术出版社，1998：6752.

［40］张贵君 . 现代中药材商品通鉴［M］. 北京：中国中医药出版社，2001：927.

［41］卢赣鹏 .500 味常用中药材的经验鉴别［M］. 北京：中国中医药出版社，2002：37.

［42］中华人民共和国卫生部药典委员会 . 中华人民共和国药典·一部［M］. 北京：人民卫生出版社，1963：129.

［43］中华人民共和国卫生部药典委员会 . 中华人民共和国药典（1977 年版）·一部［M］. 北京：人民卫生出版社，1977：277.

［44］中华人民共和国卫生部药典委员会 . 中华人民共和国药典（1985 年版）·一部［M］. 北京：人民卫生出版社，1985：135.

［45］中华人民共和国卫生部药典委员会 . 中华人民共和国药典（1990 年版）·一部［M］. 北京：人民卫生出版社，1990：134.

［46］中华人民共和国卫生部药典委员会 . 中华人民共和国药典（1995 年版）·一部［M］. 北京：人民卫生出版社，1995：136.

［47］中华人民共和国卫生部药典委员会 . 中华人民共和国药典（2000 年版）·一部［M］. 北京：人民卫生出版社，2000：127.

［48］中华人民共和国卫生部药典委员会 . 中华人民共和国药典（2005 年版）·一部［M］. 北京：人民卫生出版社，2005：111.

［49］中华人民共和国卫生部药典委员会 . 中华人民共和国药典（2010 年版）·一部［M］. 北京：人民卫生出版社，2010：150.

［50］中国医学科学院陕西分院中医研究所 . 陕西中药志［M］. 西安：陕西人民出版社，1962：219.

［51］中华人民共和国卫生部药政管理局，中国药品生物制品检定所 . 中药材手册［M］. 北京：人民卫生出版社，1990：174.

［52］肖培根 . 新编中药志（第一卷）［M］. 北京：化学工业出版社，2002：501.

［53］Zhou J，Fang L，Wang X，et al.Comparison of the volatile compounds of crude and processed Atractylodis rhizome analyzed by GC-MS［J］.African journal of pharmacy and pharmacology，2012，6（28）：2155-2160.

［54］付梅红，朱东海，方婧，等 . 苍术的化学、分子生药学和药理学研究进展［J］. 中国中药杂志 .2009，34（20）：2669-2672.

［55］张贝贝，方婧，许海玉，等 .HPLC 测定道地产地和主产地茅苍术中 β- 桉叶醇及其他成分的含量［J］. 中国实验方剂学杂志 2011，17（8）：116-118.

［56］赵森淼，王瑞，俞桂新，等 . 苍术的定性定量分析方法研究［J］. 药物分析杂志 2010，30

（5）：954-958.

［57］赵国平，戴慎，陈仁寿.中药大辞典（上册）［M］.上海：上海科学技术出版社，2006：1482-1486.

［58］Meng H，Li G，Dai R，et al.Chemical constituents of *Atractylodes chinensis*（DC.）Koidz.［J］.Biochemical Systematics & Ecology，2010，38（6）：1220-1223.

［59］韩丽，欧阳臻，杨凌，等.茅苍术多糖的分析［J］.中药材，2008，31（12）：1841-1843.

［60］段国峰，欧阳臻，余伯阳.茅苍术多糖的分离纯化及组成分析［J］.时珍国医国药，2007（4）：826-828.

［61］Taguchi I，Kiyohara H，Matsumoto T，et al.Structure of oligosaccharide side chains of an intestinal immune system modulating arabinogalactan isolated from rhizomes of *Atractylodes lancea* DC.［J］.Carbohydrate Research，2004，339（4）：763-770.

［62］Duan J，Wang L，Qian S，et al.A new cytotoxic prenylated dihydrobenzofuran derivative and other chemical constituents from the rhizomes of *Atractylodes lancea* DC.［J］.Archives of Pharmacal Research，2008，31（8）：965-969.

［63］张贝贝，方婧，许海玉，等.HPLC 测定道地产地和主产地茅苍术中 β- 桉叶醇及其他成分的含量［J］.中国实验方剂学杂志，2011，17（8）：116-118.

［64］冯维希，谷巍，孔令婕，等.不同产地茅苍术 HPLC 指纹图谱研究［J］.南京中医药大学学报，2010，26（6）：434-435，483.

［65］赵青红，郭兰萍，黄璐琦，等.苍术挥发油成分变异及其与遗传变异的关系［J］.资源科学，2008（5）：765-769.

［66］李超，黄显章，张超云，等.不同产地苍术红外指纹图谱研究［J］.中药材，2019，42（1）：51-56.

［67］彭华胜，王德群.安徽省术属药用植物过渡类群的居群生物学研究［J］.中国中药杂志，2007（9）：793-797.

［68］邹小兴，黄璐琦，崔光红，等.苍术属植物的遗传关系研究［J］.药学学报，2009，44（6）：680-686.

［69］李孟洋，巢建国，谷巍，等.高温胁迫对不同产地茅苍术光合特性及生理指标的影响［J］.南方农业学报，2015，46（9）：1651-1657.

［70］张明发，沈雅琴，朱自平，等.苍术抗腹泻和抗炎作用研究［J］.中国药房，2000，11（3）：109.

［71］Yu S，Yasukawa K，Takido M.Atractylodis rhizoma extract and its component，atractylon，inhibit tumor promotion in mouse skin two-stage carcinogenesis［J］.Phytomedicine，1994，1（1）：55-58.

［72］Zhao M，Wang Q，Ouyang Z，et al.Selective fraction of *Atractylodes lancea*（Thunb.）DC. and its growth inhibitory effect on human gastric cancer cells［J］.Cytotechnology，2014，66（2）：201-208.

［73］Masuda Y，Kadokura T，Ishii M，et al.Hinesol，a compound isolated from the essential oils of *Atractylodes lancea* rhizome，inhibits cell growth and induces apoptosis in human leukemia HL-60cells［J］.

Journal of Natural Medicines，2015，69（3）：332-339.

［74］Plengsuriyakarn T，Matsuda N，Karbwang J，et al.Anticancer activity of *Atractylodes lancea* （Thunb.）DC in a hamster model and application of PET-CT for early detection and monitoring progression of cholangiocarcinoma［J］.Asian Pacific Journal of Cancer Prevention，2015，16（15）：6279-6284.

［75］郭金鹏，王萍，孙如宝，等.苍术挥发油化学成分及其抗菌活性的研究［J］.时珍国医国药，2011，22（3）：566-568.

［76］尹秀芝，蒲卓，王冰梅，等.中药苍术抗真菌作用的研究及临床观察［J］.北华大学学报（自然科学版），2000（6）：492-494.

［77］Kimura M，Nojima H，Muroi M，et al.Mechanism of the blocking action of beta-eudesmol on the nicotinic acetylcholine receptor channel in mouse skeletal muscles［J］.Neuropharmacology,1991,30（8）：835-841.

［78］Guo W Q，Li L Z，He Z Y，et al.Anti-proliferative effects of *Atractylis lancea*（Thunb.）DC. via down-regulation of the c-myc/hTERT/telomerase pathway in Hep-G2 cells［J］.Asian Pacific Journal of Cancer Prevention，2013，14（11）：6363-6367.

［79］塔西斯，张洁，杭永付，等.北苍术炮制前后水提液和多糖部位保肝作用比较研究［J］.现代中药研究与实践，2011，25（3）：45-47.

［80］沙多依，杭永付，宋菲，等.北苍术炮制前后挥发油部位保肝作用比较研究［J］.现代中药研究与实践，2010，24（4）：41-43.

［81］刘艳菊，肖波，季光琼，等.苍术炮制前后挥发油的急性毒性实验［J］.中国医院药学杂志，2013，33（20）：1670-1673.

［82］满维新，李胜春，冯永刚，等.苍术治疗窦性心动过速［J］.实用中医药杂志，1995（2）：34.

［83］庄俊嵘，徐德生，刘力.苍术效用与临床应用分析［J］.上海中医药杂志，2015，49（4）：76-77.

［84］刘庆林.苍术药对的临床应用［J］.湖南中医杂志，2002（5）：45-46.

［85］董锡文，吴淑兰，贾俊芳.苍术的临床应用［J］.现代中西医结合杂志，1998（1）：64-65.

［86］金美亚.苍术治疗糖尿病［J］.中医杂志，1997，38（2）：70.

［87］朱红赤.苍术治疗小儿厌食症［J］.中医杂志，1997，38（1）：7-8.

［88］康素琼，康俊杰.苍术治疗痛风病［J］.中医杂志，1997，38（2）：69-70.

［89］李国荣.重用苍术治疗婴儿泄泻［J］.浙江中医杂志，1995（7）：327.

［90］杨锋.单味苍术治疗胃下垂［J］.上海中医药杂志，2001（9）：39.

［91］满维新，李胜春，冯永刚，等.苍术治疗窦性心动过速［J］.实用中医药杂志，1995（2）：34.

［92］映吉，郭汝桂.苍术治疗眼结膜干燥症［J］.中国农村医学，1981（1）：18.

［93］刘耀驰.茅苍术治疗烧烫伤介绍［J］.中医杂志，1984（2）：33.

［94］韩冠先，连华敏.苍术治疗颤证心得［J］.浙江中医杂志，2000（10）：35.

［95］陈佳，解小霞，刘合刚.几个道地产区茅苍术指纹图谱及苍术素含量测定研究［J］.中国实验方剂学杂志，2013，19（10）：125-127.

［96］王鸣，肖超成，陈雨，等.不同产地茅苍术水溶性成分的 HPLC 指纹图谱研究［J］.植物资源与环境学报，2009，18（1）：12-15.

第九章 龟 甲

　　乌龟（*Chinemys reevesii*）是地球上古老的物种龟鳖目龟科动物之一，作为药用始载于汉代《神农本草经》，列为上品，具有 2000 多年的药用历史。湖北省地处我国中部，位于长江中游，水域面积高达 2500 万亩，居全国第一，为我国乌龟传统道地产区。在全国龟鳖生态养殖第一县（湖北京山）建立了全国唯一国家级乌龟原种场，是目前全国乌龟最大种质供给区。乌龟是我国传统药食两用动物药材，龟甲具有滋阴潜阳，益肾强骨，养血补心等功效，《中国药典（2020 年版）·一部》中收载了龟甲、龟甲胶 2 种药材及 26 种成药品种，未收载的以乌龟为原料中药成方制剂近百种，广泛用于阴虚潮热，骨蒸盗汗，头晕目眩，虚风内动，筋骨痿软，心虚健忘等病症。现代研究表明，乌龟具有延缓衰老、提高免疫力、抗氧化、促进骨髓间质干细胞软骨细胞增殖、抑制细胞凋亡、调节能量代谢、保护神经等显著的药理学活性，在抗衰老、防治老年性骨质疏松、失眠症、老年病、妇科、不孕不育、免疫调节等多个领域显示明显的临床疗效优势。依托湖北得天独厚的自然条件优势，乌龟产业形成了龟类产品知名企业，龟甲胶、龟鹿二仙膏、龟鹿膏、龟鹿太极丸等产品畅销海内外。龟甲含有免疫调节肽、抗菌肽、类生长激素、矿物元素等活性物质，这些成分多为分离鉴定困难的蛋白、多肽等大分子物质，龟甲的药效物质基础与作用机制尚需深入研究。京山乌龟为"国家农产品地理标志产品"，被列为湖北省首批道地药材"一县一品"优势品种，2022 年"龟鳖甲"入选湖北省"十大楚药"道地药材。

第一节　基原和品种

一、别名

龟板、败龟甲、元武版等。

二、基原

（一）来源

为龟科动物乌龟 *Chinemys reevesii*（Gray）的背甲及腹甲。

（二）原动物形态特征

由头部、颈部、躯干、四肢、尾部五个部分组成，体型中等或大，背甲具三纵棱（图 9-1）。乌龟头中等大，头宽约为背甲宽的 1/4 ～ 1/3，头顶前部平滑。吻短，吻端向内下侧斜切，下颚两侧齿骨之交角小于 90 度；上缘边缘平直或中间微凹，鼓膜明显。躯干是乌龟身体的主要部分，上下分别有背甲和腹甲，内脏器官就在背腹甲之间。背甲与腹甲在身体两侧以甲桥相连，甲桥与腹甲颜色一致，具腋盾和胯盾。背、腹甲均由二层组成，外层为来源于表皮层的角质盾片（角盾，相当于爬行动物的一般鳞片），内层为来源于真皮层造骨细胞衍变而成的骨板，内外两层相叠而不整齐黏合，彼此交错相嵌以加强组合力量，即盾片间的盾沟与骨板的骨缝一般互不重叠，因而龟壳极为坚固。

颈部可伸缩，头尾四肢可收缩纳入骨匣中。四肢扁平，具鳞，第二和第三趾有趾骨 3 枚或 3 枚以上，指、趾间具蹼。尾中等长，幼体较长，短细。卵生，卵外有壳。

背甲棕褐色，雄性几近黑色；腹甲及甲桥棕黄色，雄性色深。每枚盾片均有黑褐色大斑纹，有时腹甲几乎全被黑褐色斑纹，仅在缝线处镶嵌棕黄色（有的个体无）。头部青橄榄色或黑褐色；头侧及咽喉部有暗色镶边的黄纹及黄斑，并向后延伸至颈部，颈侧呈黄绿色纵条纹，雄性不明显。四肢、尾灰褐色。性成熟雄龟头颈、背甲、腹甲、四肢、尾均为黑色，接近灰黑色，无斑纹。雄龟有异臭。染色体数 $2n=52$。

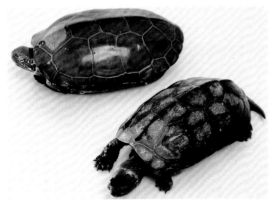
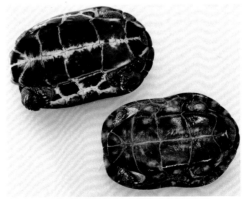

图 9-1 乌龟背部和腹部

三、生物学特性

（一）生活习性

乌龟属水栖类，栖息于河流、湖泊、稻田、溪流、池塘、沼泽等水生环境中。乌龟多半时间生活在水中，在觅食、休息、晒背、产卵时到陆地上活动。以肺进行呼吸，而平时呼吸空气并不爬到陆地上，只是将鼻孔伸出水面呼吸空气。

乌龟喜静怕噪，喜洁怕脏，喜暖怕寒，爱群居，性愚钝、怯懦。在生长季节白天多在水中游戏、觅食，晴暖天气喜在水中的树枝或岩石上晒太阳，当听到响声时，便立即滚入水中，夜晚爱爬上岸或在水草丛中、稻田里觅食，遇到敌害，便会将头、足、尾缩入壳中，等到确实安全时才敢伸头露尾，并继续爬行。

乌龟的生活随着季节、温度的变化而变化。气温下降到10℃以下时，即潜伏于水底泥沙中或钻入岸边的洞穴中，不吃不动，进行冬眠。整个冬眠期乌龟也会消耗一定的体能，苏醒后体重会有所减轻，翌年春季当气温回升到16℃以上时，开始活动，气温到20℃以上（环境温度15℃左右）开始摄食，随着环境温度上升，食量增大。乌龟生长适温为25～32℃，炎夏当气温高于35℃时，则又隐蔽在沿水的洞穴中避暑。

乌龟对水质要求不高，但要无毒、无污染，并以pH值在5～7，水体溶氧量在3mg/L以上，透明度在20～25cm为好。

（二）摄食习性

乌龟为杂食性动物，但偏爱吃动物性食物。在自然环境中，以小鱼、小虾、蠕虫、蝼蛄、蝇蛆、蚯蚓、螺、蚌、蚬、水旱草的嫩叶、杂草的种子、蔬菜、稻谷、麦粒等为食。在人工饲养条件下，也摄食投喂的青蛙、动物内脏、黄粉虫、黄鳝、瓜果以及人工配制饲料等。

乌龟的摄食强度随季节、温度的变化而变化。春季水温在20℃以上时开食，6～9月份为摄食旺季，10月份后摄食量逐渐减少。春秋两季气温较低时，乌龟多在中午前后摄食，盛夏季节气温较高，乌龟中午不活动，摄食一般在下午7～8时进行。乌龟的摄食方式，通常是咬住食物潜入水下吞咽。乌龟有较强的耐饥饿能力，几个月甚至几年不摄食也不会死。

（三）年龄与生长

乌龟的生长，与水温、饵料及其性别、年龄等有密切关系。一般是水温适宜、饵料质好量足，生长快，反之则慢。在自然条件下，由于季节冷暖多变，且饵料不那么充足，加上其他原因，一般生长速度较为缓慢。雌龟体重1龄一般在10g左右，2龄在50g左右，3龄在100g左右，6龄时达300g以上，雄龟的生长速度则更慢。在人工控温饲养条件下，稚龟经 1 年饲养体重即可达到 150 ～ 300g。乌龟的年龄，可根据其背甲盾片上形成的疏密相同的环纹圈来判定。目测一组疏密相同的环纹圈表示 1 龄，有几组就表示几龄，而更为科学的方法，可取其脊椎骨切片镜检判定。

（四）生殖

乌龟性成熟期 6 ～ 7 年，每年 4 ～ 10 月为繁殖期，5 ～ 8 月为产卵高峰，通常每次产卵 1 ～ 5 枚（每次一穴产卵 5 ～ 7 枚），个体大的龟可产卵 10 枚左右，平均 8 枚左右，可分批产卵，每年产卵分 3 ～ 4 次完成。乌龟 4 月下旬开始交尾，时间多在黄昏或黎明；产卵前雌龟用后肢在向阳有阴的岸边松土处掘穴，将卵产于穴内，产毕复将松土覆盖于卵上。卵长椭圆形，坚硬，灰白色，卵径 27 ～ 28mm 或 13 ～ 20mm。孵化期受温度影响较大，在自然条件下通常 50 ～ 80 天孵出幼龟。幼龟出壳后即能入水，独立生活。乌龟孵出的雌雄性别由孵化温度控制，孵化温度为 25℃时，孵化之幼龟多为雄性，温度在 28℃以上时，孵出的幼龟多为雌性。

第二节　本草考证

一、名称考证

龟甲古代名"龟板"，出自《神农本草经》，龟之腹甲，略呈板片状，故名。龟板又名神屋、败龟版等，出自《本草纲目·介部·水龟》，李时珍曰："释名：神屋，败龟版，败将，漏天机。"别名还有龟甲、神屋（《神农本草经》），龟壳（《淮南子》），败龟甲（《小品方》），败将、败龟版（《日华子本草》），龟筒（《本草衍义》），龟下甲（朱震亨），龟底甲（《药品化义》），龟腹甲（《医林纂要》）。

二、基原考证

本品入药始载于汉代《神农本草经》，列为上品，谓之"龟板……一名神屋，生池泽"。《名医别录》（汉末）曰："龟甲生南海池泽及湖水中，采无时……"陶弘景曰："此用水中神龟，长一尺二寸者为善……"五代后蜀韩保昇所著《蜀本草》（935—960）曰："湖州、江州、交州者，骨白而厚，其色分明，供卜、入药最良。"《本草图经》（1061）曰："今江湖间皆有之，入药须用神龟，神龟版当心前一处，四方透明，如琥珀色者最佳，其头方脚短，壳圆腹白者，阳龟也；头尖脚长，壳长版黄者，阴龟也。"《本草蒙筌》（1565）曰："龟甲味咸。深泽阴山，处处俱有。"《大观本草》（1108）曰："卜龟小而腹小曾钻十遍者，名败龟版，入药良。"《本草从新》（1757）曰："龟板大者力胜，自死败龟良。"此有关龟甲药用品种都有共同特征，即水生。

《本草纲目》总结修订了前人各种版本的本草，将龟鳖分为水龟、蠵龟（读音 zuī xī）、秦龟、摄龟、玳瑁、绿毛龟、疟龟、鹗龟及贲龟 9 种。提及与药用相关的以水龟、秦龟、摄龟、蠵龟为主。据历代本草记载，古代龟甲的来源有"水龟""海龟""山龟"等多种来源，查证多种"本草"，古人使用的龟甲主要来自水龟，又名神龟。水龟，记载其"变化莫测，或大或小""夏则游于香荷，冬则藏于藕节。"李时珍曰："龟尿走窍透骨，故能治喑、聋及龟背，染髭发也。乌龟尿点少许于舌下，神妙。治中风不语。"此龟较常见，广泛分布于江南和岭南江河、湖沼、池塘中。

经前述本草记载，入药须用神龟，神龟底壳当心前，有一处四方透明如琥珀色者是矣，据判断可能是水龟的龟甲内板处特征；在记述肉、溺入药时已提及为乌龟，又药中用龟尿，最难得。综上所述，古代药用龟甲，水生为其主要特性，以乌龟为佳，经考证可确定为乌龟 Chinemys reevesii。此为药用主要品种，全国大部分水系均有分布。

关于龟甲的药用部位，使用龟腹甲、背甲有变迁。《神农本草经》载："龟壳，龟甲也。"《日华子本草》载："习惯上以龟版入药，不用龟甲。其实龟版、龟甲归效同。"《本草纲目》曰："《经》云：龟甲勿令中湿。一名则古者上下甲皆用之。至《日华》始用龟版，而后人遂主之矣。"《本草崇原》亦云："古时上下甲皆用，至日华子只用下板，而后人从之。"明代《本草蒙筌》曰："得神龟甲版为上，分阴阳取用才灵。"《本草备要》载"大者良，上下甲皆可用"等。可见，古人始用龟甲是上下甲同时使用，但从唐代后，习惯以下板入药，名称为"龟板"，此后本草书籍多记载为龟板。

三、道地性考证

《证类本草》《蜀本草》均载："陶隐居云：此用水中神龟，长一尺二寸者为善。厌可以供卜，壳可以充药，亦入仙方，用之当炙……禹锡等谨按蜀本注图经云：江、河、湖水龟也。湖州、江州、交州者，皆骨白而浓，色分明，并堪卜，其入药者得便堪用。"文中所述湖州实为古代吴国即浙江一带，江州实为古代蜀国即湖北东南部、江西北部一带，交州实为两广一带；此三处皆水系发达，为乌龟生活栖息的主要地域。此龟较常见，广泛分布于江河、湖沼、池塘中。《药物出产辨》曰："湖北、安徽，沿扬子江下游一带均有出。"现时长江流域所产为多，曾在武汉大量集散，故有"汉板、汉龟甲"之称。

四、品质评价考证

关于龟甲鉴别与品质评价，古人也总结了宝贵经验，如五代后蜀韩保昇所著《蜀本草》记载"湖州、江州、交州者，骨白而厚，其色分明，供卜、入药最良"。宋代苏颂所著《图经本草》："入药须用神龟，神龟版当心前一处，四方透明，如琥珀色者最佳。"明代《本草蒙筌》曰："得神龟甲版为上，分阴阳取用才灵：杀死煮脱者力微，自死肉败者力猛，只取底版，悉去傍弦。"《本草备要》载"大者良，上下甲皆可用"等，对龟甲入药部位与品质评价有了一定的认识。

　　古人使用龟甲未分腹背，上、下甲分开使用源自元代朱丹溪创导滋阴学说之后，他在《本草衍义·补遗》中首次以"败龟板"取代"龟甲"立条目，认为"龟下甲补阴，主阴血不足"，且"补阴之功力猛而兼去瘀血，续筋骨，治劳倦"，故龟甲用于滋阴盛行。《本草原始》载："古人皆用上、下甲，今惟取底版矣。"《本草蒙筌》曰："只取底版，悉去旁弦。"《药品化义》："龟甲纯阴，气味厚浊……此非气柔贞静者，不能息其炎上之火。"逐渐形成使用腹甲的用药习惯，认为腹甲为阴中之阴，药性强于背甲，遂自明以后习用腹甲。

五、加工与炮制考证

　　龟甲的加工炮制历代古籍中记载较多，大多以炮制后入药，炮制方法主要有炙、酥炙、烧焦、去裙、去皮、去胁、去旁沿、去阑、洗净、熬膏、砂炒等方法（表 9-1）。自《中国药典》收载龟甲炮制方法以来，药典标准及全国地方炮制标准一直沿用砂烫醋淬法。

　　龟甲炮制主要分为净制和炮炙。据文献记载，净制方法可分为酶解、热解和机械三种方法。热解法包括煮法、砂烫法，酶解法有埋法、石灰水浸泡法、蛋白酶法、酵母菌法。热解法简单经济，应用较广；酶解法周期长、生产过程中不利于劳动保护、污染环境、蛋白质损失高，其中食用菌法净制应用较广，在生产过程中干净卫生。

表 9-1　龟甲炮制历史沿革表

出处	年代	炮制方法
《备急千金要方》	唐	诸毛、羽、齿、牙、蹄、甲、龟、鳖、鳗鲤等……皆炙之
《新修本草》	唐	炙令黄、烧焦末
《日华子诸家本草》	宋	酥炙
《类编朱氏集验医方》	宋	醋炙，煅令白烟存性，用碗盖地去火毒
《窦氏外科全书》	宋	童便浸七日，洗净，醋燃至酥润
《丹溪心法》	元	酒炙
《普济方》	明	败龟醋浸一宿，蘸醋炙令黄为度；醋洗，酥炙黄；以醋一碗涂浸，炙用
《本草品汇精要》	明	刮去皮酥涂炙黄研细入药；米醋炙捣为末，米饮调下
《本草蒙筌》	明	酥油炙至脆黄，杵成细末，作丸
《本草纲目》	明	锯去四边，石磨净，灰火炮过，涂酥炙黄用。亦有醋炙、酒炙、猪脂炙、烧灰用者；醋炙黄，更煨存性，出火气
《本草汇》	清	取胁，用底，去黑皮，或酒醋猪脂旋涂旋炙，或以酥，锅中熬黄，研极细；童便煎

续表

出处	年代	炮制方法
《本草述钩元》	清	锯去四边，灰火炮过，涂酥炙黄用，亦有醋炙、酒炙、猪脂炙及烧灰用者
《本草备要》	清	洗净，槌碎，水浸三日，熬膏良
《食物本草会纂》	清	去四边，石磨至净，灰火炮过，涂酥炙黄用；醋炙、酒炙、猪脂炙、烧灰用
《洞天奥旨》	清	用麻油，炙黄色
《医宗金鉴》	清	酥炙；炭火炙焦，白酒浆涂之，再炙焦黄，研为末
《本草辑要》	清	酥炙或猪脂炙、燧灰用、洗净槌碎，水浸三日，熬膏良
《本草害利》	清	酥炙，或酒炙，醋炙，灰用；洗净，槌碎，水浸三日，用桑柴熬成胶
《中国药典·一部》	1963年	净龟板，炒至表面色微黄，取出，筛去沙子，置醋盆略浸后，用水漂洗，晾干
《全国中药炮制经验与规范集成》	1974年	去皮，浸泡；炒龟板；制龟板（醋淬、酒淬）；醋龟板
《中国药典·一部》	2020年	净龟甲，照烫法（通则0213）用砂子炒至表面淡黄色，取出，醋淬，干燥。用时捣碎。每100kg龟甲，用醋20kg

　　龟甲历代以炙用为主，此外传说晋代葛洪发明了龟甲胶，但一直到明代才出现龟胶、龟板膏等。龟甲胶乃龟甲熬制之精华，经炮制后制成纯阴之品，配伍使用恰当可取平和之性，滋阴之力比龟板更强。《本草求真》"龟胶专入肾，经板煎就，气味益阴，故《本草》有板不如胶之说；补阴分之阴，用板不如胶。"《本草便读》"煎胶更良"。《本草必用》"若煅末入丸散，恐中湿则遂其变化之性，成癥瘕于腹中。故经言，中湿有毒，煎胶用良。"《得配本草》"止嗽，牡蛎粉炒。养血，酒蒸化。"《中国药典（2020年版）》：龟甲胶味咸、甘，性凉。归肝、肾、心经。具有滋阴、养血、止血功效，用于阴虚潮热、骨蒸盗汗、腰膝酸软、血虚萎黄、崩漏带下。

　　另外，除了炙用、熬胶外，也有用生品者，《曾广验方新编》"生用有力"，如《温病条辨》卷三"三甲复脉汤、小定风珠、大定风珠"使用生龟甲，旨在发挥滋阴清热，潜阳息风之功，以镇肾气补任脉通阴维而止心痛。龟甲虚寒泄泻不宜用，龟甲胶肾有寒温者忌服。《得配本草》中记载脾胃虚寒、真精冷二者禁用。

　　龟甲历代临床应用方式不一，唐以前仅见捣服，至唐时则有入散吞服，研细入丸剂则始载于宋时的《太平圣惠方》和《太平惠民和剂局方》等书籍，至元时仍以入丸剂，并广泛应用于临床。明清（《本草品汇精要》《炮炙全书》《本草汇》）及近代（《中国药学大辞典》）则明确规定了研极细入药，而关于龟甲以块片状入汤剂先煎的记载，历代文献未见记载。

六、功效与应用考证

现代中药学龟甲归属于补阴类，功能主治阴虚、肾虚所致诸症，《中国药典》所载功能主治具有滋阴潜阳、益肾强骨、养血补心、固经止崩的功效，临床上用于治疗阴虚潮热、骨蒸盗汗、头晕目眩、筋骨痿软、健忘、心虚等症。

龟甲入药始载于《神农本草经》，列为上品，谓："龟甲。味咸平。主漏下赤白、破癥瘕，疟疾、五痔、阴蚀、湿痹……"《经史证类备用本草》记载："龟甲味咸，平，有毒。主漏下赤白，破癥瘕疟疾，五痔阴蚀，湿痹四肢重弱，小儿囟不合，头疮难燥，女子阴疮，及惊恚气心腹痛，不可久立，骨中寒热，伤寒劳复，或肌体寒热欲死，以作汤，良。久服轻身不饥，益气滋智，亦使人能食。"《日华子本草》载："其实龟版、龟甲归效同……均能滋阴养血，补心，益肾，平肝潜阳，退虚热。"历代经典方剂中使用龟甲的主要功效集中在补阴、调经固涩、平肝息风、清热等方面。主治涵盖现代医学中的妇科疾病（经漏、白带异常、外阴溃疡等）、肿瘤、痔疮、免疫系统疾病、肌无力、小儿囟门发育不良等病症。

七、文化考证

乌龟是世界上最长寿的动物之一。它生性温善和顺、憨厚顽强，以静制动，富有灵气，与东方人气质和我国中庸之道十分吻合。"长生不老""万寿无疆"历来是上至帝王下至百姓延续生命的向往；乌龟的长寿使人们往往把它与神灵、与命运联系在一起，所以自古就有"卜龟兆凶吉"预测命运之习俗；加上乌龟集美食、良药、工艺与观赏于一身，这就使乌龟被古老的中华文明接纳融合，成为国人崇龟、尊龟、爱龟的原始由来。中华乌龟文化源远流长，积淀丰厚，在浩瀚的文化典籍、文艺精品、神话传说、医药巨著中常有乌龟的记载。举世闻名的《本草纲目》与《孔子家语》中均称颂"介虫三百六十，以龟为长"。

直到科学发达与经济繁荣的今天，乌龟仍以医伤疗疾的良药、保健养生的美食、家庭观赏宠物的优良属性赢得国人青睐，尤其是坚忍含蓄、抗御逆境、吉祥长寿丰富的精神内涵，使它成为辉煌中华文化传统的一个特有组成部分，并且影响着世界文化。

八、结论

古代药用龟甲，水生为其主要特性，以乌龟为佳。湖北省湖泊众多，素有"千湖之省"的称号，如洪湖、长湖、梁子湖、斧头湖等，这些湖泊地域夏季荷花遍布，冬季采藕众多，与李时珍描述的乌龟生活环境，基本吻合。据调查，目前市场流通的龟甲商品药材，60%产于湖北。因此，湖北作为龟甲的道地产区之一，有据可依。

《中国药典》1963版至1985版规定龟板药用部位为腹甲，1990版修订为龟甲，其背甲和腹甲均可入药，但目前医院临床仍然习用腹甲调剂为主，背甲价格低于腹甲，或以制剂投料多用。现代从化学成分、药理作用方面进行对照研究，结果表明腹甲与背甲没有区别，可等同入药。但对于长期实践中形成的中药药性理论，不能简单否定，应加强药性的基础研究，以兹客观评价二者的优劣，为发展和合理应用龟甲提供科学依据。

第三节　产地分布与产业现状

一、生态环境

栖息于河流、湖泊、稻田、溪流、池塘、沼泽等水生环境中。安静，洁净，温暖（图 9-2）。

水质要求无毒、无污染，以 pH 值在 5 ～ 7，水体溶氧量在 3mg/L 以上，透明度在 20 ～ 25cm 为宜。环境安静，背风向阳；水源水质应符合渔业水质标准（GB 11607）的规定，生产用水水质应符合 NY5051 的规定；空气、底质符合农产品安全质量无公害水产品产地环境要求（GB/T 18407.4）的规定。

二、分布与主产区

黄河以东、以南各地均有分布。湖北省主要湖泊水系均有分布，如京山、荆州、公安、汉川、钟祥、蕲春、红安等。尤其是湖北京山为全国最大乌龟养殖县。

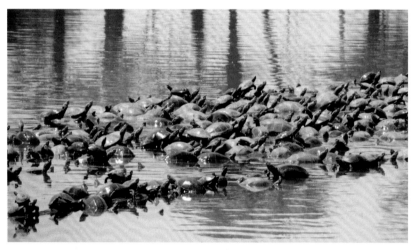

图 9-2　乌龟生境照片

三、产业现状

一产：我国龟类动物养殖区域主要集中于长江中下游地区、淡水湖泊区域、两广珠江水域等。湖北省种龟种群数量、年生产的优质龟苗、生态养殖乌龟面积和数量、生产的龟甲数量等均居全国第一位。乌龟养殖第一大县京山县位于湖北省荆门市，分布于钱场镇吴岭村、荆条村、严李村、廖冲村、刘岭村等，其中京山盛昌乌龟原种场位于钱场镇吴岭村——"中国生态龟鳖养殖第一县核心示范区"。现有稻龟生态种养面积 1.26 万亩，乌龟规范化养殖示范核心示范基地 5600 亩（包括原种乌龟基地 600 亩、稻龟综合养殖基地 5000 亩），野生原种乌龟 11 万组，另有二代亲本种龟 60 万组，每年繁育种苗 2000 万只左右，是农业部授权的全国唯一国家级乌龟原种场。原种场种龟日产蛋量最高突破 12 万枚，年生产优质龟苗 600 万只、生态乌龟 50 万千克、龟甲 130 吨、龟甲胶 1.5 吨、生态商品龟 150 吨，有机大米 15 吨、京山乌龟汤 1.5 吨，年总产值 6000 多万元。目前有龟鳖合作社 40 余家，年生产生态龟鳖 1.3 万吨，产值 11.7 亿元。京山乌龟为"国家农产品地理标志产品"。

二产：龟甲药材、龟甲胶及相关产品的生产在湖北具有优势地位，拥有定点专业生产三胶的国家级高新技术企业 1 家（湖北老中医制药有限责任公司），始建于 1976 年，是一家集研发、生产、销售于一体的现代化中成药制药企业，主要产品是龟甲胶、龟鹿二仙膏，以及乌龟为核心原料的健康食品，产品畅销全国及香港、台湾等地区，并远销日本、东南亚等各国。

三产：京山盛老汉乌龟家庭农场被评为"全国水产科普教育基地"、盛老汉商标被评为"中国驰名商标"（全国龟行业唯一）、"全国休闲农业与乡村旅游五星级企业""全国百家合作社百个农产品品牌""全国休闲渔业示范基地"，带动周边生态观光旅游的发展。

第四节　养殖技术

一、繁殖技术

（一）繁殖习性

在自然条件下，乌龟一般 12 龄性基本成熟。每年的清明节、重阳节前后一月内交配，多在晴天的傍晚、久晴无雨或久雨转晴时交配。雄龟的精子在雌龟的输卵管中，可隔年在体内受精。一般 5 月份开始产卵，6～7 月份为产卵高峰期，8 月底基本结束。乌龟为分批产卵类型，雌龟每年产卵 3～4 次，每次产卵 3～10 枚，少数 2 枚，多的可达 20 多枚。每次间隔 25d 左右。产卵多在黄昏至黎明前进行。产卵前，雌龟爬上产卵场，选择土质疏松、湿润、安全、隐蔽的地方，如树根旁、杂草丛中进行挖穴。挖穴时，雌龟前肢立定，两后肢交替向外扒土。乌龟挖穴需要 4h 左右，挖成的洞穴大小一般在 8 ～ 10cm，深 9 ～ 12cm。乌龟挖穴时，若受惊动，便会改变行动另辟途径，但洞穴快要挖成或要产卵时，即使惊动它也不怕，也不离开，待环境平静后会继续挖穴、产卵。穴挖好后，龟稍作休息即开始产卵于其中，每 4 ～ 10min 产卵 1 枚，每产 1 枚卵，即用后肢把其排好。一窝卵全部产完后，龟多撒尿于扒松的土中，并用后肢踩成泥，然后将泥土覆盖于穴口，最后用腹甲将泥土压平，离去。产卵一般在黎明前完成，也有延续到早上 7 时半左右才完成的。

（二）人工繁殖技术

1. 亲龟的雌雄鉴别

亲龟是指达到性成熟年龄能交配繁殖的雌雄乌龟个体。龟的雌雄在稚、幼龟期间较难区别，而到性成熟时则特征比较明显。雌龟一般个体较大，躯干短而厚，而同龄雄龟一般个体较小，躯干长而薄。雌龟甲壳一般为棕褐色、棕黄色或棕色，雄龟甲壳多为黑色。雌龟的尾较粗短，底板的末端较平直，其内圆而浅，而雄龟的尾较细长，底板末端尖而翘，其内面凹长而深。雌龟无异味，而雄龟有特殊的臭味。另外，可将龟的腹面朝上，置于掌心，右手示指和拇指呈"八"字形，插入龟的前腿窝内，并使劲向后端挤压，雄龟会有交接器从泄殖孔中伸出。

2. 乌龟的亲本种质选择

用来繁殖原种的亲龟要严格按乌龟种质标准进行选择。分类学标准，依据《中国爬行动物系统检索》（1977 年版）分类系统；外形、可数可量性状、年龄等标准和种质标准。选择野生亲龟年龄：雌龟 15 龄以上，体重在 0.8 ～ 1.0kg 以上；雄龟在 12 龄以上，体重在 0.3 ～ 0.4kg 以上，体质健壮、无病无伤。

3. 原种亲龟繁育池

原种亲龟繁育池主要为野生原种亲龟及培育亲本的常年栖息地，以长方形为宜，每个龟池面积以 5000 ～ 10000m²，池深 2.5 ～ 3.0m，水深以 1.8 ～ 2.2m，堤宽以 2 ～ 3m 为宜。要求水面开阔、安静、向阳、光照充足、避风，周围有绿色植被，生态环境与野生环境相似。建立独立进排水系统。野生原种亲龟养殖区与其他生产区域绝对隔离，以利于其保护和繁育。龟池中间放置浮排晒背台，面积 600 ～ 1200m²，用竹木材料制作。饵料台设在近岸边，面积依据池塘大小而定，约 800m²。产卵房地面铺设细砂，砂层厚度 15 ～ 20cm，以便乌龟产卵之需。

4. 种龟检疫与消毒

无论是原有亲龟或新采集的龟，在分池投放前都需进行体表消毒，严防病原体及运输中受伤感染带入的疾病蔓延。消毒方法：3% ～ 4% 的食盐水溶液浸泡，时间的长短根据水质、水温和龟的体制等情况而定，一般 10 ～ 15min。在龟种投放前，龟池需用生石灰清塘。生石灰用量，干法：用量 60 ～ 75 千克/亩；带水（水深 1m），用量 125 ～ 150 千克/亩。

5. 亲本的投放

乌龟投放龟池时间宜选在每年的 5 ～ 8 月，水温稳定在 26℃左右为宜。放养水面以每平方米 2 ～ 5 只为宜，雌雄比例为 3:1，密度合适可使原种的优良品质得以充分表现。

6. 亲龟的繁育

长江流域乌龟的繁育期为每年 5 ～ 9 月，且水温为 25 ～ 32℃，6 ～ 7 月为乌龟产卵的旺盛期。在产卵期到来之前，对产卵房要清理，发现地面渗水和房顶破损处要维修。养殖工将收集静置 7d 左右的收卵箱搬出，在选卵车间进行龟卵的选择和装入孵化箱。选出完好的受精卵排放孵化箱，每箱约 500 枚，上面覆盖 2 ～ 3cm 厚的湿蛭石。孵化室温度宜控制在 30 ～ 31℃以内，最高不超过 32℃。空气中湿度控制在 70% ～ 80%，介质的含水量以 7% ～ 8% 为宜，最低不得小于 5%。一般受精卵应经过 60d 以上的孵化，开始出壳，刚孵出的稚龟体重在 5g 左右，出壳 7 ～ 10d 的稚龟，体形完整、卵黄已吸收完毕，脐孔封闭完好，爬行活泼，为优质稚龟，可以进行分拣出售或转移到暂养池或稚龟池进行人工饲养，体重增长到 20 ～ 50g/ 只的稚龟，背甲有光泽，尾长而尖，腹甲 12 块盾片，每块交接处，镶有白色条纹且条纹清晰、宽度一致，用手拉后腿，能有力地缩回的个体为纯正而健康的稚龟。乌龟完成了一个繁殖期的生产，为第二代亲本培育打下了基础，选择 6g 左右的稚龟进行养殖培育。

二、养殖方法

国内乌龟养殖方式主要有温室内池养和室外散养或野生抚育生态养殖。将幼龟、成龟和亲龟分池饲养，成龟雌雄龟的投放比例为 2:1 或 3:1，投放养密度为每平方米 3 ～ 5 只，成龟的饲料应做到动、植物性饲料的合理搭配，动物性饲料如各种畜禽的内脏、小鱼虾、螺蚌肉等，植物性饲料如菜叶、玉米、高粱等。越冬池应选择阳光充足避风、温暖、环境安静的地方，底质以泥沙为好，池中央要铺有 20 ～ 30cm 深的软泥。

（一）养殖模式

乌龟养殖可以分为两种模式：专养和稻龟鳖鱼虾共生混养。专养：指在一个池塘里面专门养殖乌龟。稻龟鳖鱼虾共生混养：指在稻田里面既种植水稻又混养着龟鳖鱼虾，是生态健康养殖新模式。

（二）养殖池塘

不同的养殖模式，有不同的养殖水面要求。乌龟在不同生长阶段对龟池的条件要求也不尽相同，故乌龟池分为亲龟池、稚幼龟池和成龟池。其建造标准及环境要求与前面所述原种亲龟池相同。

1. 稚、幼龟池

用来养殖刚出壳的稚龟至 250g 以下的幼龟。稚龟个体增大，活动能力增强，但幼龟阶段需加温养殖，故幼龟池面积也不宜大，一般为 20～30m²，池深 0.6～0.8m，水深控制为 5～45cm。稚、幼龟池还需建有防逃设施、独立的排灌水系统和增氧系统。

2. 稻龟鳖鱼虾共生混养池塘

每个混养池塘面积 20～50 亩。建造标准：以原来的稻田进行标准化改造，即从田埂向里面开挖上底宽 6m、下底宽 2m 左右、深 1.5m 左右的倒梯形回型沟渠，留 6m 左右的下田机耕斜坡道与回型沟渠环绕的稻田相接。田块整理平整，落差 ±10cm。稻田中间种植优质水稻，沟渠里面养殖水产品；建有闸阀自流排灌系统及拦龟栅网；距田埂 1m 以下加装 50cm 高的防逃板或防逃网片，防止水产品逃逸；沟渠水深以能够满足稻田中间水稻生长的需要为标准进行排灌调节。

（三）乌龟的投放

不论何种模式养殖乌龟，乌龟投放龟池的时间都只能选在每年的 5～8 月，水温稳定在 26℃ 左右为宜。乌龟投放池塘时，必须是放在池内陆地上，让其自行爬入水中。专养池塘：投放体重为每只 100g 以上的幼龟，以每平方米 5～8 只为宜。稻田混养：投放体重为每只 200g 以上的幼龟，以每亩 500 只较好。

（四）饲养管理

专养池塘：投食的专用饲料粗蛋白质含量应达 35% 以上，同时还应搭配鲜活动植物饵料，包括小鱼虾、蚯蚓、螺蛳、河蚌肉、畜禽内脏、南瓜、菜叶等。稻田混养：稻田里面的乌龟一般以小鱼虾、螺蛳、蠕虫、昆虫、水草等为食，同时还应补充一部分饲料投食，其饲料粗蛋白质含量应达 30% 以上。

投食遵循"四定"原则：①定时：清明节前后至中秋节期间是乌龟摄食生长繁育的时间，一般宜在下午 7～8 时投食，定时可使乌龟按时取食，获取较多的营养，并且还可保证饲料新鲜。②定点：专养的在饵料台投食，稻田混养沿着水池岸边分段定位设置固定的投料点，投料点要紧贴水面，便于乌龟咽水咬食。定点投喂，目的是让乌龟养成习惯，方便其找到食物，同时便于观察乌龟的活动和检查摄食情况。③定质：投喂的饲料应该保持新鲜，喂食过后，要及时清除剩残食物，以防饲料腐烂发臭，影响乌龟的食欲和污染水质。④定量：饲料的投喂量视气温、水质、乌龟的食欲及其活动情况而定，以当餐稍有剩余为宜。

专养池塘管理：在龟池内水面上放养一些水浮莲或水葫芦，既能吸收 CO_2 和有害无机盐类以净化水质，又有遮阴作用，还是乌龟的饵料。水面植物应用竹竿等控制在水面的 1/4～1/3 处，不能任其发展。适时加水，因为池塘水会自然蒸发，所以必须经常给池塘加水，保持和满足水体溶氧的需要。每隔一个月对养殖池塘泼洒一次生石灰，用量为 20～25g/m³，使 pH 值在 7～8，主要作用是：消毒防病、调节水质和增加乌龟钙质。对鸟类、鼠的防治，农场主要采取在养殖场，池四周设置驱鸟器、防鼠网、灭鼠器等。

三、病虫害防治

随着乌龟养殖业的发展，养殖病害也逐渐增多，如肠炎病、肺炎、疥疮病、肤霉病等。为了防止乌龟生病，一方面养殖中应调节好水质，调整 pH 值至 7 ～ 8，并用生石灰化水全池泼洒，另一方面也可添加营养物质如多种维生素，增加抗病能力。

四、捕捉

乌龟人工养殖 3 ～ 4 年，体重达 500g 以上即以成龟，可捕捉出售。根据出售量的多少，专养的池塘可以采取拖网的办法捕捞。稻田混养的采取小网的方式捕捞。捕捞后进行大小规格分类。全年均可捕捉，以秋、冬两季为多。

第五节　产地加工与炮制

一、产地加工

将龟捕捉后杀死，或用沸水烫死，剥取背甲和腹甲，除去残肉，晒干。

捕捉后将龟杀死，取其甲，剔去筋肉，洗净后，晒干或晾干，即为"血板"。若将龟用沸水烫死，剥取背甲和腹甲，除去残肉等，晒干或晾干，则为"烫板"。一般认为"血板"质量较佳。

二、炮制

龟甲的加工炮制历代古籍中记载较多，大多以炮制后入药，炮制方法主要有炙、酥炙、烧焦、去裙、去皮、去胁、去旁沿、去阑、洗净、熬膏、砂炒等方法（见第二节表9-1）。自《中国药典》收载龟甲炮制方法以来，药典标准及全国地方炮制标准有龟甲和醋龟甲，后者一直沿用砂烫醋淬法。方法如下：

龟甲：置蒸锅内，沸水蒸 45min，取出，放入热水中，立即用硬刷除净皮肉，洗净，晒干。

醋龟甲：取净龟甲，照烫法（中国药典通则 0213）用砂子炒至表面淡黄色，取出，醋淬，干燥。用时捣碎。每 100kg 龟甲，用醋 20kg。

三、包装与贮藏

置于干燥处，防蛀。

第六节 标 准

一、《中国药典》标准

龟板首载于《中国药典（1963年版）·一部》第143页，1977年版一部第299页、1985年版一部第149页，均记载为龟板。1963年版一部，分别从来源、鉴别、炮炙、性味、功能、主治、用法与用量、注意、贮藏等9个指标对其规定，来源为龟科动物龟 *Chinemys reevesii*（Gray）的腹甲。龟甲首载于《中国药典（1990年版）·一部》第152页，分别从来源、性状、炮制、性味与归经、功能与主治、用法与用量、贮藏、制剂等8个指标对其进行了规定。其来源为龟科动物乌龟 *Chinemys reevesii*（Gray）的背甲及腹甲。1995年版一部第154页、2000年版一部第143页、2005年版一部第125页规定与1990年版一部规定基本相同。2010年版一部第169页、2015年版一部第180页均增补了"鉴别""浸出物"两项。

《中国药典（2020年版）·一部》对龟甲质量要求如下：

本品为龟科动物乌龟 *Chinemys reevesii*（Gray）的背甲及腹甲。全年均可捕捉，以秋、冬两季为多，捕捉后杀死，或用沸水烫死，剥取背甲和腹甲，除去残肉，晒干。

（一）性状

本品背甲及腹甲由甲桥相连，背甲稍长于腹甲，与腹甲常分离。背甲呈长椭圆形拱状，长7.5～22cm，宽6～18cm；外表面棕褐色或黑褐色，脊棱3条；颈盾1块，前窄后宽；椎盾5块，第1椎盾长大于宽或近相等，第2～4椎盾宽大于长；肋盾两侧对称，各4块；缘盾每侧11块；臀盾2块。腹甲呈板片状，近长方椭圆形，长6.4～21cm，宽5.5～17cm；外表面淡黄棕色至棕黑色，盾片12块，每块常具紫褐色放射状纹理，腹盾、胸盾和股盾中缝均长，喉盾、肛盾次之，肱盾中缝最短；内表面黄白色至灰白色，有的略带血迹或残肉，除净后可见骨板9块，呈锯齿状嵌接；前端钝圆或平截，后端具三角形缺刻，两侧残存呈翼状向斜上方弯曲的甲桥。质坚硬。气微腥，味微咸。

（二）鉴别

采用薄层色谱法（TLC）试验，以甲苯－乙酸乙酯－甲醇－甲酸（15∶2∶1∶0.6）为展开剂，喷以硫酸无水乙醇溶液（1→10），加热至105℃显色，供试品经甲醇超声提取，在与对照药材色谱和对照品胆固醇色谱相应的位置上，显相同颜色的斑点。

（三）浸出物测定

照水溶性浸出物测定法（通则 2201）项下的热浸法测定，不得少于 4.5%。

《中国药典（2020 年版）·一部》对龟甲饮片质量要求如下：

（四）龟甲

置蒸锅内，沸水蒸 45min，取出，放入热水中，立即用硬刷除净皮肉，洗净，晒干。性状、鉴别和浸出物检测同药材。

（五）醋龟甲

取净龟甲，照烫法（通则 0213）用砂子炒至表面淡黄色，取出，醋淬，干燥。用时捣碎。每 100kg 龟甲，用醋 20kg。

1. 性状

本品呈不规则的块状。背甲盾片略呈拱状隆起，腹甲盾片呈平板状，大小不一。表面黄色或棕褐色，有的可见深棕褐色斑点，有不规则纹理。内表面棕黄色或棕褐色，边缘有的呈锯齿状。断面不平整，有的有蜂窝状小孔。质松脆。气微腥，味微咸，微有醋香气。

2. 鉴别

同药材。

3. 浸出物测定

同药材，不得少于 8.0%。

二、商品规格等级标准

商品规格因加工方式不同，有血板、烫板之分，不分等级，均为统货。

三、其他标准

有关乌龟的其他标准包括行业标准 3 项，地方标准 5 项，湖北企业标准 1 项，均为繁育或养殖技术规范。"京山乌龟" 2017 年获农产品地理标志公共标识。

第七节 品质研究与评价

一、性状特征研究

现代龟甲生药鉴别多参照动物科属特征，采用科属与性状特征结合，以龟类甲壳的甲桥、腋盾、胯盾的有无、多少、大小，上下甲壳有无韧带参与，盾片数目，棱岭的位置及形状等特征为依据，可将龟甲及其30多个品种来源的伪品与正品相鉴别。

通过龟甲上甲、下甲盾片上的纹理可鉴别正品与伪品，主要抓住腹甲胸、腹盾长方形，股盾外缘向肛盾弯成弧度，表面具紫褐色放射状纹理，除去盾片，脸、胸盾缝交叉在内板中为正品龟甲的标志性特征，可与其他非正品相区分。但对市场上已破碎了龟甲或经炮制后的饮片，仅使用传统性状鉴别就存在困难，需借助现代技术如DNA条形码以兹区别。

本品背甲及腹甲由甲桥相连，背甲稍长于腹甲，与腹甲常分离（图9-3）。背甲呈长椭圆形拱状，长7.5～22cm，宽6～18cm，边缘整齐；外表面棕褐色或黑褐色，中央隆起，具脊棱3条。表面有骨片（盾片）38块，中央的13块较大（椎盾和肋盾），略呈六边形，边缘25块较小。颈盾1块，似蝴蝶状。中央突出的脊棱贯穿5块椎盾，第1枚五边形，长、宽相等或长略大于宽，第2～4枚六边形，宽大于长；两侧脊棱分别贯穿肋盾各4枚，较之相邻椎盾略宽或等宽；每块椎盾或肋盾上均可见自脊棱出的放射状纹理，形成层环状角质纹。缘盾每侧11枚，后端钝圆；臀盾1对2块，单枚呈矩形，1对排列似对称蝴蝶结。背甲内表面黄白色，肋骨左右各8块，椎骨8块，骨缝相连。

腹甲较平呈板片状，近长方椭圆形，几与背甲等长，长6.4～21cm，宽5.5～17cm；外表面色较浅，呈淡黄棕色至棕黑色。表面有盾片12块，每块常具紫褐色放射状纹理，盾片交接处有白色条纹，前端平截增厚。喉（咽）盾2块，拼合成三角形，后端具三角形缺刻。雄性腹甲的后中部略凹，喉（咽）盾近三角形，肱盾外缘较长，似呈楔形。各腹盾缝长依次为：腹盾缝＞股盾缝＞胸盾缝＞喉盾缝＞肛盾缝＞肱盾缝。两侧残存呈翼状向斜上方弯曲的甲桥，未除去甲桥者可见腋盾和胯盾。内表面黄白色，肱盾与胸盾缝的交叉处在内板中。

质坚硬。气微腥，味微咸。

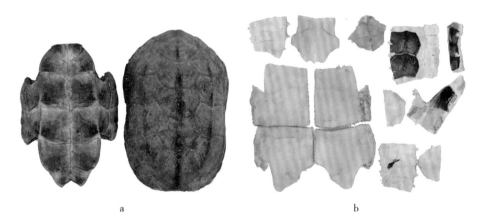

a   b

图9-3 龟甲性状特征

a.龟甲药材；b.龟甲饮片

二、显微特征研究

粉末特征：粉末浅棕色。骨板碎片灰白色，类圆形，散有众多骨陷窝，圆形或狭长条形，边缘具有放射状裂纹；骨胶碎片不规则形，表面凹凸不平，密布细小颗粒和不规则纹理，边缘缺刻不齐，增厚层纹明显；胶原纤维成束，细长条形，可见纵纹理（图9-4）。

三、含量测定研究

早期文献报道有，按照《中国药典》方法测定龟甲的总灰分、干燥失重、水浸出物、乙醇浸出物含量；采用凯氏定氮法测定其含氮量，

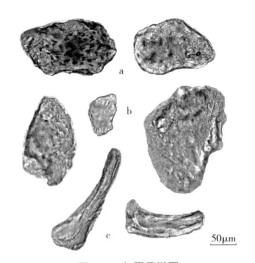

图9-4 龟甲显微图
a.骨板碎片；b.骨胶碎片；c.胶原纤维

再折算成蛋白质的含量；测定磷脂的含量；采用混合酸消化后，利用电感耦合等离子体发射光谱仪测定微量元素；酸水解后采用氨基酸自动分析仪测定氨基酸含量。

以抗氧化活性物质多酚为基础，研究以Folin-Ciocalteu比色法测定不同龟甲的多酚含量，以期探讨龟甲抗氧化活性，结果湖北产的多酚含量较高，其次是浙江、海南，而湖北龟甲（背）比湖北龟甲（腹）的多酚含量高。

对龟甲中胶原蛋白，采用水解后异硫氰酸苯酯衍生化法以羟脯氨酸计算出总量，胶原蛋白量达14%以上；采用柱前衍生化的方法对13种氨基酸的含量进行了测定，结果甘氨酸含量最高，其次是精氨酸、谷氨酸等。

四、指纹图谱研究

采用傅立叶变换红外光谱技术（FTIR），建立龟甲药材水提物冻干粉的指纹图谱，并对正品龟甲及伪品旱龟、海龟、血鳖甲、鳖甲进行鉴别。不同来源的正品龟甲药材FTIR谱图具有一定相似性，主要吸收峰为3396cm^{-1}、1272cm^{-1}、1080cm^{-1}、880cm^{-1}、858cm^{-1}和547cm^{-1}。其中，1652cm^{-1}、1439cm^{-1}的骨架振动峰附于相应的3396cm^{-1}处的强而宽的–NH2反对称伸缩振动峰，说明龟甲中含有大量的氨基酸、蛋白质、骨胶原类物质。通过与龟甲药材归一化FTIR标准图谱的对比，正品龟甲药材相似度高，伪品龟甲药材相似度低，计算其相似度分别均小于设定的最小阈值（＜90%），可以区别正品龟甲和伪品龟甲。

龟甲药材中主要有效成分为蛋白质，通过蛋白质水解、6-氨基喹啉基–N–羟基琥珀酰亚氨基–氨基甲酸酯（AQC）试剂衍生化的方法检测氨基酸的种类和含量，进行指纹图谱研究。不同产地的龟甲及其混伪品通过盐酸水解、脱磷、脱钙、衍生化反应等，进行HPLC检测，建立了以19种氨基酸成分为对照的指纹图谱，具有较好的精密度、

重现性和稳定性。正品龟甲的上下甲相似度为 0.932 ～ 0.995，正品与混伪品的相似度在 0.90 以下者占 90.91%，表明正品上、下甲的 HPLC 图谱差异较小，正品与混伪品差异较明显，所建立的 HPLC 指纹图谱可用于龟甲的质量评价。

五、生物鉴定研究

（一）特异性 PCR 法

建立了一种复合 PCR 技术对龟甲正品及其伪品进行鉴别，正品龟甲在 300 ～ 500bp 间有 2 条明亮分明的条带，而伪品龟甲只出现 1 条或无条带。建立了一种简便、实用的龟甲药材 DNA 分子鉴定方法，对提取的正品龟甲及常见伪品源动物 mtDNA 细胞色素 b 基因进行扩增并测序，结果显示乌龟得到约 180bp 的阳性扩增带，非乌龟在同样条件下无扩增产物，可用于龟甲类药材的鉴定。研制了一种集 DNA 提取与 PCR 鉴定为一体的龟甲检测试剂盒，并检测了特异性、灵敏度、稳定性，结果表明该试剂盒适用于龟甲药材的快速检测。

（二）DNA 条形码

对龟甲及其混伪品的原动物 COI 序列进行研究，结果显示龟甲的正品来源乌龟形成一个独立的枝，支持率为 99%，表明基于 COI 序列的 DNA 条形码技术适用于鉴定龟甲的正品来源及其混伪品，为龟甲药材的准确鉴定提供了有效的分子遗传标记方法，具有一定的参考价值。

第八节　化学成分与药理作用

一、化学成分

龟甲主要含蛋白质、氨基酸等。氨基酸类：甘氨酸、L- 羟脯氨酸、瓜氨酸、丙氨酸、L- 脯氨酸、亮氨酸、苏氨酸、丝氨酸等。无机元素：钙、锶、铁、锌等。甾体类：十六烷酸胆甾醇酯、胆甾醇、十四酸甾醇酯。脂肪酸类：十六酸甲酯、十六酸乙酯、十八酸甲酯、十八酸等。

代表性化学成分结构式见图 9-5：

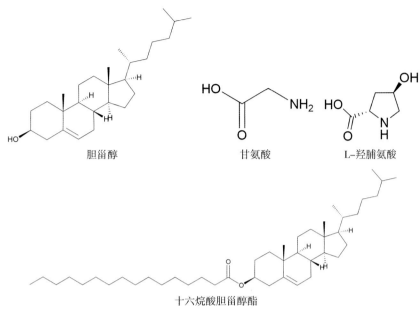

胆甾醇　　　　　　　甘氨酸　　　　　　L-羟脯氨酸

十六烷酸胆甾醇酯

图 9-5　龟甲化学成分结构式

二、药理作用

（一）药效学研究

1. 对甲状腺、肾上腺功能的影响

采用三碘甲状腺氨酸（T_3）建模的甲亢型大鼠，灌服龟甲煎液 6 天，可降低甲亢型大鼠血清中 T_3 和 T_4 含量，并且可降低红细胞膜中 Na^+、K^+-ATP 酶的活性、血浆中的 cAMP 及血浆的黏度，萎缩的甲状腺开始恢复生长，减慢大鼠的心率，提高痛阈，降低大鼠的整体耗氧量，升高血糖；降低大鼠的饮水量，增加其尿量，使其体重有所增加；并使大鼠的胸腺、甲状腺、肾上腺以及脾的组织结构及重量均基本恢复到正常或接近正常的水平。

龟甲胶干预治疗甲状腺功能亢进症不仅可以减轻西药所导致的不良反应，改善中医症候，还在提高机体免疫力、改善甲亢患者的内分泌、血液系统及骨质方面具有显著效果。

2. 增强免疫作用

阴虚型大鼠服用龟甲水煎液后，使 ^{3}H-TdR 掺入到淋巴细胞转化的 cpm 值和血清中 IgG 的含量均有所提高，从而使低下的细胞免疫以及体液免疫功能均得到了较好的恢复。氨基酸的分析研究表明，龟上、下甲水煎液都含 18 种必需氨基酸，并且均含人体必需的氨基酸，是免疫功能得以恢复的极其重要的物质基础。

龟甲胶有生成血小板及白细胞的作用。龟甲对阴虚小鼠体重减轻、自主活动减少、耐缺氧能力减弱和甲状腺、胸腺、脾脏、肾上腺的萎缩都具有一定的抑制作用，这些均表明龟甲有增强机体免疫的作用。

3. 促进发育作用

龟甲能够促进骨髓间充质干细胞（mesenchymal stem cells，MSCs）的增殖，促进生长发育，并激活诱导 MSCs 分化成为神经元样细胞或向成骨方向分化，该作用主要是通过上调增殖细胞（Proliferating Cell Nuclear Antigen，PCNA 是一种核内蛋白质）从而实现细胞增殖。龟甲水煎液能降低脑缺血再灌注后 iNOS、nNOS 过度表达所形成的 NO 神经毒性，提高源于 eNOS 产生的 NO 神经保护作用，上调脑缺血再灌注大鼠 Nestin 的表达，促进神经干细胞的增殖。

4. 骨损害修复作用

龟板对防治激素性骨质疏松症（GIOP）骨损害具有明显效果，并与阿仑膦酸钠（ALN）联合应用在骨量、骨微细结构、骨生物力学及骨组织形态学等方面均显示出较好的联合效应和优势。还能改善糖尿病性骨质疏松、膝骨关节炎，龟甲能促进软骨细胞增殖，促进骨髓间充质干细胞增殖、分化为成骨细胞来防治骨病。

5. 延缓衰老

应用二苯基苦基苯肼（DPPH）方法进行体外的抗氧化活性检测，与抗坏血酸（维生素 C）进行比较，龟板 95% 乙醇部位提取物有较强的体外抗氧化活性。龟板有延年益寿的滋补功效，与其富含钙、镁、锌、锰、铜、硒、铁等无机元素有相关性。

6. 其他作用

用紫外线直接照射细胞造成损伤模型，龟甲提取物具有较好的抗表皮干细胞凋亡作用。龟甲提取物具有抑制血清饥饿诱导 PC12 细胞凋亡的作用。龟甲胶具有治疗痛风、肝癌的功效。

综上所述，龟甲是我国常用中药，具有广泛且重要的药理活性。现代药理研究表明，龟甲胶能够调节机体功能，并能够激发机体的自身调节机制，从而增强机体自身的稳定状态；龟甲胶也能够起到纠正甲亢阴虚模型动物的全身各系统的病理和生理的变化。龟甲不但有治疗骨质疏松的功效，而且还具有保护中枢神经发育的作用。但龟甲作为一种动物药材，其成分十分复杂，目前龟甲的化学成分、作用机制和临床病症相互间的关系尚不十分明确，因此，有必要深入探讨龟甲药效物质基础及其进行作用机制的研究，为开发临床上安全、有效的龟甲类新产品奠定坚实的基础。

（二）安全性研究

龟甲的毒性极低，100% 龟上下甲煎液（1ml 相当于 1g 生药）给小鼠服用，其半数致死量 LD_{50} 测不出，最大耐受量 MTD 均为 250g/kg，为成人临床用量的 500 倍。

第九节　临床应用与产品开发

一、临床应用

（一）临床常用

龟甲，性味咸、甘，微寒；归肝、肾、心经；功效滋阴潜阳，益肾强骨，养血补心，固经止崩。其临床应用如下：

1.用于肾阴不足，骨蒸劳热，潮热盗汗，或阴虚阳亢，热病伤阴，阴虚风动等症。龟甲能滋肾阴而潜浮阳，治阴虚发热，可与地黄、知母、黄柏等配伍；治阴虚阳亢，可与生牡蛎、鳖甲、白芍、生地黄等配伍；若阴虚而动风者，再加入阿胶、鸡子黄等，以滋液而息风。

2.用于腰膝痿弱，筋骨不健，小儿囟门不合等症。龟甲能滋肾而健骨，故可用于筋骨不健、囟门不合等症，可与牛膝、锁阳、当归、芍药等同用。

3.用于血热所致的崩漏等症。龟甲有滋阴益血的功效，且性偏凉，故可用于血热所致的崩漏等症，可与地黄、旱莲草等配合使用。

（二）临床进展

龟甲（胶）及其制剂在慢性再生障碍性贫血、缺铁性贫血、功能性子宫出血、高龄妇女不孕不育、阳痿、骨关节炎、帕金森综合征、老年性骨质疏松和失眠症等老年退行性病变显示明显的治疗优势。

1.治疗贫血或出血

龟鹿二仙胶加味中药汤剂干预患者2个疗程后，面色苍白、头晕目眩、肢体乏力、心悸气短等症状均有明显改善，且外周血中血红蛋白、白细胞和血小板数逐渐上升。以龟甲为君药，能通过下丘脑-垂体-卵巢轴改善黄体功能，恢复正常月经周期，改善全身症状，使子宫内膜呈分泌良好反应，从根本上治疗功能性子宫出血。

2.治疗肝肾阴虚型高血压

采用龟甲养阴汤（处方：龟甲20g，鳖甲30g，枸杞子20g，五味子20g，何首乌15g，黄芪30g，党参20g，茯苓20g）治疗肝肾阴虚型高血压78例，其中痊愈45例，好转28例，总有效率为93%，疗效显著。

3.治疗精子减少症

选用龟甲配制"龟鹿四子合剂"，用于治疗精子减少症20例，连服3个月后女方怀孕率达40%，未见明显副作用。治疗后平均活动精子数增加7倍，精子密度增加平均达5.3倍。

4. 不育症

将 160 例精浆和（或）血清抗体（AsAb）阳性的免疫性不育患者随机分成治疗组（龟板配以其他中药的复方治疗）80 例和对照组 80 例，进行 9 个月治疗后，采用酶联免疫吸附测定（ELISA）检测，结果显示治疗组和对照组的抗体转阴率分别为 90% 和 80%（$P < 0.01$），治愈率分别为 52.5% 和 40%。采用自拟生精化瘀汤（淫羊藿、仙茅、熟地黄、龟板、菟丝子等）治疗精索静脉曲张性不育 42 例，疗效满意。采用前瞻性多中心随机双盲实验，龟鹿二仙膏能提高预后较差高龄妇女的体外受精 – 胚胎移植（IVF–ET）成功率，提高卵母细胞质量和子宫内膜容受性，提高临床妊娠率，减少妊娠相关并发症。

此外，龟鹿补肾丸治疗阳痿，龟鹿二仙胶汤治疗肝肾亏虚型膝骨性关节炎，龟甲胶治疗痛风、肝癌等，临床疗效明显。

中医理论认为，乌龟属血肉有情之品，可滋补精血、调和阴阳，具有滋阴潜阳、益肾强骨、养血补心等功效，广泛用于阴虚潮热、骨蒸盗汗、头晕目眩、虚风内动、筋骨痿软、心虚健忘等病症。现代研究表明，乌龟具有延缓衰老、提高免疫力、抗氧化、促进骨髓间质干细胞软骨细胞增殖、抑制细胞凋亡、调节能量代谢、保护神经等显著的药理学活性，乌龟及其制剂在抗衰老、防治老年性骨质疏松和失眠症等老年退行性病变方面，显示明显的临床优势。

二、产品开发

乌龟以龟甲入药，为龟科动物乌龟（*Chinemys reevesii*）的背甲及腹甲。商品名为龟甲、龟板、汉板。龟甲胶为龟甲经水煎煮、浓缩制成的固体胶。《中国药典（2020 年版）·一部》中收载了龟甲、龟甲胶 2 种药材及含龟甲（胶）的 26 种成药品种，未收载的以乌龟为原料中药成方制剂近百种。

代表性成方制剂有左归丸、龟甲养阴片、滋肾健脑颗粒、益脑片等。湖北企业生产的龟鹿二仙膏为国家中药保护品种，并出口畅销。此外，乌龟是我国传统药食两用动物药材，以乌龟肉为原料，开发的特色养生食品如龟鹿膏、鹿龟二味膏、龟鹿太极丸、鹿精牡蛎膏、广东虫草片、鹿鞭牡蛎片、龟鹿七珍糕、龟派（固体饮料）等已投产销售，填补了市场空白。

第十节　展　望

现代社会人们的保健养生意识普遍增强，特别是日益增长的老龄化群体及工作压力较大的年轻人群，对具有防治老年性疾病及改善亚健康状态的产品越发重视和青睐，乌龟产业具有极大的市场需求和发展潜力。目前，湖北省在乌龟养殖及龟甲、龟甲胶等产品具备明显优势，在全国拥有先进地位，并且在临床适应证挖掘、新产品研发和品牌宣传方面取得了一定的成果。

乌龟主要成分多为蛋白、多肽等大分子物质，分离鉴定困难，致使乌龟功效成分尚多不明确，支撑临床（及扩大）适应证的现代药效学评价和高标准高要求的质量保障体系也尚需开展研究。以传统中医药理论为指导，结合现代先进科学技术研究乌龟的活性成分及其调控机制，阐释龟甲传统核心功效的现代科学内涵，构建乌龟质量评价及产品开发等一体化的产业体系，可以进一步发掘乌龟药食两用价值，加强资源有效开发和综合利用，满足老年及亚健康人群社会需求，提升乌龟产业持续发展。

参考文献

［1］中国科学院中国动物志编辑委员会.中国动物志（爬行纲）［M］.北京：科学出版社，2016：97.

［2］黄璐琦，李军德，张志杰.新编药材学（第八卷）［M］.北京：中国医药科技出版社，2022：76.

［3］黄清杰，张中华，徐志伟.龟甲药用历史与研究进展［J］.湖北中医杂志，2021，43（5）：64-66.

［4］肖凌，张飞，康帅，等.龟甲本草考证及现代药用品种整理［J］.中药材，2018，41（3）：740-744.

［5］张中华，黄清杰.龟甲炮制加工历史沿革与临床应用［J］.甘肃医药，2021，40（9）：825-827.

［6］周婷，王伟.中国龟鳖养殖原色图谱［M］.北京：中国农业出版社，2009：65.

［7］周婷，腾久光，王一军.龟鳖养殖与疾病防治［M］.北京：中国农业出版社，2001：87.

［8］周婷，李丕鹏.中国龟鳖分类原色图鉴［M］.北京：中国农业出版社，2004：63.

［9］朱照祥.对《中国药典》2000年版一部收载的动物类药材性状特征探讨［J］.中国中药杂志，2002，27（11）：878-879.

［10］刘晓帆，刘春生，杨瑶珺，等.基于COI基因的龟甲及其混伪品的DNA条形码研究［J］.中国中药杂志，2013，38（7）：947-950.

［11］盛瑜，李梓橦，刘玲，等.龟甲药材的红外指纹图谱鉴别研究［J］.时珍国医国药，2017，28（5）：1127-1129.

［12］邓莹，李明成，张丽华.复合聚合酶链反应鉴别龟甲正品与伪品的特征［J］.中国药学杂志，2014，49（12）：1023-1026.

［13］刘中权，王义权，周开亚，等.中药材龟甲及原动物的高特异性PCR鉴定研究［J］.药学学报，1999，34（12）：941-945.

［14］崔丽娜，杜鹤，孙佳明，等.基于COI条形码序列的龟甲及其混伪品的DNA分子鉴定［J］.吉林中医药，2012，32（2）：176-178.

［15］刘桐辉，王锦，李明成，等.中药材龟甲细胞色素b基因特异性鉴定研究［J］.中国药学杂志，2012，47（3）：182-185.

［16］曲莉，王淼，邓莹，等.龟甲DNA检测试剂盒的研制与评价［J］.天然产物研究与开发，2016，28（5）：668-672.

［17］刘宇文，谌宇，郑娟.液质联用多肽识别技术用于龟甲的鉴别研究［J］.中国卫生检验杂志，2020，30（4）：408-409，413.

［18］Xiaoqing Huang，Yuxin Zhou，Hailan Zhu，et al. Genome-wide SNP based species identification of *Chinemys reevesii*，Ocadia sinensis and their hybrids［J］.Gene Reports，2021（24）：101249.

［19］龙小艳，陈莹，费毅琴，等.龟甲及龟甲胶中25种金属及有害元素含量测定及初步风险评估［J］.药物分析杂志，2019，39（5）：870-880.

［20］姜大成，崔健，王永生.13种龟板化学成分比较［J］.中药材，2000，23（2）：66-67.

［21］张远名，黄慧月，郑健.龟板、龟甲化学成分含量测定的比较［J］.中药通报，1984，9（5）：12-13.

［22］汪禄祥，董宝生，刘家富.药用龟板的氨基酸和矿质元素分析［J］.广东微量元素科学，2005，12（11）：42-44.

［23］薛铮.ICP-AES法测定龟板中常量和微量元素［J］.中草药，2009，40（1）：73-74.

［24］高姚湘，陈东风，李熙灿.Folin-Ciocalten比色法测定龟甲多酚含量的研究［J］.科技创新导报，2010（1）：6-7.

［25］姜大成，王永生，许彦梅.龟甲滋阴活性成分研究［J］.中国中药杂志，2002，27（6）：435-436.

［26］雷钧涛，蔡柏玲.薄层扫描法测定龟甲中胆甾4，6-乙烯-3醇的含量［J］.医药导报，2005，11（24）：1050-1051.

［27］陈薇，曾和平，王春燕，等.中药龟板提取物化学成分及其调控鼠骨髓间充质干细胞（rMSCs）增殖活性的实验研究［J］.化学学报，2007，65（3）：265-270.

［28］李阳春.龟甲有效成分及药理研究进展［J］.科技视界，2017（6）：291，300.

［29］李长泉.龟甲药理作用及临床应用的现代研究［J］.长春中医学院学报，2003（4）：55-56.

［30］骆达，李慧芬，李秀兰.异硫氰酸苯酯衍生化-HPLC法测定龟甲中胶原蛋白［J］.中草药，2009，39（6）：851-852.

［31］王新雨，谭晓梅，陈飞龙.HPLC-ELSD法测定醋龟甲中羟脯氨酸［J］.中草药，2011，42（7）：1338-1340.

［32］方文忠，葛尔宁，盛振华.鳖甲、龟板中脂肪酸的GC-MS比较分析［J］.内蒙古中医药，2013，6（17）：43-45.

［33］李毓群，陆维承.龟甲炮制工艺沿革及合理性探讨［J］.中国中医药信息杂志，2006，13（9）：48-49.

［34］刘振启，刘杰.龟甲的鉴别与炮制工艺［J］.首都医药，2011（2）：48.

［35］陈长洲，孙冬梅，周瑞玲，等.超细粉碎对龟甲水溶性蛋白质溶出度及煎出率的影响［J］.中药新药与临床药理，2004，15（4）：280-281.

［36］顾迎寒，卢先明，蒋桂，等.不同品种龟甲滋阴作用的对比研究［J］.时珍国医国药，2007，18（6）：1417-1418.

［37］谢学明，李熙灿，钟远声，等.龟板体外抗氧化活性的研究［J］.中国药房，2006，17（18）：1368-1370.

［38］李熙灿，谢学明，黄春花，等.龟板醇提物对大鼠骨髓间充质干细胞氧化损伤的修复及其抗脂质过氧化作用［J］.中草药，2007，38（7）：1043-1046.

［39］陈东风，杜少辉，李伊为，等.龟板对大鼠局灶性脑缺血模型3种NOS亚型的作用［J］.中药新药与临床药理，2002，13（5）：278-281.

［40］陈东风，杜少辉，李伊为，等.龟板对局灶性脑缺血后神经干细胞的作用［J］.广州中医药大学学报，2001，18（4）：328-331.

［41］陈东风，杜少辉，李伊为，等.龟板含药血清体外诱导成年大鼠骨髓间充质干细胞分化为神经元［J］.广州中医药大学学报，2003，20（3）：224-226.

［42］陈东风，杜少辉，李伊为，等.龟板对局灶性脑缺血再灌注后Nestin表达的影响［J］.解剖学杂志，2002，25（4）：315-319.

［43］李春，陈兰，黎晖，等.龟板有效成分抗紫外线损伤所致的胎鼠表皮干细胞的凋亡［J］.解剖学研究，2010，32（3）：165-168.

［44］曹佳会，伍艺灵，张还添，等.龟板提取物靶向BMP4通路抑制PC12细胞凋亡［J］.中草药，2011，42（1）：108-113.

［45］苗燕玲，杨梅香，刘恩，等.龟上、下甲对甲亢型阴虚大鼠甲状腺、胸腺、肾上腺、脾脏病理学的影响［J］.中药通报，1988，13（3）：42-44.

［46］孙婉，赵云鹏，赵洪斌，等.龟甲养阴汤治疗肝肾阴虚型高血压［J］.长春中医药大学学报，2008，24（6）：691.

［47］江照云，李卫真，柳献云，等.龟鹿四子合剂治疗特发性精子减少症疗效观察［J］.中国中医药信息杂志，2002，9（12）：43-44.

［48］谭毅，黄伟，叶欣，等.男性免疫性不育症中医阶梯性治疗临床研究［J］.上海中医药大学学报，2004，18（3）：21-23.

［49］徐新建，陈磊，周智恒.生精化瘀汤（二仙汤）治疗精索静脉曲张性不育症42例报告［J］.中国中西医结合外科杂志，2001，7（4）：269-270.

［50］Yingjie Ma，Xianling Cao，Jingyan Song，et al. Effect of Traditional Chinese Medicine Formula Guilu Xian on in vitro Fertilization and Embryo Transfer Outcome in Older Women with Low Prognosis：Study Protocol for a Prospective，Multicenter，Randomized Double-Blind Study［J］.Trials，2021（22）：917.

［51］韦山，王磊.龟甲胶的历史考证与现代发展［J］.中国现代应用药学，2019，36（21）：2748-2751.

［52］吕晓娜，李梦，李红霞.中药龟甲HPLC指纹图谱研究［J］.世界中医药，2019，14（2）：311-314.

第十章 鳖 甲

鳖甲是我国重要的大宗道地中药材品种之一，为鳖科动物鳖 *Trionyx sinensis* Wiegmann 的背甲，具滋阴潜阳、退热除蒸、软坚散结等功效，首载于《神农本草经》，至今已有两千多年的应用历史，具有重要的临床药用价值。除药用外，鳖肉蛋白质含量极为丰富，具有较高的营养价值和保健功能，被广大消费者所接受和喜爱。鳖主产于长江中下游的湖北、湖南、安徽、江苏等地，湖北是著名的"千湖之省"，水域面积广阔，气候温暖湿润，生态环境优越，自古以来龟鳖类动物产量较高，为其主要道地产区之一。我国鳖年产量约为 4 万余吨，湖北约占全国年总产量的 50% 以上，具有从鳖苗育种、成鳖养殖到药材、中成药及食品、保健食品加工、开发、流通和使用的全产业链，仅鳖甲药材年产值即可达 1 亿元以上。我国现有鳖科动物种类 4 属 7 种，鳖（亦称中华鳖）为主要分布种，并常有印度、缅甸等东南亚地区的缘板鳖及美洲佛罗里达鳖进口。中华鳖为鳖甲药材的唯一基原物种，但商品药材中常有多种来源混淆，为保障鳖甲药材质量和用药安全，有必要对其质量进行控制和评价。近年来湖北省政府先后出台推进中医药强省建设三年行动计划、道地药材"一县一品"建设实施方案、"十四五"中医药发展规划等政策性文件支持和鼓励中医药产业发展，通过政策引导，促进产业发展，带动乡村振兴和农民增产增收。湖北省已在京山、江夏等地建有规模化、规范化的中华鳖养殖基地，采用科学的养殖技术开展中华鳖的种质资源培育、种苗繁育及成鳖的养殖，湖北省内部分中药生产企业及多家食品加工企业以鳖甲或鳖为生产原料，开展中成药及保健食品的生产加工，逐步形成了从养殖到饮片加工再到中药制剂生产，以及从养殖到餐饮再到保健食品的全产业链发展模式，发展前景广阔。通过积极推进中华鳖大健康产品的研究、开发和推广，将会为湖北省中医药产业发展和保障群众生命健康发挥更大作用。

第一节 基原和品种

一、别名

别甲、团鱼盖、脚鱼壳、甲鱼壳。

二、基原

（一）来源

本品为鳖科动物鳖 *Trionyx sinensis* Wiegmann 的背甲。

（二）原动物形态特征

其形态特征（图 10-1）：体呈椭圆形或卵圆形，长 25 ～ 40cm，雄鳖较雌鳖体稍扁平。吻长，肉质吻突如短管状，两鼻孔位于吻突前端，吻突长于或等于眼间距，等于或略短于眼径。耳孔不显。两颚有肉质唇及宽厚的唇褶，唇褶分别朝上下翻褶。上下颌均无齿，颌缘覆有角质硬鞘；眼小，瞳孔圆形；颈较长，头和颈可自由伸缩于甲腔内。颈背有横行皱褶而无显著瘰粒。背盘卵圆形，后缘圆，其上无角质盾片，被柔软革质皮肤。背盘前缘向后翻褶，光滑而有断痕，呈一列扁平疣状。正对颈项中线并列二枚平瘰粒。背盘中央有棱脊，脊侧略凹，呈浅沟状。盘面有小瘰粒组成的纵棱，每侧 7 ～ 10 条，近中央部位略与体轴平行，近外侧者呈弧形，与盘缘走向一致。骨质背板的软甲部分有大而扁平的棘状疣，疣之末端尖出，游离。腹甲平坦光滑，具 7 块胼胝，分别在上腹板、内腹板、舌腹板与下腹板联体及剑板上。腹甲后部短小。四肢较扁，每肢具 5 指，内侧 3 指具爪，指、趾间蹼厚而发达，第 5 指、趾外侧缘膜发达，向上伸展至肘、膝部、形成一侧游离的肤褶。其宽可达 10mm。前臂前缘有 4 条横向扩大的扁长条角质肤褶，宽 10 ～ 22mm，排列略呈"品"字形。胫附后缘亦有一横向扩大的角质肤褶。体背青灰色、黄橄榄色或橄榄色。腹乳白色或灰白色，有灰黑色排列规则的斑块。幼体裙边有黑色具浅色镶边的圆斑，腹部有对称的淡灰色斑点。颚与头侧有青白间杂的虫样饰纹。幼体背部隆起较高，脊棱明显。雌鳖尾较短，不能自然伸出裙边，体形较厚。雄鳖尾长，尾基粗，能自然伸出裙边，体形较薄。

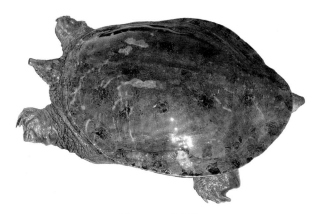

图 10-1 中华鳖

虽然鳖甲药材商品来源于鳖科鳖属（Pelodiscus）动物鳖 *Pelodiscus sinensis* 的背甲，但市场以其同科其他种动物背甲混作鳖甲药用的情况较为普遍。鳖甲的主要混伪品种有缘板鳖属（Lissemys）动物缘板鳖（*Lissemys punctate / scutata*）和山瑞属（Pelea）动物山瑞鳖（*Palea steindachneri*）。缘板鳖在我国没有分布，主要产于缅甸等东南亚及印度地区，包括印度缘板鳖（*Lissemys punctate*）和缅甸缘板鳖（*Lissemys scutata*），经西南边贸进入我国。山瑞鳖主要产于广东、广西、海南、越南等地，该品种曾大量充作鳖甲入药，现数量减少，已被列入国家二级重点保护野生动物名录。鼋属（Pelochelys）动物鼋（*Pelochelys bibroni*）的背甲曾一度为鳖甲混伪品的主要来源之一，该品种是体型最大的鳖类动物之一，主要生活在我国南方及东南亚地区，但近年来因环境变化导致该品种数量急剧减少，已成为国家一级重点保护野生动物，现已少见于商品。斑鳖属（Rafetus）动物斑鳖［*Rafetus swinhoei*（Gray）］的背甲在 20 世纪 70 年代以前也曾有作鳖甲使用，现该品种已濒临灭绝，市场上已基本绝迹。近年来我国南方部分地区大量引进、养殖佛罗里达鳖，该品种为鳖科滑鳖属（Apalone）动物佛罗里达鳖（*Apalone ferox*），原分布于美国佛罗里达、阿拉巴马、佐治亚州等地。20 世纪 90 年代作为肉鳖被引入我国，在我国广东、广西等南方多个省区都有养殖，除冬眠之外，一年大约有 7 个月时间均在进食，常捕食水底小型鱼类及甲壳动物，有时还会吃一些水藻类，生长速度快。从其养殖规模和数量上看，在鳖类动物中仅次于中华鳖。其背甲也常见于鳖甲药材商品中，成为鳖甲混伪品的另一重要来源。

缘板鳖（*Lissemys punctata*）体呈倒卵圆形，吻短，形成吻突。背面乌黑色，隆起较高，脊椎基本与背甲表面持平，背甲边缘具骨板；尾极短，几不伸出背甲外。腹甲有一藏于后肢下的股骨瓣，边缘骨明显，腹面有 7 个散在的明显骨质板。腿部回缩时股骨瓣能闭合，亦称为"箱鳖"。

山瑞鳖（*Palea steindachneri*）体近圆形，最大体长超过 40cm，体重可达 20kg。吻突长，约等于眼径；背部隆起，颈基两侧及体甲背面边缘有明显的隆起及圆钝状大疣瘤，嘴角及眼部后方可见黄色斑纹，延伸至颈部，眼部前后及下方具黑线条纹。尾短，雄性尾长超过裙边，雌性尾长不超过或略超过。

佛罗里达鳖（*Apalone ferox*）体长近 60cm，棕褐色或黄褐色，背盘近椭圆形，有大量弥散性黑斑，前缘较圆滑，有许多珍珠点状疣粒，又被称为珍珠鳖。吻突较长，尾短。幼体体色则较艳丽，整体呈现橄榄黄色，头部和眼后有橙色条纹和斑点，背甲外缘有一圈橙色金边。

鼋（*Pelochelys cantorii*）体型大，大的可达 1m 以上，是体型最大的鳖类动物之一。吻突短，不到眼径一半，背盘类圆形，前缘平切，后缘微凹，满布凹坑样斑纹且侧缘蠕虫状纹理清晰。其幼体背甲曾多充作鳖甲使用，或打成碎块混入。

斑鳖〔*Rafetus swinhoei*（Gray）〕又称斯氏鳖，幼体时常被误认为是中华鳖，成体体型较大，多被误认为是鼋，因头、颈部具不规则的大小黄色斑，又被称之为"癞头鼋"。背盘近圆形，宽仅略小于长，躯体扁平，略隆起，背面平滑具光泽，暗绿色，具多数黄色点斑，有一条显著的脊棱；头、颈及四肢背面亦为黑绿色，具不规则的大小黄色斑。

除上述主要品种外，文献尚报道有宏鳖（*Trionyx hurum*）、平鳖（*Dogania subplana*）、软鳖 *Trionyx cartilaginens*（Boddaert）等品种的背甲也时有见作为鳖甲混伪品使用。

宏鳖（*Trionyx hurum*）主要分布在尼泊尔、印度、孟加拉国及巴基斯坦等地，背盘有 4～6 个黑心黄边的圆形花纹。最大体长达 60cm，头、背呈墨绿色，有黑色斑块。腹甲蓝色，边缘几近白色。

平鳖〔*Dogania subplana*（Geoffroy）〕又称马来鳖，主要分布于马来半岛、爪哇群岛及苏门答腊岛等地。背盘椭圆形，扁平状，长 23～27cm，宽 22～26cm。头部大，吻部突起。肋板 8 对，被椎板完全分隔，第一对肋板外缘最窄。多为养殖鳖，生长快，抗病力强，背甲常不作为药用。

软鳖〔*Trionyx cartilagineus*（Boddaert）〕主要分布于东南亚地区，体长 20～60cm，宽 28～56cm。背盘卵圆形或椭圆形，中脊明显，褐色，有的有黑色斑纹，表面多具点状凸起，边缘具疣点；头颈部具黄色斑点，吻长，高耸。混淆品多为其幼体。

三、生物学特性

（一）生活习性

喜欢栖息在环境安静、水质活爽、水体稳定、光照充足、饲料丰富、无污染的水域环境中。一般养殖水体的盐度不超过 0.1%，pH 7～8。鳖是变温动物，对环境温度较为敏感，适宜生长的水温范围为 25～35℃，当温度在 15℃以下时活动和摄食明显减少，温度下降到 10℃以下时，完全停止活动进入冬眠状态，一般 11 月中下旬开始，直到第二年 4 月上旬。春季气温逐渐变暖，水温升至 15℃以上时，逐渐从冬眠中苏醒并开始摄食。25～35℃是鳖生长的最适温度范围，在 20～25℃水温下摄食量减少，低于 20℃ 几乎不摄食。水温超过 35℃，摄食能力也会减弱，有伏暑现象，会主动进入深水或寻洞"避暑"。38℃ 以上完全停止生长，进入夏眠。鳖性胆怯，喜安静，在安静、清洁、阳光充足的水面及岸边活动较频繁。喜晒太阳或乘凉风，常爬到岸上晒背，在晴暖的天气下，一般每天晒背 2 ~ 3h。晒背是鳖的一种十分重要的生理现象，其主要作用有利于提高体温，促进血液循环和新陈代谢；通过阳光中的紫外线杀死寄生虫和细菌；合成维生素，促进背甲皮质增厚变硬，增强对外来侵袭的抵御能力，并利于生长，经常晒背的甲鱼裙边较厚，所以在人工养殖时通常要搭建晒背台。

（二）摄食习性

鳖属杂食性动物，在野生条件下，鳖大多数喜食低脂肪、高蛋白活性食物，主要包括螺、蚌、虾、鱼、蟹、蚯蚓及一些鲜嫩的水草、蔬菜、水生昆虫和底栖动物。在人工养殖条件下，常喂食动物内脏、猪肺、猪肝、牛肝、猪血、禽肉、蚕蛹、谷类，有时亦投喂配合饲料。当饲料不足时，会相互争抢、残杀。

（三）年龄与生长

在自然状态下生长缓慢，个体体重达到 500g 一般需要 3 ~ 5 年时间。其生长速度与地域、性别、年龄、温度有关。

地域：在海南等地区养殖两年体重可达 500g；而在长江流域需 3 ~ 5 年；北方约 6 年。

年龄：长江流域常温养殖情况下，当年鳖体重达 5 ~ 15g；两年重 50 ~ 100g；三年 300 ~ 500g；五年 600 ~ 1000g。一般 5 年以上生长速度显著减慢。

性别：在相同条件下，同龄雌雄鳖生长速度存在差异。在自然状态下体重在 100 ~ 300g 时，雌性生长要快于雄性 40%；达到 300 ~ 400g 时雌雄基本相同；从 400 ~ 700g 始，雄性比雌性生长快 50% ~ 100%；体重在 750 ~ 1440g，雌雄生长都慢。

温度：在人工控温条件下，温度保持 30℃，仅 13 ~ 16 个月体重可达 400 ~ 600g。一般体重在 50g 以内，生长较慢；在 50 ~ 100g 时，生长加快；100 ~ 200g 时，生长速度明显加快；达 200g 以上，生长迅速。

第二节　本草考证

一、名称考证

鳖甲之名始载于《神农本草经》，历代本草均沿袭该记载以"鳖甲"作为其正名。

鳖甲别名较少,《宝庆本草折衷》谓其别名有败鳖、伤鳖,《本经逢原》载其别名为上甲。民间常有甲鱼壳、团鱼盖等名称。

二、基原考证

鳖在分类学上属于爬行纲龟鳖目鳖科鳖属动物。通常龟类动物外表具有坚硬的背甲和腹甲,被称之为"硬壳龟"(shelled turtles),而鳖科动物的背、腹甲表面覆以革质皮肤,也被称之为"软壳龟"(soft-shelled turtles)。目前世界上龟鳖类动物有四百余种,鳖科有15属28种。我国境内已知有分布的鳖科动物有4属7种,分别为中华鳖(*Pelodiscus sinensis*)、山瑞鳖(*Palea steindachneri*)、斑鳖(*Rafetus swinhoei*)、鼋(*Pelochelys bibroni*)、砂鳖(*Pelodiscus axenaria*)、小鳖(*Pelodiscus parviformis*)和东北鳖(*Pelodiscus maackii*)。中华鳖广泛分布于除宁夏、新疆、青海及西藏外的各省区,尤以长江中下游流域多见,是我国主要分布的鳖类动物品种,该品种曾被归入到 Trionyx属,命名为 *Trionyx sinensis* Wiegmann,1977 年后品种名称被修订为 *Pelodiscus sinensis*(Weimuth & Merteus),但部分文献仍沿用原名称;鼋为鼋属(Pelochelys)动物,主要分布在我国南方及东南亚地区,数量较少,为我国一级重点保护野生动物。而斑鳖属(Rafetus)斑鳖在 20 世纪 70 年代以前曾较多存在于我国华东地区,后因肆意捕捉和环境变化,数量急剧减少,现极为稀少,濒临灭绝,目前全球已知存活的斑鳖数量仅有 4只,国内只有苏州动物园有一只雄性斑鳖,剩下的 3 只均存在于越南。山瑞鳖为山瑞属(Pelea)动物,主要分布在我国云南、贵州、广西、海南等省,数量少,繁殖慢,已被定为我国二类野生保护动物。另外鳖属的砂鳖和小鳖外形与中华鳖较为相似,在分类上曾存在争论,近年来利用分子测序技术才将其分为不同的种;而东北鳖分布于东北亚地区,包括我国东北三省、俄罗斯远东地区、朝鲜、韩国等地,现已少见。

我国很早便有龟鳖类动物的记载,现已知我国最早的文字"甲骨文"便是书写于龟甲、兽骨上,用于占卜的一种文字;《礼记》中载有"居山以鱼鳖为礼,居泽以鹿豕为礼,君子谓之不知礼";《尔雅》"释鱼"篇谓"鳖三足,能。龟三足,贲"。鳖甲作为药用始载于《神农本草经》,谓"鳖,甲虫也。鳖甲味咸平……生池泽"。《名医别录》《新修本草》等历代本草均有记载;李时珍对鳖的生境、繁殖特性及形态特征等进行了详细描述,并曰:"鳖,甲虫也,水居陆生。弯脊连肋,与龟同类。四缘有肉裙,故曰:龟,甲里肉;鳖,肉里甲。无耳,以目为听。"根据历代本草记述,结合我国鳖类动物现有分布状况及形态特征,可以认定古代所用鳖甲之原动物为我国鳖科动物广布种中华鳖,与现今药典规定一致,为鳖甲正品。《中国药典》历版均规定中华鳖 *Trionyx sinensis* 的背甲是中药鳖甲的唯一来源。因此,中华鳖作为鳖甲药材的基原物种应该是毫无疑问的。

一般认为山瑞鳖甲为鳖甲的伪品,但《中华本草》及《动物类中药的鉴别与临床应用》记载鳖甲的来源均包括山瑞鳖;《中国动物药现代研究》《中国药用动物志》等认为山瑞鳖的药用部位、性味归经、功效主治同中华鳖;《全国中草药汇编》认为鳖甲来源于中华鳖,而鳖甲胶却来源于中华鳖及山瑞鳖。鳖甲的来源动物到底是否应该包括山瑞鳖应从品种来源、生长环境、历史记载等方面进行分析。首先中华鳖与山瑞鳖为同科不同属的动物来源,中华鳖为鳖属 Pelodiscus,山瑞鳖为山瑞属 Pelea,物种不同,内在成分必然存在一定差异;其次在地理分布上,中华鳖分布区域较广,但主要集中于长江中下游流域,而山瑞鳖主要分布在广西、广东、云南、贵州等热带地区,说明中华鳖和山瑞鳖生存环境条件下对温度的要求存在差异,后者生长发育过程中适宜于较高的温度条件。再次两者栖息环境亦不相同,中华鳖多栖息在江河、湖沼和池塘中,即所谓“生池泽”,而山瑞鳖常栖息在山涧、溪流中,故名“山瑞”。另外在我国古籍文献关于鳖的产地记载中,《名医别录》载鳖“生丹阳池泽”,《千金翼方》载出自岳州者为上,《本草图经》亦曰“以岳州、沅江所出为胜”,上述主要产区都位于长江中下游地区,该地区均无山瑞鳖的分布。因此,本草古籍中所载之鳖应该是中华鳖,而不是山瑞鳖。所以,鳖甲的药材基原应为中华鳖的背甲,而山瑞鳖的背甲在古籍文献中并无药用记载,不宜作为鳖甲入药。至于《中华本草》等将山瑞鳖的背甲作为鳖甲药材来源的依据是什么,尚不可知。鼋甲曾较多出现于市场,被认为是鳖甲的混伪品,现因资源急剧减少,已少见;《本经逢原》谓:鼋甲功同鳖甲,但鳖走肝而鼋走脾,表明二者作用存在差异。还有其他多种鳖科动物在我国无分布,都被认为是鳖甲的伪品。

我国古籍文献历来都以中华鳖的背甲作为鳖甲药材的来源,认为鳖为水中物,肉者柔也阴也,甲者刚也阳也,其背甲属阴中阳物,用之以取其滋阴潜阳发散之意。历版《中国药典》收载的药材来源也是鳖的背甲,其方法为:捕捉后杀死,沸水烫后剥取背甲,除去残肉。但近年来随着鳖资源的减少,市场上鳖甲药材中除背甲外,还可见很多样品中含有腹甲。一般认为鳖的腹甲为非药用部位,其是否可以当作鳖甲使用,尚无文献记载,目前也未见有成分、作用一致的研究报道,为保证鳖甲药材质量,应慎重使用。

三、道地性考证

鳖自古以来便广泛分布于我国大部分地区,尤其是长江中下游地区,气候温暖湿润,雨量充沛,河流、湖泊广布,数量最多。《墨子·公输》曰:“荆之地方五千里,有云梦,江汉之鱼鳖鼋鼍为天下富”,说明湖北地区自古盛产鳖。鳖甲供药用始载于汉代《神农本草经》,列为中品,谓之“生池泽”,未言具体产地。《名医别录》谓“鳖生丹阳池泽”,指出今安徽南部一带有产。《千金翼方》以鳖甲出自岳州者为上,苏颂《本草图经》亦曰“今处处有之,以岳州、沅江所出甲有九肋者为胜”,表明今湖南洞庭湖一带出产的鳖甲质量较优。宋《宝庆本草折衷》则记载除丹阳、岳州之外,江陵府亦有,宋代江陵府大致为今之湖北荆州。《本草蒙筌》亦载:“深潭生,岳州(属湖广)胜。”《药物出产辨》云:“各省均出,以长江、扬子江一带为多。”由此可见,鳖广泛分布于长江中下游地区，道地产区主要为今长江中下游的湖北荆州、湖南岳阳、安徽南部及江苏西部之间的区域。湖北省位于长江中游，江河纵横，水域面积大，鳖产量大，历来为鳖甲的主产地之一。

四、加工与炮制考证

鳖甲药材虽首载于《神农本草经》，但炮制最早见于《金匮要略》，其有炙法的记载；后世鳖甲炮制方法逐渐发展，至宋代后逐步完善，分别收有净制、醋制、醋炙、酒制、蛤粉炒制、酥制等多种方法（表 10-1）。

表 10-1　历代鳖甲药材加工及炮制方法变迁表

年代	加工及炮制	出处
汉代	鳖甲（炙），煮令泛烂如胶漆	《金匮要略》
南北朝	鳖甲烧令黄，为末，酒调服；杵末，以酒服	《肘后备急方》
	以重七两鳖甲用醋三升煮尽，炙干入药；又有用童子小便煮尽，去裙留骨，石臼捣粉用	《雷公炮炙论》
	用之当炙	《本草经集注》
唐代	烧灰令黄为末，清酒调服；醋炙黄末为散，牛乳调服	《药性论》
	鳖甲一枚，烧令末之	《备急千金要方》
	鳖甲一枚，烧焦末之，以鸡子白和敷之	《千金翼方》
	炙，捣筛为蜜丸；炙后，浸酒服；炙，作散酒调服；生用，捣筛为散。凡筛丸药，用重蜜绢令细；凡筛丸散药毕，皆更合，于臼中以杵捣之数百过，至其色理和同	《外台秘要》
宋代	烧甲令黄，筛末，酒调或为丸服；醋炙令黄捣末，牛乳调服；烧灰研末，米饮服	《本草图经》
	洗净、去裙。涂酥炙令黄为末，温酒调服	《太平圣惠方》
	凡使先用醋浸三日，去裙，慢火中反复炙，令黄赤色为度，如急用，只蘸醋炙，候黄色便可用	《太平惠民和剂局方》
明代	常用酥炙黄	《本草品汇精要》
	治癥块定心药，用醋三升煎尽，炙干入药；治劳去热，用童子小便煎	《本草纲目》
	制宗雷公，治劳热渍童便，摩坚积渍酽醋。过昼夜文火炙脆，入石臼杵细成霜	《本草蒙筌》
	醋炙透焦，再拌醋，瓦上焙干，再研如飞面	《炮炙大法》
清代	醋炙或酒炙黄，或生用。刮白，除其腥气，恐有倒胃之弊。治劳，童便炙亦可，熬膏良	《本草害利》
	醋酥炙各随本方。研极细末，疗汤火伤皮绽肉烂者并效，干则麻油调敷，湿则干掺，其痛立止	《本经逢原》

根据以上记载，鳖甲历代炮制方法有烧灰、酥炙、童子尿煎煮及生用、捣筛为散等诸多方法。在醋制法上，与现代炮制方法基本一致。唐之后出现过筛，宋代始有研细粉。明时记载"研如飞面"，实际上是给出了粉碎度。

古代文献在药材选用时多主张"生取甲、剔去肉为好，而不用煮脱者"，认为"煮脱效少，生剔性全"，应是担心煮后成分流失导致药效下降的缘故。但现今所用大多为经煮至肉能脱者，如《中国药典（2020年版）》载"捕捉后杀死，置沸水中烫至背甲上硬皮能剥落"，其净鳖甲的炮制亦是沸水蒸 45min，放热水中刷去皮肉。似与诸多本草记载相矛盾。有研究指出，生取甲与煮后取甲的炮制品所含游离氨基酸的种类、浸出物的含量基本一致，说明前期的加热对鳖甲的上述成分的改变并不明显，而炮制过程中的高温砂炒及醋制才是促使成分溶出的关键。但是其所含动物胶、角蛋白、矿物元素等成分在炮制过程中的改变尚未见研究报道，所以在前处理时水煮温度和时间控制等尚需进一步研究，而至于大量食用后的残甲能否入药，亦需深入研究。

五、功效与应用考证

《神农本草经》首次对鳖甲的主治和应用病症进行记载，谓其"主心腹癥瘕，坚积，寒热，去痞息肉，阴蚀，痔，恶肉"。后世在此基础上对鳖甲功效、应用范围逐渐扩展，以至于涵盖内外妇儿各科。如《名医别录》除收载本经主治外，并谓："疗温疟，血瘕，腰痛，小儿胁下坚"，实际是对"主心腹癥瘕、坚积"的诠释。《本草图经》曰："古今治癥瘕虚劳方中，用之最多。妇人漏下五色羸瘦者，烧甲令黄也，筛末，酒服"，其"妇人漏下五色"与阴蚀同属妇科病。《本草蒙筌》亦载"散疮癖癥瘕，息肉阴蚀痔疰，除劳瘦骨蒸，并温疟往来寒热。愈肠痈消肿，下瘀血堕胎"。李时珍对鳖甲主治原理以及与龟甲功效差别进行阐述，曰："鳖甲乃厥阴肝经血分之药，肝主血也。龟鳖之属，功各有所主。龟，甲里肉，鳖，肉里甲；鳖色青入肝，故所主者，虚劳寒热，疟瘕惊痫，经水痈肿阴疮，缘厥阴血分之病也……水龟色黑入肾，故所主者，阴虚精弱，腰脚酸痿，阴疟泄痢，皆少阴血分之药也。"《本草求真》亦曰："鳖甲，非真滋肝药也，凡厥阴血分积热而见劳嗽骨蒸、寒热往来、温疟疟母及腰腹胁坚、血瘕瘕痔核、经阻产难肠痈疮肿、惊痫斑痘等症，服此咸平，能以消除。"《本草新编》谓："龟与鳖，同为阴类，龟性静而不动，鳖性动而不静，龟长于补而鳖长于攻，龟可为膏以滋阴，而鳖可为末以攻坚也。"吴鞠通谓鳖甲为攻补兼备之药，其曰："鳖甲蠕动之物，入肝经至阴之分，既能养阴，又能入络搜邪。"我国历版《中国药典》均收载鳖甲功效为滋阴潜阳，退热除蒸，软坚散结。用于阴虚发热，骨蒸劳热，阴虚阳亢，头晕目眩，虚风内动，手足瘛疭，经闭，癥瘕，久疟疟母等症。

根据上述考证结果，可知我国历来所用鳖甲药材均来源于鳖科动物中华鳖 *Trionyx sinensis* Wiegmann 的背甲，鼋甲、山瑞鳖甲等均不作鳖甲使用。鳖甲药材基原动物主要产于今长江中下游的岳阳、荆州、安徽南部及江苏西部之间的区域。湖北鳖产量最大，为鳖甲的主要道地产区。鳖甲与龟甲均具滋阴潜阳作用，但在应用上存在差异，鳖甲入肝经，性搜剔，长于攻坚，多用以退热除蒸，软坚散结。为提高临床作用效果，利于有效成分的溶出，历代对其炮制方法进行了诸多探索，现多采用砂烫醋淬法进行炮制。

第三节　产地分布与产业现状

一、生态环境

鳖是喜温的水陆两栖爬行类动物，用肺呼吸。广泛分布于我国亚热带地区，尤以长江中下游地区为多。多生活于江河、湖泊、池塘、水库等水流平缓、鱼虾繁生的淡水水域，也常出没于大山溪流中。体色随栖息环境而变化，呈保护色。栖息地植物种类较多，水生植物生长良好，鱼、虾、蚌、螺、蚯蚓和昆虫等食物丰富，周围环境较为安静。常浮到水面，伸出吻尖进行呼吸。能在水中自由游泳，也能在陆地上爬行、攀登，有时上岸但不能离水源太远。对环境温度敏感，每年11月中旬到次年4月中旬为冬眠期。鳖对周边环境反应灵敏，喜静怕惊、喜阳怕风、喜洁怕脏，俗称"三喜三怕"，只要周围稍有动静，即可迅速潜入水底淤泥中。

近年来，鳖的养殖技术日趋成熟，其养殖逐渐规模化和规范化，只要水源充足，水质纯净的地方均可养殖。

二、分布与主产区

鳖生活范围广泛，野生资源丰富，除新疆、青海、宁夏、西藏外，全国大部分地区均有分布。主产于长江中下游地区的湖北江陵、监利、京山、沔阳、嘉鱼、黄梅，安徽安庆、芜湖，江苏镇江、扬州，浙江吴兴、嘉兴，湖南岳阳、益阳、常德，江西九江及河南商城、固始等地。此外，四川、福建、陕西、甘肃、贵州等地亦产。以湖北、安徽二省产量最大。湖北鳖甲年产量约为25万千克，占全国的50%以上，年产值高达3500万元，畅销全国并出口。目前多地已开展有规模化的养殖（图10-2）。

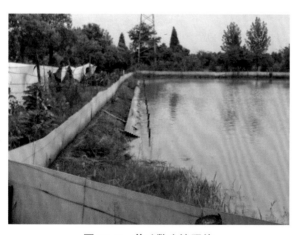

图10-2　养殖鳖生境照片

三、产业现状

我国野生鳖分布范围较广，数量分散，目前已在各地开展大规模养殖。我国鳖每年产量约为4万余吨，鳖甲药材及饮片年销售量约为50万千克，仅鳖甲药材年产值即可达1亿元以上。湖北省鳖年总产量约占全国的50%以上，龟鳖养殖面积达10万亩以上，其中荆门京山市和武汉市江夏区是省内两大特种龟鳖养殖产业区。湖北京山永兴中华鳖养殖协会采用鳖虾鱼稻生态种养模式，发展1000余家农户从事中华鳖养殖，养殖面积达10000亩以上，其成品鳖裙边宽厚，爪子尖利，形大而薄，体色发亮，先后打造出"永兴"牌、"老柳河"牌以及"洪中"牌中华鳖等品牌，年产值达5000多万元，使其成为该市农民增收的一个支柱产业。永兴镇因此也以其大规模、高效益的中华鳖养殖享誉全国，一举成为"中华鳖第一镇"。武汉市江夏区以多福龟鳖良种场为主体，建立中华鳖种质资源库，开展中华鳖良种培育、幼鳖及成品鳖养殖，年销售收入500万以上。

鳖的深加工产业主要有以鳖肉为主的食品类，以及以鳖甲为主要原料生产的中成药类。鳖因其肉质细嫩，味道鲜美，蛋白质含量极为丰富，具有较高的营养价值，在餐饮行业有较多应用；鳖肉还被制成罐头、多肽粉等。同时中华鳖具有独特的保健强身功能，以鳖甲为主要原料的多种系列保健食品不断开发上市，如武汉绿四季科技发展有限公司开发的延缓衰老保健食品"绿四季牌绿阳颗粒"［卫食健字（1999）第0383号］、湖北浩扬医药科技有限公司开发的增强免疫力保健食品"沃能牌沃能胶囊"（国食健字G20090465）等。以鳖甲为主要原料生产的中药制剂品种较多，如国药集团武汉中联药业有限公司独家生产的鳖甲煎丸、内蒙古福瑞中蒙科技股份有限公司生产的复方鳖甲软肝片。另外鳖甲还应用于圣济鳖甲丸、青蒿鳖甲片等较多品种。鳖甲经煎煮、浓缩制成的固体胶，即为鳖甲胶，具有滋阴补血、退热消瘀的功效。

第四节 养殖技术

我国鳖类动物人工养殖的主要品种为中华鳖，即为《中国药典》历版所收载的鳖甲的来源品种。近年来在我国南方部分地区有养殖佛罗里达鳖，该品种主要作为肉鳖引进，其背甲不作鳖甲使用。

一、繁殖技术

（一）繁殖习性

鳖是雌雄异体，体内受精，卵生。

1. 性成熟年龄

不同地域性成熟年龄有所差别，在常温条件下，华南与台湾地区性成熟 2～3 年，长江流域 4～5 年，华北地区 5～7 年，东北地区 6～7 年。在人工控温情况下，2～3 年可性成熟。

2. 交配与产卵

春秋两季均可交配，水温 20℃ 以上，最适宜水温 25～28℃，长江流域产卵季节 5～8 月，6 月上旬到 7 月底为产卵盛期。一般体重 1000g 左右的亲鳖能产卵 40 枚左右。

（二）人工繁殖技术

1. 亲鳖的选择

选择体形对称，四肢完整，体表无病无伤，行动快，活力强者为宜。野生亲鳖的选择时间以 5～10 月为好。雌鳖为常温培育 4 周年以上，体重 1500g 以上；加温快速培育 2 年以上，体重 1200g 以上。雄鳖常温养殖 3.5 年，体重 1000g 以上；加温快速培育 2.5 年，体重 1200g 以上。雌雄比 =4∶1。雌、雄鳖的鉴别如下（表 10-2）。

表 10-2 中华鳖雌雄鉴别表

雌雄鉴别	雌性	雄性
尾部	粗而短，不能自然伸出裙边外	尖而短，能常伸出裙边外
背甲	为后部较宽的椭圆形，中部较平	为前后一致的椭圆形，背隆起
腹甲	为十字形	为曲玉形
体高	较薄	较厚
后肢间距	两后肢之间较宽	两后肢间较窄

2. 亲鳖的放养和培育

亲鳖池要求背风向阳，安静，环境与自然相近。池边可种少量的水生植物，池区应砌 1～2m 高围墙，防逃防偷。池面积要求 3000～5000m²，宜南北走向，长宽比例 2∶1 为好，水深约 2m。在向阳边（多坐北朝南）设置产卵场，底质为泥土，上面铺 25cm 的沙子。产卵床要求高出水位 40～50cm，正面铺设坡度小于 30° 的斜坡以利于亲鳖进入，产卵场周围最好有树或在上面搭棚防雨。放养前清塘消毒，如果是外购亲鳖，在放养前进行体表消毒。放养密度与性别比例搭配要求：每 2 平方米放养 1～4 只，雌雄比例为 （3∶1）～（4∶1）。稀放干扰小，有利于亲鳖的培育。产前培育主要抓好水的生态管理和饲养管理，产中和产后培育除保证水质外，环境一定要安静。

3. 鳖的产卵与孵化

提高亲鳖产卵量的方法：合理投喂，保证亲鳖能获取充足平衡的营养；保持水温 30℃，培育 3 年可达性成熟，第一年产卵期延长，第二年全年产卵；在温室内通过自然阳光加温，可提早产卵 1 个月，延长产卵期 1 个月。

4. 孵化温度与湿度条件

温度条件：30 ～ 33℃为最佳孵化温度。在 22℃时胚胎停止发育，低于 25℃孵化慢，36℃时孵化率下降，40℃时死亡。在 33℃左右，孵化时间为 46 ～ 50 天。

湿度条件：孵化介质沙的相对湿度应保持 80% ～ 85%，即含水率为 7% ～ 8%。含水率低于 5%，受精卵向外渗透，1% 时，因干涸而导致死亡；而大于 25% 时，则闷气死亡。

二、养殖方法

在鳖的养殖过程中，应保持水质清洁，做到及时换水，对食台和池水定期消毒，投喂时坚持按照定时、定位、定量和定质的"四定"原则要求，补充足够的食物和营养。

"定时"是指投喂的时间要固定。一般每日投喂 2 次，即上午 9 点、下午 3 点各喂 1 次。夏季高温季节的投喂时间可改为上午 7 ～ 8 点、下午 4 ～ 5 点。在气温偏低及非摄食旺季，可每日投喂 1 次，一般上午 10 点左右进行投喂。

"定位"是指投喂的地点要固定。饲料要一律投入到固定的饲料台上，以便于观察摄食情况，掌握合理的投喂量。饲料台的大小可视鳖的规格大小、数量多少而定，一般以吃食时不拥挤和不撕咬为准。通常每 200 只稚鳖或 150 只幼鳖或 50 ～ 100 只成鳖铺设约 1m² 的饲料台。

"定量"是指日投喂量要适宜。投喂过量，不但饲料利用低，而且败坏水质，严重时会引起生病；投喂量不足，常因处于饥饿状态而影响生长，还会引起抢食撕咬。每日投喂量应以 1 ～ 2h 叼食完为准，既能保证吃饱，也不会造成食物残留而污染水体。另外，还应根据水温、天气、水质及活动等情况灵活掌握投喂量。在水温 25 ～ 30℃的条件下，可多投喂动物性饲料，投喂量占鳖体重的 10% 左右，而在下雨、闷热及气温过高等不良天气时，可以不喂或减量。

"定质"是指要注意选择具有适宜营养含量的饲料投喂，饲料要保证新鲜适口、营养丰富和多样化。不同生长阶段所需饲料稍有不同，饲养幼鳖、成品鳖要求蛋白质和脂肪稍高些，所需动物性饲料与植物性饲料的比例可为 1:0.5，以促使其迅速生长；而饲养亲鳖则脂肪含量应少些，使其多产卵。季节、水温不同饲料营养含量也略有差异，需要有各种营养水平的配合饲料供给投喂。春夏季可多喂蛋白质及脂肪含量高的饲料，如动物内脏、大豆等；在水温较低时，投喂的饲料营养水平可低些，可节省养殖成本。

动物性饲料一般为鲜活鱼、虾、螺、蚌、蚯蚓、禽畜内脏等；植物性饲料主要为新鲜南瓜、苹果、西瓜皮、青菜、胡萝卜等。

（一）稚鳖培育

稚鳖培育是指把体重 4g 左右的鳖苗培育到 50g 左右。根据鳖的繁殖习性，一般情况下鳖苗大多在每年 8 ～ 9 月孵出，所以在常温条件下培育很短时间就会进入冬眠期，鳖苗成活率很低，所以无论是工厂化养鳖，还是个体户养鳖，都习惯将鳖苗放入温室或大棚中过冬。稚鳖池一般以水泥池为好，面积 25 ～ 30m²，水深 0.5m，底铺 5 ～ 10cm 厚的细沙。放养密度为水泥池每平方米为 25 ～ 35 只，土池每平方米 7 ～ 10 只。

（二）幼鳖培育

幼鳖培育是指将个体 50g 的鳖养到 130 ～ 200g，又称之为鳖种培育。一般有两种方式；一是在露天池将冬眠后的稚鳖继续培育。另一种是在温室中继续培育。放养密度为水泥池每平方米为 8 ～ 12 只，土池每平方米 3 ～ 4 只。

（三）成鳖养殖

成鳖养殖是指把规格 150 ～ 200g 的鳖种养成 500g 左右的商品鳖的生产过程。在大棚温室直接养殖 12 个月左右可达到 500g，但较为普遍的方法是采用集约化的室外池塘精养、鱼鳖混养和网箱养殖等，由于市场原因，生态养殖、半生态养殖已经成为潮流。放养密度为水泥池每平方米为 3 ～ 5 只，土池每平方米 2 ～ 3 只。

三、病虫害防治

在鳖的集约化养殖中，特别是工厂化快速养殖过程中，鳖病的发生十分严重。目前已经发现的鳖病多达 30 余种，其中危害较大的红底板病、出血性肠炎病、穿孔病等已成为危害最大的病害。鳖病的防治应坚持"以防为主，防重于治，防治结合，科学治疗"的原则，保持良好水质，做好清塘、消毒工作，进行分级饲养，并在疾病流行季节投喂药饵进行预防。对患病个体应确切诊断、有效隔离、对症用药，采用注射法、灌药法、口服法、涂抹法或浸浴法等方法进行治疗；同时通过构建良好生态环境、提高饲料质量、搭配新鲜饲料等综合方式加以解决。病死鳖及时清理，做无害化处理。

几种常见病的病原、主要症状及治疗方法介绍如下。

（一）腐皮病

病原：嗜水气单胞菌、温和气单胞菌、假单胞杆菌等。

主要症状：脖子、四肢末端、腹甲、裙边等部位溃疡。

治疗方法：每立方水体用 0.3 ～ 0.5mL 的 10% 聚维酮碘溶液全池泼洒。每天 1 次，连用 2d；病重时，每千克鳖内服 15 ～ 20mg 氟苯尼考，每天 1 次，连用 4 ～ 5 天。

注意事项：不可与碱性药物和季铵盐类药同时使用。

（二）穿孔病

病原：嗜水气单胞菌、普通变形杆菌、肺炎克雷伯菌、产碱菌等。

主要症状：背、腹甲有 0.2 ～ 1.0cm 呈疮痂状的溃疡灶，周围出血，揭痂见洞，内或可见出血现象。

治疗方法：同"腐皮病"。

（三）红脖子病

病原：嗜水气单胞菌。虹彩病毒也可能是病原之一。

主要症状：病鳖脖子红肿，充血，伸缩困难。

治疗方法：每立方水体用 0.3 ～ 0.4g 三氯异氰脲酸消毒；病重时，每千克鳖内服 50mg 甲砜霉素，每天 1 次，连用 4 ～ 5d。

（四）红底板病

病原：点状水气单胞菌点状亚种。

主要症状：腹部有出血性红斑，重者溃烂，露出骨甲板。

治疗方法：同"红脖子病"。

（五）纤毛虫病

病原：累枝虫、钟形虫等。

主要症状：脖子、四肢基部寄生有纤毛虫，外观棕色或浅黄色，似积有淤泥状。

治疗方法：每立方水体用 0.5 ～ 0.7g 硫酸锌全池泼洒。

四、采收

全年均可捕捉，以秋、冬两季为多。捕捉后杀死，剥取背甲。

第五节　产地加工与炮制

一、产地加工

捕捉后砍去鳖头，割取背甲，去净残肉，晒干；亦可置沸水中烫至背甲上的硬皮能剥落时，取出，剥取背甲，除去残肉，晒干。但不宜在沸水中煮得过久，以防止背甲散裂。

二、炮制

鳖甲历代炮制方法有烧灰、酥炙、醋制、童子尿煎煮及生用、捣筛为散等诸多方法。文献记载有对鳖甲的炮制方法进行的大量深入的研究。现代炮制方法主要有净制法和炮炙法，其中净制法又分为热解法、浸泡法、机械法和生物法；炮炙法主要有烫淬法、烤淬法和醋炙法。

（一）净制法

1. 热解法

（1）蒸法：将鳖甲置蒸锅内，沸水蒸45min，取出，倒入约50℃温热水中，立即用硬刷刷去附着残肉，洗净，晒干。

（2）高压蒸法：将鳖甲置高压锅中，蒸约15min，其余操作同蒸法。

（3）水煮法：将鳖甲置沸水中煮1h，其余操作同蒸法。

（4）浸煮法：将鳖甲用清水浸泡10～12h，捞取，倒入沸水中煮20～30min，取出刮去残肉，用水洗净，干燥。

（5）水闷法：将鳖甲投入沸水中，煮沸后立即熄火，闷约2h，趁热用刨去腐肉及皮膜，用水洗净，干燥。

（6）砂烫法：将鳖甲分档，分别投入炒热油砂中，炒至表面微泡，残肉鼓起酥脆时，筛去砂，用刀刮净附着物。

2. 浸泡法

（1）清水浸泡法：取鳖甲用清水浸泡，不换水，至皮肉筋膜与甲骨容易分离时取出背甲，洗净，日晒夜露至无臭味，干燥。

（2）碱水浸泡法：取药材洗净后，用温碱水浸泡。夏季3天换一次水，冬季5天换一次水，利用微生物繁殖使皮肉腐烂掉，至皮肉筋膜与甲骨容易分离时取出，洗净，日晒夜露至无臭味。

（3）石灰水浸泡法：将鳖甲用20%石灰水浸泡一周，取出，用手抹去皮肉筋膜，用清水漂洗干净。

3. 机械法

（1）清水闯洗法：将鳖甲置适宜容器内，用清水翻转闯洗干净，粉碎成细小块。

（2）砂石闯制法：将鳖甲按大小和含皮肉量的多少进行分档后，分别用温水淹过药面浸泡1～2h，投入锅中加水至高出药面2～3cm，武火加热，煮沸30min，焖透，在皮肉能剥离脱落时，投入小石头（石头量为药量的1/3）进行转动翻滚，并将悬浮的皮肉捞出，直至鳖甲上的皮肉去净为止。分开石头和鳖甲，用清水冲洗，晒干备用。

4. 生物法

（1）蛋白酶法：将鳖甲用清水浸泡3～5d，放入蛋白酶水解液中保持温度35～42℃，每隔1～2h搅拌一次，16～17h后，皮肉基本除去，用水冲洗干净，晒干备用。

（2）食用菌法：将鳖甲用水浸漂2d，取出，放于培养料中，将草菇菌均匀点接或撒接于料面，轻轻压平。待草菇菌发到料底后，继续培养一周，取出，用水洗净，晒干。

（3）酵母菌法：将鳖甲置冷水（约23℃）中浸泡2天，放出冷水，加入卡氏罐酵母菌，加水没过药材，盖严，两天后溶液上层起一层白膜，10d后，将药材捞出，用水冲洗4～5次，将皮肉冲净，晒干。

（4）埋法：在地上挖一平底土坑，把鳖甲平铺在坑底，只铺一甲之厚，覆盖细土3～4cm，分层摆完。最上层与地面距离8～10cm，浇清水灌满土坑，水分吸尽后重新浇灌1次。待水分吸收离上层甲3～5cm处，覆盖细土填平土坑。4～5d后重浇水1次。夏季10d，冬季15d左右，用铁锹挖出药材，用清水反复冲洗泥土和腐肉，用小刀刮去个别甲上残肉，洗净，晒干。

（二）炮炙法

1. 砂烫醋淬法

取砂子，置热锅内翻炒至滑利，将鳖甲投入锅中，炒至表面淡黄色至淡棕色，取出，筛去砂子，趁热投入醋中，淬至酥脆，取出，干燥。每100千克鳖甲，用醋20kg。

2. 烘烤醋淬法

将鳖甲碎片置不锈钢托盘中，放入烤箱，200～220℃烘烤25min，取出，投入醋中淬，取出，装入托盘中，以烤箱中余温使其干燥。

3. 醋炙法

将净鳖甲打成碎块，按醋炙法进行炮制即可。

《中国药典（2020年版）》对鳖甲炮制方法进行了筛选，收载了各地普遍使用的"净制法"和"砂烫醋淬法"两种炮制方法，简介如下。

1. 鳖甲

置蒸锅内，沸水蒸45min，取出，放入热水中，立即用硬刷除去皮肉，洗净，干燥。

2. 醋鳖甲

取净鳖甲，照烫法（《中国药典（2020年版）·四部》通则0213）用砂烫至表面淡黄色，取出，醋淬，干燥。用时捣碎。

三、包装与贮藏

鳖甲药材及饮片应密封包装，避免受环境温度、湿度、微生物及其他因素影响；贮藏时需置阴凉干燥处，并注意防蛀。

第六节　标　准

鳖甲药材自从被《中国药典（1963年版）》收载后，便被后续历版药典所收载，其现行质量标准为《中国药典（2020年版）》。该品种作为壮药品种之一，也被收入《广西壮药质量标准（第二卷）》（2011）；由鳖甲加工而成的鳖甲胶，被收载于《中华人民共和国卫生部药品标准中药材（第一册）》（1992年版）及部分省市药材标准和饮片炮制规范中。

一、《中国药典》标准

《中国药典（2020年版）·一部》对鳖甲质量要求如下。

本品为鳖科动物鳖 *Trionyx sinensis* Wiegmann 的背甲。全年均可捕捉，以秋、冬两季为多，捕捉后杀死，置沸水中烫至背甲上的硬皮能剥落时，取出，剥取背甲，除去残肉，晒干。

（一）性状

本品呈椭圆形或卵圆形，背面隆起，长10～15cm，宽9～14cm。外表面黑褐色或墨绿色，略有光泽，具细网状皱纹和灰黄色或灰白色斑点，中间有一条纵棱，两侧各有左右对称的横凹纹8条，外皮脱落后，可见锯齿状嵌接缝。内表面类白色，中部有突起的脊椎骨，颈骨向内卷曲，两侧各有肋骨8条，伸出边缘。质坚硬。气微腥，味淡。

（二）检查

水分 不得过12.0%（通则0832第二法）。

（三）浸出物

照醇溶性浸出物测定法（通则2201）项下的热浸法测定，用稀乙醇作溶剂，不得少于5.0%。

（四）饮片

1. 鳖甲

为长4～6cm、宽1.5～4cm的长方形或方形小块，一面具蠕虫样细网状皱纹，另一面光滑，有的边缘具细齿，断面中间有细孔。质坚硬，气微腥，味淡。（图10-3 a）

2. 醋鳖甲

形同鳖甲，颜色深黄，质酥脆。具醋酸气。（图10-3 b）

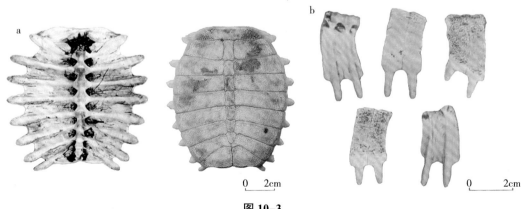

图 10-3

二、商品规格等级标准

鳖甲药材多以统货出售，尚无规格等级之分。以个大完整、无残肉、无腥臭气者为佳。

三、其他标准

（一）鳖甲

1. 药材性状

本品呈椭圆形或卵圆形，背面隆起，高度长 10 ～ 15cm，宽 9 ～ 14cm。外表面黑褐色或墨绿色，略有光泽，具细网状皱纹及灰黄色或灰白色斑点，中间有一条纵棱，两侧各有左右对称的横凹纹 8 条，外皮脱落后，可见锯齿状嵌接缝。内表面类白色，中部有突起的脊椎骨，颈骨向内卷曲，两侧各有肋骨 8 条，伸出边缘；质坚硬。气微腥，味淡。

2. 检查

水分不得超过 12.0%（通则 0832 第二法）。

3. 浸出物

照醇溶性浸出物测定法（通则 2201）项下的热浸法测定，用稀乙醇作溶剂，不得少于 5.0%。

（二）鳖甲胶

鳖甲胶为鳖甲经煎煮、浓缩制成固体胶。呈长方形扁块状，深褐色。质硬而脆，断面光亮，对光照射透明。气微腥，味淡。鳖甲胶标准收载信息如下（表 10-3）。

表 10-3　鳖甲胶标准收载信息表

序号	标准名称	年份
1	卫生部药品标准中药材（第一册）	1992 年
2	山西中药材标准	1987 年
3	甘肃省中药炮制规范	2009 年
4	福建中药饮片炮制规范	1998 年
5	山东省中药炮制规范	1990 年
6	湖南省中药材炮制规范	1983 年
7	湖北中草药炮制规范	1979 年

第七节　品质研究与评价

一、性状特征研究

性状特征鉴别是保证鳖甲药材基原准确以及与混伪药材品种进行区分的主要鉴别手段。《中国药典》收载的鳖甲药材唯一商品来源为鳖科鳖属（Pelodiscus）动物鳖 *Pelodiscus sinensis* 的背甲，但市场以其同科其他种动物背甲混作鳖甲药用的情况较为普遍。目前鳖甲的主要混伪品种有缘板鳖（*Lissemys punctate/scutata*）和山瑞鳖（*Palea steindachneri*）的背甲。鼋（*Pelochelys bibroni*）的背甲曾一度为鳖甲混伪品的主要来源之一，但近年来因环境变化导致该品种数量急剧减少，现已少见于商品。斑鳖［*Rafetus swinhoei*（Gray）］在 20 世纪 70 年代以前也曾有作鳖甲使用，该品种现已濒临灭绝，市场上已基本绝迹。佛罗里达鳖（*Apalone ferox*）在我国广东、广西等南方多个省、自治区都有较大规模养殖，其背甲常见于鳖甲药材商品中，成为鳖甲混伪品的另一重要来源。

（一）中华鳖甲

中华鳖甲为鳖科动物 *Pelodiscus sinensis* 的背甲，呈椭圆形或卵圆形，背面略隆起，长 10～15cm，宽 9～14cm。外表面黑褐色或墨绿色，略有光泽，具细网状皱纹及灰黄色或灰白色蠕虫样斑纹。背甲中央有纵列的椎板 7～8 枚，第 1 对肋板间仅有 1 枚椎板，长大于宽，椎板两侧各有左右对称的横凹纹 8 条，外皮脱落后，可见锯齿状嵌接缝。肋板发达，第 1 对肋板外缘小于内缘，最后 1 对直接连接成中缝，不被椎板分隔。内表面类白色，中部有突起的脊椎骨，两侧各有肋骨 8 条，伸出边缘 2～3cm，伸出部分约为肋板 1/3；第 1 对肋骨类 U 形，颈板骨向内卷曲，突起呈玉簪状。骨质较坚硬且轻，气微腥，味淡。

（二）缘板鳖甲

缘板鳖甲为鳖科动物缘板鳖 *Lissemys punctata* 的背甲，呈倒卵圆形，长 15～23cm，宽 14～17cm，上宽下窄，呈"猴脸状"。背面浅灰褐色，明显隆起，密布颗粒状的点状突起。颈板 1 块，宽翼状，两侧无骨刺，前端不与第 1 肋骨相连。肋板 8 对，第 1 对肋板外宽内窄，肋板间有椎板 2 枚，第 2 对肋板最大，最后 1 对肋板中缝最长，第 8 对肋板与第 8 椎板不相接。内表面灰白色，肋骨与甲缝交叉，肋骨 8 条，几不伸或微伸出肋板外，伸出部分约为肋板 1/10～1/5。第 1 对肋骨平展，颈板骨突起，略呈蝴蝶状。骨质坚硬易碎。

（三）山瑞鳖甲

山瑞鳖甲为鳖科动物山瑞鳖 *Palea steindachneri* 的背甲，呈椭圆形或卵圆形，长7～36cm，宽6～21cm。背面黄白色或灰绿色，脊背中部有一条纵向浅凹沟，颈板拱形凸起，可见半月形凹陷；第1对肋板间具1枚椎板，长大于宽。第1对肋板外缘小于内缘，最后1对肋板窄小，被一小椎板分隔。肋骨8条，明显伸出肋板边缘4～5cm，伸出部分约为肋板2/3～1，骨质坚硬且沉重。

（四）佛罗里达鳖甲

佛罗里达鳖甲为鳖科动物佛罗里达鳖 *Apalone ferox* 的背甲，近椭圆形，长30～50cm，宽30～47cm，背面灰褐至棕褐色，前缘有许多大型突起的点状疣粒。内表面灰白色，余同鳖甲。

（五）鼋甲

鼋甲为鳖科动物鼋 *Pelochelys cantorii* 的背甲，类圆形，一般长15～25cm，宽15～25cm。外表面白色或黑色，有不规则较粗大的蠕虫状凹坑样纹理，手触有凹陷感。肋板8对，最后1或2对彼此在中线相接。椎板、肋板、颈板粗大，无缘板。内表面类白色，可见较大的椎骨、肋骨、颈骨。

（六）斑鳖甲

斑鳖甲为鳖科动物斑鳖 *Rafetus swinhoei*（Gray）的背甲，长椭圆形，长10～30cm，宽8～20cm，背面有一条显著的脊棱，两侧的肋板上各有3～4条长短不一的纵脊。椎板8枚，纵贯脊背中央，将8对肋板分隔于椎板两边，第8对肋板退化而小。8对肋骨明显伸出边缘达4～5cm，呈钉耙状。

除上述主要品种外，宏鳖、平鳖、软鳖等品种的背甲有时也可见作为鳖甲混伪品使用，应注意鉴别。

（七）宏鳖甲

宏鳖甲为鳖科动物宏鳖 *Trionyx hurum* 的背甲，药材呈卵圆形或椭圆形，长14～40cm，宽12～36cm，表面布满长短不一的纵棱和细沟纹，第1对肋板间常有2枚椎板。第1对肋骨呈桨状伸出板缘，第8对肋骨极细小。

（八）平鳖甲

平鳖甲为鳖科动物平鳖 *Dogania subplana*（Geoffroy）的背甲，药材呈椭圆形扁平状，长25～25cm，宽20～25cm。表面具蠕虫纹而粗糙；肋板8对，被椎板完全分隔。第1对肋板间只有1枚椎板，第一横凹缝较平直，第1对肋板外最窄，肋骨粗阔伸出肋板外 1.5～3cm。

（九）软鳖甲

软鳖甲为鳖科动物软鳖 *Trionyx cartilagineus*（Boddaert）的背甲，药材呈卵圆形或椭圆形，一般长 10～25cm，宽 10～18cm。背面浅黑褐色，布满黑褐色网状纹理和蠕虫纹，前端圆，后端平截，侧缘波形，颈板新月形。第 1 对肋板间仅 1 枚椎板。第 8 对肋板后半部彼此相连于中缝，颈骨前端宽簪形，肋骨粗大，略超出肋板缘。

二、显微特征研究

中华鳖、缘板鳖及山瑞鳖为最常见易混淆的鳖甲药材来源品种，本部分主要对三者的横切面及粉末显微特征进行描述。三者均为爬行类动物，其背甲为背部特化的骨质部分，通常动物的骨化程度与其承载的体重具有直接关系。在中华鳖、缘板鳖及山瑞鳖三者中，因中华鳖个体较小，其鳖甲（背甲）承受的力较小，所以整体骨化程度不高。山瑞鳖因为生活于热带地区（如广西），活动量大，体大而重，背甲骨化程度最高；缘板鳖也生活于热带（如缅甸、印度），体型虽较山瑞鳖小，但通常较中华鳖大，其背甲骨化程度较中华鳖高。

（一）横切面

三者的共同特征是断面均呈三层结构，其内外二层为密质骨，分别称为内板和外板，中间层为松质骨。横切面鉴别特征主要观察有无骨膜，外板骨化程度，哈氏系统结构有无或是否明显，髓腔形状、大小、骨小梁结构是否明显，松质骨层厚度以及占整个横切面的比例。

1. 中华鳖

外板表面被覆一薄层明显的骨膜，厚约 12μm，膜下为一层厚 40～72μm 的疏松结缔组织。外板结构不完整，相当于哈氏系统、骨板和骨间板的部位有大小不等的空洞，其直径为 4～8μm。有的空洞周围有骨细胞分布，但骨陷窝及骨小管不明显；极少数空洞周围有骨细胞围绕呈同心圆排列成骨板层，形成第一代骨单位。整个外板类似一层网状结构（即胶原纤维网），厚 320～400μm，可见散在的黑褐色钙盐沉积于空洞及疏松结缔组织之中。中间层为松质骨，厚 500～600μm，占整个横切面的 41.0%，呈立体网眼结构，由骨纤维形成的骨小梁构成。骨细胞、骨陷窝不明显，其网眼即为肉眼可见的不规则形骨髓腔。内板较厚，900～1000μm，为一层透明的纤维絮层网状结构，末端似毛刷状，可能为软骨前体结构。

2. 缘板鳖

骨膜极薄。外板厚 360～500μm，边缘可见透明的纵向呈辐射状排列的结构及梭形佛克曼管通向骨外。其骨化程度较中华鳖甲高，有哈氏系统雏形结构，中间松质骨厚

500～700μm，约占整个横切面的 69.4%，骨小梁形成的腔壁较厚，骨陷窝、骨细胞较明显。骨髓腔多为多边形、椭圆形。钙盐沉积较少见。内板厚 360～440μm，结构类似中华鳖甲外板结构，可见空洞、似软骨向硬骨过度之中间层。

3. 山瑞鳖

骨膜不清楚。外板结构较致密，厚 1000～1200μm，骨化程度为三者之最，其上端可见空洞及开口于骨外的梭形佛克曼管，近中下部有较多管腔，腔中有较多棕褐色钙盐沉积。近髓腔处，哈氏系统结构较为完整，可见同心圆排列的骨陷窝及骨细胞。中间松质骨较厚，1000～1300μm，约占整个横切面的 35.7%，连成片状，髓腔较缘板鳖甲大，多见圆形。骨小梁、骨陷窝、骨细胞较明显。内板较厚，1800～2000μm，可见较完整的哈氏系统结构，围绕哈氏管同心排列的骨细胞 2～3 层；内板中远端为较厚的纵向排列的纤维网状层，其上有空洞及骨纤维细胞。

（二）粉末

粉末鉴别特征主要观察颗粒形状、大小，毛毛虫样结构的有无，色素颗粒存在的形式以及特殊结构。

1. 中华鳖

其粉末为不规则碎块，颗粒较缘板鳖大，多类长方形、不规则形，显淡黄或灰黄色。表面凸凹不平，有纵或横向排列的似毛毛虫样结构，棒状块上有细长的条纹；可见淡黄色半透明样的半月牙形结构。偶见棕褐色色素颗粒，以网状或纵向柳条样结构呈现于碎块上。

2. 缘板鳖

其粉末为不规则形碎块，但椭圆形、类球形较多，少见棒状。淡灰黄或灰白色。可见黑色纺锤状或棒状结构不规则排列于纵横交错的丝络样网状结构上，偶见棕褐色色素颗粒存在。

3. 山瑞鳖

颗粒粗大，较中华鳖大，呈菱形、不规则多边形，少呈片状。淡黄、黄棕或灰黄白色。有毛毛虫样结构，可见透明或淡棕色弧形结构的颗粒；黄棕色色素颗粒较多见，呈斑块或散在于碎块上。

三、含量测定研究

廖彭莹等以邻苯二甲醛（OPA）和 9- 芴甲基氯甲酸酯（FMOC）为柱前衍生化试剂建立高效液相色谱法测定了鳖甲生、制品中氨基酸的组成和含量。马丽等采用电感耦合等离子体质谱法（ICP-MS）测定了 10 批鳖甲样本中 10 种无机元素含量，根据元素含量的高低分布状态建立了鳖甲药材相关的无机元素指纹图谱；运用（总体特征分布分析 - 主成分与系统聚类分析结合 - 因子分析）三级分析方法与系统聚类分析结果相结合显示，无机元素分布特征与鳖甲的产地关系显著；通过因子分析方法，初步揭示了无机元素与鳖甲药理作用之间的相关性。韩秋俊等建立双缩脲反应（酶联免疫检测仪）对肽类的快速定量方法，测定鳖甲炮制前后肽类含量差异，醋鳖甲平均总肽含量为 6.99%，生鳖甲平均总肽含量为 1.04%，醋鳖甲总肽含量明显高于生鳖甲总肽含量，醋制法可提高鳖甲有效成分溶出度。翟玲提取鳖甲水溶性蛋白，通过考马斯亮蓝 G-250 染色法、BCA（Bicinchoninc Acid）法、紫外吸收（UV）法对提取液中蛋白质含量进行测定，并与凯氏定氮法对比。结果显示蛋白质浓度在 0.4 ～ 1.5mg/mL，BCA 法测定结果准确，快速，消耗样品少，更适于鳖甲水提液中蛋白质含量的测定。

四、指纹图谱研究

林春敏等建立了鳖甲抗肝纤维化活性多肽部位的 HPLC 指纹色谱，获得了 13 个共有峰；利用中药指纹图谱相似度评价软件进行相似度评价，10 批样品的相似度均 >0.9，提示鳖甲活性多肽质量较稳定。肖云芝等采用 HPLC-DAD 方法测定了 12 个产地鳖甲药材样品，建立不同产地鳖甲药材的高效液相指纹图谱评价方法，通过中药色谱指纹图谱相似度评价系统进行评价，建立了共有模式，以相关度评价图谱的相似性，对结果进行聚类分析和主成分分析，药材共提取出 3 个主成分，其累积贡献率达 83.21%。

五、生物鉴定研究

王亚明等首次从药材鳖甲中抽提出 DNA 并扩增约 500bp 的线粒体细胞色素 b 基因片段；吴平等研究证明鳖和山瑞鳖原动物组织材料中提取 DNA，其线粒体 12SrRNA 基因片段序列有明显差异。刘忠权等测定了斑鳖和鳖甲伪品 12SrRNA 基因片段序列，根据鳖和鳖甲混淆品原动物的 12SrRNA 基因片段的序列数据库设计了 1 对特异性引物对不同来源的鳖甲进行了鉴定与 DNA 序列分析鉴定一致。彭巧玲等测得鳖线粒体基因组全序列：鳖线粒体基因组全长 17364bp，核苷酸组成 A、T、C、G 分别为 35.23%、27.26%、25.73%、11.78%，包括 13 个蛋白质编码基因、22 个 tRNA 基因和 1 个非编码控制区。刘至治等通过主要组织相容性复合体（MHC）基因的分析，探讨了鳖 5 个群体（黄河、淮河、洞庭湖、鄱阳湖、太湖）间的遗传变异与分化，鳖编码 MHCI 类分子 α 结构域基因的多态性很丰富。陈合格等研究显示鳖、砂鳖和山瑞鳖线粒体 DNA 细胞色素 b 基因的序列全长相同，均为 1140bp，其 A、T、C、G 含量相似，同源性及序列差异率表明鳖与砂鳖细胞色素 b 基因序列种间差异显著。用内切酶 Nde I 可准确鉴别砂鳖，而用内切酶 BamH I 则可准确鉴别山瑞鳖，以上两种联用分析可鉴定以上 3 种鳖，从 3 种鳖线粒体 DNA 细胞色素 b 基因核苷酸序列的显著差异和酶切位点的变化，证明砂鳖是不同于鳖的鳖属一个新种。李楠等采用 SDS 法、酚仿抽提法从龟甲与鳖甲中提取与纯化 DNA，基于 5 对特异性引物（PCR、PTS、PMS、PPS、PAF）通过聚合酶链式反应（PCR）对目标片段进行扩增，以琼脂糖凝胶电泳分析及凝胶成像系统检测，并根据电泳条带的有无及分子量大小鉴定真伪，建立龟甲与鳖甲的真伪鉴定方法。程素倩等通过提取 DNA，建立鳖甲及其混伪品佛罗里达鳖甲、中南半岛巨鳖甲的鉴别方法，结果显示采用通用引物 HCO2198 /LCO1490 扩增后，不同种类在 NJ 系统发育树中聚为不同的分支；采用所设计特异性鉴别引物 Biejia-272 扩增目标序列，经电泳，鳖甲药材均可扩增出特异性条带，而混伪品无条带。

第八节　化学成分与药理作用

一、化学成分

鳖甲主要含胶质及多种无机元素类成分。胶质类主要有动物胶、角蛋白、骨胶原、天冬氨酸、苏氨酸、谷氨酸、甘氨酸、丙氨酸、胱氨酸、缬氨酸、甲硫氨酸、异亮氨酸、亮氨酸、酪氨酸、苯丙氨酸、赖氨酸、组氨酸、精氨酸、脯氨酸、丝氨酸等；无机元素类主要含钙、钠、铝、钾、锰、铜、锌、磷、镁等微量元素。还含有碳酸钙、磷酸钙及多糖等物质。

现代研究表明，鳖甲中的主要有效成分为蛋白质、多肽、氨基酸、骨胶原及微量元素等。胡春玲从鳖甲水提物中分离、筛选出了 3 种抗肝纤维化活性肽类化合物，并对其结构进行了鉴定，分别为 HGRFG（572.3）、NPNPT（542.16）、NDDY（526.2），并以此为先导化合物，采用 Fmoc 固相合成方法，得到了 3 种合成肽，研究结果显示合成肽 A（HGRFG）、B（NPNPT）具有较强的抗肝纤维化作用。陈进文采用现代色谱分离技术，对鳖甲抗肝纤维化的活性肽类成分进行了分离和筛选，鉴定了 3 个寡肽类化合物，分别为：NPNPT、HGRFG、NDDY。鳖甲抗疲劳及免疫调节作用的物质基础主要与寡肽类化合物有关，寡肽一般为组成少于 15 个氨基酸的肽类物质，邢延一通过分离、纯化，从鳖甲中发现了 9 种寡肽类化合物，经鉴定其中的 1 个化合物为 AAHGPCG。李厚刚采用超声水提法从醋鳖甲粗粉提取多肽类物质，通过膜透析法进行分离，确定分子量小于 6000Da 的肽为鳖甲抗肝纤维化有效肽部位，并进一步将其分离为分子量 0 ～ 3000Da 和 3000 ～ 6000Da 两个肽段，研究结果表明，两个肽段均能有效抑制肝星状细胞中 TGF-β1 的转化力，减轻肝纤维化，分子量 0 ～ 3000Da 肽段抗肝纤维化的药效作用更优。

二、药理作用

（一）药效学研究

1. 抗肝纤维化作用
用 CCl_4 诱导形成大鼠肝纤维化模型，采用鳖甲不同剂型进行预防和治疗，其可能是通过抗脂质过氧化、改善肝组织病理、改善肝功能、调控细胞因子水平等而发挥抑制肝星状细胞（HSC）活化增殖及细胞外基质（ECM）合成分泌、促进 ECM 降解吸收等综合作用，阻断和治疗肝纤维化。鳖甲煎口服液对实验性肝纤维化有一定的治疗作用，对大鼠实验性肝纤维化具有明显的保护作用，早期应用可以预防或延缓肝纤维化的形成和发展。

2. 抗肿瘤作用

鳖甲提取液对小鼠 S-180 腹水肉瘤细胞，小鼠 H_{22} 肝癌细胞和小鼠 Lewis 肺癌细胞体外生长有抑制作用。鳖甲多糖能明显抑制 S-180 荷瘤小鼠肿瘤的生长。以鳖甲为主药的鳖甲煎丸进行研究，结果显示鳖甲煎丸可通过抑制 NF-κB 信号通路来抑制 TGF-β1 诱导 $HepG_2$ 细胞的 EMT 进程、增殖和迁移，发挥抗肝癌的作用。

3. 增强免疫作用

鳖甲多糖能明显提高 S-180 荷瘤小鼠的非特异性免疫功能和细胞免疫功能，提高免疫抑制小鼠的非特异性免疫功能及浓度 – 剂量效应。鳖甲超微细粉能提高小鼠溶血素抗体水平及提高小鼠巨噬细胞、吞噬细胞数量，具有免疫调节作用。

4. 其他作用

鳖甲提取物能显著增加小鼠乳酸脱氢酶（LDH）活力，有效清除剧烈运动时机体的代谢产物，能延缓疲劳的发生，也能加速疲劳的消除。此外，还能增加小鼠的耐缺氧能力，提高机体对负荷的适应性。

（二）安全性研究

鳖为药食两用动物，目前未见中毒及副作用的有关报道。

第九节　临床应用与产品开发

一、临床应用

（一）临床常用

1. 用于阴虚发热证

鳖甲入肝而补至阴之水，历来被当作滋阴清热之要药治疗。因肝肾阴虚火旺而致的虚劳骨蒸、潮热盗汗、身体消瘦，常与银柴胡、知母、青蒿、地骨皮等配伍，如《证治准绳》中的清骨散；如肺结核久咳，阴阳俱虚之骨蒸盗汗、咳嗽咯血虚者，常与阿胶、鹿角霜或者熟地黄、蛤蚧配伍，如鳖甲散；现代以本品为主，配合胎盘、百部、黄柏、阿胶、藕节制成鳖甲片，治疗肺结核、骨结核见潮热盗汗、咯血、遗精等阴虚火旺证颇为有效。温热病后期，津液已亏，余热未尽，夜热早凉，脉细而数，舌红少苔，常常同青蒿、知母、生地黄、牡丹皮配伍，如《温病条辨》中青蒿鳖甲汤。

2. 用于虚风内动证

鳖甲质重沉降，入肝肾而滋阴、潜阳息风。用于治疗热病后期热入下焦，肝阴已伤，虚风内动，手指蠕动，甚至瘛疭，脉沉数，舌干齿燥，常同龟甲、牡蛎、生地黄、阿胶配伍，以滋阴息风潜阳，如《温病条辨》中二甲复脉汤。

3. 用于胁肋疼痛及肝脾肿大

鳖甲善走肝经血分，软坚散结，消痞化癥。用于各种原因所致的肝脾肿大、胁肋疼痛或者气血痰湿凝集所致癥瘕痞块者，常同柴胡、大黄等同用，如《金匮要略》中鳖甲煎丸。如正气已虚，疟疾久发不已，且时时发热，胁下痞块，则配黄芪、川芎及槟榔，扶正去积。

（二）临床进展

1. 治疗慢性乙型肝炎和肝硬化

应用复方鳖甲软肝片治疗酒精性肝硬化 21 例，显效 7 例，有效 13 例，无效 1 例，总有效率为 90.52%。以鳖甲煎丸治疗慢性肝炎肝硬化 43 例，结果显示研究组在治疗第 12 周、第 24 周、第 48 周的 HBVDNA 转阴率分别为 44.19%、58.14%、93.02%；采用复方鳖甲软肝片治疗慢性乙型肝炎 60 例，并与益肝乐治疗的 58 例对照，结果治疗组与对照组比较无显著性差异。

2. 治疗肝纤维化

采用鳖甲为君药的中药复方制剂治疗肝纤维化患者 33 例，以丹参片为对照药物观察同类患者 30 例，结果治疗组总有效率为 73.2%，鳖甲复方制剂治疗肝纤维化效果优于丹参片。用鳖甲煎丸治疗慢性乙型肝纤维化，结果鳖甲煎丸在肝功复常、肝纤维化指标改善以及临床症状均优于对照组，与对照组相比有显著意义（$P < 0.01$ 或 $P < 0.05$），B 超影像学检查，肝、脾回缩明显。

3. 治疗原发性肝癌

以鳖甲煎丸治疗老年原发性肝癌肝动脉栓塞（TACE）术后肝纤维化，治疗 3 个月后肝纤四项指标水平及 4 因子的纤维化指标（FIB-4）、比率指数（APRI）、肝脏弹性指标（LSM）等指标均明显优于单纯西药治疗的对照组（$P < 0.05$），可明显改善老年肝癌患者 TACE 术后肝纤维化程度。

4. 治疗晚期肺癌性发热

以加味青蒿鳖甲汤治疗晚期肺癌性发热 32 例，对照组 32 例用塞来昔布胶囊进行治疗。结果治疗组有效率为 65.7%，高于对照组（59.4%），两组差异有显著性意义（$P < 0.05$）；治疗组 KPS 增加值 $\geq$ 10 分者占 46.9%，高于对照组（9.4%）两组差异有显著性意义（$P < 0.05$）。

5. 治疗阴虚内热型系统性红斑狼疮

以青蒿鳖甲汤联合常规西药治疗阴虚内热型系统性红斑狼疮 30 例，对照组治疗 30 例。研究组治疗总有效率明显高于对照组（$P < 0.05$）；两组中医症候评分和 SLEDAI 评分均显著降低（均为 $P < 0.05$），且研究组均明显低于对照组（均为 $P < 0.05$）。

（三）其他应用

鳖除背甲入药外，身体其他部位亦有药用功效。

1. 鳖血

捕后将头切下，放血，鲜用。性寒，味咸；具有养血祛风之功；主治口眼歪斜，虚劳潮热，脱肛等。用法与用量：内服：生饮，适量，和酒饮或煮食。孕妇禁服。民间有饮鳖血治疗结核发热的报道。

2. 鳖胆

胆汁中含内酯，临床用于治疗痔漏。

3. 鳖肉

性平，味甘；具有滋阴凉血、强壮之功；主治劳热骨蒸，久痢，久疟，崩漏带下，瘰疬及诸虚等。鲜用或烘干。用法与用量：内服：煮食；或研粉入丸、散。含蛋白质、脂肪、碳水化合物、钙、磷、铁、烟酸及维生素 A、维生素 B_1、维生素 B_2 等。其制剂用作滋补强壮剂。

4. 鳖头

加工鳖甲时割下鳖头，洗净晒干。性平，味咸；具有补气壮阳之功效；主治久痢脱肛，产后子宫下垂，阴疮等。用法与用量：内服，3～5g；外用适量。

二、产品开发

（一）药品

鳖甲为我国较常用的重要中药材品种之一，我国鳖甲药材及饮片年销售量约 50 万千克，年产值达 1 亿元以上。以鳖甲为主要原料的中药制剂品种较多，主要有国药集团武汉中联药业有限公司独家生产的鳖甲煎丸、内蒙古福瑞中蒙科技股份有限公司生产的复方鳖甲软肝片，还有圣济鳖甲丸、青蒿鳖甲片等较多品种。

另外鳖甲经煎煮、浓缩制成的固体胶，即为鳖甲胶。其制法为：取漂泡后的净鳖甲，分次水煎，滤过，合并滤液，静置滤取胶液，用文火浓缩（或加入黄酒、冰糖适量）至稠膏状，冷凝，切块、阴干。具有滋阴补血、退热消瘀的作用，用于阴虚潮热，久疟不愈，癥瘕疟母等症。

（二）食品

鳖为药食两用的珍贵经济动物品种，其肉质细嫩，味道鲜美，蛋白质含量极为丰富，具有较高的营养价值，在餐饮行业有较多应用，是被广大消费者所接受、喜爱的珍馐，常被做成红烧甲鱼、清炖甲鱼汤、乌鸡炖甲鱼等菜肴；同时鳖肉还被制成罐头、多肽粉等。

（三）保健食品

中华鳖具有独特的保健强身功能，以鳖甲为主要原料的多种系列保健食品不断开发上市，如武汉绿四季科技发展有限公司开发的延缓衰老保健食品"绿四季牌绿阳颗粒"［卫食健字（1999）第 0383 号］、湖北浩扬医药科技有限公司开发的增强免疫力保健食品"沃能牌沃能胶囊"（国食健字 G20090465）、湖州干将酒业有限公司开发的免疫调节保健食品"干将牌鹿龟鳖酒"（国食健字 G20040175）等。

第十节　展　望

湖北是著名的"千湖之省"，长江由西向东穿省而过，自古以来，北吞云梦，南濒洞庭，省内江河湖泊星罗棋布，沟渠纵横，野生龟鳖历来具有很高产量。20 世纪 80 年代以来，随着全国龟鳖市场行情看涨、湿地锐减、部分水体污染和野生鳖自然繁育日渐减少等因素，鳖的规模化人工养殖大量兴起。湖北省龟鳖养殖面积达 10 万亩以上，逐步形成了鳖的种质资源培育、种苗和成鳖养殖，以及产品深加工的全产业链的发展模式，其中湖北省荆门市京山市和武汉市江夏区是两大特种龟鳖产业区。湖北京山永兴中华鳖养殖协会采用鳖虾鱼稻生态种养模式，先后打造出"永兴"牌、"老柳河"牌及"洪中"牌中华鳖等品牌，永兴镇也以其大规模、高效益的中华鳖养殖享誉全国，一举成为"中华鳖第一镇"。武汉市江夏区以多福龟鳖良种场为主体，建立有中华鳖种质资源库，开展中华鳖良种培育、幼鳖及成品鳖养殖。

中药材产业是涉及农业、食品、药品、医疗卫生等大健康产业发展的关键纽带，是促进经济快速发展的重要载体。鳖甲作为湖北省大宗道地中药材品种之一，具有较大的发展前景和开发价值。近年来湖北省政府陆续出台推进中医药强省建设三年行动计划、道地药材"一县一品"建设实施方案、中医药"十四五"发展规划等系列政策，湖北省应以上述政策利好为契机，通过政策引导，积极推进中华鳖种质资源培育、成品养殖、药材加工、制剂生产等全产业链发展和大健康产品的研究、开发和推广，带动乡村振兴和农民增产增收，以更好地为湖北省中医药产业发展和保障群众生命健康服务。

参考文献

［1］国家药典委员会.中华人民共和国药典（2020年版）·一部［M］.北京：中国医药科技出版社，2020：402.

［2］黄璐琦，李军德，张志杰.新编中国药材学（第八卷）［M］.北京：中国医药科技出版社，2020：263.

［3］杨萍，唐业忠，王跃招.中国鳖属的分类历史简述［J］.四川动物，2011，30（1）：156-159.

［4］吴普等述.神农本草经［M］.孙星衍，孙冯翼辑.北京：科学技术文献出版社，1996：46.

［5］卢之颐.本草乘雅半偈（校点本）［M］.北京：人民卫生出版社，1986：257.

［6］陶弘景.名医别录（尚志钧辑校）［M］.北京：人民卫生出版社，1986：194.

［7］苏颂.图经本草（辑复本）［M］.胡乃长，王致谱辑注.福州：福建科学技术出版社，1988：423.

［8］雷敩.雷公炮炙论［M］.清张骥补辑.南京：江苏科学技术出版社，1985：89.

［9］李时珍.本草纲目（校点本第四册）［M］.北京：人民卫生出版社，1982：2503-2504.

［10］王国强.全国中草药汇编［M］.第3版.北京：人民卫生出版社，2014：174.

［11］蔡少青，李胜华.常用中药材品种整理和质量研究（北方编，第4册）［M］.北京：北京医科大学出版社，2001：506.

［12］南京中医药大学.中药大辞典（下册）［M］.第二版.上海：上海科学技术出版社，2006：3845.

［13］李正双.鳖的生物学特性及人工养殖［J］.吉林农业，2003（9）：28-29.

［14］杨振才.中华鳖生物学研究进展［J］.动物学杂志，1999，34（6）：41-44.

［15］谢白云，范琦.中华鳖养殖［J］.农家参谋，2017（10）：178.

［16］轩子群.中华鳖健康养殖实用新技术［M］.北京：海洋出版社，2009.

［17］许建红，王建华.生态鳖生态养殖技术［J］.渔业致富指南，2002（22）：38.

［18］毛盼，胡毅，罗方兴.中华鳖生物学特性及常见传染疾病的研究［J］.湖南饲料，2013（5）：17-19.

［19］李正秋.中华鳖病毒病原的发现［C］.科学通报，2013：3.

［20］李军德，黄璐琦，曲晓波.中国药用动物志［M］.第二版.福州：福建科学技术出版社，2013：1112.

［21］邓明鲁，杨世林，李建平.龟甲、鳖甲、蛤蚧生产技术［M］.北京：中国农业出版社，2004：84.

［22］肖培根.新编中药志（第4卷）［M］.北京：化学工业出版社，2002：274.

［23］刘象银，葛福存，李光胜，等.鳖甲与食用后鳖甲的鉴别及质量比较［J］.基层中药杂志，2001，15（3）：32-33.

［24］韩秋俊，毕葳，王伟，等.鳖甲炮制前后肽类含量比较［J］.中国实验方剂学杂志，2012，18（24）：86-88.

［25］肖云芝，万露，刘朝勇，等.鳖甲 HPLC 指纹图谱的分析模式探讨［J］.中国实验方剂学杂志，2015，21（6）：32-36.

［26］李明善，汤休红，曹国珍，等.龟板、鳖甲炮制方法的研究［J］.中药材科技，1984（6）：27.

［27］潘汉生，李祖德.醋鳖甲炮制经验谈［J］.浙江中西医结合杂志，1999，9（4）：280.

［28］窦志华，丁安伟，钟凌云.鳖甲炮制研究近况［J］.中药材，2005，28（8）：732-735.

［29］邢延一.鳖甲中寡肽类化学成分及炮制原理的研究［D］.北京：北京中医药大学，2006.

［30］胡春玲.鳖甲抗肝纤维化活性肽的合成及结构修饰研究［D］.武汉：湖北中医药大学，2012.

［31］陈进文.鳖甲抗肝纤维化活性物质及其指纹图谱研究［D］.武汉：湖北中医药大学，2009.

［32］中国科学院动物所.中国动物志（爬行纲 第一卷 下册）［M］.北京：科学技术出版社，2001：54-72.

［33］徐玲玲，胡蓓莉.中药鳖甲品种鉴别的研究［J］.中国现代应用药学杂志，1999，16（4）：28-30.

［34］卢先明，刘咏松，曾俊超，等.鳖甲的品种与鉴别研究［J］.四川中医，2005，23（2）：35-36.

［35］王依群.鳖甲的真伪鉴别［J］.中成药，2001，23（3）：221-222.

［36］王亚明，周开亚，吴平.中药材龟板和鳖甲中 DNA 的提取与扩增［J］.药学学报，1996（6）：472-476.

［37］吴平，周开亚，徐珞珊，等.用聚合酶链式反应产物直接测序技术鉴定中药材鳖甲［J］.中国药科大学学报，1998，29（1）：28-30.

［38］刘忠权，王义权，周开亚.中药材鳖甲的位点特异性 PCR 鉴定研究［J］.中草药，2001，32（8）：736-738.

［39］彭巧玲，蒲友光，王志方，等.中华鳖线粒体基因组序列分析［J］.中国生物化学与分子生物学报，2005，21（5）：591-596.

［40］刘至治，蔡完其，李思发.中华鳖五群体遗传变异的 RAPD 分析［J］.水产学报，2004，28（2）：119-126.

［41］陈合格，刘文彬，李建中，等.三种鳖线粒体 DNA 细胞色素 b 基因序列的比较分析［J］.水生生物学报，2006（4）：380-385.

［42］李楠，虞平添，焦兆群，等.特异性扩增技术鉴定龟甲与鳖甲［J］.中成药，2018，40（10）：2328-2333.

［43］程素倩，袁媛，刘富艳，等.特异性 PCR 方法鉴别鳖甲药材和饮片［J］.中国中药杂志，2018，43（23）：4569-4574.

［44］林春敏，李成容，叶晓川，等.鳖甲抗肝纤维化活性多肽部位 HPLC 指纹图谱［J］.中国实验方剂学杂志，2015，21（21）：4.

［45］肖云芝，于超，刘朝勇，等.鳖甲药材指纹图谱与其抗肝纤维化作用的谱效关系研究［J］.中草药，2014，45（17）：5.

［46］廖彭莹，周利琴，廖丹葵，等.柱前衍生化高效液相色谱法测定鳖甲生、制品中氨基酸的含量［J］.中药材，2016，39（4）：802-505.

［47］马丽，康廷国，孟宪生，等.基于无机元素特征的不同产地鳖甲药材质量分析［J］.广东微量元素科学，2011，18（7）：24-30.

［48］江苏新医学院.中药大辞典（下册）［M］.上海：上海科学技术出版社，1986：2723.

［49］缪华蓉，沈耀明.鳖甲内氨基酸成分的研究［J］.中成药，1995，17（12）：37-38.

［50］邹全明，杨珺，赵先英，等.中华鳖甲超微细粉中氨基酸及钙、镁元素分析［J］.中药材，2000，23（1）：6-7.

［51］刘焱文，刘生友.龟板、鳖甲微量元素测定及其滋补作用探析［J］.微量元素与健康研究，1994，11（1）：44-45.

［52］凌笑梅，张娅婕，张桂英，等.鳖甲提取物中氨基酸、微量元素及多糖含量的测定［J］.中国公共卫生，1999，15（10）：939.

［53］翟玲，夏雨，杨艳芳，等.鳖甲水溶性蛋白含量测定方法比较［J］.亚太传统医药，2019，15（9）：66-69.

［54］高建蓉，张赤志，邵志华，等.鳖甲对肝星状细胞增殖影响的研究［J］.实用医学杂志，2007，23（11）：1618.

［55］高建蓉，陶君，张赤志，等.鳖甲防治肝纤维化实验研究［J］.中华中医药学刊，2008，26（11）：2462-2471.

［56］唐尹萍，刘焱文，许腊英，等.中药鳖甲提取物抗肝纤维化的实验研究［J］.湖北中医药大学学报，2011，13（2）：44-46.

［57］胡春玲，唐尹萍，施静妮，等.鳖甲多肽的全合成及对肝星状细胞的作用［J］.医药导报，2011，30（10）：1278-1280.

［58］李信梅，王玉芹，张德昌，等.两种不同的鳖甲抗肝纤维化作用的比较［J］.基层中药杂志，2001，15（2）：19-20.

［59］梁润英，路嵘.鳖甲抗纤方抗肝纤维化作用的实验［J］.中国中医药科技，2004，11（1）：16-18.

［60］李厚刚.鳖甲抗肝纤维化的物质基础研究［D］.武汉：湖北中医药大学，2020.

［61］姚立，姚真敏，余涛.鳖甲煎口服液对大鼠肝纤维化的影响［J］.中药药理与临床，2002，18（6）：5-7.

[62] 凌笑梅，刘娅，张娅婕，等.鳖甲提取对 S180 肿瘤细胞的杀伤作用 [J].长春中医学院学报，1995，11（49）：45.

[63] 王慧铭，潘宏铭，项伟岚，等.鳖甲多糖对小鼠抗肿瘤作用及其机理的研究 [J].中华现代内科学杂志，2005，2（7）：634-635.

[64] 钱丽娟，许沈华，陈旭峰，等.鳖甲浸出液对人肠癌细胞（HR-8348）的毒性作用研究 [J].中国肿瘤临床，1995，22（2）：146-149.

[65] 凌笑梅，刘娅，张娅婕，等.鳖甲提取对 S180 肿瘤细胞的杀伤作用 [J].长春中医学院学报，1995，11（49）：45.

[66] 钟晓丹，文彬，孙海涛，等.鳖甲煎丸通过 NF-κB 信号通路抑制肝癌细胞上皮间质转化的作用机制 [J].中国实验方剂学杂志，2022，28（1）：24-32.

[67] 张大旭，张娅婕，甘振威，等.鳖甲提取物抗疲劳及免疫调节作用研究 [J].中国公共卫生，2004，20（7）：834.

[68] 杨珺，邹全明，王东昕.鳖甲超微细粉免疫调节功能实验研究 [J].食品科学，2000，21（3）：40-42.

[69] 王慧铭，孙炜，项伟岚，等.鳖甲多糖对小鼠免疫调节作用的研究 [J].中国中药杂志，2007，32（12）：1245-1247.

[70] 徐桂珍，凌秀梅，张娅婕，等.鳖甲提取物对大剂量照射小鼠免疫功能的保护作用 [J].中国公共卫生学报，1996，15（3）：170-171.

[71] 张娅婕，凌笑梅，甘振威，等.鳖甲提取物抗疲劳及耐缺氧作用的研究 [J].长春中医学院学报，2004，20（2）：38-39.

[72] 黄文豹，刘寿荣.复方鳖甲软肝片治疗酒精性肝硬化疗效观察 [J].浙江中西医结合杂志，2007，17（2）：93.

[73] 李恒飞，鄢灯莹，徐建，等.鳖甲煎丸治疗肝炎肝硬化的临床效果 [J].中国当代医药，2018，25（27）：16-19.

[74] 李钧，郜英，周潞荣，等.复方鳖甲软肝片治疗慢性乙型肝炎 60 例 [J].中国中医药信息杂志，2005，12（5）：66-67.

[75] 王英凯，王丹，唐彤宇.鳖甲为主的中药复方治肝纤维化的实验室和临床研究 [J].临床肝胆病杂志，1997，21（1）：45-46.

[76] 陈礼华，沈慧，琴陈巍.鳖甲煎丸治疗慢性乙型肝炎肝纤维化 68 例 [J].实用中医内科杂志，2007，21（7）：67-68.

[77] 杜会萍，白莉婧，龚燕花，等.鳖甲煎丸治疗老年原发性肝癌肝动脉栓塞术后纤维化的疗效 [J].中国老年学杂志，2018，38（8）：3895-3897.

[78] 王肯堂.证治准绳·类方（铅印本）[M].上海：上海科学技术出版社，1957.

[79] 吴塘.温病条辨 [M].北京：人民卫生出版社，1963.

[80] 张仲景.金匮要略 [M].宋·林亿校正，杨鹏举，侯仙明，杨延巍，注释.北京：学苑出版

社，2008：40.

［81］汤亚斌，马达文，程咸立，等．稻田生态种养试验［J］．科学养鱼，2012（8）：39-40.

［82］周磊．稻鳖生态种养核心技术［J］．农技服务，2017，34（6）：149.

［83］涂爱平．"稻鳖共生"技术要点总结［J］．渔业致富指南，2014（4）：44-45.

第十一章　银　杏

银杏（*Ginkgo biloba* L.）为银杏科（Ginkoaceae）银杏属植物，为我国特有物种。中国是世界上银杏的主产区，资源占全世界的85%。银杏全身是宝，药用为叶和种子。白果是传统药食两用佳品，具有杀菌、止咳、补肺等疗效；银杏叶富含黄酮、内酯、聚戊烯醇、多糖、有机酸和烷基酚酸等生物活性物质，其提取物及制剂可用于健康食品、医药、化妆品及生物农药和生物饲料，其产值占据整个银杏产业链的一半以上。银杏是湖北省中药材道地品种，种植历史悠久。自宋代以来，银杏都是朝廷贡品。欧阳修有诗云：绛囊初入贡，银杏贵中州，也佐证了银杏以中部地区为最佳。湖北省天然林银杏树资源主要集中在湖北孝感安陆市、大悟县，随州市曾都区、随县，荆门京山、钟祥等山区和丘陵地带，其中安陆市王义贞镇、随州市洛阳镇是国家林业部认定的"全国最大的古银杏分布群落"。目前银杏种植主要集中在安陆、曾都、大悟、京山、长阳、巴东等地，在良种繁育方面，湖北选出近30个银杏优良单株。湖北省现有银杏相关标准7项，大型银杏叶提取物公司3家，银杏叶制剂生产企业3家，银杏叶、白果还广泛用于保健品、化妆品和食品领域。银杏是中国的"国树"，代表着中国精神，赋予了中国传统文化的寓意和符号。湖北安陆的钱冲银杏谷大力发展银杏种植加工、精深提取加工、药品及健康产品生产和旅游产业，为乡村振兴发挥着重要的作用。

第一节　基原和品种

一、别名

银杏树又名公孙树、鸭脚树；银杏种子又名白果、鸭脚子、平仲。

二、基原

（一）来源

（1）白果：为银杏科植物银杏 *Ginkgo biloba* L. 的干燥成熟种子。

（2）银杏叶：为银杏科植物银杏 *Ginkgo biloba* L. 的干燥叶。

（二）原植物形态特征

乔木，高达40m，胸径可达4m。树皮呈灰褐色，粗糙，深纵裂；一年生长枝淡褐黄色，二年生以上变为灰色，并有细纵裂纹；短枝密被叶痕，黑灰色；冬芽黄褐色，常为卵圆形，先端钝尖；叶扇形，革质，聚生在短枝上或互生在长枝上，有长柄，淡绿色，无毛，有多数叉状并列细脉，宽5～9cm，叶在一年生长枝上螺旋状散生，秋季落叶前变为黄色。

球花雌雄异株，单性，生于短枝顶端的鳞片状叶腋内，呈簇生状；雄球花茱荑花序状，下垂，雌球花具长梗，梗端常分两叉，每叉顶生一盘状珠座，胚珠着生其上，通常仅一个叉端的胚珠发育成种子，风媒传粉。种子椭圆形或长倒卵圆形，长2.5～3.5cm，外种皮肉质，熟时黄色或橙黄色，外被白粉，有臭味；中种皮白色，骨质，具2～3条纵脊；内种皮膜质，淡红褐色；胚乳肉质，味甘略苦。有主根，花期3～4月，种子9～10月成熟（图11-1）。

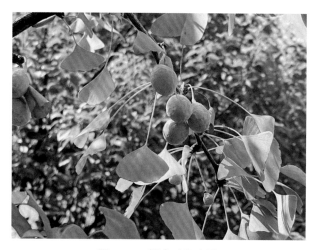

图11-1　银杏叶和白果

三、生物学特性

银杏为阳性树，喜湿润而排水良好的深厚壤土，适于生长在水热条件比较优越的亚热带季风区。在pH4.5的酸性土和pH8.0的石灰性土中生长良好，以中性或微酸土最适宜，不耐积水之地，较能耐旱，但在过于干燥及多石山坡或低湿之地生长不良。初期生长较慢，萌蘖性强，雌株一般20年左右开始结实，500年生大树仍能正常结实。一般3月下旬至4月上旬萌动展叶，4月上旬至中旬开花，9月下旬至10月上旬种子成熟，10月下旬至11月落叶。

第二节 本草考证

一、名称考证

银杏俗称白果，又称平仲果、鸭脚子、灵眼、白眼、佛指甲等。银杏树又名平仲树、鸭脚树、公孙树等。在不同历史时期和不同地域，其常用名也有变化。

1. 平仲果

西晋左思《吴都赋》中记述江南树木有"平仲裙挺，松梓古度"。旧注刘成曰："平仲之木，实如银。"明代方以智《通雅·植物》中考证"平仲，银杏也。"初唐沈佺期入蜀时《夜宿七盘岭》诗言："芳春平仲绿，清夜子规啼。"清代张天如《同治永顺府志》称"平仲，一名银杏，俗呼白果。"庞鸿书《双银杏歌》也称"或云平仲乃古名，叶如鸭脚森高擎。"

2. 鸭脚子

因银杏叶的形状类似鸭掌，宋朝初年多称银杏树为鸭脚树，银杏为鸭脚子。宋梅尧臣诗云："鸭脚类绿李，其名因叶高。"南宋官方药典《绍兴本草》记载："乃叶如鸭脚，而又谓之鸭脚子。"元代王祯《农书》中记载："银杏，一名鸭脚，取其叶之似。"

3. 银杏

银杏之名得自果实的形态颜色，《绍兴本草》记载"以其色白如银，形似小杏，故名之"，《农书》"银杏之得名以其实之白"，李时珍《本草纲目》称"宋初始入贡，改呼银杏"。

4. 白果

宋末元初李鹏飞的养生学著作《三元参赞延寿书》中首见银杏又称白果，元代吴瑞《日用本草》中记载："银杏，土人呼为白果，又名鸭脚。"

5. 公孙树

明万历本《福州府志》称："银杏，一名鸭脚，又名公孙树。"清陈元龙《格致镜原》："银杏二更开花三更结实，又名公孙树，言其实久而后生，公种而孙方食。"《清稗类钞》："银杏为落叶乔木，一名公孙树，高者达十丈，叶如扇，有缺刻。"

6. 灵眼、白眼

明代周文华《汝南圃史》："一名公孙树，言公种而孙始得食，吴俗皆称灵眼，又称白眼。"

7. 佛指甲

《旧浙江通志》："银杏，俗名佛指甲，又名白果，临安产者特长大。"

二、基原考证

银杏药用始载于南宋王继先《绍兴本草》："银杏，世之果实。味苦、甘，平，无毒。唯炒或煮食之，生食戟人。七月八月采实暴干，以其色如银，形似小杏，故以名之。乃叶如鸭脚而又谓之鸭脚子。"《本草纲目》载："银杏，树高二三丈，叶薄，纵理俨如鸭掌形，有缺刻，面绿背淡，二月开花成簇，青白色，二更开花，随即卸落，人罕见之。一枝结子百十……经霜乃熟，烂去肉，取核为果，其核两头尖……其仁嫩时绿色，久则黄。"上述形态及《本草纲目》附图均指银杏科、银杏属植物银杏。

银杏为裸子植物，通常所说的银杏果，确切地说应该是银杏的种子，是除去外种皮的种核。

银杏叶为银杏树的干燥叶，又名白果叶。历史上最早记载银杏叶药用的医书是明代刘文泰的《本草品汇精要》，其中记载："黄叶为末，和面作饼，煨熟食之止泻痢。"《中药志》中记载银杏叶可"敛肺气，平喘咳，止带浊"。《食疗本草》中记载，银杏叶可用于心悸怔忡、肺虚咳喘等症。

银杏根，为银杏的根或根皮，性甘、性温，可入药。《重庆草药》中记载："益气补虚弱，治白带、遗精，并配合用于其他虚弱劳伤等症。"《中华药海》中记载："用于补虚止遗。"《新华本草纲目》谓其："甘、微平。"

三、道地性考证

银杏的种植历史记载最早见于西汉时期，司马相如《上林赋》中描述汉武帝修建的皇家园林上林苑，有"沙棠栎槠，华枫枰栌"之称，西汉以前人们称银杏为枰。隋唐时期，佛教视银杏树为菩提树，在庵观寺院大量栽植。宋代银杏的异地引种栽培技术有较大发展。梅尧臣、欧阳修、阮阅等当时的诗文都记载了当时银杏从江南引种栽培在中原地区的盛况。明清时期，全国大部分地区都有银杏栽植的记载。比较著名的银杏主产区现有江苏省、山东省、浙江省、湖北省、河南省、广西壮族自治区、安徽省、湖南省、贵州省、四川省、广东省、福建省、江西省、河北省、辽宁省等15个省（自治区）的60个县（市），其中，湖北安陆，江苏泰兴和邳州是国家命名的"银杏之乡"。

湖北省银杏种植历史悠久，随州千年银杏谷有千岁以上的银杏树308棵，百岁以上银杏树17000多棵，定植银杏树510万多棵，是全世界分布最密集、保留最完整的一处千年古银杏群落。

湖北省安陆市素有"银杏之乡"的美誉，境内有全国最大的古银杏群落，拥有千年以上古银杏59株，百年以上银杏4683株，银杏数量之多、年代之久、树形各异为全国之最。

《本草纲目》载："银杏生江南，以宣城者为胜。"宣城在今安徽省宣城市宣州区，宋时是银杏入贡的主要地区之一。欧阳修诗"绛囊因入贡，银杏贵中州。"梅尧臣诗

"吾乡宣城郡，每以此为劳。"晁补之诗有"宣城此物常充贡，谁与连艘送万囷"。《绍兴本草》称"诸处皆产之，唯宜州形大者佳"。宜州位于广西河池，银杏栽培历史悠久，其银杏被称为佳品。

四、加工与炮制考证

银杏药用始载于南宋王继先《绍兴本草》："银杏，世之果实。味苦、甘，平，无毒。唯炒或煮食之，生食戟人……七月八月采实暴干……生采取皮上肉涂黔，世用颇验。详本草不载，今附果部，绍兴新添。"随着银杏果的广泛应用，人们对其加工炮制、药理毒性的认识也逐渐加深。秋季是银杏果成熟采收的时节，元代王祯《农书》："银杏其子至秋而熟，惟炮煮作颗食为美。"忽思慧《饮膳正要》："银杏味甘苦无毒，炒食煮食皆可，生食发病。"《本草蒙筌》："秋熟击落，壳白肉青。生食戟人喉，炒食味甘苦。"《本草纲目》："经霜乃熟烂。去肉取核为果，时珍曰：熟食。"银杏果药用部位为种子，种皮部分气味难闻且对皮肤有毒性，梅圣俞称"剥核手无肤"。因此在采收处理时用长棍击落，堆放一起，待果肉自然腐烂后取核。

对于银杏果的毒性古代本草学早有认知：《农书》"初收时小儿不宜食，食则昏霍"；《三元参赞延寿书》"白果生引疳，解酒；熟食益人，然不可多食，腹满，有云满一千个者，死。有人艰籴，取白果以为饭，饱食，次日皆死"；《滇南本草》"不可多食，若食千枚，其人必死"，"多食壅气发胀而动风"。现代药理学研究发现银杏外种皮中含有引起皮炎的银杏酸，可引起接触性皮炎。银杏果核也不可直接生食，需蒸熟、炒熟或煨熟，亦不可多食。现代研究报道过多食用白果容易出现惊厥甚至死亡，尤其是儿童更易中毒。中毒患者主要为中枢神经系统及胃肠道症状，表现为昏迷、嗜睡、恐惧、惊厥及呕吐、腹痛、腹泻等。银杏果入药入食皆需谨慎，但使用得当，也能有诸多益处。

五、功效与应用考证

中国现存最古老银杏树有 3300 年历史，银杏的应用从宋代逐渐得到普及，《本草纲目》中描述"银杏，宋初始著名，而修本草者不收"。仅有南宋王继先《绍兴本草》有记载："银杏，世之果实。味苦、甘，平，无毒。唯炒或煮食之，生食戟人。诸处皆产之，唯宜州形大者佳。七月八月采实暴干。以其色白如银，形似小杏，故名之。乃叶如鸭脚而又谓之鸭脚子。生采取皮上肉涂黔，世用颇验。详本草不载，今附果部。绍兴新添。"

元代本草记述银杏药用渐多。元初李杲撰写《食物本草》第 5 卷果部记述："银杏味甘苦，有毒。实如杏，而核中有仁可食，故名仁杏。食之生痰，动气。生啖，利小便。与鳗鱼同食，令人风软。小儿食之发惊，多食立死。或多食腹胀，连饮冷白酒几盏，吐出则生，不吐则死。"是当时记述银杏药用价值最详尽的古医书。其后王祯《农书》："银杏之得名以其实之白一名鸭脚，取其叶之似其子至秋而熟，初收时小儿不宜食，食则昏霍，惟炮煮作颗食为美，颗如绿李积而腐之，惟取其核即银杏也"；忽思慧《饮膳正要》："银杏味甘苦无毒，炒食煮食皆可，生食发病"；吴瑞《日用本草》："多食壅气动风。小儿多食昏霍，发惊引疳。同鳗丽鱼食，患软风。"皆没有超出《食物本草》的范围。

随着实践与认识的不断深入，到明清时期银杏药用功效得到广泛开发。明刘文泰等编撰的《本草品汇精要》成书于1505年，其中记述："银杏，炒食煮食皆可，生食发病。性甘苦，缓泄，味厚于气阴之阳，有腥味，火煨去壳，煨熟食之止小便频数。叶为末，和面做饼，煨熟食之止泻痢。生食有小毒发病。"在中药发展史上，此书首次提出银杏"止小便频数"及银杏叶的功效，与今日的医疗应用基本相同。1565年陈嘉谟《本草蒙筌》增添了新的内容："少食堪茶压酒"，"取其所能，仅治白浊获效"。李时珍《本草纲目》成书于1573年，对白果的药用功效记述最为详尽，记载了银杏治疗寒嗽痰喘、哮喘痰嗽、咳嗽失声、小便频数、小便白浊、赤白带下、肠风下血、肠风脏毒、手足皲裂、头面癣疮、下部疳疮、阴虱作痒、狗咬成疮、乳痈溃烂、水疔暗疔等18种医治疾病处方。其后明末的《本草易读》《群芳谱》《正字通》《本草汇笺》等医药典籍至清末吴其浚的《植物名实图考》，均没有超出李时珍记载的范围。仅黄宫绣的《本草求真》对银杏多食致死的原因进行了深入的探讨："然究其实，则生苦未经火革，而性得肆其才而不窒。熟则经火锻制，而气因尔不伸。"

六、文化考证

银杏最早出现于古生代的上石炭纪，距今约28到35亿年，侏罗纪、白垩纪时期，银杏广泛分布于北半球。250万年前的第四纪冰河期间，全球的银杏基本灭绝，只有中国南部保存了很小一部分，银杏成为中生代孑遗的稀有树种。银杏树在中国的栽培历史也十分悠久，今山东莒县浮来山银杏树树龄已达3000年，传为西周初期周公东征时所栽。宋代银杏果作为贡果，在江南栽培盛产。阮阅的《诗话总龟》记载宋时李和文将银杏树移栽至开封私宅，北方银杏由是渐多。北宋温革在《琐碎录》一书中已提到银杏树有雌雄之分："雄者有三棱，雌者有二棱，合二者种之，或在池边，能结子而茂，盖临池照影亦生也。"

银杏寿命极长，叶型独特，色彩明灿，是自古文人墨客吟咏的重要内容。历代吟咏银杏的诗词200余首，宋代是银杏发展的鼎盛时期，欧阳修、梅尧臣、苏东坡、李清照都写过相关的诗词，郭沫若先生也曾即兴赋诗"亭亭最是公孙树，挺立乾坤亿万年"。在佛寺中，银杏树也被当作菩提树栽种，湖北襄阳广德寺的千年银杏古树至今仍与汉唐古刹多宝佛塔并立，相映成画。

宋时银杏果常作为果品食用，如欧阳修《梅圣俞寄银杏》"霜野摘林实，京师寄时新"；梅圣俞《永叔内翰遗李太博家新生鸭脚》"种树三十年，结子防山猱。剥核手无肤，持置宫省曹。今喜生都下，荐酒压葡萄"；《梦华录》"都人九日各以粉面蒸糕相遗，上插彩小旗糁钉果实如榴子栗黄银杏松子仁之类"；陈师道《寄潭州张芸叟二首》"秋盘堆鸭脚，春味荐猫头"；黄庭坚 "兴来活脔牛心熟，醉罢红炉鸭脚焦"；"安得携手嬉，烹茶煨鸭脚"。后世亦有油煎白果、白果八宝粥等吃法。

第三节　产地分布与产业现状

一、生态环境

银杏在冰川时期的潜在避难所主要集中分布在横断山脉南段、华中和华东地区，这些区域地势平坦，加之受周围高大山脉的保护，阻挡冷空气的侵袭，使得银杏得以保存并延续至今。当前环境下银杏的总适宜生境基本涵盖我国秦岭—淮河线以南，横断山区以东大部分区域，主要分布在重庆、湖北、湖南、江苏、江西、安徽、浙江、福建，以及贵州、河南、山东等少部分地区。

晚古生代至新生代，湖北地区经历了华力西、印支、燕山和喜马拉雅等四个构造期。湖北地形经历了抬升和切割，从而形成类似今天的地貌轮廓，大洪山和桐柏山也是在这个时代才基本定形下来的。而湖北随州境内银杏古树分布数量多，年代古老且范围集中，在全国范围内极为少见。国内许多著名银杏专家学者也认为，湖北的大洪山可能与浙江天目山等地一样，为我国的银杏原产地。

银杏树在我国的自然分布范围很广，从水平分布状况看，银杏为阳性树种，喜温暖湿润且排水良好的深厚砂质壤土，以中性和微酸性土壤最为适宜，不耐水渍，较耐干旱，但过于干旱则生长不良。调查发现，银杏古树一般分布在海拔 500m 以下的山脚地带的缓坡地或平地。土壤主要以黄棕壤、黄褐土及黄壤为主，土壤肥沃，土层较厚，排水良好。影响银杏树自然分布的因素除纬度和海拔高度外，地形和土壤也是很重要的因子。湖北境内主要土类为黄棕壤，境内许多山系，如大别山、桐柏山、大巴山、武陵山和幕阜山等地区形成的土壤都比较疏松，平原和河谷多数为冲积土，不仅土壤疏松，而且土层深厚。全省大部分土壤酸碱度均很适宜银杏生长，湖北土壤也是银杏生长发育最适宜的地区之一。

二、分布与主产区

我国银杏栽培产区分布较广，北自东北沈阳，南达广州，东起华东海拔 40～1000m 地带，西南至贵州、云南西部（腾冲）海拔 2000m 以下地带均有栽培。产量较高的有江苏泰州、苏州和邳州，山东郯城和海阳，浙江临安和长兴，广西宁川、兴安和全州，湖北随州、孝感安陆和大悟，浙江富阳、诸暨，安徽的金寨，四川都江堰、温江等地。

三、产业现状

我国银杏提取物加工利用产业始于 20 世纪 70 年代，已具有一定规模。据统计，目前全国银杏叶提取物加工企业近 200 家，我国银杏叶提取物年产量约为 700 吨，销售收入约为 4 亿元。目前我国银杏提取物还是以出口为主，价格低于国外，价格波动较大，价格由原来的 400 万元/吨下降到 50 万元/吨左右，银杏叶原料价格也大幅下滑到了 0.6 元/千克。这类企业主要属于初加工企业，深加工能力不足，面临科技赋能、转型升级。

银杏叶制剂剂型丰富，生产企业较多。已获得银杏叶相关的国家生产批文号 146 种，涵盖片剂、颗粒剂、胶囊、滴丸剂、酊剂、丸剂、口服液等，成为心脑血管领域植物药领先品种之一，年销售额已超过 60 亿元。国内银杏叶注射剂种类主要是舒血宁注射液、银杏达莫注射液、银杏叶提取物注射液和银杏内酯注射液，在市场的份额上升很快。目前银杏叶注射剂类产品规模增长至 100 亿元。银杏叶片剂、胶囊剂产品销售规模增长至 35 亿元。银杏叶制剂除了在药品领域，在保健品、化妆品等领域也有着巨大的潜在需求。

白果在高附加值保健食品、休闲食品和化妆品领域应用发展迅速。休闲白果、白果酒等产品受市场青睐，白果在化妆品、护发品及减肥品领域已经多达 50 个产品。银杏系列产品销往日本、新加坡等地区，受到广大消费者的欢迎。

湖北生产银杏叶提取物及制剂的企业有湖北午时药业股份有限公司（国药准字 Z20073163）、远大医药黄石飞云制药有限公司（国药准字 Z20027947）、健民集团叶开泰国药（随州）有限公司（国药准字 Z20027960）、湖北诺克特药业股份有限公司等。总体上看，银杏产业的发展缺乏宏观调控和指导，研究和生产水平尚待提升，急需依靠高新技术对银杏进行研究开发，丰富银杏产业结构层次、创新深加工高附加值银杏产品。

第四节　种植技术

银杏树具有良好的适应性和抗逆性，拥有极长的寿命和秀美的外形，病虫害威胁相对较少。但银杏树生长较慢，自然条件下从栽种到结银杏果需要 20 多年，40 年后才能大量结果，而且产量不高。为充分发挥银杏的药用、食用、观赏等价值，须加强对银杏的品种选育和栽培管理。银杏的主要栽培品种有佛手、梅核、马铃、桐子果和大马铃等。湖北银杏种质资源数量大、类型多，而且质地上乘。已选出孝感大白果、京山 14 号、巴东太清 5 号、红安 29 号、红安 43 号、随州 1 号、随州大梅核、京山 14 号、安陆 1 号、安陆 31 号、神农 1 号等近 30 个优良单株。银杏树有多种繁育方式，常见的有播种、嫁接、扦插、分蘖等。

一、繁育技术

（一）种子繁育

1. 种子处理

选择良种。银杏的良种与经营目的有关，材用银杏、叶用银杏和种用银杏都有各自的优良品种可供选择。种子采集，应选好生长健壮和无病虫害的良种雌树，让种实熟透自行落下，选出粒大饱满的种核备用。由于银杏种核有一个后熟阶段，须用湿沙贮藏促使种核胚胎的继续发育。

种子催芽：秋播不需贮藏，随采随播，不需催芽；春播则在播种前进行催芽。①温床催芽：沙藏的种核应于2月中旬进行温床催芽，在室外通风向阳处挖一土坑，深50cm，宽1m，长度视种子多少而定。先在坑底铺15cm厚的干牛粪或草屑，上盖草帘或芦席，并浇足水。5～7d后，坑内温度升高时，再将沙藏的种核铺在芦席面上，厚度不超过20cm。床面用塑料薄膜封闭，夜晚加草帘保温。隔5～7d翻动一次。坑内温度应控制在20～25℃，超过30℃时，要及时放风降温。10～15d后，种核即可发芽。②层积催芽：选用保温好、密闭的有加温设备的房屋或大棚，播种前20～30d，将沙藏过（或其他方法贮藏）的种子先用28℃左右温水浸泡3～7d，每天换水1次，然后进行催芽，温度控制在25℃左右。将种子混合经消毒的湿沙或锯末层积（种子与沙的比例为1:3），晚间加盖草帘，经过10～20d即可；也可以将种子从沙中筛出，用水淘洗干净后直接用湿纱布或麻袋片催芽。刚开始时温度控制在26～34℃，待少量种核出现裂口后，温度控制在24～32℃，超过34℃时，则要通风降温，每天喷温水1～2遍。催芽过程中要经常翻动，及时拣出破损种子或变质种子，并喷1～2次25%的多菌灵1800～2400倍液杀菌防病。30%种子露白即可播种。③层架催芽：在播种前10～20d，对较干的种子应放入冷水中浸泡3～7d，每天换水1次，种仁吸足水后捞出催芽。选用封闭较好、保温性能强的房屋或大棚作临时催芽温室，并配有加温设施，搭建多层架充分利用空间。催芽用的筐具底宜用透气性强的材料做成。上种时先在筐底铺一层湿麻袋片，再摊放4～6cm厚的种子，种子上再盖一层湿麻袋片，温度控制在26～32℃，湿度控制在60%～80%，摆在层架上面与下面的要经常倒换，催芽过程中还要喷1次25%的多菌灵1800～2400倍液杀菌，并及时拣出破损种和变质种。30%～40%种子露白即可播种。

切断胚根：发芽的种核在播种前应切断胚根，随切随播。切断胚根，即将长的1cm胚根，自根茎以0.3cm处切断。作用是促进根系发育，加速苗木生长。实践证明，1年生断胚根苗的侧根总长比未切断胚根苗增加58.3%，根量增加29.5%，叶片增长58.1%，苗木生长量为对照的1.54倍。

2. 圃地准备

选择圃地：宜选择地势平坦、背风向阳、土层深厚（50cm以上）、疏松肥沃、排灌方便的壤土或砂壤土。过于黏重或含砂量大的土壤，或容易积水的地方，不宜用作苗圃地。

整地作床：头年秋末对选好的苗围地进行全面深翻（30～40cm），并结合深翻施足家自然肥。第二年春耙平整细，按东西走向开厢作床。苗床的规格为长10m，宽1.2m，高0.2m。要求中沟低于厢沟，围沟低于中沟，便于排水和灌溉。

施足底肥：每亩施有机肥（圈肥或土杂肥）3000～5000kg，过磷酸钙50kg，用作底肥。

土壤消毒：每亩用硫酸亚铁2.5kg，辛硫磷1.5kg，在头年秋末深翻时施入，用于土壤消毒。

3. 适时播种

以春播为主，3月至4月，当土壤5cm深处的地温稳定在8～10℃时即可播种。播种用的种子大小，以每千克400～600粒为宜。如采用行距25cm，株距10cm，每亩用种子40～45kg，可育苗1.2～1.6万株。如高密度播种，行距20cm，株距5cm，每亩用种子125～150kg，可育苗5～7万株。播种方法常用开沟点播。播种前对苗圃地浇透水1次，待土稍干后，按事先设定的行距开沟，沟深3cm左右，沟内先浇透水，待水渗下，土壤经除晒后再播种。经催芽的种子横放或竖放均可，胚根向下，胚芽向上，立即覆土2～3cm。幼苗培育期应精心管理，如天气寒冷，可搭盖50cm高的弓形薄膜棚。幼苗出土前，棚温应控制在25～30℃。幼苗出土后（播种后7～10d），棚温应下降到20～25℃。上午棚温超过30℃时，应及时通风降温。到4月下旬，当大田平均气温达到16℃时，即可拆去弓形薄膜棚，按常规进行管理。

4. 苗圃管理

苗圃管理主要是适时追肥，抗旱排涝，松土除草和防治病虫害。于5月中旬、6月上旬和7月下旬分3次追肥。5月中旬，每亩追施尿素5kg或碳铵15～20kg。6月上旬和7月下旬，每亩可依次增加尿素2～3kg，并适量增加磷肥、钾肥或复合肥。追施化肥，要在离幼苗5cm以外开沟入土，并及时灌水，确保安全。雨天应随时排去苗田积水。4月下旬，当幼苗长出2片真叶后，如遇干旱，亦应及时灌一次透地水。适时松土除草，防止碰伤幼苗根茎，以免病菌入侵而烂苗。

5. 小苗移栽

小苗移栽，也称二次育苗。就是为了培育一定规格的银杏大苗，将1～3年生的小苗进行移栽，在苗圃地进行二次培育。小苗移栽，要根据需要的大苗规格来确定继续培育的年限。如用1年生小苗移栽，需要大苗的规格是，苗高2.5～3m，胸径2～25cm，则需要继续培育2～3年。若要求大苗苗高3～4m，胸径3～3.5cm，则需要继续培育4～6年。小苗移栽的密度，取决于需要大苗的规格和二次培育的年限。如果需要的大苗为高1.5m，胸径2cm，二次培育两年，则移栽1年生小苗的株行距以15cm×40cm

为宜，头年亩栽 7000 ～ 8000 株，第二年再隔一株移取株，使株行距变为 30cm×40cm，每亩保留 3500 ～ 4000。移栽小苗，一般在 10 月下旬至 11 月上旬进行，要求随起随栽，保证根系完整，主根长不小于 25cm，侧根长不小于 20cm。根系过长时，要稍加修剪，剪口要平滑。要保护好顶芽，以免影响干形。栽植时，银杏二次育苗（亦称小苗移栽）要求根系舒展，原根茎与地面持平或略高于地面，回填土要逐层踏实。移栽后，应立即修好垄沟，浇水吸根，平整地面，培土保墒。

6. 苗木出圃

苗木出圃时，要搞好苗木分级。1 ～ 2 年生苗木，其优质壮苗的标准是：1 年生苗，苗高 15cm 以上，根茎 0.5cm 以上。主根长于 25cm，侧根多于 30 条，叶片不少于 20 片。2 年生苗，苗高 80cm 以上，根茎 1.5cm 以上。主根长于 30cm，侧根多于 35 条，叶片不少于 70 片。

（二）嫁接繁育

嫁接繁殖是利用银杏枝芽的再生能力，把它们从良种大树上嫁接到另一株银杏树（苗）的适当部位上，让接上去的枝芽，取代被接银杏树（苗）的枝芽，利用被接银杏树（苗）的根系，生长发育成一个独立的新株。用嫁接方法培育出来的苗木，称为嫁接苗。用来嫁接的枝芽，称为接穗。被嫁接的银杏幼苗（树），称为砧木。

1. 选择穗条

选择穗条应以当地优良品种为主，采集接穗的时间应在银杏枝条芽苞萌动前 15d 左右，即 3 月中上旬。在良种大树（或自选的优良单株）上，从树冠中上部向阳面的外围枝条中，采集发育健壮、芽体饱满、无病虫害的 1 ～ 3 年生枝条，粗度小于砧木接口的粗度，一般以直径 0.3 ～ 0.4cm 为宜。选择的接穗应与砧木亲和力强。采后若不立即嫁接，应用塑料薄膜包好，湿藏在 0 ～ 2℃的低温下保鲜。

贮藏保鲜：冬季穗条采回后，应将穗条按品种分开理顺，每 50 根或 100 根绑成一捆，下端对齐后，用地膜包扎，防止失水。再置于 5℃以下低温湿沙层积贮藏。河沙湿度以手捏成团，手松散开为好。贮藏时，先在底层铺上一层 10 ～ 15cm 厚的干净河沙，再在上面放一层成捆的接穗，然后再铺一层河沙，再放一层接穗，最后再盖一层河沙，并用薄膜封好。数量不多时，室内可用箱藏或缸藏。数量过多时，可在室外挖窖贮藏。如需长途运输，可用木箱充苔藓或湿锯末屑保湿。短期贮藏，最好吊在井下水面上（不要浸水），可保一周内无恙。冬藏的接穗，次年春季取出时，如果有失水现象，可在嫁接前用清水浸泡 12 ～ 24h，田间嫁接时，则应放在脸盆或水桶内，盖上湿布，随取随用。

2. 砧木准备

银杏嫁接属于本砧嫁接。用于嫁接的砧木要生长健壮，适应性强；要留床苗，移植苗当年不宜嫁接；要嫁接部位粗度适合，直径需大于 1cm。

3. 嫁接时期

银杏嫁接，春、秋两季均可。春季以枝接为主，清明前后成活率最高，但2月中旬至4月中旬亦可，秋季以芽接为主，多在8月上旬至9月下旬进行。

4. 嫁接方法

（1）劈接：适用于较粗的砧木（嫁接部位直径大于1cm）。先选取一根2～3个饱满芽的穗条，在下端芽子的两侧各削成约30mm的斜面，呈楔形（上宽下窄，外厚内薄），削面要斜度适中，平整光滑，保持清洁，顶上一芽要留在外侧，并从它的上方0.5cm处剪断。然后从离地面10～20cm处剪断砧木，削平剪口面，用劈接刀从砧木断面的中间垂直纵劈刀，深约4cm，然后撬开劈口，插入接穗，使接穗和砧木的形成层对准，接穗削面上部露出2～3mm，即"下蹬空，上露白"，有利于砧穗愈合，再用薄膜包严绑紧即可。

（2）切接：嫁接部位直径1cm以上。先从离地面5～10cm处剪砧，削平剪口面，后选树皮光滑一面，用切接刀垂直切开砧木（稍带木质部，不能只切开树皮），切开的深度约3cm。为了便于包扎，可以先去掉切开皮部上端的2/3，再削接穗。第一刀在接穗下端光滑处削3cm长的斜削面，先按30°角斜面处下刀，削至接穗粗度的1/3处再垂直平削；第二刀在长削面反面的末端削长约1cm的短削面，斜面角为60°；第三刀从接穗顶端芽（一般保留1～2芽）上方约1cm处剪断。然后将接穗插入砧木，长削面靠里，短削面靠外，接穗与砧木皮对皮，木对木，（粗细不一，只对准一边），最后用薄膜带包严绑紧。

（3）插皮接：亦称皮下接，适用于较粗砧木（嫁接部位直径大于3cm）。具体做法为先剪断砧木，削好接穗（与切接法相同），再用刀垂直向下划开砧木的树皮，长约3cm，然后将接穗从韧皮部与木质部之间插入，用薄膜带包严绑紧即可。

（4）"T"字形芽接：左手拿稳接穗，右手持芽接刀，先从芽子上方5mm处横切一刀，深达木质部，再从芽子下方1cm处入刀，并由浅入深迅速向上推削，直至横切的刀口，轻轻取下芽片，放入湿布中。再在砧木离地面5cm的位置，选光滑处切一"T"字形（深达木质部，但不要切入木质部），纵切的刀长约2cm，撬开皮层后，插入芽片，并使芽片居中，慢慢往下推进，直到芽片全部进入砧木的切口为止，然后用薄膜带上下包严，中部勒紧，仅露出芽和叶柄。

（5）方块贴芽接：先从1～3年生接穗上选芽，在接芽的上下1cm处分别横切到达本质部，再在两侧5mm分别切一刀，深达木质部。然后在砧木的嫁接部位选择和接身大小相同的芽片，用同样的方法将芽片取下（注意保护芽轴）。再将接芽从接穗上轻轻取下，贴在砧木的芽轴上，使接芽的凹面对准砧木的芽轴，并使切口对齐。然后用薄膜带包严扎紧。

"平、准、严、紧、快"是所有嫁接方法的技术要领。"平"是削平，砧木和接穗的切口，要削得平整光滑。"准"是对准，砧木和接穗的形成层一定要对准（皮对皮，木对木）。"严"是包扎要严，以免接口处日晒雨淋。"紧"是绑紧，使砧木接穗贴紧。

"快"是手快，要求嫁接时动作快，技术熟练。

5. 接后管理

（1）检查成活率：芽接 7～10d 后应检查芽片和叶柄，芽片是绿的，叶柄是黄绿色，表明成活。对于枝接的苗木，接口已经愈合，芽子正常萌发，表明已经成活。

（2）解除包扎物：嫁接苗成活后要适时松绑，春季枝接的，可于 8 月份松绑；秋季芽接的，可在第二年春天松绑。

（3）剪砧除萌：枝接不存在剪砧问题。春季芽接，成活后就应剪砧。秋季芽接，剪砧可到第二年春季萌芽前进行，应在接芽上方 5mm 处下剪，不能平剪，应剪成 45° 斜面，背向接芽，以免雨水渗入芽眼。应及时除去砧木上的萌芽和隐芽。

（4）设立支架：对于芽接、插皮接萌发的新梢，由于愈伤组织不很牢固，易遭风折，在新梢长出 10cm 以上时应及时设立支架，待结合部位牢固后再拆除支架。

（三）扦插苗繁育

扦插育苗可以节省种子，降低育苗成本，加快苗木生产速度和保持品种的优良特性，是快速培育银杏良种壮苗的一条途径。根据生长季节和枝条木质化程度，又分为硬枝扦插和嫩枝扦插两种。

1. 硬枝扦插

采用一年生或半木质化的枝条作插穗进行扦插。

（1）插床制作：大田育苗插床应选择土壤通气性强的砂壤土，土壤黏重的经过充分深耕细耙后整理插床，一般宽 100cm，高 30cm，步道沟宽 35cm，长度视面积大小不限。为保持床面湿润，减少水分蒸发，可用竹片弯成与床同宽弧形，上面盖 1 层塑料薄膜，最后搭高 16cm 的遮阴网。做床后用 0.1% 的高锰酸钾溶液或 150kg/km^2 农用硫酸亚铁溶化成 30% 水溶液进行土壤消毒。

（2）剪取插穗：树木落叶后至芽萌动前，选择开始结实的 25～40 年生生长旺盛的优良品种母树进行采条，须采集树冠外部或上部的一年生枝条。暂时不扦插的可进行低温沙藏或砂壤土贮藏备用。扦插时，插穗长度为 15～20cm，要有 1～2 个饱满芽，插穗上端剪成平口，然后用蜡封，下端斜剪成马耳状削面，用 50mg/kg 的萘乙酸溶液浸泡下端 24h 后立即扦插，生根率达 85% 以上，也可用 50mg/kg 的 ABT 生根粉溶液浸泡 1h，生根率也能达到 80% 以上。

（3）扦插：扦插时间应在树液开始流动之前，一般在 3 月上旬至 4 月上旬进行。扦插时用木棒打直孔，将插穗插入土内 2/3，然后用手把插穗周围的土壤压实，使土壤与插穗切实结合，插后浇水，加盖薄膜与阴棚。扦插的株行距为 5cm×10cm。

（4）插后管理：包括盖草、灌溉、施肥、除草、松土和病虫害防治等。覆草是在扦插的行间用麦草、稻草、稻壳、毛草等覆盖，以降低地表温度，减少水分蒸发，同时还可抑制杂草滋生。用喷壶进行浇水，每次要浇透，每天浇水次数视天气情况而定。成活后应逐渐减少浇水次数。扦插成活后进行追肥，先轻后重，开始结合浇水追施 0.1% 的尿素或 1% ～ 2% 磷酸二氢肥。随着苗木的展叶和抽梢，要逐步增加光照强度，1 个月后透光强度要增加到 50%，以提高光合作用能力，增强抗性。到 9 月下旬，气温下降，日照渐弱，可以全部拆除阴棚，当年 11 月中旬进行 2 级育苗移栽培养大苗。

2. 嫩枝扦插

嫩枝扦插是用当年生未木质化的新梢作插穗进行扦插育苗，具有操作简单、繁殖快、缩短周期、降低育苗成本、成活率高的特点。6 月上旬至 8 月上旬，银杏新梢基本封顶，但新梢枝条没有木质化，在树冠中上部外围剪取半木质化的长枝梢作插穗，按一定数量扎成把，注明母树品种、地点。扦插时剪成长 10cm 左右，插穗上部保留 2 ～ 3 个叶片，下部叶片去掉，留 1/3 叶柄，下端剪成马耳形。插床在有条件的地方可以用蛭石或纯细黄沙，山区也可以新挖黄壤土，制床规格与硬枝扦插相同。扦插前，插穗用 100mg/kg 的 ABT 生根粉浸泡 1h，扦插深度为上面留 1 ～ 2 个芽，其余全部插入土内，株行距 6cm×9cm。嫩枝扦插都是在高温天气进行，因此遮阴更加重要，有条件的地方要搭高底棚，或者搭高棚加遮光墙篱，在阴棚下覆盖弓形塑料薄膜，防止失水。其余管理措施与硬枝扦插相同。采用嫩枝扦插，成活率一般在 80% 左右，最高可达 90% 以上。

（四）根蘖苗繁育

银杏的根蘖力非常强，特别是壮年树。根蘖苗能保持母树的优良特性。节约投资与土地，同时苗木生长快，结种亦早。20 年生的植株，年可蘖生 40 ～ 50 株小苗。

1. 母树选择

在准备育苗的前一年，进行银杏树的普查与选优，对根蘖力强的树挂牌登记，然后以树干为圆心，以 2 ～ 3m 为半径的范围内，深翻 30 ～ 40cm，亩施土杂肥 300kg。深翻时勿伤原有的根蘖苗。若根蘖过多时，应及早选留生长粗壮者，铲除细弱者，使养分集中供应。

2. 分根

根蘖苗一般在母体上生长一年，即可分根。分根时用利刀从母体的萌蘖处切断。取出的根蘖苗多呈丛状，为提高利用率，可用剪刀从丛状连接处分离成单株，并保留一段根块。

3. 根部修剪、刻伤

一般根蘖苗根系不完善，主根长，侧根、须根少。对主根可留 15 ～ 20cm 长，尽量多保留侧根和须根。对于粗壮无须根的苗木，可用剪刀在根部刻伤，以刺激萌发新根。

4. 栽植

根蘖苗分化现象严重，除按一般造林技术要求外，栽前应按粗细、高矮、强弱严格分级，以求苗木整齐一致。

5. 归圃再育

对不能直接用于栽植的弱小根蘖苗，可栽植于苗圃，每亩栽 5000 ～ 6000 株。苗期管理同种子育苗，一般培育 2 年后即可出圃，生长旺盛者 1 年也可出圃。

（五）银杏人工辅助授粉

1. 银杏雌雄株的识别

雄花和雌花的外形明显有别，着生于短枝上的花像杨柳树的雄花，像桑椹者，为雄树；着生于短枝上的花像火柴头，花满树时，似满树的火柴头者为雌树。

2. 雄花粉的采集与处理

选择生长健壮、无病虫害的雄树，当雄花序由青绿色转为淡黄色时，采回雄花序。在 4 月上中旬雄花成熟，采集后用粗麻袋盛装。装时每袋不宜过多，更不能用力紧塞。用于挂花枝法授粉的雄花枝，裁成 50 ～ 60cm 长的枝段。有分叉的枝，从分叉上剪断，可将 2 ～ 3 根叉开轻轻捆在一托，小心放麻袋内带回，若有花粉散开，应装入布袋内存放。采集的雄花穗要采用晾晒干燥法或石灰干燥法进行处理。当花粉囊散出花粉时，应立即用细孔筛过筛，除去花梗、枝条、叶片等杂物。然后将花粉包成 5 ～ 6g 的小包，贮藏于干燥处备用。一般 4 个鲜雄花序就有 lg 重，每 500g 鲜雄花序可得净花粉30g。

3. 人工授粉

银杏人工授粉的方法主要有 3 种，即喷雾法、挂花枝法、振花粉法。喷雾法，如下：约用 30g 花粉，配入 2% ～ 5% 的糖水 15 ～ 25kg，装入高压机动喷雾器或手摇喷雾器内，然后均匀喷雾。此配比用量可供 40 ～ 70 年生大树 3 ～ 5 株授粉使用。

4. 注意事项

适时授粉：当银杏雌花的珠孔有 60% 上吐出晶莹透明的水珠即"性水"时可开始授粉。因此，进入花期后要有专人细心观察，切莫错过授粉良机。授粉宜选择其中雌花第待露水干后进行。最佳授物时间为上午 9 ～ 11 时。授粉后第二天应检查成功与否。授上粉的雌花第若大部分雌花仍有"性水"或授粉后半天内又下雨，要进行补授。

适量授粉：授粉时力求做到树冠上下、内外均匀、全面、适量。一般而言，授粉时力求做到树冠上下、衰老树少授；肥水充足树势强的多授，花多的树少授，花少的树多授；青壮年树多授，肥力条件差树势弱的少授。

保持雄花粉的生活力：银杏雄花采集后，应及时用于授粉，否则会降低授粉效果。雄花粉的保存时间最多不要超过 3d。兑水喷雾授粉要随配随用，不可超过半小时，授粉所用的器械和水要清洁无毒、无碱、无农药，如用喷过农药的喷雾器，必须将盛器、皮管、喷头等反复洗净，防止花粉受害死亡。此外，雄花粉易吸水膨胀破而失去生活力，为保持雄花粉的生活力，在花粉液中掺加 10% 的砂糖和 0.1% 的硼酸，效果显著。花粉不能用密封容器贮藏，每个容器贮藏花粉不得超过 50g。

二、种植方法

（一）银杏采叶园建园与管理

1. 建园方式

选择地形开阔，地势平坦，土壤深厚，地力肥沃的微酸性砂壤土或壤土，地下水位在 1m 以下，水源充足，能灌能排，交通方便的地方建园。采用双行带状（即宽窄行）栽植，宽行 1～1.2m，窄行 0.6～0.8m，株距 0.3～0.4m，每亩定植 1666～2780 株（图 11-2）。

2. 栽植要求

（1）整地标准：如果是土层深厚的砂壤土，可撒足底肥后用拖拉机全层深翻。深翻深度 20～30cm，每亩施 2000～4000kg 家园肥 +50kg 碳铵 +25kg 磷肥。如果是壤土，深翻改土可按栽植带开沟，沟宽 1m，深 40～50cm，沟内施家自然肥，每米施家自然肥 10～15kg。

（2）苗木规格：定植苗木应选用 1～3 年生实生壮苗。

（3）栽植时间：11 月到春节前栽完。

3. 栽后管理

（1）施肥：叶用银杏要求多产高质量的叶子。据研究，新梢上叶片的含黄酮量比短枝叶片的含黄酮量高。所以叶用银杏要勤施肥，让其多长梢。一般应抓好三次施肥。即秋施基肥，以有机肥为主，适当辅以化肥。秋施基肥当年就可以吸收一部分贮藏于树体之内，供下年早春萌芽展叶之用，使其萌芽早、整齐，展叶快，叶片大，发梢快。施肥方法采用条状沟施，条沟开在两带之间或树带两旁，深、宽各 30～40cm。每亩施家园肥 3000～4000kg，过磷酸钙 200kg，硫酸铵 30kg。亦可施多元复合肥或叶用银杏专用肥，每亩施 150～200kg。春季萌芽施肥，3 月上中旬条状浅沟施一次尿素，每亩施 30kg，夏施梢叶肥，于新梢迅速生长之前。

（2）灌水与排水：①灌水：春季值萌芽、展叶，新梢和叶片生长时期，需要大量养分和水分，如果水分不足，施的肥不能被吸收。3～6 月份，需灌水 6～8 次。冬初还要灌次冻水，提高树体的越冬性，伏秋干旱时，需要及时灌水，否则高温干旱致使叶片发黄和焦边，影响叶子的产量与质量。叶用银杏灌水可用细流沟灌或喷灌，渗透深度 40～50cm。②排水：叶用银杏园大多地势平坦，雨季应注意开沟排渍。否则，根系窒息，削弱树势，严重者导致烂根，造成整株死亡。

（3）土壤管理：每年秋季，结合施基肥进行行间深翻，以利熟化土壤和透气。

整形修剪：银杏采叶园，须用整形修剪的办法将树冠高大的银杏树种人为制矮，便于采叶。银杏采叶园宜采用丛状形、扁柱形或伞字形树形。

1）丛状形的整形修剪：定植后要定干修剪，定干高度 20～30cm。当年发出的枝

（包括根茎萌蘖）全部保留。第一年冬季修剪时，疏去中心枝，其余的枝轻短截，任其发枝。第二、第三年冬季修剪时，各主枝处长枝继续短截；其余的枝一律重短截，使全树发出较多的壮梢，以后冬季修剪时，对各长枝一律留 1 ～ 2 个饱满芽重中短截；对过密的枝，适当疏剪，并注意均衡各主枝生长势，对势强的适当多疏剪。使树体结构达到低主干（10 ～ 20cm）或无主干，无中心干，多主枝（3 ～ 6 个），主枝上配小枝组。树高控制在 1.8 ～ 2m。

2）扁柱形的整形修剪：栽植后定干修剪，定干高度 30 ～ 40cm，当年可发 2 ～ 6 个长枝。第一次冬季修剪时，选两个伸向行间的长枝作为第一层的主枝，两主枝的平面夹角约 180°，其剪留长度 30 ～ 40cm；中心干的延长枝，剪短长度 50cm 左右；其余的长枝留 3 ～ 4 个芽重短截。第二年冬季修剪时，对第一层的长枝一律留 2 ～ 4 芽短截；中心干的延长枝剪留 40 ～ 50cm；在第二层的长枝中，选两个伸向行间但不与第一层主枝重叠的长枝，作为主枝，剪留长度 30 ～ 40cm；其余的留 3 ～ 4 芽短截。第三年冬季修剪时剪中心干延长枝；在第三层的长枝中，选留两个伸向行间而又不与第二层主枝重叠的长枝，作为第三层的主枝，剪留长度 30 ～ 40cm；其余的长枝，包括第一、第二层的长枝，以及层间由短枝转化成的长枝，全部留 2 ～ 3 芽短截。以后历年冬季修剪时，对全树的长枝，除过密的长枝适剪外，全部留 1 ～ 2 个饱满芽重短截。修剪时应注意除去基部的萌蘖苗。使树体结到达到主干高 20 ～ 30cm，有 3 层中心干，小型主枝伸向行间，主枝上着生小枝组，高 2m 左右。

3）伞字形的整形修剪：除第三年开始对中心干延长枝重短截之外，其他用扁柱形的整形修剪方法修剪。

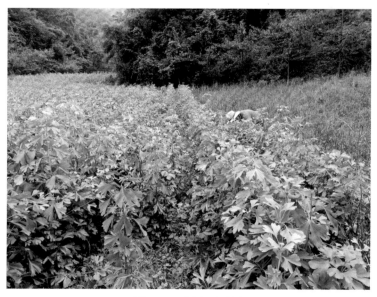

图 11-2 银杏采叶园

（二）银杏苗叶果园建园与管理

苗叶果园模式是集采叶、培植大苗和结果为一体高效益的优化银杏园模式，适宜于土壤深厚、肥沃、排水灌水方便，立地条件好的地方栽植，以砂壤土类最好。

1. 建园方式

包沟 2m 开厢，厢沟宽 0.3m 整地。每亩田定植结果大苗 22 株，株行距为 6m×5m 每亩栽植年生小苗 3300 株。株行距 0.3m×0.6m. 每厢栽一年生小苗 3 行，每隔两厢在第三厢中间一行定植一行结果大苗，定植第三年后每行隔株抽取一株，每亩保留 1650 株作为采叶园标准株数，变株行距为 0.6m×0.6m。

2. 栽植要求

（1）整地标准：全垦深融 0.3m 整地。结合整地，施足底肥，每亩施猪牛栏粪 3000～5000kg，碳铵、磷肥、饼肥各 50kg。确保肥足厢平土细。

（2）苗木规格：定植嫁接结果大苗，苗高 1.5m 以上，移栽 1 年生小苗，苗高 15～20cm。

（3）栽植时间：1 月到春节前栽完。苗木按要求定植后，及时浇足定根水，培土扶苗压实，清好厢沟、围沟、腰沟。

3. 栽后管理

（1）水肥管理、土壤管理：与实生苗繁育大致相同。

（2）整形修剪的时期和方法：根据修剪的时间不同，分为夏季修剪和冬季修剪两种。夏季修剪可作为冬季修剪的辅助措施。

1）冬季修剪：也称休眠期修剪，从落叶后至次年发芽前进行，作用在于提高成枝率。方法有短截、疏枝、缩枝、刻伤等。短截或称短剪，将一年生枝剪去一段，留下一部分的剪法。在营养枝（长枝）上截去的枝段越长，即短截愈重，则抽生的新枝越强壮。为使主、侧枝转换位置与方向，破除短枝顶芽（即将短枝顶芽剪去1/3），可抽生长枝。

疏枝是将枝条从基部剪除的修剪方法，可改善树体的光照条件，缓和树势，增加中、短枝的数量，促进花芽分化和坐种，也有提高产量、改良品质的作用。为培养主枝，加大层内距或层间距，要把多余的轮生枝、邻接枝自基部疏去。随着树龄、枝龄的增长，长势减退，外围发育枝细弱，或者枝条受到某种刺激，常萌生许多徒长枝。对这类细弱枝和徒长枝，应在冬季修剪时疏除。

在多年生枝上的侧生枝分叉口上短截叫缩剪，又叫回缩。回缩更新时，除大量疏除衰老残缺的结种基枝外，对骨干枝系也按主、侧层次回缩。回缩时只留原枝长的 1/2 或 2/3。回缩部位的剪口直径不应超过 5cm，剪口下需留出向上的隐芽或结种基枝。缩剪可以改变先端枝延伸的方向，增加枝的开张角度，改善冠内通风透光条件。

刻伤在芽或枝上方或下方，横刻刀，称作刻伤。刻伤深度应达木质部。冬季修剪时刻在芽的上方，使下部向上运输的养分在刻伤处受阻，刻伤处下的芽便得到较多的养分，于春季萌发牙枝。夏季修剪时刻在芽的下方，使养分向下运输受阻，较多的养分运输到刻伤部以上的枝、芽中，利于花芽分化。这方法运用较少，因为其效果没有倒贴皮明显。刻伤与其他修剪措施相配合，也有平衡树势的作用。

2）夏季修剪：又叫生长期修剪，是在萌芽后到停止生长前进行一种修剪的方法，夏季修剪可大大减少冬季修剪量。以冬季修剪为基础，配合夏季修剪，效果甚佳。包括抹芽、除萌、疏枝、环剥、倒贴皮和疏花疏种等。银杏的萌芽性极强。除冬季修剪时疏除外，应作为夏季修剪的主要内容。对徒长枝、过密枝、重叠枝、交叉枝等，均可于生长季节、枝条尚未木质化以前及时剪除。但留作补空的徒长枝，不宜疏除。大枝回缩的锯口附近所萌发的枝条，也不必全部疏除。可留 1～2 个，以培养新的有用枝条。

在大枝或分枝基部剥去一圈皮层，叫环状剥皮，简称环剥。环剥的宽度应以当年能完全愈合为宜，一般为枝条直径 1/10。环剥时，当剥去的皮倒过再贴上去，叫"倒贴皮"，贴上后应用塑料薄膜绑好，以利于愈合。剥时要做到剥口齐，"藕断丝连"效果差，但不要伤及木质部。环剥口加用杀菌剂（如波尔多液、石硫合剂）消毒，剥后 2～3d 内无雨，且塑料布扎严，剥口一般能愈合好。包扎的塑料布可于剥皮愈合的 9 月上旬后解除。一般于 6 月下旬至 7 月下旬进行环剥或倒贴皮。

疏花、疏种是指摘除多余花、种，可以调节银杏生长和结种之间的矛盾。生产上疏花不易操作，以疏种为主。疏种可在落花后 2～3 周，即 5 月中下旬开始，分两次进行，要在 6 月上旬种核开始硬化前结束疏种。在疏种之前要做好估产、定产，确定留种量。确定单株留种量要根据树龄、品种、树冠大小、生长势的强弱、肥水管理条件、上年产量及当年花量、种量等因素综合考虑。对幼树要考虑结种、长树同时并举。

（3）幼树整形

1）高干自然分层形，定植后不定干修剪：树高达 2m 以上选留第一层主枝。2m 以下的各层枝作为辅养枝修剪。第一层选留 3～4 个主枝，主枝剪留长度 40～50cm，以后每年留一层主枝，层间距离 60～80cm。第二至第四层留 1～2 个主枝，第五或第六层留两个主枝。以后中心干延长枝甩放环剥，再逐渐缩剪。每年主侧枝缩留长度 40cm。

2）多主枝自然四头形：树干多穗高接成活后，任其自然生长。第一年冬季修剪时，在各接穗上部发出的枝中选角度为 45°～60° 的枝作为各主枝的延长枝。延长枝剪留 40cm 左右。如延长枝上有分枝（副梢），剪留长度可以加长，分枝便可作侧枝。以后各主枝每 1～2 年选留一个侧枝。其余的枝作为辅养枝和枝组修剪。

高位嫁接：果用树是实生苗时，可采用主干高接或树冠高接。

1）主干高接：一般从干高的 1.5～1.8m 进行主干嫁接。按干高要求，根据嫁接部位的粗度和嫁接时期，选用芽接或枝接，如果嫁接部位干径 1～2cm，可以在秋季芽接，接 1～4 个芽，其中最上一个芽用来培养中心干，另外 3 个芽用来培养主枝，并注意嫁接的方位，以利于今后长成较理想的树形。如果嫁接部位的干径在 3cm 以上，最好在春季枝接，接 2～4 个接穗。

2）树冠高接：依原有树冠的骨架进行多头高接。接留的枝桩长 10～15cm，嫁接部位粗度不足3cm的可在秋季芽接，粗度大于3cm的在春季枝接。整个树冠最好一次换完。春季枝接的，在嫁接之前先整理树冠，将各级枝条依主从关系相应锯短，然后从上到下嫁接。3～5年生树接5～10个枝头，6～10年生树接15～40个枝头。随树龄增大，嫁接枝头增多。

三、病虫害防治

（一）病害类型

1. 霉烂病

霉烂病在贮藏期损害银杏种仁，在温度20℃左右，湿度较大的条件下蔓延致病，未成熟或破碎种子发病较多。种子必须充分成熟后采收，同时避免损害种皮。

2. 茎腐病

炎热夏季，过高的土温常烫伤银杏苗幼嫩茎基部的表皮，真菌便乘机侵入伤口。发病茎部首先变褐，皮层皱缩，内皮腐烂，病菌继续侵入木质部和髓部，使髓部变暗褐色，中间逐渐空茎，并产生黑色小菌核，随后病菌侵入根部，皮层腐烂。上部植株枯死，拔起苗木，根皮脱落，仅剩下木质部。一般情况下，在入梅早、且梅雨季节持续时间短的情况下，发病早而严重，造成死苗，严重时死苗率达90%以上。

3. 叶枯病

叶枯病是银杏一年生小苗和幼树的主要病害之一，也是一种真菌性病害。发病初期叶片先端变黄，以后黄色部位逐渐变褐坏死，并扩展到整个叶缘，其后病斑向叶片基部蔓延，直至整张叶片变褐并枯焦脱落。一般从5～6月开始发生，7～8月为发病高峰。此后，随着时间的推移，病株的感病枝条会越来越多，褐色枝叶越来越多，严重时整株树叶全部脱落，树冠光秃，甚至一些嫩枝也枯干而死。

4. 枯梢病

枯梢病为真菌性病害，一般在当年新梢长度达5cm左右时开始出现。刚开始时新梢顶端幼叶上可见紫红色病斑，随后蔓延到生长点。约经20d病部颜色由紫红色变为褐色，直至坏死干枯，干枯的幼叶不掉落。生长点坏死再经20～30d，坏死梢下部腋芽萌发成侧枝或主梢，抽发的新梢长5cm左右时，顶部幼叶再次被侵染发病。少数病株能抽发3次新梢，但同样被再次侵染。反复感病后，病株上部枝梢丛呈扫帚状，生长被抑制。

5. 黄化病

常表现为提前大量落叶。病害发生时，叶面先端边缘开始失绿呈现浅黄色，有光泽，然后逐步向叶基部扩展，最后导致整个叶片黄化。7月中旬～8月下旬树枝中部叶片颜色逐步转为褐色、灰色，呈枯死状，后逐渐蔓延大量落叶。该病先出现在叶片上。

6. 干涸病

干涸病病菌自伤口侵入树枝干或枝条，在光滑树皮上形成不规矩病斑。以风、雨、昆虫与鸟类传播，5月后树干涌现新病斑，7～9月份为发病盛期。保护树体，避免创伤，加强树势，提高抗病力。消除重病植株和有病枝干并及时销毁，枝干或枝条上病斑，刮除后用10%碱水涂抹，效果很好。

（二）病害防治方法

银杏病害防治关键是要加强管理，应采取"预防为主，综合治理"的方针。

1. 加强苗圃地管理

及时清除圃地残枝落叶，减少越冬菌源。在雨季及时清沟排渍，降低田间湿度，提高苗木自身抗病性。增施有机肥，促进树苗生长健壮，提高植株抗病能力。

2. 加强温光管理

高温季节可在苗床架设遮阳棚、遮阳网。发病季节，可用稻草覆盖苗床，降低光照强度和土温，有利于降低发病率。

3. 合理栽植，合理修剪

增加林分透光度，结合冬春修剪，修除被害枝梢，压低害虫基数。人工捕虫，减少病虫害的危害。

4. 合理用药防治

茎腐病发生初期，可选用40%多菌灵800倍液或70%的甲基托布津1000倍液连续喷洒3次；发病期，用20%退菌特1000倍液，每10天喷1次，连喷3～4次。叶枯病防治应在发病初期，用40%多菌灵胶悬剂500倍液喷雾，8～9月发病盛期，可用70%代森锰锌可湿性粉剂600～800倍液喷雾，或喷1:2:200的波尔多液保护。枯梢病防治早春萌芽至抽梢前第1次用药是关键，可以选用50%多菌灵500倍液或70%甲基托布津800倍液，注意喷药均匀，避开高温和阴雨阶段用药。黄化病防治应及时防治蛴螬、蝼蛄等地下害虫，及时松土除草，排水灌水，注意保护苗木不受损伤，栽植时防止窝根。如土壤缺乏锌、硼等微量元素，可对病株基部泼浇或开小沟浇灌多效锌或微量元素的混合液。

（三）虫害类型

银杏的害虫根据其取食和危害部位的不同，分为食叶害虫、蛀干害虫、地下害虫和蛀果害虫。

1. 食叶害虫

（1）茶黄蓟马：主要危害银杏的幼苗、大苗及成龄母树的叶片和新梢，常常聚集在叶背面吸食银杏嫩叶汁液，吸食后导致叶片很快失绿，严重时会使叶片白枯导致银杏早期落叶。

（2）银杏超小卷叶蛾：目前只发现该虫危害银杏，且以幼虫危害为主，幼虫怕光，因此多蛀入短枝和当年生的长枝内危害。可以使短枝上的叶片和幼果全部枯死脱落，长枝枯断。严重危害银杏的生长。

（3）银杏大蚕蛾：幼虫取食银杏叶片，发生严重时，能把整株叶子吃光，造成树冠光秃，种子减产。除了影响当年产量外，还影响次年的开花和结实。个别受害严重的银杏树则死亡。

（4）黄刺蛾：食性杂，危害100多种林木，是重要的害虫。黄刺蛾的幼虫又叫洋辣子、八角子、刺毛虫等，属鳞翅目刺蛾科。分布广，全国各地均有发生，是危害叶片的主要害虫之一。

（5）樟蚕：1～3龄幼虫多群集取食树木叶片，4龄幼虫以后以分散危害为主，幼虫啃食银杏叶片，严重时可将叶片全部吃光。使植物不能正常进行光合作用，导致营养极度缺乏，甚至死亡。

2. 蛀干害虫

桑天牛：成虫食害嫩枝皮和叶；幼虫蛀害树干，有多个排粪孔，坑道通直内无粪屑，往往阻断树木营养通道，致银杏枝干枯朽、树势衰弱甚至死株。是银杏树的重要蛀干害虫。

3. 地下害虫

（1）蝼蛄：蝼蛄对苗木的危害除以成、若虫直接咬食根系和种芽外，还由于其在土壤中的活动使银杏苗木的根系与土壤脱离，造成日晒萎蔫后死亡。

（2）蛴螬：蛴螬对银杏幼苗，除了咬食侧根和主根外，还可以将根皮取食殆尽，造成断垄缺苗，形成不可弥补的损失。成虫则取食银杏叶片，往往由于个体数量多，可在短期内造成严重危害。

4. 钻蛀性害虫

（1）桃蛀螟：近年来，在山东郯城的银杏密植丰产园内发现该虫开始危害银杏种实。被害银杏种实内的种核只剩一部分或全被食光。影响了经济产量和树木的外观。

（2）沟金针虫：以幼虫咬食银杏种实、根、茎或钻到茎内危害为主，由于其危害的部位多，数量大，常常造成缺苗断垄。成虫在补充营养期间取食银杏芽叶，也造成一定的危害。

（四）虫害防治

1. 农业防治

农业防治是一种从源头有效防治病虫害的重要防治手段。加强银杏林间技术管理，结合林间中耕除草消灭幼虫及卵；对苗圃地进行精耕细作，合理施肥，并施用经过充分腐熟的有机肥料，可减少金龟子数量，增强植物自身抵抗虫害能力。还可以进行田间灌溉等措施，有效杀灭土中幼虫，降低害虫密度；伐除病虫危害严重的林木，以消灭虫源；应选择地势平坦且土壤湿度适中的土地。地势低洼、土壤湿度高的土地容易引发病害的产生；应选择枝干粗壮、根系完整且无多大损伤的种植苗，选择色泽明亮且颗粒饱满的种子；栽植银杏树时，应当保持树穴足够大，一般挖一方左右。倘若树木过大，则取苗木胸径的18倍左右为树穴穴径。播种银杏树种时，应当注意控制播种密度。苗木

密度过大或过小均会产生病虫害。此外，也要注意银杏雌株与雄株的分布。种植时，应保持树穴中基肥充足。最好选取充分腐熟的有机肥。分上下两层施肥。树穴中上部以下施有机肥与熟土相拌的混合肥，中上部以上二三十厘米均盖熟土，防止肥料烧根；填土时要注意层层用脚踏实，填完一层踏一层。浅栽能够保护银杏根系的伤口愈合以及发根，进而有效抑制病虫害的产生。在田间整地时可以在土中掺入敌百虫或辛硫磷加细土均匀搅拌，翻入地下耙平，然后作床，毒杀地下害虫；要提高银杏成活率，应在栽植一旬或半月后，灌溉三次透水。第一遍透水后土实，防治苗木出现倒伏的现象；在雨后及时进行排水，定期清除银杏种植范围内的杂草、落叶。

2. 生物防治

生物防治是利用病虫害及其天敌的习性对病虫害进行有效控制的手段。可以使用生物制剂，如白僵菌、绿僵菌等，可以防治幼虫期害虫，利用寄生性天敌如姬小蜂、啮小蜂等，捕食性天敌如螳螂和啄木鸟，都可以在保护环境的前提下进行生物防治。

3. 物理及人工防治

物理防治是主要利用工具及各种如光、温度等物理因素有效防治病虫害的手段。利用黑光灯吸引大蚕蛾成虫，对其进行捕杀。可在病虫害密集区域设置护栏，并结合其他手段对病虫害进行有效控制。可在秋冬季节摘除银杏种植区域内大袋蛾以及黄刺蛾的虫茧，并对其进行烧毁。在成虫羽化盛期，利用成虫具有假死性这一特点，于早晨在林间进行人工捕杀。人工剪除被害叶及幼果，并集中进行烧毁，也可以及时杀灭幼虫。银杏落叶后，结合修剪剪除树体虫茧，然后集中烧毁杀死越冬蛹，减少明年春季的虫口数量；可在幼虫危害集中期组织人工摘除虫叶，集中消灭幼虫。也可在其幼虫发生期，用金属丝插入蛀道蛀孔钩杀幼虫。及时清理。人工清除杂草、落叶、被害树枝以及银杏树周围适合病虫害生长的植物。如枯叶夜蛾的幼虫多见于通草、十大功劳等植物，清除银杏周围这些植物可有效控制枯叶夜蛾的种群数量，从而减少枯叶夜蛾对银杏树的危害。

4. 化学防治

化学防治是利用各种化学药剂有效控制病虫害的防治手段。一般有喷雾、喷粉、浸种等方法。在使用化学药剂的过程中，要注意药剂的用量以及频率，防止病虫产生抗药性。如在银杏超小卷叶蛾危害严重期，使用2%～5%溴氰菊酯乳油三千倍液在树冠处喷雾两次。也可在树皮处刷生石灰、敌敌畏乳剂、食盐、清水按50∶1∶10∶190（kg）混合的药剂，防止银杏超小卷叶蛾成虫羽化。再如用80%敌敌畏乳油1000倍液防治第一代桃蛀螟成虫，在其孵化期喷洒40%杀螟松乳油1000倍液，一周之后第二次喷洒，达到杀死桃蛀螟幼虫的目的。防治霉烂病可用0.5%的高锰酸钾浸种15～30min；使用3%硝酸亚铁水溶液喷洒温床。

四、采收

（一）银杏叶的采收

秋季叶尚绿时采收，及时干燥生长期正确的采收。在 6～8 月，分 3 次采摘，每隔 20 或 30 天采收 1 次，采摘时每一枝条上的叶子应间隔采，要适当保留一些叶子，距枝梢 10～15cm 处的叶片全部保留不采，确保梢部叶片的光合作用和枝梢抽条生长，以平衡树势，促使果树正常生长发育，形成采摘叶子和果实生长互不影响的良好状态。

（二）白果的采收

10 月上中旬，当银杏果的外种皮由绿色变为橙黄色，果实出现白霜和软化特征时即为最佳采收时期。此期可人工集中采收果实，采果要从树冠外部到内部、从枝梢到内膛一次摘完果，尽量不要伤害枝梢，保证枝梢健壮完整。采收后的果实应集中堆放，以防水分散失。

第六节　产地加工与炮制

（一）白果

1. 脱皮（外种皮）

为便净种、分级和贮运，通常作为食用、加工或生产用种的白果须脱去外种皮。脱皮的程序一般为：沤制→外种皮软化、腐熟→脱皮→清洗→去杂→漂白→阴干→分级。

脱皮前预处理：为便于统一脱皮，银杏种子采收后须进行后熟处理，使其充分腐熟后再脱皮。一是浸泡法。采收后，用清水浸泡 7～10d，然后去皮；二是平堆法。采收后，在阴凉处堆放，堆高以 60cm 为宜。一般第 8 天堆温最高，脱皮效果最好；三是化学法。种子用乙烯发生剂处理后，在室温条件下堆积 5～10d，待外皮腐熟后脱皮。

脱皮方法：可人工脱皮和机械脱皮。种子数量少时，可戴上乳胶手套人工搓擦去皮，或用砖头在硬质土地上轻轻压搓脱皮。然后用清水淘洗干净，去除外种皮、种柄及杂物，人工脱皮效率低。机械脱皮可提高工效，如 5TZ-90 型银杏脱皮机，利用四头螺杆技术，可一次性完成脱皮、分离、除杂、清洗等作业，适用于大批量银杏的脱皮。

清洗阴干、除杂及漂白：经脱皮的种核要反复搓洗，去除种壳上的残迹，然后于通风、阴凉处堆晾，经常翻动，使种子表面水分阴干。除杂可用风选、筛选或粒选等方法，除去枝叶、外种皮、空粒等杂物，提高银杏的纯净度。漂白及杀菌处理，可保持种壳表面光泽，并杀死附在外表的病原菌。主要有漂白粉处理、熏蒸法和多菌灵处理等方法。

脱皮注意点：银杏外种皮含有大量的刺激物质，易引起眼睛流泪、皮肤瘙痒、皮炎、水泡等，脱皮时须穿上工作服，戴上口罩及乳胶手套，防止与皮肤接触。脱下的外种皮也可药用（化痰止咳、平喘润肺、抗菌消炎等）。由于外种皮有毒性，脱皮污水切勿流入江河及饮用水源，宜作为堆肥使用。

2. 银杏剥壳（中种皮）

白果在食用或制成各种制品前，须进行剥壳处理，制成白果仁。人工敲击剥壳，费工费时，效率低下，破损严重。银杏剥壳机效率高，破损率低，清洁度高，可一次性完成剥壳、分离、清选等工序。

3. 分级

白果按重量品质和外观情况进行分级，1级360粒/千克；2级361～440粒/千克；3级441～520粒/千克；4级521～600粒/千克；等外品为601粒/千克以上。如作种子贮藏，应认真选种，选择种皮外观洁白有光泽、种仁淡绿色、摇晃无声音、投入水中下沉的优质种子，同时剔除嫩果、破壳果等。

4. 贮藏

可在低温湿润的室内贮放，也可在1～3℃的冷库中冷藏或沙藏存放。沙藏的白果作为用种繁育苗木时，出芽率可达93%以上，并且出芽整齐一致；作为商用销售时，外观质量好。

（二）银杏叶

1. 采收后的叶子整理

生长期采收的叶子，采收后应迅速进行清洗，去除杂草、枝梗及霉烂叶片等杂物，防止叶子霉烂变质；然后把清洗干净的叶子放在通风、光照充足的场地晒干打包；秋季采收的叶子也应及时除去杂物晾晒干燥。

2. 分级

目前收购的银杏叶片分三级：一级叶，叶色青绿，含水量不超过12%，无杂物，无霉变；二级叶，含水量不超过12%，无杂物，无霉变，黄叶不超过5%，叶缘发黄的不超过10%；三级叶，叶色不鲜，黄叶不超过10%，霉变不超过3%。一般2.5～3.0kg鲜叶可晾晒1kg干叶。

3. 贮藏

晒干待运或待销的叶子应及时进行分别打包，每包50～100kg，放入库房。在库房内先用干燥的木杆或方木搭建成80～100cm高的棚架，然后把打好的叶包放在棚架上，以便通风透气，起到防潮或防霉烂的作用，保证贮藏的叶子质量新鲜安全。

4. 银杏叶产地加工与炮制规范（表 11–1）

表 11–1　银杏叶产地加工与炮制规范

药材来源	采收、加工与炮制	性状	标准
本品为银杏科植物银杏 *Ginkgo biloba* L. 的干燥叶	［采收与加工］秋季叶绿时采收，及时干燥 ［炮制］银杏叶取原药材，除去杂质，筛去碎屑	银杏叶多为皱折或破碎的叶片，完整者呈扇形，长 3～12cm，宽 5～15cm。黄绿色或浅棕黄色，上缘呈不规则的波状弯曲，有的中间凹入，深者可达叶长的 4/5。具二叉状平行叶脉，细而密，光滑无毛，易纵向撕裂。叶基楔形，叶柄长 2～8cm。体轻。气微，味微苦	《安徽省中药饮片炮制规范》
本品为银杏科植物银杏 *Ginkgo biloba* L. 的干燥叶	［采收与加工］秋季叶尚绿时采收，及时干燥。以色黄绿者为佳 ［炮制］取原药材，除去杂质	本品多为不规则的碎片，完整者呈扇形。表面黄绿色或浅棕黄色，上缘呈不规则的波状弯曲，有的中间凹入。有多数平行叶脉，细而密，光滑无毛，易纵向撕裂。叶基楔形，有长柄。体轻。气微，味微苦	《北京市中药饮片炮制规范》
本品为银杏科植物银杏 *Ginkgo biloba* L. 的干燥叶	［加工炮制］取原药材，除去杂质	本品为扇形叶片，多皱折或破碎。黄绿色或浅棕黄色，上缘呈不规则的波状弯曲，有的中间凹入，深者可达叶长的 4/5。具二叉状平行叶脉，细而密，光滑无毛，易纵向撕裂。叶基楔形，叶柄长 2～8cm。体轻。气微，味微苦	《贵州省中药饮片炮制规范》
银杏科植物银杏 *Ginkgo biloba* L. 的干燥叶。主产于广西、四川、河南、山东、湖北、辽宁等省	［采收与加工］秋季叶尚绿时采收，晒干。药材叶呈扇形，上缘呈不规则波状弯曲，有的中间凹入，具二叉状平行叶脉，基部楔形。以色黄绿者为佳。 ［炮制］取原药，除去杂质，清水洗净，切丝，晒干	不规则的丝。黄绿色至浅黄棕色，可见二叉状平行叶脉。质柔，气微，味微涩	《江西省中药饮片炮制规范》

续表

药材来源	采收、加工与炮制	性状	标准
本品为银杏科植物银杏 *Ginkgo biloba* L. 的干燥叶。均系栽培。主产于山东、江苏、浙江、广西等地。秋季叶尚绿时采收。及时干燥。以色绿、叶大、叶厚者为佳	［炮制方法］去净杂质及枝梗，筛去灰屑	本品多皱折或破碎，完整者呈扇形，长 3 ～ 12cm，宽 5 ～ 15cm。黄绿色或浅棕黄色，上缘呈不规则的波状弯曲，有的中间凹入，深者可达叶长的 4/5。具二叉状平行叶脉，细而密，光滑无毛，易纵向撕裂。叶基楔形叶柄长 2 ～ 8cm。体轻。气微，味微苦	《山东省中药炮制规范》
本品为银杏科植物银杏 *Ginkgo biloba* L. 的干燥叶	［采收与加工］本省有产。秋季叶尚绿时采收，干燥 ［炮制］取原药，除去枝梢等杂质。筛去灰屑	呈皱缩或破碎的片状。叶片黄绿色或浅棕黄色，扇形，长 3 ～ 5cm，宽 5 ～ 8cm，上缘呈不规则的波状弯曲。有的中间凹入，具 2 叉状平行叶脉；叶柄长 2 ～ 6cm。质柔。气微，味微涩	《浙江省中药炮制规范》

第七节　标　准

一、《中国药典》标准

（一）白果

本品为银杏科植物银杏 *Ginkgo biloba* L. 的干燥成熟种子。秋季种子成熟时采收，除去肉质外种皮，洗净，稍蒸或略煮后，烘干。

1. 性状

本品略呈椭圆形，一端稍尖，另端钝，长 1.5 ～ 2.5cm，宽 1 ～ 2cm，厚约 1cm。表面黄白色或淡棕黄色，平滑，具 2 ～ 3 条棱线。中种皮（壳）骨质，坚硬。内种皮膜质，种仁宽卵球形或椭圆形，一端淡棕色，另一端金黄色，横断面外层黄色，胶质样，内层淡黄色或淡绿色，粉性，中间有空隙。气微，味甘、微苦。

2. 鉴别

（1）显微鉴别：本品粉末浅黄棕色。石细胞单个散在或数个成群，类圆形、长圆形、类长方形或不规则形，有的具突起，长 60～322μm，直径 27～125μm，壁厚，孔沟较细密。内种皮薄壁细胞浅黄棕色至红棕色，类方形、长方形或类多角形。胚乳薄壁细胞多类长方形，内充满糊化淀粉粒。具缘纹孔管胞多破碎，直径 33～72μm。

（2）薄层鉴别：采用薄层色谱法（TLC）试验，以甲苯 – 乙酸乙酯 – 丙酮 – 甲醇（10∶5∶5∶0.6）为展开剂，喷以醋酐，在 140～160℃加热 30min。供试品经提取后与对照品银杏内酯 A、银杏内酯 C 在紫外光灯（365nm）下检视，在相同位置显相同颜色的荧光斑点。

3. 检查

水分：照水分测定法（通则 0832 第二法）测定，不得过 10.0%。

4. 浸出物

照醇溶性浸出物测定法（通则 2201）项下的热浸法测定，用稀乙醇作溶剂，不得少于 13.0%。

5. 饮片白果仁

（1）炮制：取白果，除去杂质及硬壳，用时捣碎。

（2）性状：本品种仁宽卵球形或椭圆形，有残留膜质内种皮，一端淡棕色，另一端金黄色。质地较硬。横断面胶质样，外层黄色，内层淡黄色，粉性，中间有空隙。气微，味甘、微苦。

（3）鉴别：检查、浸出物同药材。

6. 饮片炒白果仁

（1）炮制：取净白果仁，照清炒法（通则 0213）炒至有香气。用时捣碎。

（2）性状：本品形如白果仁，色泽加深，略有焦斑，横断面胶质样，外层黄色，内层淡黄色，粉性，中间有空隙。有香气，味甘、微苦。

（3）鉴别：检查、浸出物同药材。

（二）银杏叶

本品为银杏科植物银杏 *Ginkgo biloba* L. 的干燥叶。秋季叶尚绿时采收，及时干燥。

1. 性状

本品多皱折或破碎，完整者呈扇形，长 3～12cm，宽 5～15cm。黄绿色或浅棕黄色，上缘呈不规则的波状弯曲，有的中间凹入，深者可达叶长的 4/5。具二叉状平行叶脉，细而密，光滑无毛，易纵向撕裂。叶基楔形，叶柄长 2～8cm。体轻。气微，味微苦。

2. 鉴别

（1）薄层色谱法（TLC）试验 1：以乙酸乙酯 – 丁酮 – 甲酸 – 水（5∶3∶1∶1）为展开剂，喷以 3% 三氯化铝乙醇溶液，热风吹干，置紫外光灯（365nm）下检视。供试品色谱中，在与对照药材色谱相应的位置上，显相同颜色的荧光主斑点。

（2）薄层色谱法（TLC）试验2：以甲苯－乙酸乙酯－丙酮－甲醇（10：5：5：0.6）为展开剂，喷以醋酐，在140～160℃加热30min。供试品经提取后与对照品银杏内酯A、银杏内酯B、银杏内酯C及白果内酯在紫外光灯（365nm）下检视，在相同位置显相同颜色的荧光斑点。

3. 检查

（1）杂质：不得超过2%（通则2301）。

（2）水分：不得超过12.0%（通则0832第二法）。

（3）总灰分：不得超过10.0%（通则2302）。

（4）酸不溶性灰分：不得超过2.0%（通则2302）。

4. 浸出物

照醇溶性浸出物测定法（通则2201）项下的热浸法测定，用稀乙醇作溶剂，不得少于25.0%。

5. 含量测定

（1）总黄酮醇苷：照高效液相色谱法（通则0512）测定。本品按干燥品计算，含总黄酮醇苷不得少于0.40%。

（2）萜类内酯：照高效液相色谱法（通则0512）测定。本品按干燥品计算，含萜类内酯以银杏内酯A（$C_{20}H_{24}O_9$）、银杏内酯B（$C_{20}H_{24}O_{10}$）、银杏内酯C（$C_{20}H_{24}O_{11}$）和白果内酯（$C_{15}H_{18}O_8$）的总量计，不得少于0.25%。

（三）银杏叶提取物

本品为银杏科植物银杏 *Ginkgo biloba* L. 的干燥叶经加工制成的提取物。

1. 制法

取银杏叶，粉碎，用稀乙醇加热回流提取，合并提取液，回收乙醇并浓缩至适量，加在已处理好的大孔吸附树脂柱上，依次用水及不同浓度的乙醇洗脱，收集相应的洗脱液，回收乙醇，喷雾干燥；或回收乙醇，浓缩成稠膏，真空干燥，粉碎，即得。

2. 性状

本品为浅棕黄色至棕褐色的粉末；味微苦。

3. 鉴别

（1）薄层色谱法（TLC）试验：以乙酸乙酯－丁酮－甲酸－水（5：3：1：1）为展开剂，喷以3%三氯化铝乙醇溶液，置紫外光灯（365nm）下检视。供试品色谱中，在与对照提取物色谱相应的位置上，显相同颜色的荧光斑点。

（2）高效液相（HPLC）试验：取本品，照"含量测定"萜类内酯项下的方法试验，供试品色谱中应呈现与银杏叶总内酯对照提取物色谱峰保留时间相对应的色谱峰。

4. 检查

（1）水分：不得超过5.0%（通则0832第二法）。

（2）炽灼残渣：不得超过 0.8%（通则 0841）。

（3）重金属：取炽灼残渣项下遗留的残渣，依法检查（通则 0821），不得超过 20mg/kg。

（4）黄酮苷元峰面积比：按"含量测定"项下的总黄酮醇苷色谱计算，槲皮素与山奈酚的峰面积比应为 0.8 ~ 1.2，异鼠李素与槲皮素的峰面积比值应大于 0.15。

（5）总银杏酸：照高效液相色谱法（通则 0512）测定。本品含总银杏酸不得超过 5mg/kg。

5. 指纹图谱

照高效液相色谱法（通则 0512）测定。供试品指纹图谱中应呈现 17 个与对照提取物指纹图谱相对应的色谱峰，其中 6 号峰与参照物峰保留时间相对应；全峰匹配，按中药色谱指纹图谱相似度评价系统计算供试品指纹图谱与对照提取物指纹图谱的相似度，应不得低于 0.90。

6. 含量测定

（1）总黄酮醇苷：照高效液相色谱法（通则 0512）测定。本品按干燥品计算，含总黄酮醇苷不得少于 24.0%。

（2）萜类内酯：照高效液相色谱法（通则 0512）测定。本品按干燥品计算，含萜类内酯以白果内酯（$C_{15}H_{18}O_8$）、银杏内酯 A（$C_{20}H_{24}O_9$）、银杏内酯 B（$C_{20}H_{24}O_{10}$）和银杏内酯 C（$C_{20}H_{24}O_{11}$）的总量计，不得少于 6.0%。

二、商品规格等级标准

商品银杏分级（DB45/T08.11–1997 广西壮族自治区）。

三、其他标准

目前涉及银杏的地方标准共计 55 个，其中栽培、培育、选育、GAP 生产等种植环节标准 36 个，商品、品种分类及苗木分级 5 个，茶、食品加工标准 3 个，采收及贮藏标准 1 个；其中我省的银杏相关标准为 7 个，包括地理标志产品安陆银杏（2017）、银杏物候观测方法（2015）、核用银杏地方良种（2002）、银杏苗木繁育技术规程（2002）、银杏栽培技术规程（2002），叶用银杏绿色栽培技术规程（2021）、金叶银杏苗木培育规程（2021）。

第八节　品质研究与评价

《中华人民共和国药典》2020 年版（*ChP 2020*）、《美国药典》第 43 版（*USP 43*）

及《欧洲药典》第 10.0 版（*EP10.0*）均收载有银杏叶、提取物及其制剂的相关质量标准，各标准在鉴别项下均对银杏叶性状、薄层色谱进行了描述，*USP 43* 和 *EP 10.0* 还收录了显微鉴别，详细内容见表 11-2。此外，*ChP 2020* 收载有白果品种，收录了性状、显微和薄层色谱鉴别。

一、性状特征研究

1. *ChP 2020* 收载"银杏叶"

本品多皱折或破碎，完整者呈扇形，长 3 ～ 12cm，宽 5 ～ 15cm。黄绿色或浅黄棕色，上缘呈不规则的波状弯曲，有的中间凹入。具二叉状平行叶脉，细而密，光滑无毛，易纵向撕裂，叶基楔形，叶柄长 2 ～ 8cm。体轻。气微，味微苦。与 *ChP 2020* 相比，*USP 43* 和 *EP 10.0* 收载银杏叶的性状描述没有较大差异。

2. *ChP 2020* 收载"白果"

本品略呈椭圆形，一端稍尖，另端钝，长 1.5 ～ 2.5cm，宽 1 ～ 2cm，厚约 1cm。表面黄白色或淡棕黄色，平滑，具 2 ～ 3 条棱线。中种皮（壳）骨质，坚硬。内种皮膜质，种仁宽卵球形或椭圆形，一端淡棕色，另一端金黄色，横断面外层黄色，胶质样，内层淡黄色或淡绿色，粉性，中间有空隙。气微，味甘、微苦。

3. *ChP 2020* 收载炮制品"白果仁"

本品种仁宽卵球形或椭圆形，有残留膜质内种皮，一端淡棕色，另一端金黄色。质地较硬。横断面胶质样，外层黄色，内层淡黄色，粉性，中间有空隙。气微，味甘、微苦。

4. *ChP 2020* 收载炮制品"炒白果仁"

本品形如白果仁，色泽加深，略有焦斑，横断面胶质样，外层黄色，内层淡黄色，粉性，中间有空隙。有香气，味甘、微苦。

5. *USP 43* 及 *EP 10.0*

对银杏叶的性状描述见表 11-2。

二、显微特征研究

1. *ChP 2020*

未对银杏叶作显微鉴别的规定，但 *USP43* 与 *EP10.0* 有相应要求，且 *USP 41* 对粉末鉴定和叶的组织切片鉴别进行了详细介绍。可能原因是，在中国市场绝大部分银杏叶是以叶子的形式进行流通，并且银杏叶又是其科属种目下唯一品种，不存在难以区分的伪品，故显微鉴别的必要性不大；而在欧美市场，大量的银杏叶药材是以粉末的形式进行交易，故设置显微鉴别项具有一定必要性。

2. *USP 43* 收载"银杏叶"显微

（1）横切面：单层表皮细胞上、下表面有薄而明显的角质层。气孔仅存在于下表面，具有凹陷的保卫细胞。栅栏组织位于上表皮下方，与表面成直角，狭长不规则。维管束沿叶片宽度方向间隔出现，与草酸钙簇晶相邻。叶肉细胞平行于叶面，狭长，比栅栏细胞小，细胞间隙较大。

（2）粉末：叶子的横向碎片上、下表面显示光滑的角质层，苏丹Ⅲ染色呈粉橙色。在表面视图中，上表皮细胞细长，细胞壁呈波浪状，成熟叶和老叶内含丰富的直径 2 ～ 12μm 黄色液滴，嫩叶无。下层细胞表皮形状相似，但细胞壁更直，并夹有异形气孔。叶片和叶柄的碎片多木质化，包括具有环状增厚的木质化导管，管胞和带具缘纹孔的导管。木质化程度，特别是叶柄的木质化，随着年龄的增长而增加。草酸钙晶体众多，散在或与导管伴随，在幼叶中尺寸 5 ～ 50μm，成熟叶 15 ～ 100μm。在正交偏光镜下，可能出现许多较小的棱镜状或泪状闪亮特征。偶见非常狭长、单列、无明显横壁、表面光滑或有疣的腺毛。成熟叶偶见多边形、圆形的直径约 20μm 淀粉颗粒，中央有一个脐点，在正交偏光镜下显示明显的马耳他十字。

3. *EP 10.0* 收载"银杏叶"粉末显微

呈浅灰色、黄绿色或黄棕色。不规则形状的薄碎片，上表皮由不规则的细胞壁弯曲的单元组成，常伴有栅栏组织。下表皮由有细横纹角质层的小细胞组成，每个细胞短呈乳突状。气孔宽约 60μm，深陷，有 6 ～ 8 个保卫细胞；叶柄和叶脉组织碎片有木质部和薄壁组织，一些细胞含有丰富的不同大小的草酸钙簇晶。

4. *ChP 2020* 收载"白果"

本品粉末浅黄棕色。石细胞单个散在或数个成群，类圆形、长圆形、类长方形或不规则形，有的具突起，长 60 ～ 322μm，直径 27 ～ 125μm，壁厚，孔沟较细密。内种皮薄壁细胞浅黄棕色至红棕色，类方形、长方形或类多角形。胚乳薄壁细胞多类长方形，内充满糊化淀粉粒。具缘纹孔管胞多破碎，直径 33 ～ 72μm。

三、薄层色谱鉴别研究

ChP 2020 采用薄层色谱法（TLC），通过银杏叶对照药材和萜类内酯对照品（银杏内酯 A、银杏内酯 B、银杏内酯 C 和白果内酯）对银杏叶进行鉴别；通过萜类内酯对照品（银杏内酯 A、银杏内酯 C）对白果进行鉴别。*USP 43* 采用高效薄层色谱法（HPTLC），通过黄酮（芦丁、绿原酸和槲皮素）和萜类内酯对照品（银杏内酯 A、银杏内酯 B、银杏内酯 C 和白果内酯）进行鉴别；*EP 10.0* 则只对黄酮（芦丁、绿原酸）进行薄层色谱鉴别。

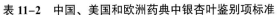

表 11-2　中国、美国和欧洲药典中银杏叶鉴别项标准

类别	ChP 2020	USP 43	EP 10.0
性状	本品多皱折或破碎，完整者呈扇形，长 3～12cm，宽 5～15cm。黄绿色或浅黄棕色，上缘呈不规则的波状弯曲，有的中间凹入。具二叉状平行叶脉，细而密，光滑无毛，易纵向撕裂，叶基楔形，叶柄长 2～8cm。体轻。气微，味微苦	叶完整、折叠或破碎，叶柄有或无，卡其绿至棕绿色，上表面色更深。叶片倒楔形，宽 2～12cm，长 2～9.5cm。基部全缘；先端波状，常截形或中心分裂。表面无毛，二叉平行脉序两面突出，从叶基伸展至上缘呈皱纹样	叶黄绿色或黄棕色，上面比下面略深。叶柄长 4～9cm；叶宽 4～10cm，扇形，常二裂。上下表面均光滑，二叉脉序，叶脉从基部辐射而出，两面均突起。叶上缘不规则锯齿状，分裂或微凹；侧缘全缘，基部渐狭
显微鉴别	—	+	+
薄层色谱鉴别对照药材	TLC：样品用 40% 乙醇加热回流提取；对照品同上法制备；展开剂：乙酸乙酯-丁酮-甲酸-水（5:3:1:1）展开；喷 3% 三氯化铝，紫外光灯（365nm）下检视	—	—
薄层色谱鉴别黄酮	—	HPTLC：以芦丁、绿原酸、槲皮素甲醇溶液为对照；样品甲醇水浴提取；展开剂：乙酸乙酯-水-无水甲酸-冰醋酸（100:26:11:11）；喷以二苯基硼酸甲醇溶液和聚乙二醇-400 乙醇溶液，紫外光灯（365nm）下检视	TLC：以绿原酸，芦丁甲醇溶液为对照；样品甲醇加热提取 10min 后过滤；展开剂：无水甲酸-冰醋酸-水-乙酸乙酯（7.5:7.5:17.5:67.5）；展开烘干后喷二苯基硼酸甲醇溶液和聚乙二醇-400 甲醇溶液，365nm 紫外光灯检视

续表

类别	*ChP 2020*	*USP 43*	*EP 10.0*
薄层色谱鉴别萜类内酯	TLC：以银杏内酯 A（GA）、银杏内酯 B（GB）、银杏内酯 C（GC）、白果内酯（BB）的丙酮溶液为对照；样品用丙酮提取，乙酸乙酯萃取，上聚酰胺柱，乙醇洗脱，乙酸乙酯萃取，蒸干后丙酮溶解；展开剂：甲苯 – 乙酸乙酯 – 丙酮 – 甲醇（10：5：5：0.6），醋酐蒸汽熏，紫外光灯（365nm）下检视	HPTLC：以 GA、GB、GC、银杏内酯 J（GJ）、BB 的甲醇溶液为对照；样品甲醇水浴提取；展开剂：甲苯 – 乙酸乙酯 – 丙酮 – 甲醇（20：10：10：1.2）；喷以乙酸酐，紫外光灯（254nm）下检视	—

四、含量测定研究

1. 总黄酮醇苷

采用 HPLC 法，以甲醇 – 水 – 磷酸系统作为流动相，等度或梯度洗脱，检测波长为 360nm 或 370nm。中国、美国和欧盟药典中，色谱条件没有明显的差异；对照品溶液、供试品溶液、计算方法和限度要求有一定差异（表 11–3）。

表 11–3　中国、美国和欧洲药典中银杏叶的总黄酮醇苷含量测定

类别	*ChP 2020*	*USP 43*	*EP 10.0*
色谱条件	流动相：甲醇 –0.4% 磷酸溶液（50：50）；检测波长：360nm	流动相：甲醇 – 水 – 磷酸（100：100：1），检测波长：370nm	磷酸水溶液（pH 2.0）–甲醇梯度洗脱；波长：370nm
对照品溶液	配制槲皮素、山柰素、异鼠李素的混合对照品甲醇溶液	分别配制槲皮素、山柰素、异鼠李素对照品甲醇溶液	配制槲皮素对照品的甲醇溶液，并加入稀盐酸
供试品溶液	样品中粉 1g，索氏提取，三氯甲烷除杂后甲醇 –25% 盐酸（4：1）溶液 25mL 回流提取 30min	样品细粉 1g，乙醇 – 盐酸 –水（25：4：10）水浴回流提取 135min	2.5 g 样品粉末，60% 丙酮提取两次，合并蒸干，加入甲醇、盐酸和水，离心取上清液，水浴加热 25min

类别	*ChP 2020*	*USP 43*	*EP 10.0*
计算方法	加校正因子分别计 3 种成分后相加，总黄酮含量 =（槲皮素含量 + 山奈素含量 + 异鼠李素含量）×2.51	外标法分别计算 3 种成分含量后相加；含量 =（A 样品 /A 对照）×（C 对照品 /M 样品）×F×10；F 分别为槲皮素 2.504，山奈素 2.437，异鼠李素 2.588	按 3 种成分峰面积总和计算；总黄酮含量 =2×A 总 ×M 槲皮素 ×2.514×C 槲皮素 /（A 槲皮素 ×M 样品）
限度 /%	≥ 0.4	≥ 0.5	≥ 0.5

2. 萜类内酯

中国、美国和欧盟药典中，色谱条件对照品溶液、供试品溶液、计算方法和限度要求有一定差异（表 11-4）。

表 11-4 中国和美国药典中银杏叶的萜类内酯含量测定

类别	*ChP 2020*	*USP 43*
色谱条件	流动相：甲醇 - 四氢呋喃 - 水（25：10：65）；蒸发光散射检测器检测	流动相：甲醇 - 水梯度洗脱，蒸发光散射检测器检测
对照品溶液	配制 GA、GB、GC、BB 的混合甲醇溶液	以甲醇 - 水（1：1）为稀释液，分别配制 GA、GB、GC、BB 对照品溶液各 5 份，浓度范围在 5 ～ 500μg/mL
供试品溶液	样品中粉 1.5 g，石油醚除杂，甲醇提取，上酸性氧化铝柱，甲醇洗脱	样品 2.5g 甲醇 - 水（9：1）水浴加热提取，离心，上清液加缓冲液（pH 5.8 磷酸盐缓冲液），上硅藻土柱，乙酸乙酯洗脱
计算方法	外标两点法对数方程计算含量；GA+GB+GC+BB	以对照品峰面积的对数值和成分浓度（mg/mL）的对数值，采用最小二乘法回归分析建立标准曲线，通过标准曲线计算各成分含量；GA+GB+GC+BB
限度 /%	≥ 0.25	≥ 0.1

3. 其他检查项

中国、美国和欧洲药典中银杏叶的杂质、水分、总灰分等其他检查项要求基本一致（表 11-5），但 *USP 43* 和 *EP 10.0* 对杂质规定中，单独要求茎的部分不得超过 3% 和 5%。*ChP 2020* 增加酸不溶性灰分不得超过 2%，以及浸出物不得少于 25% 的要求。*USP 43* 还对农药残留和微生物限度做了规定，要求总好氧细菌数不得过 10^5cfu/g，真菌和酵母菌数不得过 10^3cfu/g，革兰阴性菌不得过 10^3cfu/g，不得检出沙门菌和大肠埃希菌。

ChP 2020 对白果及炮制品白果仁、炒白果仁的检查为水分规定不得超过 10.0%，醇溶性浸出物不得少于 13.0%，没有含量测定。

表 11–5　中国、美国和欧洲药典中银杏叶的其他检查项

类别	*ChP 2020*	*USP 43*	*EP 10.0*
杂质	不得超过 2%	茎不得超过 3.0%，其他杂质不得超过 2.0%	茎不得超过 5%，其他杂质不得超过 2%
水分	不得超过 12.0%	不得超过 11.0%	不得超过 11.0%
总灰分	不得超过 10.0%	不得超过 11.0%	不得超过 11.0%
酸不溶性灰分	不得超过 2.0%	—	—
浸出物	稀乙醇浸出物，不得少于 25%	—	—
农药残留	—	+	—
微生物	—	+	—
二氧化硫残留	不得超过 150mg/kg	—	—

针对银杏叶中的重金属含量，目前各国药典均未做详细规定。*ChP 2020* 仅针对某些特殊中药材品种中的重金属、农药残留等作了含量检查的限定，但其中并不包含银杏叶。根据《中国药典（2020 年版）·四部》0212 药材和饮片检定通则、2341 农药残留量测定法修订草案的公示，将重金属、农药残留列入药材和饮片检定通则：要求药材及甲醇 – 水梯度洗脱，蒸发光散射检测器检测饮片（植物类）铅、镉、砷、汞、铜分别不得超过 5、1、2、0.2、20mg/kg；药材及饮片（植物类）禁用农药种类升级成 33 种。

五、指纹图谱研究

《中国药典（2020 年版）》收载"银杏叶提取物"中，照高效液相色谱法（通则0512）测定，指纹图谱测定如下。

1. 方法一

以十八烷基硅烷键合硅胶为填充剂（柱长为 25cm，内径为 4.6mm，粒径为 5μm）；以乙腈为流动相 A、0.4% 磷酸溶液为流动相 B，按规定进行梯度洗脱；流速每分钟为1.0mL；检测波长为 360nm；柱温 45℃。理论板数按芦丁峰计算应不低于 10000。

2. 方法二

以十八烷基硅烷键合硅胶为填充剂（柱长为 10cm，内径为 2.1mm，粒径为1.8μm），按规定进行梯度洗脱；流速每分钟 0.4mL；柱温 35℃。其他同方法一。

参照物溶液、对照提取物溶液、供试品溶液的制备和测定法按照《中国药典（2020年版）》规定进行。供试品指纹图谱中应呈现 17 个与对照提取物指纹图谱相对应的色谱峰，其中 6 号峰与参照物峰保留时间相对应；全峰匹配，按中药色谱指纹图谱相似度评价系统计算供试品指纹图谱与对照提取物指纹图谱的相似度，应不得低于 0.90。

第九节 化学成分与药理作用

一、化学成分

银杏叶的化学成分较多，主要有效成分为黄酮类（flavone glycosides）和萜烯内酯类（terpene lactones）化合物，还有有机酸、烷基酸和烷基酚酸、甾体化合物、微量元素等。

（一）黄酮类化合物

此类化合物包括黄酮、黄酮醇及其苷、双黄酮、儿茶素等。目前已分离得到的黄酮类化合物计 44 种，包括 7 种黄酮苷元槲皮素（quercetin）、山柰素（kaempferol）、异鼠李素（isorhamnetin）（图 11-3）、洋芹素（apigenin）、木犀草素（luteolin）、杨梅树皮素（myricetin）、三粒小麦黄酮（tricetin）, 20 种黄酮苷（单糖、双糖、三糖苷）, 6 种双黄酮, 5 种桂皮酰衍生物, 4 种儿茶素, 还有原花青素和原翠雀素。

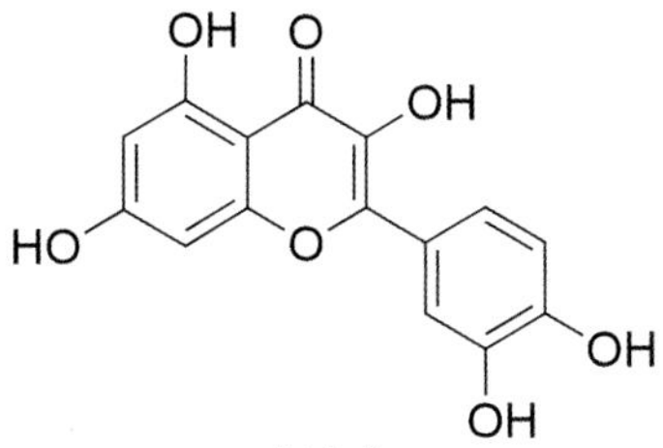

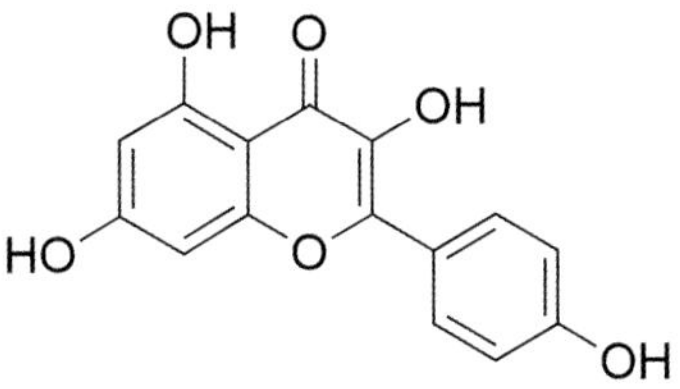

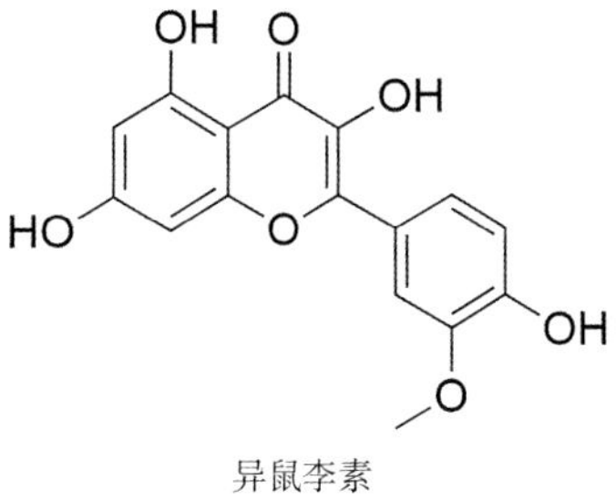

图 11-3 银杏叶黄酮类化合物

（二）萜烯内酯类化合物

主要有二萜银杏内酯（ginkgolide）、倍半萜白果内酯（bilobalide）等，已确定结构的二萜类有银杏内酯 A、银杏内酯 B、银杏内酯 C、银杏内酯 M、银杏内酯 J（IBH 分别命名为 BN52020，BN52021，BN52022，BN52023，BN52024，图 11-4）。此外，还有烷基酸类和烷基酚酸类，属漆树酸类化合物，共 11 种，这些成分可能与致过敏、致突变有关。现将主要化合物结构式分列如下：

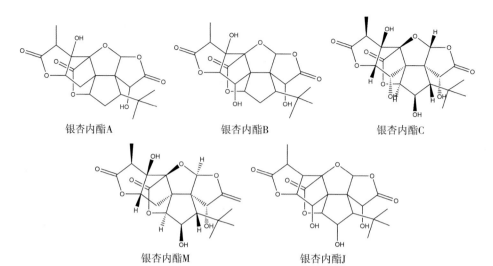

银杏内酯A   银杏内酯B   银杏内酯C

银杏内酯M   银杏内酯J

图11-4 银杏叶萜烯内酯类化合物

（三）毒性成分

银杏中的毒性成分主要为白果酸（图11-5）、白果酚、白果醇、银杏酸、氰苷等。

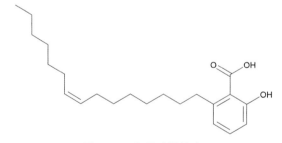

图11-5 白果酸结构式

（四）其他成分

银杏叶含有多糖类化合物，如水溶性中性多糖和酸性多糖。此外，聚戊烯醇类酯、烷基酚酸类化合物、甾体化合物和有机酸类化合物也有少量存在于银杏叶中。银杏叶中还含有蛋白质、维生素C、维生素E、胡萝卜素、钾、钙、镁、磷、硒、糖、脂肪、粗纤维等。

二、药理作用

银杏叶作为一种植物药，存在所含有效成分复杂、含量低等特点，一般经提取后制成各种制剂。目前国际上评价银杏叶提取物（Extract of Ginkgo biloba，以下简称EGb）的通用标准是德国Schwabe公司专利工艺生产的EGb761：黄酮苷含量为24%，萜内酯类含量为 6%，银杏酸含量小于 5ppm。现代研究表明，EGb 具有广泛的药理活性。

1. 增加脑血流量，降低脑血管阻力，改善脑血管循环功能。

2. 保护脑细胞，稳定细胞膜，使脑细胞免受缺血所致的损害。

3. 因缺血造成脑细胞损伤，待恢复供血后，可使受损伤的脑细胞组织快速修复，脑电图电位迅速恢复正常。

4. 抑制血管紧张素转化酶的活性，降低心肌耗氧量，保护缺血心肌；扩张冠状动脉，增加冠脉流量，从而改善心脏供血，防止心绞痛及心肌梗死。

5. 通过改善血清胆固醇及磷脂比例，降低血脂，同时具有较好的抗血栓和改善微循环的作用。

6. 在血液系统，能改善血液的动力学参数，抑制血小板聚集，改善血液的流动状态，延迟血液的凝固过程，对防止血栓形成，促进血液循环有明显作用。

7. 萜类成分银杏内酯是具有高度专属性的血小板活化因子（QAF）受体拮抗剂，能竞争性与受体结合，使 PAF 失去作用，表现出拮抗性。

8. 能有效去除有害的游离自由基，防止自由基所致心脑组织损害，从而有利于机体的健康因素，免受各种疾病的伤害。

9. 对中枢神经系统的作用表现在能改善学习记忆，保护神经；还有明显的镇痛作用和较好的抗痉挛作用。

10. 此外还有提高机体免疫力，稳定细胞膜，松弛支气管平滑肌，保肝，抗病毒，抗菌消炎等作用。

第十节 临床应用与产品开发

银杏是我国特有的珍稀树种，其一身是宝，叶、种子、果、皮、根、花粉皆能入药，具有很高的药用和食用价值。目前药用部位主要使用叶和种子，对人类健康有神奇的功效。

一、临床应用

（一）临床常用

1. 白果

性味甘、苦、涩，平；有毒。归肺、肾经。具有敛肺定喘、止带缩尿功效。用于痰多喘咳，带下白浊，遗尿尿频。用量 5 ~ 10g。注意生食有毒。

（1）抑菌杀菌：白果中含有的白果酸、白果酚，有抑菌和杀菌作用，可用于治疗呼吸道感染性疾病。白果水浸剂对各种真菌有不同程度的抑制作用，可止痒疗癣。

（2）祛疾止咳：白果味甘苦涩，具有敛肺气、定喘咳的功效，对于肺病咳嗽、老人虚弱体质的哮喘及各种哮喘痰多者，均有辅助食疗作用。

（3）抗痨抑虫：白果外种皮中所含的白果酸及白果酚等，有抗结核杆菌的作用。白果用油浸对结核杆菌有很强的抑制作用，用生菜油浸腌的新鲜果实，对改善肺结核病所致的发热、盗汗、咳嗽咯血、食欲不振等症状有一定的作用。

（4）止带浊，缩小便：研究发现白果有收缩膀胱括约肌的作用。对于小儿遗尿、气虚小便频数、带下白浊、遗精不固等病症，有辅助治疗的作用。

（5）食用禁忌：白果内含有氢氰酸毒素，毒性很强，遇热后毒性减小，故食生银杏果更易中毒。一般中毒剂量为 10 ～ 50 颗，中毒症状发生在进食白果后 1 ～ 12h。为预防白果中毒，不宜多吃，更不宜生吃白果。此外，已发芽的银杏种仁不能食用，食银杏种仁时切忌同时吃鱼。

2. 银杏叶

性味甘、苦、涩，平。归心、肺经。具有活血化瘀，通络止痛，敛肺平喘，化浊降脂功效。用于瘀血阻络，胸痹心痛，中风偏瘫，肺虚咳喘，高脂血症。用量 9 ～ 12g。

（1）用于胸痹心痛，心悸怔忡：银杏叶能活血化瘀，兼止痛。常单用或与田三七、川芎、丹参等同用，以加强活血化瘀之功，如《经验方》生脉田芪汤。银杏叶益心敛肺，配伍人参益气养荣，若胸痹心痛，与人参同用，如《临床药物新用联用大全》人参银杏叶胶囊。

（2）用于喘咳：本品苦涩之性，既降肺气又收敛止咳喘而入肺经，单用；或配杏仁、贝母等同用。若热痰咳喘，银杏叶配伍地龙清热解痉平喘，如《经验方》地龙平喘汤。

（3）用于泻痢，白带：银杏叶能涩肠止泻痢而归大肠经，其味涩，能涩肠止泻，若泻痢日久，积滞已尽者，可单用本品为末和面作饼食之，如《本草品汇精要》。

（二）临床进展

1. 银杏叶

（1）治疗冠心病：在常规治疗基础上加用舒血宁注射液治疗冠心病，患者体征和生化指标均得到明显的改善。单硝酸异山梨酯片联合银杏叶片治疗心绞痛，对冠状动脉粥样硬化性心脏病心绞痛的疗效显著，心电图改善总有效率为 86%，心绞痛症状改善总有效率为 91%。

（2）治疗高血压：银杏叶提取物联合厄贝沙坦治疗高原地区老年高血压，降压效果稳定，不良反应少，无肝肾损害，疗效优于单一应用厄贝沙坦治疗。

（3）治疗高脂血症：阿托伐他汀钙加用银杏叶片治疗高脂血症合并血流变异常的门诊患者，血脂及血流变改善情况均明显优于单纯应用降脂药。

（4）治疗癫痫：丙戊酸钠联合银杏叶片治疗癫痫患者，能明显改善癫痫患者的认知功能损害。

（5）治疗脑衰弱综合征：用银杏叶片治疗脑衰弱综合征，总有效率为100%。

（6）治疗眩晕：采用银杏叶片治疗中枢性眩晕，治疗期间停用其他药物。治疗后眩晕发生次数减少及眩晕发病程度有明显改善。

（7）治疗支气管哮喘：浓缩银杏叶口服液治疗支气管哮喘，可明显改善肺功能指标，且延长服药时间疗效会更好。用单味银杏叶煎剂，复方银杏叶煎剂，以及"两叶一姜"（银杏叶、艾叶、生姜）煎剂等，对治疗慢性支气管炎均有疗效。

（8）治疗老年性痴呆症：银杏叶提取物静滴治疗老年性痴呆症，总有效率为86.1%。

（9）治疗脑梗死：临床常规治疗基础上加用银杏叶黄酮注射液治疗后的急性脑梗死患者血清 HIF-1α、TNF-α 和 Caspase-3 水平均降低。阿司匹林肠溶片联合银杏叶片治疗多发性颅内动脉粥样硬化性狭窄的脑梗死，可以降低脑梗死复发率，更好地改善多发性颅内动脉粥样硬化性狭窄脑梗死临床症状。

（10）治疗耳鸣：将耳鸣患者给予甲钴胺和银杏叶片同时服用，结果治疗组有效率为84.1%。将急性特发性耳鸣患者112例给予银杏叶片＋弥可保＋泼尼松治疗，发现其对急性期特发性耳鸣的疗效有明显的优势。

2. 银杏叶提取物（GBE）

20世纪60年代，欧洲国家率先从银杏叶分离出最具代表性的功效组分银杏黄酮类与银杏内酯类。银杏黄酮类是一种天然自由基清除剂和血管扩张剂，在心血管类疾病中发挥重要作用，在心脑缺血缺氧和衰老过程中减少过多自由基对细胞的损伤。银杏内酯类是目前天然药物中最强血小板活化因子拮抗剂，能有效阻止心脑血管中的动脉粥样硬化、管壁血小板聚集和血栓形成，能有效地改善心脑组织的微循环，对中枢神经元有保护作用，可改善神经递质和受体结合力。从而改善老年性退行性疾病，对辅助改善记忆功能有显著作用。

银杏叶提取物具有抗氧化、清除体内自由基、选择性抵抗血小板活化因子、降血脂、改善血液循环、保护肝脏、提高免疫力、抗炎、抗病毒、抗肿瘤、抗抑郁及抗衰老等作用。银杏叶提取物在临床上主要应用于治疗冠心病、心绞痛、高血压、高脂血症及脑出血痉挛等症，防治中风、心肌梗死、老年脑血管病、痴呆、大脑脑外伤后遗症、大脑紊乱等。还应用于神经退行性疾病、动脉粥样硬化、哮喘、非酒精性脂肪肝、镇痛、糖尿病并发症等疾病的治疗和对老年痴呆等疾病的预防。目前针对银杏的研究主要在银杏叶提取物及其制剂的开发和应用方面。

银杏叶提取物被广泛应用于保健食品、化妆品和药品等领域。卫法监发〔2002〕51号文件中已经将银杏叶制品纳入药食同源食物原料中，在食品原料数据库里面涉及银杏叶制品达470多种。尤其以德国Schwab公司生产的EGB761标准物来制备的银杏叶制剂在国际上享有盛誉，全球有130多个国家在销售银杏叶制剂产品。其保健功能主要有辅助降血脂、辅助降血压、增强免疫力、辅助保护肝损伤、提高缺氧耐受力、抗氧化、保护胃黏膜、改善记忆力等。可以用于开发辅助降血压、调节血糖水平、抗粥样动脉硬化等保健食品。

（1）治疗心血管系统疾病：GBE 对心血管疾病的防治有多环节、多靶点、不良反应小等优势。万冬宇探讨 GBE 对急性冠脉综合征的疗效，发现 GBE 能减轻动脉硬化炎症反应、改善血脂、延缓急性冠脉综合征的演变。赵学勇等观察了 GBE 对慢性肺源性心脏病心力衰竭的临床疗效。发现在西医常规治疗的基础上联合应用 GBE 治疗后患者的总有效率明显提高，左室射血分数、舒张早期与舒张晚期充盈比例等左室舒缩功能显著改善。有报道称，银杏叶片对高血压患者不仅疗效好、降压作用稳定，而且可显著提高患者的生活质量。

（2）治疗神经系统疾病：近年来国内外许多研究都表明，GBE 在治疗神经系统疾病方面疗效显著，且应用范围也在不断扩大。刘娜探讨银杏达莫联合依达拉奉治疗急性脑梗死的临床疗效。发现采用银杏达莫联合依达拉奉治疗急性脑梗死相比较常规治疗方法，具有疗效显著，并发症少的优点。段方荣等研究发现，GBE 能明显改善癫痫患者的认知功能损害，这一作用与其增强中枢胆碱能神经系统的功能促进乙酰胆碱（Ach）释放密切相关。张超等观察 GBE 对帕金森病合并轻度认知功能障碍（PD-MCI）患者认知功能的影响。结果显示银杏叶对于治疗 PD-MCI 有良好作用，可以改善 PD-MCI 症状，且 6 个月内疗效随时间延长而增加。

（3）治疗呼吸系统疾病：有关银杏叶提取物治疗呼吸系统疾病的研究，近年来成为新的研究热点，相关报道也逐渐增多。黄伟等观察银杏达莫在慢性阻塞性肺疾病急性发作期患者治疗中的效果，发现慢性阻塞性肺疾病急性发作期患者常规治疗基础上加用银杏达莫，可有效地改善肺循环，改善肺通气功能障碍，改善肺组织弹性阻力及小气道阻力的动态肺顺应性，提高临床疗效。郑加辉等观察银杏叶片联合常规疗法对激素依赖型哮喘患者 HPA 轴的影响。结果显示银杏叶片联合常规疗法可提高激素依赖型哮喘患者撤减激素成功率，改善肺功能，其可能通过调控 HPA 轴，上调外周血单个核细胞（PBMC）及糖皮质激素受体（GCR）水平变化。胡正旺等观察银杏达莫注射液对慢性肺心病急性加重期的临床疗效。发现在常规治疗基础上加用银杏达莫注射液，慢性肺心病急性加重期 10d 后临床症状和体征明显好转，血液流变学明显改善，效果明显高于对照组。

（4）辅助治疗肿瘤：国内外研究报道显示，GBE 具有显著的抗肿瘤活性。GBE 抗肿瘤的机制可能是诱导肿瘤细胞凋亡、肿瘤相关基因调节、抗氧化清除自由基、对免疫功能的影响等。老年肿瘤患者多存在血液高凝状态，而这种高凝状态多表现为微循环障碍以及血液凝固性增加等方面，而此现象为肿瘤增殖及转移的重要促进因子。苏雷等通过研究银杏叶治疗老年肿瘤患者对血液高凝状态及血浆纤维蛋白原（Fib）、D-二聚体（D-D）水平以及血小板（PLT）计数的影响。发现银杏叶注射液可较好地改善老年肿瘤患者血液的高凝状态。周作荣观察银杏达莫注射液治疗中晚期恶性肿瘤的临床疗效。发现银杏达莫注射液能明显改善患者的临床症状，提高患者的卡氏评分。对中晚期各种恶性肿瘤具有一定的治疗作用。

（5）其他疾病的临床治疗：GBE 通过降低早期糖尿病肾病患者的 24h 尿微量白蛋白排泄量（UAE）来改善患者内皮功能，并明显降低患者的 UAE，从而延缓早期糖尿病肾病的进展。维生素 B 族联合银杏达莫治疗糖尿病周围神经病变，可明显改善患者的症状体征及神经传导速度。GBE 治疗后肝脏细胞损伤减轻，纤维化程度减轻，对慢性乙肝有明显的抗肝纤维化作用。苯扎贝特联合银杏达莫可降低甘油三酯水平，改善胰腺微循环，对高脂血症性胰腺炎患者临床疗效的改善具有重要意义。

银杏叶提取物服用剂量存在差异，EGb 日服剂量为 120 ～ 240mg，EGb761 服用剂量为 120mg/d，国产银杏叶制剂服用剂量均为 80mg 银杏叶提取物。在临床上主要应用于治疗冠心病、心绞痛、高血压、高脂血症及脑出血痉挛等症，防治中风、心肌梗死、老年脑血管病、痴呆、大脑脑外伤后遗症、大脑紊乱等。一日 3 次。有临床建议剂量依据症状类型及严重程度而定，治疗阿尔茨海默症、痴呆等服用 EGb（含 FD 24%）80mg，一日 3 次，治疗眩晕、耳鸣等服用 60 ～ 80mg 银杏叶提取物。在临床上主要应用于治疗冠心病、心绞痛、高血压、高脂血症及脑出血痉挛等症，防治中风、心肌梗死、老年脑血管病、痴呆、大脑脑外伤后遗症、大脑紊乱等。一日 3 次，治疗记忆力下降剂量 240mg/d 效果优于 120mg/d。

银杏叶提取物 LD50 静脉给药为（1202.5+141.3）μg/g，相当于生药（7.8+0.9）g/kg，灌胃给药为（17.9+1.0）g/kg，相当于生药（116.4+6.5）g/kg；也有报道 LD50 大鼠口服为 7.7g/kg，腹腔内注射为 1.1g/kg；小鼠分别为 2.1g/kg、1.1g/kg。致突变实验研究表明，银杏叶提取物无致突变性。银杏叶的副作用较少，但也有少数患者有食欲减退、恶心、稀便、腹胀、口干、鼻塞及头晕、头痛、耳鸣等，个别病例出现过敏性皮疹，如在治疗中出现血压明显下降，心绞痛加重，特别是心功能不全加重时，需减量或停药。

GBE 具有多种药理作用，且已被广泛应用于多个系统疾病的治疗。随着国内外对 GBE 化学成分及药理作用的进一步研究，人们对其有效药用成分及药理作用会有更深的认识，其临床应用也会更加广泛。我国作为银杏资源的大国，要充分利用我国得天独厚的银杏树资源，在提高产品的质量上多下功夫。

二、产品开发

（一）药品

目前开发的银杏叶制剂有片剂、胶囊剂、注射剂、颗粒剂、口服液、滴剂、软膏、气雾剂、霜剂等多种剂型，也有银杏叶缓释片和缓释胶囊。

1. 银杏叶片

【处方】银杏叶提取物 40g。

【制法】取银杏叶提取物，加辅料适量，制成颗粒，压制成 1000 片〔规格（1）〕或 500 片〔规格（2）〕，包糖衣或薄膜衣，即得。

【性状】本品为糖衣片或薄膜衣片，除去包衣后显浅棕黄色至棕褐色；味微苦。本品每片含总黄酮醇苷〔规格（1）〕不得少于 9.6mg，〔规格（2）〕不得少于 19.2mg。本品每片含萜类内酯以白果内酯（$C_{15}H_{18}O_8$）、银杏内酯 A（$C_{20}H_{24}O_9$）、银杏内酯 B（$C_{20}H_{24}O_{10}$）和银杏内酯 C（$C_{20}H_{24}O_{11}$）的总量计，〔规格（1）〕不得少于 2.4mg，〔规格（2）〕不得少于 4.8mg。

【功能与主治】活血化瘀通络。用于瘀血阻络引起的胸痹心痛、中风、半身不遂、舌强语謇；冠心病稳定型心绞痛、脑梗死见上述证候者。

【用法与用量】口服。〔规格（1）〕一次 2 片、〔规格（2）〕一次 1 片，一日 3 次；或遵医嘱。

【规格】①每片含总黄酮醇苷 9.6mg、萜类内酯 2.4mg。②每片含总黄酮醇苷 19.2mg、萜类内酯 4.8mg。

银杏叶片是利用现代制药工艺从传统中药银杏叶中提取有效成分研制而成的中成药制剂。其提取的有效成分主要为黄酮类物质和萜内酯类，因其广泛的现代药理学作用，已被广泛应用于临床各科。湖北生产企业有湖北午时药业股份有限公司（国药准字 Z20073163）、远大医药黄石飞云制药有限公司（国药准字 Z20027947）、健民集团叶开泰国药（随州）有限公司（国药准字 Z20027960）。

现代药理学研究表明，银杏叶片具有以下多方面的药理作用：清除自由基，抑制细胞膜脂质过氧化，防止血管内皮细胞和脑细胞受损；抗血小板聚集和抗血栓作用，降低血液黏度，改善血液高凝状态，改善微循环，降低血脂、抗动脉粥样硬化，改善心脑循环和代谢；扩张血管，降低心脑血管的阻力，增加血流量，改善心脑缺血组织供应；增强记忆功能，有抗衰老、益智作用。银杏叶片在预防和治疗心脑血管方面已经取得了确切疗效。另外，其在慢性阻塞性肺病、肾病综合征、老年人代谢综合征、突发性耳聋等方面也有一定的作用。作为中成药，银杏叶片不仅作用广泛，而且毒副作用更小，可以广泛用于临床各科。

2. 银杏叶口服液

【处方】银杏叶提取物 8g。

【制法】取银杏叶提取物，加 75% 乙醇约 320mL 使溶解，加入蔗糖 150g，加水至 800mL，搅拌使溶解，用 20% 碳酸钠溶液调节 pH 至 6.5～7.0，60℃保温 30min 以上，再用 20% 碳酸钠溶液调节 pH 至 6.5～7.0，加水至 1000mL，混匀，滤过，灌封，灭菌，即得。

【性状】本品为棕黄色至棕色的澄明液体；味甘、苦涩、辛凉。

【功能与主治】活血化瘀通络。用于瘀血阻络引起的胸痹心痛、中风、半身不遂、舌强语謇；冠心病稳定型心绞痛、脑梗死见上述证候者。

【用法与用量】口服。一次 10mL，一日 3 次；或遵医嘱，4 周为一疗程。

【规格】每支装 10mL（含黄酮醇苷 19.2mg、萜类内酯 3.2mg）。

3. 银杏叶滴丸

【处方】银杏叶提取物 16g。

【制法】取银杏叶提取物，加 44g 聚乙二醇 4000，加热熔化，混匀，滴入甲基硅油冷却剂中，制成 1000 丸，除去表面油迹，或包薄膜衣，即得。

【性状】本品为棕褐色的滴丸或薄膜衣滴丸，除去包衣后显棕褐色；味苦。本品每丸含总黄酮醇苷应为 3.84 ～ 5.84mg。本品每丸含萜类内酯以白果内酯（$C_{15}H_{18}O_8$）、银杏内酯 A（$C_{20}H_{24}O_9$）、银杏内酯 B（$C_{20}H_{24}O_{10}$）和银杏内酯 C（$C_{20}H_{24}O_{11}$）的总量计，应为 0.96 ～ 2.80mg。

【功能与主治】活血化瘀通络。用于瘀血阻络引起的胸痹心痛、中风、半身不遂、舌强语謇；冠心病稳定型心绞痛、脑梗死见上述证候者。

【用法与用量】口服。一次 5 丸，一日 3 次；或遵医嘱。

【规格】①每丸重 60mg。②薄膜衣丸，每丸重 63mg。

4. 银杏叶胶囊

【处方】银杏叶提取物 40g。

【制法】取银杏叶提取物，加辅料适量，混合均匀或制成颗粒，装入胶囊，制成 1000 粒〔规格（1）〕或 500 粒〔规格（2）〕或 240 粒〔规格（3）〕，即得。

【性状】本品为硬胶囊，内容物为浅棕黄色至棕褐色的粉末或颗粒和粉末；味微苦。本品每粒含总黄酮醇苷〔规格（1）〕不得少于 9.6mg，〔规格（2）〕不得少于 19.2mg，〔规格（3）〕不得少于 40mg。本品每粒含萜类内酯以白果内酯（$C_{15}H_{18}O_8$）、银杏内酯 A（$C_{20}H_{24}O_9$）、银杏内酯 B（$C_{20}H_{24}O_{10}$）和银杏内酯 C（$C_{20}H_{24}O_{11}$）的总量计，〔规格（1）〕不得少于 2.4mg，〔规格（2）〕不得少于 4.8mg，〔规格（3）〕不得少于 10mg。

【功能与主治】活血化瘀通络。用于瘀血阻络引起的胸痹心痛、中风、半身不遂、舌强语謇；冠心病稳定型心绞痛、脑梗死见上述证候者。

【用法与用量】口服。〔规格（1）〕一次 2 粒或一次 1 粒〔规格（2）〕，一日 3 次；或遵医嘱。

【规格】①每粒含总黄酮醇苷 9.6mg、萜类内酯 2.4mg。②每粒含总黄酮醇苷 19.2mg、萜类内酯 4.8mg。③每粒装 0.25g（含总黄酮醇苷 40mg、萜类内酯 10mg）。

5. 银杏叶软胶囊

【处方】银杏叶提取物 40g。

【制法】取银杏叶提取物，加辅料适量，混合，压制成软胶囊 1000 粒〔规格（1）〕或 500 粒〔规格（2）〕，即得。

【性状】本品为软胶囊，内容物为浅棕黄色至棕褐色的黏稠状液体或膏状物；味微苦。本品每粒含总黄酮醇苷〔规格（1）〕不得少于 9.6mg，〔规格（2）〕不得少于 19.2mg。本品每粒含萜类内酯以白果内酯（$C_{15}H_{18}O_8$）、银杏内酯 A（$C_{20}H_{24}O_9$）、银杏内酯 B（$C_{20}H_{24}O_{10}$）和银杏内酯 C（$C_{20}H_{24}O_{11}$）的总量计。〔规格（1）〕不得少于 2.4mg，〔规格（2）〕不得少于 4.8mg。

【功能与主治】用于瘀血阻络引起的胸痹心痛、中风、半身不遂、舌强语謇；冠心病稳定型心绞痛、脑梗死见上述证候者。

【用法与用量】口服。〔规格（1）〕一次 2 粒，〔规格（2）〕一次 1 粒，一日 3 次；或遵医嘱。

【规格】①每粒含总黄酮醇苷 9.6mg、萜类内酯 2.4mg。②每粒含总黄酮醇苷 19.2mg、萜类内酯 4.8mg。

6. 银杏叶提取物注射液

银杏叶提取物注射液以银杏叶提取物为基原药材制成的银杏叶提取物注射液，含有黄酮苷类、银杏萜内酯类、酚酸类等多种成分，对防治脑血管疾病具有清除自由基、抑制氧化应激反应、拮抗血小板活化因子、清除血管内脂质、抗动脉硬化、促进血管内皮生长因子生成、减轻缺血再灌注损伤、减少神经元细胞凋亡、抗神经末梢衰老、提高神经可塑性等多种作用机制，临床在治疗急性脑梗死、急性脑出血、脑动脉硬化、血管性痴呆、术后认知功能障碍、迟发性运动障碍等脑血管疾病中，疗效卓越。

7. 银杏达莫注射液

银杏达莫注射液是从银杏叶中提取的有效成分银杏总黄酮与双嘧达莫的复方制剂。银杏总黄酮能够促进大脑循环代谢，改进记忆功能，降低脑血管阻力和心肌耗氧量，扩张脑血管，增加脑血流量，抑制血小板凝集，抗自由基、抗过敏、抑制致癌启动因子，抗病毒、抗癌；双嘧达莫具有抑制血小板聚集，高浓度（50μg/mL）可抑制血小板释放及扩张冠状动脉的作用。银杏黄酮类化合物与双嘧达莫以一定比例配伍使用时，二者有协同作用，但毒性并未增加。

8. 银杏蜜环口服溶液

银杏蜜环口服溶液作为中药复方制剂，主要由银杏叶提取物、蜜环粉组成，结合银杏叶和蜜环菌的有效成分对冠状动脉和脑血管具有扩张作用，可增加冠状动脉及脑血管血流量，从而改善微循环及细胞能量代谢等，逐渐用于心脑血管疾病的临床防治。因此，银杏蜜环口服溶液广泛用于心脑血管疾病的治疗，对心绞痛、高血压、脑缺血性疾病、脑梗死恢复期具有较好的临床疗效，其药理作用得到证实，对血管内皮细胞具有保护作用，可显著改善微循环，在双心疾病中的应用具有广阔前景。

（二）普通食品

1. 银杏叶

湖北万松堂大健康医药集团有限公司生产的银杏叶或与其他配方制成的银杏叶茶、银杏黄精茶、银杏叶杜仲叶三七茶（袋泡茶）等，辅助降血脂。

2. 白果

湖北申道岐黄生物科技有限公司生产的白果粉、白果粉糖果片等。

（三）其他产品

银杏叶保健面、五色补粥、银杏叶琼花系列保健食品等，银杏叶减肥敷贴剂以及银杏叶药垫、银杏叶背心、保健枕、工艺品等。在银杏叶提取物美容化妆品方面，如祛斑美容散，能祛除脸部色素斑、雀斑，使皮肤洁白光亮，银杏叶洗发精、洗面奶等也纷纷上市。利用银杏叶还制成了保健用品，如小儿蛲虫病药垫、防治哮喘病背心垫、高血压保健枕等。

第十节 展　望

20世纪70年代以来，银杏作为一项新兴产业在世界崛起，成为竞相开发的热点。以银杏叶为主要原料生产防治心脑血管疾病和抗痴呆、延缓衰老的多种剂型药物，在国内和国际市场所占份额越来越大。我国是银杏资源大国，银杏叶和银杏叶提取物出口数量虽逐年增加，但经济效益却增长缓慢，表明银杏产品在国际市场缺乏竞争力。面对经济全球化的新形势，如何立足国内市场，积极开拓国际市场，切实提升我国银杏产业和促进可持续发展，已是银杏产品开发中亟待解决的重要问题。

心脑血管疾病是危害人类健康的头号"敌人"，银杏叶药品及保健食品的开发仍有着十分广阔的前景。我国丰富的银杏叶资源与高科技优势相结合，进一步形成产业优势，可创造出更高的经济效益，参与国际医药市场竞争。此外，我国银杏叶产品在银杏叶食品、保健品、化妆品、生物农药、兽药、盆景等的开发仍有很大空间。例如银杏叶茶的开发投资少、见效快，但都仍没有在"精"字上下功夫，尚需要进一步挖掘市场需求，因此，我国银杏叶产品的开发还蕴藏着巨大的潜力。

围绕银杏资源、基础研究、产业发展等方面的问题，提出以下几点建议：

建立种质资源基因库，开展遗传多样性分析，建立"银杏种—变种（品种群）—品种"分类系统，研制银杏核用、叶用、花粉用、观赏用品种检索表，揭示银杏遗传变异规律，为银杏种质资源创新利用奠定基础。

结合现代药理和临床等基础研究成果，加强活性成分的提取、分离、鉴定，进一步挖掘生理活性成分，发现银杏叶新的经济效益增长点。

挖掘本草文献、民间经方验方，发展银杏叶的复方制剂以扩大临床应用范围，提高药品疗效。

（1）种植、加工、生产银杏叶及相关产品的中小企业较多，但龙头企业实力还有待加强，提升规模化、标准化和国际化水平。

（2）开展银杏叶产品的系列化研究，实现由粗加工向精加工的转移，引进先进技术，搞好系列开发与深加工，制定标准，开发更有效的产品，将银杏产业走资源基地化、产品系列化、质量标准化、产业集团化的道路，使产品质量与国际接轨。

（3）政府有关主管部门大力支持科研开发与发展银杏事业的政策，引导企业进行银杏品牌建设，提升湖北省银杏在全世界的影响力。

参考文献

［1］国家药典委员会.中华人民共和国药典（2020年版）［M］.北京：中国医药科技出版社，2020.

［2］银杏树育苗繁育技术［N］.山西科技报，2021-11-02（B07）.

［3］王春爱，温晓辉，丁凡帆.银杏叶注射液治疗脑血管疾病研究进展［J］.甘肃科技纵横，2020，49（12）：64-67，35.

［4］李艳萍，张立虎，吴红雁，等.银杏叶功效群组分及其功效的研究进展［J］.食品研究与开发，2020，41（15）：182-187.

［5］周云鸿，王军.银杏叶质量标准的对比分析［J］.上海医药，2020，41（15）：109-114.

［6］张贺，樊懿萱，张洁.银杏蜜环口服溶液治疗心脑血管病的研究进展［J］.中西医结合心脑血管病杂志，2020，18（12）：1884-1887.

［7］覃桂港.银杏嫁接育苗技术综述［J］.现代园艺，2019（7）：86-88.

［8］王忠芹.银杏栽培技术及病虫害综合防治［J］.农民致富之友，2019（6）：47.

［9］张普庆.银杏播种育苗技术浅谈［J］.农村经济与科技，2018，29（15）：91，273.

［10］关惠，张建合，杨亚琴.银杏主要病害的发生及防治［J］.现代园艺，2017（19）：155-156.

［11］张鹏飞，廖丽君，邓祯，等.银杏叶提取物的药理作用及其临床应用研究进展［J］.辽宁中医杂志，2017，44（2）：426-429.

［12］崔桂梅.银杏树病虫害防治［J］.吉林蔬菜，2016（10）：38-39.

［13］刘宏，王燕.园林绿化的理想树种——银杏的虫害及防治措施［J］.科学大众（科学教育），2016（8）：179.

［14］郑楠.银杏资源开发利用现状、存在的问题分析及对策研究［J］.湖南中医杂志，2014，30（7）：159-160.

［15］赵国君，安明.银杏达莫的临床应用进展［J］.包头医学院学报，2013，29（1）：144-146.

［16］商丹，彭飞，赵艳芳.银杏叶片临床应用研究进展［J］.现代中西医结合杂志，2012，21（14）：1584-1585.

［17］万少侠，张平安，孙丰军，等.银杏叶子和果实的采收及贮藏技术［J］.现代农业科技，2009（14）：191，200.

［18］程亚平，张声梯.银杏叶的开发利用综述［J］.现代农业科技，2008（23）：95-96.

［19］杨彩玉，邓正双，向忠东.银杏嫁接授粉技术［J］.防护林科技，2007（S1）：140-141.

［20］孙龙霞，董建东，周学剑.银杏采收与初加工技术初探［J］.江苏农机化，2005（5）：30-31.

［21］林协.银杏产品开发与市场前景展望［J］.林业科技开发，2003（4）：13-15.

［22］陈有金.安陆银杏［M］.北京：中国林业出版社，2009：75.

第十二章 紫油厚朴

　　紫油厚朴的基原植物为木兰科厚朴 *Magnolia officinalis* Rehd. et Wils.，是国家二级珍稀保护植物，以其干燥干皮、根皮及枝皮入药，具有燥湿消痰、下气除满的功效。厚朴入药始载于《神农本草经》，是一味传统、大宗、常用中药，也是我国三个大宗木本药材之一。厚朴药理作用广泛，是国内治疗肠胃疾病中成药的重要组方之一。我国医学宝库中的千古良方——藿香正气散中就有厚朴。目前全国制药工业中，用厚朴作为配方的中成药达 200 多种。同时，厚朴活性成分厚朴酚与和厚朴酚的提取，开创了其资源综合利用的新途径。鄂西所产紫油厚朴中活性成分的总含量在 5% 以上，远高于《中国药典》的标准，居全国同类产品之首，备受各大药商和医药企业欢迎。近年来，以厚朴活性成分为主要原料的新中药和日化用品的开发受到越来越多企业的重视，其市场前景也十分广阔。厚朴叶作为绿色食品包装材料远销日本、韩国、东南亚。

　　全国有以鄂西（恩施州和神农架林区）、重庆市和陕西南部为主的"川朴"产区和以浙江南部、福建北部和湖南永州为主的"温朴"产区。鄂西所产厚朴的最大特点是："皮厚、质细、油性重、香气浓、断面棕色、内皮深紫色"，又称"紫油厚朴"，是厚朴中质量最优者。鄂西地区有 500 多年厚朴栽培历史，是紫油厚朴原产地，全省厚朴种植面积超过 50 万亩，年产量超过 3000 吨，占全国厚朴产量的 60%。优良的地方品种和长期形成的特色初加工技术，赋予了紫油厚朴更多的文化底蕴，恩施紫油厚朴于 2005 年首次成为国家地理标志保护产品。

　　厚朴林下可以套种湖北贝母、竹节参、淫羊藿、黄连等草本药材，紧跟生态农业发展的步伐。后期，我们要综合考虑厚朴各部位的产量和活性成分差异，不仅要关注厚朴叶、花和果实中活性成分及作用机制，还要挖掘其更多的潜在药用价值。在保护厚朴资源的同时，促进厚朴各方面的综合利用与开发，带动湖北省紫油厚朴全产业链的建设。

第一节 基原和品种

紫油厚朴是湖北省主要道地药材之一，主产于恩施双河，其肉质厚、质佳，种植面积广，具有良好的资源开发和应用前景。

一、别名

厚朴在鄂西的种植历史悠久，传统种植方法绝大部分是种子繁殖，育苗移栽。恩施所产厚朴皮厚，质细，香气浓，断面棕色内表面深紫色，味带辛辣，油性重，手划见油，纤维少、嚼之无渣，习称紫油厚朴。因恩施市新塘乡的紫油厚朴名气较大，各地种植的厚朴几乎都是从该地直接引种后再繁殖，因此种源相对较纯。2003年湖北省农业科学院中药材研究所选育的"双河紫油厚朴"通过了湖北省品种认定，2005年获恩施州科技进步二等奖，同年又获得国家地理标志性产品保护。2017年，"道地药材紫油厚朴标准化种植关键技术集成与应用"获得湖北省科技成果推广奖一等奖。

二、基原

（一）来源

本品为木兰科植物厚朴的干燥干皮、根皮及枝皮。据调查栽培的主要品种是厚朴 *M. officinalis* Rehd. et Wils.，凹叶厚朴极少。4～6月剥取，根皮和枝皮直接阴干；干皮置沸水中微煮后，堆置阴湿处，"发汗"至内表面变紫褐色或棕褐色时，蒸软，取出，卷成筒状，干燥。

（二）原植物形态特征

厚朴为落叶乔木，高7～15m（图12-1）。树皮厚，紫褐色，枝粗壮，展开，幼枝淡黄色或绿棕色，被绢状毛，老枝灰棕色，光滑，无毛，皮孔大而显著；冬芽粗大，圆锥状，芽鳞密被淡黄褐色绒毛。单叶互生，集于枝的顶端，具粗壮的叶柄，无毛，叶片革质，倒卵形或椭圆状倒卵形，长20～45cm，宽10～20cm，先端钝圆而短尖头，基部常为楔形、全缘或微

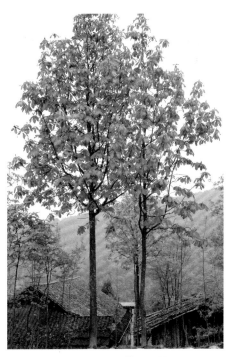

图12-1 厚朴原植物

波状，上面淡黄绿色，无毛，幼叶下面有灰白色短柔毛，老叶呈白粉状，密生长毛；叶柄近圆形，长 2～5cm，有柔毛，托叶痕延至叶柄的中部以上，花与叶同时开放，单生于幼枝顶端，杯状，白色，芳香，花径 12～15cm，花梗粗壮而短，密被丝状白毛，长 2～5cm；花被片 9～12 或更多，肉质，几等长，外轮 3 片反卷，匙状倒卵形，长 8～10cm，宽 3～4cm，先端钝圆，其余呈长圆状匙形或长圆形，先端圆形，通常比外轮的 3 片早落；雄蕊和雌蕊均为多数，螺旋状排列于伸长的花托上，花丝肥粗，红色，长 3～5cm，子房长圆形，柱头先端尖而稍反曲（图 12-2）。聚合果长椭圆状卵形，长 9～12cm，直径 5～6.5cm，心皮鲜红色，排列紧密，成熟时木质，顶端有弯尖头。种子三角状倒卵形，红色（图 12-3）。花期 4～5 月，果期 6～10 月。

2004 年调查发现在恩施厚朴产区内，厚朴叶形、果形有一定变异。但紫油厚朴主要特点是乔木，树干端直，树皮紫褐色，顶芽粗大，圆锥状，单叶互生，叶片革质，倒卵形或卵椭圆形，先端小凸尖，花大，白色具香气。一般育苗 1～2 年定植，定植 5 年左右开花，开花期 4～5 月，9～10 月种子成熟。盛果期年产种子 100kg 左右，可产鲜厚朴皮 850kg 左右，商品厚朴 500kg。

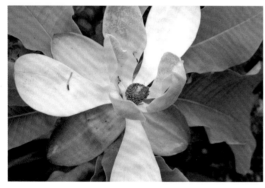

图 12-2　厚朴花

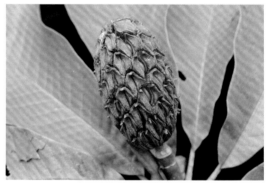

图 12-3　厚朴果实

三、生物学特性

厚朴生于海拔 500～1700m 的土壤肥沃、深厚的向阳山坡、林缘处。生育期要求年平均气温 16～17℃，极端低温 -20℃不会造成冻害，仍可生长，年降水量 800～1400mm，相对湿度 70% 以上。种子的种皮厚硬，含油脂、蜡质，所以水分不易渗入。发芽所需时间长，自然状态下发芽率较低，故播种育苗时应进行脱脂处理，否则播种后不能及时发芽，甚至 1 年后才会发芽，而且出苗率低。因此，对种子进行脱脂处理是育苗工作的一个重要环节。

厚朴一般 4 月中旬萌芽。5 月下旬叶、花同时生长、开放。花持续开放 3～4 天，花期 20 天左右。9 月果实成熟、开裂。10 月开始落叶。5～6 年生厚朴增高长粗最快，15 年后增高不明显；皮重增长以 6～20 年生最快，20 年以后皮重增长较慢，进入盛果

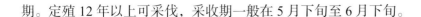

期。定殖 12 年以上可采伐，采收期一般在 5 月下旬至 6 月下旬。

第二节 本草考证

厚朴始载于《神农本草经》，历代本草中多以厚朴为正名。历代所用的厚朴基原较为复杂，地方习用品及伪品众多，主流基原为 2020 年版《中国药典》收载的 2 个品种。

一、名称考证

《说文解字》云："朴，木皮也。"颜师古注《汉书·司马相如传》曰："此药以皮为用，而皮厚，故呼'厚朴'云。"《本草纲目》曰："其木质朴而皮厚，味辛烈而色紫赤，故有厚朴、烈、赤诸名。"可见"厚朴"一名与性状特征及药用部位有关。《本草经集注》载："极厚、肉紫色为好，壳薄而白者不如。"《本草图经》载："皮极鳞皱而厚，紫色多润者佳，薄而白者不堪。"经考证，历代本草多以"厚朴"为正名，一直沿用至今。此外，马王堆汉墓出土的《五十二病方》中记载有一药物"厚柎"，帛书整理小组注："厚柎，应即厚朴。"有学者经考证认为厚柎为今木兰科厚朴 *M. officinalis* 的幼果；孙启明考证认为厚柎也可作厚朴花理解。厚朴的别名多以其性状特征（包括外观形态、气味等）命名，比如姜厚朴、姜朴、厚皮、重皮等。此外，也有以地区命名（多为产地），比如川厚朴、滇厚朴、温厚朴等。

二、基原考证

厚朴入药始载于《神农本草经》，曰："味苦，温。主治中风，伤寒，头痛，寒热，惊悸气，血痹，死肌，去三虫。"简要记载了厚朴的性味主治，其性味与今相近，但主治与今相差较大，钱锦秀等人推测《神农本草经》中所说厚朴可能不是今所用品种，但缺乏形态描述，无法确定基原，也有可能存在多种植物混做厚朴入药。厚朴古称榛树，其皮入药称榛皮又名厚朴，汉魏时期《名医别录》载："大温，无毒。主温中，益气，消痰，下气，治霍乱及腹痛，胀满，胃中冷逆，胸中呕逆不止，泄痢，淋露，除惊，去留热，止烦满，厚肠胃。一名厚皮，一名赤朴。其树名榛，其子名逐折。治鼠瘘，明目，益气。生交趾（今越南北部）、宛朐（今山东菏泽）。""厚朴"的功效、药材特征与今所用基本一致，但今未见越南、山东有厚朴分布和生产的记载，或系误载，或为另一物，所以此时期所用"厚朴"可能有多种植物入药，但应包含有木兰属植物。《施南府志》亦记载"榛皮即厚朴"。根据厚朴资源分布情况和种植历史，此时期所述榛皮应为《中国药典》所载厚朴。

陶弘景在《本草经集注》中增补注"今出建平（四川东部）、宜都（湖北西部），极厚，肉紫色为好，壳薄而白者不如。用之削去上甲错皮。世方多用，道家不须也。"现湖北、四川及重庆仍是川厚朴的道地主产区，且对药材的形态描述和加工方法与今较为一致，推测陶弘景所记载的厚朴基原为厚朴 *M. officinalis*。《本草原始》曰："皮鳞皱而厚，紫色油润者，俗呼紫油厚朴，入剂最佳。薄而白者，俗呼山厚朴，不堪用。"此处"紫油厚朴"具有皮皱而厚、紫色而油重等特征，与当今湖北恩施等地所产的道地药材紫油厚朴一致，基原应为厚朴 *M. officinalis*。《本草乘雅半偈》对原植物的描述为："出交趾、冤句，及洛阳、陕西、江淮、湖南、川蜀山谷亦有之。近以建平（四川东部）、宜都（湖北西部），及梓州（今四川三台）、龙州（今四川平武、青川与江油一带）者为上。木皮鳞皱，以肉浓色紫多液者，入药最良。"其记载以四川、湖北厚朴为优质药材，与厚朴现在的产地分布情况相近。

1930年，《药物出产辨》载："厚朴产四川打箭炉为正。湖北施南府亦可用。湖南次之。云南又次之。"此处四川、湖北所出优质厚朴基原可能为厚朴 *M. officinalis* Rehd. et Wils.。1959年，肖培根等学者首次大规模对药用植物进行调查，出版了《中药志》，其中记载我国厚朴基原主要为厚朴 *M. officinalis* Rehd. et Wils. 与凹叶厚朴 *M. officinalis* Rehd. et Wils. var. *biloba* Rehd. et Wils.。并描述二者的区别为厚朴"落叶乔木，叶先端钝圆，或具极短尖头"，凹叶厚朴"灌木状乔木，叶先端凹陷，形成2圆裂"。1964年，谢宗万对目前使用的厚朴品种进行了调查整理，在《中药材品种论述》中提到："药用厚朴，由来均毫无非议地以木兰科厚朴 *M. officinalis* Rehd. et Wils. 为正品，川朴即为此种。而商品有所谓'温朴'者，系浙江、江西一带所产的凹叶厚朴 *M. officinalis* var. *biloba* Rehd. 亦同等入药。"《中国植物志》中将厚朴、凹叶厚朴作为2个亚种处理，而詹志来课题组在实地考察中发现存在两者混生现象（存在主次），当前《中国植物志》（英文版）已将2个种合并，作同型异名处理。结合近年来进行的资源调查，以及对不同产地种源的研究认为：造成厚朴品质差异的主要原因是不同产地的种源，而不是产地本身。余盛贤等研究发现仅道地产区湖北恩施的厚朴种质是纯化的，而其他产区厚朴或凹叶厚朴的种质是混杂的，可认为是厚朴道地性的1个遗传标志。历代厚朴的基原较为复杂，地方习用品及伪品众多，但主流基原应为2020年版《中国药典》收载的凹叶厚朴和厚朴。

三、道地性考证

《施南府志》（清同治版）记载"按建邑所产黄连厚朴桑寄生五加皮党参之类亦属地道药材也""凡生儿育女，须栽厚朴一坡（一般100余株），待儿女长大成人，砍伐剥皮，经加工后出售，以备婚嫁用物"。《恩施州林业志》记载"道光二十一年（1841）在恩施黄泥塘等地的石碑上就刻有府县颁布的种桑、植桐、栽漆、育厚朴、播乌桕劝令"。因此证明清代道光年间厚朴作为鄂西地区主要的人工种植树种已成为官方规定发展的主要经济林作物之一，并且成为地方认可的道地药材。

《本草经集注》曰"厚朴，今出建平（恩施属当时的建平郡）、宜都极厚、肉紫色为好"。《本草图经》载："厚朴，出交阯、冤句，今京西、陕西、江淮、湖南、蜀川（今湖北恩施）山谷中往往有之，而以梓州、龙州者为上。"同时期的《本草衍义》中也有类似说法。明代《本草品汇精要》明确指出蜀川（今湖北恩施州）、商州（今四川宜宾）、归州（今湖北西部）、梓州（今四川三台）、龙州（今四川平武、青川与江油一带）最佳。《药性粗评》记载，此时期以湖北、四川为厚朴的道地产区。民国时期《药物出产辨》认为以四川、湖北产的厚朴质优。湖北和四川产区为传统的厚朴道地产区，本草考证认为厚朴原始道地产区为湖北和重庆交界地域，应用现代地理信息系统进行的全国厚朴质量适宜性等级划分结果显示湖北西南部等地区为厚朴适宜产区。

《实用中医药》载："厚朴产四川、湖北等地，以鄂西、川东一带生产的品质最好。"《湖北省林业志》《恩施州林业志》载："厚朴，恩施双河桥所产最为著名，皮厚、质细、油性重、香气浓、断面棕色、内表深紫色，称为'老山紫油厚朴'，被誉为上品"由此可见。因此紫油厚朴应当是指厚朴中品质最优的产于鄂西、川东一带的优质药材。在恩施传统、独特的工艺下加工而成的厚朴药材，是厚朴中质量最优者。并为历代医家所推崇，是恩施的一个驰名的道地药材品牌。

四、品质评价考证

通过道地性考证，可以发现历代本草多认为川厚朴（主要分布在湖北、四川及重庆等区域）质优。此外，历代医家对优质厚朴的品质标准非常接近，即厚朴以皮厚、肉紫、油润、味辛者佳。《本草经集注》载："极厚，肉紫色为好，壳薄而白者不如。"说明此时期就意识到皮厚、肉紫的厚朴品质好。《本草品汇精要》载："皮紫厚者佳。"说明厚朴药材的品质或许与其"皮厚"密切相关，另外"厚"也可指代此药性、味、气俱厚，或言其功效可厚肠胃。《本草原始》载："皮鳞皱而厚，紫色油润者，俗呼紫油厚朴，入剂最佳。薄而白者，俗呼山厚朴，不堪用。"其中提到的"紫油厚朴"至今仍为优质厚朴的代名词。张春霞等对采自湖北、浙江等7个产区的厚朴样品进行厚朴酚与和厚朴酚的总量测定，结果表明湖北恩施产厚朴总酚的含量较其他产地厚朴样品高。柯尊军等研究了恩施道地药材厚朴中有效成分含量的差异，结果表明总酚含量最高达5.21%。湖北省的"双河紫油厚朴"经检测：含厚朴酚2.74%，和厚朴酚3.74%，木兰箭毒碱0.12%，柳叶木兰碱0.15%。

五、加工与炮制考证

历代本草中产地加工方法均为阴干，而现代为根皮、枝皮直接阴干；干皮置沸水中微煮后堆置阴湿处，"发汗"至内表面变紫褐色或棕褐色时，蒸软，取出，卷成筒状，干燥。而对于"发汗"一词，在古代书籍中几乎找不到相关记载。《植物名实图考》载"川中人云：凡得朴树，则掘窖以火煨逼，名曰出汗。必以黄葛树同纳窖中，及出汗后，则二物气味糅杂，不能辨矣。"与"发汗"有相近之处。陈茹等推测"发汗"炮制是在近代药材产地初加工的实践中逐渐发展起来的。现代研究表明"发汗"可通过改变厚朴酚类成分和挥发油类成分的含量差异，从而增强其临床疗效；"发汗"可以提高干燥效率，改善厚朴药材的外观性状特征（使其更加"紫色多润"），还可能增效减毒。《中国药典》自 1963 年版开始收录厚朴时，即收载其发汗干燥方法，可见此方法应用之广泛，并得到各界人士的普遍认可。但可能由于厚朴发汗的发展历史较短，目前仍存在不少问题。杜伟锋等发现市场上存在很多需要发汗而没有发汗或未发汗完全的药材，其颜色、性状与发汗完全的药材有很大区别，反而严重影响了药材质量。

厚朴的炮制方法始载于《本草经集注》："用之削去上甲错皮。"即除去粗皮的净制法，与今厚朴生品相近。同时期《雷公炮炙论》曰："或丸散，便去粗皮。用酥炙过。每修一斤用酥四两，炙了细锉用。若汤饮中使用，自然姜汁八两炙，一升为度。"包括去粗皮之净制法、酥制法及姜汁制法，其中净制法与姜制法沿用至今，较为系统地概括了厚朴的炮制方法。历代本草中亦有详细记载，《本草衍义》载"有油，味苦，不以姜制，则棘人口舌。"《用药心法》载"腹胀，用姜制厚朴。"《本草述》载"厚朴始尝之味苦，苦中微微有甘，最后有辛意，非辛也，乃苦温之余烈，俗所云麻味也。故以姜制之，犹制半夏之义耳。"传统认为姜汁炙厚朴可减轻其对咽喉的刺激性，并增强宽中和胃的功效。近代以来，市场上流通的厚朴药材主要是生品及姜制品。与 2020 年版《中国药典》收载的厚朴饮片一致。

六、功效与应用考证

自《神农本草经》始，医籍中所记载的厚朴均以厚朴皮入药。首次记载厚朴的《神农本草经》中言："中风，伤寒，头痛，寒热，惊悸气，血痹，死肌，去三虫"，简要提出了厚朴的主要功效。《本草新编》言："厚朴，味甘、辛，气大温，阴中之阳，可升可降，无毒。入脾、胃、大肠。"该植物形态与药名、药用也有一定的联系，正如《本草纲目》所言："厚朴，其木质朴而皮浓，味辛烈而色紫赤，故有厚朴、烈、赤诸名。"魏晋时期的《名医别录》则是明确指出了厚朴具有燥湿消痰、下气除满的作用："主温中，益气，消痰，下气，治霍乱及腹痛，胀满，胃中冷逆，胸中呕逆不止，泄痢，淋露，除惊，去留热，止烦满，厚肠胃。"《药性论》云："主疗宿食不消，除痰饮，去结水，破宿血，消化水谷"，对厚朴消痰下气的功效进行了补充。《开宝本草》云："疗霍乱及腹痛，胀满，胃中冷逆"，对厚朴行气除胀满的功效进行了补充。《本草衍义》云："平胃散中用，最调中。至今此药盛行，既能温脾胃气，又能走冷气，为世所须也"，更是明确指出了厚朴对于中焦的重要性。之后的《本草衍义补遗》云："而平胃散用之佐以苍术，正为上焦之湿，平胃土不使之太过而复其平，以致于和"，则是通过厚朴佐苍术除湿之效拓宽了思路。《本草备要》中的"治反胃呕逆，喘咳泻痢，冷痛霍乱"明确了厚朴平喘之效，从而使得厚朴的功效演变为如今我们常说的燥湿行气平喘。厚朴的广泛应用还可体现在经方之中，如《伤寒论》与《金匮要略》中用到厚朴的共计 14 方，包括大承气汤、小承气汤、半夏厚朴汤等。如厚朴平喘可在桂枝汤加减时发挥功效，《伤寒论》18 条云："喘家做桂枝汤，加厚朴杏子佳。" 43 条云："太阳病，下之微喘者，表未解也，桂枝加厚朴杏子汤主之。"此外，《简要济众方》中的平胃散仅含苍术、厚朴、陈皮、甘草四味，功擅燥湿运脾、行气和胃，为治疗湿滞脾胃的基础方。此方中厚朴与苍术相伍，行气以除湿，燥湿以运脾。

通过归纳与厚朴相关的本草、医籍和现代文献资料，对其名称、基原、道地性、品质评价、加工与炮制、功效与应用等进行系统考证，为紫油厚朴的开发与利用提供参考与依据。考证结果表明，历代本草中多以厚朴为正名；历代所用的厚朴基原较为复杂，主流基原为 2020 年版《中国药典》收载的 2 个品种；紫油厚朴是厚朴中质量最优者，并为历代医家所推崇；紫油厚朴中总酚含量最高达 5.21%；历代炮制方法主要为净制和姜制，与 2020 年版《中国药典》收载的厚朴饮片一致；厚朴功擅燥湿消痰、下气除满，常用于湿滞伤中、脘痞吐泻、食积气滞、腹胀便秘、痰饮喘咳的治疗。

第三节　产地分布与产业现状

湖北省是厚朴的道地产区之一，境内武陵山区、武当山区及大别山区均有分布。

一、生态环境

厚朴喜凉爽、湿润、光照充足，忌严寒、酷暑、积水，适宜生长在海拔 500 ～ 1700m 的区域，以土层深厚、疏松肥沃、排水良好、富含腐殖质的中性或微酸性砂质土壤为宜。厚朴为喜光树种，喜凉爽湿润、光照充足，怕严寒、酷暑、积水。生育期较适宜的年平均气温为 9 ～ 20℃，极端低温 –20℃下厚朴仍能生长，年降水量以 800 ～ 1800mm 为宜，相对湿度要求在 70% 以上（图 12–4）。

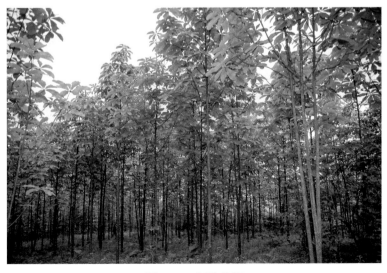

图 12–4　厚朴生境

二、分布与主产区

厚朴在我国陕西南部、甘肃东南部、河南东南部（商城、新县）、湖北西部、湖南西南部、四川（中部、东部）、贵州东北部均有分布。湖北省是厚朴的主产区之一，主要分布在湖北省境内的武陵山区、武当山区及大别山区，涵盖了恩施市（双河乡、崔坝镇、沙地乡、太阳河乡、红土乡、新塘乡、白果乡、板桥镇及盛家坝乡）、利川市、宣恩县（椿木营乡）、建始县（龙坪乡）、巴东县、鹤峰县（中营乡）、神农架、房县、竹溪、竹山、郧西、保康、秭归、长阳、兴山、五峰县、蕲春等地。

从全国范围的厚朴生态适宜性来看，恩施州包括恩施市、利川市、宣恩县、建始县、巴东县、鹤峰县，十堰市包括房县、竹溪、竹山、郧西、保康，神农架及宜昌市包括长阳、五峰县、兴山等地均为厚朴的主产区，适宜厚朴的生长（图12-5）。

表 12-1　湖北省厚朴分布区

市（州）	县域
恩施土家族苗族自治州	恩施、利川、宣恩、建始、巴东、鹤峰
十堰市	房县、竹溪、竹山、郧西、保康
宜昌市	长阳、五峰、兴山
神农架	神农架

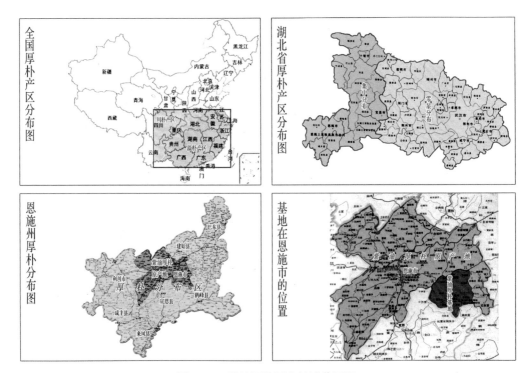

图 12-5　紫油厚朴原产地域范围图

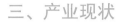

三、产业现状

以湖北恩施产区为例，恩施州现有种植面积近 30 万亩，尤其是恩鹤公路沿线的新塘乡、红土乡、椿木营乡、中营乡现有百里紫油厚朴长廊基地约 1.33 万公顷。

第四节　种质评价与新品种创制

一、种质收集、保存与评价

厚朴分为厚朴、凹叶厚朴、长喙厚朴、日本厚朴及无毛厚朴，《中国药典》主要收载厚朴和凹叶厚朴。

厚朴与凹叶厚朴主要区别在于前者叶先端具短急尖、微凸或圆钝，后者凹缺成 2 个钝圆的浅裂片。湖北部分厚朴中出现树叶先端凹凸共存，即"中间型"的情况。

厚朴种源间具有丰富的遗传性，不同种源间遗传分化较大，主要表现在地域的遗传分化。湖北恩施是厚朴的主产区之一，所选育的小凸尖叶型双河紫油厚朴质量较优。双河紫油厚朴为落叶乔木，树高 7～15m。树皮厚，紫褐色。单叶互生，叶片椭圆状倒卵形，革质，叶面光滑，背面被灰色短绒毛。花单生枝顶，白色，有香气。果实为聚合蓇葖果，种子三角状倒卵形，外皮鲜红，内皮。四川都江堰也以小凸尖叶型厚朴为主要栽培品种，其药材产品已通过中国医药保健品进出口商会的质量认证，并获得"药用植物及制剂进出口绿色行业标准品质证书"。湖南永州以凹叶厚朴为主，种植面积仅次于湖北，产量高但质量稍差。

二、新品种创制

湖北省农业科学院中药材研究所在恩施新塘乡双河办事处长岭岗紫油厚朴原产地建立的紫油厚朴种源基地，在厚朴开花前逐株选择符合叶尖为小凸尖型，长势旺盛，生长健壮的植株为采种树，通过摘除花蕾或砍伐剔除个别中间叶形的植株。待种子成熟时，再选择果托为长椭圆形的树上的种子，建立紫油厚朴种苗繁育基地。通过对当地厚朴林除杂保纯，隔离繁殖，基本达到了能为生产上提供种子纯度一致、质量优良，经济性状整齐、遗传性状稳定的优质种子。同时选种圃每年 5 株，从其后代中选优势单株 300 个，集中种植于土壤肥力均匀的同一地块，以供继续选择。

双河紫油厚朴为小凸尖叶型地方品种，是我国目前唯一通过认定的人工育成的厚朴新品种，是湖北省农业科学院中药材研究所和湖北省中医药研究院在对恩施双河厚朴资源进行大量资源考察和调查研究的基础上，通过系统选育育成的。并于 2003 年十二月由湖北省农作物品种审定委员会委托恩施州农作物品种审定小组审（认）定，品种编号为恩认药001-2003。

第五节　种植技术

一、繁殖技术

（一）种质与种子要求

使用木兰科植物厚朴 *M.* Rehd. et Wils. 做种，物种须经过鉴定，若使用农家品种或选育品种应加以明确。种子应使用当年采收，饱满，有光泽，横断面胚乳白色，千粒重 ≥ 140g，净度 ≥ 95%，纯度 ≥ 98%，水分 ≥ 30%，发芽率 ≥ 70%（图 12-6）。经检验符合相应标准。

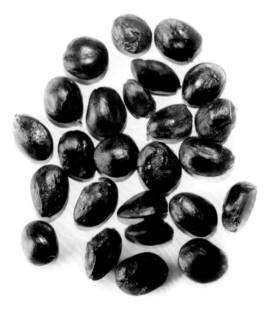

cm

图 12-6　种子

（二）良种繁育技术

1. 母本园管理

在人工厚朴林中保留叶片先端具短急尖或小凸尖的植株，其余间伐，使其成为优质种子母树林。将母树林周边 1000m 范围内不具有小凸尖叶形特征的厚朴树进行砍伐，且在开花前对厚朴进行摘花处理。

2. 采种

9月中旬～10月中旬，当果鳞部分露出红色种子时，即可采收。采种时将整个果序一起采收。采收后，果实晒1～2d或在通风条件下放置5～7d后进行脱粒。种子脱粒后要及时用水搓洗掉外层红色种皮，晾干。

3. 种子贮藏

采用不含有机质，含泥质少，粒径组成为1.5～3mm占25%，1.0～1.5mm占25%，1.0mm以下的占50%的湿河沙混合贮藏，沙的湿度以手捏成团而不出水，触之能散为宜。沙与种子的体积比为2:1，将沙与种子充分拌匀堆藏，厚度不超过50cm，表层加盖3～5cm厚的湿河沙。贮藏地点选择阴凉、清洁、通风良好的地方，贮藏中应注意观察，保持湿度（湿润状态）和通风，及时补充水分。贮藏温度以-5～15℃为宜，生产用种贮藏时间不超过180d。

4. 育苗整地

厚朴种植以育苗移栽为好。育苗前一年11月深耕一次，次年3月再深耕一次后耙细整平，将1500千克/亩的腐熟厩肥与25千克/亩的复合肥（N:P$_2$O$_5$:K$_2$O=15:15:15）混匀后均匀撒施于土壤表面，然后开沟作畦，畦宽1.2m，畦长随地势而定，畦沟宽30cm、深15cm（图12-7）。

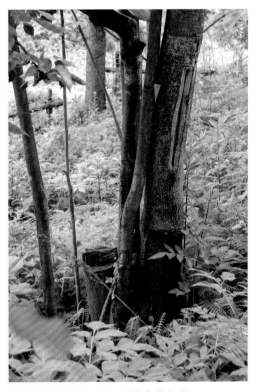

图 12-7　厚朴萌蘖育苗

5. 播种

3月上中旬播种。播种前用竹筛筛出种子，再用水淘去河沙，去掉上层飘浮的种子及杂物，晾干种皮外的水分，在5%生石灰水中浸泡12h，然后沥出种子，用清水洗净种皮外的石灰水，再晾干种皮外的水分即可（图12-8）。然后在畦面开播种沟，沟宽10cm，沟深5cm，沟距30cm，沟底平整。将种子撒播于沟内，盖细土3～5cm，清沟后，整平畦面，盖薄草保湿。用种量（10～12.5）千克/亩（图12-9）。

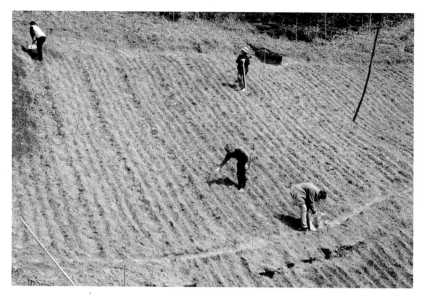

图 12-8　播种

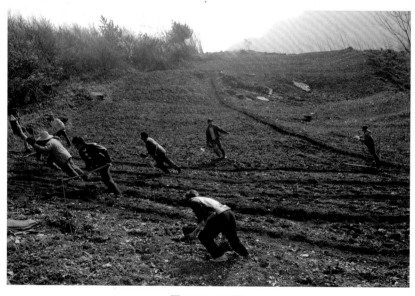

图 12-9　开厢

6. 苗圃管理

种子萌发后及时去掉盖草，出苗后及时进行除草、间苗。苗高 5～7cm 时，按株距 5～6cm 定苗。苗期追肥二次。5 月中旬一次，施肥量为尿素 5 千克／亩；6 月中、下旬一次，施肥量为尿素 10 千克／亩、复合肥（N：P$_2$O$_5$：K$_2$O=15：15：15）1510 千克／亩，混匀后沟施于厚朴行间。干旱时浇水保苗，连阴雨时清沟排渍（图 12-10）。

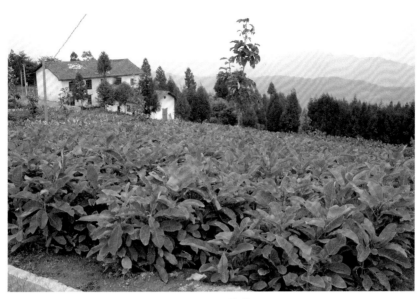

图 12-10　厚朴苗圃

7. 出圃

育苗当年或第二年 11 月至第三年 4 月上旬，以厚朴叶脱落后和未萌发前的休眠期为起挖时期，起挖时避免损伤侧根、树皮及顶芽。将苗木按 50 株或 100 株扎成一小捆。苗木起挖后应放在遮阴避风处，防止日晒、雨淋，贮存日期不超过 7d（图 12-11）。

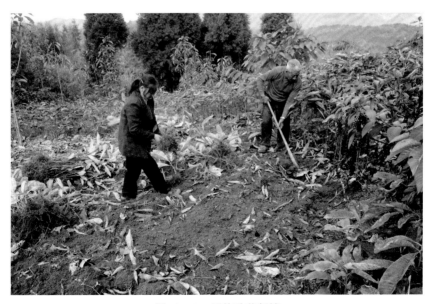

图 12-11　厚朴种苗起挖

二、种植方法

（一）大田种植

1. 选地

选择土壤肥沃、土层深厚、质地疏松、排灌方便、含腐殖质较多的酸性至中性土壤的向阳山坡地。

2. 移栽

定植宜在秋季落叶后到第二年雨水前进行。按行距3m，株距1.5～3m挖穴，穴径40～60cm，穴深60～80cm，穴底要平。在挖好的穴内施入堆肥、厩肥（1200千克/亩）与土拌匀，每穴栽苗1株。栽时必须使根部伸展自如，不能弯曲，然后盖土压实，浇足水后再盖1层松土。若利用荒山坡地栽种，不必全垦，可按行株距挖大穴（径80～100cm，深80～100cm）进行定植（图12-12）。

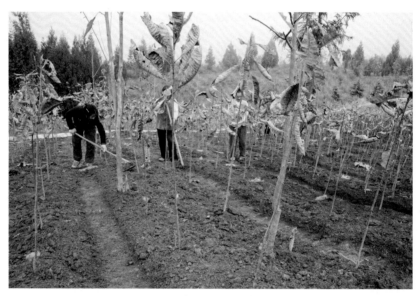

图 12-12　厚朴移栽

3. 林地管理

郁闭前，每年进行2次幼林抚育。第一次为5月前后，第二次为8～9月。晴天，按照里浅外深，不伤害苗木根系进行松土除草，深度为10～15cm。郁闭后，每隔2～3年于夏季中耕1次，将杂草堆积腐熟后翻入土中作肥料，并于冬季培土时再施腐熟堆肥或厩肥1次，用量为1500千克/亩。移栽3年后，每年去除主干1.3m以下的分枝及茎基萌芽（图12-13）。

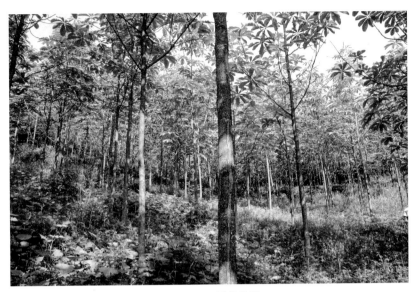

图 12-13　厚朴基地

（二）生态种植

1. 林木混合种植

厚朴栽植时可与杉树、松树等多个树种混交造林。

2. 套种药用植物、经济作物及高山蔬菜

厚朴成林前可与玄参、湖北贝母等药用植物（图 12-14），马铃薯、玉米等经济作物以及辣椒、白菜等蔬菜进行套种。结合除草松土，按照套作作物的种植方法在厚朴林下进行套种。

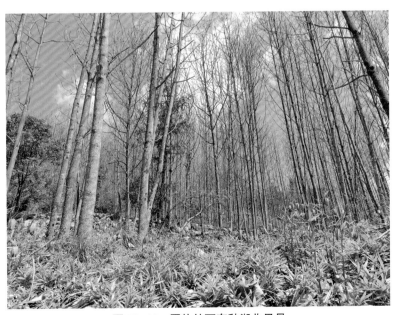

图 12-14　厚朴林下套种湖北贝母

封林后与黄连、七叶一枝花、竹节参等喜阴药材套种（图 12-15、图 12-16）。套作前进行林地清理，剔除林地的杂草、石块等杂物，清除枯枝、病枝以及距离地面 2m 以下的厚朴侧枝，再按照套作植物的种植方法在厚朴林下进行套种。

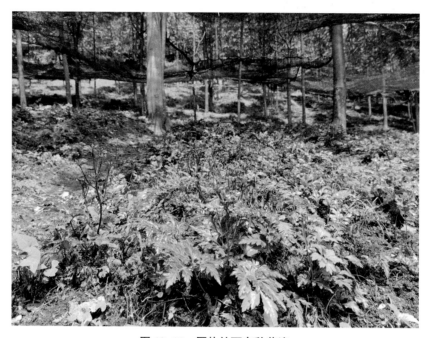

图 12-15　厚朴林下套种黄连

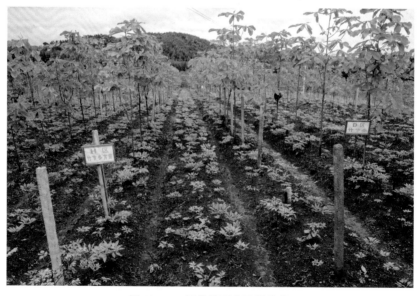

图 12-16　厚朴林下套种竹节参

3. 湖北省厚朴林下生态种植实践

黄连是湖北省道地中药材，为"十大楚药"之一，海拔 1300m 以上，厚朴成林后可在林下种植黄连。

（1）整地：栽植前，剔除林地杂草、石块等杂物，清除老枝、病枝及下部枝。11月至次年2月，深翻土地20～30cm，耙净树根及杂草等。育苗或移栽前10余日再次翻挖土地，深10～15cm，施用充分腐熟的农家肥（750～1500）千克/亩，耙平顺坡作畦。畦宽150～200cm，沟宽15cm，深15cm，按等高线开沟。

（2）移栽：选择2～3年健壮苗，2～11月均可移栽。按株行距8cm×15cm定植，每穴栽1株，穴深4cm，移栽前施腐熟的农家肥1500千克/亩。

（3）田间管理：树高超过10m时剔除下部侧枝，并剪除徒长枝、密生枝、枯死枝，维持阴蔽度70%～80%。厚朴叶片大而少，为防止叶片积水对林下黄连植株造成影响，可利用树干搭遮阳网。育苗和栽植后，按黄连常规管理进行。

（三）病虫害防治

预防为主，综合防治。应以农业防治为前提，优先采用生物防治和物理防治。合理修剪，及时清除病虫危害的枯枝、落叶，减少病虫源；加强抚育管理，以促林分生长和提早郁闭；林下套种经济植物，增加生物多样性；冬季清园。农药使用按农业部最新农药施用相关标准执行，对所使用的农药应进行记录。

采用化学防治时，应当符合国家有关规定；优先选用高效、低毒的生物农药；尽量避免使用除草剂、杀虫剂和杀菌剂等化学农药；不使用禁限用农药。

1. 病害

厚朴主要病害为立枯病、叶枯病、根腐病等。

（1）立枯病：在苗期发生，幼苗出土不久，靠近地面的植株茎基部缢缩腐烂，呈暗褐色，形成黑色的凹陷斑，幼苗折倒死亡，且在土壤黏性过重、阴雨天等情况下发生严重。

防治方法：选择排水良好的砂质壤土种植；雨后及时清沟排水，降低田间湿度；发病初期，用5%石灰液浇注，每隔7d1次，连续浇注3～4次。

（2）叶枯病：叶面病斑黑褐色，圆形，后期，病叶干枯死亡。生长期，分生孢子借风雨传播，引起再次侵染，扩大危害。

防治方法：及时摘除病叶，烧毁或深埋；每隔7～8d喷1次50%退菌特湿性粉剂800倍液，连续2～3次。

（3）根腐病：幼苗期发生，根部首先变褐色，逐渐扩大呈水渍状；后期，病部发黑腐烂，苗木死亡。天气时晴时雨、土壤积水、幼苗生长不良等促使发病。

防治方法：生长期应及时疏沟排水，降低田间湿度，同时要防止土壤板结，增强植株抵抗力；发病初期，用50%退菌特WP500～1000倍液，每隔15d喷1次，连续喷3～4次。

2. 虫害

厚朴主要虫害为枝角叶蜂、日本壶链蚧、厚朴横沟象、厚朴新丽斑蚜、大背天蛾、叉斜线网蛾、波纹杂毛虫等（图12-17、图12-18）。

防治方法：主要是平时加强抚育管理、清理病虫枝等营林措施，改善林分卫生状况；根据害虫生物特性，利用害虫对某些物质或条件的强烈趋向，将其诱集后捕杀，常用灯光诱杀，人工捕杀等；保护和利用各种捕食性和寄生性天敌昆虫，采用人工繁殖、释放、助迁、引进天敌等方法防治害虫；在天敌不足以有效抑制其危害的情况下，则采用化学防治方法。

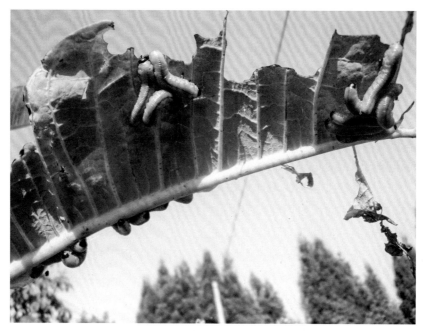

图12-17　枝角叶蜂危害厚朴田间症状

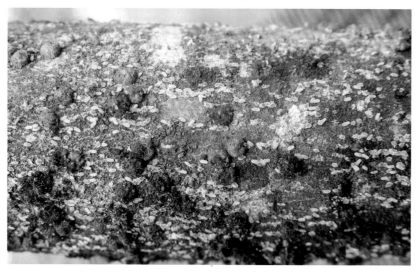

图12-18　日本壶链蚧危害厚朴田间症状

（四）采收

定植12年以上可采伐（图12-19）。5月下旬至6月下旬，先在树干基部离地面5～10cm环切树皮一圈，深至木质部，再在上部40cm或50cm处复切一环，在两环之间用利刀顺树干垂直切一刀，小刀挑开皮口，用竹片刀剥下树皮，再将树砍倒。然后按43cm或50cm长度将主秆皮剥完，接着剥枝皮，再挖出树蔸，剥根皮（图12-20）。伐木后也可保留树蔸，培育基部萌蘖苗。

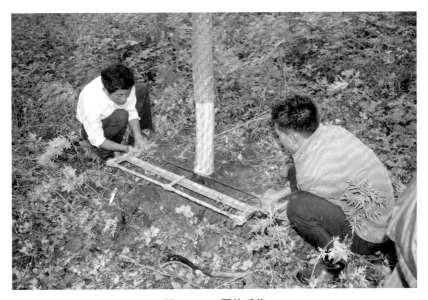

图 12-19　厚朴采伐

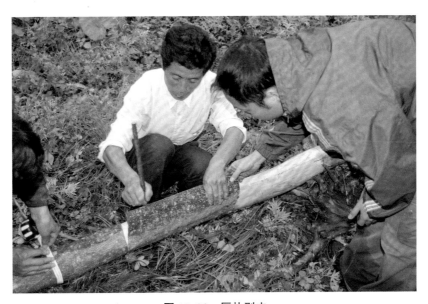

图 12-20　厚朴剥皮

第六节 产地加工与炮制

一、产地加工

刘畅、张玲、胡慧玲、刘洪亮等研究表明，厚朴加工中，"发汗"有利于药材综合质量的提升。"发汗"后"气味浓厚，内表面变为棕褐色"这一性状特征的形成可能与曲霉属 Aspergillus 和假丝酵母菌属 Candida 等微生物群落代谢有关。

干皮加工：将厚朴皮刮去粗皮，按厚度分成不同等级，再按等级分别微煮（约 2min），堆置阴湿处，发汗约 1d，至内表面变紫褐色或棕褐色时，蒸软，取出，卷成筒状，干燥。可采用晒干、烘干、先晒后烘等方式干燥，烘干过程中应将温度控制在 45℃ 左右。

枝皮加工：晒干或烘干，烘干温度约 45℃。

根皮加工：刮去粗皮，晒干或烘干，烘干温度约 45℃。

二、炮制

（一）厚朴

刮去粗皮，洗净，润透，切丝，干燥。

润制时，可以适当提高润制温度，从而减少润制时间，比如药材浸泡 30min 后，30℃润制需时 7～8h，10℃润制需时 10～12h，然而润制时间越长，和厚朴酚、厚朴酚流失越多。

（二）姜厚朴

先将生姜洗净，捣烂，加水适量，压榨取汁，姜渣再加水适量重复压榨一次，合并汁液，即为"姜汁"。姜汁与生姜的比例为 1:1。取厚朴丝，加姜汁拌匀，置锅内，用文火炒至姜汁被吸尽，或至规定的程度时，取出，晾干。除另有规定外，每 100kg 待炮炙品用生姜 10kg。

微波炮制：阴美华用 G70F20CN1L-DG 型微波炉研究了姜厚朴的微波炮制方法，最佳条件为：每 100g 厚朴饮片加入 18% 的姜汁（W/V），微波火力为 40%，炮制时间为 5min。

姜厚朴均匀化饮片：胡慧芬研究了利用高速多功能粉碎机生产姜厚朴均匀化饮片的生产工艺，最佳条件为：29000r/min 转速下，每次粉碎 30s，粉碎 3 次，出粉率达 85%。

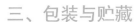

三、包装与贮藏

邓哲等研究了不同包装材料、包装方式和贮藏条件对厚朴饮片质量的影响，发现厚朴饮片在储存过程中会受到湿温度的影响，不同包装材料和包装方式能对其质量产生影响，主要体现在水分上。考虑到厚朴饮片质较硬，抽真空易戳破包装袋，适合非真空方式包装。厚朴饮片适合的内包装为非真空聚乙烯塑料袋、牛皮淋膜纸袋。

关于贮藏时间，目前仍无定论，仍需进一步研究。邓哲等研究发现，6个月内，厚朴饮片的厚朴酚与和厚朴酚的总量均呈波动下降；而蒋雪嫣、吕达等研究发现，发现常温、干燥贮藏，0～3年厚朴酚含量呈增长趋势，4～10年随着贮藏年限增加而略有下降，但仍高于采收当年；和厚朴酚的含量贮藏10年仍然呈增长趋势。认为厚朴酚类物质在厚朴药材中具有很好的稳定性，厚朴药材可贮存至10年甚至更长。

第七节　标　准

一、《中国药典》标准

《中国药典（2020年版）·一部》对厚朴质量要求如下：

本品为木兰科植物厚朴 *Magnolia officinalis* Rehd. et Wils. 或凹叶厚朴 *Magnolia officinalis* Rehd. et Wils. var. *biloba* Rehd. et Wils. 的干燥干皮、根皮及枝皮。4～6月剥取，根皮和枝皮直接阴干；干皮置沸水中微煮后，堆置阴湿处，"发汗"至内表面变紫褐色或棕褐色时，蒸软，取出，卷成筒状，干燥。

（一）性状

1. 干皮

呈卷筒状或双卷筒状，长30～35cm，厚0.2～0.7cm，习称"筒朴"；近根部的干皮一端展开如喇叭口，长13～25cm，厚0.3～0.8cm，习称"靴筒朴"。外表面灰棕色或灰褐色，粗糙，有时呈鳞片状，较易剥落，有明显椭圆形皮孔和纵皱纹，刮去粗皮者显黄棕色。内表面紫棕色或深紫褐色，较平滑，具细密纵纹，划之显油痕。质坚硬，不易折断，断面颗粒性，外层灰棕色，内层紫褐色或棕色，有油性，有的可见多数小亮星。气香，味辛辣、微苦。

2. 根皮（根朴）

呈单筒状或不规则块片；有的弯曲似鸡肠，习称"鸡肠朴"。质硬，较易折断，断面呈纤维性。

3. 枝皮（枝朴）

呈单筒状，长 10 ～ 20cm，厚 0.1 ～ 0.2cm。质脆，易折断，断面呈纤维性。

（二）鉴别

1. 显微鉴别

本品横切面：木栓层为 10 余列细胞；有的可见落皮层。皮层外侧有石细胞环带，内侧散有多数油细胞和石细胞群。韧皮部射线宽 1 ～ 3 列细胞；纤维多数个成束；亦有油细胞散在。

粉末棕色。纤维甚多，直径 15 ～ 32μm，壁甚厚，有的呈波浪形或一边呈锯齿状，木化，孔沟不明显。石细胞类方形、椭圆形、卵圆形或不规则分枝状，直径 11 ～ 65μm，有时可见层纹。油细胞椭圆形或类圆形，直径 50 ～ 85μm，含黄棕色油状物。

2. 薄层鉴别

本品照薄层色谱法（通则 0502）试验，喷以 1% 香草醛硫酸溶液，在 100℃ 加热至斑点显色清晰。供试品色谱中，在与对照品色谱相应的位置上，显相同颜色的斑点。

（三）检查

水分不得超过 15.0%（通则 0832 第四法）。
总灰分不得超过 7.0%（通则 2302）。
酸不溶性灰分不得超过 3.0%（通则 2302）。

（四）含量测定

照高效液相色谱法（通则 0512）测定。本品按干燥品计算，含厚朴酚（$C_{18}H_{18}O_2$）与和厚朴酚（$C_{18}H_{18}O_2$）的总量不得少于 2.0%。

二、商品规格等级标准

（一）厚朴药材

石磊等开展了关于厚朴药材商品规格等级标准的研究，将厚朴分为筒朴、根朴、蔸朴等 3 种规格。

1. 筒朴

筒朴指呈卷筒状或双卷筒状的厚朴干皮或枝皮（图 12-21）。

筒朴一等：干货。呈卷筒状或双卷筒状，两端平齐。长 30cm 以上，厚 3.0mm 以上。外表面灰棕色或灰褐色，粗糙，有粗大密集的椭圆形皮孔及纵皱纹，刮去粗皮者显黄棕色。内表面紫褐色，较平滑，具细密纵纹，划之显油痕。质坚硬，断面外层黄棕色，内层紫褐色，显油润，颗粒性，纤维少，有时可见发亮的细小结晶。气香，味辛辣、微苦。无青苔、杂质、霉变。厚朴酚、和厚朴酚总量不少于4.0%。

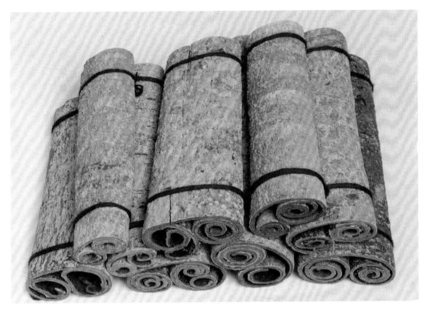

图 12-21　干朴

筒朴二等：干货。呈卷筒状或双卷筒状，两端平齐。长30cm以上，厚2.0～3.0mm。外表面灰棕色或灰褐色，粗糙，有明显的皮孔和纵皱纹；内表面紫棕色，划之显油痕。断面外层灰棕色或黄棕色，内层紫棕色，显油润，具纤维性，有时可见发亮的细小结晶。气香，味辛辣、微苦。无青苔、杂质、霉变。厚朴酚、和厚朴酚总量3.0%～4.0%。

筒朴三等：干货。卷成筒状或不规则的块片，以及碎片、枝朴，不分长短大小，均属此等。厚1.0～2.0mm。外表面灰棕色或灰褐色，有明显的皮孔和纵皱纹。内表面紫棕色或棕色，划之略显油痕。断面外层灰棕色，内层紫棕色或棕色，具纤维性。气香，味苦辛。无青苔、杂质、霉变。厚朴酚、和厚朴酚总量2.0%～3.0%。

2. 根朴

根朴指厚朴根皮（图 12-22）。

根朴统货：干货。呈卷筒状，或不规则长条状，屈曲不直，长短不分。外表面棕黄色或灰褐色，内表面紫褐色或棕褐色。质韧。断面略显油润，有时可见发亮的细小结晶。气香，味辛辣、微苦。无木心、须根、杂质、霉变、泥土等。厚朴酚、和厚朴酚总量不少于10.0%。

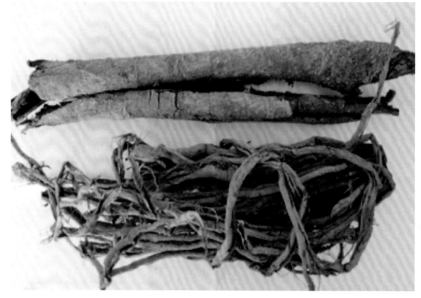

图 12-22　根朴

3. 蔸朴

蔸朴为靠近根部的干皮和根皮，似靴形，上端呈筒形，下端呈喇叭口状（图 12-23）。

蔸朴统货：干货。为靠近根部的干皮和根皮，呈卷筒状或双卷筒状，一端膨大，似靴形。长 13 ～ 70cm，上端皮厚 2.5mm 以上。外表面棕黄色、灰棕色或灰褐色，粗糙，有明显的皮孔和纵、横皱纹；内面紫褐色，划之显油痕。质坚硬，断面紫褐色，显油润，颗粒状，纤维少，有时可见发亮的细小结晶。气香，味辛辣、微苦。无青苔、杂质、霉变、泥土等。厚朴酚、和厚朴酚总量不少于 5.0%。

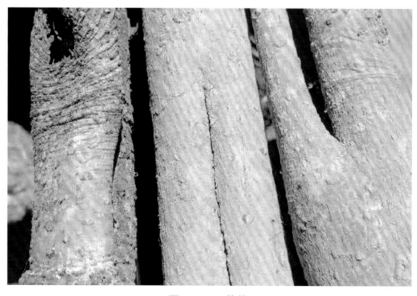

图 12-23　蔸朴

（二）厚朴饮片

潘新开展了厚朴饮片质量评价与分级研究，将厚朴饮片分为 3 个级别：一级饮片厚度 4 ～ 6mm，二级饮片厚度在 2 ～ 4mm，三级饮片厚度在 < 2mm。谭渂雯等[61]开展了不同级别的厚朴饮片 GC 指纹图谱对比，发现 3 种等级的共有模式之间的相似度很差，区别明显，表明各级别之间各具有特征性，可以直接区分各级别厚朴饮片（图12–24）。

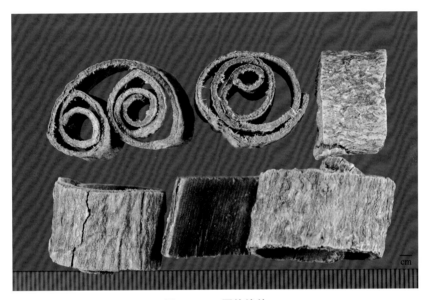

图 12–24　厚朴饮片

第八节　品质研究与评价

一、性状特征研究

杨红兵研究发现，厚朴与凹叶厚朴主要区别在于前者叶先端具短急尖、微凸或圆钝，后者凹缺成 2 个钝圆的浅裂片。

恩施紫油厚朴以皮厚、质细、油性重、香气浓、断面紫棕色、内表深紫色、味辛辣，嚼之无渣为特点，是厚朴药材中的上品。

二、显微特征研究

厚朴：石细胞众多，呈长圆形、类方形或不规则分枝状，直径 10 ～ 65μm，有时可见层纹，木化。纤维有的呈波浪形或一边呈锯齿状。油细胞直径 50～85μm，含黄棕色油状物。木栓细胞呈多角形，壁薄微弯曲。筛管分子复筛域较大，筛孔明显。草酸钙方晶及棱晶少见。

凹叶厚朴：纤维一边呈齿状凹凸，油细胞直径 27～75μm，木栓细胞壁菲薄而平直，常多层重叠。

宋文国对 3 种伪品进行了显微观察，发现武当玉兰石细胞呈多边形或略分枝状，石细胞体略大，多分枝；凹叶木兰石细胞呈长卵形、类长方形，或呈分枝状，亦有腔大壁薄者，均有层纹；西康木兰石细胞呈类长方形，形状不一，长圆形、类圆形或分枝状，均有层纹。董海明对玉兰的干燥皮进行了观察，发现其石细胞不分枝或分枝韧皮纤维束众多，木化，油细胞罕见。

三、含量测定研究

刘芳等对不同来源厚朴药材进行了化学物质轮廓分析，发现凹叶厚朴和厚朴二者化学物质轮廓谱存在一定交叉，无法完全区分开，这可能与二者之间存在的近缘性有关。从化学成分组成角度来看，厚朴与凹叶厚朴之间质量存在相似性。

蒋燕锋研究发现，和厚朴酚含量为湖北五峰县产者最高，是广西资源县的 1.7 倍左右，是浙江景宁县的 7.1 倍左右；厚朴酚含量也是湖北五峰县产者最高，湖北五峰种源是广西资源县的 2.0 倍左右，是浙江景宁县的 1.8 倍。酚类物质总含量湖北五峰产者最高，广西资源县次之，浙江景宁县最低。

张春霞等研究结果表明，湖北恩施产厚朴中厚朴酚及和厚朴酚的含量较其他产地厚朴样品高。与荆文光等的研究结果一致。

周高、李振雨等研究结果一致表明，和厚朴酚含量在尖叶型中整体高于凹叶型。

方怀防等研究发现，相较于其他产区，湖北恩施产厚朴中 Sr 含量较高，具一定抗癌防癌的作用。

石磊等开展了基于 GIS 的全国厚朴质量适宜性研究，认为"湖北西南部（恩施及宜昌辖区）、重庆东部与东北部（即原四川东部）等地区厚朴药材质量最佳"。闫婕等开展了全国不同产地厚朴药材品质评价，也认为湖北恩施为优质的厚朴产区。

卫莹芳等研究结果表明，湖北恩施产厚朴的铅、镉、铜、砷、汞含量符合"药用植物及制剂外经贸绿色行业标准"要求。

四、指纹图谱研究

翁德会比较了不同产地姜厚朴气相指纹图谱，确立恩施产地的姜厚朴饮片气相图谱为最佳的指纹图谱模式，能快速有效鉴别姜厚朴饮片。

聂映等采用核磁共振波谱法构建了厚朴的 ^{1}H-NMR 指纹图谱，可以有效区分厚朴与武当玉兰。

杨红兵从厚朴药材中提取 DAN，以 ISSR818、ISSR826 引物为引物，构建了恩施产厚朴的 ISSR 指纹图谱，用于区分厚朴药材产地和品种。

孔玲根据 6 个引物对厚朴资源扩增出的 96 条可重现 RAPD 谱带获得的数据矩阵，构建了 89 份厚朴资源的 DNA 指纹图谱，可以比较容易地把 89 份资源相互区分鉴别开来。

五、生物鉴定研究

郑志雷构建了基于 PCR 的厚朴 SRAP 反应体系，对厚朴进行遗传多样性研究，发现不同分布区内的厚朴的遗传变异有较大的差异，各种源地厚朴资源既有蕴藏着较为丰富的遗传多样性，也有遗传多样性不高的种源。厚朴具有较高的遗传多样性，并且物种水平遗传多样性高于种群水平。

此外，李落叶等设计、开发了 7 个厚朴新型 TRAP 标记；麦静等筛选出 13 对扩增条带清晰、多态性丰富的 SSR 引物，建立了 SSR-PCR 最佳优化体系；蒋燕锋建立了厚朴 AFLP 反应体系；于华会筛选了 21 条 ISSR 引物并优化了反应条件，都可以用于厚朴遗传多样性分析和新品种选育工作。

结论：通过药材性状、分子标记与指纹图谱等方法，可以有效鉴定厚朴不同种质资源及其真伪品。湖北恩施为优质的厚朴产区，其厚朴酚、和厚朴酚、Sr 含量较高，铅、镉、铜、砷、汞含量符合"药用植物及制剂外经贸绿色行业标准"要求。

第九节　化学成分与药理作用

一、化学成分

以下介绍的是厚朴主要化学成分。

（一）苯乙醇苷、酚苷

苯乙醇苷和酚苷是厚朴中一类主要的水溶性活性成分。厚朴中已报道的苯乙醇苷和酚苷化合物超过 57 种，大部分苯乙醇的中央六碳糖是自然界中比较罕见的阿洛糖、芳香酸（咖啡酸、阿魏酸、香豆酸、肉桂酸、紫丁香酸、香草酸等）与糖基（阿洛糖、葡萄糖、鼠李糖、芹糖等）分别通过酯键、苷键与中央糖连接；其中，鼠李糖与芹糖多连接在中央糖的 2 位，葡萄糖多链接在中央糖的 6 位，芳香酸基团多链接在中央糖的 3 位或 4 位，偶有链接在 6 位，形成的苯乙醇苷大多为三糖苷，也有部分的为四糖苷、二糖苷，见表 12-2，图 12-25。

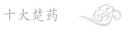
表 12-2　厚朴中主要苯乙醇苷、酚苷类成分

编号	名称	英文	化学式	部位	ACS 号
1	麦角甾苷	acteoside	$C_{29}H_{36}O_{15}$	下皮	61276-17-3
2	对烯丙基苯酚	4-allylphenol		叶	501-92-8
3	松苷	coniferin	$C_{16}H_{22}O_8$	叶	531-29-3
4	咖啡酸	caffeic acid	$C_9H_8O_4$	干皮	331-39-5
5	松柏醛	coniferaldehyde	$C_{10}H_{10}O_3$	干皮	458-36-6
6	松柏醇	conifeyl alcohol	$C_{10}H_{12}O_3$	干皮	458-35-5
7	咖啡酸甲酯	caffeic acid methyl ester	$C_{10}H_{10}O_4$	干皮	3843-74-1
8	对羟基苯甲醛	4-hydroxybenzaldehyde	$C_7H_6O_2$	干皮	123-08-0
9	4-羟基-3-甲氧基-苯甲醛	4-hydroxy-3-methoxy-benzaldehyde	$C_8H_8O_3$	根皮	8014-42-4
10	木兰苷 A	magnoloside A	$C_{29}H_{36}O_{15}$	干皮	113557-95-2
11	木兰苷 B	magnoloside B	$C_{35}H_{46}O_{20}$	干皮	116872-05-0
12	紫丁香苷	syringin	$C_{17}H_{24}O_9$	干皮	118-34-3
13	紫丁香酸	syringic acid	$C_9H_{10}O_5$	干皮	530-57-4
14	丁香醛	syringaldehyde	$C_9H_{10}O_4$	干皮	134-96-3
15	香草酸	vanilic acid	$C_8H_8O_4$	干皮	121-34-6

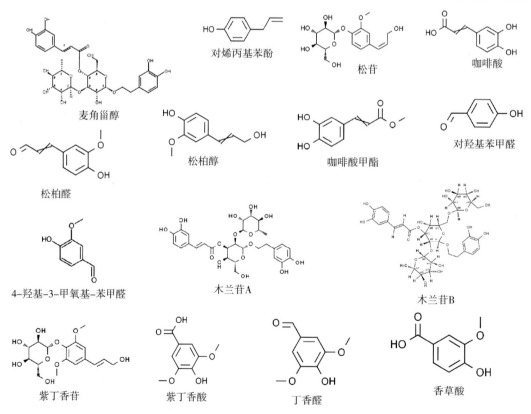

图 12-25　厚朴中主要苯乙醇苷、酚苷类成分结构式

（二）生物碱

生物碱是厚朴中的另一类活性成分，其中包括水溶性季胺碱、脂溶性仲胺碱以及叔胺碱。厚朴及凹叶厚朴都有关于生物碱成分研究的报道，瞿庆喜以及王洪燕等人相继开展了对凹叶厚朴干皮生物碱成分的研究，从中共分离鉴定出 13 个苄基异喹啉生物碱以及阿朴哨类生物碱。有学者人开展了对厚朴皮及根皮生物碱成分的研究，除厚朴中已报道的阿西米洛宾、番荔枝碱、鹅掌楸碱、瑞枯灵、木兰花碱以及木兰箭毒碱等 6 种生物碱之外，另分离鉴定了苄基异喹啉生物碱、阿朴菲类生物碱以及有机胺生物碱，见表12-3，图 12-26。

表 12-3　厚朴中主要生物碱类成分

编号	名称	英文	化学式	部位	ACS 号
1	阿西米洛宾	(R)-asimilobine	$C_{17}H_{17}NO_2$	根 / 干皮	6871-21-2
2	10- 羟基番荔枝碱	anolobine	$C_{17}H_{15}NO_3$	根皮	641-17-8
3	番荔枝碱	anonaine	$C_{19}H_{23}NO_4$	根 / 干皮	485-19-8
4	异萨苏林	isosalsoline	$C_{11}H_{15}NO_2$	干皮	4593-97-9
5	北美鹅掌楸尼定碱	iirinidine	$C_{18}H_{19}NO_2$	干皮	54383-28-7
6	鹅掌楸碱	iiriodenine	$C_{17}H_9NO_3$	根 / 干皮	475-75-2
7	观音莲明碱	lysicamine	$C_{18}H_{13}NO_3$	干皮	15444-20-9
8	木兰箭毒碱	magnocurarine	$C_{19}H_{24}NO_3$	干皮	6801-40-7
9	N- 去甲基荷叶碱	N-methylnuciferine	$C_{20}H_{24}NO_2$	干皮	754919-24-9
10	牛心果碱	reticuline	$C_{19}H_{23}NO_4$	根 / 干皮	903-91-3
11	罗默碱	remerine	$C_{18}H_{17}NO_2$	干皮	2030-53-7

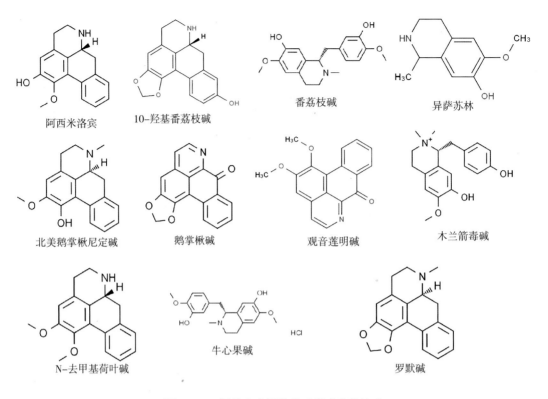

图 12-26　厚朴中主要生物碱类成分结构式

（三）木脂素

脂溶性成分木脂素是厚朴中的主要活性成分。其化学成分的研究多集中于厚朴干皮及根皮，而凹叶厚朴木脂素成分的研究报道较少。目前厚朴中已报道的木脂素类化合物有 65 个，主要有以厚朴酚、和厚朴酚为代表的联苯型木脂素，丁香酯素为代表的双环氧木脂素，淫羊藿次苷 E3/E5 等为代表的简单木脂素，Houplin 等为代表的单环氧木脂素类成分等。厚朴酚和和厚朴酚是厚朴中最重要的有效成分，见表 12-4，图 12-27。

表 12-4　厚朴中主要木质素类成分

编号	名称	英文	化学式	部位	ACS 号
1	厚朴酚	magnolol	$C_{18}H_{18}O_2$	干皮	528-43-8
2	木兰苷 D	magnoloside D	$C_{29}H_{36}O_{15}$	干皮	1418309-03-1
3	鹅掌楸树脂醇 A	episyringaresinol	$C_{22}H_{26}O_8$	干皮	51152-20-6
4	和厚朴酚	honokiol	$C_{18}H_{18}O_2$	干皮	35354-74-6
5	落叶松脂素	lariciresinol	$C_{20}H_{24}O_6$	叶	83327-19-9
6	厚朴木脂素 A	magnolignan A	$C_{18}H_{20}O_4$	干皮	93673-81-5

续表

编号	名称	英文	化学式	部位	ACS 号
7	厚朴木脂素 C	magnolignan C	$C_{18}H_{20}O_4$	干皮	93697-42-8
8	厚朴醛 D	magnaldehyde D	$C_{16}H_{14}O_3$	干皮	93753-33-4
9	厚朴醛 B	magnaldehyde B	$C_{16}H_{14}O_3$	干皮	92829-72-6
10	4-甲氧基和厚朴酚	4-O-methyl honokiol	$C_{19}H_{20}O_2$	干皮	68592-15-4
11	和厚朴新酚	obovatol	$C_{18}H_{18}O_3$	干皮	83864-78-2
12	辣薄荷基和厚朴酚	piperitylhonokiol	$C_{28}H_{34}O_2$	干皮	92891-88-8

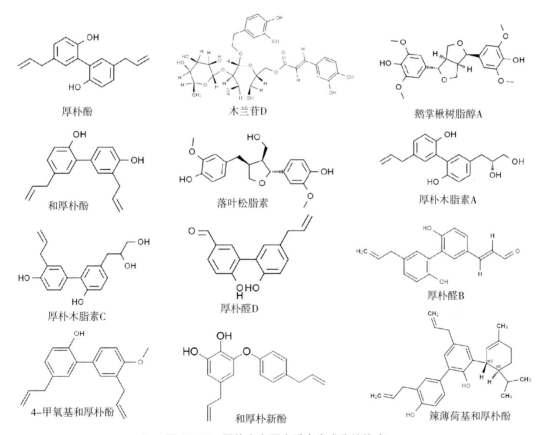

图 12-27　厚朴中主要木质素类成分结构式

（四）挥发油及其他类化合物

厚朴挥发油主要成分为桉叶醇及其同分异构体。目前，除主要成分苯乙醇苷、酚苷、木脂素、木脂素苷、生物碱以及挥发油以外，厚朴中已报道的其他类化合物有 27 个，主要有黄酮、核苷、甾醇、长链脂肪醇、脂肪酸等，见表 12-5，图 12-28。

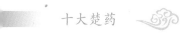
表 12-5　厚朴中主要挥发油及其他类化合物成分

编号	名称	英文	化学式	部位	ACS 号
1	阿福豆苷	afzelin	$C_{21}H_{20}O_{10}$	叶	482-39-3
2	花生酸	arachidic acid	$C_{20}H_{40}O_2$	叶	506-30-9
3	南酸枣苷	choerospondin	$C_{21}H_{22}O_{10}$	叶	81202-36-0
4	胡萝卜苷	daucosterol	$C_{35}H_{60}O_6$	叶	474-58-8
5	6,7- 二甲氧基香豆素	6,7-dimethoxycoumarin	$C_{11}H_{10}O_4$	叶	120-08-1
6	去氢催吐萝芙木醇	dehydrovomifoliol	$C_{13}H_{18}O_3$	叶	15764-81-5
7	蚱蜢酮	grasshopper ketone	$C_{13}H_{20}O_3$	叶	41703-38-2
8	吲哚 -3- 甲酸	indole-3-carboxylic acid	$C_9H_7NO_2$	叶	212-231-6
9	地芰普内酯	ioliolide	$C_{11}H_{16}O_3$	叶	5989-02-6
10	二十九烷酸	nonacosanoic acid	$C_{29}H_{58}O_2$	叶	4250-38-8
11	槲皮苷	quercitrin	$C_{21}H_{20}O_{11}$	叶	522-12-3
12	芦丁	rutin	$C_{27}H_{30}O_{16}$	叶	153-18-4
13	β- 谷甾醇	β-sitosterol	$C_{29}H_{50}O$	叶	83-46-5
14	豆甾醇	stigmasterol	$C_{29}H_{48}O$	干皮	68555-08-8
15	尿嘧啶核苷	uridine	$C_9H_{12}N_2O_6$	叶	58-96-8

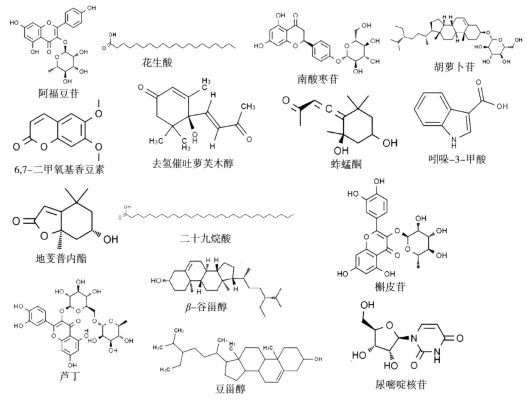

图 12-28　厚朴中挥发油及其他类成分结构式

二、药理作用

（一）药效学研究

厚朴具有广泛的抗菌、抗病毒、抗肿瘤、抗炎、抗氧化、抗衰老、抗糖尿病、抑制肌肉萎缩、保护神经系统、保护心血管、保护胃肠道等药效。

1. 抗菌作用

厚朴提取物对革兰阳性菌、革兰阴性菌和病原真菌均有显著抑制作用，并且厚朴提取物和厚朴酚抗菌活性较稳定，作用迅速。Kim 等发现和厚朴酚可通过抑制 mecA 等基因表达从而抑制革兰阳性菌金黄色葡萄球菌的生长。杨熙等研究发现和厚朴酚对常见口腔病原菌变异链球菌具有良好的抗菌能力。Sun 等发现和厚朴酚通过抑制白色念珠菌的生物膜的合成可延长白色念珠菌感染的线虫的存活时间。厚朴提取物抑制真菌能力可以利用在减缓真菌抗药性的产生，和厚朴酚对链格孢菌等 7 种病原真菌具有良好的抑制效果。

2. 抗炎作用

炎症所涉及的疾病非常复杂，是消化系统疾病、心血管疾病和癌症等多种疾病的始发因素。厚朴提取物和厚朴酚等对炎症引起的疾病有良好的治疗效果，已被用于治疗各种炎症性疾病。最新研究表明，和厚朴酚能通过抑制信号转导因子 p38α，有效调控 NF-κB 通路，从而减轻酒精性肝病的炎症反应和脂质代谢紊乱。周陈建等发现厚朴酚各剂量组均能不同程度减轻肺组织肺泡损伤，降低 TLR7、MyD88、NF-κBp65、TNF-α 的表达，从而抑制流感（H1N1）所致病毒性肺炎的炎症反应。厚朴酚可通过 KLF4 依赖途径抑制脂多糖诱导的小胶质细胞和星形胶质细胞的激活，从而发挥抗炎症的作用。Park 等人研究发现，和厚朴酚能降低胎膜和子宫肌组织中促炎和促分娩介质的表达。Khalid 等发现和厚朴酚对 NF-κB 和 Nrf2 信号通路介导的炎性疼痛模型具有一定的治疗作用，对角叉菜胶诱导的炎症模型，具有显著的抗炎作用。Jeong 等发现和厚朴酚对卵巢切除小鼠的肝脏脂肪病变有一定的治疗效果，能明显降低 IL-6、TNF-α 和 IL-1β 等炎症因子的表达水平，改善肝脏脂肪病变和炎症。

3. 抗肿瘤作用

智彦等研究发现厚朴水煎液和奥沙利铂联合液能通过降低 bFGF 和 NF-κB 的表达促进肿瘤细胞凋亡，抑制胃癌细胞生长，且联合用药效果明显优于单用厚朴水煎液或奥沙利铂。Hsiao 等研究表明和厚朴酚对膀胱癌细胞 BFTC-905 的增殖具有明显抑制作用。刘畅等发现和厚朴酚可抑制人肺癌细胞的增殖，呈时间和剂量依赖性地诱导细胞凋亡。Hahm 等研究发现和厚朴酚可诱导活性氧介导的前列腺癌细胞保护性自噬。董兵轮等发现和厚朴酚对人肝癌细胞增殖具有抑制作用。Averet 等发现和厚朴酚抑制胰腺肿瘤的生长和转移和促进结缔组织的增殖。

4. 抗氧化作用

厚朴提取物和厚朴酚对于自由基的清除作用很强，因此发挥着稳定的抗氧化作用。Khalid 等发现和厚朴酚可提高机体内抗氧化酶活性和机体的总抗氧化能力。庞月兰发现和厚朴酚可增强对抗氧化酶活性，从而增强了机体抗氧化的能力。

（二）安全性研究

厚朴药性温和，一般没有明显副作用。临床上半夏厚朴汤在治疗慢性胃炎、胃溃疡、卒中后假性球麻痹吞咽障碍时患者没有不良反应。厚朴麻黄汤治疗支气管哮喘和慢性支气管炎的效果突出，并且对患者安全。厚朴排气合剂对剖宫产术后胃肠功能恢复效果突出，未发现药物不良反应。

第十节　临床应用与产品开发

一、临床应用

（一）临床常用

1. 用于湿阻脾胃、脘腹胀满等症

厚朴能温燥寒湿、行气宽中，用于湿困脾胃、气滞胀满、呕恶泄泻、腹痛、食欲不振、舌苔厚腻等症，常与苍术、陈皮等配伍使用。

2. 用于痰湿内阻、肺气壅滞、胸闷咳嗽等症

厚朴具有温化湿痰、下气降逆之功效，故可用于痰湿内蕴、胸闷气喘等症，常与杏仁、半夏、苏子等同用。

（二）临床进展

1. 治疗慢性重型肝炎内毒素血症

应用厚朴三物汤加味（厚朴、大黄、枳实、生黄芪、金钱草、柴胡等）治疗慢性重型肝炎内毒素血症，治疗组内毒素与 AST、ALT 水平下降。

2. 治疗慢性咽炎

应用半夏、厚朴、甘草等，水煎，每天 1 剂，治疗慢性咽炎。结果服药后症状消失，检查咽部充血消失，后壁淋巴滤泡增生消退。

3. 用于腹腔镜胆囊切除术后肠道功能恢复

给予腹腔镜胆囊切除患者服用枳壳、厚朴煎剂，观察其术后肠道功能恢复情况。结果服用枳壳、厚朴组平均术后 9h 排气，未服用枳壳、厚朴组平均术后 40h 排气，两组排气时间有显著性差异。

4. 治疗功能性消化不良

应用厚朴温中汤治疗消化功能不良，总有效率 92.9%。

二、产品开发

厚朴是一味大宗、常用中药材，是中医理气行气方剂的主要组分。同时更是一个大量用于中成药的原料药材。它是藿香正气水、香砂养胃丸、开胸顺气丸、柴胡舒肝丸等 20 多种常用中成药大品种的主要原料药，目前全国制药工业中，利用厚朴配方的中成药就达 200 多种。

同时厚朴活性成分厚朴酚与和厚朴酚作为医药中间体，主要用于生产抗菌药和抗真菌药，治疗急性肠炎、阿米巴痢疾、慢性胃炎等症状。近年来，以厚朴为主要原料的中兽药、新中药和日化用品的开发，使厚朴的需求量不断增加。

第十一节　展　望

厚朴是湖北省传统道地药材，种植历史悠久，品质佳，被誉为上品。2005 年"紫油厚朴"获得国家地理标志保护产品，同年获国家工商总局"紫油"商标品牌。2010 年 11 月 2 日，湖北日报以"紫油厚朴：湖北恩施第四张名片"为题进行了报道，是极具优势的传统道地药材。

为了更好地挖掘厚朴资源，发挥其品种优势，2005 年湖北省农科院中药材研究所率先育成了"双河紫油厚朴"新品种，目前示范推广及辐射面积超过 20 万亩。并在恩施市新塘乡长岭岗建起了百里紫油厚朴长廊。2006 年厚朴被列入"十一五"重大项目"湖北省地道药材生产和质量规范体系的建立"。2020 年 6 月，恩施九州通中药发展有限公司和湖北省农业科学院中药材研究所承担的国家科技惠民计划项目《恩施紫油厚朴产业化技术集成与示范》通过验收，该项目通过集成"双河紫油厚朴""紫油厚朴立体开发技术研究与应用"等 20 项科研成果，项目实施期间累计推广面积 10.27 万亩，新建中药材种源基地 562 亩。以厚朴为主套种黄连、竹节参、湖北贝母等，通过"公司＋合作社＋农户"的形式，解决了药材销售难题，平均每亩每年收入 4200 元，人均年增收 1916 元，总收益 21.56 亿元，惠及人口 7.5 万人。该项目针对不同县市的资源特点，采取派驻专家及聘请地方技术员等方式，实行县、乡、村联动服务，在恩施市、建始县、巴东县、宣恩县、鹤峰县建立县级技术服务点 5 个、乡村级技术服务点 17 个，培训农村技术人员 852 名，编写并发放各类宣传技术资料 3.2 万份。目前湖北省厚朴种植面积约 40 万亩，年需求量在 7000 吨，湖北省的产量约占中国厚朴产量的 45%。2017 年，"道地药材紫油厚朴标准化种植关键技术集成与应用"获得湖北省科学技术成果推广奖一等奖，该奖励包括鉴定成果10项,制订省标4个,列入省农业主推技术。全省累计应用面积130.62万亩,厚朴林下复合种植面积31.74万亩,增加产值51亿元。厚朴药材产量占川朴市场的70%。显著提高了我国厚朴栽培水平和经济效益;带动项目区一、二、三产业融合,实现农民就地转移就业25.5万人;科技助力精准扶贫,脱贫人口2.41万人。

在厚朴加工方面,地处恩施州"四县五乡"高山片区中心区域的宣恩县椿木营乡,充分利用好山、好水、好空气这一生态优势,赋予紫油厚朴天然、绿色、无公害的高品质,为延伸产业链条,使村民利益最大化,椿木营乡还抢抓中国恩施高山药材集散中心开市契机,引进建立紫油厚朴中药材精深加工厂,让采收后的药材精品走上市场。同时该乡紧紧围绕"企业+合作社+农户"的发展模式,扩大种植规模、拓展紫油厚朴产品、发展观光旅游、完善产业链条,继续做大做强集体经济,把紫油厚朴中药材打造成为该乡的特色长效致富产业,让其成为周边村民长期稳定脱贫奔小康的强劲引擎。

各级部门高度重视厚朴产业发展。相关部门结合厚朴生习性和林地特点,推行林药、林粮和林菜等多种套种模式,增高复种指数,增加短期收入。同时加大多方面扶持力度。推动林权流转,积极扶持大户。在造林补贴、森林抚育等林业项目实施中,给予政策扶持。强化招商引资,发挥市场主体功能。积极引进国药集团、北京同仁堂和九州通医药集团等企业,在厚朴核心产区建立厚朴种植及加工基地,以及以厚朴文化为核心的康养旅游区。

在厚朴文化打造上,2011年4月13日,时任湖北省委书记李鸿忠书记在华中药用植物园调研时明确指出:"要将华中药用植物园建成资源保存、科技示范、旅游观光于一体的药用植物园"。按照这一思路,结合植物园区建设,规划建成了"厚朴主题公园",突出科技示范、科学普及、体现大生态、大保护,融合康养旅游、文化传承等产业,以多业融合新发展方式促进厚朴产业发展。恩施市文学艺术界联合会主办了"厚朴情韵与土苗文化传承"主题文学笔会。目前"厚朴主题公园"已经成为恩施"清江画廊"旅游带的重要组成部分,厚朴"厚重朴实"文化底蕴也成为土家族人民精神文化传承。

随着分子生物学与高通量测序技术的发展,作为次生代谢产物的厚朴有效成分合成机制值得深入研究。同时需要将传统育种与现代生物技术相结合,选育更加适合产业发展的优良品种。"安全、有效、可控、稳定"是中药农业发展的核心,后期需要进一步制定并实施一批标准,进一步提高厚朴的产量和质量。把现有技术成果体系整合,广泛推广应用,提升湖北省厚朴生产效率。同时应注重厚朴花、叶等部位的综合开发利用,进一步挖掘厚朴非药用部位的附加值。

参考文献

1. 佚名. 神农本草经 [M]. 尚志钧, 校注. 北京: 学苑出版社, 2008: 121.

2.薛珍珍，张瑞贤，杨滨.厚朴道地性研究进展［J］.中国中药杂志，2019，44（17）：3601–3607.

3.国家药典委员会.中华人民共和国药典：一部［M］.北京：中国医药科技出版社，2020.

4.李时珍.本草纲目：下册［M］.刘衡如，刘山永，校注.北京：华夏出版社，2008：1332–1334.

5.陶弘景.本草经集注［M］.尚志钧，辑校.北京：人民卫生出版社，1994：276.

6.苏颂.本草图经［M］.尚志钧，辑校.合肥：安徽科学技术出版社，1994：361–362.

7.尚志钧.《五十二病方》药物厚柎、朴、白付考释［J］.中药材，1987，10（2）：49–50.

8.尚志钧，刘晓龙.《五十二病方》厚柎的再讨论［J］.山东中医杂志，1994，14（4）：174.

9.孙启明.《五十二病方》药物选释［J］.浙江中医学院学报，1987，11（2）：9–11.

10.钱锦秀，孟武威，刘晖晖，等.经典名方中厚朴的本草考证［J］.中国实验方剂学杂志，2022，28（10）：306–317.

11.陶弘景.名医别录［M］.尚志钧，校辑.北京：人民卫生出版社，1986.

12.李中立.本草原始［M］.郑金生，汪惟刚，杨梅香，整理.北京：人民卫生出版社，2007：256.

13.卢之颐.本草乘雅半偈［M］.刘更生，蔡群，朱姝，点校.北京：人民卫生出版社，1986：311.

14.陈仁山.药物出产辨［M］.广州：广东中医药专门学校，1930：105.

15.中国医学科学院药物研究所，中国科学院南京中山植物园，北京医学院药学系，等.中药志：第三册［M］.北京：人民卫生出版社，1959：434.

16.谢宗万.中药材品种论述：上册［M］.上海：上海科学技术出版社，1964：258.

17.余盛贤，袁庆军，杨滨，等.厚朴与凹叶厚朴群体遗传学研究［J］.中国中药杂志，2010，35（16）：2129–2132.

18.寇宗奭.本草衍义［M］.颜正华，点校.北京：人民卫生出版社，1990：86.

19.刘文泰.本草品汇精要：上［M］.陆拯，黄辉，方红，等，校点.北京：中国中医药出版社，2013：435.

20.郑金生.中华大典·医药卫生典·药学分典：八［M］.成都：巴蜀书社，2013.

21.熊梦.实用中医药［M］.南昌：江西人民出版社，1958.

22.范崔生.湖北省林业志［M］.南昌：江西人民出版社，1995.

23.范崔生.恩施州林业志［M］.南昌：江西人民出版社，1995.

24.张春霞，杨立新，余星，等.种源、产地及采收树龄对厚朴药材质量的影响［J］.中国中药杂志，2009，34（19）：2431–2437.

25.柯尊军，阮文静，曾万勇，等.恩施道地药材厚朴有效成分含量差异研究［J］.武汉轻工大学学报，2018，37（6）：41–45，50.

26.吴其浚.植物名实图考：下册［M］.张瑞贤，校注.北京：中华书局，1963.

27.陈茹，陈成，杨兴鑫，等.中药"发汗"炮制法的现代研究进展［J］.中草药，2018，49（2）：89–493.

28. 杜伟锋，丛晓东，蔡宝昌. 中药产地加工方法"发汗"的研究进展［J］. 中华中医药学刊，2013，31（2）：341–342.

29. 雷敩. 雷公炮炙论［M］. 张骥，补辑. 施仲安，校注. 南京：江苏科学技术出版社，1985：76.

30. 尚志钧. 神农本草经校注［M］. 北京：学苑出版社，1998.

31. 陈士铎. 本草新编［M］. 北京：中国中医药出版社，2008.

32. 李时珍. 本草纲目（校点本）［M］. 北京：人民卫生出版社，2007.

33. 甄权撰，尚志钧辑. 药性论［M］. 合肥：安徽科学技术出版社，2006.

34. 赵学敏. 本草衍义拾遗［M］. 北京：中国医药科技出版社，2007.

35. 汪昂. 本草备要［M］. 北京：人民卫生出版社，2005.

36. 四川中药志协作编写组. 四川中药志［M］. 成都：四川人民出版社，1979.

37. 郭强. 厚朴与厚朴花现代药理与临床新用分析［J］. 中国卫生标准管理，2013，5（16）：31–32.

38. 薛珍珍，张瑞贤，杨滨. 厚朴道地性研究进展［J］. 中国中药杂志，2019，44（17）：3601–3607.

39. 石磊，王众宽，赵雨，等. 厚朴与凹叶厚朴在湖北地区的生态适宜性研究［J］. 世界科学技术－中医药现代化，2020，22（8）：2824–2830.

40. 熊璇，于晓英，魏湘萍，等. 厚朴资源综合应用研究进展［J］. 林业调查规划，2009，34（4）：88–92.

41. 董佳悦，任波，张梅. 厚朴种质资源研究进展［J］. 中药与临床，2016，7（4）：38–41.

42. 厚朴资源评价及其保护与利用［C］. 药用植物化学与中药有效成分分析研讨会论文集（上），2008，53–58.

43. 湖北道地与特色药材志［M］. 武汉：湖北科学技术出版社，226–237.

44. 刘畅，王潇，刘芳，等. 基于多指标质量差异关键属性优化厚朴产地加工"发汗"工艺［J］. 中草药，2021，52（3）：677–684.

45. 张玲，赵慧，严颖，等. 不同加工及"发汗"条件厚朴中多元功效成分的测定及主成分分析［J］. 时珍国医国药，2020，31（3）：606–608.

46. 胡慧玲，卫莹芳，马雪玮，等. 不同加工方法对厚朴主要化学成分的影响研究［J］. 中成药，2011，33（5）：834–837.

47. 刘红亮. 从药材性状及化学成分的角度诠释产地初加工"发汗"对厚朴质量的影响［D］. 北京：中国中医科学院，2013.

48. 魏担，吴清华，刘钰萍，等. 基于高通量测序研究厚朴"发汗"过程中微生物群落多样性及其特征［J］. 中国中药杂志，2019，44（24）：5405–5412.

49. 李燕珍，鲁云，陈丹燕，等. 基于UPLC指纹图谱的厚朴药材去粗皮质量评价研究［J］. 中国医药导报，2020，17（19）：27–30.

50. 石磊，张承程，郭兰萍，等. 关于厚朴药材商品规格等级标准的研究［J］. 中国中药杂志，2015，40（3）：450–454.

51. 刘畅，王潇，刘芳，等.基于多指标质量差异关键属性优化厚朴产地加工"发汗"工艺［J］.中草药，2021，52（3）：677-684.

52. 刘畅，王潇，刘芳，等.基于多指标质量差异关键属性优化厚朴产地加工"发汗"工艺［J］.中草药，2021，52（3）：677-684.

53. 叶丽芳，马志国，张英，等.基于多指标量化表征的厚朴润制过程研究［J］.天然产物研究与开发：2022，34（10）：1746-1754.

54. 阴美华，袁蒙蒙，唐志书，等.姜厚朴的微波炮制工艺的响应面法优化［J］.时珍国医国药，2021，32（10）：2404-2407.

55. 胡慧芬.姜厚朴均匀化饮片的工艺研究［D］.武汉：湖北中医药大学，2015.

56. 邓哲，周海燕，马梦强，等.不同包装材料、包装方式和贮藏条件对厚朴饮片质量的影响［J］.中国现代中药，2019，21（12）：1715-1719，1731.

57. 蒋雪嫣，斯金平，朱玉球，等.厚朴贮藏时间与厚朴酚类含量关系［J］.浙江中医学院学报，2003（5）：82-83.

58. 吕达，斯金平，童再康，等.厚朴贮存年限与厚朴酚类含量关系的研究［J］.中国中药杂志，2008（17）：2087-2089.

59. 石磊，张承程，郭兰萍，等.关于厚朴药材商品规格等级标准的研究［J］.中国中药杂志，2015，40（3）：450-454.

60. 潘新.厚朴饮片质量评价与分级研究［D］.武汉：湖北中医药大学，2012.

61. 谭淏雯，许腊英.不同级别的厚朴饮片 GC 指纹图谱对比研究［J］.中药与临床，2017，8（6）：26-29.

62. 向玉婷，龚力民，李雅，等.道县厚朴不同部位的显微鉴别与含量测定研究［J］.时珍国医国药，2018，29（12）：2945-2948.

63. 傅厚道，郑继明.厚朴及其伪品的鉴别［J］.中国药业，2008（16）：67.

64. 宋文国.厚朴及 3 种伪品的鉴别［J］.海峡药学，2003（4）：57-58.

65. 董海明.厚朴及其伪品的鉴别［J］.实用中医药杂志，2009，25（7）：498-499.

66. 刘芳，李奇娟，刘巧，等.基于 LC-TOF-MS 分析不同品种和产地厚朴中化学成分的轮廓差异［J］.中国实验方剂学杂志，2019，25（10）：121-126.

67. 蒋燕锋.厚朴遗传多样性层次变异规律研究［D］.杭州：浙江农林大学，2010.

68. 张春霞，杨立新，余星，等.种源、产地及采收树龄对厚朴药材质量的影响［J］.中国中药杂志，2009，34（19）：2431-2437.

69. 荆文光，张权，邓哲，等.指纹图谱、多成分定量与化学计量学相结合的厚朴药材质量评价［J］.中国中药杂志，2019，44（5）：975-982.

70. 周高，张文慧，莫启贵，等.厚朴中 6 种苯丙素类化合物的含量及其功效［J］.武汉大学学报（理学版），2019，65（4）：340-346.

71. 李振雨，陈万发，王利伟，等.不同基原厚朴 UPLC 指纹图谱及化学模式识别研究［J］.中草药，2022，53（1）：244-249.

72. 方怀防，黄庆竹，张林碧，等 . ICP-MS 法测定不同产地厚朴中金属元素［J］. 中南民族大学学报（自然科学版），2018，37（1）：11-14.

73. 石磊，张承程，明孟碟，等 . 基于 GIS 的全国厚朴质量适宜性研究［J］. 中药材，2015，38（4）：706-710.

74. 闫婕，卫莹芳，胡慧玲，等 . 全国不同产地厚朴药材品质评价［J］. 时珍国医国药，2016，27（2）：472-474.

75. 卫莹芳，胡慧玲，闫婕，等 . 不同产地厚朴中重金属及有害元素检测［J］. 中药与临床，2014，5（5）：11-12.

76. 翁德会，许腊英 . 不同产地姜厚朴饮片气相指纹图谱的探讨［J］. 湖北中医学院学报，2008（2）：41-43.

77. 聂映，姚卫峰，沈文斌 . 厚朴的 1H-NMR 指纹图谱研究［J］. 江苏中医药，2008（11）：91-93.

78. 杨红兵，崔光红，詹亚华，等 . 湖北恩施产厚朴 ISSR 指纹图谱构建［J］. 中药材，2009，32（1）：19-22.

79. 郑志雷 . 厚朴遗传多样性研究及指纹图谱的构建［D］. 福州：福建农林大学，2010.

80. 孔玲 . 厚朴良种选择及其 RAPD 种源鉴别研究［D］. 福州：福建农林大学，2010.

81. 李落叶，邓苗，黄少彬，等 . 药用植物厚朴 TRAP 标记的开发和利用［J］. 广东农业科学，2022，49（6）：21-27.

82. 麦静，杨志玲，杨旭，等 . 濒危植物厚朴 SSR 引物筛选及反应体系优化［J］. 生态与农村环境学报，2015，31（4）：600-607.

83. 蒋燕锋，斯金平，黄华宏，等 . 厚朴 AFLP 分子标记体系的建立［J］. 浙江林学院学报，2010，27（2）：304-309.

84. 于华会，杨志玲，杨旭，等 . 濒危药用植物厚朴 ISSR 引物筛选及反应条件的优化［J］. 生态学杂志，2009，28（12）：2444-2451.

85. Shen CC，Ni CL，Shen YC，et al. Phenolic constituents from the stem bark of Magnolia officinalis［J］. Journal of Natural Products，2009（72）：168-171.

86. 吴锦玉，吴岩斌，易骏，等 . 凹叶厚朴的化学成分研究［J］. 中草药，2013（21）：2965-2968.

87. 薛珍珍 . 基于次生代谢产物分析的厚朴道地性研究［D］. 北京：中国中医科学院，2019.

88. 瞿庆喜，朱庆亚，喻凯，等 . 凹叶厚朴中具有 α - 葡萄糖苷酶抑制活性的成分［J］. 应用与环境微生物学报 .2009（6）：796-798.

89. Yu SX，Yan RY，Liang RX，et al. Bioactive polar compounds from stem bark of Magnolia officinalis［J］. Fitoterapia，2012（85）：153-160.

90. 王洪燕，周先礼，黄帅，等 . 凹叶厚朴中生物碱成分的研究［J］. 华西药学杂志，2007（22）：30-33.

91. Yan RY，Wang W，Guo J，et al. Studies on the alkaloids of the bark of Magnolia officinalis：isolation and online analysis by HPLC-ESI-MSn［J］. Molecules，2013（18）：7739-50.

92.Guo ZF，Wang XB，Luo J，et al. A novel aporphine alkaloid from Magnolia officinalis［J］. Fitoterapia，2011（82）：637-641.

93.杨竹雅，卫莹芳，周志宏，等.厚朴叶中具血管活性作用部位的化学成分研究［J］.中草药，2013（3）：260-264.

94.龙飞，卫莹芳，刘永，等.厚朴叶化学成分的初步研究［J］.华西药学杂志，2010（4）：387-388.

95.沈宏雪.和厚朴酚纳米混悬剂的制备与评价［D］.合肥：安徽中医药大学，2019.

96.杨熙，张敏，王人可，等.厚朴酚及和厚朴酚对变异链球菌形态及细胞膜通透性的影响［J］.牙体牙髓牙周病学杂志，2017，27（4）：201-204，219.

97.SUN L，LIAO K，WANG D. Effects of magnolol and honokiol on adhesion，yeast-hyphal transition，and formation of biofilm by Candida albicans［J］. PLoS One，2015，10（2）：e0117695.

98.杨陈晨.和厚朴酚通过调控p38α抑制酒精性肝病的炎症反应和脂质代谢［D］.合肥：安徽医科大学，2022.

99.周陈建，赵娜嫒，吴晓宁.厚朴酚对H1N1流感病毒性肺炎防治作用的实验研究［J］.中国中医药科技，2021，28（6）：903-905，1041.

100. RICKERT U，COSSAIS F，HEIMKE M，et al. Anti-inflammatory properties of Honokiol in activated primary microgli and astrocytes［J］. J Neuroimmunol，2018（323）：78-86.

101. PARK C，CHOI S H，JEONG J W，et al. Honokiol ameliorates oxidative stress-induced DNA damage and apoptosis of c2c12 myoblasts by ROS generation and mitochondrial pathway［J］.Anim Cells Syst（Seoul），2020，24（1）：60-8.

102. KHALID S，ULLAH M Z，KHAN A U，et al. Antihyperalgesic Properties of Honokiol in Inflammatory Pain Models by Targeting of NF-kappaB and Nrf2 Signaling［J］. Front Pharmacol，2018（9）：140.

103.范智彦，聂爱蕊，侯剑梅，等.基于NF-κB/bFGF信号通路探讨厚朴水煎液联合奥沙利铂抑制胃癌的作用［J］.中国老年学杂志，2022，42（12）：3016-3020.

104. HSIAO C H，YAO C J，LAI G M，et al. Honokiol induces apoptotic cell death by oxidative burst and mitochondrial hyperpolarization of bladder cancer cells［J］. Exp Ther Med，2019，17（5）：4213-22.

105.刘畅，邵淑丽，夏艳，等.和厚朴酚对人肺癌A2细胞增殖和凋亡的影响［J］.基因组学与应用生物学，2017，36（5）：1797-1803.

106. HAHM E R，SAKAO K，SINGH S V. Honokiol activates reactive oxygen species-mediated cytoprotective autophagy in human prostate cancer cells［J］. Prostate，2014，74（12）：1209-21.

107.董兵轮，丛威亮，李晓明，等.和厚朴酚对人肝癌SMMC-7721细胞体外抗肿瘤活性的研究［J］.世界最新医学信息文摘，2016（65）：2.

108. AVERETT C，BHARDWAJ A，ARORA S，et al. Honokiol suppresses pancreatic tumor growth，metastasis and desmoplasia by interfering with tumor-stromal cross-talk［J］. Carcinogenesis，2016，37（11）：

1052-61.

109. 庞月兰.厚朴酚与和厚朴酚抗氧化和抗腹泻功能研究［D］.长沙：湖南农业大学，2010.

110. 林俊.半夏厚朴汤配合针刺治疗卒中后假性球麻痹吞咽障碍的疗效及安全性［J］.现代养生，2021，21（16）：61-63.

111. 张小龙，朱正午.半夏厚朴汤中姜半夏与生半夏对慢性胃炎患者 PG Ⅰ、G-17 水平的影响及安全性对比［J］.光明中医，2020，35（24）：3861-3863.

112. 王娟.半夏厚朴汤治疗慢性胃炎的临床效果及安全性［J］.人人健康，2019（20）：78.

113. 刘成.厚朴麻黄汤加减治疗慢性支气管炎的临床效果和安全性［J］.河南医学研究，2017，26（20）：3721-3722.

114. 陈丽霞，赵麦良，高辉，等.厚朴排气合剂对剖宫产术后胃肠功能恢复效果及安全性观察［J］.世界最新医学信息文摘，2018，18（98）：26-27.

115. 杨红兵，詹亚华，陈科力，等.厚朴功效浅见［J］.四川中医，2006（9）：34-36.

第十三章　黄　精

　　黄精为百合科植物滇黄精 *Polygonatum kingianum* Coll. et Hemsl、黄精 *Polygonatum sibiricum* Red. 或多花黄精 *Polygonatum cyrtonema* Hua. 的干燥根茎。每年 10～12 月植株地上部分枯萎时进行采挖，除去泥沙、须根，洗净置沸水中略烫或蒸至透心，晒干即可。黄精具有润肺补气、健脾益肾、养阴等功效，用于脾胃虚弱、肺咳体乏、腰酸少食、精血不足、口干内热、发早白等症，熟食或入冲剂。

　　黄精始载于《神农本草经》，为湖北传统道地药材，种植历史悠久，主要分布在秦巴山、武陵山和大别山等地；截至目前，湖北恩施、十堰和咸宁等地，人工种植面积已超过 10 万亩。近年来，为推动湖北省黄精产业绿色、快速发展，省委、省政府及省农、林业相关部门先后印发《湖北省推进中药产业振兴发展五年行动方案（2018—2022）》《关于加快推进全省中药材生产绿色发展的指导意见》《食用林产品质量安全工作考核细则》等政策文件；相关科研院所、企业等单位先后制定了黄精生产与加工技术标准，对于保障湖北省黄精药材高效生产和品质提升具有重要意义。2022 年，湖北将"黄精"列入"十大楚药"之一，发展步伐进一步加快，对实现湖北山区乡村振兴具有重要作用。

第一节　基原和品种

一、别名

　　本品按形状不同，习称"大黄精""鸡头黄精""姜形黄精"。仙人余粮、鸡头参、节节高、老虎姜、爪子参、笔管菜、野生姜等。

二、基原

（一）物种

2020 年版《中国药典》按黄精形状不同，将"滇黄精"称为"大黄精"，"黄精"称为"鸡头黄精"，"多花黄精"称为"姜形黄精"。春、秋两季采挖，除去须根，洗净，置沸水中略烫或蒸至透心，干燥。湖北境内主要以黄精（鸡头黄精）和多花黄精（姜形黄精）为主。

鸡头黄精：呈结节状弯柱形状，长 3 ～ 10cm，直径 0.5 ～ 1.5cm。结节长 2 ～ 4cm，略呈圆锥形，常有分枝。表面黄白色或灰黄色，半透明，有纵皱纹，茎痕圆形，直径 5 ～ 8mm。

多花黄精：呈长条结节块状，长短不等，常数个块状结节相连。表面灰黄色或黄褐色，粗糙，结节上侧有突出的圆盘状茎痕，直径 0.8 ～ 1.5cm。

（二）原植物形态特征

1. 黄精（鸡头黄精）

根状茎圆柱状，由于结节膨大，因此"节间"一头粗、一头细，在粗的一头有短分枝（中药志称这种根状茎类型所制成的药材为鸡头黄精），直径 1 ～ 2cm。茎高 50 ～ 90cm，或可达 1 米以上，有时呈攀援状。叶轮生，每轮 4 ～ 6 枚，条状披针形，长 8 ～ 15cm，宽 4 ～ 16mm，先端拳卷或弯曲成钩。花序通常具 2 ～ 4 朵花，似成伞形状，总花梗长 1 ～ 2cm，花梗长 2.5 ～ 10mm，俯垂；苞片位于花梗基部，膜质，钻形或条状披针形，长 3 ～ 5mm，具 1 脉；花被乳白色至淡黄色，全长 9 ～ 12mm，花被筒中部稍缢缩，裂片长约 4mm；花丝长 0.5 ～ 1mm，花药长 2 ～ 3mm；子房长约 3mm，花柱长 5 ～ 7mm。浆果直径 7 ～ 10mm，黑色，具 4 ～ 7 颗种子。花期 5 ～ 6 月（图 13-1），果期 8 ～ 9 月。

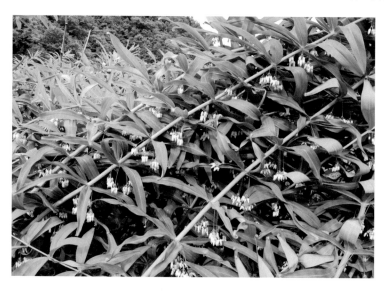

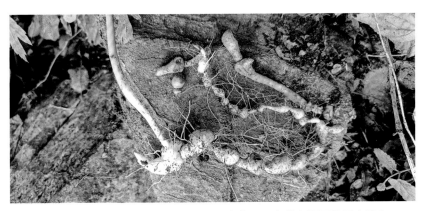

图 13-1 黄精（2021 年湖北省十堰市房县野人谷和郧西县马安镇）

2. 多花黄精（姜形黄精）

根状茎肥厚，通常连珠状或结节成块，少有近圆柱形，直径 1～2cm。茎高 50～100cm，通常具 10～15 枚叶。叶互生，椭圆形、卵状披针形至矩圆状披针形，少有稍作镰状弯曲，长 10～18cm，宽 2～7cm，先端尖至渐尖。花序具 1～14 花，伞形，总花梗长 1～6cm，花梗长 0.5～3cm；苞片微小，位于花梗中部以下，或不存在；花被黄绿色，全长 18～25mm，裂片长约 3mm；花丝长 3～4mm，两侧扁或稍扁，具乳头状突起至具短绵毛，顶端稍膨大乃至具囊状突起，花药长 3.5～4mm；子房长 3～6mm，花柱长 12～15mm。浆果黑色，直径约 1cm，具 3～9 颗种子（图 13-2）。花期 5～6 月，果期 8～10 月。

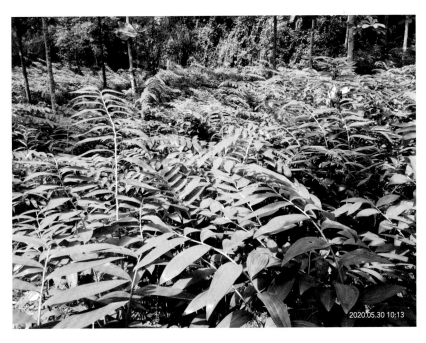

（三）生物学特性

黄精为喜阴耐寒植物。研究表明，林下栽培或搭建遮阴网可以有效降低光照强度和地温，保持土壤水分，对提高黄精产量效果显著。不同花色黄精属植物光合进程差异较大，光合能力的高低与黄精产量和品质密切相关，不同花色黄精属植物资源的净光合速率与蒸腾速率、气孔导度之间的日变化趋势相同，胞间 CO_2 浓度均呈低谷曲线。多花黄精对光照的反应能力较强，光照对其叶片的净光合速率日变化和表观量子效率无显著的影响。遮阴条件下，多花黄精的净光合速率在日变化进程中无光抑制响应，而未遮阴条件下，多花黄精的光合作用受到明显的抑制，光合效率降低。

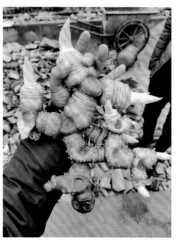

图 13-2　多花黄精（2020 年湖北省恩施市宣恩县晓关乡）

黄精的花粉活力、自由授粉结实率和自交结实率等指标表明，黄精为自花授粉植物。黄精结实率为 30%～40%，天然异交率低于 4%，人工授粉异交率 7% 左右，开花时花序由基部向顶端逐渐开放，4 月中上旬现蕾，蕾期 40 天左右，4 月下旬开花，花期 30 天左右，10 月果实成熟，果期 4～5 个月。研究表明，黄精花粉开花几小时内花粉活性均高于 80%，但由于落花落果严重，结实率较低。多花黄精繁殖方式有 3 种，分别为无融合繁殖方式、有性繁殖方式和无性繁殖方式。

第二节　本草考证

一、名称考证

"女萎"始载于秦汉时期的《神农本草经》："味甘，平。主中风，暴热，不能动摇，跌筋结肉，诸不足。久服去面黑，好颜色，润泽，轻身，不老"。《广雅》被称为"龙衔"等，均为带有神话色彩的雅称。黄精在西晋《博物志》中被称为"太阳草"。黄精一名最早见于南朝《文选》所收录的嵇康《与山巨源绝交书》："又闻道士遗言，饵术黄精，令人多寿，意甚信之"。传统医学著作中，黄精的记载始于梁《名医别录》，并列于草部的首位。晋《抱朴子》记载："黄精甘美易食，凶年之时，可以与老少代粮，人食之谓为米脯也"，还有称作"余粮""救穷""救荒草"。

因黄精的根茎与生姜相似，在明《滇南本草》中被称为"生姜"，明《本草蒙筌》中被称为"野生姜"，清《本草备要》中被称为"山生姜"，《全国中草药汇编》中被称为"老虎姜"等。

此外，黄精还有"戊己芝""黄芝""菟竹""鹿竹""重楼""白及""兔竹""鹿竹""垂珠""鸡格""笔管菜""仙人余粮""苟格""马箭""玉竹黄精""白及黄精"（《本草从新》）、"委萎"（《植物名实图考》）、"葳蕤"（《植物名实图考》）等称呼。

二、基原考证

从历代本草至现代记载都显示黄精的原植物来源复杂，且由于黄精属多种植物的根茎，都呈块状，形态相似，很难被区别。魏晋时期《名医别录》："黄精二月采根。"未提及植物和药材形态，不能判定植物来源。南朝梁《本草经集注》："黄精二月始生，一枝多叶，叶状似竹而短，根似葳蕤（玉竹）。葳蕤根如荻根及菖蒲，根节平直；根如鬼臼、黄连，大节而不平。"对黄精植物和药材形态进行了描述，叶形似竹叶，较短，根茎与葳蕤（玉竹）、菖蒲、黄连及鬼臼根茎有相似之处，且呈节结状，节明显。这说明这个时期的人们已能很准确地将玉竹与黄精分开，所述黄精如块状具节，与现用黄精相符。唐《新修本草》形态与南北朝《本草经集注》记录一致。该书对植物或药材形态进行了详实的描述，还提及黄精生肥沃土中比贫瘠土根茎更大更好。叶与别名断肠草钩吻相似，因茎色不紫，花色不黄而不同，根茎与萎蕤根茎非常相似但较葳蕤根肥，叶又与柳叶、龙胆、徐长卿叶形相似，为长条披针形。宋《本草图经》："三月生苗，高一二尺以来；叶如竹叶而短，两两相对；茎梗柔脆，颇似桃枝，本黄末赤；四月开细青白花，如小豆花状；子白如黍，亦有无子者。根如嫩生姜，黄色。江南人说黄精苗叶，稍类钩吻，但钩吻叶头极尖，而根细。苏恭注云：钩吻蔓生，殊非此类，恐南北所产之异耳。"本记载首次将黄精描述为植株高度"一二尺"（30～70cm）；叶似竹叶，短，对生；茎梗柔脆似桃枝，色黄赤；花青白色，小；子白如黍，根黄色似生姜，鲜采嫩，与现代植物志记载黄精一致。宋《证类本草》曰："黄精肥地生大如拳。薄地生如拇指。"北宋《本草图经》中黄精的附图以轮生叶类群的黄精为主，兼有互生叶类群。明《本草纲目》中记载"似竹而不尖，有二、三、四或五叶，对节而生"，表明此时黄精原植物仍以轮生叶类群为主。清《植物名实图考》中收录的黄精主要为互生叶类群的黄精，至此，互生叶类群的黄精逐渐成为黄精的主要原植物。

三、道地性考证

黄精产地信息最早出现于秦汉时期《神农本草经》"生山谷"。魏晋时期《名医别录》"生山谷"，与南朝梁《本草经集注》、唐《新修本草》等文献描述相同，"生山谷，今处处有"，说明道地性不明显，只知道其喜阴，喜湿润土壤。宋《本草图经》产地信息较详尽："黄精旧不载所出州郡，但云生山谷，今南北皆有之"，首次提出具体产地信息，如：荆门军（今湖北荆门市）、生嵩山（今河南嵩山）、茅山（今江苏茅山）等，"今南北皆有之"说明南北都产。宋《证类本草》为第一本系统且较详细地总结了黄精产地、形态等各方面的书，记载"生山谷"。陶隐居云："今处处有。"清《福地记》"武当县石阶山西北角（今湖北省武当山），有大松树，树下生草，名救穷"，说明武当山是黄精的重要产地。民国时期《中药材商品规格质量鉴别》记载：姜形黄精（多花黄精）主产湖北黄冈、孝感等地。1963年版《中国药典》记载黄精全国各地有产。《中国药材学》中记载："多花黄精主产于湖北、湖南、贵州、四川等地。"《中国植物志》记载："黄精主产于黑龙江、吉林、辽宁、河北、内蒙古等省区；滇黄精主产于贵州、四川、云南等省区；多花黄精主产于湖北、浙江、四川、福建、贵州等省区。"

四、品质评价考证

唐代已有对黄精品质评价的记载，并根据黄精叶片轮生和互生将其分为"正精"和"偏精"。唐《食疗本草》中记载"以相对者为正，不对者为偏"，唐《本草拾遗》中记载："其叶偏生、不对者为偏精，功用不如正精。"明《本草蒙筌》中记载："其叶偏生不相对者为偏精，叶相对者为正精，正精功力尤胜。"明《本草汇言》中记载："叶如竹，不尖而短，或两叶、三叶、四五六叶，俱两两相对。偏生不对者，偏精也，力少不及。"清《植物名实图考》中记载："土医谓根如黄精者是姜蕤，多白须者乃别一种，用之甚无力，其说乃与古合，滇南山中尤多"，可推测滇黄精功效不如黄精。《中国商品规格质量鉴别》："习惯认为多花黄精质量最好，其次为鸡头黄精。"

五、加工与炮制考证

黄精全草皆可入药或者食用，宋《图经衍义本草》曰："黄精根、叶、花皆可食之。"明《道藏》曾记载饥荒年代民众以黄精为食的历史，民间也有黄精作为食材用于煎汤炖肉、泡茶泡酒等。清《本草求原》记载黄精"消黄气，黄精叶，煲鱼肉食"。

黄精的炮制方法最早记载于南北朝时期《雷公炮炙论》："凡采得，以溪水洗净后蒸，从巳至子，刀切薄片暴干用"，该炮制方法为单蒸法，且规定了黄精蒸制的时辰要求。唐代《食疗本草》载："可取瓮子，去底，釜上安置，令得所盛黄精，令满，密盖，蒸之，令气溜，即曝之第一遍，蒸之亦是如此，九蒸九曝。蒸之，若生则刺人咽喉，曝使干，不尔朽坏。"这就是最早的"九蒸九晒"炮制方法，规定了炮制容器及结构，以及炮制完成的程度要求，还说明了蒸制晒干的目的。北宋《千金翼方》载："九月末掘取根，拣肥大者去目熟蒸，微暴干又蒸，暴干，食之如蜜，可停。"该法为重蒸法，规定了采收时间、药用部位等要求，该法为后来的"九蒸九晒"法打下了扎实的基础。宋《重修政和经史证类备用本草》载："细挫阴干捣末，单服九蒸九曝，入药生用"，规定了临床应用的剂型和入药的炮制要求。北宋《太平圣惠方》创新了黄精的炮制方法，采用"酒蒸法"，"取生黄精三斤，洗净，于木臼中捣绞取汁，旋更入酒三升，于银锅中以慢火熬成膏"，该法不仅规定了炮制黄精的用量，还写明了炮制用具的材料，是对黄精炮制方法的创新。明《鲁府禁方》在此基础上创造了与黑豆共制的酒蒸之法："黄精四两，黑豆二升，同煮熟去豆，忌铁器。"之后的本草古籍基本都是延用"九蒸九晒"为主流炮制方法，如明《本草蒙筌》："洗净，九蒸九曝代粮，可过凶年，入药疗病，生者亦宜"。明《医学入门》载："入药生用，若单服之，先用滚水焯去苦汁，九蒸九晒。"清《本草从新》载："黄精去须，九蒸九晒用，每蒸一次，必半日方透"，该法对蒸制的时间还做了要求。其根本意图均是为去除"刺人咽喉"的口感和达到"不尔朽坏"的目的，从而达到"滋阴补益"的作用。

六、功效与应用考证

黄精在《中国药典》中记载有补气养阴、健脾、润肺、益肾的功效。近年来，现代中医药领域对黄精的研究逐渐增多，证明黄精具有增强免疫、降低血脂和血糖、抗氧化、抗病毒、延缓衰老的药理作用。其实，黄精作为仙家推崇的养生品自古由来已久。西晋《博物志》记载的黄帝时期我国先祖就已认识到黄精的功效，天姥向黄帝推荐常食黄精可以长生。我国最早的药学专著《神农本草经》载："黄精，主补中益气，除风湿，安五脏，久服轻身，延年不饥。"可见东汉之前，黄精就已被用于治病。梁《名医别录》补充黄精还有"补五劳七伤、助筋骨、耐寒暑、润心肺"的功效。北宋《圣济总录》载："常服黄精能助气固精、补填丹田、活血驻颜、长生不老"，可见当时的古人不仅注重养身，更深知黄精是养颜补益佳品。黄精除了实在的功效外，与其相关的吃黄精成仙的神话色彩常被人们津津乐道。如西晋《高士传》载："陆通，与妻俱隐峨眉诸名山，食菌、栌实、黄精子，俗传以为仙。"杜甫吟诗赞曰："扫除白发黄精在，君看他年冰雪融。"可以看得出，服食黄精可使人延年益寿，延缓衰老，甚至寄托着得道养生之人长生不死的终极梦想。明《滇南本草》、明《本草蒙筌》、明《本草纲目》、清《本草从新》等古籍也把黄精作为补益药使用。当代中药典籍如《中华本草》《中药大辞典》《中药药理与应用》等也同样把黄精作为补益药服用。此外，李时珍曰："黄精为服食要药"，北宋《太平圣惠方》中也有记载："用黄精根茎不限多少，细锉阴干捣末。每日以水调服，任多少。一年内变老为少，久久成地仙"，说明黄精具药食两用的特性。唐《食疗本草》、明《神农本草经疏》等皆有将黄精作为药膳食补用途的记载。

并且，通过历代本草关于黄精名称、基原、道地性、品质、加工与炮制、功效与应用等考证，可得到以下结论。

（1）历代本草记载黄精的称谓有很大的差异，名称繁多，但多以黄精为正名，这可从侧面说明古代医书记载所用黄精不止一个种，且与现代研究发现黄精属植物不同种之间形态差异较大相印证。现代植物学体系中，黄精成了某种特定植物的名称，而在现代药学体系中，黄精特指滇黄精、黄精、多花黄精这3种植物的干燥块茎。

（2）历代本草对黄精的形态描述，主要有以下几个特征：茎高一二尺（约30～70cm），茎枝软脆，色黄赤，一枝多叶，叶似竹叶而短，不尖，较坚韧，两两相对而生，也有互生者；花青白色，小，种子白色；根茎黄色，有大节，不平直，有肥有瘦，如嫩姜，如玉竹根而较肥，干燥后，柔软有脂润。清代之前，我国的政治、经济、文化中心均位于北方，这一时期的本草记载多为北方所产药材，黄精原植物多为叶轮生类群（滇黄精、黄精、湖北黄精等）的黄精；清代、民国时期，黄精原植物以叶互生类群（多花黄精、距药黄精、长梗黄精等）为主；而发展到现代，黄精原植物叶轮生和叶互生均有之。

（3）历代本草关于黄精产地的描述说明黄精为广布种，按照黄精、滇黄精和多花黄精分类，湖北是多花黄精的传统道地产区。

（4）古人云："正精优于偏精，味甜者入药"，古代本草根据黄精叶片轮生和互生，将其分为"正精"和"偏精"，清代以前并普遍认为叶轮生黄精功效更好，而且根据其味道，选择味甘者入药，认为味苦者有毒，不可入药。近现代认为叶互生的多花黄精质量好，叶轮生的黄精和滇黄精质量次之；民间用药上，其他味甜的黄精属的植物根茎亦作药用。

（5）古代黄精的加工炮制方法较多，但以"九蒸九晒"为主，但针对不同需求的黄精加工炮制方法仍需加大研究，以保证黄精资源的全面开发利用。

（6）黄精药用和食用历史悠久，随着现代社会的发展和人们生活水平的日益提高，黄精在保健品、功能食品、复方制剂等领域中得到了更加广泛的应用和市场开发空间。与此同时，黄精具有重要的文化价值，深化挖掘黄精文化内涵，促进文旅融合、医旅融合，能够对弘扬发展我国中医文化起到推动作用。

第三节　产地分布与产业现状

一、生态环境

黄精喜阴湿潮润环境，耐寒，适应性强，一般在海拔 500 ～ 2100m、年平均气温 13.6℃、年平均降雨量 650mm 左右、郁闭度 0.4 ～ 0.5、土壤 pH5.5 ～ 7.0 的林下、灌丛、阴坡或沟谷溪边，零星或小片状分布于阴湿的落叶阔叶林下、林缘、山地灌丛、荒草坡以及岩石缝中。

二、分布与主产区

黄精适应性较强，在湖北全省多地均有分布，主要分布于秦巴山区、武陵山区和大别山区。其中，秦巴山区以多花黄精为主，尤其是房县、郧西等县产量较大；武陵山区和大别山区主要以黄精为主，多花黄精次之，主要分布在来凤、咸丰、宣恩、利川、巴东、建始、鹤峰、通城、通山、崇阳等市县。这些市县多为山区，气候环境、土壤条件等均适宜黄精生长。《中国植物志》记载多花黄精主要分布于我国长江流域以南的湖北、四川、贵州、湖南、安徽、浙江等地区，海拔 500～2100m 的林下、灌丛或山坡阴处；鸡头黄精主要分布于黑龙江、辽宁、陕西、内蒙古、安徽、浙江等地区，海拔 800～2800m 的林下、灌丛或山坡阴处。

近年来，黄精药用价值、营养保健价值不断被挖掘，全国掀起种植黄精热潮。受经济利益驱使，人们掠夺式采挖黄精，致使黄精野生资源面临枯竭境地，原有的野生黄精资源已经远远不能满足当前药用和保健所需。为了满足市场所需，近几年在湖北、云南、贵州、湖南、安徽、四川掀起了黄精种植热潮，种植面积逐年增加，价格也在逐年上扬。据中药材天地网数据，2022 年上半年，四大药市黄精统货价格均达到 75 元/千克，而武当山黄精加工成品达（400～600）元/千克。湖北省野生黄精来源复杂，常见的品种有黄精、多花黄精等，其中黄精产量大、质量优。

黄精属植物种质资源丰富，分布广泛。我国黄精属植物有 40 种左右（《中国植物志》），广泛分布于中国 34 个省、直辖市、自治区和特别行政区。中国报道的黄精属植物大约有 79 种，其中，湖北省地区有 10 种。

三、产业现状

黄精是药食同源品种，用途非常广泛，近年需求一直呈缓慢增加趋势。随着人们保健意识的加强，黄精的食用量逐年增加，目前我国年需求量 4000 吨左右，其中大约 70% 用于食用，仅 30% 用于药用和提取，后市看好。截至目前，湖北恩施、十堰和咸宁等地，人工种植面积已超过 10 万亩，年产干货 700 吨左右，主要销往各大药材市场。

历代本草"黄精"均为"主补"，在中成药中应用不多，主要药品有：古汉养生精、稳心颗粒等。现代医学使得黄精在保健食品的开发中得到了广泛应用，据统计，目前以"黄精"为主要原料的保健品有 307 个，其中增强免疫力、缓解体力疲劳的 209 个，辅助降血糖、辅助降血脂的 47 个。黄精凭借其口感甘甜，质地湿润，无臭且具有独特风味的特点，在民间被广泛当作食材使用，在武当山地区，黄精花、嫩苗及块茎被开发出多种黄精药膳和黄精药酒，此外，黄精在东南亚、日本及韩国等地也有广泛应用。

第四节 种植技术

汉武帝时期《历世真仙体道通鉴》记载有戴孟道士常吃黄精养生，同时自己种植黄精。唐代民众养生意识强烈，崇尚服食黄精，许多人已有栽培黄精的习惯。张籍《寄王侍御》曰："见欲移居相近住，有田多与种黄精。"许宜平《见李白诗又吟》曰："一池荷叶衣无尽，两亩黄精食有余。"均反映了黄精的种植历史悠久。近年来，黄精的药效、食用和观赏等方面价值逐渐被挖掘出来，黄精种植技术也成为大家普遍关注的焦点。

截至 2022 年 9 月"中国知网"显示，我国现有黄精相关成果 54 项（其中，黄精相关初加工等成果 39 项，黄精相关农业生产与示范等成果 15 项），黄精相关申请专利达 16414 项（图 13-3），我国现行黄精生产技术地方标准 22 项，行业技术标准 "《毛竹林下多花黄精复合经营技术规程》（LY/T 2762—2016）" 1 项，详细见表 13-1 至表 13-3。这说明，我国黄精相关研究与生产已基本成熟。

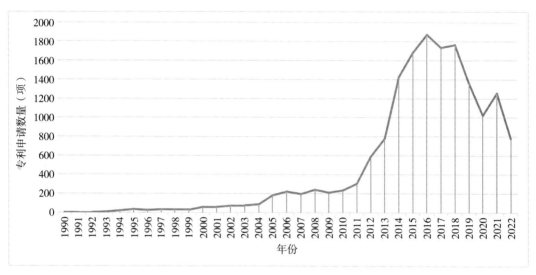

图 13-3　1990—2022 年黄精相关国家专利申报情况

表 13-1　黄精相关初加工等成果 39 项

第一完成单位	成果名称	评价单位	评价日期
武汉唐乐生物科技股份有限公司	《黄精阳气酒的制备技术与应用》	中科高博（北京）科学技术服务中心	44376
株洲千金药业股份有限公司	《一种混酿诺尼木瓜酒及其制备方法》	国家知识产权局	44222
陕西今正药业有限公司	《今正牌淫羊藿人参黄精胶囊》		
中国中医科学院中医基础理论研究所	《黄精不同多糖级分的免疫调节作用机制及其代谢组学研究》		
昆明积萃生物科技有限公司	《一种滇黄精烘干装置》	中华人民共和国国家知识产权局	
昆明积萃生物科技有限公司	《一种滇黄精提取装置》	中华人民共和国国家知识产权局	
广西中医药大学	《强精煎对实验性大鼠精子发生的影响及其调控机制的研究》	国家自然科学基金委员会	43552
安徽精天食品有限公司	《一种黄精粉冲剂的制备方法》	国际知识产权局	43406
广西医科大学	《基于 Wnt 信号传导通路研究黄精多糖调控骨髓间充质干细胞转化的分子机制》	国家自然科学基金委员会	43179

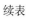

续表

第一完成单位	成果名称	评价单位	评价日期
恩施州源惠科技开发有限公司	《富硒黄精功能食品加工技术研究》	恩施州科技局	43088
陕西国际商贸学院	《中成药大品种技术升级创新模式的构建及应用》	咸阳市科学技术局	42698
恩施州源惠科技开发有限公司	《武陵山区特色药食两用植物黄精的加工工艺研究》	湖北省科技厅	42506
陕西国际商贸学院	《一种具有乌发作用的食品及其制备方法》		
仙桃市中医医院	《中药黄精炮制新法研究》	仙桃市科学技术局	42254
广州市鹏辉食品科技发展有限公司	《醉知己黄精植物饮料》	中国高科技产业化研究会	41975
重庆市秀山县红星中药材开发有限公司	《剔除黄精根须的装置》	中华人民共和国国家知识产权局	41143
广西医科大学	《黄精对骨质疏松性骨折大鼠的营养干预研究》		41039
广西强寿药业集团有限公司	《益智仁牌黄精覆益胶囊》		40997
安徽师范大学	《黄精多糖的提取工艺》		
中国人民解放军军事医学科学院	《中药黄精炮制后成分的变化及炮制机理研究》		
新谊药业股份有限公司	《新谊牌汉诗酒研制》	国家食品药品监督管理局	40674
中国科学院成都生物研究所	《治疗生殖器疱疹的中药二类新药—黄精多糖外用剂》		
中国科学院成都生物研究所	《治疗生殖器疱疹的中药二类新药—黄精多糖软膏》		
中国科学院成都生物研究所	《从中药黄精中提取黄精多糖的方法》		
中国科学院成都生物研究所	《黄精果聚糖同系混合物药物》		
北京中经国创应用科学技术研究院	《甜黄精调味制剂、制法及用途》		
四川大学	《黄精凝集素Ⅱ蛋白在制备治疗或预防艾滋病的药中的应用》		38994
四川大学	《黄精凝集素Ⅱ蛋白在制备治疗或预防艾滋病的药中的应用2》		38994
清华大学化学系	《提高免疫和抗肿瘤中药的开发》		

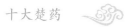

续表

第一完成单位	成果名称	评价单位	评价日期
河南中医药大学	《黄精抗衰老作用研究》		38712
北京中医药大学	《"补肾益精、清利湿热"法治疗少、弱精症的机制与应用研究》		38414
四川大学	《黄精凝集素Ⅱ蛋白及其应用》		38364
海口市人民医院	《黄精多糖调脂降糖作用的实验研究》		38336
一笑堂	《一种补肾益寿制剂及其制备方法》		
一笑堂	《补肾益寿颗粒及其制备方法》		
中国科学院成都生物研究所	《黄精多糖魔芋葡甘聚糖胶囊》		
中国科学院成都生物研究所	《黄精多糖酒》		
九华山地藏黄精保健饮料厂	《黄精综合系列产品研制开发》		
成都中医药大学	《治疗聚星障(病毒性角膜炎)药物黄精多糖滴眼》		

表 13-2　黄精相关农业生产与示范等成果 15 项

第一完成单位	成果名称	评价单位	评价日期
恩施州大地生物科技研究所	《高效经济林甜柿与富硒黄精立体栽培模式研究与示范》	湖北省科技厅高新中心	44099
怒江昂可达生物科技开发有限公司	《滇黄精规范化种植种子种苗质量要求》		
怒江昂可达生物科技开发有限公司	《滇黄精规范化种植实生苗繁育技术规程》		
怒江昂可达生物科技开发有限公司	《滇黄精规范化种植栽培技术规程》		
中国中医科学院中药资源中心	《川产道地药材黄精规范化生产及精准扶贫示范推广》		
云南青谷生物科技有限公司	《一种滇黄精种子贮存装置》	中华人民共和国国家知识产权局	43616
云南山里红生物科技有限公司	《一种滇黄精育苗装置》	中华人民共和国国家知识产权局	
云南山里红生物科技有限公司	《一种滇黄精组织培养预处理方法》	中华人民共和国国家知识产权局	
中国林业科学研究院亚热带林业研究所	《毛竹林下药用植物复合生态系统构建技术示范》	国家林业和草原局	43462

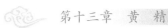

续表

第一完成单位	成果名称	评价单位	评价日期
重庆市山水丰华农业发展有限公司	《黄精种植除草开沟装置》	国家知识产权局	43305
陕西步长制药有限公司	《陕西省略阳黄精科技示范基地》	陕西省科学技术厅	43294
中国林业科学研究院亚热带林业研究所	《毛竹林下多花黄精复合经营技术示范推广》	国家林业局	43182
恩施州大地生物科技研究所	《黄精快繁体系建立及不同硒浓度条件下黄精品质研究与示范》	恩施州科技局	43088
广西中医药大学	《一种建立黄精快繁殖体系的方法》	国家知识产权局	42599
中国林业科学研究院亚热带林业研究所	《西南退耕还竹区麻竹林经营技术研究》	国家林业局	42543
中国林业科学研究院亚热带林业研究所	《毛竹林下多花黄精复合经营技术规程》	全国竹藤标准化技术委员会	42467
安徽省林业科学研究院	《多花黄精育苗及林药复合高效栽培技术》	国家林业局	41355
中国林业科学研究院亚热带林业研究所	《生态位互补毛竹药用植物混作经营技术研究与示范》	浙江省林业厅	41086

表 13-3　2022 年我国现有黄精相关地方标准

标准号	标准名称	省市区
DB43/T 2020—2021	《多花黄精病虫害综合防控技术规程》	湖南省
DB4203/T 200—2021	《黄精种子育苗期根腐病防治技术规程》	十堰市
DB3709/T 002—2020	《泰山黄精栽培技术规程》	泰安市
DB4228/T 42—2019	《甜柿林下套种黄精种植技术规程》	恩施土家族苗族自治州
DB53/T1010—2021	《滇黄精林下栽培技术规程》	云南省
DB3311/T 23 — 2020	《锥栗林下多花黄精复合经营技术规程》	丽水市
DB4112/T 278—2020	《黄精栽培技术规程》	三门峡市
DB4203/T 188—2020	《鸡头黄精仿野生栽培技术规程》	十堰市
DB14/T2092—2020	《轮叶黄精栽培技术规程》	山西省
DB5333/T 19—2020	《滇黄精规范化种植栽培技术规程》	怒江傈僳族自治州
DB5333/T 18—2020	《滇黄精规范化种植实生苗繁育技术规程》	怒江傈僳族自治州
DB5333/T 17—2020	《滇黄精规范化种植种子种苗质量要求》	怒江傈僳族自治州
DB36/T 1270—2020	《多花黄精规范化种植技术规程》	江西省

标准号	标准名称	省市区
DB5329/T 49—2019	《滇黄精生产技术规程》	大理白族自治州
DB51/T 2571—2019	《林下黄精种植技术规程》	四川省
DB34/T 3015—2017	《多花黄精种子育苗技术规程》	安徽省
DB53/T 902—2019	《滇黄精种子和种苗质量分级》	云南省
DB53/T 873—2018	《滇黄精栽培技术规程》	云南省
DB21/T 2942—2018	《黄精栽培技术规程》	辽宁省
DB33/T 2087—2017	《多花黄精生产技术规程》	浙江省
DB34/T 2420—2015	《多花黄精栽培技术规程》	安徽省
DB35/T 1437—2014	《多花黄精栽培技术规程》	福建省

一、繁殖技术

黄精可林下、空地、大棚育苗，但黄精块茎不耐涝、不耐旱、忌高温。遇高温干旱及时遮阴、浇水，切勿地灌。多雨季节，及时清沟排水，同时注意尺蛾、根腐病、红蜘蛛、蛞蝓危害。

（一）黄精种子繁育

黄精种子属于综合休眠，采收后其种胚存在生理后熟现象，必须完成休眠过程。一些研究者通过果实发酵漂洗、沙藏等手段，出苗率极高。有研究者在黄精种子沙藏后，采用50mg/L GA$_3$浸种3h，发芽率高达93.33%；超声波处理的黄精种子20min，萌发率可达（85.71±5.71）%。适宜浓度的GA$_3$、6-BA、水杨酸和壳聚糖均能促进黄精种子萌发，显著缩短发芽时间，其发芽率、发芽势、发芽指数和活力指数等指标均明显较高。还有研究指出，沙藏处理后，黄精种子在40℃时发芽率达最大值，发芽率和发芽势达88.89%和72.22%。黄精种子适宜发芽温度为25～27℃，种子在常温下干燥贮藏发芽率62%，在1～7℃低温下拌湿砂贮藏，发芽率96%，种子采收后当年播种或第二年春季播种，均在第二年夏季形成小根茎，第三年出苗。而我们在黄精育苗过程中，也发现黄精种子经过2～3个月低温沙藏，再采用激素处理，1～2个月即可发芽，还会有很少一部分种子发芽后，当年长出第一片叶。

1. 选种及种子处理

黄精为自花授粉植物，一般9月份选择成熟、饱满、无病虫害的黄精果实（图13-4），用塑料袋密封果肉发酵腐烂，搓洗果肉，洗净种子，用70%乙醇或0.5%高锰酸钾水溶液浸泡3～5min消毒处理后，将种子与河沙按1:3的体积比拌匀，装入透气网袋，置背阴处深30～40cm的坑中，用土或沙覆盖，保持湿润，防止积水，沙藏2～3个月。

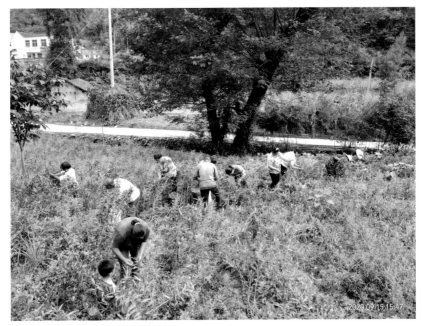

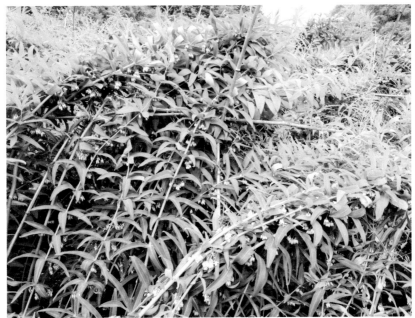

图 13-4　湖北省十堰市房县野人谷镇 2020 年黄精花期与果期

2. 播种

1 ～ 2 月，将沙藏的黄精种子采用 100mg/L GA₃ 浸种 12h，带细沙均匀撒播于苗床（图 13-5），深度 4 ～ 5cm，稍压后浇水，并保持苗床湿度 50% ～ 60%。

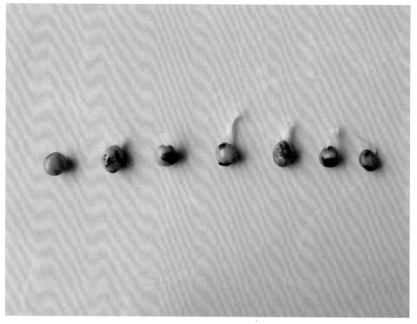

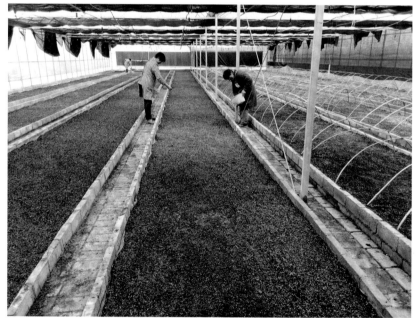

图 13-5　湖北省十堰市房县军店镇 2019 年黄精种子及播种

3. 苗期管理

出苗 1 片叶子后，及时去除病苗、弱苗、密苗，株距 5 ～ 6cm，保留（18 万～ 20 万）株 / 亩。及时进行人工除草，力争除早、除小。结合水分管理，每年 4 ～ 7 月，适当喷施微量元素水溶肥。遇多雨、干旱高温时，及时排灌、降温，防止苗期根腐病的发生（图 13-6、图 13-7，表 13-4），也可采用种子组培育苗。

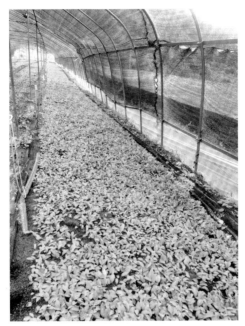

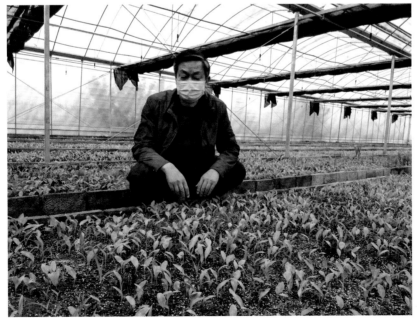

图 13-6　黄精种子大棚育苗

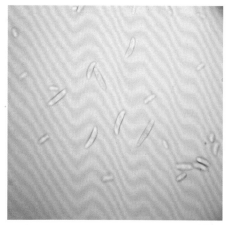
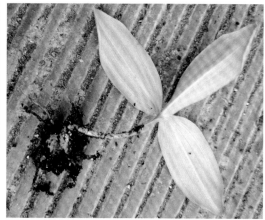
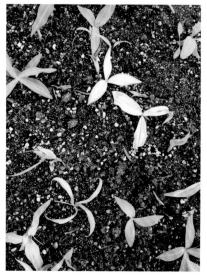

图 13-7　苗期因高温高湿和镰刀菌引起的根腐病及症状

表 13-4　黄精苗期根腐病生物药剂防治技术研究

药剂名称	7天防效（%）	14天防效（%）
甲霜恶霉灵	25%	17%
咯菌腈	47%	39%
枯草芽孢杆菌	61%	54%

4. 种苗出圃

种苗 3 年或以上，地下块茎 ≥（0.94±0.36）g，芽头 ≥ 2 个。10 ～ 11 月，选晴天，将根茎与根际泥土一起采挖，随采随种，切勿抖净泥土。

（二）黄精根茎繁育

湖北省目前黄精繁育大多采用根茎繁殖方式进行，长期采用根茎繁殖有很多弊端，如根茎繁殖系数低亩用种量大，无芽头块茎栽培第一年不生长地上茎叶，腐烂数量多，缺苗严重，草荒严重，田间生产效益低。根茎带有病毒导致病害逐年加重，不能确保出苗率。加上野生黄精资源枯竭，根茎供给有限。规范进行黄精根茎繁育，可以使黄精块茎在集中培育中多长出芽头，春季出苗整齐、速度快、缺苗少、效益高。

从2018年开始，湖北省十堰市开始进行黄精与玉米、黄精与大豆、黄精与高粱等套种比较试验，取得了较好效果。"中药材与农作物套种模式"具有投入低、收入增、效果好等特点，短期可增加经济效益，长期可兼顾环保与发展的问题，是黄精未来种植的主要发展方式之一。

此外，黄精种茎繁育，一般选择春季3月份，将带有3年生以上黄精块茎挖出，置于室内通风阴凉处保存5～7d（图13-8）。育苗前，选择海拔大于500m的地块，地块垄面1m，沟宽30cm，沟深20～25cm，底肥为200千克/亩商品有机肥，将黄精块茎分成多个根段，每个根段2～3节，30g≤种茎单个重量≤120g，晾干切口、播种（图13-9），用种量（1500～6000）千克/亩，培育1年，亩有效苗（4～5）万株。

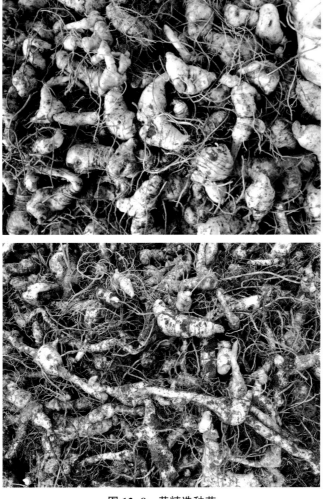

图13-8 黄精选种茎

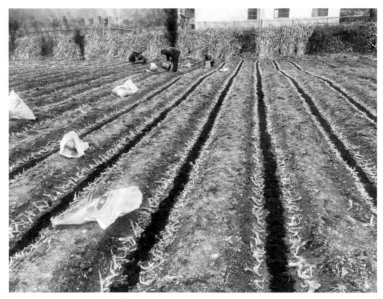

图 13-9　黄精种茎繁育

二、种植方法

（一）选种与处理

　　秋季土壤封冻前或春季解冻后，选择无病虫害、健壮植株的地下块茎或种苗为种源，晴天采挖，块茎截成数段，每段带 1～2 个芽（图 13-10），用 80% 多菌灵或代森锰锌可湿性粉剂 1000 倍液，浸泡 2～3min 后，晾干，即可栽种。

（二）选地整地

　　黄精野生资源一般在海拔 500～2100m，人工种植低于 500m 易发生病虫害，产量与品质受到严重影响。一般选择海拔 500m 以上的林地或阴坡等（图 13-11），土壤微酸性，土质疏松肥沃，不易积水。选地后，清除石块及杂物，将充分腐熟的农家肥按（1500～2000）

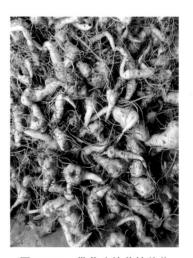

图 13-10　带芽头的黄精种茎

千克／亩均匀撒在地表，深耕 30cm 以上，细碎耙平。根据地块坡向及间作物种植方向作畦，畦面宽 70～80cm、高 15～20cm，长度因地制宜，畦沟和围沟宽 30～40cm，深 20～25cm，沟沟相通，留排水口。

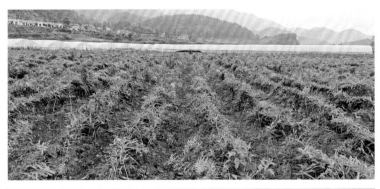

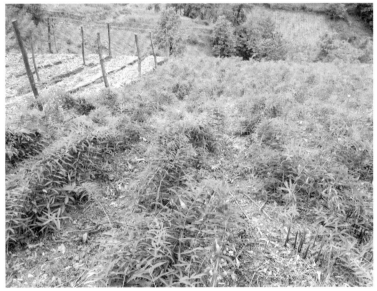

图 13-11　坡地、平地种植黄精

（三）栽种

秋栽 10 ～ 11 月上旬，春栽 3 月上中旬。在整好的畦床上按行距 20 ～ 25cm 顺垅开沟，沟深 8 ～ 10cm，将种苗扶正或块茎芽眼向上，株距 20cm，行距 30cm，覆盖细土，覆土厚度 5 ～ 6cm，栽后 3 ～ 4d 浇水 1 次。秋季栽植应在土壤封冻前，畦面覆盖一层农家肥。

（四）中耕除草

生长季适时除草，锄草和松土宜浅不宜深。移栽后，宜选用农用黑色微地膜覆盖畦面，膜上逢苗放孔，用土压实。

（五）遮阴与套种

栽种后 1 ～ 2 年，宜使用透光率 40% ～ 50% 的遮阳网或与玉米等高秆农作物及经济林木间作遮阴（图 13-12）。其中，玉米等高秆农作物种植在排水沟内或厢面两侧，密度小，株距 ≥ 50cm，经济林透光率 40% ～ 50%，腐殖土厚，不积水。

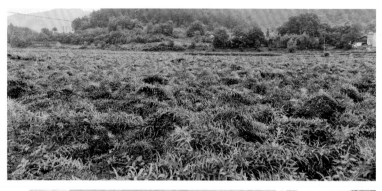

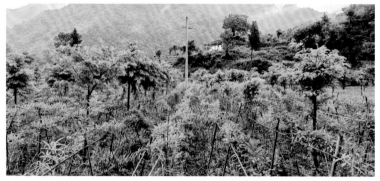

图 13-12　黄精田间种植

（六）水肥管理

5 月下旬，结合中耕除草施入氮磷钾三元复合肥 50 千克 / 亩；10 月下旬或 11 月上旬施用农家肥（1500 ～ 2000）千克 / 亩。追肥不应与植株根系直接接触，施后覆土盖肥。田间应保持湿润，夏季宜实行喷灌、滴灌，雨季起深沟排涝。

（七）摘顶与采种

黄精为无限花序植物，摘顶有助于降低营养消耗，提高种子与地下块茎产量。一般在 6 月，顶端幼嫩时，摘除顶端 3 ～ 5 节。黄精种子一般在 9 月中下旬成熟，果实由绿变黑或黑紫色时，人工采收即可。

三、病虫害防治

当前湖北省种植黄精积极性高、面积大，近几年长期采用块茎繁殖，受肥害、病害、虫害等影响，产量受到严重影响。

（一）病虫害预防

早春和晚秋，清除残叶枯茎和枯草落叶。林间地块，应通风、遮阴，定期修剪过密枝叶，生长季应定期人工除草伐灌（图13-13）。

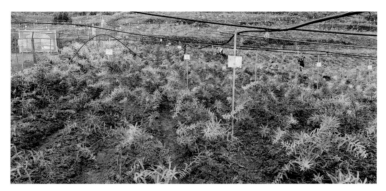

图13-13 黄精田间病虫草害防控与遮阴

（二）主要病虫害及防治方法

1. 叶斑病

叶斑病多发生于夏秋两季，雨季发病较严重，主要危害叶片。先从叶尖开始，出现椭圆形或不规则形、外缘呈棕褐色、中间淡白色的病斑，后病斑向下蔓延，扩大成近圆形或不规则形、水渍状、黄褐色的病斑，后期病斑中心呈灰白色，边缘棕褐色。严重时，下部老叶向上部扩展蔓延，使整株叶片枯死。防治方法：收获后清洁田园，将枯枝病残体集中烧毁，消灭越冬病原；发病初期喷1∶100波尔多液，每隔7～10d喷1次，连续3～4次；或75%百菌清800倍液进行防治，严重时，采用45%苯醚甲环唑或腈菌唑1000倍液进行防治，每隔7～10d喷1次，连续2～3次。

2. 根腐病

根腐病大多为多种致病菌复合侵染，其中，镰刀菌属（*Fusarium*）真菌影响最大。发病初期根茎产生水渍状褐色坏死斑，严重时整个根茎内部腐烂，仅残留纤维状维管束，病部呈褐色或红褐色。湿度大时，根茎表面产生白色霉层。由于根茎腐烂病株易从土中拔起。发病植株随病害发展，地上部生长不良，叶片由外向里逐渐变黄，最后整株枯死。防治方法：起垄栽培，种植后，春、秋两季，注意清沟，排灌顺畅。或枯草芽孢杆菌活菌制剂、精钾咯菌腈水剂进行防治，每隔7d交替喷淋，连续2～3次。

3. 虫害

虫害包括小地老虎和蛴螬等。可采取物理、生物防治为主，化学防治为辅的综合防治措施。使用腐熟底肥，将金龟子绿僵菌拌入底肥、施入，或用75%辛硫磷乳油拌种。

四、采收

春、秋两季采收均可，待植株完全枯萎时，在无雨、无霜冻的天气采收，10～11月最佳。采收时按垄栽方向，依次将黄精根茎带土挖出，去掉地上部分茎叶，清除泥土，除去须根和烂根。采后清洗根茎，除去须根，置沸水中略烫或蒸至透心，取出干燥，将干燥根茎分级、密封包装，并置于阴凉通风干燥处贮藏。

第五节 产地加工与炮制

一、产地加工

饮片：黄精除去杂质，洗净，略润，切厚片，干燥。

黄精酒：取净黄精，照酒炖法或酒蒸法炖透或蒸透，稍晾，切厚片，干燥。

食品：黄精去杂，洗净，九蒸九晒过程中，再去除须根、晒干、干燥、包装（图13-14、图13-15）。

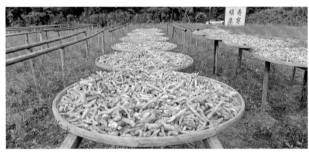

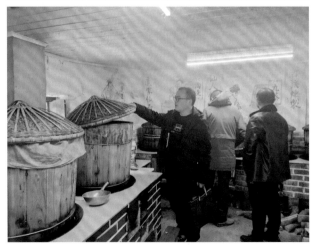

图 13-14　湖北省十堰市武当山黄精"九蒸九晒"

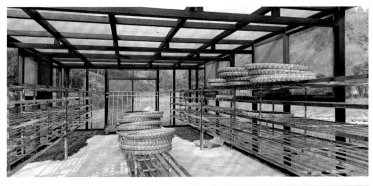

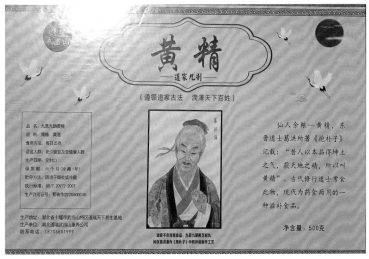

图 13-15　湖北省十堰市武当山黄精阳光房晾晒与包装

二、炮制

（一）黄精炮制加工的历史沿革

参考第二节"加工与炮制考证"内容，近年来黄精相关炮制方法见表13-5。此外，黄精九蒸九制加工法是传统工艺，对于九蒸九制的"九"在古代代表的是蒸制时间的长短还是蒸制的次数，有待于进一步考证。

表 13-5　黄精的炮制方法汇总

序号	文献出处	炮制类别	炮制方法
1	《中国药典（2020年版）》		除去杂质，洗净，略润，切厚片，干燥
2	《福建省中药饮片炮制规范》（2012年版）	制黄精	取净黄精厚片，蒸至内外呈黑色，干燥。再用熟地黄膏分次拌匀，取出，干燥。每100kg黄精，用熟地黄15kg

序号	文献出处	炮制类别	炮制方法
3	《河南省中药饮片炮制规范》（2020年版）	蒸黄精	取净黄精，置蒸制容器内，蒸至色棕黑滋润时取出，切厚片，干燥
		九制黄精	取净黄精，洗净润透，置蒸制容器6～8h，闷约8h，取出干燥至外皮微干，再拌入适量黄酒，再蒸再干燥，如此反复蒸至内外棕褐色至黑色，有光泽，质柔软，味甜为度。切厚片，干燥，即得。每100kg黄精，用黄酒20kg
4	《安徽省中药饮片炮制规范》（2019年版）	蒸黄精	取原药材，除去杂质，洗净，置适宜的蒸制容器内，用蒸汽加热蒸至棕黑色、滋润时取出，切厚片，干燥
5	《北京市中药饮片炮制规范》（2008年版）	酒黄精	取原药材，除去杂质，大小分开，加黄酒拌匀，闷润4～8h，装入蒸罐内，密封，隔水加热或用蒸汽加热，蒸24～32h，至黄酒被吸尽，色泽润黑时，取出，稍晾，切厚片，干燥。每100kg净黄精，用黄酒20kg
6	《湖北省重要饮片炮制规范》（2018年版）	蒸黄精	取净黄精，照蒸法蒸透，稍晾，切厚片，干燥
7	《云南省中药饮片标准》（2005年版）	炙黄精	取药材，挑选，洗净，吸润，切成片，厚度不超过6 mm，干燥。将黄精片置容器内，加黑豆汁拌匀，吸尽，蒸至切面黄棕色至黄褐色，取出，置容器内，加白酒和炼蜜拌匀，吸尽，干燥，筛去碎屑，即得。每1000g净药材，用黑豆汁250g、炼蜜50g、白酒50g
8	《浙江省中药炮制规范》（2015年版）	制黄精	取原药，除去杂质，洗净，置适宜容器内，蒸约8h，闷过夜。如此反复蒸至滋润黑褐色时，取出，晾至半干，切厚片，干燥；或先切厚片，再蒸至滋润黑褐色时，取出，干燥
9	《四川省中药饮片炮制规范》（2015年版）	制黄精	取黑豆，熬取浓汁与黄精共煮（黑豆汁平过药面），沸后文火煮至水尽，取出，微晾，再置容器内蒸5～8 h；或黑豆汁拌浸黄精，润透心，蒸至内外呈滋润黑色，取出，切厚片，干燥。每100kg黄精，用黑豆10kg
10	《广西壮族自治区中药饮片炮制规范》（2007年版）	蒸黄精	除去杂质，洗净，置锅中加水煮至透心（中心出现黄色），取出晒至半干，置适宜容器内蒸8～12h，取出再晒。如此反复蒸晒至内外呈滋润黑色并带有甜味为度，取出晒至半干，切厚片，干燥
		酒黄精	取净黄精，置适宜容器，加入黄酒，炖透或蒸透，稍晾，切厚片，干燥。每100kg黄精用黄酒20kg

（二）黄精现代的炮制方法

1. 黄精的国家炮制方法

《中华人民共和国药典》自 1963 年版至 2015 年版及《全国中药炮制规范》均记载黄精饮片的净制、切制为"除去杂质，洗净，略润，切厚片，干燥"；1963 年版《中华人民共和国药典》收录酒黄精和蒸黄精，炮制方法分别为"酒炖法"和"清蒸法"；1977 年版增加"酒蒸法"，然而 1985 年版未收载蒸黄精。2020 年版《中国药典》收载了黄精饮片与酒黄精。黄精饮片的炮制方法：除去杂质，洗净，略润，切厚片，干燥。酒制黄精的炮制方法：取净黄精，照酒炖法或酒蒸法（通则 0213：炖炙，取待炮炙品按各品种炮制项下的规定，加入液体辅料，置适宜的容器内，密闭，隔水或用蒸汽加热炖透，或炖至辅料完全被吸尽时，放凉，取出，晾至六成干，切片，干燥；蒸炙，取待炮炙品，大小分档，按各品种炮制项下的规定，加清水或液体辅料拌匀、润透，置适宜的蒸制容器内，用蒸汽加热至规定程度，取出，稍晾，拌回蒸液，再晾至六成干，切片或段，干燥），辅料用量：每 100kg 黄精，用黄酒 20kg。炖透或蒸透，稍润，切厚片，干燥。

2. 黄精的地方炮制方法

各省、自治区及直辖市制定的中药饮片炮制规范中，关于黄精饮片的制备方法与《中国药典》的内容基本一致，主要存在的差异是炮制过程中切制顺序、辅料有无等。在各地制黄精饮片的炮制工艺中，有些地区以黄精个为原料，先进行蒸 / 炖等炮炙，然后再切成厚片；有些地区将黄精个切制成黄精厚片，以黄精厚片为原料，再进行蒸 / 炖等炮制。尽管目前黄精炮制的工艺多而复杂，但黄精的炮制方法总的说来，无外乎以蒸制或煮制为主，通过加辅料或不加辅料加以炮制。炮制的要求均要求药材呈内外乌黑发亮，味道甘甜的成品性状。虽然有部分改进的工艺和地方传统习惯用法，但仍然以《中国药典》收载的炮制方法为主流炮制工艺。

3. 黄精的炮制方法改进

黄精按照传统制法，一般需要 12h 以上的连续蒸制才能使黄精达到内外滋润黑色、色黑味甜的炮制要求。此法弊多利少，费工费时，工作效率低，成品外观性状也不美观，因此有很多研究炮制方法改进的报道。即取黄精原药材，除去杂质，洗净，切厚片，加水拌匀，使之浸润至透心，用武火蒸 2h 后再淋水 1 次，使所有黄精都淋到水后，再蒸 2h 后熄火，闷润 1 夜，取出烘箱内 80℃烘干即得成品，认为用该法制得的黄精成品，从里到外均乌黑发亮，质地柔软，味道微甘，外观性状完美。或者采用高温湿热蒸汽法，即取净黄精，加水拌匀后装入高压蒸汽消毒柜，在 120℃、0.2mPa 条件下，蒸制一段时间后，取出切片，80℃，干燥。上述炮制方法主要的改进目的是为了在节省时间的前提下，可使黄精的成品性状达到炮制要求。而采用改良重蒸法，即在蒸制的过程中，通过喷淋冷水再继续加热，烘箱烘干后，重复上述步骤数次后，也可达到乌黑发亮，质地柔软，嚼之有黏性，味甘的炮制要求。除此以外，还有一些文献报道的炮制方法，如以蒸熟地黄的汁液与黄精共同煮至药汁被吸尽；或者将黄精与黑豆共煮，煮一段时间后再清蒸一段时间；或者先将黄精与炼蜜闷润，再蒸至透心；还有以黑豆、蜂蜜、生姜共煮的方法；或者以乌糖和黄酒熬煮的方法。上述炮制方法中，如蒸切、黑豆制等，均是沿用了前人的方法，是对传统炮制工艺的延续。而以熟地黄汁制，以及采用黑豆、炼蜜、生姜共煮等方法则是前人所没有记载的，是对传统工艺的发展，或者是在某些地区的习惯用法。研究认为，由于黄精中含有大量的黏液质和糖分，干燥后十分坚实，因此除了一般的洁净处理外，要防止用水浸泡，以防成分流失。药材的软化以闷润为宜。而不管采用何种辅料炮制，都必须是其辅料全部被吸尽，内无干心，以便最大限度地发挥药材的治疗作用。

三、包装与贮藏

黄精干制品含糖量较高，易霉变。干燥后，一般采用薄膜或密封袋等进行包装，包装材料的使用必须执行国家有关规定，符合药材与食品卫生标准，无异味、无毒、无污染，防潮、密封。包装标志符合药材相关要求，包装及包装人等信息均标注在其产品上。授予农产品地理标志的，包装上统一注明农产品地理标志名称。

贮藏仓库要清洁、干燥、通风、避光、无异气味，无其他物品一起混放，贮藏环境符合 SB/T11094—2014《中药材仓储管理规范》规定，防霉、防蛀。

第六节 标 准

一、《中国药典》标准

《中国药典（2020 年版）·一部》对鸡头黄精质量要求如下。

（一）性状

1. 鸡头黄精

呈结节状弯柱形，长 3～10cm，直径 0.5～1.5cm。结节长 2～4cm，略呈圆锥形，常有分枝。表面黄白色或灰黄色，半透明，有纵皱纹，茎痕圆形，直径 5～8mm。

2. 多花黄精

呈长条结节块状，长短不等，常数个块状结节相连。表面灰黄色或黄褐色，粗糙，结节上侧有突出的圆盘状茎痕，直径 0.8～1.5cm。

3. 大黄精

呈肥厚肉质的结节块状，结节长可达 10cm 以上，宽 3～6cm，厚 2～3cm。表面淡黄色至黄棕色，具环节，有皱纹及须根痕，结节上侧茎痕呈圆盘状，圆周凹入，中部突出。质硬而韧，不易折断，断面角质，淡黄色至黄棕色。气微，味甜，嚼之有黏性。

（二）鉴别

1. 显微特征

大黄精表皮细胞外壁较厚。薄壁组织间散有多数大的黏液细胞，内含草酸钙针晶束。维管束散列，大多为周木型。鸡头黄精、多花黄精维管束多为外韧型。

2. 薄层鉴别特征

照薄层色谱法（通则 0502）试验，供试品色谱中，在与对照药材色谱相应的位置上，显相同颜色的斑点。

（三）检查

水分不得超过 18.0%（通则 0832 第四法），不得超过 4.0%（通则 2302）。照铅、镉、砷、汞、铜测定法（通则 2321 原子吸收分光光度法或电感耦合等离子体质谱法）测定，铅不得超过 5mg/kg；镉不得超过 1mg/kg；砷不得超过 2mg/kg；汞不得超过 0.2mg/kg；铜不得超过 20mg/kg。

（四）浸出物测定

照醇溶性浸出物测定法（通则 2201）项下的热浸法测定，用稀乙醇作溶剂，不得少于 45.0%。

（五）含量测定

按干燥品计算，含黄精多糖以无水葡萄糖（$C_6H_{12}O_6$）不少于 7.0%。其中，饮片和酒黄精水分不得超过 15.0%。饮片要求黄精无水葡萄糖（$C_6H_{12}O_6$）不少于 4.0%。

二、商品规格等级标准

（一）鸡头黄精干货

1. 一等货标准

呈结节状弯柱形，结节略呈圆锥形，常有分枝；表面黄白色或灰白色，半透明，有纵皱纹，茎痕圆形。无杂质、虫蛀、霉变，个子数量不超过 50 头 / 千克。

2. 二等货标准

呈结节状弯柱形，结节略呈圆锥形，常有分枝；表面黄白色或灰白色，半透明，有纵皱纹，茎痕圆形。无杂质、虫蛀、霉变，个子数量不超过 100 头 / 千克。

3. 三等货标准

呈结节状弯柱形，结节略呈圆锥形，常有分枝；表面黄白色或灰白色，半透明，有纵皱纹，茎痕圆形。无杂质、虫蛀、霉变，个子数量不低于 100 头 / 千克。

4. 统货标准

结节略呈圆锥形，长短不一。不分大小。无杂质、无虫蛀、无霉变。

（二）多花黄精干货

1. 一等货标准

呈长条结节块状，长短不等，常数个块状结节相连。表面灰黄色或黄褐色，粗糙，结节上侧有突出的圆盘状茎痕。无杂质、虫蛀、霉变，个子数量不超过115头/千克。

2. 二等货标准

呈长条结节块状，长短不等，常数个块状结节相连。表面灰黄色或黄褐色，粗糙，结节上侧有突出的圆盘状茎痕。无杂质、虫蛀、霉变，个子数量不超过215头/千克。

3. 三等货标准

呈长条结节块状，长短不等，常数个块状结节相连。表面灰黄色或黄褐色，粗糙，结节上侧有突出的圆盘状茎痕。无杂质、虫蛀、霉变，个子数量不低于115头/千克。

4. 统货标准

结节呈长条块状，长短不等，常数个结节相连。不分大小。无杂质、无虫蛀、无霉变。

第七节　品质研究与评价

一、性状特征研究

施大文等对黄精、滇黄精等9种生药性状进行鉴别，指出黄精（鸡头黄精）根的一端较长，2.5～4cm或以上，粗端有分枝突出，横切面扁圆形，皮层窄，内皮层不明显，中柱维管束散列，内皮层维管束较小、环状排列，木质部不发达，多外韧型或周木型，薄壁组织中有较多黏液细胞，直径20～110μm，内含草酸钙针晶束，黏液细胞平均11个，粉末棕黄色。与之不同的湖北黄精根茎连珠状，直径2～3.5cm，几乎无分枝突出。茎痕凹陷圆盘状，直径5～15mm，周围有近环状隆起的环节，须根多，根痕丘状隆起，表面黄棕色，具不规则较粗的皱纹。质硬，不易折断，断面较平坦，散有多数椭圆形棕色小点。气弱、味甜而苦。

多花黄精农艺性状的变异受环境影响大，其株高和根茎多糖广义遗传力分别为0.5073和0.4146，根茎长、根茎粗和根茎鲜质量的环境变异系数为98.2893%、112.8612%和981.9721%。二年生多花黄精种苗适宜林下栽培，三年生适宜大田种植。

二、显微特征研究

黄精（鸡头黄精）干燥根茎表面观多角形，在显微镜下，表皮细胞表面观垂周壁略呈不均匀增厚状，气孔不定式；导管呈梯纹、网纹或螺纹；薄壁细胞多见，类圆形或不规则形；内部含有草酸钙针晶束，长 26 ～ 172μm，直径 5 ～ 8μm；较小黏液细胞，圆形或椭圆形，完整者长可达 300μm 以上；木栓细胞有时可见。

三、含量测定研究

不同初加工处理对黄精多糖有显著影响，且多糖含量综合大小顺序为：105℃处理＞蒸处理＞烫处理。而鲜黄精炮制多糖含量综合大小顺序为：酒蒸＞清蒸＞九蒸九制，黄精饮片炮制多糖含量综合大小顺序为：酒制＞九蒸九制＞清蒸。

四、指纹图谱研究

赵欣等通过高效液相色谱指纹图谱检测，发现我国很多地区黄精各成分间相对峰面积比值相似，需通过多糖等指标定量分析，才能对质量进行正确评价。

王世强等利用 QR 精灵 2.12 软件对全国 32 个地区的黄精进行 DNA 指纹图谱 QR 编码。其中，黄精 *Polygonatum sibiricum* 指纹代码为：A100-250-400-450-500-700-1000-1500-2000B150-250-300-330-380-400-650-750-1500-2000C200-500-650-1500-1700D60-750-1000-1500E80-100-120F200-400-500G230-250-650H200-500I200-220-500-750J230-625-750-1000K200-500L170-300-400-1300，与湖北省十堰地区黄精样品检测的指纹代码一致。

五、生物鉴定研究

湖北省秦巴山区野生资源丰富，其块根气弱、味甜而苦，不像湖北黄精、轮叶黄精、不倒苗黄精等，味苦或先甘后苦，其外部生物学特征明显，容易区分（图13-16至图13-20）。

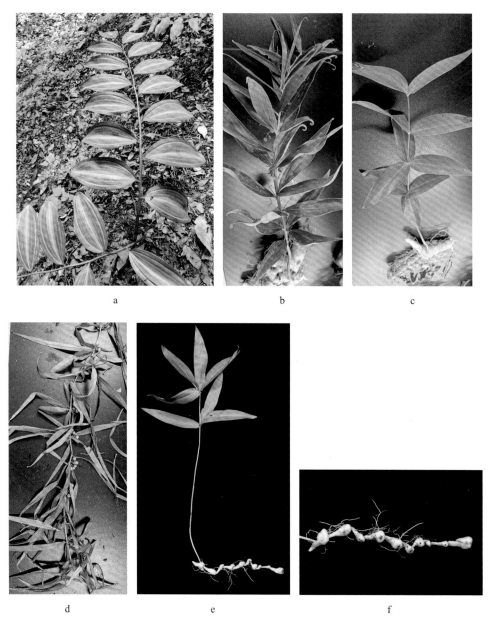

图 13-16　多花黄精、不倒苗黄精、鸡头黄精和湖北黄精（从左至右）

a. 多花黄精；b. 不倒苗黄精；c. 野转家鸡头黄精；d. 湖北黄精；E：野生鸡头黄精；f. 野生鸡头黄精块茎

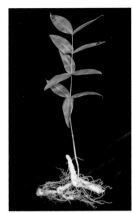
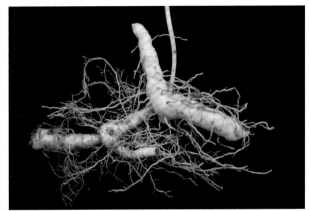

图 13-17 家种鸡头黄精

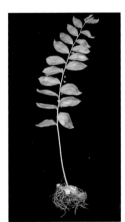
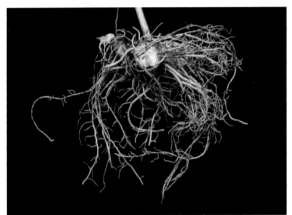

图 13-18 多花黄精

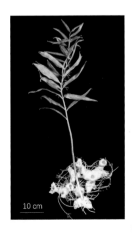
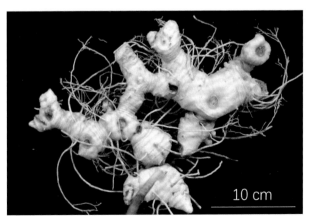

图 13-19 不倒苗黄精

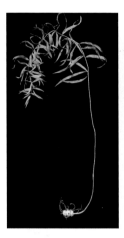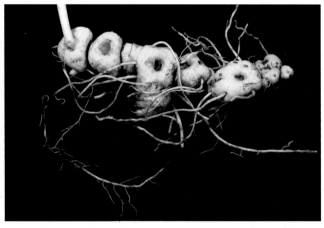

图 13-20　湖北黄精

湖北医药学院张勇洪教授团队与湖北省中药材产业技术体系"鄂西北秦巴山区综合试验站"站长、十堰市中药材产业链专家团队召集人、十堰市农科院正高级农艺师封海东团队等对十堰地区黄精进行收集、流式细胞术检测，发现鸡头黄精、多花黄精、不倒苗黄精、湖北黄精基因组大小不同（表 13-6）。另外，利用 DNA 条形编码技术对采集的黄精进行种质检定，并通过 PCR 扩增叶绿体基因 malK 和 Ycfb1 进行序列比对，未能对黄精种质进行精确检定。推测可能还需要参照 ITS 等核基因序列的检定结果，才能更精确分析出不同种类黄精及其特点。

表 13-6　多种黄精叶绿体基因序列大小及叶片特点

分类	vs. 玉 米（G）	vs. 高 粱（G）	vs. 大 蒜（G）	倍性	叶形	叶序
野生鸡头黄精	6.18	6.76	5.58	2N	长叶	轮生
家种鸡头黄精	12.44	13.14	10.79	4N	宽叶	轮生
不倒苗黄精	11.19	12.25	10.1	4N	短宽	互生
湖北黄精	14.3	15.27	12.45	5N	细长	互生

第八节　化学成分与药理作用

一、化学成分

黄精化学成分多样，主要有甾体皂苷类、黄酮类、苯丙素类、生物碱类、多糖等成分（图 13-21）。其中，甾体皂苷类主要的成分为螺甾烷醇型与异螺甾烷醇型甾体皂苷，目前我国相关研究者已从黄精和多花黄精中鉴定出 49 个该型甾体皂苷（表 13-7），14

个呋甾烷醇型甾体皂苷（表 13-8），另外还有 3 个孕甾烷类成分（表 13-9）和植物甾醇类化合物（表 13-10）。此外，还检测出 9 个三萜皂苷类（表 13-11）、29 个高异黄酮（表 13-12）、13 个苯丙素类成分（表 13-13）、15 个生物碱类成分（表 13-14），以及半乳糖、阿拉伯糖、鼠李糖、木糖、葡萄糖、甘露糖 6 种单糖为多糖组成成分、"天冬氨酸、苏氨酸、丝氨酸、谷氨酸"等 16 种氨基酸成分和 K、Fe、Mg、Cu、Mn 等 18 种微量元素。

  在炮制过程中，黄精和多花黄精的多糖含量随着蒸晒次数的增加，逐渐降低，如黄精在经过酒蒸或炆制，D- 蔗糖、棉子糖等寡糖含量均呈下降趋势，而 D- 葡萄糖、D- 果糖等单糖含量却明显上升，表明炮制使得寡糖水解转换为单糖。而皂苷含量随着蒸晒次数的增加先增加后趋于稳定。黄精挥发性成分的游离氨基和羰基化合物会发生一系列复杂反应，产生 Maillard（美拉德）反应产物。

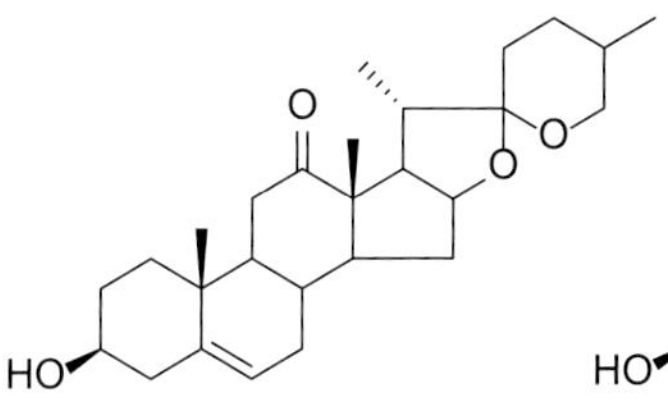

静特诺皂苷元

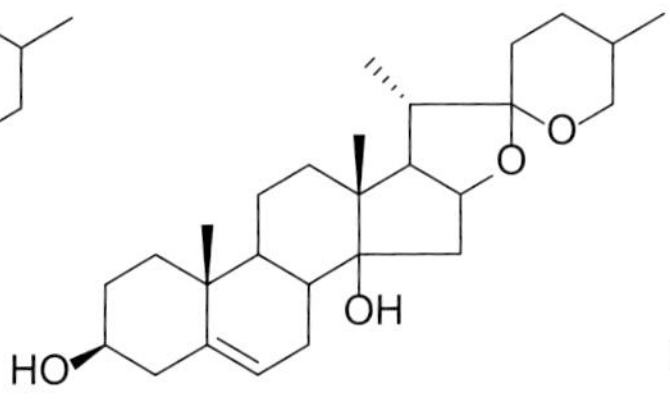

新巴拉次薯蓣皂苷元

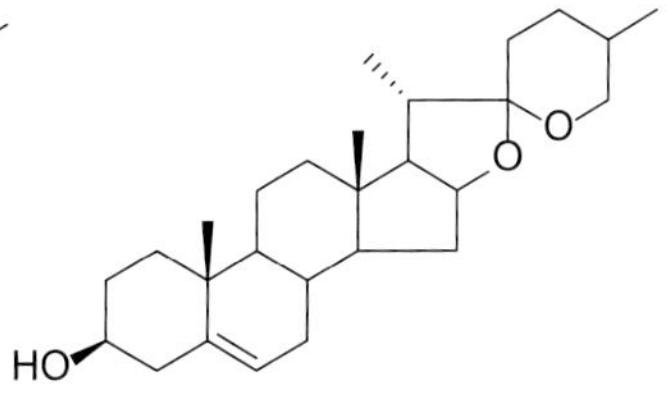

约莫皂苷元

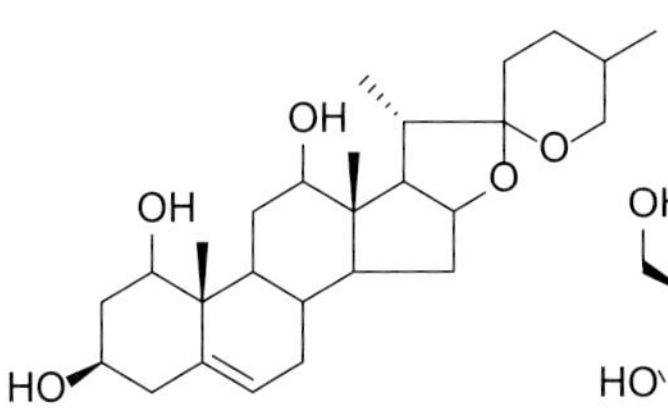

黄精皂苷元

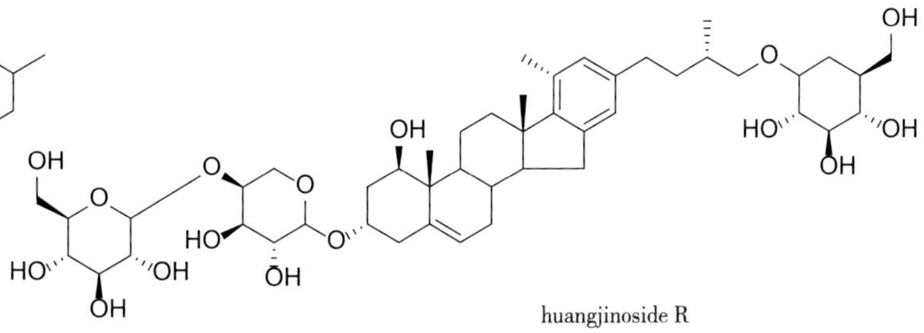

huangjinoside R

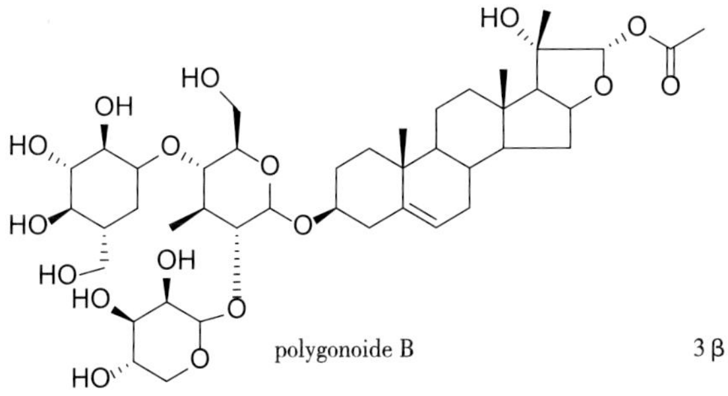

polygonoide B

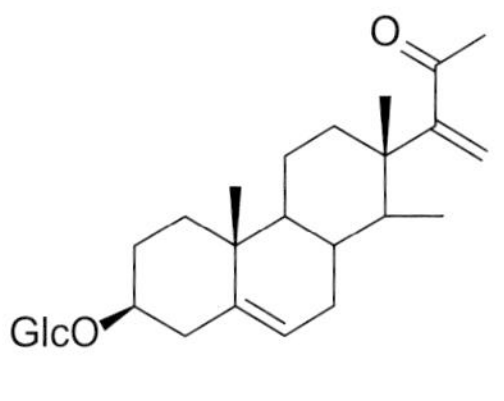

3β-[(O-β-D-glucopyranosyl) oxy]-pregna-5，16-dien-20-one

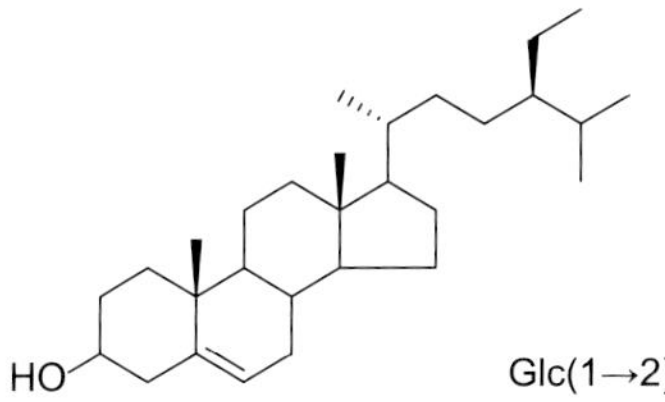

β-谷甾醇

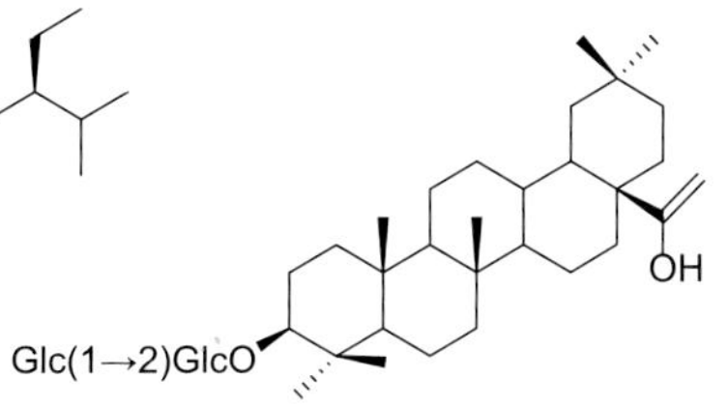

3β-羟基-(3→1) 葡萄糖-(2→1)葡萄糖-齐墩果酸

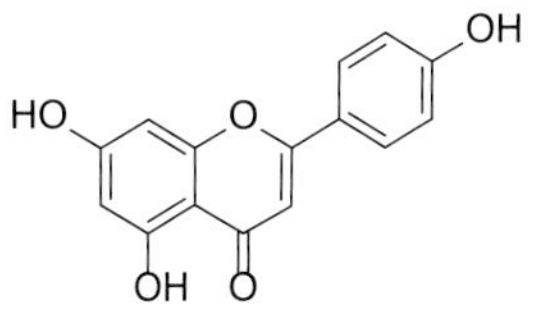

apigenin

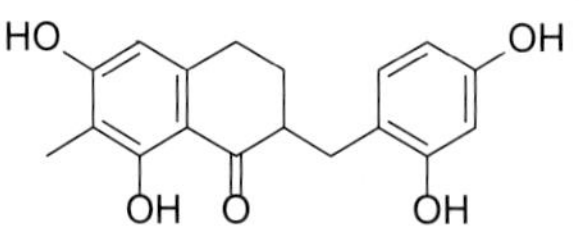

5, 7–dihydroxy–6–methyl–3–(2', 4'–dihydroxybenzyl)–chroman–4–one

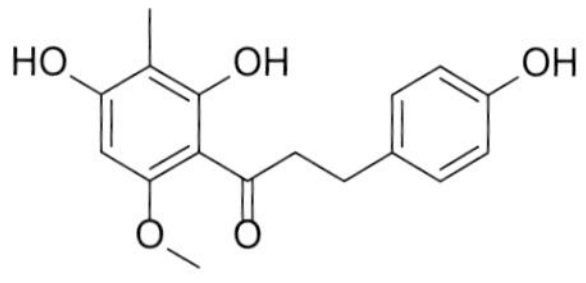

polygonatone D

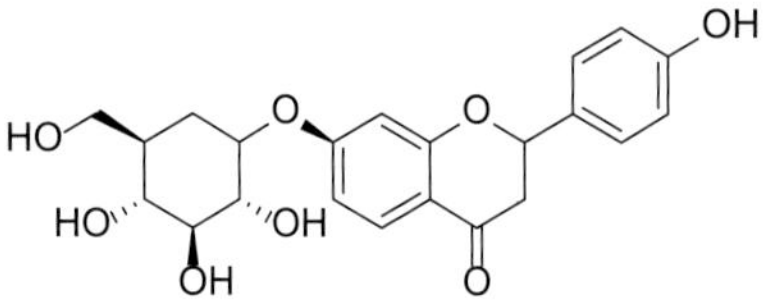

芹菜素–7–O–β–D–葡萄糖苷(apigenin–7–O–β–D–glucoside)

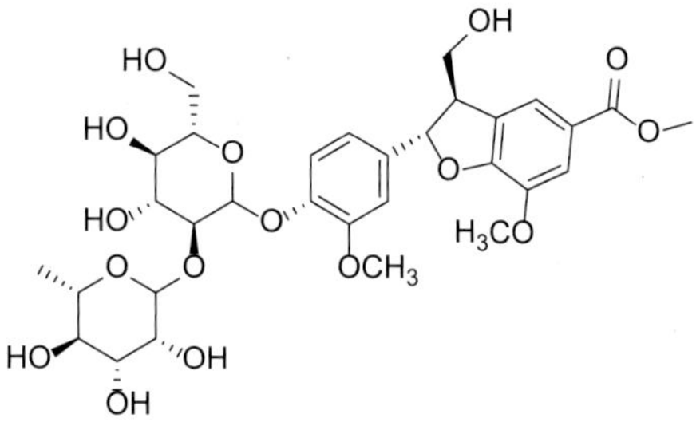

黄精新木脂素苷 A

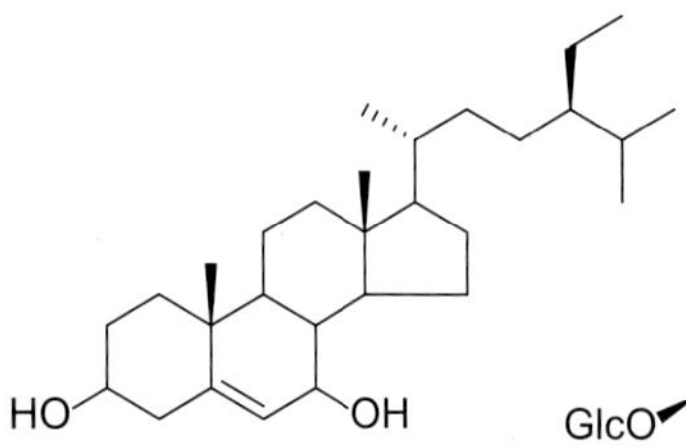

豆甾–5–烯–3β, 7α(β)–二醇

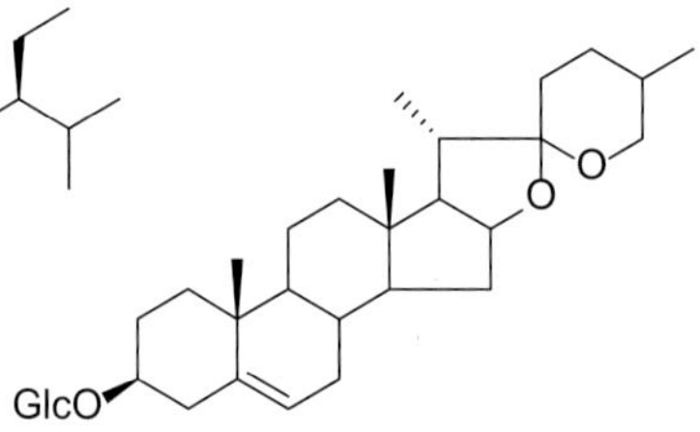

延龄草苷

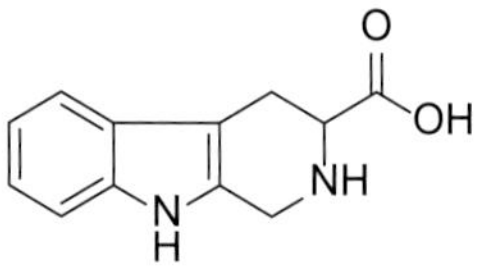

2, 3, 4, 6–tetrahydro–1H–β–carboline–3–carboxylic acid

图 13–21　黄精中代表性化学成分

表 13–7　螺甾烷醇型与异螺甾烷醇型甾体皂苷成分

序号	化学名称	化学式	品种
1	(25S)–spirostan–5–en–12–one–3–O–D–glucopyranosyl–(1 → 2)–O–[β–D–xylopyranosyl (1 → 3)]–O–β–D–glucopyranosyl(1 → 4)–β–D–galactopyranoside	$C_{50}H_{78}O_{23}$	多花黄精
2	(25S)–spirostan–5–en–12–one–3–O–β–D–glucopyranosyl–(1 → 2)–O–[β–D–glucopyranosyl (1 → 3)]–O–β–D–glucopyranosyl–(1 → 4)–β–D–galactopyranoside	$C_{51}H_{80}O_{24}$	多花黄精
3	静特诺皂苷元 (gentrogenin)	$C_{27}H_{40}O_4$	多花黄精
4	(25S)– 康定玉竹苷 D1 [(25R,S)–pratioside D1]	$C_{45}H_{70}O_{19}$	黄精
5	cyrtonemoside A	$C_{51}H_{80}O_{24}$	多花黄精
6	新波托皂苷元 (neobotogenin)	$C_{27}H_{40}O_4$	多花黄精
7	(3β,25RS)–spirost–5–en–12–one–3–[(O–β–D–glucopyranosyl)–(12)–O–[β–D–glucopy–ranosyl–(1 → 3)]–O–β–D–xylopyranosyl–(1 → 4)–β–D–galactopyranosyl)–oxy]	$C_{50}H_{78}O_{23}$	多花黄精
8	(25RS)–spirost–5–en–3β,17α–diol–3–O–β–D–glucopyranosyl(1 → 4)–β–D–fucopyranosyl	$C_{39}H_{62}O_{13}$	黄精

续表

序号	化学名称	化学式	品种
9	(25R)-spirost-5-en-3β,17α-diol-3-O-β-D-glucopyranosyl(1→2)-β-D-glucopyranosyl(1→4)-β-D-fucopyranosyl	$C_{45}H_{72}O_{18}$	黄精
10	(25RS)-spirost-5-en-3β,12β-diol-3-O-β-D-glucopyranosyl(1→4)-β-D-fucopyranosyl	$C_{39}H_{62}O_{13}$	黄精
11	西伯利亚蓼苷 B(sibiricoside B)	$C_{50}H_{80}O_{24}$	黄精
12	新巴拉次薯蓣苷元 A 3-O-β-石蒜四糖苷 (neoprazerigenin A 3-O-β-lycotetraoside)	$C_{50}H_{80}O_{23}$	黄精
13	新巴拉次薯蓣皂苷元 (neoprazerigenin A)	$C_{27}H_{42}O_4$	黄精
14	(23S,25R)-spirost-5-ene-3β,14α,23-ttiol	$C_{27}H_{42}O_5$	黄精
15	(3β，23S，25R)-3,23-diacetate,spirost-5-ene-3,14,23-triol	$C_{31}H_{46}O_7$	黄精
16	(25R)-螺甾-5-烯-3β,17α-二醇-3-O-β-D-吡喃葡萄糖基(1→4)-β-D-吡喃半乳糖苷	$C_{39}H_{62}O_{14}$	黄精
17	(25R)-螺甾-5-烯-3β，17α-二醇-3-O-β-D-吡喃葡萄糖基(1→2)-β-D-吡喃葡萄糖基(1→4)-β-D-吡喃半乳糖苷	$C_{45}H_{72}O_{19}$	黄精
18	3-O-β-D-glucopyranosyl(1→3)-β-D-glucopyranosyl(1→4)-[α-L-rhamnopyranosyl(1→2)]-β-D-glucopyranoside-diosgenin	$C_{51}H_{82}O_{22}$	黄精
19	3-O-β-D-glucopyranosyl(1→4)-[α-L-rhamnopyranosyl(1→2)]-β-D-glucopyranoside-diosgenin	$C_{45}H_{72}O_{17}$	黄精
20	3-O-β-D-α-L-rhamnopyranosyl(1→4)-[α-L-rhamnopyranosyl(1→2)]-β-D-glucopyranoside-diosgenin	$C_{45}H_{72}O_{16}$	黄精
21	约莫皂苷元 (yamogenin)	$C_{27}H_{42}O_3$	黄精
22	新西伯利亚蓼苷 D (neosibiricoside D)	$C_{45}H_{72}O_{18}$	黄精
23	薯蓣皂苷元 (diosgenin)	$C_{27}H_{42}O_3$	多花黄精，黄精
24	新西伯利亚蓼苷 C (neosibiricoside C)	$C_{52}H_{82}O_{23}$	黄精
25	(25S)-蜘蛛抱蛋苷 [(25S)-aspidistrin]	$C_{50}H_{80}O_{22}$	黄精
26	薯蓣皂苷 (dioscin)	$C_{45}H_{72}O_{17}$	多花黄精，黄精
27	延龄草苷 (trillin)	$C_{33}H_{52}O_8$	黄精
28	(25S)-螺甾-5-烯-3β-醇-3-O-β-D-吡喃葡萄糖基(1→4)-β-D-吡喃岩藻糖苷	$C_{39}H_{62}O_{12}$	黄精
29	(25S)-螺甾-5-烯-3β-醇-3-O-β-D-吡喃葡萄糖基(1→4)-β-D-吡喃半乳糖苷	$C_{39}H_{62}O_{13}$	黄精
30	新西伯利亚蓼苷 B (neosibiricoside B)	$C_{52}H_{82}O_{24}$	黄精
31	huangjinoside C	$C_{32}H_{52}O_9$	黄精
32	新西伯利亚蓼苷 A (neosibiricoside A)	$C_{47}H_{74}O_{21}$	黄精

序号	化学名称	化学式	品种
33	(25RS)- 螺甾 -5- 烯 -3β,12β- 二醇 -3-O-β-D- 吡喃葡萄糖基 (1→4)-β-D- 吡喃岩藻糖苷	$C_{39}H_{62}O_{13}$	黄精
34	(25RS)- 螺甾 -5- 烯 -3β,12β- 二醇 -3-O-β-D- 吡喃葡萄糖基 (1→4)-β-D- 吡喃半乳糖苷	$C_{39}H_{62}O_{14}$	黄精
35	黄精皂苷元 (huangjingenin)	$C_{27}H_{42}O_5$	黄精
36	huangjinoside D	$C_{33}H_{52}O_9$	黄精
37	huangjinoside E	$C_{39}H_{62}O_{14}$	黄精
38	huangjinoside F	$C_{39}H_{62}O_{15}$	黄精
39	huangjinoside G	$C_{45}H_{72}O_{19}$	黄精
40	huangjinoside H	$C_{45}H_{72}O_{20}$	黄精
41	huangjinoside I	$C_{38}H_{60}O_{15}$	黄精
42	huangjinoside J	$C_{39}H_{62}O_{15}$	黄精
43	huangjinoside K	$C_{39}H_{62}O_{16}$	黄精
44	huangjinoside L	$C_{39}H_{62}O_{15}$	黄精
45	huangjinoside M	$C_{39}H_{62}O_{16}$	黄精
46	huangjinoside N	$C_{45}H_{72}O_{21}$	黄精
47	huangjinoside O	$C_{45}H_{72}O_{20}$	黄精
48	huangjinoside A	$C_{33}H_{50}O_8$	黄精
49	huangjinoside B	$C_{39}H_{60}O_{15}$	黄精

表 13-8　呋甾烷醇型甾体皂苷成分

序号	化合物名称	化学式	品种
1	西伯利亚蓼苷 A (sibiricoside A)	$C_{57}H_{94}O_{28}$	黄精
2	(25RS)-26-(β-glucopyranosyl)-22-methylfurost-5-ene-3β，14α，26-triol 3-O-β-lycotetraoside	$C_{57}H_{94}O_{29}$	黄精
3	原薯蓣皂苷 (protodioscin)	$C_{51}H_{84}O_{22}$	黄精
4	甲基原薯蓣皂苷 (methyl protodioscin)	$C_{52}H_{86}O_{22}$	黄精
5	原纤细薯蓣皂苷 (protogracillin)	$C_{51}H_{84}O_{23}$	黄精
6	甲基原纤细薯蓣皂苷 (methyl protogracillin)	$C_{52}H_{86}O_{23}$	黄精
7	polygonoide A	$C_{57}H_{92}O_{27}$	黄精
8	26-O-β-D- 吡喃葡萄糖 -3β,26- 二醇 -(25R)-Δ5,22(23)- 二烯 - 呋甾 -3-O-β-D- 吡喃葡萄糖苷	$C_{39}H_{62}O_{13}$	黄精
9	26-O-β-D- 吡喃葡萄糖 -3β,26- 二醇 -(25R)-Δ5,20(22)- 二烯 - 呋甾 -3-O-β-D- 吡喃葡萄糖苷	$C_{39}H_{62}O_{13}$	黄精

续表

序号	化合物名称	化学式	品种
10	huangjinoside P	$C_{45}H_{72}O_{19}$	黄精
11	滇黄精苷 Z (kingianoside Z)	$C_{57}H_{90}O_{29}$	黄精
12	polygonoide B	$C_{43}H_{68}O_{19}$	黄精
13	huangjinoside Q	$C_{56}H_{88}O_{27}$	黄精
14	huangjinoside R	$C_{46}H_{70}O_{17}$	黄精

表 13-9 孕甾烷类成分

序号	化学名称	化学式	品种
1	3β–［(O–β–D–glucopyranosyl) oxy］–pregna–5,16–dien–20–one	$C_{27}H_{40}O_7$	黄精
2	3β–［O–α–L–rhamnopyranosyl–(1→2)–β–D–glucopyranosyl) oxy］–pregna–5,16–dien–20–one	$C_{33}H_{50}O_{11}$	黄精
3	pregn–5–en–3β–ol–20–one–3–O–bis–β–D–glucopyranosyl–(1→2,1→6)–β–D–glucopyranoside	$C_{39}H_{62}O_{17}$	黄精

表 13-10 植物甾醇类化合物

序号	化学名称	化学式	品种
1	胡萝卜苷 (daucosterol)	$C_{35}H_{60}O_6$	多花黄精，黄精
2	β–谷甾醇 (β–sitosterol)	$C_{29}H_{50}O$	多花黄精，黄精
3	豆甾 –5– 烯 –3β,7α(β)– 二醇	$C_{29}H_{50}O_2$	黄精

表 13-11 三萜皂苷类成分

序号	化学名称	化学式	品种
1	3β– 羟基 –(3→1) 葡萄糖 –(4→1) 葡萄糖 – 齐墩果烷	$C_{42}H_{72}O_{11}$	黄精
2	3β,30β– 二羟基 –(3→1) 葡萄糖 –(2→1) 葡萄糖 – 齐墩果烷	$C_{42}H_{72}O_{12}$	黄精
3	3β– 羟基 –(3→1) 葡萄糖 –(2→1) 葡萄糖 – 齐墩果酸	$C_{42}H_{68}O_{13}$	黄精
4	3β– 羟基 –(3→1) 葡萄糖 –(4→1) 葡萄糖 –(28→1) 阿拉伯糖 –(2→1) 阿拉伯糖 – 齐墩果酸	$C_{52}H_{84}O_{21}$	黄精
5	积雪草苷 (asiaticoside)	$C_{48}H_{78}O_{19}$	黄精
6	羟基积雪草苷 (madecas–soside)	$C_{48}H_{78}O_{20}$	黄精
7	polygonoide C	$C_{48}H_{78}O_{19}$	黄精
8	polygonoide D	$C_{49}H_{80}O_{19}$	黄精
9	polygonoide E	$C_{72}H_{118}O_{39}$	黄精

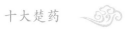

表 13-12　高异黄酮成分

序号	化学名称	化学式	品种
1	5,7-dihydroxy-3-(2'-hydroxy-4'-methoxybenzyl)-chroman-4-one	$C_{17}H_{16}O_6$	多花黄精，黄精
2	5,7-dihydroxy-6-methyl-3-(2',4'-dihydroxybenzyl)-chroman-4-one	$C_{17}H_{16}O_6$	多花黄精
3	5,7-dihydroxy-6-methyl-3-(4'-hydroxybenzyl)-chroman-4-one	$C_{17}H_{16}O_5$	多花黄精，黄精
4	(3S)-3,7-dihydroxy-8-methoxy-3-(3',4'-methylenedioxybenzyl)-chroman-4-one	$C_{18}H_{16}O_7$	多花黄精
5	5,7-dihydroxy-6,8-dimethyl-3-(4'-hydroxybenzyl)-chroman-4-one	$C_{18}H_{18}O_5$	黄精，多花黄精
6	7-hydroxy-3-(3'-methoxy-4'-hydroxybenzyl)-chroman-4-one	$C_{16}H_{12}O_5$	黄精
7	5,7-dihydroxy-6,8-dimethyl-3-(2'-hydroxyl-4'-methoxybenzyl)-chroman-4-one	$C_{19}H_{20}O_6$	多花黄精，黄精
8	5,7-dihydroxy-8-methyl-3-(2',4'-dihydroxybenzyl)-chroman-4-one	$C_{17}H_{15}O_6$	黄精
9	5-hydroxy-7-methoxyl-3-(2'-hydroxy-4'-methoxybenzyl)-chroman-4-one	$C_{18}H_{18}O_6$	黄精
10	5,7-hihydroxy-8-methyl-3-(2'-hydroxy-4'-methoxybenzyl)-chroman-4-one	$C_{18}H_{18}O_6$	多花黄精，黄精
11	5,7-dihydroxy-3-(4'-hydroxybenzyl)-chroman-4-one	$C_{16}H_{14}O_5$	黄精，多花黄精
12	5,7-dihydroxy-8-methyl-3-(4'-hydroxybenzyl)-chroman-4-one	$C_{17}H_{16}O_5$	黄精，多花黄精
13	odoratumone A	$C_{19}H_{20}O_6$	黄精
14	5,7-dihydroxy-6-methyl-8-methoxy-3-(4'-hydroxybenzyl)-chroman-4-one	$C_{18}H_{18}O_6$	黄精，多花黄精
15	odoratumone B	$C_{17}H_{16}O_6$	黄精
16	disporopsin	$C_{16}H_{14}O_6$	多花黄精
17	5,7-dihydroxy-6,8-dimethyl-3-(2'-methoxy-4'-hydroxybenzyl)-chroman-4-one	$C_{19}H_{20}O_6$	多花黄精
18	5,7-dihydroxy-6-methyl-3-(4'-methoxybenzyl)-chroman-4-one	$C_{18}H_{18}O_5$	多花黄精
19	甲基麦冬黄烷酮 B(5,7-dihydroxy-6,8-dimethyl-3-(4'-methoxybenzyl)-chroman-4-one)	$C_{19}H_{20}O_5$	多花黄精
20	5,7-dihydroxy-3-(4'-methoxybenzyl)-chroman-4-one	$C_{17}H_{16}O_5$	多花黄精
21	5-hydroxy-7-methoxy-6,8-dimethyl-3-(2'-hydroxy-4'-methoxybenzyl)-chroman-4-one	$C_{20}H_{22}O_6$	多花黄精

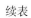

续表

序号	化学名称	化学式	品种
22	5,7–dihydroxy–6,8–dimethyl–3–(2',4'–dihydroxybenzyl)–chroman–4–one	$C_{18}H_{18}O_6$	黄精
23	5,7–dihydroxy–3–(4'–hydroxybenzylidene)–chroman–4–one	$C_{16}H_{12}O_5$	多花黄精
24	芹菜素 (apigenin)	$C_{15}H_{10}O_5$	多花黄精
25	山奈酚 (kaempferol)	$C_{15}H_{10}O_6$	多花黄精
26	杨梅素 (myricetin)	$C_{15}H_{10}O_8$	黄精
27	polygonatone D	$C_{17}H_{18}O_5$	多花黄精
28	芹菜素 –7–O–β–D– 葡萄糖苷 (apigenin–7–O–β–D–glucoside)	$C_{21}H_{20}O_{10}$	黄精
29	芹菜素 –8–C– 半乳糖苷 (apigenin–8–C–galactoside)	$C_{21}H_{20}O_{10}$	黄精

表 13–13 苯丙素类成分

序号	化学名称	化学式	品种
1	反式 – 对羟基桂皮酸 (*trans*–*p*–hydroxycinnamic acid)	$C_9H_{10}O_2$	多花黄精
2	反式 – 对羟基桂皮酸甲酯 (*trans*–*p*–hydroxycinnamate)	$C_{10}H_{12}O_2$	多花黄精
3	咖啡酸 (caffeic acid)	$C_9H_8O_4$	多花黄精
4	松柏醛 (4–hydroxy–3–methoxycinna maldehyde)	$C_{10}H_{10}O_3$	多花黄精
5	皮树脂醇 [(+)–medioresinol]	$C_{21}H_{24}O_7$	多花黄精
6	松脂素 [(+)–pinoresinol]	$C_{20}H_{22}O_6$	黄精
7	丁香脂素 (syringaresinol)	$C_{22}H_{26}O_8$	黄精，多花黄精
8	balanophonin B	$C_{20}H_{20}O_7$	多花黄精
9	鹅掌楸苷 (liriodendrin)	$C_{34}H_{46}O_{18}$	黄精
10	(+)–syringaresinol–O–β–D–glucopyranoside	$C_{28}H_{36}O_{13}$	多花黄精，黄精
11	(+)–pinoresinol O–β–D–glucopyranosyl(1 → 6)β–D–glucopyranoside	$C_{32}H_{42}O_{16}$	黄精
12	黄精新木脂素苷 A	$C_{31}H_{40}O_{16}$	黄精
13	isolariciresinol 9'–O–β–D–glucopyranoside	$C_{26}H_{34}O_{11}$	黄精

表 13–14 生物碱类成分

序号	化学名称	化学式	品种
1	黄精碱 A(polygonatine A)	$C_9H_{11}NO_2$	多花黄精，黄精
2	黄精碱 B(polygonatine B)	$C_{11}H_{15}NO_2$	多花黄精
3	1H– 吲哚 –3– 甲醛 (indole–3–carboxaldehyde)	C_9H_7NO	多花黄精

序号	化学名称	化学式	品种
4	5-羟基-2-羟甲基吡啶 (5-hydroxy-2-pyridinemethanol)	$C_6H_7NO_2$	黄精
5	5-羟基吡啶-2-甲酸甲酯 (5-hydroxypyridine-2-carboxylate)	$C_7H_7NO_3$	黄精
6	2,3,4,6-tetrahydro-1H-β-carboline-3-carboxylic acid	$C_{12}H_{12}N_2O_2$	黄精
7	川芎哚［perlolyrine (1-(5-hydroxymethyl-2-furyl)-9H-pyrido［3,4-b］indole)］	$C_{16}H_{12}N_2O_2$	黄精
8	4-(9H-β-carbolin-l-yl)-4-oxo-but-2-enoic acid methyl ester	$C_{16}H_{12}N_2O_3$	黄精
9	5-(9H-β-carbolin-l-yl)-pentane-1, 2, 5-triol	$C_{16}H_{18}N_2O_3$	黄精
10	酒渣碱 (flazine)	$C_{17}H_{12}N_2O_4$	黄精
11	N-反式/顺式-对香豆酰基章鱼胺 (N-$trans$/cis-p-coumaroyloctopamine)	$C_{17}H_{17}NO_4$	多花黄精
12	N-反式/顺式-阿魏酰真蛸胺 (N-$trans$/cis-feruloyloctopamine)	$C_{18}H_{19}NO_5$	多花黄精
13	3-(4-hydroxy)-N-［2-(4-hydroxyphenyl)-2-methoxyethyl］-2-propenamide	$C_{18}H_{19}NO_4$	黄精
14	3-(4-hydroxy-3-methoxyphenyl)-N-［2-(4-hydroxyphenyl)-2-methoxy-ethyl］-2-propenamide	$C_{19}H_{21}NO_5$	黄精
15	N-反式-对香豆酰基酪胺 (N-$trans$-p-coumaroyltyramine)	$C_{17}H_{17}NO_3$	黄精

二、药理作用

（一）药效学研究

1. 抗氧化

黄精具有一定的抗氧化作用。在黄精提取物的石油醚、乙酸乙酯和正丁醇部位有较强的总还原力和清除自由基能力。尤其黄精速溶粉在体外有较强的抗氧化活性，对氧化损伤的肝脏有明显的保护作用。如，多花黄精纯不溶性固体均有一定的抗氧化活性，且稀碱可溶固体抗氧化活性最强，热缓冲液可溶固体抗氧化活性最弱。有研究表明，黄精可消除自由基老鼠机体，增强端粒酶活性，延缓细胞衰老进程。

2. 防治骨质疏松

黄精防治骨质疏松主要有三方面。一是黄精多糖通过调节 Wnt/β-catenin 信号通路下游分子 β-catenin 的表达，激活下游靶基因的转录，但不依赖于 LRP5，促进骨髓间充质干细胞，或向成骨细胞分化。或通过促进成骨细胞形成和通过 Wnt/β-catenin 信号通路阻断破骨细胞生成来抑制骨质疏松症。二是黄精多糖通过 ERK/GSK-3β/β-catenin 信号通路在体外促进了成骨细胞的分化和矿化作用，从而防治了骨质疏松症。三是黄精多糖在体外能抑制破骨细胞生成使通过基于 miR-1224 的 Hippo 信号通路，从而防治骨质疏松症。

3. 抗肿瘤作用

多花黄精凝集素是一种与甘露糖、唾液酸结合体，对多种癌细胞具有明显的抗增殖和凋亡诱导活性作用，途径或通路多种。第一，通过线粒体介导的 ROS-p38-p53 途径诱导癌细胞自噬和凋亡；第二，通过活性氧簇（ROS）介导的 MAPK 和 NF-κB 信号传导途径，诱导人肺腺癌 A549 细胞的凋亡和自噬；第三，通过胱天蛋白酶依赖性途径，诱导鼠纤维肉瘤 L929 细胞凋亡；第四，阻断 Ras-Raf 和 PI3K-Akt 信号通路，诱导鼠纤维肉瘤 L929 细胞凋亡和自噬。黄精多糖也可通过 TLR4-MAPK/NF-κB 信号通路，来增强肺癌免疫。此外，黄精水提物能消除 2,2- 二苯基 -1- 苦肼基、羟自由基，降低活性氧水平、一氧化氮，抑制一氧化氮合酶和肿瘤坏死因子 α 蛋白表达。

4. 改善记忆和睡眠

黄精多糖可以通过改善血液流变学异常、降血脂、抗炎、抗氧化等作用，从而提高记忆和学习能力。有研究指出，黄精多糖可以减少尼氏体丢失，阻碍海马神经元的损伤和破坏，从而改善记忆和学习能力。并且，黄精根茎能显著增加 GABA A-R2 和 5-HT1A 受体的蛋白质和 mRNA 水平，而这与睡眠有密切关系。

5. 调节血糖血脂

黄精多糖可通过促进与抑制与高脂血症相关蛋白及炎症相关基因表达，并降低甘油三酯、总胆固醇、低密度脂蛋白胆固醇。黄精多糖、皂苷类成分通过降血糖、改善脂代谢、调节胰岛素分泌和胰岛素受体蛋白的表达、抗氧化、抗炎等发挥作用，从而防治糖尿病发生。

6. 保肝作用

黄精多糖能阻碍过度训练引起的肝组织自由基增加，提高抗氧化酶的活性，通过调节 iNOS、内皮细胞性一氧化氮合酶的活性，平衡 NO 生成，提高 Na^+、K^+-ATP、Ca^{2+}、Mg^{2+}-ATP 活性，持续高能量供给，维持细胞内外 Na^+、K^+、Ca^{2+}、Mg^{2+} 的正常分布与运转，对运动性肝组织伤有一定的保护作用。

7. 改善心肌损伤

黄精多糖抗心肌细胞损伤作用机制可能与抑制 TLR4-My D88-NF-κB 信号通路有关。有研究表明，不同浓度的黄精多糖都可明显提高 H9c2 心肌细胞的存活率，改善细胞形态，降低上清液中 TNF-α、IL-1β 的含量，减少细胞中 TLR4、MyD88 的 mRNA 转录和 Caspase-3、Bax、NF-κB 的蛋白表达水平，提高 Bcl-2、IκBα 的蛋白表达水平，调节凋亡信号通路，从而减轻炎症反应来保护心肌细胞。

（二）安全性研究

1. 刺激咽喉

黄精生品含有较多黏液质，与其总皂苷、挥发性成分等有关，刺激咽喉，现代医药采用炮制和临床多用其炮制品，不仅利于有效成分积累，使药效增强，还使刺激性明显降低。

2. 治疗糖尿病不良反应

黄精具有抗糖尿病作用，但在黄精多糖乳膏临床治疗生殖器疱疹中仍表现出少数患者出现红斑、灼痛、水肿等局部轻微不良反应。黄精芡实汤干预糖尿病前期肠胃不适等轻微不良反应。

第九节　临床应用与产品开发

一、临床应用

黄精干燥后，根茎入药，味甘，性平，归脾、肺、肾经；具有补气养阴，健脾，润肺，益肾的功效；长期用于治疗脾胃气虚，体倦乏力，胃阴不足，口干食少，肺虚燥咳，劳嗽咳血，精血不足，腰膝酸软，须发早白，内热消渴等病症；9～15g煎服或入丸、散，熬膏；寒湿痰多，痞满气滞，中寒泄泻者禁用。

（一）临床常用

1. 用于脾胃虚弱，体倦乏力

黄精性甘、平，有补气健脾的功效，可用于脾胃虚弱、倦怠食少，或病后身虚、体乏力、饮食减少等症。若脾胃气虚而倦怠乏力、食欲不振、脉象虚软者，可与党参、茯苓、白术等同用，如《人己良方》肥儿丸；若脾胃阴虚而致口干食少、饮食无味、舌红无苔者，可与芡实、太子参、山药等同用，如《中医内科临床治疗学》黄精芡实汤。

2. 用于肾虚精亏，腰膝酸软，须发早白

黄精性甘、平，入肾经，有养肾阴、乌须发的功效。单用熬膏，使人旧皮脱、颜色变光、花容有异、鬓发更改，如《备急千金要方》黄精膏；若治疗肾虚精亏，常与枸杞子等配伍，如《普济方》枸杞丸；若壮筋骨，益精髓，一般与续断、何首乌等配伍，如《医统》还真二七丹。

3. 用于阴虚肺燥，干咳少痰，以及肺肾阴虚的劳嗽久咳等症

黄精与百部、白及等配伍可化痰止咳、生津止血，治疗肺痨咳血，如《古今名方》健肺丸。治劳嗽久咳，可配地黄、天冬、百部等同用。与沙参配伍，沙参味甘、微苦，性微寒，归肺经，能养肺阴，清肺热；黄精既补肺阴，又益肾阴，二药合用，既能润肺滋阴，又能清热益精，故可用治肺阴不足，燥热咳嗽。

4. 助气固精，保镇丹田

黄精去皮后，与枸杞子同用，如《圣济总录》二精丸。

（二）临床进展

黄精是中医临床常用的补阴上品药材，频繁应用于多种疾病的临床治疗，且含有多糖、皂苷、黄酮、生物碱、木脂素、氨基酸、维生素和微量元素等多种药用成分，药理功能多，不良反应少，常用于治疗肝肾系统疾病、呼吸系统疾病、心脑血管系统疾病、生殖系统疾病等。现代医学证实，黄精具有抗衰老、抗肿瘤、降血糖、调血脂、提高免疫、缓解疲劳、保护心肝肾系统、治疗骨质疏松以及改善造血功能等多种药理作用，临床应用价值潜力巨大，可以治疗多种疾病。

1. 治疗肺结核

黄精汤及其制剂可治疗浸润型肺结核和耐药性肺结核，用药温和，疗程短，安全性高，效果佳；黄精枯草膏：黄精甘平无毒，滋阴润肺，与夏枯草、鱼腥草等诸药熬膏，抑制结核杆菌的作用甚好，配合抗痨药治疗肺结核疗效较好。

2. 治疗糖尿病

降糖甲片（主要成分黄精）治疗原发性非胰岛依赖型成人糖尿病，疗效甚好，尤以气阴两虚型为佳，显效率54.5%，好转率27.3%，总有效率81.8%。三黄消渴汤（主要成分黄精）治疗 2 型糖尿病，显效率40%，好转率45%，总有效率85%。

3. 治疗膝关节炎

黄精多糖具有显著的抑菌、消炎和抗氧化活性，能有效地减轻局部炎症。口服黄精制剂后，黄精多糖聚集在膝关节炎性病灶，充分发挥抗氧化活性和抗炎生物活性，有效地缓解膝关节炎症进一步发展，改善膝关节活动功能。

4. 治疗冠心病、心绞痛

中医认为，冠心病、心绞痛多为体虚血瘀，血脉不畅，引发胸痹心痛。冠心平（黄精为主要成分）制剂，可有效缓解和减轻冠心病、心绞痛等疾病，在降低血脂、改善内皮功能、抗氧化和抗炎等方面也有较好的疗效。

5. 治疗高血压

高血压、高血脂是一类常见的慢性病，多发于中老年，常为引起心脑血管疾病的危险因素之一。黄精益阴汤具有药力温和，药效持久以及副作用小优势，适宜于治疗原发性高血压患者，确保平稳降压，改善肝功能和血脂水平，服药后，有效率95.2%。

6. 治疗窦性心动过缓

窦性心动过缓轻者无症状表现，重者则呈现心悸、气短、胸闷、乏力，甚至昏厥、视矇、短暂性意识障碍等。参芪丹鸡黄精汤以党参、黄芪和黄精为主药，具有标本兼治优点，补气健脾养血治本，行气活血化瘀治标，兼顾气血，清中养阴，气血通畅，则心悸诸症自解。

7. 治疗脑血管疾病

脑梗死逐渐成为临床上常见病和多发病，病死率高，极易出现多种后遗症和并发症。黄精、地龙配伍入药在神经保护方面具有积极作用，优化开发的黄精地龙丸对脑梗死康复患者的神经功能有一定的改善，促进脑血流畅通并改善脑部供血等，不良反应少，疗效佳。

8. 治疗椎动脉型颈椎病

椎动脉型颈椎病多发于中老年患者，临床表现为颈痛、后枕部痛、颈部活动受限等。天麻黄精汤由丹参、天麻、黄精、葛根等配伍入药，滋肾填精、益气活血、舒筋通络、化痰止眩，改善气虚血瘀，反复给药可取得较好的疗效。

9. 治疗慢性乙型肝炎

加味黄精汤，以黄精为主药，此药具有滋养肝肾、疏肝健脾、理气和胃的功效，缓解肝脏炎症反应，促使受损肝细胞修复，改善肝功能，促进肝组织微循环，延缓和抑制肝纤维化发生与发展，反复给药，总有效率达 92.0%。

10. 治疗呼吸道继发真菌感染

黄精健脾润肺、补气养阴，促使机体免疫力的增强，对多种细菌、真菌、病毒和脂质的过氧化等均有抑制作用。持续用药，可较快地控制病情，疗效好，无不良反应，有效率为 80.0%。

11. 治疗不孕不育症

男性不育症难治，发病率高，少精弱精为临床常见，病因复杂。黄精赞育胶囊，以何首乌、黄精、枸杞子等为主要成分，具有补肾填精、清热利湿的功效，用于治疗腰膝酸软、阴囊潮湿、少精弱精等，服药后，效果显著，总有效率 91.14%。

12. 治疗小儿痹疳

小儿脾胃虚弱，易受损伤引起消化吸收功能障碍，食欲不振，营养不良，面黄肌瘦、影响生长发育及全身脏腑功能。黄精治疗脾胃损伤，提振食欲，食量增加，面色红润，疗效较好，有效率为 80%。

13. 治疗抑郁症

黄精有润肺生津，养血补心，滋阴养肝，健脾补中，补肾益精的功效，可调气机升降，解气血瘀滞。配合氟西汀治疗抑郁，既增强氟西汀药效，又减少不良反应，疗效可靠又安全。

14. 抗阿尔茨海默病

黄精在抗氧化、消炎、降低机体氧化应激水平等方面有一定的功效，黄精丸以黄精、当归为主药，可补肾填精、活血化瘀、健脾润肺，常用于改善神经功能障碍，提高其认知功能及生活能力。

15. 治疗慢性胃炎

二黄公英建中汤加入黄精，对于慢性胃炎的治疗具有良好的疗效。此药治疗 86 例慢性胃炎患者中，治愈率 40.7%，有效率 48.8%，总有效率 89.5%。

二、产品开发

（一）药品

黄精含有多糖、皂苷类、生物碱类、类黄酮、高异黄酮、木质素、凝集素、氨基酸和微量元素等多种药用成分，药理学功能丰富，开发的药品多为中成药或汤药，临床可治疗多种疾病。黄精多糖、皂苷和黄酮类对调节血压、血糖和血脂有明显作用。如降糖甲片，由黄精、黄芪、太子参、地黄、天花粉等组方，对血糖较高的患者有较好的降糖作用；黄精四草汤，由黄精、车前草、夏枯草、豨莶草和益母草等组方，并配合使用缬沙坦治疗高血压，降压效果好；降脂灵颗粒，以何首乌、黄精、决明子、枸杞子、山楂等为主要组分，对高血脂患者有降脂作用。在抗菌、抗病毒、消炎、增强免疫等方面，黄精多糖、甾体皂苷类具有一定的功效，如大金丹，由黄精、朱砂、雄精、硼砂、川黄连等组方，治疗咽喉疼痛，消炎止咳；老年咳喘片，以黄精、黄芪、防风、白术、甘草等为主要组分，对老年慢性支气管炎有明显疗效；澳泰乐颗粒，以黄精、返魂草、麦芽、郁金、白芍等为主要组分，疏肝理气，清热解毒，用于慢性肝炎引起的胁肋胀痛、口苦纳呆、乏力等症的治疗。此外，黄精多糖在抗氧化、抗缺氧、抗衰老等方面具有活性，如红景天口服液，以红景天、枸杞子、黄精等为主要组分，对缓解疲劳、延缓衰老、改善身体功能等方面有积极作用；黄精地龙丸，以黄精、地龙等为主要组分，对记忆力和老年痴呆的改善有治疗效果；黄精提取物对心肾功能和脾胃不适有一定的功效，如冠脉宁胶囊，以黄精、丹参、醋延胡索、当归、何首乌、葛根、冰片等为主要成分，用于冠心病、心绞痛、冠状动脉供血不足等的治疗；肾炎舒片，以黄精、苍术、白茅根、金银花、枸杞子等为主要成分，对肾炎引起的浮肿、腰痛、乏力、怕冷、夜尿多等症有治疗作用；胃安胶囊，以黄精、石斛、甘草、黄柏、白芍等为主要成分，用于胃脘嘈杂、上腹隐痛、咽干口燥等症的治疗。黄精内含物还对生殖功能有一定功效，如黄精赞育胶囊，以何首乌、黄精、枸杞子等为主要成分，主治由弱精、少精等引起的男性不育。另外，还有很多用黄精开发的药物，在治疗糖尿病、高血压、高血脂、冠心病、肺结核、支气管炎、慢性胃炎、慢性肾炎、乙肝、病毒性皮肤病、男性不育症等疾病中发挥着不可替代的作用。根据我国黄精相关药用标准（表 13-15 至表 13-17），现有黄精注册与受理 6 项（表 13-18），国产药品 10 项（表 13-19），新药批准 1 项（表 13-20）。

表 13-15 黄精国家与省级药用标准

药材名称	标准来源	标准状态	页码
鸡头黄精	《甘肃省中药材标准》（2008 年版）		/
鸡头黄精	《甘肃省中药材标准》（2009 年版）	现行标准	87
黄精	《台湾中药典》第二版		258
黄精	《藏药标准》（西藏、青海、四川、甘肃、云南、新疆六局合编）		78
黄精	《台湾中药典》第三版（民国 107 年版）	现行标准	361
鸡头黄精	《甘肃省中藏药材标准》（2019-2020 年公示或公告）	公告	/
黄精	《中国药典（1963 年版）·一部》		270
黄精	《中国药典（1977 年版）·一部》		520
黄精	《中国药典（1985 年版）·一部》		275

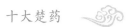

续表

药材名称	标准来源	标准状态	页码
黄精	《中国药典（1990 年版）·一部》		278
黄精	《中国药典（1995 年版）·一部》		275
黄精	《中国药典（2000 年版）·一部》		252
黄精	《中国药典（2005 年版）·一部》		215
黄精	《中国药典（2010 年版）·一部》		288
黄精	《中国药典（2015 年版）·一部》		306
黄精	《中国药典（2020 年版）·一部》	0	319
黄精	《香港中药材标准》第十期	现行标准	/
九制黄精	《四川省中药材单页标准》（2021）		/

表 13-16　《中华本草》药用标准

中药名称	来源	页码
黄精	《中药大辞典》（南京中医药大学编著，2006）	2828
黄精	《全国中草药汇编》（第二版）（上册）（《全国中草药汇编》编写组编，1996）	800
黄精	《中华本草》（第八册）（国家中药管理局编委会，1999）	142
黄精	《中华本草》（苗药卷）（国家中药管理局编委会，1999）	483
黄精	《中华本草》（蒙药卷）（国家中药管理局编委会，1999）	351
黄精	《中华本草》（藏药卷）（国家中药管理局编委会，1999）	297

表 13-17　黄精相关国家药品标准

序号	名称	标准来源	页码
31382	黄精丸	《卫生部药品标准中药成方制剂》第一册	138
34045	当归黄精膏	《卫生部药品标准中药成方制剂》第七册	60
39928	十一味黄精颗粒	《国家中成药标准汇编》（外科妇科分册）	554
40152	益元黄精糖浆	《国家中成药标准汇编》（内科气血津液分册）	73
40221	黄精养阴糖浆	《国家中成药标准汇编》（内科气血津液分册）	460
43398	黄精赞育胶囊	《国家药监局单页标准》（2001）	
52268	黄精赞育胶囊	《国家药监局单页标准》（2002）	
55877	黄精赞育胶囊	《SFDA 标准颁布件》（2010）	
57071	十一味黄精颗粒	《SFDA 标准颁布件》（2011）	
57108	益元黄精糖浆	《SFDA 标准颁布件》（2011）	

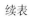

续表

序号	名称	标准来源	页码
58436	黄精赞育胶囊	《SFDA 标准颁布件》（2012）	
58522	黄精养阴糖浆	《SFDA 标准颁布件》（2012）	
58903	益元黄精糖浆	《SFDA 标准颁布件》（2012）	
58995	十一味黄精颗粒	《SFDA 标准颁布件》（2012）	
64705	九转黄精丸（丸转黄精丹）	《北京市药品标准》（1983）	13
65316	黄精丸	《广西药品标准》（1984）	236
65741	黄精丸（九转黄精丹）	《河北省药品标准》（1975）	247
65742	黄精片	《河北省药品标准》（1975）	247
68428	黄精	《公示稿》（2020）	

表 13-18　黄精相关国药产品

药品名称	药品规格	生产单位	批准文号
十一味黄精颗粒	每袋装 10g	吉林三九金复康药业有限公司	国药准字 Z20025669
黄精丸	每丸重 9 g	桂林三金药业股份有限公司	国药准字 Z45020574
益元黄精糖浆	每瓶装 100mL	四川成都同道堂制药有限责任公司	国药准字 Z20055196
益元黄精糖浆	每瓶装 100mL	太极集团重庆涪陵制药厂有限公司	国药准字 Z20026743
黄精丸	每丸重 9 g	上海雷允上药业有限公司	国药准字 Z31020262
黄精赞育胶囊	每粒装 0.31g	上海新亚药业邗江有限公司	国药准字 Z20050267
黄精养阴糖浆	每瓶装 10mL；120mL	远大医药黄石飞云制药有限公司	国药准字 Z20026704
益元黄精糖浆	每瓶装 100mL	太极集团四川南充制药有限公司	国药准字 Z20055282
黄精丸	每丸重 9 g	北京同仁堂天然药物（唐山）有限公司	国药准字 Z20184096
黄精养阴糖浆	每瓶装 10mL，120mL	江西大地制药有限责任公司	国药准字 Z20026705

表 13-19　黄精相关药品注册情况

药品名称	注册分类	企业名称	办理状态
黄精丸	中药	北京同仁堂天然药物（唐山）有限公司	已发件
黄精丸	中药	北京同仁堂天然药物（唐山）有限公司	制证完毕—已发批件
黄精赞育胶囊	中药	上海新亚药业邗江有限公司	已发批件
黄精多糖滴眼液	中药 2	四川泰华堂制药有限公司	制证完毕—已发批件
多花黄精多糖	中药 2	四川泰华堂制药有限公司	制证完毕—已发批件
黄精赞育胶囊	中药 3	扬州龙凤药业有限公司	已发批件

表 13-20　黄精新药批准（1978—2003）

药品名称	黄精赞育胶囊
类别	三生
生产批文号	国药准字 Z20010103
生产单位	北京市中西男科医药有限公司中外合资扬州龙凤药业有限公司
批准日期	2001

随着现代中医的进步，以黄精为原料的复方制剂在多种疾病治疗中具有明显的疗效。目前，《中国药典（2020 年版）》已收录在册的药品共 34 种，其中片剂 12 种、胶囊9 种、颗粒剂 6 种、口服液 4 种、丸剂 3 种，从产品剂型来看，以片剂、胶囊和颗粒剂为主，占比达到了 79.4%，从药品功能主治来看，主要涵盖了心、肝、脾、肺、肾等内脏常见疾病、心脑血管系统疾病和生殖系统疾病的治疗，详见表 13-21。

表 13-21　黄精药品、配方及功能主治汇总表（《中国药典（2020 版）》）

药品	剂型	配方	功能主治
乙肝养阴活血颗粒	颗粒剂	地黄、麦冬、五味子、当归、白芍、泽兰、橘红、川楝子、北沙参、酒女贞子、黄芪、制何首乌、阿胶珠、牡蛎、丹参、黄精（蒸）	主治肝肾阴虚型慢性肝炎
澳泰乐颗粒	颗粒剂	返魂草、黄精、麦芽、郁金、白芍	主治慢性肝炎
天麻首乌片	片剂	天麻、制何首乌、丹参、当归、桑叶、酒女贞子、黄精（蒸）、白芷、熟地黄、川芎、炒蒺藜、墨旱莲、白芍、甘草	主治头晕目眩、腰膝酸软、脱发、白发；脑动脉硬化、早期高血压、血管神经性头痛、脂溢性脱发等
古汉养生精口服液 古汉养生精片	合剂、 片剂	人参、金樱子、女贞子（制）、淫羊藿、炙甘草、黄精（制）、炙黄芪、枸杞子、菟丝子、白芍、炒麦芽	主治头晕、心悸、耳鸣、健忘、失眠、阳痿遗精、疲乏无力、脑动脉硬化、冠心病、前列腺增生、围绝经期综合征
冯了性风湿跌打药酒	酒剂	丁公藤、麻黄、当归、白芷、乳香、陈皮、厚朴、木香、白术、黄精、小茴香、泽泻、蚕沙、没药、桂枝、羌活、川芎、补骨脂、猪牙皂、苍术、香附、枳壳、山药、菟丝子、苦杏仁、五灵脂、牡丹皮	主治风寒湿痹，手足麻木，腰腿酸痛；跌仆损伤等
老年咳喘片	片剂	黄芪、防风、黄精、补骨脂、白术、甘草、淫羊藿	主治老年慢性支气管炎等虚证

续表

药品	剂型	配方	功能主治
再造生血片 再造生血胶囊	片剂、 胶囊剂	菟丝子（酒制）、鸡血藤、当归、黄芪、熟地黄、制何首乌、黄精（酒制）、党参、仙鹤草、补骨脂（盐制）、墨旱莲、红参、阿胶、女贞子、益母草、白芍、淫羊藿、鹿茸（去毛）、麦冬、白术（炒）、枸杞子	主治心悸气短、头晕目眩、倦怠乏力、腰膝酸软、面色苍白、唇甲色淡或伴出血；再生障碍性贫血、缺铁性贫血等
壮腰健身丸	丸剂	酒女贞子、熟地黄、狗脊、千斤拔、黄精、金樱子、何首乌	主治腰酸腿软，头晕耳鸣，眼花心悸，阳痿遗精
芪蛭降糖片 芪蛭降糖胶囊	片剂、 胶囊剂	黄芪、黄精、地黄、水蛭	主治消渴病和 2 型糖尿病
肾炎舒片	片剂	苍术、白茅根、人参（去芦）、菟丝子、金银花、茯苓、防己、黄精、枸杞子、蒲公英	主治慢性肾炎引起的浮肿、腰痛、乏力、怕冷、夜尿增多等
金花明目丸	丸剂	熟地黄、枸杞子、白芍、黄芪、川芎、炒决明子、密蒙花、金荞麦、升麻、盐菟丝子、五味子、黄精、党参、菊花、车前子(炒)、炒鸡内金、山楂	主治老年性白内障早、中期属肝肾不足、视物模糊、头晕、耳鸣、腰膝酸软等症
降脂灵片 降脂灵颗粒	片剂、 颗粒剂	何首乌、黄精、决明子、枸杞子、山楂	主治肝肾不足型高脂血症
降糖甲片	片剂	黄芪、地黄、天花粉、酒黄精、太子参	主治 2 型糖尿病
津力达颗粒	颗粒剂	人参、麸炒苍术、麦冬、何首乌、茯苓、黄连、炙淫羊藿、粉葛根、地骨皮、黄精、苦参、地黄、山茱萸、佩兰、知母、丹参、荔枝核	主治 2 型糖尿病
参精止渴丸	丸剂	红参、黄精、白术、五味子、大黄、黄芪、茯苓、葛根、黄连、甘草	主治消渴和 2 型糖尿病
胃安胶囊	胶囊剂	石斛、南沙参、枳壳(炒)、甘草、黄柏、山楂、黄精、白芍	主治胃痛、痞满
活力苏口服液	合剂	制何首乌、黄精（制）、黄芪、淫羊藿、枸杞子、丹参	主治年老体弱，精神萎靡，失眠健忘，眼花耳聋，脱发或头发早白

药品	剂型	配方	功能主治
活血通脉片	片剂	鸡血藤、丹参、红花、郁金、川芎、木香、枸杞子、人参、冰片、桃仁、赤芍、降香、三七、陈皮、石菖蒲、酒黄精、麦冬	主治冠心病、心绞痛等
冠脉宁胶囊	胶囊剂	丹参、鸡血藤、醋延胡索、郁金、炒桃仁、红花、乳香（炒）、没药（炒）、血竭、当归、制何首乌、酒黄精、葛根、冰片	主治冠心病，心绞痛，冠状动脉供血不足等症
健脑安神片	片剂	酒黄精、枸杞子、鹿角胶、红参、茯苓、龟甲、南五味子、熟地黄、淫羊藿、鹿茸、鹿角霜、大枣（去核）、麦冬、炒酸枣仁、制远志、苍耳子	主治神经衰弱，头痛，头晕，健忘失眠，耳鸣等
脂脉康胶囊	胶囊剂	普洱茶、山楂、荷叶、菊花、黄精、茺蔚子、大黄（酒制）、槐花、刺五加、莱菔子、葛根、黄芪、何首乌、杜仲、三七、桑寄生	主治动脉硬化症、高脂血症
甜梦胶囊 甜梦口服液（甜梦合剂）	胶囊剂、合剂	刺五加、蚕蛾、党参、砂仁、山楂、炙淫羊藿、茯苓、法半夏、山药、黄精、桑椹、黄芪、枸杞子、熟地黄、陈皮、制马钱子、泽泻	主治头晕耳鸣，失眠健忘，食欲不振，腰膝酸软，中风后遗症
渴乐宁胶囊	胶囊剂	黄芪、地黄、天花粉、黄精（酒炙）、太子参	主治消渴病和2型糖尿病
障眼明片	片剂	石菖蒲、肉苁蓉、青葙子、蔓荆子、车前子、山茱萸、菟丝子、薏苡仁（去内果皮）、密蒙花、酒黄精、关黄柏、葛根、党参、枸杞子、白芍、甘草、升麻、菊花、川芎、熟地黄、黄芪	主治单眼复视、腰膝酸软，或轻度视力下降；早、中期老年性白内障等症
稳心片 稳心胶囊 稳心颗粒	片剂、胶囊剂、颗粒剂	党参、三七、甘松、黄精、琥珀	主治心悸不宁、气短乏力、胸闷胸痛，室性早搏、房性早搏等
糖脉康片 糖脉康颗粒	片剂、颗粒剂	黄芪、赤芍、牛膝、葛根、黄连、淫羊藿、地黄、丹参、麦冬、桑叶、黄精	主治糖尿病及其并发症

（二）普通食品

黄精为药食同源植物，含有多种药用成分和营养元素，素有"仙人之粮食"的赞誉。现代医学研究证实，黄精不仅在抗衰老、增强免疫、抗菌消炎、改善记忆、调节血糖、血压和血脂等方面发挥积极作用，还能够加工成多种食品，延长产业链，增加附加值，食用果腹的同时还可改善体质，延年益寿。黄精制成饮品，商品性较好，如黄精茶、黄精饮料、黄精果酒等，口感甘甜，老少皆宜，保存和饮用方便；黄精还能做成果脯类产品，风味和适口性独特，少量上市便有很好市场反应，如黄精酥、黄精糖、蜜饯；黄精还可加工为馅料、糕点、饼干、月饼、膨化食品等，口感丰富，食用方便，市场接受度高。

（三）保健食品

黄精多糖为在抗衰老、心血管保护等发挥作用的物质基础，也是黄精在保健食品领域应用的关键，随着功能性保健食品不断的开发问世，黄精也在人们日常生活中发挥着其独特的价值。2002年黄精被国家列入药品、食品名单，20多年来开发的保健品主要涉及片剂、口服液、胶囊、颗粒剂、药酒等剂型，而且多数产品都有缓解疲劳、提高免疫等保健作用。目前，已登记备案的黄精保健食品351个，进口保健食品4项（表13-22），具有抗疲劳、提高免疫力、延缓衰老等功效的保健食品占到了69.3%，其中以胶囊、口服液、药酒等剂型占比为80%。黄精由其诸多的功能活性和道地性优势以及经济、生态价值，在保健食品开发应用的前景也是十分光明。

表 13-22　黄精进口保健食品

产品名称	生产企业名称	保健功能	主要原料	批准文号
汉生堂牌资癸元阳胶囊	汉生堂药业有限公司	本品经动物实验评价，具有增强免疫力、缓解体力疲劳的保健功能	淫羊藿、黄芪、黄精、沙棘、枸杞子、山药、红景天、白果、益智仁、破壁灵芝孢子粉（经辐照）	国食健注J20050024
博特力牌博特力胶囊	东林生物医学研究公司	辅助降血糖	桔梗、黄精、桑叶、山药、五加皮	国食健字J20060001
新东科牌威尔圣达胶囊	武汉威尔斯生物医药有限公司	缓解体力疲劳	西洋参、刺五加、山药、黄精、枸杞子	国食健字J20050013
鹰牌花旗参灵芝茶	天诚实业有限公司	免疫调节	花旗参、灵芝、黄精、枸杞子	卫进食健字（1998）第062号

（四）其他产品

黄精含有多种生物活性成分，具有抗氧化、延缓衰老、防辐射、抗菌消炎、生发乌发等养眼美容的功效，以黄精提取物为原料开发天然中药保健化妆品，如黄精保湿焕肤面膜含黄精以外多种中药精华养分，能深入肌肤，补充水分，激发细胞水液代谢平衡，焕发肌肤活力；佰草集含黄精、枸杞子、红枣等活性成分，有效润泽皮肤，修复受损细胞，延缓肌肤衰老；类似的还有很多产品如沐浴露、洗发香波、护发素、乌发宝、脚气露、药膏等，可谓是应用前景广阔。黄精还具观赏价值，抗逆性较强，花期长，花朵果实悬挂似风铃，浆果由绿转深蓝时，晶莹剔透，观赏性极强，在绿地、花坛、花台等观赏性花卉市场极具开发价值。

第十节 展　望

一、评述与展望

"十四五"期间，我国老年人口将突破3亿，人口结构将从轻度老龄化迈入中度老龄化。在此背景下，人们日益关注自身的健康，大健康产业将迎来一个难得的发展机遇，中医药、保健食品、康养产业等都将迎来自己的风口。再加上近年来"健康中国"的理念不断深入人心，人们的健康保健意识不断增强。黄精作为传统中药，有着药食兼用的功效，在食品、营养、保健、医疗行业等方面的价值不断得到认可，未来市场需求巨大，发展前景广阔，国内外对黄精开发的热度不断攀升，黄精产业已进入快速发展时期。

（一）黄精的栽培与种植评述

湖北省黄精生长环境优越、种植历史悠久，群众有着丰富的种植经验，在长期种植过程中，种植户在育苗、整地、病虫害防治以及采收等环节形成了一套适用于本地的栽培种植技术。从黄精产业发展现状来看，在栽培种植过程中，黄精繁育与黄精病虫害防治是今后需要加强重视的两个环节。

目前湖北省黄精繁育大多采用根茎繁殖方式进行，采用根茎繁殖的优点是产量高、出苗快、成本低，突出的问题是品种更新迭代速度慢，后代退化严重以及病毒侵染等。此外，黄精根茎繁殖的根茎来源多为野生黄精，一定程度上会损耗野生种质资源、破坏生态环境，属于不可持续的繁殖方式。未来湖北省黄精产业发展应加快对优质种质资源的开发利用与人工繁育技术的研究，通过生物工程技术快速高效地培育优质种源。同时做好野生黄精资源的保护与驯化，在提高野生资源利用的同时保护黄精种质资源的多样性。

在黄精种植规模比较小且以小农户种植为主时，病虫害的危害并不明显，即使发生病虫害，可以选择弃种或者轮作等方式降低病害损失，但是当大规模种植时病虫害的危害性就比较大，必须要通过科学的方法进行防治。湖北省黄精种植过程中常见的病虫害统计如表 13-23。根据前人研究进展，对于黄精病虫害均有相应的防治方法。但在当前规模化种植情况下，黄精病虫害一旦发生，危害性就比较严重，防治成本也非常高，同时在当前强调药物安全的背景下，使用药物防治也会对黄精的产业化造成阻碍。控制田间病虫害，促进黄精产业健康发展，重点还是以预防为主。提前做好病虫害的防治工作，选择抗病性强的优良品种进行推广栽植，做好黄精的田间管理，及时清洁田园，通过搭建遮阴网以及大棚等多种方法模拟黄精野外生存环境，尽量保持田间的生态平衡。同时在发现病虫害时，优先使用生物防治、物理防治，严格保障黄精的质量与安全，抓好药材源头，为黄精产业发展打好基础。

表 13-23　黄精病虫害种类信息统计

病虫害种类	名称	病原	主要危害部位	发生时间
病害	叶斑病	交链孢菌	叶	夏、秋
	根腐病	尖孢镰刀菌、腐皮镰刀菌	根	
	叶枯病	尖孢镰刀菌	叶	夏、秋
	炭疽病	刺盘孢属真菌	茎、叶	夏、秋
	黑斑病	链格孢属真菌	叶、果	夏
虫害	地老虎		根	夏季
	蛴螬		根	夏季

（二）黄精炮制加工及产品开发评述

1. 黄精炮制加工

大量临床研究表明，黄精生品有一定的副作用，经过炮制后，其副作用显著降低，并且黄精的化学成分以及功效都有显著变化，主要表现在炮制后的黄精抗氧化效果更好，可以增加黄精新成分，药物效果更好等。黄精的炮制具有增强疗效、减轻毒性、改变归经、便于储存等功效，未经炮制的黄精因含有较多总皂苷及其他挥发性成分对咽喉等器官刺激性较强，在临床表现中黄精炮制品也明显优于黄精生品。

黄精常见的炮制方法有酒炖法、酒蒸法、水蒸法、水煮法等。由于操作流程简单，炮制成本较低，文献记载较多，相关临床研究丰富，蒸制法是黄精主要的炮制方法。关于黄精中药饮片的炮制流程规范比较多，《中国药典（2020 年版）》及部分省份中药饮片炮制规范中的黄精炮制方法见表 13-5。

大量的临床研究也表明炮制是黄精发挥药食功效的必备环节，但是关于黄精的炮制也存在一些客观问题，比如炮制工艺具有较强的主观经验性，"看货评级，分档议价"

是中药材长期以来的质量评价方法，对于中药材炮制品的质量评价由鉴别者依据形、色、气、味进行经验鉴别，关于黄精的炮制质量研究还未形成一个系统完整的体系，这就导致不少黄精炮制品的质量参差不齐。根据国家药品监督管理局2021年全国中药材及饮片抽检结果，黄精出现不合格的原因有二氧化硫残留量不符合规定、性状不符合规定、含量测定不符合规定、总灰分检查不合格、水分检测不符合规定、炮制后多糖含量降低等问题。除去部分黄精原材料问题外，很大一部分黄精产品质量问题是源于黄精炮制流程的不规范。根据现有不同标准对黄精炮制规范的制定，依然可以看出不同地区的炮制方法存在差别。"楚药"黄精的后续发展需要做好炮制技术标准的统一，同时在此基础上根据"楚药"黄精的药材特性制定规范的炮制技术，严格按照GMP标准执行，规范市场竞争，提高鉴别技术，加强中药饮片的市场监管。

2. 黄精药食产品开发评述

根据现有研究发现，黄精含有丰富的低聚糖、黄酮、多糖、甾体皂苷等成分，具有抗氧化、抗肿瘤、抗糖尿病、调节免疫力、抗菌抗炎、抗高血脂、抗动脉粥样硬化和抗骨质疏松等多种功效，因此黄精药食产品开发意义重大。根据黄精产品开发的类型，可以分为五类：黄精类药品、黄精类食品（不含酒饮）、黄精类饮料、黄精类化妆品以及其他黄精开发品（表13-24）。与黄精类药品相比，黄精类食品、饮料以及化妆品产品明显偏少，不少产品开发还处于初级阶段，产品杂乱，生产工艺及制剂技术水平不足，缺乏产品研发与创新。"楚药"黄精的后续产品开发方向应要在立足品牌的基础上，从黄精的有效成分和药理活性研究出发，实现黄精的药品、食品、化妆品、饮料及其他产品的综合开发与利用。

表 13-24 黄精常见产品开发情况汇总

序号	产品类别	产品名称
1	黄精类药品	黄精丸、黄精养阴糖浆、黄精赞育胶囊、益元黄精糖浆、黄精（多花黄精）配方颗粒、酒黄精（多花黄精）配方颗粒、蒸黄精（多花黄精）配方颗粒、黄精丸、黄精养阴糖浆、益元黄精糖浆、当归黄精膏、十一味黄精颗粒
2	黄精类食品（不含酒饮）	黄精面、黄精饼干、黄精菜肴、黄精芝麻丸（姜丽颖，2022）
3	黄精类饮料	黄精酸奶、黄精复合饮料、黄精酿造酒、黄精露酒、黄精浸泡酒、黄精速溶茶
4	黄精类化妆品	柔肤水、柔肤乳
5	其他	城市绿化、盆景盆栽

注：黄精类药品信息来源于国家药品监督管理局网站。

二、黄精品牌建设思路

现阶段我国黄精年需求量在3500～4000吨，其中约70%用于食用，约30%用于药品和提取物的生产。进入 21 世纪以来，黄精的价格整体呈现上升趋势，其中 2014 年及 2018 年前后黄精价格出现飙升，导致大量种植户涌入，当前黄精价格基本维持在 60 ~ 70 元 / 千克，且后市看好。虽然黄精的潜在市场广阔，发展潜力巨大，但是目前并未形成欣欣向荣的局面。

湖北省黄精产业的发展一方面要继续发挥道地产地的优势，在黄精生产优势区，打造"企业＋基地＋农户＋科研主体"的核心生产基地，聚焦产业发展要素，在此基础上以市场主体为主导，扩大基地辐射范围，带动全产业发展。另一方面，要注重黄精产业链上下游的协调发展，不仅要协调好上游的种植、加工等环节，还要协调好下游的产品开发、品牌建设、市场营销等环节。品牌是现代产业发展的灵魂，加强农业品牌建设是贯彻落实乡村振兴战略、实现农业农村现代化、推进农业转型升级和高质量发展的必由之路。

1. 深挖湖北黄精优势特性，打造黄精品牌生产示范基地

品牌的建设基于优质的产品属性。湖北省以秦巴山、武陵山、大别山等地为核心的地区自然环境条件优越，以黄精与多花黄精种植最为广泛，黄精种植历史悠久，群众有着多年的种植经验。2022 年 7 月，经湖北省人民政府、省农业农村厅、科研单位、行业协会、药检、中医临床等专家论证评审，黄精被正式评选为"十大楚药"之一，这是黄精产业发展的一个重要时机。应借此契机，乘势而上，深挖湖北黄精优势特性，加大黄精全产业链的科技攻关，打造黄精标准化 GAP 种植基地，推动黄精种植加工标准化、高质量发展。以标准化生产基地锚定产业发展核心圈，通过打造一个黄精产业基地，进而孵化一个优质中药材企业，辐射周边乡镇实现乡村振兴，推动文化旅游产业发展，利用中药基地的场景化、园林化、生活化发展康养事业，后期不断拓展产业边界，做大做强湖北中医药产业。

2. 聚焦黄精产业扶持政策，突出产业发展主体地位

黄精当前还未成为湖北省农业产业高值化发展的重要载体，现阶段还需要凝心聚力，聚焦黄精产业发展扶持政策，突出产业发展主体地位。一是需要做好黄精区域公共品牌、企业品牌的宣传与影响力，通过论坛交流、科普讲座、公益宣传、大型展销会、博览会等活动塑造地方黄精公共品牌，市场主体要通过专业营销宣传手段来打造企业自身品牌。二是加大对中药材龙头企业的帮扶力度，帮扶对象包括种植、加工和研发端的相关产业主体，集中力量重点支持和培育一批三产融合的企业，打造一批产业标杆与领头羊。三是严把质量安全关，质量是品牌的核心，要逐步完善黄精产业的质量安全追溯体系，实施严格的农产品质量安全监督与管理制度。

3. 加快黄精地理标志的申报及品牌打造

地理标志产品是地区特色的名片，农产品地理标志是在长期的农业生产和百姓生活中形成的地方优良物质文化财富。建立农产品地理标志登记制度，对优质、特色的农产品进行地理标志保护，有利于提高农产品的经济效益，促进区域农业产业发展及乡村振兴，是合理利用与保护农业资源、农耕文化的现实要求；有利于培育地方主导产业，形成有利于知识产权保护的地方特色农产品品牌。根据地理标志网相关公示信息，恩施紫油厚朴、九资河茯苓、蕲艾、罗田苍术、麻城福白菊、安陆银杏、随州银杏、竹溪黄连等药材获得地理标志产品保护。但是黄精作为湖北省"十大楚药"之一，地域特征明显，地域优势显著，还未完成农产品地理标志的申报（表13-25），接下来需要借助此次"十大楚药"发布契机，尽快完成地理标志及农产品的申报工作。同时在此基础上，打造区域黄精产品品牌，扩大品牌影响力。

表13-25 "十大楚药"农产品地理标志的申请情况（截至2022年8月）

序号	药材名称	地理标志名称	登记年份	产地
1	蕲艾	蕲艾	2021	湖北黄冈
2	半夏	潜半夏	2016	湖北潜江
3	半夏	天门半夏	2019	湖北天门
4	天麻	郧阳天麻	2016	湖北十堰
5	天麻	罗田天麻	2016	湖北黄冈
6	天麻	英山天麻	2019	湖北黄冈
7	天麻	神农架天麻	2020	湖北神农架林区
8	黄连	暂无	/	/
9	茯苓	英山茯苓	2020	湖北黄冈
10	福白菊	麻城福白菊	2008	湖北黄冈
11	苍术	英山苍术	2020	湖北黄冈
12	龟鳖甲	暂无	/	/
13	银杏	暂无	/	/
14	紫油厚朴	建始厚朴	2013	湖北恩施
15	黄精	暂无	/	/

注：表格信息来源于全国农产品地理标志查询系统。

4. 以"大食物观"把握黄精食品安全与健康发展新机遇

新时期的"大食物观"是指要顺应人民群众食物结构变化趋势，让老百姓吃得更好、吃得更健康。树立"大食物观"，要从更好地满足人民美好生活需要出发，掌握人民群众食物结构变化趋势，在确保粮食供给的同时，保障多种食物的有效供给。此乃"药食同源"的黄精发展的大好时机。在此发展契机下，应大力挖掘黄精治病、食品、保健养生的多重功效，尤其是黄精在延缓衰老、抗炎、抗病毒、降血糖、降血脂、保护心血管系统、调节和增强免疫功能等方面的诸多药理作用值得深入挖掘，加大对以黄精为原料的医药品、食品饮料、保健品及其他日化产品的开发，发挥黄精的药食两用商业价值，需要我们的共同努力。

参考文献

［1］唐进，汪发缵.中国植物志（第15卷）［M］.北京：科学出版社，1978：52-80.

［2］卢之颐.本草乘雅半偈［M］.北京：中国医药科技出版社，2014：148.

［3］张华.博物志［M］.上海：上海古籍出版社，1990：20.

［4］缪希雍.神农本草经疏［M］.北京：中国中医药出版社，1997：81.

［5］葛洪.抱朴子内篇［M］.北京：中国中医药出版社，1997：99.

［6］陈嘉谟.本草蒙筌［M］.北京：中医古籍出版社，1988：37.

［7］姜武，叶传盛，吴志刚，等.黄精的本草考证［J］.中草药，2017，40（11）：2713-2715.

［8］《全国中草药汇编》编写组.全国中草药汇编［M］.北京：人民卫生出版社，1975：755-756.

［9］苏颂.本草图经［M］.合肥：安徽科学技术出版社，1994：77.

［10］吴仪.本草从新［M］.北京：中医古籍出版社，2001：6.

［11］汪昂.本草备要［M］.北京：中国中医药出版社，1998：16.

［12］兰茂.滇南本草［M］.于乃义，整理.昆明：云南科技出版社，2000：294-295.

［13］陶弘景.名医别录［M］.尚志钧，校注.北京：中国中医药出版社，2013：19-20.

［14］国家药典委员会.中华人民共和国药典（2020年版）·一部［M］.北京：中国医药科技出版社，319-320.

［15］武建林，肖靖秀，肖良俊.不同花色黄精属植物光合特性研究［J］.中药材，2022，45（8）：1802-1807.

［16］李迎春，杨清平，陈双林，等.光照对多花黄精生长、光合和叶绿素荧光参数特征的影响［J］.植物研究，2014，34（6）：776-781.

［17］陈芳软.不同生境条件下多花黄精生长特征及光合特性研究［D］.福州：福建农林大学，2013.

［18］刘艳，罗敏，秦民坚，等.多花黄精生殖生物学特性研究［J］.中国中医药信息杂志，2017，24（11）：71-74.

［19］王丹.玉竹与黄精繁殖生物学研究［D］.沈阳：沈阳农业大学，2016.

［20］陆丽华，张欣，梁宗锁，等.黄精生殖生物学特性研究［J］.安徽农业科学，2010（25）：13687-13688.

［21］张登本.全注全释神农本草经［M］.北京：新世界出版社，2009：23.

［22］张揖撰，王念孙疏.广雅疏证［M］.北京：中华书局，1994：318.

［23］嵇康.与山巨源绝交书［M］.上海：上海古籍出版社，1998：188.

［24］吴其濬.植物名实图考［M］.北京：中医古籍出版社，2008：128-129.

［25］陶弘景.本草经集注［M］.北京：人民卫生出版社，1994：198.

［26］苏敬.新修本草［M］.合肥：安徽科学技术出版社，1981：152-154.

［27］唐慎微.郭君双，校注.证类本草［M］.北京：中国医药科技出版社，2011：147-149.

［28］李时珍.张守康，校注.本草纲目［M］.北京：中国中医药出版社，1998：310-311.

［29］冯耀南，刘明，刘俭，等.中药材商品规格质量鉴别［M］.广州：暨南大学出版社，1995：171-173.

［30］国家药典委员会.中华人民共和国药典（1963年版）·一部［M］.北京：中国医药科技出版社，1963.

［31］徐国钧，何宏贤，徐珞珊，等.中国药材学［M］.北京：中国医药科技出版社，1996：644-645.

［32］孟诜.食疗本草［M］.北京：中国商业出版社，1992：333.

［33］陈藏器.本草拾遗［M］.尚志钧，辑校.合肥：安徽科学技术出版社，1973：136.

［34］寇宗奭.图经衍义本草［M］.北京：商务印书馆，1957：87.

［35］王雨婷，刘婉滢，沈舶宁，等，黄精的本草考证［J］.中医药学报，2019，47（3）：81-86.

［36］雷公.雷公炮炙论［M］.芜湖：皖南医学院，1983：28.

［37］孙思邈.千金翼方［M］.沈阳：辽宁科学技术出版社，1997：139.

［38］唐慎微.重修政和经史证类备用本草［M］.北京：人民卫生出版社影印，1982：252.

［39］王怀隐.太平圣惠方［M］.郑州：河南科学技术出版社，2015：177.

［40］龚廷贤.鲁府禁方［M］.北京：中国中医药出版社，1992：52.

［41］陈晔，孙晓生.黄精的药理研究进展［J］.中药新药与临床药理，2010，21（3）：328-330.

［42］刘京晶，斯金平.黄精本草考证与启迪［J］.中国中药杂志，2018，43（3）：631-636.

［43］马存德，常晖，杨祎辰，等.经典名方中黄精的本草考证［J］.中国实验方剂学杂志，2022，28（10）：193-206.

［44］国家中医药管理局《中华本草》编委会.中华本草（全八册）［M］.上海：上海科学技术出版社，1999：7201.

［45］刘佳，朱翔，王文祥，等.黄精种子休眠的研究进展［J］.农学学报，2018，8（3）：11-15.

［46］安瑞朋，王冬梅，祁建军，等.温度层积对黄精种子萌发及出苗的影响［J］.华北农学报，2020，35（S1）：220-226.

［47］朱伍凤，王剑龙，常辉，等.黄精种子破眠技术研究［J］.种子，2013（4）：13-19.

［48］王剑龙，常晖，周仔莉，等.超声波对黄精种子萌发及萌发生理影响［J］.种子，2014，33（1）：30-33.

［49］吴维春，罗海潮.温度与黄精种子萌发试验［J］.中药材，1995（12）：597-598.

［50］施大文，王志伟，李自力，等.中药黄精的性状和显微鉴别［J］.上海医科大学学报，1993（3）：213-219.

［51］崔阔澍，方清茂，肖特，等.不同年龄多花黄精实生苗对其农艺性状及产量的影响［J］.时珍国医国药，2018，29（1）：197-199.

［52］赵娜，李国清，仇劲，等.遮阴对不同生长年限泰山黄精农艺性状的影响［J］.山东农业科

学，2021，53（2）：53-56.

［53］王天梅，王华磊，李丹丹，等.不同炮制处理对多花黄精有效成分含量的影响［J］.时珍国医国药，2022，33（4）：866-869.

［54］赵欣，刘晓蕾，兰晓继，等.黄精的高效液相色谱指纹图谱［J］.西北农业学报，2011，20（2）：114-119.

［55］王世强，王立儒，刘帅，等.基于SSR标记的黄精品种（系）DNA指纹图谱库构建［J］.分子植物育种，2018，16（6）：1878-1887.

［56］任洪民，邓亚羚，张金莲，等.药用黄精炮制的历史沿革、化学成分及药理作用研究进展［J］.中国中药杂志，2020，45（17）：4163-4182.

［57］张娇，王元忠，杨维泽，等.黄精属植物化学成分及药理活性研究进展［J］.中国中药杂志，2019，44（10）：1989-2008.

［58］张艳雪，周巧，张学兰，等.黄精炮制前后寡糖与单糖类成分含量变化与转化机制研究［J］.中药材，2020，43（2）：318.

［59］杨圣贤，杨正明，陈奕军，等.黄精"九蒸九制"炮制过程中多糖及皂苷的含量变化［J］.湖南师范大学学报：医学版，2015，12（5）：141.

［60］宰青青，秦臻，叶兰.黄精对自然衰老大鼠内皮祖细胞功能及端粒酶活性的影响［J］.中国中西医结合杂志，2016，36（12）：1480.

［61］彭小明，宗少晖，曾高峰，等.黄精多糖不依赖于LRP5激活信号通路调控成骨细胞分化［J］.中国组织工程研究，2017，21（4）：493.

［62］ZONG S，ZENG G，ZOU B，et al. Effects of Polygonatum sibiricum polysaccharide on the osteogenic differentiation of bone mesenchymal stem cells in mice［J］. Int J Clin Exp Pathol，2015，8（6）：6169.

［63］农梦妮，曾高峰，宗少晖，等.黄精多糖调控骨髓间充质干细胞向成骨细胞分化［J］.中国组织工程研究，2016，20（15）：2133.

［64］Du L，Nong M N，Zhao J M，et al. Polygonatum sibiricum polysaccharide inhibits osteoporosis by promoting osteoblast formation and blocking osteoclastogenesis through Wnt／β-catenin signalling pathway［J］.Sci Rep，2016，6（1）：32261.

［65］Peng X M，HE J C，Zhao J M，et al. Polygonatum sibiricum polysaccharide promotes osteoblastic differentiation through the ERK/GSK-3β/β-catenin signaling pathway in vitro［J］.Rejuv Res，2018，21（1）：44.

［66］Li B，Wu P P，Fu W W，et al. The role and mechanism of miRNA-1224 in the Polygonatum sibiricum polysaccharide regulation of bone marrow-derived macrophages to osteoclast differentiation［J］.Rejuvenation Res，2019，22（5）：420.

［67］Liu B，Cheng Y，Bian H J，et al. Molecular mechanisms of Polygonatum cyrtonema lectin-induced apoptosis and autophagy in cancer cells［J］.Autophagy，2009，5（2）：253.

［68］Liu T，Wu L，Wang D，et al. Role of reactive oxygen species-mediated MAPK and NF-κB activation in Polygonatum cyrtonema lectin–induced apoptosis and autophagy in human lung adenocarcinoma A549 cells［J］. J Biochem，2016，160（6）：315.

［69］Zhang Z T，Peng H，LI C Y，et al. Polygonatum cyrtonema lectin induces murine fibrosarcoma L929 cell apoptosis via a caspase–dependent pathway as compared to Ophiopogon japonicus lectin［J］. Phytomedicine，2010，18（1）：25.

［70］Liu B，Wu J M，Li J，et al. Polygonatum cyrtonema lectin induces murine fibrosarcoma L929 cell apoptosis and autophagy via blocking Ras–Raf and PI3K–Akt signaling pathways［J］. Biochimie，2010，92（12）：1934.

［71］DEBNATH T，PARK S R，KIM D H，et al. Antioxidant and anti–inflammatory activity of Polygonatum sibiricum rhizome extracts［J］. Asian Pac J Trop Dis，2013，3（4）：308.

［72］陈宇，周芸湄，李丹，等.黄精的现代药理作用研究进展［J］.中药材，2021，44（1）：240-244.

［73］唐伟，王威，谭丽阳，等.黄精多糖对慢性脑缺血大鼠学习记忆能力及脑组织超微结构影响［J］.中国中医药科技，2017，24（2）：173.

［74］孔瑕，刘娇娇，李慧，等.黄精多糖对高脂血症小鼠脂代谢相关基因 mRNA 及蛋白表达的影响［J］.中国中药杂志，2018，43（18）：3740.

［75］黎健民.黄精多糖对力竭训练小鼠肝组织损伤的保护作用［J］.基因组学与应用生物学，2016，35（5）：1036.

［76］雷升萍，王靓，龙子江，等.黄精多糖通过 TL R 4-My D88-NF-κB 通路抑制缺氧/复氧 H9c2 心肌细胞炎性因子释放［J］.中国药理学通报，2017，33（2）：255.

［77］雷升萍，龙子江，施慧，等.黄精多糖对缺氧复氧诱导 H9c2 心肌细胞损伤的保护作用［J］.中药药理与临床，2017，33（1）：102.

［78］陶雅婷，薛咏梅，俞捷，等.历代黄精古方的用药配伍分析［J］.中国民族民间医药，2021，30（6）：4-10.

［79］庞玉新，赵政，袁媛，等.黄精的化学成分及药理作用［J］.山地农业生物学报，2003，22（6）：547-550.

［80］赵文莉，赵晔，Yiider Tseng，等.黄精药理作用研究进展［J］.中草药，2018，49（18）：4439-4445.

［81］刘玉萍，付桂芳，曹晖，等.黄精及其制剂的临床应用［J］.时珍国药研究，1997（6）：78-80.

［82］刘金平.黄精益阴汤治疗原发性高血压临床观察［J］.光明中医，2017，32（22）：3248-3250.

［83］姜学连，孙云廷，胡艳，等.加味黄精汤治疗慢性乙型肝炎的临床研究［J］.中华中医药学刊，2009，27（8）：1611-1612.

［84］傅利民，杨艳平，刘丽美，等.黄精治疗呼吸道继发霉菌感染 40 例［J］.山东中医杂志，1998（2）：10.

［85］侯高峰，朱辉军，李占军，等．黄精赞育胶囊治疗男性少弱精症临床分析［J］.亚太传统医药，2014，10（12）：115-116.

［86］叶芳.单味黄精治疗小儿脾疳［J］.中医杂志，2001（1）：13.

［87］杨晶莹，肖移生，欧阳厚淦，等.黄精丸防治阿尔茨海默病的可行性探析及研究进展［J］.中国实验方剂学杂志，2021，27（1）：46-52.

［88］涂明锋，叶文峰.黄精的药理作用及临床应用研究进展［J］.宜春学院学报，2018，40（9）：27-31.

［89］张娜娜，潘慧云，李爱玉，等.黄精研究现状与可持续发展探析［J］.安徽农学通报，2022，28（10）：24-26.

［90］李丽.黄精四草汤联合缬沙坦治疗高血压的临床疗效［J］.上海医药，2020，41（1）：12-14.

［91］李东洋，管贺，袁志鹰，等.黄精药理作用及其复方在中医临床中的应用［J］.亚太传统医药，2021，17（7）：197-200.

［92］阙灵，杨光，李颖，等.《既是食品又是药品的物品名单》修订概况［J］.中国药学杂志，2017，52（7）：521-524.

［93］杨紫玉，杨科，朱晓新，等.黄精保健食品的开发现状及产业发展分析［J］.湖南中医药大学学报，2020，40（7）：853-859.

［94］金利泰，姜程曦.黄精：生物学特性、应用及产品开发［M］.北京：化学工业出版社，2009：162-165.

［95］张瑞宇.中药黄精的研究和开发利用途径［J］.渝州大学学报（自然科学版），2002，19（4）：5-8.

［96］姜程曦，洪涛，熊伟.黄精产业发展存在的问题及对策研究［J］.中草药，2015，46（8）：1247-1250.

［97］田启建，赵致，谷甫刚.贵州黄精病害种类及发生情况研究初报［J］.安徽农业科学，2008（17）：7301-7303.

［98］吴伟菁，陈家凤，赵海军，等.加工方式对黄精多糖的结构和活性影响的研究进展［J］.食品工业科技，2022，43（17）：482-493.

［99］万晓莹，刘振丽，宋志前，等.黄精炮制前后多糖的相对分子质量分布和免疫活性比较［J］.中国实验方剂学杂志，2021，27（15）：83-90.

［100］欧则民，李新健，张冰冰，等.中药酒制法的研究现状及展望［J］.中华中医药学刊，2021，39（12）：28-32.

［101］张萍，郭晓晗，金红宇，等.2021年全国中药材及饮片质量分析［J］.中国现代中药，2022，24（6）：939-946.

［102］苏文田，刘跃钧，蒋燕锋，等.黄精产业发展现状与可持续发展的建议［J］.中国中药杂志，2018，43（13）：2831-2835.